中西医结合
儿童肾脏病学

Integrated Traditional Chinese and Western Medicine in Children's Nephrology

主　审　马　融　崔　红

主　编　郑　健　姚　勇

副主编　艾　斯　林曰勇

编　委　（按姓氏笔画排序）

　　　　王　芳（北京大学第一医院）

　　　　艾　斯（福建省人民医院）

　　　　丘余良（福建省人民医院）

　　　　白海涛（厦门大学附属第一医院）

　　　　吴　博（福建省第二人民医院）

　　　　邱彩霞（福建省人民医院）

　　　　余自华（福建省儿童医院）

　　　　陈　宁（福建医科大学附属第一医院）

　　　　林　青（福建省人民医院）

　　　　林曰勇（中国人民解放军联勤保障部队第九〇〇医院）

　　　　林信富（福建中医药大学）

　　　　郑　健（福建中医药大学）

　　　　钟日荣（福建省立医院）

　　　　姚　勇（北京大学第一医院）

　　　　聂晓晶（中国人民解放军联勤保障部队第九〇〇医院）

　　　　褚克丹（福建中医药大学）

　　　　魏金花（迁安市中医医院）

人民卫生出版社

·北　京·

图书在版编目（CIP）数据

中西医结合儿童肾脏病学 / 郑健，姚勇主编 . —北京：人民卫生出版社，2024.3
ISBN 978-7-117-29673-1

Ⅰ . ①中… Ⅱ . ①郑… ②姚… Ⅲ . ①小儿疾病－肾疾病－中西医结合－诊疗 Ⅳ . ①R726.92

中国国家版本馆 CIP 数据核字（2023）第 209080 号

人卫智网	www.ipmph.com	医学教育、学术、考试、健康，购书智慧智能综合服务平台
人卫官网	www.pmph.com	人卫官方资讯发布平台

中西医结合儿童肾脏病学
Zhongxiyi Jiehe Ertong Shenzangbingxue

主　　编：郑　健　姚　勇
出版发行：人民卫生出版社（中继线 010-59780011）
地　　址：北京市朝阳区潘家园南里 19 号
邮　　编：100021
E - mail：pmph @ pmph.com
购书热线：010-59787592　010-59787584　010-65264830
印　　刷：廊坊一二〇六印刷厂
经　　销：新华书店
开　　本：787 × 1092　1/16　印张：38　插页：2
字　　数：948 千字
版　　次：2024 年 3 月第 1 版
印　　次：2024 年 4 月第 1 次印刷
标准书号：ISBN 978-7-117-29673-1
定　　价：128.00 元

打击盗版举报电话：010-59787491　E-mail：WQ @ pmph.com
质量问题联系电话：010-59787234　E-mail：zhiliang @ pmph.com
数字融合服务电话：4001118166　E-mail：zengzhi @ pmph.com

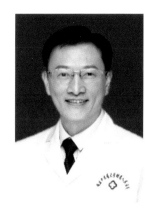

　　郑健，二级教授，主任医师，博士生导师，享受国务院政府特殊津贴专家，首届（2011—2012年度）福建省卫生系统有突出贡献中青年专家，福建省百千万人才，第六批、第七批全国老中医药专家学术经验继承工作指导老师，福建省第四批老中医药专家学术经验继承工作指导老师，福建省名中医。历任福建中医药大学原党委常委、副校长，福建中医药大学医院管理中心主任，兼任中华中医药学会儿科分会副主任委员，中国中西医结合学会儿科专业委员会副主任委员，世界中医药学会联合会儿科专业委员会副会长，全国中医药高等教育学会儿科教育研究会副理事长，福建省中西医结合学会副会长，福建省医学会副会长，福建省中医药学会儿科分会主任委员，福建省中西医结合学会儿科分会副主任委员，《福建中医药》副主编，《福建医药杂志》《中国中西医结合儿科学》《中医儿科杂志》编委等职务。对小儿肾病、哮喘等中西医结合治疗颇有研究，承担厅级以上科研课题30余项，发表专业学术论文300余篇，其中SCI收录论文10余篇，主编或参编教材和专著30余部，荣获部（局）级、省级科技成果奖9项，其中二等奖1项、三等奖8项，厅级科技成果奖11项。由于科研成果显著，获得全国第二届中西医结合贡献奖，并先后被授予全国优秀中医临床人才、中华中医药学会科技之星、中国中西医结合优秀中青年科技工作者、福建省教学名师、全国中医医院优秀院长、福建省优秀医院管理者等光荣称号。

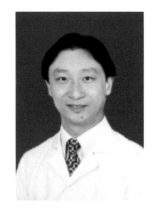

姚勇,男,1963年3月生于北京,1986年毕业于同济医科大学(现华中科技大学同济医学院)儿科系儿科专业,同年分配到北京大学第一医院儿科工作至今,从事儿童肾脏疾病相关临床工作30余年。在各种小儿原发或继发性肾炎、肾病综合征、肾小管间质性肾炎、急性或慢性肾衰竭的治疗,以及儿童透析等方面积累了丰富的临床经验;同时完成原卫生部青年科学研究基金资助的有关肾病脂质异常及其肾毒性研究课题,先后发表有关儿童肾脏疾病病理、病例报告,专题综述等各种论文50余篇。曾获得2000年北京市科学技术进步奖二等奖、2004年中华医学科技奖一等奖(项目完成人),2012年中华医学科技奖三等奖(项目完成人)。曾任中华医学会儿科学分会肾脏病学组秘书(1997—2013)、国际儿科肾脏病学会理事(2007—2013)。现任北京大学第一医院儿科主任医师,中国医师协会儿科医师分会血液净化专业委员会副主任委员、肾脏病专业委员会委员,中华医学会儿科学分会基层发展委员会委员,《中国实用儿科杂志》编委,《中华儿科杂志》通讯编委,《中华实用儿科临床杂志》编委。

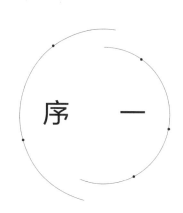

序　一

　　肾脏疾病是儿科的常见病,临床呈反复发作的慢性过程,病程迁延,病情复杂,部分患儿最终发展为慢性肾衰竭,严重影响儿童的生长发育和身心健康,甚至影响生存质量。近年来,随着科学技术的突飞猛进,肾脏疾病的基础研究已从大体水平、器官组织水平进展到细胞与分子水平,尤其是分子生物学技术的应用从根本上改变和提高了对肾脏疾病的认识,并使研究内容从对形态、功能和蛋白质的检测等发展到观察基因结构和基因表达的层次,从而也给治疗带来相应的变化。本书立足于临床和科研的实用性,较系统、全面地介绍西医学、中医学和中西医结合在儿童肾脏病诊疗方面的新规范、新学说、新认识和新方法,尽力展示近年来小儿肾脏病的中西医结合研究成果。本书内容包括运用现代科学技术方法研究肾脏病的中医基础理论和临床诊疗,较好地反映了当今国内外儿童肾脏病学研究中基础理论、各种诊断技术和治疗方法的最新进展,中西医互补,取长补短,突显出中西医结合治疗肾脏疾病的特色和优势。本书在实用性、理论性、可读性方面具有鲜明的特色,是近年在中西医结合儿童肾脏病学领域难得的一本参考书。我有幸先读此书,甚为感触,故特为之作序。

中华中医药学会儿科分会原主任委员
天津中医药大学第一附属医院儿科主任医师、教授　　马　融

2023 年 5 月 3 日

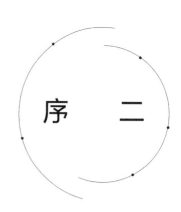

序 二

  儿童肾脏病学是医学基础学科与临床医学紧密结合的学科,近年来,随着现代科学技术的飞速发展,分子生物学、基因组学、蛋白组学、代谢组学的深入研究和儿童肾脏穿刺活检的广泛应用,为儿童肾脏病的中西医结合研究提供了新理论、新技术、新方法,极大地丰富了儿童肾脏病的基础理论、临床诊疗及科学研究,促进了中西医结合儿童肾脏病专业水平的长足发展。本书主编郑健教授和姚勇教授长期从事儿童肾脏疾病的中西医临床、教学和科研工作,积累了丰富的临床诊疗和科学研究经验。本书充分反映了临床与基础的密切结合,体现基础医学发展对儿童肾脏病学临床研究的推动作用;同时注重临床的实用性,着重反映中西医结合防治儿童肾脏病的临床进展水平;突出中西医结合的特色和优势,彰显中西医结合治疗的临床疗效。本书内容丰富、新颖、实用,是一本很有价值的中西医结合儿童肾脏病学专著,也是一本反映当今儿童肾脏病学基础理论、各种诊断检查技术和治疗方法最新进展的参考书。初阅此书,深有感触,谨以此序为贺。

中国中西医结合学会儿科专业委员会原主任委员
中 日 友 好 医 院 儿 科 主 任 医 师 、 教 授   崔 红

2023 年 5 月 3 日

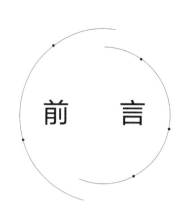

前　言

　　肾脏疾病是临床上的常见病、多发病,严重危害着人类的健康。近年来,随着现代科学技术的飞速发展,肾脏病在细胞生物学、免疫学、医学工程学、分子生物学、基因组学、蛋白组学、代谢组学等基础与临床研究方面得以快速发展,运用现代科学技术方法研究肾脏病的中医基础理论和临床诊疗,中西医互补,取长补短,不断创新,提高疗效,中西医结合研究成果斐然,突显出中西医结合治疗肾脏疾病的特色优势,得到了国内外专家学者的极大关注。随着对肾脏病基础理论与临床诊治技术研究的不断深入,中西医结合防治儿童肾脏病在病因学、发病机制、临床诊治手段及预后研究方面取得很大进展,分子生物学、基因组学、蛋白组学、代谢组学的深入研究和儿童肾脏穿刺活检技术的广泛应用,为儿童肾脏病的中西医结合研究提供了新理论、新技术、新方法,极大地丰富了儿童肾脏病的理论知识和诊断方法。同时,临床治疗也发生了众多变化,如皮质激素等免疫抑制剂、细胞毒药物、中医药等新药的研发,显著地提升了儿童肾脏疾病的临床疗效和预后,而腹膜透析、血液透析、肾移植术又有效地替代了患肾功能。儿科临床医师迫切需要一本能充分反映当今儿童肾脏病学最新进展的专著,以不断提高临床的诊断水平和治疗效果。因此,一本立足于学科整体、突出中西医结合儿童肾脏病专业的书籍,将为儿科临床医师提供有益的参考。

　　有鉴于此,我们立足于临床和科研的实用性,系统地编写了这部中西医结合治疗儿童肾脏疾病的专著,较全面地介绍了西医学、中医学和中西医结合在儿童肾脏病诊疗方面的新学说、新认识和新方法,尽力展示近年来儿童肾脏病的中西医结合研究成果。本书分为上下两篇,上篇主要介绍儿童肾脏病的中西医基础理论;下篇主要介绍中西医结合儿童肾脏病的理论研究、常见病的临床诊疗规范和科研实验及临床诊疗的新进展。本书力求做到充分反映当今国内外儿童肾脏病学研究中基础理论、诊断技术和治疗方法的新进展,以期为儿童肾脏疾病的有效防治提供一部有益、实用并具有临床指导意义的参考书。

　　本书具有以下特点:①强调临床与基础的结合,反映基础医学的发展对儿童临床肾脏病学发展的推动作用,特别是现代免疫学、分子病理学、现代细胞生物学和分子生物学对儿童肾脏病学的影响,突出新理论、新技术、新方法对临床诊疗水平的促进作用。②立足“儿童”这一年龄特点,强调在病种、病理生理变化、诊断治疗方面与成人肾脏病的不同。③注重临床的实用性,着重反映中西医结合防治儿童肾脏病的临床进展水平。④突出中西医结合的优势特点,引进循证医学的方法,彰显中西医结合治疗的临床疗效。⑤倡导科学研究与临床诊疗的结合,展示基础研究对临床诊疗的促进作用。

　　本书编委以中青年临床医师为主体,他们经过长期的临床实践与科研工作的锻炼,积累了较丰富的肾脏病专业的诊疗经验,并广泛收集国内外文献资料,采各家之长融于笔下,精雕细镂,几易其稿。在本书编写过程中,得到国内许多著名儿童肾病专家和儿科前辈的鼓励和指导,在此我们由衷地感谢为此付出辛勤劳动的专家学者。由于肾脏病涉及的领域广阔,专业发展日新月异,限于我们的学识和临床诊疗经验,书中错漏之处在所难免,恳请同道们指导斧正。

郑　健

2023 年 4 月

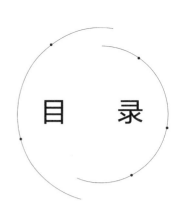

目　录

上篇　基础理论篇

第一章　肾脏病的中医基础理论研究 ··· 3
第一节　小儿肾脏的中医生理病理特点 ··· 3
第二节　肾脏病的中医病名研究 ··· 6
第三节　肾脏病的中医病因病机研究 ··· 8
第四节　肾脏病的中医病证研究 ·· 12
第五节　肾脏病的中医治法研究 ·· 16

第二章　肾脏的解剖与结构 ··· 20
第一节　肾脏的解剖 ·· 20
第二节　肾脏的微细结构 ·· 21

第三章　肾脏的生理学 ··· 25
第一节　肾小球的滤过功能 ·· 25
第二节　肾小管的生理功能 ·· 27
第三节　肾脏的内分泌功能 ·· 29
第四节　肾脏的血液循环 ·· 31

第四章　肾脏的病理学 ··· 33
第一节　肾小球疾病的基本病变 ·· 33
第二节　肾小球疾病的病理分型与病理形态 ····································· 42
第三节　肾小球肾炎的免疫发病机制 ··· 51

第五章　肾脏病的检查 ··· 54
第一节　尿液的检查 ·· 54
第二节　肾功能检查 ·· 64
第三节　肾脏内分泌功能检查 ·· 72
第四节　肾脏免疫学检查 ·· 79
第五节　肾脏影像学检查 ·· 83

第六章　儿童肾脏病的常见症状···97

　第一节　水肿···97

　第二节　血尿···101

　第三节　蛋白尿···108

　第四节　高血压···112

　第五节　少尿与无尿···115

　第六节　尿路刺激征···119

　第七节　遗尿···122

　第八节　肾性贫血···126

<h2 style="text-align:center">下篇　临床与科研篇</h2>

第七章　原发性肾小球疾病···133

　第一节　肾小球疾病的分类···133

　第二节　急性肾小球肾炎···136

　第三节　急进性肾小球肾炎···143

　第四节　慢性肾小球肾炎···148

　第五节　原发性肾病综合征···154

　第六节　孤立性血尿或蛋白尿···162

第八章　继发性肾小球疾病···168

　第一节　紫癜性肾炎···168

　第二节　狼疮性肾炎···173

　第三节　乙型肝炎病毒相关性肾炎·····································183

　第四节　溶血尿毒综合征···188

　第五节　血管炎性肾损害···196

　第六节　病毒感染与肾脏疾病···199

第九章　遗传性肾脏病···205

　第一节　遗传性肾小球疾病的分类·····································205

　第二节　遗传性肾炎···206

　第三节　薄基底膜肾病···211

　第四节　遗传性肾病综合征···213

第十章　肾小管间质疾病···217

　第一节　中医对肾小管间质疾病的认识·································217

　第二节　肾小管间质疾病的分类·······································219

　第三节　急性肾小管间质性肾炎·······································221

　　第四节　慢性肾小管间质性肾炎 ························· 227

　　第五节　肾小管性酸中毒 ····························· 232

　　第六节　范科尼综合征 ······························· 238

　　第七节　巴特综合征 ······························· 241

　　第八节　特发性高钙尿症 ····························· 243

第十一章　儿童特殊类型的肾脏病 ························· 247

　　第一节　IgA 肾病 ································· 247

　　第二节　IgM 肾病 ································· 256

　　第三节　IgG4 相关性肾病 ··························· 258

　　第四节　C3 肾小球病 ······························ 260

　　第五节　肥胖相关性肾病 ····························· 263

　　第六节　肿瘤相关性肾病 ····························· 267

　　第七节　肾囊性病变 ······························· 273

　　第八节　肾小管间质性肾炎 - 葡萄膜炎综合征 ·············· 281

第十二章　尿路感染 ······························· 285

　　第一节　中医对尿路感染的认识 ························· 285

　　第二节　非特异性尿路感染 ···························· 288

　　第三节　真菌性尿路感染 ····························· 294

　　第四节　膀胱输尿管反流 ····························· 296

　　第五节　肾结核 ································· 300

　　第六节　中西医结合临床思路 ························· 304

第十三章　肾脏血管性疾病 ··························· 306

　　第一节　肾血管性高血压 ····························· 306

　　第二节　肾静脉血栓形成 ····························· 310

　　　　附：左肾静脉压迫综合征 ························· 313

第十四章　肾损伤与肾衰竭 ··························· 317

　　第一节　中医学对肾衰竭的认识 ························· 317

　　第二节　急性肾损伤与急性肾衰竭 ······················ 321

　　第三节　慢性肾脏病与慢性肾衰竭 ······················ 327

第十五章　透析与移植 ······························ 339

　　第一节　腹膜透析 ································· 339

　　第二节　血液透析 ································· 342

　　第三节　血液灌流 ································· 346

第四节　血浆置换……………………………………………………………… 348

第五节　连续性血液净化治疗…………………………………………………… 350

第六节　透析患儿的管理………………………………………………………… 353

第七节　儿童肾移植……………………………………………………………… 354

第八节　中医药在透析与移植中的应用………………………………………… 359

第十六章　儿童肾脏病中西医结合研究的常用方法及评价………………………… 364

第一节　实验性肾病动物模型及临床应用的研究……………………………… 364

第二节　细胞生物学技术在肾脏病中的应用…………………………………… 374

第三节　分子生物学技术在肾脏病中的应用…………………………………… 379

第四节　蛋白质组学技术在肾脏病中的应用…………………………………… 385

第五节　基因组学技术在肾脏病中的应用……………………………………… 390

第六节　代谢组学技术在肾脏病中的应用……………………………………… 396

第七节　药物代谢动力学在肾脏病中的应用…………………………………… 400

第十七章　肾脏病的中医微观辨证研究……………………………………………… 406

第一节　微观辨证的研究概况…………………………………………………… 406

第二节　微观辨证在肾脏病研究中的应用……………………………………… 408

第十八章　肾脏血液循环障碍与中医活血化瘀法的应用研究……………………… 412

第一节　肾脏血液循环障碍……………………………………………………… 412

第二节　中医活血化瘀法在肾脏病循环障碍中的应用………………………… 422

第十九章　儿童肾脏病常用方剂的临床应用研究…………………………………… 429

第二十章　儿童肾脏病常用中药的临床应用研究…………………………………… 442

第二十一章　循证医学在儿童肾脏病研究中的应用………………………………… 466

第一节　循证医学的研究概况…………………………………………………… 466

第二节　儿童肾脏病循证医学的应用…………………………………………… 468

第二十二章　肾小球疾病的发病机制研究…………………………………………… 476

第一节　肾小球肾炎的免疫发病机制…………………………………………… 476

第二节　基因组学的发病机制研究……………………………………………… 481

第三节　蛋白质组学的发病机制研究…………………………………………… 482

第四节　代谢组学的发病机制研究……………………………………………… 484

第五节　信号通路的发病机制研究……………………………………………… 485

第六节　肾小球疾病发病机制与中医药研究进展……………………………… 486

第二十三章　中西医结合防治儿童难治性肾病的临床研究······················· 489
　第一节　难治性肾病的难治因素分析····························· 490
　第二节　难治性肾病的临床治疗····························· 495
　第三节　中医药治疗难治性肾病的临床思维····························· 499

第二十四章　脂质肾毒性在肾脏疾病中的作用····························· 509

第二十五章　胆固醇结晶性肾损害的临床研究····························· 515

第二十六章　肾脏病的饮食治疗····························· 519
　第一节　儿童肾脏病的营养代谢特点····························· 519
　第二节　肾脏病的营养治疗····························· 524
　第三节　中医对肾脏病营养治疗的认识····························· 528

第二十七章　慢性肾衰竭的营养治疗····························· 533

第二十八章　药物性肾损害的研究进展····························· 542
　第一节　药物性肾损害····························· 542
　第二节　马兜铃酸肾病····························· 550
　附:部分草药导致肾脏病变的临床特点····························· 559

附录····························· 561
　附录 1　肾脏疾病检验参考区间····························· 561
　附录 2　肾衰竭时药物剂量调整表····························· 566

主要参考文献····························· 590

上 篇
基础理论篇

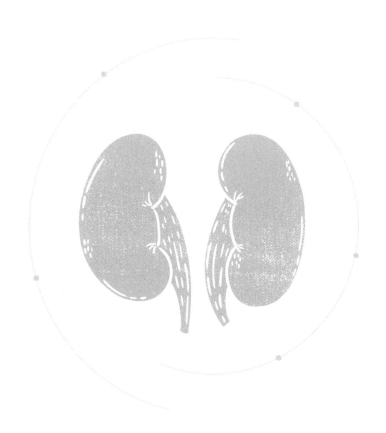

第一章 肾脏病的中医基础理论研究

第一节 小儿肾脏的中医生理病理特点

一、小儿肾脏的生理特点

肾位于腰部,左右各一。《素问·脉要精微论》说:"腰者,肾之府。"中医肾在小儿五脏六腑的生理功能中居于重要的地位,肾藏精,具有主生殖发育的作用,人类的生殖繁衍和小儿生长发育都依赖于肾脏的生理功能,化气生血,主骨生髓,充脑益智,同时肾脏还能主水、纳气、司气化开合,对于小儿体内津液的输布和排泄、维持体内津液代谢的平衡起着极为重要的调节作用。

(一)肾藏精、主生殖发育

1. 阴阳之要,生命之本 肾在五脏系统中居于重要地位,肾藏精,精是构成人体的基本物质,也是人体各种功能活动的物质基础。先天之精禀受于父母,《灵枢·经脉》谓"人始生,先成精",出生之前,先天之精的存在已为后天之精的摄取准备了物质基础,被称为"先天之本";后天之精来源于饮食,由脾胃化生,出生之后,后天之精不断地供养先天之精,使之得到不断的补充,《素问·上古天真论》说肾脏能"受五脏六腑之精而藏之"。先天之精与后天之精相互依存,互相促进。肾精化生肾气,是由肾阳蒸化肾阴而产生,肾阴、肾阳又都是以肾所藏之精为物质基础,所以肾的精气包含着肾阴与肾阳两个方面。肾阴又叫"元阴""真阴",是人体阴液的根本,对各脏腑组织起着濡润、滋养的作用。肾阳又叫"元阳""真阳",是人体阳气的根本,对各脏腑组织起着温煦、气化的作用。肾阴和肾阳在人体内是相互制约、相互依存的,以维持人体生理上的平衡。肾中阴阳犹如水火一样内寄于肾,为一身阴阳水火之本源,为人体阴阳水火之脏,故有"肾为水火之宅"的理论。即明代汪绮石《理虚元鉴》所言:"盖肾之为脏,合水火二气,以为五脏六腑之根。"

2. 生殖繁衍,生长发育 小儿由父母之精相互结合而生,肾中所藏先天之精不仅作为生殖的本源物质,而且由其所化生的肾气,具有促进生长发育、生殖功能成熟和旺盛的作用。《素问·上古天真论》曰:"女子七岁,肾气盛,齿更发长,二七而天癸至,任脉通,太冲脉盛,月事以时下,故有子。三七,肾气平均,故真牙生而长极,四七,筋骨坚,发长极,身体盛壮。五七,阳明脉衰,面始焦,发始堕。六七,三阳脉衰于上,面皆焦,发始白。七七,任脉虚,太冲脉衰少,天癸竭,地道不通,故形坏而无子也。丈夫八岁,肾气实,发长齿更。二八,肾气盛,天癸至,精气溢泻,阴阳和,故能有子。三八,肾气平均,筋骨劲强,故真牙生而长极。四八,筋骨隆盛,肌肉满壮……"反映了肾的精气由稚嫩到盛实再至衰竭的生长发育、壮盛衰老过程,故肾气具有主持生殖繁衍和生长发育的功能。临床上某些小儿肾脏疾病的发生(如五迟、五软等)与肾精不足致生长发育功能异常有关。

3. 精血相生,互化共存　肾有藏精的功能,《素问·上古天真论》云:"肾者主水,受五脏六腑之精而藏之。"可见肾不仅贮藏禀自父母的先天之精,而且贮存生成于后天的脏腑之精,并以后天之精充养先天之精;先天之精不断化生,温煦、涵养五脏之阴阳。精与血相互资生,精足则血旺。肾精具有化生赤血之功,肾之阴精渗入以为血之成分,又以其阳气的蒸腾作用协同心肺,完成化赤为血的过程。反之,血的化生和运行正常,使得肾中精气充养有度、化生有源。

4. 主骨生髓,充脑益智　肾藏精,精生髓,髓充于骨。《素问·宣明五气》说"肾主骨";《素问·五脏生成》云"肾之合骨也";《素问·痿论》曰"肾主身之骨髓"。可见骨的生长发育有赖于骨髓的充盈及其所提供的营养,而肾中精气充盈,精气生髓,才能充养至骨,小儿方能体格健硕,生长持续。如果肾精虚少,骨髓的化源不足,不能营养骨骼,临床可见骨骼脆弱无力,甚至发育不良。髓有骨髓和脊髓之分,脊髓上通于脑,脑为髓聚而成,所以有"脑为髓之海"。脑髓亦由肾精所化生和充养。肾精充沛,则脑髓充盈,小儿则智力发育正常,机灵聪敏。

(二)肾主水,司气化开合

《素问·逆调论》中记载:"肾者水脏,主津液。"肾主水液,主要指肾中精气的气化功能对于体内津液的输布和排泄,以及维持体内津液代谢的平衡起着极为重要的调节作用。人体水液代谢的平衡依赖于脾的运化和转输、肺的宣散和肃降、肾的蒸腾和气化三个方面。肾中精气的蒸腾气化,实际上主宰着整个津液代谢,肺、脾等内脏对津液的气化作用,均依赖于肾中精气的蒸腾气化。《医宗必读》曰:"肾水主五液,凡五气所化之液,悉属于肾。"特别是尿液的生成和排泄更与肾中精气的蒸腾气化直接相关,而尿液的生成和排泄在维持津液代谢平衡中又起着极其关键的作用。

(三)肾主纳气,寓命门之火

肾主纳气,是指肾有摄纳肺所吸入的清气,防止呼吸表浅,以保证体内外气体正常交换的作用。人体的呼吸功能,虽为肺所主,但吸入之气必须依赖于肾的摄纳作用,正如《类证治裁·喘症》所言:"肺为气之主,肾为气之根,肺主出气,肾主纳气,阴阳相交,呼吸乃和。"只有肾气充沛,摄纳功能正常,才能使肺的气道通畅,呼吸均匀调和。肾主纳气的功能是肾主闭藏功能在呼吸运动方面的具体体现。

二、小儿肾脏的病理特点

(一)肾常虚

1. 肾气虚　肾气虚弱,临床表现以耳鸣,腰酸,头晕健忘,水肿,遗尿,舌淡脉弱等为常见证候。多因小儿禀赋不足,年幼肾气未充;或久病不愈,损伤肾气;或其他脏腑病变累及肾脏,以致肾气不足。

2. 肾阳虚　临床表现为面色㿠白,腰膝酸软,形寒肢冷,神疲乏力,浮肿,便溏,小便清长或遗尿,舌淡苔白,脉沉迟无力。多因禀赋不足、素体阳虚,或久病不愈,或脾阳虚日久伤及肾阳等,以致命门火衰,温煦失职,气化不行。

3. 肾阴虚　临床表现为腰膝酸软,眩晕耳鸣,失眠健忘,口燥咽干,五心烦热,潮热盗汗,或形体消瘦,小便黄,舌红少苔,脉细数。多因禀赋不足,素体阴虚;或虚劳久病,耗伤肾阴;或温病后期,消灼肾阴;或过服温燥之品,劫夺肾阴所致。

4. 肾不藏精 临床表现为发育迟缓,身材矮小,囟门迟闭,骨骼痿软,智力低下;或遗尿,遗精,耳聋耳鸣,健忘,舌淡,脉细弱等。多因先天禀赋不足,后天失养,肾精不充所致。

5. 膀胱失约 临床表现为小便不利或失禁、尿频、遗尿等症。多因外邪侵袭;或饮食不节,过食生冷;或小儿肾气亏虚,固摄无权,膀胱开阖无度所致。

(二)兼夹他证

1. 外感风邪 《素问·生气通天论》说:"风者,百病之始也。"风为百病之长,四时皆可致病,致病途径可直接感受风邪,也可由皮毛腠理或口鼻呼吸而侵入机体。小儿肺常不足,腠理疏松,卫外功能不固,加之寒温不知自调,所以最容易为风邪所伤。风邪致病常兼有寒邪、热邪、湿邪、燥邪而形成风寒、风热、风湿、风燥等证,风邪诸证是许多肾脏疾病的诱发和加重因素。早在《黄帝内经》中就有因为风邪导致肾病的论述,即表现为浮肿的风水病与肾风病。风邪袭表,肺气郁闭,不得宣降,津液不能宣发为汗,亦不能下输膀胱为尿,导致水湿内停,泛溢肌肤,发为水肿。

2. 水湿之邪 外湿致病,多与气候和环境因素有关。外感水湿之邪,困于脾土,脾失健运,使得水湿不化。湿邪既是病理产物,又是致病因素。留于体内的水湿之邪进一步影响脾之功能,使得病情加重或反复。内湿致病则多与脾土相关。脾为后天之本,气血生化之源。小儿脾常不足,或因喂养不当,饮食不节,或因久病体虚,脾胃失养等因素,致脾之运化功能失调,水液输布异常,水湿之邪内生。肾为后天之本,肾之功能的正常发挥需要脾运化的水谷精微为之充养,所以脾之功能失职常常影响到肾的功能。

3. 热毒之邪 热毒之邪是小儿肾脏病发病中较受重视的一种致病因素,包括外感火热之邪入里,或外界有毒物质侵袭机体,蓄积焦灼成毒;以及因肾脏功能和气血运行失常使机体内的病理产物不能及时排出体外,蓄积体内而产生的热毒之邪。小儿易感外邪,加之冷暖、饮食不能自调,容易被六淫之邪和外界有毒物质所侵袭。小儿为纯阳之体,六淫之邪易从火化,入里后蓄积焦灼成热毒;或小儿罹患肾脏疾病,肾之功能受损,二便失司,三焦气化功能障碍,分清泌浊功能减退,秽浊之物不得外泄,蓄积体内,发为热毒。

4. 血瘀 导致血瘀的原因,与外感、情志、饮食、劳倦以及外伤等因素有关,病机则与气血功能失调相关。血瘀既是病理产物,又是致病因素,肾脏疾病可以导致血瘀的形成,血瘀又可以使肾脏疾病加重或缠绵不愈。瘀血形成之后,必定导致脏腑功能衰退,瘀血不去,新血不生,从而使脏腑经络进一步失养。血瘀贯穿肾脏疾病发生发展的始终,在病变初期或中期,其形成与外感、外伤、他病有关,亦与病变本身损伤血络造成瘀血有关。在病变后期,血瘀大多数与自身病变严重程度有关,如肾病水肿经久不退、血尿持续损伤脉络等。现代研究表明,瘀血与水肿、血尿、蛋白尿、肾功能损害等密切相关。

三、中医"肾"实质的现代研究

1. 肾与 NEI 网络 肾藏精,主生长发育生殖。《素问·上古天真论》:"女子七岁,肾气盛,齿更发长。二七而天癸至,任脉通,太冲脉盛,月事以时下,故有子。三七……"该篇详尽阐述人的生命活动过程中,生长发育、形体壮盛、衰退老化的生理变化状态,皆与肾气即肾精盛衰有关。

NEI 网络(neuro-endocrine-immune network, NEI network)最初由 Besedovsky 在 1977 年提出,是指神经、内分泌和免疫三大系统各司其职又相互调节,构成一个立体的网络结构,具体来说,神经、内分泌系统可调节免疫系统的功能,免疫系统也能反过来调控神经内分泌系统的某些功能,这种相互作用的功能联系是通过三大系统共有的化学信息如细胞因子及其受体、肽类激素、神经递质等表达调控着机体的正常生理功能。可见人们对生命现象的认识不断归统于整体、联系、动态,这与中医学的理论核心——整体恒动观是相契合的。可以说,NEI网络研究拉近了中医与西医学的距离。中医学认为,肾藏精,主生长发育、生殖,生髓充脑,养骨且起亟,主外,而西医学认为NEI网络在人体生长发育、生殖、防御以及维持机体稳态中发挥着重要的调节作用,两者之间存在着本质联系,NEI网络反映了中医"肾藏精"对人体生命活动的调节功能。

2. **肾与HPA轴**　下丘脑 - 垂体 - 肾上腺轴(hypothalamic-pituitary-adrenal axis, HPA axis)作为NEI网络的枢纽,其主要作用是维持人体内环境的稳定,对外界环境的刺激做出相应的生理和心理反应。HPA轴的相互调节体现在肾上腺皮质的糖皮质激素受腺垂体内促肾上腺皮质细胞分泌的促肾上腺皮质激素(ACTH)刺激而产生;而促肾上腺皮质细胞又受下丘脑室旁核小细胞神经元合成和分泌的、通过下丘脑 - 垂体门脉循环转运的促肾上腺皮质激素释放激素(CRH)控制。此外,在许多方面(包括CRH和ACTH的分泌以及对应激的应答),海马均抑制HPA的活性。糖皮质激素又通过负反馈分别作用于垂体和下丘脑(长反馈),促进海马对下丘脑的抑制,ACTH也反馈抑制下丘脑(短反馈),从而构成所谓的HPA。

肾阳虚证的本质研究显示,肾阳虚证患者的下丘脑 - 垂体 - 肾上腺、甲状腺、性腺轴功能紊乱,主要发病环节在下丘脑,进一步研究证明温补肾阳药是直接提高下丘脑CRH基因的转录和表达水平,从而改善下丘脑 - 垂体 - 肾上腺 - 胸腺轴的受抑状态。补肾药对衰老过程中NEI网络的作用是复杂而广泛的,关键在于调整了下丘脑功能失调,亦即补肾药首先调整或延缓了下丘脑的功能失调,进而调整或延缓了垂体、靶腺和免疫功能的衰退,因此认为补肾药对NEI网络的作用可能是多环节、多途径、多层次的综合协调作用。

3. **肾与17-羟、17-酮**　尿中17-羟皮质类固醇(简称17-羟),是肾上腺皮质分泌的皮质醇、皮质素和它们的代谢产物,主要由肾脏排出。所以,测定尿中17-羟是反映肾上腺皮质功能的一项比较简单而可靠的指标。又因肾上腺皮质的活动直接受下丘脑、垂体前叶分泌的促肾上腺皮质激素(ACTH)的控制,所以亦能间接地反映下丘脑、垂体前叶的部分功能状况。

(郑　健　吴　博)

第二节　肾脏病的中医病名研究

"肾脏病"是按西医学方法命名的,涉及范围广泛。中医对肾脏病的命名,病名繁多,分类复杂,方法多样,主要以病变部位、症状、病证、病因病机等方法进行命名。

一、以部位命名

病变部位命名方法是中医最常用的病名命名方法之一。如皮水(急性肾小球肾炎)、肾水(肾病综合征)、肾瘅(急性肾盂肾炎)、肾着(慢性肾盂肾炎)、肾癌(肾细胞癌)、肾垂(肾下垂)、肾痨(肾结核)、肾痈(肾周化脓性炎症)等。如《金匮要略·水气病脉证并治》曰:"正水,其脉沉迟,外证自喘;石水,其脉自沉,外证腹满不喘。"《诸病源候论·小儿杂病诸候·肿满候》说"小儿肿满,由将养不调,肾脾二脏俱虚也。肾主水,其气下通于阴;脾主土,候肌肉而克水。肾虚不能传其水液,脾虚不能克制于水,故水气流溢于皮肤,故令肿满。"并有十水(青水、赤水、黄水、白水、黑水、悬水、风水、石水、暴水、水气)和二十四水候之说。汉代张仲景对水气病的分类、症状、脉象、治则、方药均有详细论述,从病因脉证上分为风水、皮水、正水、石水、黄汗等;又按五脏的证候分为心水、肝水、脾水、肺水、肾水。可谓水肿辨证论治之滥觞,为后世辨治水肿奠定了基础。

二、以症状命名

中医病名通常是以症状命名。如腰痛、遗尿、尿床、小便不禁、尿崩(肾性尿崩症)、尿血、石淋(尿路结石)等,这些就是根据患者的自觉症状来命名的。《灵枢·九针论》说:"膀胱不约为遗溺。"后代又称为遗尿。隋代《诸病源候论·尿床候》说:"夫人有于眠睡不觉尿出者,是其禀质阴气偏盛,阳气偏虚者,则膀胱肾气俱冷,不能温制于水,则小便多,或不禁而遗尿。"明代《古今医统》云:"又有尿来者,亦由膀胱冷,夜属阴,小便不禁,胞里自出,谓之尿来也。"《金匮要略·五脏风寒积聚病脉证并治》曰:"热在下焦者,则尿血。"《诸病源候论·血病诸候·小便血候》言:"心主于血,与小肠合。若心家有热,结于小肠,故小便血也。"《诸病源候论·妇人杂病诸候·石淋候》云:"淋而出石,谓之石淋。肾主水,水结则化为石,故肾客沙石。肾虚为热所乘,热则成淋。"

三、以病因病机命名

根据疾病发生的原因和发病机制来命名。如风水(血管神经性水肿)、石水(慢性肾小球肾炎)、热淋(下尿路急性感染)、痨淋(膀胱结核)、肾衰(肾衰竭)、关格(尿毒症)等。《素问·水热穴论》谓:"勇而劳甚则肾汗出,肾汗出逢于风,内不得入于脏腑,外不得越于皮肤,客于玄府,行于皮里,传为胕肿,本之于肾,名曰风水。"《金匮要略·水气病脉证并治》曰:"风水,其脉自浮,外证骨节疼痛,恶风。皮水,其脉亦浮,外证胕肿,按之没指,不恶风,其腹如鼓,不渴,当发其汗。"《灵枢·脉度》云:"阴气太盛,则阳气不能荣也,故曰关。阳气太盛,则阴气弗能荣也,故曰格。阴阳俱盛,不得相荣,故曰关格。关格者,不得尽期而死也。"

四、以病证命名

根据疾病或病证的主要症候群进行命名。如水肿、正水(急进性肾小球肾炎)、阴水、阳水、肾厥(尿毒症昏迷)、尿浊等。《灵枢·论疾诊尺》说:"视人之目窠上微痈,如新卧起状,其颈脉动,时咳,按其手足上,窅而不起者,风水肤胀也。"《丹溪心法·水肿》谓:"若遍身肿烦渴,小便赤涩,大便闭,此属阳水,先以五皮散或四磨饮添磨生枳壳,重则疏凿饮;若遍身肿不烦渴,大便溏,小便少不涩赤,此属阴水,宜实脾饮或木香流气饮。"临床执简驭繁,为后世医家所推崇。

五、以病情命名

根据病情的轻重或病程的缓急进行命名。如癃闭,指排尿困难,"癃"指小便点滴而短少,为病势较缓者;"闭"为小便不通,为病势较急者。如《灵枢·本输》曰:"三焦者……入络膀胱,约下焦,实则闭癃,虚则遗溺,遗溺则补之,闭癃则泻之。"还有急淋、劳淋(慢性下尿路感染)、急性肾衰、慢性肾衰等。《证治汇补·癃闭·附关格》云:"既关且格,必小便不通,旦夕之间,陡增呕恶,此因浊邪壅塞三焦,正气不得升降,所以关应下而小便闭,格应上而生呕吐,阴阳闭绝,一日即死,最为危候。"

(郑 健 吴 博)

第三节 肾脏病的中医病因病机研究

一、肾脏病的中医病因

病因是指破坏人体相对平衡状态而引起疾病的原因。中医对肾病病因的认识主要源于宋代陈无择的"三因说",即外因、内因、不内外因。此外,病理产物形成的因素和药物致病的因素等在肾病发生、发展中也起着重要作用。

(一)外感因素

自然界里,风、寒、暑、湿、燥、火六种气候变化在正常情况下称为"六气",人类对六气的变化具有较强的调节与适应能力,当气候异常或人体的抵抗力下降时,六气则成为致病因素,此时的六气就称之为"六淫",是引起肾脏疾病的外因。六淫致病具有季节性、区域性、相兼性和转化性的特点,常为肾脏病的外在诱发因素。

1. 风邪 风邪是指自然界中具有轻扬开泄、善动不居、急骤多变等特性的外邪,《素问·风论》云:"风者善行而数变。"风邪伤人,常为六淫致病之先导,故有"风为百病之长"之说。早在《黄帝内经》中就有因为风邪导致肾病的论述,如表现为水肿的风水病。风邪袭表,肺气郁闭,津液不能宣发于肌表而为汗,也不能下输于膀胱而为尿,导致水湿内停,水泛肌肤而成水肿。风邪致病常与他邪相合为患,如寒、湿、热邪等,诸邪多依附风邪侵犯人体。

(1)风寒之邪:《素问·至真要大论》说:"诸寒收引,皆属于肾。""诸病水液,澄澈清冷,皆属于寒。"风邪与寒邪相合则成为风寒之邪,若患者素体阳虚阴盛,则可引起肾风等病证,故有"肾为寒水之脏"和"寒气通于肾"之说。《素问·风论》说:"以冬壬癸中于邪者为肾风。""肾风之状,多汗恶风,面庞然浮肿,脊痛不能正立。"从肾风的临床表现来看,包括了西医学的急性或慢性肾小球肾炎等疾患。

(2)风热之邪:热属阳邪,其性躁动向上,易耗液伤津,所谓"阳胜则阴病"。风邪与热邪相合而成风热之邪,风热致病除表现发热之外,临床还常常伴有咽干、口舌干燥、尿赤、便秘等症状。若伤阴日久,气随津脱,则会出现少气懒言、倦怠乏力等气阴两伤之症。肾脏病的初起,或慢性肾脏病的反复发作,往往由风热之邪所诱发。

2. 湿邪 自然界中具有水湿之重浊、黏滞、趋下特性的外邪称为湿邪。湿为长夏之主气,故长夏多湿病。此外,居处潮湿,淋雨涉水等均为湿邪致病的途径。湿为阴邪,易阻滞气机,损伤阳气。湿邪侵袭,最易困脾,导致水湿停聚,发为小便短少、水肿等症。湿性重浊、黏滞,易袭阴位,《素问·太阴阳明论》说:"伤于湿者,下先受之。"湿邪常常兼夹他邪而患病。

(1)寒湿之邪:寒邪和湿邪皆为阴邪,同气相求,易患人体,伤于肾脏。如寒邪夹湿,或湿从寒化而成寒湿之邪,寒湿易伤肾脏而致阳虚阴盛,导致肾病的产生。寒湿伤肾,引起肾阳衰惫,逐渐形成肾着、肾泄、肿胀、痰饮、痞满等病变。《金匮要略·五脏风寒积聚病脉证并治》中记载:"其人身体重,腰冷如坐水中,剧状如水,反不渴,小便自利,饮食如故,病属下焦,身劳汗出,衣里冷湿,久久得之,腰以下冷痛,腹重如带五千钱。辨证求因,寒湿已无疑义。当然,肾主水,脾主湿,水湿同类,湿久则脾阳消乏,肾阳亦惫。"

（2）湿热之邪:夏秋之交,湿热之邪侵犯人体,或水湿作业,湿邪袭人,入里化热而成湿热之邪,湿热伤肾,气化失常,水液潴留,导致一系列肾脏疾病的发生和发展。吴昆的《医方考》中记载:"下焦之病,责于湿热。"刘完素在《黄帝素问宣明论方》中说:"湿气先伤人之阳气,阳气伤不能通调水道,如水道下流淤塞,上流泛滥必为水灾。"湿热可以是肾脏病中的致病因素,也可以是病理产物。湿热之邪进一步灼伤阴液,导致阴液亏损,酿成阴虚夹湿之证,而致病程缠绵。研究显示,水肿、蛋白尿、血尿、高胆固醇血症等肾脏病中常见的病症均与湿热之邪密切相关。

3. 燥热之邪 燥在自然界中属于秋金肃杀之气。凡秋初夏热之气未退尽,且秋阳以暴,多为燥与热相合客犯人体,其病属温燥。燥邪袭人,先伤及肺,因肾主液而恶燥,故燥邪又易伤肾,尤其是燥与热相结合,则更易灼伤阴液,导致肾阴亏损。燥邪袭人,病情不重,病程亦短,很少伤及肾阴,但是燥邪入里化热,致使阴伤而成内燥,无不伤及肾而为病。临床上这些病症的治疗多采用滋阴养肾润燥之法。

（二）内伤因素

内伤因素包括先天不足、情志失调和饮食不节等,可引起机体脏腑功能失调、气血亏损、阴阳失衡等,导致肾脏疾病的发生。

1. 先天不足 先天不足是小儿肾脏病的重要原因之一。《类经·藏象类·天年常度》中说:"夫禀受者,先天也,修养者,后天也,先天责在父母,后天责在吾心。"《医宗金鉴》亦曰:"天癸乃父母所赋,先天生身之真气也。"肾为先天之本,藏先天之精。父母精血不足,多致子女肾虚而发病。先天禀赋不足,若后天喂养得当,后天之水谷精微补先天之精的不足,亦不至于造成肾病。若先天不足,后天调养不当,则易见形体羸弱,发育迟缓,可见筋骨痿软、鸡胸、遗尿等小儿肾病证。妊娠期间的调养失宜也是引起先天不足的重要原因。《幼幼集成·护胎》说:"故胎婴在腹,与母同呼吸,共安危,而母之饥饱劳逸,喜怒忧惊,食饮寒温,起居慎肆,莫不相为休戚。"妊娠期间,母体虚弱,或多胎,或早产,或孕期误服药物,均可导致孕育不全,胎儿失养,出生后形体虚弱,脏腑不荣,或形体畸形。一旦感受外邪,易引起肾脏功能失调,导致五迟五软、遗尿等肾脏病证。

2. 七情内伤 中医将人的喜、怒、忧、思、悲、恐、惊七种情志活动称为"七情"。人的各种情志活动,以脏腑的气血阴阳为物质基础。正常情况下,七情是人体对客观事物和现象做出的不同情志反应,是人体的生理功能。若突然、或强烈、或长时间持久的刺激,超过人体本身生理活动的调节范围,则会引起体内脏腑气血阴阳功能的紊乱,成为致病因素,导致疾病的发生。《素问·阴阳应象大论》曰:"在志为恐,恐伤肾。"可见情志异常可直接影响肾脏的功能,导致疾病的发生。《灵枢·本神》说:"恐惧而不解则伤精,精伤则骨酸痿厥。"肾藏精而位居下焦,肾精化为肾气之后,要通过上、中二焦才能布散全身。恐使精气不能上行,反而令气下走,使肾气不得正常布散,正如《黄帝内经》所言"恐则气下"。恐惧过度导致肾气不固,临床可见二便失禁,甚则痿软晕厥。情志失调与肾病发生的关系主要表现在两个方面:一是肾藏志,志需要精之充养,肾精衰则意志消沉,健忘;二是情志失调,导致气机逆乱,气郁化火,耗损真阴。

3. 饮食不节 饮食是人体生命活动的物质基础。饮食规律、有节制,是小儿健康生长的重要条件,是脾胃运化的关键环节,脾胃健运则气血生化有源,即使先天不足,亦可依靠后天补养。若小儿后天饮食不节,喂养不当,或给予不洁食物,或长期偏嗜挑食,则可导致脾胃受损,脏腑功能紊乱,不能运化水谷精微,气血生化乏源;气血亏损,不能归藏于肾,先天之精缺乏后天水谷精气的补养,导致肾精不足,正气受损;脾不能运化水湿,湿浊内生,伤及肾;或湿浊化热伤阴,累及肾脏。因此,饮食不节也是肾脏疾病发生的因素之一。

（三）不内外因

1. 病理产物　指外感、内伤因素作用于人体,导致脏腑功能失调,形成水湿、痰饮、瘀血等病理产物,这些病理产物重新作用于人体肾脏而产生病变,是诱发或加重肾脏疾病的重要因素。常见的病理产物有湿浊和瘀血。

（1）湿浊:水湿痰浊是机体水液代谢障碍所形成的病理产物,其产生与肺、脾、肾三脏功能失调密切相关。《景岳全书·杂证谟·肿胀》说:"凡水肿等证,乃肺脾肾三脏相干之病,盖水为至阴,故其本在肾;水化于气,故其标在肺;水惟畏土,故其制在脾。今肺虚则气不化精而化水,脾虚则土不制水而反克,肾虚则水无所主而妄行。"故水肿一证,主要是肺、脾、肾三脏功能失调,水液运化障碍而引起,涉及脏腑虽多,但其本在肾。因此,肾病的关键病理因素是湿邪为患,湿邪不仅是贯穿病程始终的病理产物,成为损伤人体正气、阻碍气机运行的主要因素,同时又进一步伤阳、化热、成瘀,是推动疾病发生发展的重要病理环节。湿邪与脾肾两虚之间互为因果,是肾病水肿发生的关键所在。肾病水湿内停、郁久化热而成湿热;或肾病日久、蛋白尿流失过多,阳损及阴,使真阴亏虚,虚热内生,热与湿互结而成湿热;更有因长期应用激素而助火生热,易招致外邪热毒入侵,致使邪热与水湿互结。湿热久结,难解难分致使气机壅塞、水道不利,进一步加重病情,而使病情反复迁延难愈。《丹溪心法·痰》曰:"痰之为物,随气升降,无处不到。"湿浊阻滞,影响脾肾,导致脾气不足,统摄无权,肾气虚弱,封藏失司,则精微外泄。这是肾脏病最常见的症状——蛋白尿形成的主要病理机制。

在慢性肾功能不全中,湿浊被认为是贯穿始终的病理因素。湿浊被认为是肾脏在气化过程中产生的"内生之毒"的学说已经得到广泛认可。此外,有研究认为,湿浊是肾脏疾病的代谢产物,也是加重肾脏疾病的重要因素。湿浊与肌酐、尿素氮的高低呈正相关。

（2）瘀血:瘀血是指血液停聚,不能正常循行的病理变化,包括离经之血积于体内,或者血液运行不畅,阻滞于经脉及脏腑的血液。瘀血既是病理产物,形成之后,又会变成新的致病因素。《金匮要略·水气病脉证并治》曰:"经为血,血不利则为水。"清代唐容川认为:"又有瘀血流注,亦发肿胀者,乃血变成水之证。"(《血证论·肿胀》)"瘀血化水,亦发水肿,是血病而兼水也。"(《血证论·阴阳水火气血论》)。因此,血瘀是导致肾病发病及缠绵难愈的重要病理因素。肾病以水肿为主要表现,而水与血、气本不相离,水病可致血病,而血瘀亦可导致水肿,血、气、水三者相互影响,互为因果,血瘀存在于肾病发生发展的全过程。精不化气而化水,水停则气阻,气滞则血瘀;阳气虚衰,无力推动血液运行,血行瘀阻,或气不摄血,血从下溢,离经之血留而不去;或脾肾阳虚,温煦无能,日久寒凝血滞,均可导致血瘀;病久不愈,深而入络,脉络瘀阻;阴虚生火,灼伤血络,血溢脉外,停于脏腑之间而成瘀;阴虚津亏、热盛血耗,使血液浓稠,流行不畅而致瘀;因虚或长期应用激素致卫外不固,易感外邪,外邪入侵,客于经络,使脉络不和、血涩不通,亦可成瘀。

2. 药物因素　药物因素是肾脏疾病发生发展中另一个重要因素,多因药物本身使用不当或炮制不合理而引起。

（1）中医攻补不当:肾病多虚证,或虚实夹杂,临床常表现为本虚标实,故治疗方面易出现过度补益或攻伐不当之误。两者均可导致人体正气受损,肾气更虚,病情加重。

（2）中药毒性作用:《儒门事亲》中记载:"凡药有毒也,非止大毒小毒谓之毒……久服必有偏胜。"中药的药物毒性在植物类、动物类、矿物类药物中均是存在的,如植物类的乌头、附子,动物类的蜈蚣等,矿物类的朱砂等。药物毒性损伤人体的原因有以下几种情况:①药物过量;②误服;③配伍、炮制不当;④使用损伤肾脏的中药,如马兜铃属中药等。一项对 1980—1996 年的回顾性研究显示,17 年间我国国内共有 68 篇 252 例有关中草药导致肾损害的临床报道,而这些中草药的主要有毒成分为马兜铃酸,所以也有将这种肾病称为"马兜铃酸肾病"的说法。现代研究显示,中草药引起肾损害的主要病机与肾小管上皮细胞坏死或凋亡、肾间质纤维化、肾小管上皮细胞转分化、细胞毒性、免疫机制介导等因素有关。

（3）激素和细胞毒性药物:西医学治疗肾脏病的有效药物为糖皮质激素和细胞毒性药物,而这些药物的毒副作用也是肾脏病的常见致病因素。长期应用激素可以助火生热,易招致外邪热毒入侵,致邪热与水湿互结。湿热久结,难解难分致使气机壅塞、水道不利,进一步加重病情,而使病情反复迁延难愈。细胞毒性药物常引起消化道反应等。这些药物不良反应可促使肾脏病的病情加重或复杂化,甚至产生一些临床并发症。

二、肾脏病的中医病机

禀赋不足,久病体虚,外邪入里,致肺、脾、肾三脏亏虚,是小儿肾脏发病的主要病因。肺、脾、肾三脏功能虚弱,气化、运化功能失常,封藏失职,水液输布紊乱,水湿停聚,精微外泄则是本病的主要发病机制。病延日久,正愈虚,邪愈盛,故小儿肾脏病常见虚实夹杂之证。病初偏于邪盛,多与风、湿、热、毒、瘀有关;病至后期,肺、脾、肾三脏俱虚,精微外泄,肾络瘀阻,转以正虚为主,肾虚尤著。在整个病变过程中,以脾肾功能失调为中心,阴阳气血不足为病变之本,外邪、水湿、血瘀为病变之标。本病为本虚标实之证,正虚有肺脾气虚、脾虚湿困、脾肾阳虚、肝肾阴虚及气阴两虚之不同;标实有外感、水湿、湿热、血瘀及湿浊之差异。正气虚弱为本,邪实蕴郁为标,本虚和标实相互影响、相互作用,即肺、脾、肾三脏正气虚弱易感外邪、生湿、化热、致瘀而使邪实;水湿、湿热和瘀血反过来又进一步耗伤脏腑之气,使正气更虚,因此常表现出虚实寒热错杂、病情迁延不愈的特点。

（一）正气虚弱为本

1. 肺脾气虚　小儿肺脏娇嫩,脾常不足。因先天禀赋不足,脾气虚弱,健运失司,导致痰湿阻肺,肺气亏虚;或因六淫之邪伤及肺金,久病不愈,耗伤肺气,通调水道失职,或肺气虚不能助脾运化水湿;或因调护失宜、饮食不节等因素致脾失健运,均可导致肺脾气虚。临床表现为倦怠乏力,咳嗽气短,面色㿠白,水肿,便溏,舌淡苔白滑,脉弱等症。

2. 脾虚湿困　小儿因先天禀赋不足,或久病体虚,导致脾气虚弱,脾失健运,水湿内停。本证常由脾气虚健运失司,或脾阳虚水饮不化,寒湿中阻,损伤脾气所致。脾虚湿困持续不解,久病及肾,可导致肾阳衰惫。临床表现为水肿肿势加剧,脘腹满闷,泄泻,食欲不振,小便量少,舌胖大苔腻等。

3. 脾肾阳虚　脾为后天之本,肾为先天之本,脾之健运依赖肾中元阳蒸腾温煦,肾之藏精依靠脾运化之水谷精微,两者互相为用。二脏失调,常相互影响。小儿脾胃虚弱,因饮食失调,或久泻不愈,损伤脾阳,久病及肾;或外感寒湿,久留不去,伤及脾肾;或禀赋不足,素体脾肾两虚,均可导致脾肾阳虚。临床可见肢体浮肿,小便不利,泄泻,脘腹胀满,腰膝酸软,神疲乏力,舌淡胖有齿痕,苔腻等。

4. 肝肾阴虚　是指肝、肾两脏阴精亏虚,阴不制阳,虚火内炽的病机状态。患儿久病失治,肾阴耗伤,水不涵木,肝阴亏虚;或七情内伤,肝郁化火,下及肾水;或温病后期,邪热不退,肝肾阴伤;或禀赋不足,卒受惊恐,致肝肾精血亏虚等,均可导致肝肾阴虚。临床表现多为头晕耳鸣,烦躁易怒,两目干涩,腰膝酸软,舌红少苔等。

5. 气阴两虚　小儿年幼,机体尚未发育健全,故肾气未充、肾阴不足。因先天禀赋不足,或久病不愈,或他脏病变,或失治误治均可累及于肾,导致肾之元气虚损、阴液耗伤。临床常见神疲倦怠、头晕目眩、腰膝酸软、健忘失眠、遗溺等症;若肾阴亏虚,阴不制阳,导致阴虚内热或阴虚阳亢,则可见口燥咽干、颧红潮热、舌红少苔等症。

（二）邪实蕴郁为标

1. 风邪　风邪侵袭人体,常兼寒、湿、燥、热等邪气。风邪发病,多在皮肤肌腠、头部等属阳部位。风邪外袭,内舍于肺,肺失宣降,水道不通,以致风遏水阻,风水相搏,泛溢肌肤,发为水肿。风水之证是诸多肾脏疾病水肿发生的主要病机。此外,风邪袭表、风邪犯肺、风寒湿邪侵袭经络,以及风邪浸淫血分等均是导致肾脏疾病发生的重要病机。

2. 湿邪　无论外感之水湿,或内生之水湿,均为导致肾脏疾病发生的主要因素之一。湿邪侵袭机体,束于肌肤,卫阳被遏,肺气不宣,水液不得输布,发为水肿、癃闭等病。或脾失健运,不得行其津液,聚而成湿,水湿之邪反困脾阳,脾失运化精微之职,以致肾阳不得充养,导致脾肾阳虚,进而影响肾之功能。

3. 热邪　火热之邪致病,在体表者,多先发为表热;在体内者,多先发为里热;病在气血,直伤脏腑。风邪袭表,损伤肺卫,肺失宣降,通调失司,水液不得输布,发为水肿等证;或邪热传营,热扰营血,热灼脉络,迫血妄行,发为紫斑、尿血等证;或外感热邪不解,灼伤肝肾之阴;或火热之邪,酝酿成毒,壅于上焦,发为时行疫毒,诱发肾脏疾病的发生。

4. 毒邪　包括疫疠之气和药物、食物之毒。疫疠之气,易流行、易传染、易致病。其侵袭机体,常夹暑燥、湿热和寒湿。燥热之毒易入里化火、入营动血;寒湿之毒易直中入里,损伤脾肾阳气。此外,某些药物和食物具有一定毒性,若进食不当,容易损伤脾气,脾失健运,脾阳不振,累及肾阳,以致脾肾两虚。

5. 血瘀　六淫之邪、七情因素、饮食、劳倦、正气亏虚、外伤以及久病等均可导致血瘀的发生。血瘀阻滞,气机不畅,气不行则水不化,水停则泛溢肌肤;或气机受阻,推动无力,脏腑不荣,脾肾阳虚,功能受损;或血瘀阻于脉络,血行不畅,血溢脉外,导致尿血或发斑等证;或血瘀化热,耗伤阴血,阴虚津亏,以致肝肾阴虚。

（郑　健　吴　博）

第四节　肾脏病的中医病证研究

肾脏的主要生理功能是藏精、主水、纳气、生髓主骨,其华在发,开窍于耳及二阴。膀胱与肾相表里,为肾之府,是贮存和排泄尿液的重要器官。肾藏精,主发育与生殖,为阴阳之要、生命之本,主骨生髓,充脑益智,主持生殖繁衍和生长发育;肾中精气的气化功能,对于体内津液的输布和排泄、维持体内津液代谢的平衡起着极为重要的调节作用。因此,肾脏的病变临床主要表现为肾与膀胱两个脏器的证候,"肾常虚"是指肾脏病变以虚证为主,但是临床少数患者也可以表现为实证或因虚致实的虚实夹杂之证,而肾脏之腑膀胱则常常表现为实证或虚实夹杂之证。肾脏病变还可累及其他脏腑,其他脏腑的病变亦可影响到肾脏,临床常见肾脏本脏病变和他脏同病的脏腑兼证。

一、病证概念

1. 病的概念　认识疾病,首先是辨病。"病"是对疾病基本矛盾的揭示,是以确立疾病的诊断为目的,反映疾病内在的病理生理变化规律,贯穿于疾病的全过程。疾病是机体在一定的条件下,受病因损害作用后,因自稳调节紊乱而发生的异常生命活动过程。

中医病名常以主要症状来命名(如水肿、腰痛等),部分用病因、病机来命名(如风水、肾虚等),多以主观症状为依据。中医学虽以"辨证论治"为诊疗特色,但也常用"辨病施治"的方法,例如《黄帝内经》《神农本草经》《诸病源候论》等著作主要以辨病来论治,如"常山截疟""黄连治痢"等。可见中医常以辨病与辨证相结合的临证思维诊治疾病,辨病论治是中西医临床共有的诊疗特点。

西医学重视疾病的诊断,主要借助于现代的物理诊断和实验诊断技术从微观层面来认识疾病,反映疾病的生理病理特点,常以解剖、病因、病理、发病机制和辅助检查的结果来命名,多以客观检查为依据,根据病名确立诊断标准,制订诊疗方案。

2. 证的概念　"证"是病的某一阶段的主要矛盾,反映了人体整体功能调节的即刻状态,是中医在综合分析望、闻、问、切四诊资料的基础上,针对疾病的病因、病机、病性、病位及其发展变化进行判断的一种诊断方法。辨证论治是中医认识疾病和治疗疾病的特有方法,是中医学的基本特征之一。

3. 病证结合的概念　"病"与"证"是密不可分的,临床上常常先运用辨病的思维来认识疾病的全过程和发展规律,再运用辨证的思维来认识疾病某个阶段的临床表现。病证结合就是从疾病全过程来分析临床阶段表现的演变规律,再以疾病某个阶段的临床表现来归纳疾病发生发展的演变规律,充分体现"以辨病为先,以辨证为主"的病证结合的临证思维。临床上中医辨证常与西医辨病相结合,是反映疾病全过程与阶段表现的有机结合,从而更好地探讨疾病的本质变化。西医学的病可以包括中医的数证,而中医的证也涵盖西医学的数病。辨病有助于提高辨证的准确性,重点在全过程;辨证又有助于提高辨病的精准性,重点在阶段性,故辨病与辨证可以相互补充。只有通过辨病认识到疾病的整体特征,才能逐步分析、了解疾病在某个阶段的特性。病证结合是证候规范化研究的重要途径,也是深入探求本病的证候特点及演变规律的重要方法之一。

二、肾病本证

1. 肾气虚弱证　肾气虚弱临床以耳鸣、腰酸、头晕健忘、脉弱等为常见证候。

2. 肾气不固证　肾气亏虚,固摄无权,临床以小便频数而清、余溺不尽、遗尿、小便失禁,或大便失禁、男子遗精、女子月经淋漓、耳鸣、腰膝酸软、脉弱等为常见证候。

3. 肾虚水泛证　肾之精气或阳气亏虚,气化无权,水液泛溢,临床以下肢水肿为甚、尿少、耳鸣、腰膝酸软、舌淡、苔白滑、脉弱等为常见证候。

4. 肾阳虚证　临床可表现为肾阳亏虚和肾阳虚衰。肾阳亏虚,机体失于温煦,以畏寒肢冷、腰膝以下尤甚、面色㿠白或黧黑、小便清长、夜尿多、舌淡苔白、脉弱为常见临床证候。肾阳虚衰,气化无权,水液泛滥,以畏寒肢冷、水肿腰以下为甚、腹胀、腰酸冷、小便短少、舌淡胖、苔白滑、脉沉迟等为常见临床证候。

5. 肾阴虚证 临床可表现为肾阴亏损和阴虚火旺。肾阴亏损者以腰膝酸软而痛、齿松发脱、眩晕耳鸣、五心烦热、潮热颧红、舌红少苔、脉细数等为常见临床证候。肾阴亏虚，虚热内扰者以潮热、盗汗、颧红、五心烦热、腰痛、耳鸣、尿黄、舌红苔黄少津、脉细数等为常见临床证候。

6. 肾阴阳两虚证 肾阴阳俱虚者以畏寒肢冷、五心烦热、眩晕耳鸣、腰膝酸痛、遗精早泄、尺脉弱等为常见临床证候。

7. 肾精亏虚证 肾精亏虚者以小儿生长发育迟缓、耳鸣、发脱、牙齿松动、健忘等为常见临床证候。

8. 肾虚髓亏证 肾精亏虚，精髓不足者以生长发育迟缓，或骨折久不愈合，或腰酸骨痿、头晕耳鸣、健忘等为常见临床证候。

9. 肾虚寒湿证 临床可表现为肾虚寒凝、肾虚寒痰和肾虚血瘀。肾虚寒凝者以畏寒肢冷、下肢尤甚，腰膝冷痛，小便清长，夜尿多，苔白脉迟等为常见临床证候；肾虚寒痰者以畏寒肢冷、腰膝冷痛，或于深处触及柔韧肿块痛，或溃后流脓气腥，苔白腻，脉沉迟或弦滑等为常见临床证候；肾虚血瘀者以腰膝酸软，腰脊刺痛、拒按，耳鸣，舌淡紫，脉细涩等为常见临床证候。

10. 惊恐伤肾证 "恐则伤肾"，临床上少数患儿在大惊大恐之后损伤肾气，表现以惊慌不定，或二便失禁等为常见临床证候。

11. 湿热蕴肾证 少数患儿湿热之邪壅滞于肾，表现以腰部灼热胀痛、小便涩痛、血尿或排脓尿、发热口渴、舌红苔黄腻、脉滑数等为常见临床证候。

12. 脓毒蕴肾证 少数患儿脓毒蕴积于肾，表现以腰部胀痛、排脓尿、小便涩痛、苔腻、脉滑等为常见临床证候。

13. 膀胱湿热证 临床可表现为膀胱湿热气滞和膀胱湿热血瘀。膀胱湿热气滞者以小便频急、灼涩、疼痛，小腹胀痛，舌红苔黄腻，脉弦数等为常见临床证候；膀胱湿热血瘀者以小便频急、灼涩、疼痛，血尿，小腹刺痛，舌红有斑点，苔黄腻，脉弦数等为常见临床证候。

14. 膀胱蕴热证 邪热蕴积膀胱者以小腹胀、小便灼热疼痛、发热口渴，舌红苔黄，脉数有力等为常见临床证候。

15. 膀胱蓄水证 膀胱气化失司，水蓄膀胱，表现以小腹膨大、胀急作痛，小便不利等为常见临床证候。

16. 膀胱蓄血证 小腹受损，或邪热内侵，血蓄膀胱，表现以小腹作胀、刺痛，小便不畅、疼痛，舌紫或有斑点，脉弦涩等为常见临床证候。

17. 膀胱虚寒证 肾阳亏虚，膀胱气化失司，表现以畏寒肢冷，小腹冷痛，小便失禁或不利，或夜尿多、尿清长，苔白滑等为常见临床证候。

18. 膀胱失约证 膀胱虚冷，气化失司，表现以小便频数、淋沥不尽，遗尿，舌淡苔白，脉沉细等为常见临床证候。

三、肾病兼证

1. 心肾阴虚证 心肾阴虚者以心悸心烦、失眠耳鸣、腰膝酸软、舌红少苔、脉细数无力等为常见临床证候。

2. 心肾阳虚证 临床上可以表现为心肾阳虚和水气凌心。心肾阳虚者以畏寒肢凉、心悸怔忡、小便不利、肢体浮肿、腰膝酸冷、舌淡紫、苔白滑、脉弱等为常见临床证候。心肾阳虚,水液泛滥,水气凌心时,以畏寒肢凉、肢体浮肿、下肢尤甚、心悸、气喘不能平卧、咳嗽吐稀白痰、舌淡胖、苔白滑、脉弱等为常见临床证候。

3. 心肾不交证 表现为心肾阴虚,肾水不能上承滋养心阴,心阳偏亢,以心悸、心烦失眠、耳鸣、头晕、腰膝酸软、便结尿黄、舌红少苔、脉细数等为常见临床证候。

4. 肝肾阴虚证 肝肾阴液亏虚,虚热内扰,以眩晕耳鸣、五心烦热、低热颧红、胁痛、腰膝酸软、舌红少苔、脉细数等为常见临床证候。

5. 阴虚火旺证 肝肾阴液亏虚,水不涵木,肝阳亢盛,以眩晕耳鸣、急躁易怒、头重脚轻、腰膝酸痛、舌红少苔、脉弦细数等为常见临床证候。

6. 肝郁肾虚证 肝气郁滞,肾气亏虚,以胁胀作痛、情绪抑郁、耳鸣、腰膝酸软等为常见临床证候。

7. 脾肾气虚证 脾肾两脏气虚者以神疲气短、食少、腹胀、便溏或久泄、腰酸、腰痛、耳鸣、舌淡脉弱等为常见临床证候。

8. 脾肾阳虚证 脾肾阳气亏虚,虚寒内生,以畏寒肢冷、面色㿠白、腰酸、腹部冷痛、久泻久痢,或完谷不化,或浮肿少尿,舌淡胖,苔白滑,脉沉迟无力等为常见临床证候。

9. 肺肾阴虚证 肺肾阴液亏虚,虚热内扰,以咳嗽少痰,或痰中带血、咽干或声嘶、腰膝酸软、体瘦、骨蒸潮热、盗汗、颧红、舌红少苔、脉细数等为常见临床证候。

四、病证结合,优势互补

中医肾病研究的发展,需要引进西医学"病"的概念,借助西医病名、指标使病症诊断更加客观化、标准化。近年来多数学者以肾病综合征为病名,在采用西药治疗的同时结合中医辨证论治,取得良好的疗效,临床实践证实中西医病证结合的治疗方法明显优于单纯中医或西医治疗。在临床中我们常常在辨病的基础上,根据本病的证候特点和发病演变规律进行中医辨证分型。如小儿原发性肾病综合征的病理性质表现为本虚为主、虚实夹杂之证。病初偏于邪实证,多与风、湿、热、毒、瘀有关,而病至后期,肺、脾、肾俱虚,精微外泄,肾络瘀阻,转以虚证为主,肾虚尤著。在整个病变过程中,以脾肾功能失调为中心,以阴阳气血不足为病变之本质,以风邪、湿邪、瘀血为病变之标,表现为本虚标实、虚实夹杂之证,临证中首先要明确标本虚实之主次。病变早期水肿较甚(激素治疗前),临床表现为脾虚湿困证为主,多兼有标实表现,实证需明辨风热、湿热、湿毒、气滞、水停、瘀血之偏颇;激素治疗以后,水邪退却,尿蛋白持续不消,病变重在脾肾两虚证,同时兼夹有风邪、湿邪和血瘀的标实证。临证时,脾肾两虚证要细辨气虚、血虚、阳虚、阴虚之不同,兼证要明辨风寒、风热、水湿、湿热、气滞和血瘀之差异。本病以脾虚湿困证和脾肾两虚证为基本证型,在疾病早期或水肿期,以脾虚湿困证为多见;在水肿消退期,根据激素诱导期、减量期、维持期和停药期的不同,临床上常表现为阴虚火旺证、脾肾气虚证和脾肾阳虚证之不同。在整个疾病过程中都可出现外感、水湿、湿浊、湿热(毒)和血瘀兼夹之证,以此作为标证的常见证型,而肾虚血瘀证常贯穿于疾病的全过程,尤其是疾病后期或反复发作的患儿。

(郑 健 吴 博)

第五节　肾脏病的中医治法研究

古人常云"肾常虚""肾无实证",可见小儿肾脏病的中医治疗应遵循扶正为主、标本兼顾、调和阴阳、兼顾他脏的治疗原则。

一、常用治则

1. 扶正固本,调和阴阳　小儿肾常虚,肾脏病证候临床表现以虚损为主,而且肾脏疾病大多数病程较长,治疗上应以扶正固本为首要原则,特别是在某些肾脏疾病的缓解期和恢复期。"阴平阳秘,精神乃治","谨察阴阳所在而调之,以平为期"是中医学的治疗大法。肾为水火之脏,内寓元阴元阳,为一身阴阳之根本,肾之阴阳的虚损和平衡关系到五脏六腑功能的正常发挥。"热者寒之""寒者热之""壮水之主,以制阳光""益火之源,以消阴翳"等均为临床常用的调整阴阳方法。

2. 补虚泻实,标本兼顾　小儿"肾常虚",临床表现以肾虚为主,本虚标实,虚实夹杂。小儿先天禀赋不足,或久病体虚,导致肺、脾、肾三脏虚损,因虚致实,本虚标实,虚实夹杂。本虚临床主要表现为肺脾气虚、脾虚湿困、脾肾阳虚、肝肾阴虚及气阴两虚等;标实常见有外感、水湿、湿热、血瘀以及痰浊等;正气虚弱为本,邪实蕴郁为标,本虚和标实相互影响、互为因果。故临证中常常在补虚的基础上佐以泻实,做到扶正勿忘祛邪,祛邪不能伤正,补虚泻实,标本兼顾。

3. 急则治标,缓则治本　"急则治标"主要用于小儿肾脏病治疗过程中因感染等因素而致的反复或复发的患儿,或出现合并症或并发症时,临床表现为实证为主,或虚实夹杂,影响到本虚的治疗,此时应遵循"急则治标"的原则,先祛邪以治其标,邪去再缓图其本,以祛邪不能伤正为要。"缓则治本"通常应用于小儿肾脏病的稳定期或缓解期,临床表现以虚证为主,或虚实夹杂的患儿,治疗上以扶正固本为要,或佐以祛邪,即扶正勿忘祛邪,祛邪不能伤正。

4. 治肾为本,兼顾他脏　人体是一个有机的整体,脏腑之间,五行相配,互根相生,相互制约,相互影响。肾脏疾病可以影响他脏,他脏疾病亦会影响到肾脏。因此,小儿肾脏疾病的治疗应以病变脏腑为主,同时兼顾其他脏腑的生理病理变化,做到整体论治,灵活运用。肾脏本病的表现主要有肾气虚、肾气不固、肾阳虚、肾阴虚、肾阴阳两虚、肾精亏虚、湿热蕴肾等;合并他脏病变临床主要表现为心肾阳虚、心肾阴虚、心肾不交、脾肾气虚、脾肾阳虚、肺肾阴虚、肝肾阴虚、肝郁肾虚等。

二、常用治法

(一)扶正固本

1. 益气法　气虚证是小儿肾脏病患者最常见的证候之一,益气法是通过补益脏气、调理气机而改善气虚证的临床症状。气虚证的临床表现各有不同,故其治法亦多种多样。

(1)益气渗湿法:用于脾胃气虚,湿浊内停之证,常用方剂如参苓白术散等,常用药物有太子参、茯苓、白术、薏苡仁、山药、扁豆、砂仁等。

(2)益气利水法:用于气虚水湿之证,临床表现为颜面浮肿、小便不利等,常用方剂如防己黄芪汤等,常用药物有防风、黄芪、白术、麻黄等。

（3）益气固表法:用于气虚卫外不固之证,常用方剂如玉屏风散等,常用药物有黄芪、防风、白术、麻黄根、浮小麦等。

（4）益气活血法:用于正气亏虚,血行不畅,瘀滞脉络之证,常用方剂如补阳还五汤等,常用药物有黄芪、当归、赤芍、川芎、桃仁、红花等。

2. 滋阴法　肾为水脏,阴精不足是肾脏病常见的证候之一,所谓"肾者主水,受五脏六腑之精而藏之"。滋阴法可以使得阴精恢复,阴阳平衡,从而改善阴虚的临床症状。

（1）滋阴利水法:主要用于阴虚内热,水热相搏之证,常用方剂如猪苓汤等,常用药物有猪苓、茯苓、泽泻、滑石、阿胶等。

（2）滋阴降火法:用于肝肾阴虚,虚火上炎之证,常用方剂如知柏地黄丸等,常用药物有知母、黄柏、地黄、山药、山茱萸、牡丹皮、泽泻等。

（3）滋阴补肾法:用于肾阴不足之证,常用方剂如六味地黄丸、左归丸等,常用药物为熟地黄、山药、山茱萸、泽泻、茯苓、牡丹皮等。

（4）滋补肝肾法:用于肝肾阴虚之证,常用方剂如大补阴丸、二至丸等,常用药物有熟地黄、龟甲、知母、女贞子、墨旱莲等。

（5）滋阴潜阳法:用于肝肾阴虚,肝阳上亢或虚风内动之证,常用方剂如虎潜丸、镇肝熄风汤、天麻钩藤饮等,常用药物有天麻、钩藤、石决明、山栀子、龟甲、芍药、麦冬、牛膝等。

3. 温阳法　温阳法是大多数慢性肾功能不全进展至肾衰竭期患者的主要治疗方法,也是缓解肾病进展的主要方法。

（1）温肾利水法:用于肾阳衰微,不能化气行水而致水湿停聚之证,常用方剂如真武汤、济生肾气丸等,常用药物有茯苓、芍药、附子、白术、熟地黄、山茱萸、山药、泽泻等。

（2）温肾壮阳法:用于肾阳不足之证,常用方剂如肾气丸、右归丸等,常用药物有熟地黄、山药、山茱萸、茯苓、附子、肉桂等。

（3）温肾填精法:用于肾阳不足,命门火衰之证,常用方剂如右归丸等,常用药物有熟地黄、附子、肉桂、山药、山茱萸、菟丝子、当归等。

（4）温肾通腑法:用于脾肾阳虚,阳气不行,冷积阻于肠间之证,常用方剂如温脾汤、大黄附子汤等,常用药物有附子、当归、人参、干姜、大黄等。

（5）回阳救逆法:用于阳气暴脱之危重证,常用方剂如参附汤等,药物为人参、附子。

4. 固肾法

（1）固肾涩精法:用于肾虚精关不固之证,常用方剂如金锁固精丸、水陆二仙丹等,常用药物有芡实、龙骨、牡蛎、莲须、金樱子等。

（2）固肾缩尿法:用于肾元亏虚,失于统摄之证,常用方剂如缩泉丸、桑螵蛸散等,常用药物有益智仁、乌药、山药、当归、桑螵蛸等。

（二）祛邪治标

小儿肾病常表现为本虚为主,虚实夹杂之证。病初偏于邪实为主,多与风、湿、热、毒、瘀有关,而病至后期,肺、脾、肾俱虚,精微外泄,肾络瘀阻,转以虚证为主,肾虚尤著。在整个疾病过程中都可出现外感、水湿、湿浊、湿热（毒）和血瘀兼夹之标证。临床常用治法如下:

1. 疏风解表

（1）疏风散寒法:用于外感风寒之证,常用方剂如三拗汤、荆防败毒散等,常用药物有麻黄、杏仁、荆芥、苏叶、防风、柴胡、羌活等。

（2）疏风清热法：用于外感风热之证，常用方剂如桑菊饮、银翘散等，常用药物有金银花、连翘、薄荷、荆芥、牛蒡子、桔梗等。

（3）疏风利湿法：用于外感风邪，水湿不化之证，常用方剂如越婢加术汤等，常用药物有麻黄、白术、石膏、生姜、大枣等。

2. 渗湿利水

（1）芳香化湿法：用于脾失健运、湿浊内蕴之证，常用方剂如藿香正气散等，常用药物有藿香、陈皮、苏叶、厚朴、半夏、茯苓等。

（2）淡渗利湿法：用于水湿内停，膀胱气化不利之证，常用方剂如胃苓汤、五皮饮等，常用药物有白术、茯苓皮、猪苓皮、陈皮、桑白皮、泽泻、厚朴等。

（3）祛风胜湿法：用于寒湿阻滞经络之证，常用方剂如独活寄生汤等，常用药物有独活、桑寄生、杜仲、牛膝、茯苓、防风、川芎、当归等。

（4）温化水湿法：用于脾肾阳虚，不能化水，水气内停或脾阳不足，脾失健运之证，常用方剂如实脾饮、苓桂术甘汤等，常用药物有茯苓、桂枝、白术、甘草、附子、生姜等。

（5）泻下逐水法：用于全身严重水肿，体质尚实者，常用方剂如十枣汤或舟车丸等，常用药物有芫花、大戟、甘遂、大枣、大黄等。

3. 清热解毒

（1）清热利湿法：用于湿热内蕴之证，常用方剂如甘露消毒丹、六一散等，常用药物有广藿香、茵陈、黄芩、滑石、薏苡仁、甘草等。

（2）清热解毒法：用于热毒壅盛之证，常用方剂如黄连解毒汤、五味消毒饮等，常用药物有黄连、黄芩、栀子、黄柏、连翘、蒲公英、金银花等。

（3）清热通淋法：用于湿热下注，蓄于膀胱，水道不利之证，常用方剂如八正散、五淋散等，常用药物有车前子、滑石、栀子、木通、大黄等。

（4）清心利水法：用于心经有热，移于小肠之证，常用方剂如导赤散等，常用药物有木通、生地黄、甘草、竹叶等。

（5）清热凉血法：用于热入血分，迫血妄行之证，常用方剂如清营汤、犀角地黄汤（现犀角已禁用，多用水牛角代）等，常用药物有金银花、连翘、玄参、生地黄、水牛角、牡丹皮、芍药等。

4. 活血化瘀

（1）益气活血法：用于气虚血瘀之证，常用方剂如补阳还五汤等，常用药物有黄芪、当归、赤芍、川芎、桃仁、红花等。

（2）行气活血法：用于瘀血阻滞，经脉不通，气机失调之证，常用方剂如血府逐瘀汤、桂枝茯苓丸等，常用药物有桃仁、红花、当归、生地黄、川芎、赤芍、柴胡、枳壳、桂枝、牡丹皮等。

（3）凉血散瘀法：用于瘀热互结之证，常用方剂如犀角地黄汤（现犀角已禁用，多用水牛角代）等，常用药物有水牛角、生地黄、赤芍、牡丹皮等。

（4）活血利水法：用于阳气不足，血脉瘀阻，气化失权之证。常用方剂如桃红四物汤合四苓散，常用药物有桃仁、红花、当归、川芎、生地黄、赤芍、白术、茯苓、猪苓等。

5. 通腑泄浊

（1）通腑逐水法：用于水饮停聚之证或水肿体质壮实者，常用方剂如十枣汤等，常用药物有芫花、大戟、甘遂、大枣等。

（2）通腑泄浊法：用于浊毒内停,腑气不通之证,常用方剂如小承气汤、调胃承气汤等,常用药物有大黄、厚朴、枳实、槟榔等。

（3）泄浊降逆法：用于正气虚惫,浊邪内生的慢性肾功能不全的患儿,脾肾功能衰败,三焦气化失司,清气不升,浊气不降,精微不摄而漏出,水浊不泄而潴留。常用药物有黄连、半夏、生姜、苏叶、萆薢、蚕沙、大黄等。

（郑 健 吴 博）

第二章 肾脏的解剖与结构

第一节 肾脏的解剖

肾脏在胚胎学上起源于中胚层,为腹膜外器官。肾脏位于腹膜后脊柱两侧,左右各一,形似蚕豆。右侧肾脏上极约平第 12 胸椎上缘,下极约平第 3 腰椎上缘,左肾略高于右肾 1~2cm。肾脏长度和重量分别为:足月儿 6cm、24g 左右,成人 10~12cm、150g 左右;小儿肾脏长度大约为:(年龄 ÷2+5)cm。新生儿肾脏表面凹凸不平呈分叶状,至 1 岁以后开始渐平。婴儿肾脏相对比例较成人大,位置略低,且腹壁肌肉薄而松弛而较易扪及。

肾有内外两缘、前后两面、上下两极。外侧缘较窄薄并向外凸隆,肾脏内缘中部凹陷,称为肾门,是血管、淋巴管、神经和肾盂末端出入的门户,这些结构被结缔组织包裹形成肾蒂。由于下腔静脉靠近右肾,因此右肾蒂比左肾蒂短。肾蒂内动静脉和肾盂末端排列关系:从上到下依次为肾动脉、肾静脉和肾盂末端;而从前向后为肾静脉、肾动脉和肾盂末端。肾门以内是肾实质围成的腔隙,称为肾窦,包括肾盂、肾盏、肾动脉和肾静脉的主要分支,以及其周围的疏松结缔组织和脂肪组织。肾前面较凸,朝向腹外侧;后面较平,贴近腹后壁。上极宽而薄,下极窄而厚。

肾脏表面有三层被膜,即肾筋膜、肾脂肪囊和肾纤维膜。纤维膜为肾固有膜,由致密结缔组织及少量弹力纤维组成,薄而坚韧,紧贴肾实质,易于剥离。纤维膜外面包有囊状的脂肪层,即脂肪囊,脂肪囊包绕肾脏及肾上腺并充填于肾窦内容物的间隙内,起到弹性保护作用。最外面为肾筋膜,包于肾及肾上腺周围,由它发出的一些结缔组织小梁穿过脂肪囊与纤维膜相连,为固定肾的主要结构。

肾实质由皮质(cortex)和髓质(medulla)构成。皮质位于表层,呈红褐色,富于血管,肉眼可见红色点状颗粒,包括肾小球、近曲小管和远曲小管、集合管。髓质位于深层,结构致密而有光泽,由 8~18 个肾锥体组成,包括肾小管直部、髓袢、直小血管和远端集合管。肾锥体基底朝向皮质,从基底呈辐射状延伸入皮质的条纹称为髓放线,位于髓放线之间的皮质称之为皮质迷路。每条髓放线及其周围的皮质迷路组成一个肾小叶,皮质迷路中央部分为小叶间,有小叶间动静脉穿行。一个肾锥体与相连的皮质组成肾叶。肾锥体的尖端朝向肾小盏,称为肾乳头,其顶端有许多乳头孔,尿液自此流入肾盏。部分肾皮质伸入肾锥体之间为肾柱。

尿液引流道包括肾小盏、肾盏和肾盂。肾盂出肾门后,逐渐变细移行为输尿管。

(钟日荣)

第二节　肾脏的微细结构

肾实质由肾单位、集合管和肾间质组成,肾间质为少量结缔组织,内有血管、淋巴管及神经。

一、肾单位

肾单位是肾脏的基本结构和功能单位,每个肾脏约有 100 万个肾单位。肾单位由肾小体和肾小管组成。根据肾小体所在的部位及结构特点,分为皮质肾单位和髓旁肾单位。皮质肾单位——肾小体位于皮质浅层,约占肾单位总数的 85%,肾小球体积较小,髓袢和细段均较短,血液供应充分;髓旁肾单位——肾小体主要分布于皮质深层,约占肾单位总数的15%,肾小球体积较大,髓袢和细段均较长,血液循环较慢。介于皮质肾单位和髓旁肾单位之间为皮质中层肾单位,结构也介于两者之间。

(一)肾小体

肾小体形似球形,由肾小球和肾小囊组成。血管出入肾小球的一侧称为血管极,另一侧与肾小管相通的称为尿极。

1. 肾小囊　又称鲍曼囊,是肾小管盲端扩大并内陷和包绕肾小球所构成的双层囊状结构,外层为壁层,内层为脏层,两层之间的腔隙为肾小球囊腔,与近曲小管的管腔相通。壁层由肾小囊基底膜和壁层上皮细胞(单层扁平上皮细胞)组成,在尿极处与近曲小管上皮细胞相连续,在血管极处返折为脏层细胞;脏层紧贴于肾小球毛细血管基膜上,即肾小球的脏层上皮细胞,因有很多突起又称足细胞。

2. 肾小球

(1)肾小球毛细血管:入球小动脉进入血管极分成 5~8 个分支,每个分支各自形成一团毛细血管网,构成毛细血管小叶或肾小球节段,各小叶的毛细血管再汇集成出球小动脉离开血管极。入球小动脉较出球小动脉粗且直,使肾小球毛细血管内压较一般毛细血管内压高,有利于肾小球对水和小分子的滤过。

肾小球毛细血管壁的结构较为复杂,由内向外分为三层:内皮细胞、基底膜和上皮细胞。

1)内皮细胞:形态扁平,胞核突向毛细血管腔,胞体有很多直径 70~100nm 的过滤孔或窗孔,窗孔排列整齐,呈筛状,其上覆盖着有蛋白多糖等物质的纤维状结构,称为网状塞。内皮细胞的腔面覆盖有一层由蛋白多糖、糖胺多糖、糖蛋白和血浆蛋白组成的被膜,称为糖萼,是滤过膜电荷屏障的主要结构。内皮细胞表面布满胞膜内陷形成的烧瓶状结构,称为胞膜窖,为跨膜转运大分子物质和传递生物信号的重要结构。内皮细胞外面有基底膜,但面向血管系膜一侧的内皮细胞外无基底膜,此处的内皮细胞与系膜直接接触。内皮细胞间通过紧密连接互相结合,紧密连接是维持内皮细胞选择性滤过作用的重要结构。

2)基底膜:由内疏松层、致密层和外疏松层组成,主要成分为Ⅳ型胶原蛋白、蛋白多糖和层粘连蛋白,其中Ⅳ型胶原蛋白作为骨架组成筛状机械屏障,以硫酸肝素为主的糖胺多糖组成电荷屏障,使基底膜对大分子物质进行有选择的滤过。基底膜的宽度随年龄增长而加宽,初生时(169±30)nm,2 岁时(245±49)nm,11 岁时(285±39)nm,成人时达到310~380nm。基底膜外侧为上皮细胞。

3）上皮细胞：即足细胞，根据足细胞的形态特点，可将其分为三个组成部分：胞体、主突和足突。胞体和主突漂浮在肾小囊内的原尿中，不直接与肾小球基底膜相连，只有足突直接附着在基底膜上。上皮细胞胞体伸出几个大的初级突起（即主突），再从主突分出许多次级突起（即足突），相邻足突互相穿插成指状交叉，足突的顶端与基底膜外疏松层相接触。足突之间有 40nm 的滤过裂隙（裂孔），裂孔上覆盖一层 4~6nm 的裂孔膜。裂孔膜为一拉链状结构，是高度有序的特殊蛋白复合体，是足细胞特有的细胞间连接结构，是维持肾小球滤过屏障结构功能完整性的关键结构。

上述三层结构构成肾小球的滤过屏障或滤过膜，滤过膜对血浆成分有选择地通透，只有分子量在 70 000Da 以下的物质方能通过滤过膜到肾小囊腔，成为肾小球滤液或原尿。

另外，肾小球毛细血管的内皮细胞、基底膜、上皮细胞足突表面被覆的多阴离子物质共同构成了肾小球的电荷屏障。

（2）血管系膜：简称系膜，位于肾小球毛细血管球之间。系膜由系膜细胞和系膜基质组成，血管极部位系膜成分最多，其次为肾小球毛细血管襻的中枢侧，毛细血管的周边部最少。

系膜细胞形态不规则，根据其位置分为肾小球内系膜细胞和肾小球外系膜细胞。肾小球内系膜细胞位于肾小球毛细血管襻之间，其功能主要有：①维持肾小球毛细血管网结构的完整性并通过舒缩毛细血管调节肾小球滤过率；②吞噬、清除沉积在基底膜上的免疫复合物，维持滤过膜的通透性；③合成系膜基质和基底膜成分。系膜细胞上具有 Fc 及 C3b 受体，体外培养证实能够产生多种细胞因子参与肾小球免疫炎症反应。另外，由于系膜细胞与毛细血管襻之间无基底膜，来自血流的致病因子可直接作用于系膜细胞，导致其功能异常，在肾小球硬化中起着重要作用。肾小球外系膜细胞位于球旁复合体的三角区内，与球旁细胞和球内系膜细胞有缝隙连接，可能具有信号传递作用，具体功能尚不十分清楚。

（二）肾小管

分为近端小管、细段和远端小管。

1. 近端小管　起始于肾小球尿极，与肾小囊相连，先迂曲走行于皮质的肾小球附近，称曲部（近曲小管），随后出皮质迷路，从髓放线向下直行进入肾锥体，称为直部（降支粗段）。近端小管在肾小管各段中最粗最长，由单层立方上皮组成，腔面有大量微绒毛，可大大增加吸收表面积，胞内含有大量的酶，有利于对肾小球滤液的吸收和代谢。近曲小管是大部分物质重吸收的主要部位，也是药物的损伤部位。

2. 细段　位于髓放线和肾锥体内，为连接近曲小管直部和远端小管直部的细直管，呈 U 形，包括降支细部和升支细部，与降支粗段和升支粗段共同构成髓襻（medullary loop），又称 Henle 襻。其主要功能是减慢原尿流速，是"逆流倍增"的组织基础。

3. 远端小管　细部升支突然变粗并向皮质上行于肾锥体和髓放线内，称为远端小管直部（升支粗段），继续上行进入皮质迷路，迂曲走行于原肾小球附近，称为远端小管曲部（远曲小管）。远曲小管也是由单层立方上皮组成，但与近曲小管相比，管径细、腔面大、上皮细胞体积小，腔面有短小的微绒毛。远曲小管富含 Na^+ 泵，是离子交换的重要部位，可吸收水、Na^+ 和排出 K^+、H^+、NH_3 等，对维持体液的酸碱平衡起着重要作用。

二、集合管系

包括连接小管和集合管。集合管分为弓状集合管、直集合管和乳头管。浅表肾单位的远曲小管通过连接小管直接汇入直集合管；弓状集合管汇集数个中层和髓旁肾单位远曲小管的连接小管，呈弓状走行于皮质内，进入髓放线汇合为直集合管，经髓质下行至锥体乳头，形成乳头管，最后形成终尿排至肾小盏。

连接小管有两种细胞：连接小管细胞（connecting tubule cell，CNT 细胞）和闰细胞（intercalated cell，IC），CNT 细胞是肾内唯一释放肽酶呈阳性的细胞，细胞膜含有 Na^+ 通道 ENaC 和 K^+ 通道 POMK，并且是 Ca^{2+} 重吸收的重要部位。集合管下行途中远端小管及其他集合管不断汇入，使管径逐渐增粗，管壁上皮也由单层立方逐渐增高为单层柱状，集合管上皮细胞由集合管细胞（collecting duct cell，CD 细胞）和闰细胞组成，集合管能浓缩、酸化小管液，并参与机体酸碱平衡的调节。乳头管管径较大，内衬单层高柱状上皮细胞，乳头管细胞具有分泌尿素的功能。

三、肾小球旁器

肾小球旁器是远端肾小管与肾小体血管极相接触部位的一个具有内分泌功能的特殊结构，由球旁细胞、致密斑、球外系膜细胞组成。肾小球旁器位于入球动脉、出球动脉及远端小管之间呈三角形的结构区域，出入球动脉分别构成三角形的侧边，致密斑构成三角形底边，中心为球外系膜细胞。

（一）球旁细胞

入球小动脉的中层平滑肌在接近肾小球血管极处发生转化，由梭形变为立方体，称球旁细胞。其胞质丰富，含有丰富的 PAS 阳性的内分泌颗粒，颗粒内含有肾素，是肾素合成和分泌的主要细胞。因球旁细胞和内皮细胞之间无内弹性膜和基膜，使肾素容易释放入血。

（二）致密斑

远端肾小管（髓袢升支粗段）起始部朝向血管极一侧的局部上皮细胞变为高柱状且排列致密，并向小管腔内呈椭圆形斑状隆起称为致密斑。由于细胞间隙的存在和细胞表面酸性糖蛋白的缺失，致密斑成为髓袢升支中唯一能通透水的上皮区，因此能敏锐感受到远端小管中钠离子浓度的变化，并将信息传递给球旁细胞，从而调节球旁细胞肾素的释放。

（三）球外系膜细胞

位于出、入球小动脉和致密斑三者之间的一组细胞群，形态结构与球内的系膜细胞相似，通过缝隙连接与球旁细胞及肾小球内的系膜细胞相连，可能与肾素的合成及分泌有一定的关系。

四、肾间质

位于肾单位和集合管之间的间叶组织称为肾间质，由间质细胞、少量网状纤维和胶原纤维、细胞外基质组成，肾皮质含量少，髓质含量多。间质细胞包括成纤维细胞样细胞、载脂间质细胞、树突状细胞、血管周细胞和巨噬细胞，具有合成和分泌细胞外基质和纤维成分的功能，并有分泌前列腺素及其他降血压物质的功能。

五、肾盏、肾盂

肾盏及肾乳头表面有单层立方上皮细胞被覆，肾盂及向下伸延至尿道起始部被覆移行上皮。肾盏、肾盂上皮的外方有结缔组织和平滑肌。

六、肾脏的血管、淋巴管和神经

来自腹主动脉的肾动脉经肾门入肾,在肾门处分为前、后两支,再分为叶间动脉穿行于肾柱之间,至皮髓交界处叶间动脉分支为与肾表面平行走行的弓状动脉,再从弓状动脉发出多个放射状分支伸向皮质,称为小叶间动脉,小叶间动脉发出侧支至肾小体为入球微动脉,入球微动脉在肾小球内反复分支形成毛细血管网,再汇集成出球微动脉离开肾小体,在肾小管周围再次形成毛细血管网,包绕在皮质肾小管周围,然后汇集进入小叶间静脉、弓静脉、叶间静脉,最后形成肾静脉。此外,髓旁肾单位的出球微动脉及由弓状动脉和小叶间动脉的分支共同组成直小动脉伸入到髓质,与髓袢平行走向,达到不同深度后分支组成髓质小管周围毛细血管网,汇集成直小静脉,再汇入小叶间静脉、弓状静脉,再入叶间静脉和肾静脉。直小血管与邻近的小管和集合管一起构成逆流倍增的解剖学基础。

肾脏淋巴管有两组:一组为肾被膜的淋巴管网,与邻近器官的淋巴管相通;另一组为肾实质的淋巴网,与血管走行伴随,注入附近的腰淋巴结。肾脏的神经有交感、副交感和感觉神经,交感神经来自腹腔神经节和主动脉神经节,副交感神经来自迷走神经,这些神经纤维在肾门形成肾丛,再由肾丛分出纤维进入肾实质。

（钟日荣）

第三章 肾脏的生理学

肾脏的生理功能主要有排泄体内代谢产物、调节水和电解质平衡、维持体内环境稳定及内分泌功能等作用。

第一节 肾小球的滤过功能

肾脏的血流量极大,占心排血量的 20%~25%,较其他脏器的血流量多 70 倍左右。全身约 20% 的血容量由肾脏滤过。肾血流量中 90% 灌注于皮质,有利于滤过,肾脏 1 天的滤过率相当于人体总体液量的 4 倍。

一、肾小球滤过膜

肾小球选择性滤过功能的结构基础是肾小球滤过膜,在保持机体水、电解质、酸碱平衡中发挥重要作用。

(一)肾小球滤过膜的分子屏障

肾小球滤过膜是指肾小球毛细血管祥管壁所构成的滤过屏障,具有选择通透性,各层滤过膜只允许特定大小的物质通过。滤过膜可分为三层,即毛细血管内皮细胞及其窗孔层、基底膜层、肾小球囊脏层足突状细胞及其之间的裂孔层。一般情况下,低分子蛋白 <7 万 Da、直径 <4nm 的物质可通过滤过膜,其中又以带正电荷的物质易于通过,如葡萄糖、多肽、尿素、电解质和水等。

滤过膜内层是毛细血管的内皮细胞及其窗孔,有许多直径为 50~100nm 的小孔,水、溶质以及各种大分子蛋白质可以通过窗孔,但血细胞不能通过,故窗孔对血细胞通过具有屏障作用。

滤过膜中层是呈微纤维网状结构的基底膜层,可分为外疏层、致密层和内疏层三层。基底膜的致密层可阻止高分子蛋白质(>15 万 Da)滤过,是肾小球防止高分子蛋白滤过的主要屏障。

滤过膜外层是分子屏障中最重要部分,它是肾小球囊脏层的足突状细胞和其滤过裂孔。足细胞胞体较大,由胞体伸出许多突起,胞体伸出的几个大突起叫作初级足突,初级足突进而分出许多指状突起叫作次级足突。足细胞之间的次级足突相互穿插,形如栅栏,并紧贴于基底膜外侧。次级足突间有宽约 25nm 的裂隙,称为裂孔,孔上覆盖一层裂孔膜,裂孔膜厚 4~6nm。足细胞突起内含有较多微丝,微丝收缩可使突起移动,从而可以改变裂孔宽度。滤过膜外层可以阻止由内层和中层滤出的大分子物质通过,是滤过膜的最后一道屏障。

（二）滤过膜的电荷屏障

物质是否能通过滤过膜，还取决于物质所带的电荷情况。滤过膜各层均含有许多带负电荷的物质，根据物理学同种电荷相互排斥的原理，滤过膜内带负电荷的物质排斥带负电荷的血浆蛋白，限制它们的滤过，形成电荷屏障。

内皮细胞的浆膜覆盖带有负电荷的糖壳，内皮细胞借此限制带负电荷的分子接近基底膜。基底膜主要由Ⅳ型胶原和一些糖蛋白（如层粘连蛋白、纤维连接蛋白和多聚阴离子多糖蛋白等）组成，尤其是硫酸类肝素多糖蛋白带大量负电荷分布于内、外疏松层，从而使带负电荷的分子不易通过。足细胞表面及裂孔也有许多携带负电荷的唾液糖蛋白存在，因而，也能阻止带负电荷的物质通过。

二、肾小球有效滤过压

（一）有效滤过压的形成

有效滤过压是指促进超滤动力与对抗超滤阻力之间的差值。超滤的动力包括肾小球毛细血管静水压和肾小囊内超滤液胶体渗透压。超滤的阻力包括肾小球血管内胶体渗透压和肾小囊内静水压。即：肾小球有效滤过压 =（肾小球毛细血管静水压 + 肾小囊内超滤液胶体渗透压）–（肾小球血管内胶体渗透压 + 肾小囊内静水压）。正常情况下，超滤液中基本无蛋白质，所以肾小囊内超滤液胶体渗透压接近零。

不同部位肾小球毛细血管的有效滤过压是不同的，这是因为当毛细血管血液从入球小动脉端流向出球小动脉端时，随着不断生成的超滤液，血浆中的蛋白质浓度逐渐升高，滤过阻力也逐渐增大，因而有效滤过压就会逐渐减小。因此，越靠近出球小动脉端，有效滤过压越小。当滤过动力等于滤过阻力时，有效滤过压就降低至零，即达到滤过平衡，滤过也就停止。

（二）影响肾小球滤过的因素

1. **肾小球毛细血管静水压**　正常情况下，静水压在 80~180mmHg 内变动，由于肾血流量的自身调节机制，肾小球毛细血管静水压可以基本保持稳定，肾小球滤过率基本保持不变。但是，如果血压明显下降（如休克、大出血、严重腹泻时），滤过率将明显下降。

2. **囊内压**　任何原因引起输尿管阻塞（如肾盂或输尿管结石、肿瘤压迫等），小管液或终尿不能排出，可引起逆行性压力升高，最终导致囊内压升高，从而降低有效滤过压和肾小球滤过率。

3. **血浆胶体渗透压**　当血浆蛋白浓度降低，血浆胶体渗透压下降，使有效滤过压和肾小球滤过率降低。

4. **肾血流量**　肾血流量对肾小球滤过率的影响不是通过改变有效滤过压，而是通过改变滤过平衡点。当肾血流量增大时，肾小球滤过率增加；反之，当血流量减少时，如剧烈运动、失血、缺氧和心力衰竭等，肾小球滤过率降低。

5. **滤过系数**　滤过系数是指能够影响滤过膜通透性和滤过面积的因素。

6. **年龄因素**　新生儿和婴幼儿滤过率偏低，这是因为新生儿滤过膜的有效孔直径小，仅 2×10^{-9}m，而成人约 4×10^{-9}m，而且新生儿血压低、滤过膜面积小等因素也会影响到肾小球的滤过率。

（余自华　聂晓晶）

第二节　肾小管的生理功能

肾小管的主要生理功能是重吸收原尿中的水、电解质及营养物质（如葡萄糖、氨基酸等），其次是分泌功能（H⁺、K⁺及有机物质）和排泄废物（尿素及有机酸等）。此外，对尿液的浓缩和稀释也是肾小管的重要生理功能。

一、肾小管结构

肾小管是连接在肾小囊壁层上由单层上皮所构成的小管，包含近端小管、髓袢和远端小管。近端小管是肾小管中最粗最长的一段，分为近曲小管和近直小管。按髓袢走行方向，将髓袢分为降支和升支，降支包括近端小管直段和髓袢降支细段，升支包括髓袢升支细段和升支粗段。远端小管分为远直小管和远曲小管，经连接小管与集合管相连接。

（一）近端小管

是原尿重吸收的主要场所，小管上皮细胞间紧密连接，但不完全封闭，对水和离子通透阻力较低。近曲小管的上皮细胞腔面有刷状缘，刷状缘由大量较长的微绒毛整齐排列构成，使细胞游离的表面积明显增大。刷状缘的胞膜上富含碱性磷酸酶和 ATP 酶，这与细胞的重吸收功能有关。细胞的基部有发达的质膜内褶，含有许多纵向的杆状线粒体，内含丰富的钠泵，可将细胞内钠离子泵出。近直小管结构与近曲小管基本相似，但上皮细胞较矮，微绒毛、质膜内褶等不发达。

（二）髓袢细段

管径较细，管壁为单层扁平上皮，无刷状缘，上皮薄，水和离子通透性好。

（三）远端小管

管腔规则，管径大，游离面无刷状缘。远直小管的上皮细胞腔面有少量短而小的微绒毛，基底部质膜内褶发达，基部质膜上有丰富的钠泵，能主动转运钠离子。远曲小管与远直小管结构相似，但是质膜内褶不如直部发达。远曲小管是离子交换的重要部位，对维持体液酸碱平衡有重要作用。

二、肾小管中各种物质的重吸收与分泌

（一）钠重吸收

钠在近端小管沿着渗透压、电化学梯度扩散至细胞内，再通过管周膜上的钠泵主动转运至肾间质后重吸收入血。在近端小管前半段，Na^+ 进入上皮细胞与 H^+ 分泌以及氨基酸、葡萄糖的转运相耦联。由于上皮细胞基底侧膜上钠泵作用，细胞内 Na^+ 浓度较低，小管液中的 Na^+ 和细胞内的 H^+ 由管腔膜上 Na^+-H^+ 交换体进行逆向转运，并与葡萄糖、氨基酸、有机酸以及无机酸同时转运。

（二）氯重吸收

氯的重吸收高度依赖于钠的重吸收，在近端小管后半段，有 Na^+-H^+ 交换体和 Cl^--HCO_3^- 逆向转运体，Cl^- 和 Na^+ 一起转运至细胞内，进入细胞内的 Cl^- 由基底侧膜上的 K^+-Cl^- 同向转运体转运至细胞间隙，再吸收入血。

（三）钾重吸收、排泄及分泌

约 50% 的钾在近端小管随着钠和水被动重吸收,髓袢下行支将重吸收的钾重新分泌至小管腔。钾在髓袢上行支的重吸收是由管腔侧 $Na^+-2Cl^--K^+$ 的共同转运而完成,由基底膜侧的钠泵提供能量,一部分 K^+ 重新弥散至小管腔,另一部分与 Cl^- 一起弥散至间质。钾的分泌主要由皮质集合管的主细胞完成,皮质集合管内有大量主细胞,主细胞的基底膜侧上的 Na^+-K^+-ATP 酶将 Na^+ 泵出细胞外,K^+ 泵入细胞内,由于 Na^+ 重吸收所致的管腔内负电位、细胞内高浓度 K^+、管腔膜对 K^+ 的高通透性,进入细胞内的 K^+ 大部分又分泌至管腔,小部分 K^+ 由基底侧膜进入间质及血液。

（四）钙、磷、镁在肾脏中的代谢

正常人尿液排出钙仅占肾小球滤过钙的 1%~2%。钙在小管腔内与 Na^+、水一起被动扩散至细胞内,再通过基底侧膜的 Na^+-Ca^{2+} 交换,或钙激活 ATP 酶主动转运至小管间隙而入血。钙在髓袢升支粗段的重吸收受甲状旁腺素调节。输葡萄糖、酸中毒、补镁、缺磷及使用袢利尿剂时尿排钙增加,碱中毒、补磷或使用噻嗪类利尿剂时尿排钙减少。

血浆中的无机磷 90% 由肾小球滤过,由于年龄的不同,肾小管重吸收磷的量也不同,新生儿 99%、婴儿 95%、成人 80%。70%~75% 的磷在近端小管重吸收,HPO_4^{2-} 及 HPO_4^- 先与 Na^+ 结合后进入细胞内,再在基底膜侧沿电化学梯度进入小管间隙而重吸收入血。肾排磷受肾小球滤过率、饮食中磷的摄入量、肠道吸收、细胞外液容量、酸碱平衡、血清钙浓度、维生素 D 水平、降钙素、生长激素、甲状旁腺素、糖皮质激素及甲状腺素等的影响。

血浆中 80% 的镁（25%~30% 为结合镁）由肾小球滤过,90% 的滤过镁由肾小管重吸收。50%~70% 镁离子在髓袢升支粗段重吸收,25%~50% 在近端小管重吸收,5% 在远端小管重吸收。髓袢升支粗段由于 $Na^+-K^+-Cl^-$ 共同转运形成管腔正电位而使 Mg^{2+} 沿着细胞旁路重吸收,近端小管对镁的重吸收率低是因为管腔膜对 Mg^{2+} 的通透性较其他离子低。甲状旁腺素可增加镁的重吸收,高钙血症及高镁血症可使镁的重吸收减少,低磷、袢利尿剂可增加镁的排出。

（五）葡萄糖和氨基酸重吸收

肾小囊超滤液中的葡萄糖浓度与血浆中相等,正常情况下,尿中几乎不含葡萄糖,说明超滤液中的葡萄糖全部被重吸收。微穿刺实验证明,超滤液中的葡萄糖主要是在近端小管前半段被重吸收,近端小管上皮细胞顶端有 Na^+- 葡萄糖同向转运机制,小管液中 Na^+ 和葡萄糖与转运体结合后,共同被转运进入细胞内,属于继发性主动转运。

肾小球超滤液中的氨基酸主要在近端小管被重吸收,其吸收方式也是继发性主动重吸收,但需要 Na^+ 的存在。有 5 组不同的转运载体（中性、酸性、碱性、甘氨酸和丙氨酸以及 β-氨基酸）。

（六）蛋白质重吸收

正常人的低分子血浆蛋白（分子量 <5 万 Da）易通过肾小球,随后肾小管通过胞饮作用摄取,并在其中由水解蛋白酶进行分解,分解产物接着再回到血液循环中。在肾小管疾病时,由于低分子蛋白不被小管细胞摄取、分解,从而导致肾小管性蛋白尿。

（七）其他代谢产物的排泄

代谢产物多由尿排出,固体物质占 3%~4%,水分占 96%~97%。固体物质中约 50% 为体内蛋白质代谢产物,主要是尿素,还有尿酸、马尿酸、肌酐等。肌酐可以通过肾小球滤过,也可被肾小管和集合管分泌和重吸收;青霉素、酚酞红和一些利尿剂可以与血浆蛋白结合,不能被肾小球滤过,可在近端小管处被主动分泌进入小管液中而被排出。

三、尿液浓缩和稀释机制

（一）尿液浓缩

原尿中 80% 的水被重吸收,正常人每日从皮肤、肺及尿液丢失的水为 1 000~1 200ml/m^2。由于渗透浓度及体液容量变化而引起口渴,以保证足够的饮水。在近端小管和髓袢中,渗透压是固定的,但经过远端肾小管后段和集合管时,渗透压可随体内缺水或水过多而出现较大变化。近端小管为等渗重吸收水分,所以在近端小管末端,小管渗透压与血浆相等。髓袢降支细段对水有高度通透性,而对 NaCl 和尿素则不易通透,在小管外组织液高渗情况下,小管内水被重吸收,小管液在流经髓袢降支细段时,渗透浓度逐渐升高,直至与髓质组织渗透浓度相近。髓袢升支细段对水不通透,对 NaCl 和尿素则通透,使得髓袢降支的渗透压越到下面越高,而升支的渗透压越到上面越低,形成的逆流倍增是形成肾髓质高渗透浓度的重要机制,肾髓质的渗透浓度梯度是尿液浓缩的必备条件。

（二）尿液稀释

尿液稀释主要发生在远端小管和集合管。如果机体内水分过多,血浆晶体渗透压将下降,血管升压素的释放被抑制,远曲小管和集合管对水的通透性降低,水不能被重吸收,而小管液中的 NaCl 可以继续被重吸收,特别是髓质部集合管,小管液的渗透压进一步降低,至此,尿液被稀释,形成低渗尿。慢性肾衰竭、高钾血症、高钙血症患者由于浓缩机制的障碍,可排出稀释尿。

四、肾小管调控酸碱平衡

肾小管对酸碱平衡调节主要通过以下三方面:HCO$_3^-$重吸收、排 H$^+$ 使尿酸化以及分泌 NH$_3$。近端小管、髓袢升支粗段和远端小管上皮细胞内的谷氨酰胺在谷氨酰胺酶的作用下脱氢,生成谷氨酸根和 NH$_4^+$;谷氨酸根在谷氨酸脱氢酶的作用下生成 α- 酮戊二酸和 NH$_4^+$,α- 酮戊二酸代谢用去两个 H$^+$ 生成二分子 HCO$_3^-$。NH$_4^+$ 通过上皮细胞膜内逆向转运体(Na$^+$-H$^+$ 转运体)进入小管液,NH$_3$ 是脂溶性分子,可通过细胞膜单纯扩散至小管腔,也可通过基底侧膜进入细胞间隙;HCO$_3^-$ 与 Na$^+$ 一同跨过基底膜进入组织间液;集合管细胞膜对 NH$_3$ 高度通透,细胞内生成的 NH$_3$ 通过扩散方式进入小管液,与分泌的 H$^+$ 结合形成 NH$_4^+$,并随尿排出体外。尿中每排出 1 个 NH$_4^+$ 就有 1 个 HCO$_3^-$ 被重吸收回血液,分泌 NH$_3$ 是肾小管调节酸碱平衡的重要环节。

（余自华　聂晓晶）

第三节　肾脏的内分泌功能

肾脏不仅是具有滤过功能的排泄器官,还是重要的内分泌器官。肾脏可以通过不同的形式分泌特定活性物质,这些物质可维持机体内环境的平衡。

一、肾素 - 血管紧张素 - 醛固酮系统

（一）肾素

肾素由肾脏球旁细胞合成和分泌,是一种酸性蛋白酶,作用于血管紧张素原,产生十

肽的血管紧张素Ⅰ（Ang Ⅰ），在血管紧张素转换酶（ACE）的作用下，生成血管紧张素Ⅱ（Ang Ⅱ）。Ang Ⅱ被血浆和组织中的 ACE2、氨基肽酶和中性内肽酶降解，生成血管紧张素Ⅲ（Ang Ⅲ）。Ang Ⅱ在调控机体功能方面发挥重要作用，它直接作用于肾小管而影响其重吸收功能，改变肾小管滤过率，间接作用于血管升压素和醛固酮而影响尿液生成。Ang Ⅱ升高时，入球小动脉强烈收缩，肾小球滤过率降低。Ang Ⅱ可使全身微动脉收缩，动脉血压升高，是目前已知最强的缩血管活性物质之一，作用于外周血管，使静脉收缩，回心血量增加；作用于中枢，可引起渴感。

（二）醛固酮

醛固酮是由 Ang Ⅱ和 Ang Ⅲ刺激肾上腺皮质后所分泌。醛固酮主要作用于远曲小管和集合管上皮细胞，增加 K^+ 的排泄及 Na^+ 和水的重吸收。

二、前列腺素

前列腺素（PG）是人体内的一类不饱和脂肪酸，具有多种生理功能，全身许多组织细胞都能产生 PG。PG 可分为 A、B、C、D、E、F、G、H、I 等类型，不同类型的 PG 具有不同的功能。肾脏合成 PG 的部位是肾髓质及集合管细胞，当细胞受刺激后，磷脂酶 A2 激活，花生四烯酸从细胞膜中游离出来，经过环氧化酶作用，形成前列腺过氧化物，再经过异构酶及合成酶形成 PGE_2、PGF_2、PGI_2 和血栓素 A2。PG 的半衰期极短，仅 1~2 分钟，除了 PGI_2，其他类型的 PG 经肺和肝迅速降解，故 PG 不像典型的激素那样，通过循环影响远距离靶组织，而是在局部产生和释放，对产生 PG 的细胞本身或对邻近细胞的生理活动发挥调节作用。PGE、PGI_2 可以扩张血管，而 PGF_2、血栓素 A2 能使血管收缩。PGE_2 是主要的肾性前列腺素，参与肾脏血流分布的调节，使肾皮质血流量增加，出球小动脉扩张，肾小血管周围毛细血管压增加，从而抑制钠的重吸收而利钠利尿，并可通过阻碍抗利尿激素，促成 cAMP 作用而抑制肾小管对水的重吸收。PGE_2、PGI_2 可拮抗抗利尿激素及 Ang Ⅱ所引起的系膜细胞收缩。

三、内皮素

肾小球毛细血管内皮细胞是合成内皮素的重要部位，内皮素可以作用于肾血管，使血管收缩，减少肾血流量，从而降低肾小球滤过率。在急性缺血性肾衰竭及慢性肾功能不全时，内皮细胞分泌的内皮素将增加。

四、一氧化氮

一氧化氮与内皮素功能相反，是一种内皮源性血管舒张因子，主要是在细胞因子的诱导下，由近曲小管上皮细胞和内髓集合管产生。一氧化氮与内皮素一起调节肾血流量、肾小球滤过率及肾小管对钠的重吸收。

五、激肽释放酶 - 激肽系统

人体内的激肽释放酶分为两种类型，即血浆型和腺型。肾脏激肽释放酶属于腺型，活性强，作用于激肽原后可释放赖氨酸缓激肽，主要以局部激素的方式，通过 β_1、β_2 受体发挥生物学作用，可以使肾血管扩张及利钠、利尿，在调节肾脏血流分布及水和物质代谢中起着重要作用。

六、维生素 D

维生素 D 对机体钙代谢有重要意义。1,25(OH)$_2$D$_3$ 是最具活性的维生素 D 产物,对体内钙代谢的调节作用最强。1,25(OH)$_2$D$_3$ 是由外源性维生素 D$_2$ 经紫外线照射后形成内源性维生素 D$_3$,经过肝脏的 25-羟化酶和近端肾小管上皮细胞线粒体内的 1α-羟化酶的作用所生成。当血钙和血磷浓度下降时,甲状旁腺素分泌增多,刺激 1,25(OH)$_2$D$_3$ 生成增多,而它本身又可以通过负反馈抑制 1,25(OH)$_2$D$_3$ 的进一步生成。1,25(OH)$_2$D$_3$ 的生理作用主要是参与钙、磷代谢,并和甲状旁腺素协同作用影响骨的代谢,通过与肠、肾、骨中的细胞内受体结合,从而发挥其生物作用。

七、促红细胞生成素

肾脏是产生促红细胞素的主要器官,其中肾皮质产生最多,系膜细胞及肾小管周围间质细胞也可以生成。一方面,当肾脏缺氧时,刺激细胞膜信使,促使 Ca^{2+} 内流,激活磷脂酶 A 释放花生四烯酸,并且通过氧化酶途径使 PG 释放,促使 cAMP 生成增多,刺激促红细胞生成素(简称促红素)生成。另一方面,肾脏产生的红细胞生成酶,可使血浆中促红素原形成促红素。肾脏占位性病变、多囊肾以及肾盂积水时,促红素分泌增多,可发生红细胞增多症;肾衰竭时,促红素生成减少,可引起贫血。

(余自华　聂晓晶)

第四节　肾脏的血液循环

一、肾脏血液供应解剖学

肾动脉由腹主动脉垂直分出左、右肾动脉,入肾门后分成两支,其分支经叶间动脉→弓形动脉→小叶间动脉→入球小动脉。每支入球小动脉进入肾小体后,又分支成肾小球毛细血管网,肾小球毛细血管网汇集成出球小动脉而离开肾小体;出球小动脉再次分成毛细血管网,缠绕于肾小管和集合管周围。离开出球小动脉的毛细血管网经小叶间静脉→弓形静脉→叶间静脉→肾静脉。

二、肾脏血液循环的特点

(一)血流量丰富,分布不均匀

肾动脉直接由腹主动脉分支而来,血流量很丰富。正常成人安静时每分钟有 1 200ml 血液流过两侧肾脏,相当于心输出量的 1/5~1/4,约为 1L/(min·1.73m^2),较其他脏器的血流量多。

肾脏内血流呈非均匀分布,绝大部分灌注于肾皮质,占全肾血流量的 94%;髓质血流量只占很小一部分,且以外髓为主,约占全肾血流量的 5%,内髓血流量仅占 1%。

(二)两次形成毛细血管网

肾血管分支形成肾小球毛细血管网和肾小管周围毛细血管网,两者由出球小动脉相联结。肾小球毛细血管网介于入球小动脉和出球小动脉之间,是机体内唯一存在于小动脉之间的毛细血管网,其功能是对流经的血浆进行过滤。皮质肾单位入球小动脉的口径比出球小动脉粗 1 倍,因此,肾小球毛细血管内血压较高,有利于血浆在流经肾小球时被滤过进入肾小囊。分布于肾小管周围的毛细血管网是存在小动脉与小静脉之间的毛细血管网,由出球小动脉进一步分支形成,其血压较入球小动脉低。

三、肾血流量的调节

(一)肾血流量的自身调节

在没有外来神经支配的情况下,肾血流量在动脉压一定的情况下能保持相对恒定,这称为肾血流量的自身调节。在安静情况下,当肾动脉灌注压在 80~180mmHg 波动时,肾血流量能保持相对稳定,同时肾小球滤过率也保持相对恒定。在离体肾脏或去掉神经支配的肾脏,采用灌流方法将肾动脉压由 20mmHg 提高到 80mmHg 时,肾血流量随着肾动脉压的升高而成比例地增加;当肾动脉灌流压在 80~180mmHg 内变动时,肾脏的血流量保持相对恒定。

肾血流量自身调节机制有以下两种学说:

1. 肌源性学说 由于在灌注压低于 80mmHg 时,平滑肌已达到舒张的极限;而灌注压高于 180mmHg 时,平滑肌又达到收缩的极限,因此,在 80mmHg 以下和 180mmHg 以上时,肾血流量的自身调节便不能维持,肾血流量将随血压的变化而变化。只有在 80~180mmHg 的血压变化范围内,入球小动脉平滑肌才能发挥自身调节作用,保持肾血流量的相对恒定。

2. 球-管反馈学说 由小管液流量变化而影响肾小球滤过率和肾血流量的现象称为球-管反馈。当肾血流量和肾小球滤过率增加时,到达远曲小管致密斑的小管液流量增加,对各种物质的转运速率也就增加,致密斑将信息反馈至肾小球,使入球小动脉和出球小动脉收缩,肾血流量和肾小球滤过率将恢复正常;反之,当肾血流量和肾小球滤过率减少时,流经致密斑的小管液流量减少,致密斑又将信息反馈至肾小球,使肾血流量和肾小球滤过率增加至正常水平。

(二)肾血流量的神经体液调节

入球小动脉和出球小动脉血管平滑肌受肾交感神经支配。安静时,肾交感神经使血管平滑肌有一定程度的收缩;肾交感神经兴奋时,末梢释放去甲肾上腺素作用于血管平滑肌 α 受体,可使血管强烈收缩,肾血流量减少。在体液中,肾上腺髓质释放的去甲肾上腺素和肾上腺素,血液循环中的血管升压素和 Ang Ⅱ,以及内皮细胞分泌的内皮素等,均可引起血管收缩,肾血流量减少。肾组织中生成的 PGI_2、PGE_2、一氧化氮和缓激肽等,均可引起肾血管舒张,肾血流量增加。

(余自华 聂晓晶)

第四章　肾脏的病理学

第一节　肾小球疾病的基本病变

肾小球疾病的基本病变根据分布特点,常用弥漫性、局灶性、球性与节段性来描述。弥漫性是指受侵犯的肾小球占一侧全部肾小球的 50% 以上,50% 以下则称为局灶性。球性是指累及肾小球全部或近于全部毛细血管袢的病变,若仅波及部分毛细血管袢的病变则称为节段性(图 4-1-1)。

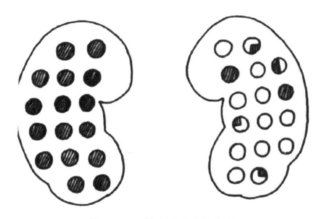

图 4-1-1　肾小球病变的分布

左:局灶性分布;右:局灶性和局灶节段性分布。

根据病变性质,肾小球疾病的基本病变分为以下三类:

1. 变质性变化　指各种蛋白溶解酶和细胞因子导致的基底膜通透性增加,肾小球固有细胞的变性、坏死。坏死多由小血管炎和强烈的免疫复合物介导的炎症反应所引起。

2. 渗出性变化　主要由免疫复合物介导,包括细胞渗出和液体渗出。多为中性白细胞和单核细胞,偶见少许嗜酸性粒细胞。红细胞也可漏出,大量漏出可见肉眼血尿,少量时仅见镜下血尿。有时可见纤维素渗出。

3. 增生性变化　肾小球内细胞数目增生可表现为毛细血管内增生(系膜细胞和内皮细胞增生为主)和毛细血管外增生(肾小囊上皮细胞增生为主,常形成新月体),晚期可出现肾小球硬化,一般以系膜基质增生为主。

肾小球不同细胞成分对各种损伤因子的反应常有其特定的病理表现。

一、肾小球体积的变化

（一）肾小球肥大

肾小球内细胞成分增多、特殊蛋白质沉积及肾小球代偿性肥大等均可导致肾小球肥大。毛细血管内增生性肾炎时内皮细胞与系膜细胞增生，可出现"大红肾""蚤咬肾"。"大白肾"可见于膜性肾炎等。

（二）肾小球萎缩

见于肾动脉狭窄、肾小球硬化、肾小球发育不良等。慢性弥漫性肾小球硬化表现为颗粒性固缩肾。

二、足细胞（肾小囊脏层细胞）的变化

（一）足细胞肿胀、空泡变性

细胞肿胀、体积增大，细胞质呈空泡状。见于局灶节段性肾小球硬化症（FSGS）、乙肝病毒相关性肾炎等。

（二）足细胞融合

即上皮细胞伪足样的相互粘连、扁平化，进而匍伏于基底膜表面（图4-1-2）。主要见于以肾病综合征或大量蛋白尿为主要症状的肾小球疾病。

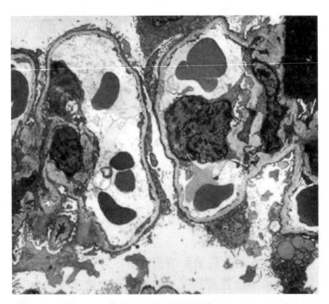

图 4-1-2　足细胞足突融合（电镜 ×5 000）

三、系膜组织的病变

肾小球系膜位于毛细血管袢之间，由系膜细胞和系膜基质组成。

（一）系膜细胞增生

系膜细胞对刺激高度敏感，正常系膜区横断面系膜细胞为2~3个，多于3个属于增生，可见于各种增生性肾炎，可伴有或不伴有系膜基质增多。系膜细胞增生根据毛细血管腔受压程度可分为轻度、中度、重度增生，根据增生范围可呈局灶性、节段性、弥漫性、球性增生等。

（二）系膜基质增多

系膜区特殊蛋白沉积可导致系膜基质增多、系膜增宽，可不伴系膜细胞增生，常见于硬化性肾小球肾炎、淀粉样变性肾病等。

（三）系膜插入

系膜细胞和基质明显增生，并沿血管基底膜和内皮细胞间插入毛细血管，使管壁不规则增厚并呈"双轨"状，可伴"钉突"形成，常见于膜增生性肾炎。

四、肾小球毛细血管基底膜病变

基底膜位于足细胞和内皮细胞之间，为滤过膜的组成成分，含有蛋白多糖、多种氨基酸及少量胶原成分。基底膜病变易导致肾小球源性蛋白尿及血尿。

（一）基底膜增厚

多因异常蛋白质如淀粉样蛋白、特殊免疫球蛋白等沉积所致。

1. 基底膜均质增厚　光镜下基底膜均质、弥漫性或局灶性增厚；电镜下基底膜均匀增厚，三层超微结构消失，无电子致密物。常见于糖尿病肾病、肾脏慢性缺血等。

2. 基底膜"钉突"及双层化　基底膜基质增生，沉积物逐渐溶解吸收，形成虫蚀状透亮区，银染可见基底膜外侧许多细小突起，称"钉突"征，早期在电镜下可观察到。基质进一步增生并包绕免疫复合物，银染可呈链环状或特殊的双层及多层结构，常见于膜性肾病等。基底膜病变和系膜插入同时发生时，肾小球可同时出现"钉突"和"双轨"征（图4-1-3、图4-1-4）。

（二）基底膜断裂和分层网化

炎症介质、蛋白溶解酶以及抗基底膜抗体等均可造成毛细血管严重损伤，破坏基底膜的连续性，造成基底膜撕裂，常见于新月体性肾炎。有时基底膜特有的超微结构在电镜下消失，分裂成细小的分层网化状态，多见于遗传性肾炎或遗传性肾炎（Alport综合征）等先天发育异常者。

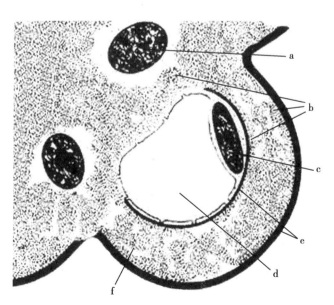

a. 系膜细胞；b. 系膜基质；c. 内皮细胞；d. 毛细血管腔；e. 新形成的基底膜样物质；f. 插入的系膜基质。

图4-1-3　肾小球系膜插入，基底膜增厚

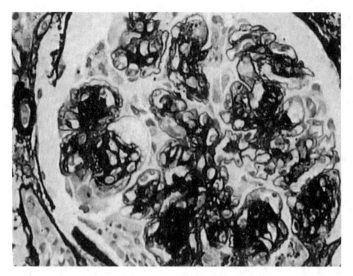

图 4-1-4 肾小球系膜增生插入,基底膜增厚(PASM×400)

(三)基底膜变薄和皱缩

常见于先天性发育异常,电镜观察可为正常的 1/2 或 1/3。各种肾小球疾病及肾小球缺血可使毛细血管萎缩闭塞,基底膜皱缩呈屈曲状。

五、肾小球毛细血管袢病变

(一)管腔扩张与血管袢皱缩

糖尿病肾病时血管腔可呈动脉瘤样扩张,充满红细胞。脂蛋白肾小球病血管袢高度扩张并出现脂蛋白栓子。高血压肾病、肾间质纤维化则可引起血管袢皱缩。

(二)纤维素样坏死

见于强烈的变态反应如新月体性肾炎、紫癜性肾炎及狼疮性肾炎等。FSGS 可出现毛细血管袢灶状的纤维素样坏死(图 4-1-5)。

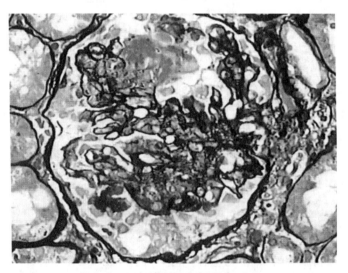

图 4-1-5 肾小球毛细血管袢纤维素样坏死(PASM×400)

（三）微血栓形成

多数呈局灶节段性分布,常见于恶性高血压、微血管病、异常球蛋白血症及局灶性坏死性肾小球肾炎等。少数较弥漫,多见于 DIC 以及移植肾的超急排斥反应。

（四）内皮细胞变化

内皮细胞对刺激的反应表现为增生,常伴肿胀、变性、血管狭窄,常提示活动性病变。多见于毛细血管内增生性肾炎,同时有中性粒细胞渗出。

六、肾小球坏死

是一种最严重的急性肾小球损伤,在毛细血管崩解坏死的同时,常伴有纤维素沉积或血栓形成。常见于各种原因导致的局灶性坏死性肾小球肾炎。

七、肾小球硬化、纤维化和玻璃样变

肾小球硬化是肾小球的全部或部分被系膜基质、基底膜以及胶原成分等取代的过程。

（一）肾小球玻璃样变性

各种肾小球肾炎可通过系膜增生、系膜基质增多等,使肾小球缺少细胞成分,导致玻璃样变性,光镜下病变呈均质半透明状,HE 染色呈嗜酸性,可进一步发展为纤维化、硬化。

（二）肾小球纤维化

因炎症反应等造成肾脏固有细胞损伤,胶原纤维等细胞外基质及纤维细胞增生,逐步取代肾小球固有细胞,常伴有肾小球收缩现象。研究认为肾脏纤维化是各种慢性肾脏疾病导致肾小球硬化的共同通路,与慢性肾衰竭进展密切相关,是导致终末期肾衰竭的主要病因。

（三）肾小球硬化

长期慢性缺血、纤维化导致的毛细血管闭塞、基底膜增厚和皱缩、固有细胞缺失,最终导致肾小球硬化,失去功能(图 4-1-6、图 4-1-7)。

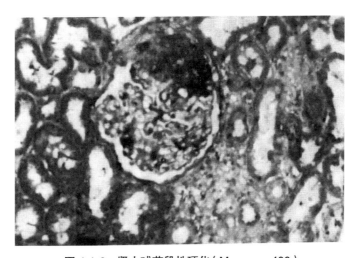

图 4-1-6　肾小球节段性硬化(Masson × 400)

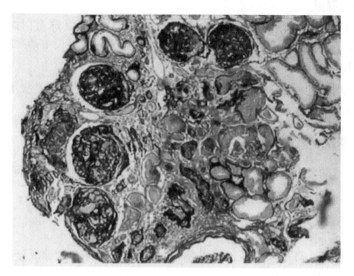

图 4-1-7　肾小球弥漫性硬化（PASM×200）

八、肾小球旁器病变

肾小球旁器具有内分泌功能，与血压的变化及肾血流的改变有关。肾血流量减少（如肾动脉狭窄）、Bartters综合征等可使肾小球旁器肥大。原发性醛固酮增多症则可使肾小球旁器萎缩，体积缩小。

九、肾小囊病变

（一）肾小囊扩张

正常肾小囊呈裂隙状，不被染色。肾小管阻塞、肾小球缺血皱缩可致肾小囊扩张呈腔隙状，充满浅染的蛋白或少许红细胞，血管袢被挤压于血管极侧。

（二）肾小囊粘连

血管袢部分贴敷粘连于肾小囊壁层，部分小囊腔隙消失，由肾小球病变渗出物被机化后形成。与新月体形成不同，肾小囊粘连时无明显细胞增生及血管袢受挤压的现象。

（三）新月体形成

新月体为毛细血管严重损伤，血液中纤维蛋白原和细胞成分等大量漏进肾小囊，引起单核细胞游出浸润和壁层上皮细胞增生（增生≥2层）并充填肾小囊而形成的新月状结构，毛细血管袢易受挤压而皱缩于血管极的一侧。多见于新月体性肾炎、狼疮性肾炎、紫癜性肾炎等。若切面偏离血管极，新月体环绕毛细血管袢，称环状体；若仅显示部分新月体而无毛细血管，则称盘状体。新月体可分为大新月体（新月体体积占肾小囊的50%以上）和小新月体（新月体体积不足肾小囊的50%）。

新月体根据组成成分不同可分为：①细胞性新月体：早期新月体由增生的壁层上皮细胞和/或单核细胞组成，常伴纤维素沉积（图4-1-8）；②细胞纤维性新月体：中晚期新月体，细胞新月体内出现成纤维细胞并产生胶原纤维（图4-1-9）；③纤维性新月体：晚期新月体，新月体完全被纤维组织取代，出现玻璃样变性或硬化（图4-1-10）。三者显示了病程和病变的新旧程度。

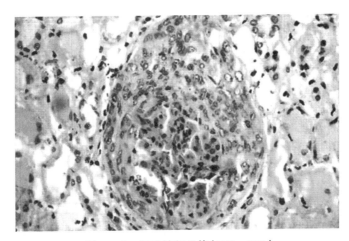

图 4-1-8 细胞性新月体（HE×400）

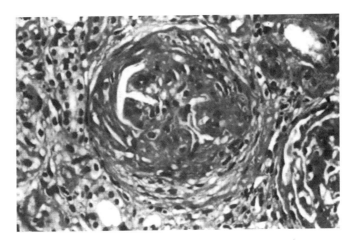

图 4-1-9 细胞纤维性新月体（Masson×400）

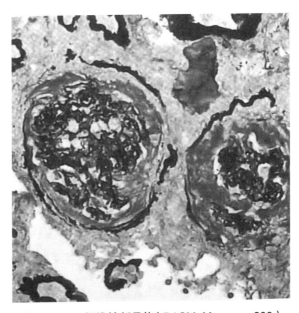

图 4-1-10 纤维性新月体（PASM+Masson×200）

（四）肾小囊基底膜增厚和断裂

肾小球萎缩和肾间质炎症或硬化,使肾小囊基底膜增厚,PASM 染色呈现宽厚的条状带（正常呈细线状),小囊壁厚度超过 1.5μm。细胞新月体形成时可伴肾小囊基底膜断裂。

十、肾小管病变

肾小球、肾小管和肾间质是一个统一整体,肾小球的损伤必然导致肾小管和肾间质的病变。急性肾小球损伤使肾小管上皮细胞变性、坏死,肾间质充血、水肿以及淋巴样细胞浸润。慢性肾小球损伤可引起肾小管萎缩、肾间质纤维化。严重的肾小管间质病变也可波及肾小球。

（一）肾小管萎缩与扩张

常见于肾小球疾病的慢性过程,镜下表现为肾小管管腔萎缩,基底膜增厚,可伴有纤维组织增生。肾小管萎缩可分为轻度（萎缩少于 1/3）、中度（萎缩占 1/3 至 2/3）、重度（萎缩超过 2/3）,多与肾小球损伤程度相关。若肾小管病变显著而肾小球病变轻微,应考虑间质性肾炎或遗传性肾病的可能。肾小管扩张多为代偿性病变,晚期肾脏疾病时与肾小球萎缩常常并存。

（二）肾小管上皮细胞变性

1. 水肿变性与空泡样变性　因缺血缺氧、中毒、水和电解质紊乱、细胞代谢障碍导致钠水蓄积或大量尿蛋白吸收所致。光镜下上皮细胞肿胀,细胞质可见粗大粉红色颗粒（又称为颗粒变性或混浊肿胀）,进一步发展胞质呈空泡状,称为空泡样变性。

2. 蛋白滴和泡沫样变性　大量尿蛋白吸收形成的蛋白滴在银染色时细胞质可有较粗大颗粒。泡沫样变性也可见于尿蛋白大量吸收,还见于脂肪变性、乙肝病毒相关性肾炎、急性环孢素损害等。

3. 上皮细胞坏死与钙化　多为灶性坏死,严重缺血可引起片状坏死。常见于间质性肾炎、缺血及毒物损伤。钙化常伴随坏死出现。

（三）管型

血液成分漏出或渗出后在肾小管内浓缩凝固而成,提示肾小球、肾小管损伤。常见的有蛋白管型（图 4-1-11）、红细胞管型、上皮细胞管型、颗粒管型等。

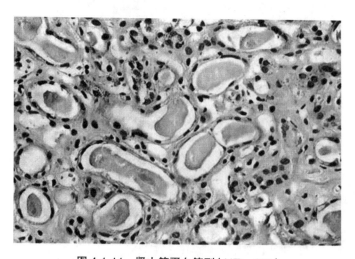

图 4-1-11　肾小管蛋白管型（HE×400）

十一、肾间质病变

（一）炎细胞浸润

肾小球肾炎多为淋巴细胞、单核细胞或中性粒细胞浸润；过敏性间质性肾炎可见较多嗜酸性粒细胞浸润；若有大量单核细胞、浆细胞浸润应考虑特殊性间质性肾炎可能。一般分轻度（局灶少量）、中度（介于轻重度之间）、重度（大片分布），与肾小球病变轻重与病程长短有关，肾小球肾炎时多为轻 - 中度。

（二）纤维组织增生与间质纤维化

与肾小球损伤程度相关，早期增生较少，慢性期、后期可明显增生，严重增生可见于FSGS、IgA 肾病、慢性重度间质性肾炎等。肾小球损伤不明显而纤维组织增生明显者要注意遗传性肾病可能。肾间质纤维化常伴有肾小管萎缩、间质炎性细胞浸润、成纤维细胞聚积以及间质基质沉积等特征性病理改变（图 4-1-12）。

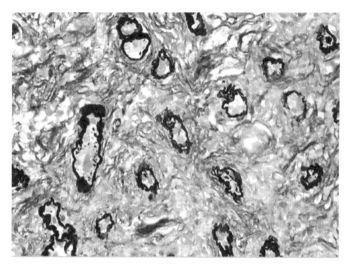

图 4-1-12 肾间质弥漫性纤维化，呈席文状排列（PASM×400）

（三）泡沫细胞

常见于遗传性肾病、乙肝病毒相关性肾炎，肾间质细胞体积增大、细胞质疏松化。

（四）出血、坏死及肉芽肿形成

肾间质出血因肾血管损伤严重，见于肾病综合征出血热等。间质坏死可因结核、动脉阻塞、结节病等导致。肉芽肿形成则见于结核、Wegener 肉芽肿等。

十二、肾血管病变

有些疾病由肾血管损伤开始，然后导致肾小球损伤。应注意是哪一级血管受累，形态变化特点如何，结合临床有助于疾病的鉴别。

（一）玻璃样变性

由血浆蛋白渗入并在血管壁沉积凝固形成，血管壁呈匀质半透明状嗜酸性改变，严重时累及全层，使管壁增厚，管腔狭窄（图 4-1-13）。入球动脉玻璃样变性见于高血压肾病、IgA肾病、FSGS、血栓性微血管病等。

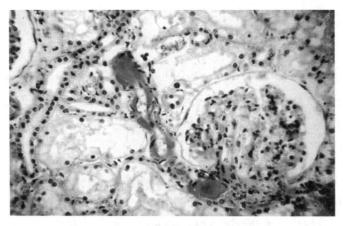

图 4-1-13　入球小动脉玻璃样变性（HE×200）

（二）管壁增厚

内膜增厚可出现增厚水肿或纤维性增厚（洋葱皮样改变），常见于血管炎、恶性高血压等。中膜肌层增生或肥大，可伴细胞水肿，常见于血管炎、慢性肾炎等（图 4-1-14）。

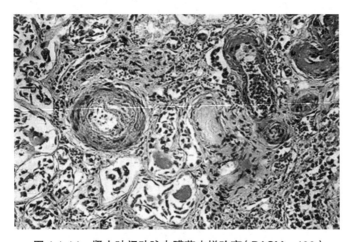

图 4-1-14　肾小叶间动脉内膜葱皮样改变（PASM×400）

（三）纤维素样坏死及血栓形成

纤维素样坏死 PASM-Masson 染色呈红色，常见纤细的绒毛样结构，背景细胞核固缩或碎裂，管壁断裂。血栓形成多见于血管炎、血栓性微血管病等。

（林信富）

第二节　肾小球疾病的病理分型与病理形态

肾脏疾病种类繁多，病因和发病机制复杂，临床表现与肾脏组织学改变并不完全一致，肾穿刺活检术能直接观察肾脏病的肾脏形态学改变。近年来，由于穿刺技术的改进、免疫组化技术和电镜的应用，穿刺成功率及安全性大大提高，肾穿刺活检的意义已不限于肾脏疾病的诊断，也包括对肾脏病的病因探讨，免疫发病机制的研究，疾病活动性和肾脏受损程度的判断,病理分型,治疗方案的制订和疗效、预后的判断等多方面的价值,已成为肾脏病学科研究不可或缺的重要检查手段。

一、肾活检的适应证

1. 适应证

（1）原发性肾病综合征:①规范应用足量糖皮质激素治疗4周,尿蛋白仍持续在（+++）至（++++）,无明显改善者;②对糖皮质激素部分效应者;③对糖皮质激素依赖者;④频繁复发者。

（2）急性肾炎综合征病因不明,临床表现不典型或伴肾功能受损或病程大于1年者。

（3）隐匿性肾炎、各种慢性肾脏病及血清HBsAg阳性肾炎。

（4）无症状持续性蛋白尿,24小时尿蛋白定量>1g。

（5）反复发作的镜下或肉眼血尿,病因不明,病程已持续半年以上者。

（6）继发性肾小球疾病。

（7）不明原因的急性或慢性肾功能不全。

（8）疑为急进性肾小球肾炎者。

（9）遗传性肾炎。

（10）诊断不明的肾脏疾病,已排除肾血管畸形者。

（11）移植肾,鉴别排异、感染或原发病复发者。

2. 重复肾活检的适应证

（1）重症肾小球疾病,如新月体性肾炎及重症Ⅳ狼疮性肾炎。

（2）激素敏感性肾病综合征（如微小病变或轻度系膜增生性肾炎）频繁复发后转变成激素抵抗,怀疑病理类型转变时。

（3）激素治疗无效者为跟踪病情进展和预后判断。

（4）狼疮性肾炎用于判断病情和预后者。

3. 禁忌证

（1）绝对禁忌证:出血性素质有明显出血倾向、抗凝疗法的治疗中、孤立肾（单侧肾脏）、小肾、肾内肿瘤、肾动脉瘤和不能配合穿刺者。

（2）相对禁忌证:肾盂积水或积脓、肾周围脓肿、多囊肾或肾脏囊性病变、肾脏位置过高（深吸气肾下极不能达十二肋下）或游走肾、过度肥胖、重度腹水、严重贫血和全身性感染疾患等。

二、肾活检的方法

随着科学的快速发展,肾活检技术得到不断改进,目前大致可分为经皮穿刺肾活检、开放式肾活检、经静脉活检和经腹腔镜活检。经皮穿刺肾活检方法简单、痛苦少,患儿容易接受,是目前国内外最普及的肾活检方法。但对重症和不合作患儿亦可采取开放式肾活检,或经静脉活检,或经腹腔镜活检。这里主要介绍经皮穿刺肾活检方法。

1. 术前准备　做好术前准备是减少并发症的重要环节。

（1）向家长交代相关事宜如肾活检的意义、操作经过、可能的并发症,并征得家长书面签字同意。

（2）向患儿解释肾穿刺操作,解除心理压力,并训练患儿俯卧位屏气（肾穿刺时需短暂屏气达10秒以上）及卧床排尿（肾穿刺后需卧床24小时）,提高配合能力。

（3）详细询问病史,全面体格检查,以排除出血性疾病、腹部肿瘤、肝脾肿大、全身感染性疾病等。

（4）查血压、血型、凝血功能、血常规、血小板功能、血肌酐及尿素氮等，若有异常应在术前矫正出血倾向、严重贫血、高血压等，必要时备血。

（5）双肾 B 超：注意肾脏大小、形态、位置、活动度。

（6）肾穿前停用抗凝药物，口服或肌注维生素 K。

2. 肾穿刺步骤

（1）患儿排尿后俯卧位于检查台上，腹下垫约 10cm 厚的硬枕，以利于肾脏向背侧固定，双臂前伸，头偏向一侧。先做体表定位，再用 B 型超声核定，测量肾下极表面至皮肤的深度。在背部定好穿刺点后，以穿刺点为中心，消毒背部皮肤，铺无菌巾，局部逐层麻醉至肾被膜。

（2）将 B 超探头放在侧腹部十二肋下，通过肾脏纵切面及横切面来选择穿刺点（纵切面距右肾下极 2cm，横切面位于中心两者交叉点），对准肾穿刺进针途径监测进针。

（3）用 22 号腰穿刺针由穿刺点逐层刺入，如触及肾囊表面，穿刺针可随患儿呼吸摆动，并测量深度与超声深度核实。

（4）在穿刺点上做一小切口，用穿刺针按测得的深度及进针方向刺入直至出现满意摆动，表明穿刺针已达到肾表面。此时令深吸气后憋住气，立即快速将穿刺针芯刺入肾脏内完成取材后拔针。如在 B 超穿刺探头直接引导下穿刺可省略（3）、（4）步骤。

（5）穿刺后局部用力压迫穿刺部位 5~10 分钟，敷以纱布，用腹带包扎后送病房。

3. 术后处理

（1）嘱患儿卧床休息，俯卧 2~4 小时后去枕，继续仰卧 20 小时，3 天内少活动。

（2）密切观察患儿血压、脉搏，检查每次小便，有血尿者宜至血尿消失为止。并嘱多喝水，使其轻度利尿，避免血块在输尿管中形成。如血压下降或肉眼血尿明显时，应及时查血常规及血细胞比容，适当延长卧床休息时间。腰腹部疼痛应行 B 超检查是否有肾包膜下血肿。

三、肾活检的内容与方法

1. 取材与固定　肾活检标本一般分为三份，分别进行光镜、免疫和电镜检查。

（1）电镜检查：穿刺获得的肾组织离体后立即以锐利剃须刀片快速取肾皮质组织 1mm^3 左右的小块，1 个肾小球即可。迅速浸入 2.5%~3% 的戊二醛内 4℃下前固定 2 小时，磷酸盐缓冲液（PBS）冲洗，4℃下 1% 锇酸固定 1.5~2 小时。

（2）免疫：从皮质端切取 2mm 长的小块，要求 5 个以上肾小球，固定同光镜。

（3）光镜：剩下的组织进行光镜检查，要求 10 个以上肾小球。可采用 4% 中性甲醛、甲醛 - 乙酸 - 乙醇（FAA）固定液、磷酸盐 - 甲醛（PB-FA）固定液、苦味酸固定液、Zenker 固定液等固定。

2. 包埋与切片　充分固定后可进行包埋与切片。

（1）电镜：丙酮系列脱水，入包埋剂浸透后，高温聚合。取出包埋块修块后进行半薄切片，1% 甲苯胺蓝染色半薄定位，进行超薄切片。

（2）光镜与免疫：常规脱水、透明、浸蜡、包埋后切片、二甲苯脱蜡，准备染色。免疫检查应将组织块置入 OCT 包埋液，再置入冰冻切片机冷室中。光镜检查片厚度 1~2μm，免疫检查片厚度 3~4μm。免疫组化染色玻片要预涂 10% 多聚赖氨酸，以防掉片。

3. 染色

（1）光镜：为了观察分析肾小球各种细胞及免疫复合物的成分和沉积部位，常需要多种特殊染色。

1）苏木素 - 伊红（HE）染色：可观察细胞的种类和数量。

步骤：改良 Carazzi 苏木素液染色 20~30 分钟，水洗；1% 盐酸乙醇分化数秒，水洗 15 分钟；伊红染色 10~20 秒；梯度乙醇脱水，吹干，中性树胶封片。

结果：细胞核紫色，细胞质、基底膜、胶原纤维呈红色。

2）马松（Masson）染色：可帮助判断肾间质纤维化及肾小球内有无Ⅲ型胶原沉积。

步骤：改良 carazzis 苏木素液 20~30 分钟，水洗；1% 盐酸乙醇分化数秒，流水冲洗 15 分钟，蒸馏水洗，1% 冰醋酸浸洗片刻，丽春红酸性复红液 5~10 分钟，1% 磷钼酸分化 3~5 分钟，不经水洗，直接用苯胺蓝或光绿液染 5 分钟，以 0.2% 冰醋酸浸洗片刻，流水冲洗。

结果：细胞核紫蓝色，胶原纤维、黏液、软骨呈蓝色（如光绿液染色为绿色），细胞质、肌肉、胶原纤维呈红色。

3）过碘酸 - 雪夫（PAS）染色：

步骤：3% 过碘酸氧化 20 分钟，自来水冲洗 3 分钟，蒸馏水洗一次；Schiff 氏液染色 15~30 分钟，迅速入水冲洗 3 分钟，改良 carazzis 苏木素液 20~30 分钟，水洗；1% 盐酸乙醇分化数秒，水洗 15 分钟。

结果：细胞核紫蓝色，细胞质、系膜基质、基底膜、胶原纤维呈红色。

4）六胺银 - 马松（PASM-Masson）染色：银染使基底膜和系膜基质以及 4 型胶原显黑色，较 PAS 更精细，可以了解肾小球基底膜有无增厚、肾小球内病变的部位。

步骤：切片入 3% 过碘酸 20 分钟，水洗 3 分钟，蒸馏水洗 3 次；浸入六胺银工作液，水浴 58~60℃ 中染色 50~60 分钟，每 30 分钟换液 1 次，显微镜观察至肾小球基底膜呈明显黑色为止，蒸馏水洗 3 次；0.2% 氯化金调色 2 分钟，蒸馏水洗 2 次；5% 硫代硫酸钠 2~3 分钟，水洗 3 次；改良 carazzis 苏木素液 20~30 分钟，水洗；1% 盐酸乙醇分化数秒，水洗 15 分钟；Masson 染色复染。

结果：细胞核紫蓝色，基底膜、系膜基质、胶原纤维呈黑色，免疫复合物呈红色。

（2）免疫：包括免疫荧光检查及免疫组化检查，两者各有优缺点：免疫荧光检查包括 IgG、IgA、IgM、C3、C4、C1q 等，由于荧光与黑色背底反差鲜明，故判读结果容易且准确，但只能应用于冰冻切片；免疫组化检查可用石蜡切片染色，但常有非特异性着色，准确判读结果较难。

1）免疫荧光检查：有直接法与间接法两种。

直接免疫荧光法：组织 OCT 包埋，冰冻切片机切片，厚 4μm。水平放在湿盒中，室温下吹干，滴加适当稀释的荧光标记抗体，37℃ 孵育 45 分钟，PBS 充分漂洗；封片，荧光显微镜观察。

间接免疫荧光法：标本同直接法包埋和切片；近侧端滴加一抗染色，远侧端加 PBS，37℃ 作用 30 分钟或 4℃ 过夜，PBS 充分漂洗；加荧光标记的二抗抗体，37℃ 湿盒避光作用 40 分钟，PBS 充分漂洗；封片，观察。

2）免疫组化检查（Elivison 二步法）：一般需抗原修复，可用微波炉加热、沸热修复、高压热修复、酶消化等方法进行修复，以暴露原来的抗原表位。也可采取多种修复措施如高温高压热修复或加酶消化等方法提高修复效果。

步骤：切片浸入 3% H_2O_2，室温下孵育 10 分钟，以阻断内源性过氧化物酶的活性。PBS 冲洗；加相应稀释倍数的一抗，室温下孵育 2 小时，PBS 冲洗；加聚合物增强剂（试剂 A），室温下孵育 20 分钟，PBS 冲洗；加酶标抗鼠 / 兔聚合物（试剂 B），室温下孵育 30 分钟，PBS 冲洗；加 AEC 显色液，显微镜下显色 1~3 分钟，水洗 2 分钟；苏木素复染，脱水透明后封片观察。

（3）电镜：醋酸铀染液滴于蜡板上，用镊子夹铜网将切片置于染液上，室温染 10~15 分钟，双蒸水漂洗彻底，滤纸吸干；同样方法染柠檬酸铅 10~15 分钟，双蒸水洗漂洗彻底，滤纸吸干，自然干燥备用，上电镜观察。

试剂配方

①4% 中性甲醛：40% 甲醛 10ml，0.01mol/L pH 值 7.2~7.4 PBS 90ml。

②FAA：40% 甲醛 10ml，冰醋酸 5ml，95% 乙醇 85ml。

③PB-FA：40% 甲醛 10ml，无水乙醇 70ml，0.05mol/L pH 值 7.4 PBS 20ml。

④改良 carazzis 苏木素液：蒸馏水 800ml 加温至 95℃，依次溶解钾明矾（AR）50g、苏木素精 3g、碘化钠 0.6g，冷却至室温加入甘油 200ml，搅匀。

⑤1% 盐酸乙醇：浓盐酸 1ml，70% 乙醇 100ml。

⑥Schiff 试剂：碱性品红 1g 溶于煮沸去火的双蒸馏水 200ml，搅拌 5 分钟，50℃过滤。滤液中加 1mol/L 盐酸 20ml，25℃时加偏重亚硫酸钠 2g，置 4℃暗处过夜。次日加活性炭 2g，摇动 1~2 分钟后过滤即可。

⑦六胺银工作液：用前配制，3% 六亚甲基四胺 10ml 加入 5% 硝酸银 0.5ml 混匀，乳白色消失后加 5% 硼砂 2.5ml 和双蒸馏水 20ml。

4. 肾脏疾病的病理观察方法和要点　可靠的肾脏病理诊断需要临床结合具体病理表现（光镜、荧光、电镜、特染），综合判断才能做出。现将肾脏疾病观察要点总结如下：

（1）肾小球：①光镜：毛细血管袢的体积和分布（分叶状、管腔扩张）、细胞增生状态、病变分布（弥漫、局灶、球性、节段性）、系膜宽度及成分、白细胞浸润、纤维索样坏死及分布、GBM 和血管壁、微血栓、沉积物或嗜复红蛋白（部位、类型）、新月体（类型及百分比）、硬化（分布及百分比）。②免疫病理：阳性或阴性反应，免疫球蛋白，补体及纤维素的种类、部位、图像（线状、颗粒状及团块状）、强度。③电镜：GBM（厚度、密度、轮廓等）、各种细胞的形态和病变、系膜区的特点、电子致密物（类型、部位）、特殊结构和特殊物质。

（2）肾小管：①光镜：坏死、再生、管腔扩张、管型（类型）、结晶、细胞内包含物、细胞变性、基底膜。②免疫病理：免疫反应（类型、部位、强度）。③电镜：细胞形态和病变、包含物、基底膜、电子致密物（类型、部位）。

（3）肾间质：①光镜：水肿、炎症细胞浸润（种类、面积）、纤维化。②免疫病理：免疫反应（类型、部位、强度）。③电镜：细胞浸润（种类、部位）、电子致密物（类型、部位）。

（4）肾血管：①光镜：内膜病变、弹性膜病变、中层病变、玻璃样变性、血栓、炎症性病变、肾小球旁器病变。②免疫病理：免疫反应（类型、部位和强度）。③电镜：内膜病变、弹性膜病变、中层病变、电子致密物（类型、部位）。

四、肾活检的并发症

随着定位方法和穿刺针的不断改进，特别是应用 B 超定位及实时引导穿刺后，若能严格掌握适应证，认真做好术前准备及术后观察，肾穿刺活检并发症发生率已明显减少。常见并发症如下：

（一）血尿

由于穿刺损伤，绝大多数患儿术后都有镜下血尿，一般持续 1~5 天，多可自然消失，不需处理，通常已不认为是并发症。肉眼血尿发生率为 2%~12%，多数在 1~3 天内消失，少数可持续 1 周,仅少数人需要输血或外科手术方法止血。

（二）肾周血肿

肾穿刺术后部分患儿可发生肾周围脓肿,血肿一般较小,无临床症状,不需特殊处理,多在 1 个月内吸收消失。若出血较多可出现腰肋部疼痛,并可放射至同侧腹股沟,可伴腹胀、恶心、呕吐。如无血压脉搏变化也无需输血。如出血量大导致血压脉搏发生变化时需要输血。经内科保守治疗出血仍不止者,需要手术方法止血,甚至肾切除。

（三）动静脉瘘

术后肉眼血尿不消失者应考虑肾动静脉瘘的发生,可通过肾动脉造影证实。小的出血多数可自行愈合,无需特殊处理。如出血较多而且影响血压时需手术处理。

（四）其他

穿刺侧可有暂时性腰痛、腹部不适等症状,多在 1~3 天内消失。少数可误伤其他组织如肝、肠等。消毒不严密时术后可发生感染,应积极应用抗生素治疗,防止形成肾周脓肿。

五、肾小球疾病的病理分型与病理形态

1. 肾小球疾病的病理分型（1995 年世界卫生组织制定）

（1）原发性肾小球疾病（肾小球肾炎及相关疾病）

1）肾小球轻微性病变和微小病变。

2）局灶性 / 节段性病变：①局灶肾炎；②局灶性节段性肾小球硬化症。

3）弥漫性肾小球肾炎：①膜性肾小球肾炎（膜性肾病）；②增生性肾小球肾炎：系膜增生性肾小球肾炎、毛细血管内增生性肾小球肾炎、系膜毛细血管性肾小球肾炎、新月体性和坏死性肾小球肾炎；③硬化性肾小球肾炎。

4）未分类的肾小球肾炎。

（2）系统性疾病所致的或继发性肾小球肾炎：①狼疮性肾炎；②IgA 肾病（Berger 病）；③紫癜性肾炎；④抗肾小球基底膜性肾炎（Goodpasture 综合征）；⑤全身感染相关性肾小球病变：败血症、感染性心内膜炎、分流性肾炎、梅毒、人类免疫缺陷综合征、乙型肝炎病毒相关肾炎、衣原体感染、立克次体感染等；⑥寄生虫相关的肾脏病变：疟疾、血吸虫病、黑热病、丝虫病、旋毛虫病、类圆线虫病、后睾吸虫病等。

（3）血管疾病相关的肾小球病变：如系统性血管炎、血栓性微血管病（溶血性尿毒综合征、血栓性血小板减少性紫癜）、肾小球血栓病（血管内凝血）、良性肾硬化、恶性肾硬化、硬皮病（系统性硬化症）等。

（4）代谢疾病所致的肾小球病变：如糖尿病肾病、致密物沉积病、淀粉样变性、尿酸性肾病、单克隆免疫球蛋白沉积病、纤维性肾小球肾炎、免疫触须样肾小球病、华氏巨球蛋白血症、冷球蛋白血症、肝病性肾病、镰状细胞病性肾病、肥胖性肾病、Alagille 综合征等。

（5）遗传性肾病：如 Alport 综合征、薄基膜肾病、指甲 - 髌骨综合征、先天性肾病综合征（芬兰型）、婴儿肾病综合征（弥漫性系膜硬化）和 Drash 综合征、Fabry 病及其他脂质沉积病等。

（6）其他原因的肾小球疾病。

（7）终末期肾病。

（8）移植性肾小球病变。

2. 常见肾小球疾病的病理形态（表 4-2-1、表 4-2-2）

表 4-2-1　原发性肾小球疾病临床及病理形态特点

病变类型	概念	分型	临床表现	光镜表现	电镜表现	免疫病理
肾小球轻微病变	光镜下肾小球结构正常或仅有轻微异常	微小病变病	肾病综合征;激素敏感	上皮细胞轻微病变,有时轻度系膜区增宽或细胞增多	足突融合	阴性(偶有少量Ig或补体沉积)
		轻微病变	肾病综合征;激素抵抗		足突融合;基膜不规则(±)	阴性;或IgM,IgG(±)
			孤立性蛋白尿和/或镜下血尿		基膜,系膜无病变或轻微改变;系膜区沉积物(±)	阴性;或IgM,IgG,IgG,C3;或IgG,C3主要在系膜区
			持续或反复发作的肉眼或镜下血尿		系膜区沉积或阴性	IgA和/或IgG,C3(±)(主要在系膜区);纤维蛋白(±);IgM;阴性
局灶/节段性病变	<50%肾小球和肾小球部分小叶(节段性)有明显病变,其余肾小球病变轻微	(1)局灶节段肾小球硬化症	肾病综合征,激素抵抗,有时激素敏感	局灶节段性硬化和玻璃样变性,有时轻-中度系膜区增宽及细胞增多	弥漫性足突融合,局灶节段毛细血管塌陷,系膜基质增多,有时系膜细胞增多,偶见均质电子致密物沉积和小脂滴	IgM(±),C3,C1q(节段性,偶见弥漫系膜沉积)
			孤立性蛋白尿和/或肉眼或镜下血尿	同上	无或仅有节段突出融合;其余同上	IgM(±),C3,C1q(节段性,偶见弥漫系膜沉积)
		(2)局灶性肾炎	肉眼血尿;蛋白尿;镜下血尿;肾病综合征;急性肾综合征	局灶/节段或局灶性病变(渗出、增生,坏死或硬化),累及部分肾小球(通常<50%)	系膜细胞及基质增多;系膜沉积物;毛细血管血栓形成及坏死;纤维蛋白渗出;新月体形成到纤维化;内皮下区增宽伴沉积物	系膜区节段弥漫或弥漫;纤维蛋白沉积,IgG,C3(±)、纤维蛋白(±);或系膜区弥漫IgG(±)或系膜IgM(±);纤维蛋白(±);线状IgG,C3
膜性肾病	弥漫肾小球毛细血管基膜增厚,上皮下免疫复合物沉积		肾病综合征;孤立性蛋白尿;镜下血尿(±)	上皮下沉积物使毛细血管壁弥漫增厚,基膜"钉突"形成	弥漫规则分布的上皮的"钉突"形成,沉积物伴"钉突",亦可见基膜样沉积	均匀颗粒状IgG和C3沿毛细血管样沉积,少见IgM
弥漫系膜增生性肾小球肾炎	弥漫性肾小球系膜细胞及系膜基质增生		孤立性蛋白尿和/或镜下血尿	系膜细胞增多,每个系膜区细胞数≥4个,系膜基质沉积(±),系膜区沉积(±),毛细血管腔仍可开放。晚期可有明显的系膜硬化	系膜细胞和基质增多,足突融合	IgA,IgG,C3(±);阴性;IgM,C3(±)
			肾病综合征;大量蛋白尿		同上,足突融合	弥漫系膜区IgM,C3;阴性
			肉眼血尿		系膜细胞和基质增多,系膜区沉积物(±)	IgA,IgG(±);阴性

48

续表

病变类型	概念	分型	临床表现	光镜表现	电镜表现	免疫病理
弥漫毛细血管内增生性肾小球肾炎	弥漫性肾小球毛细血管内皮细胞肿胀和系膜细胞增生		急性肾炎综合征;伴肾衰竭;或伴大量蛋白尿	系膜和内皮细胞增生,系膜区单核细胞浸润,中性粒细胞浸润(±)	上皮下沉积物(驼峰)常见,内皮下沉积物,系膜区沉积物	早期C3沿毛细血管壁颗粒状沉积,早期IgG,有时有IgM和IgA,偶有C1q、C4,备解素沉积
弥漫系膜毛细血管性肾小球肾炎(膜增生性肾小球肾炎)	弥漫性肾小球毛细血管壁增厚,伴系膜细胞增生和基质增多,使肾小球呈分叶状结构	(1)膜增生性肾小球肾炎I型	肾病综合征或伴大量蛋白尿;急进性肾炎综合征;急进性肾病综合征;肉眼血尿;孤立性蛋白尿肾衰竭(轻-中度),血尿(±)	双轨化(系膜插入)系膜基质及细胞增生,肾小球肿大,分叶状(±);新月体(±)	系膜基质及细胞增多,内皮下沉积物,系膜区沉积物;基膜内双轨化;基膜内有时上皮下见沉积物,足突融合,新月体	粗颗粒,不规则C3沉积物,主要位于系膜周边部。亦可见于系膜区。IgG、IgM、IgA、C1q、C4、备解素,纤维蛋白沉积不恒定
		(2)膜增生性肾小球肾炎III型	同I型	与I型相似,但基膜不规则则增厚,PASM不易着色	与I型相似,但基膜层断裂伴基膜致密层断裂;内皮下沉积罕见,上皮下沉积常见	与I型相似
弥漫新月体性肾小球肾炎(毛细血管外增生性肾小球肾炎)	>50%肾小球新月体形成并排除其他类型肾小球肾炎	1型单纯抗基底膜抗体;2型免疫复合物;3型寡免疫复合物伴ANCA(+);4型抗基底膜抗体伴ANCA(+);5型寡免疫复合物伴ANCA	急进性肾炎;偶尔表现为肾病综合征	至少50%,一般>80%的肾小球见大的细胞性、纤维细胞性或纤维性新月体	基膜多发生断裂,上皮下见电子致密或透亮沉积物(驼峰)	新月体和毛细血管样纤维蛋白沉积;IgG、C3呈线状或阴性
弥漫性肾小球硬化性肾小球肾炎	肾小球疾病引起的广泛肾小球硬化		慢性肾衰竭	广泛肾小球硬化,多为球性硬化;球囊粘连,壁层增厚;肾小管萎缩,间质纤维化	显示原发病的病变特点	显示原发病的特点,也可见非特异性沉积(IgG、IgM、C3)

注:±表示可阴性或阴性,下同。

表 4-2-2　常见继发性及遗传性肾小球疾病临床及病理形态特点

病变类型	概念	临床表现	光镜表现	电镜表现	免疫病理
狼疮性肾炎	系统性红斑狼疮累及肾脏	少量甚或大量蛋白尿;肾病综合征;血尿;万花筒样尿沉渣,肾小球滤过率降低;补体降低,抗核抗体(+)	轻微病变;系膜增生;局灶节段增生和坏死性病变;弥漫增生性(苏木素小体,新月体,白金耳)系膜毛细血管性肾小球病变;膜性肾小球病变	系膜内、内皮下、基膜内和上皮下沉积物;"指纹状"沉积物;网管状结构	免疫球蛋白 IgG、IgM、IgA 及补体 C3、C4、C1q 和纤维蛋白在系膜区、毛细血管袢沉积;肾小球基膜和血管壁亦可见免疫球蛋白及补体沉积
IgA 肾病	以轻度增生及局灶或弥漫硬化为特征的慢性肾小球疾病,系膜区可见 IgA 沉积	持续或反复发作性血尿、蛋白尿偶有肾病综合征	轻度弥漫或节段性系膜增宽,伴细胞和基质增多及沉积物	系膜沉积物,偶见内皮下及上皮下沉积物	显著系膜 IgA 及 C3 沉积,常伴 IgG,偶见 IgM 沉积
过敏性紫癜性肾炎	由过敏性紫癜引起的肾小球疾病,病变通常轻微和自限性,偶见严重或呈进展性	血尿;蛋白尿;偶有肾病综合征	轻微病变;系膜增生;局灶节段坏死及增生;系膜毛细血管增生;新月体	系膜和/或内皮下沉积物,亦见上皮下"驼峰"	系膜区 IgA、IgG、C3 及纤维蛋白沉积;毛细血管壁及球囊腔纤维蛋白沉积
抗基膜肾小球肾炎(Goodpasture 综合征)	由肺出血及原发性肾小球肾炎组成的综合征,肾小球基膜抗体常阳性	肺出血及肾炎	局灶坏死性肾小球肾炎;弥漫新月体肾小球肾炎;出血性肺炎	常无沉积物;有时内皮下透亮电子致密沉积物;新月体形成	线性 IgG、C3 沉积物(偶尔为颗粒状);纤维蛋白(+)
肝炎相关性肾炎	与肝炎病毒相关的肾小球病变	蛋白尿,血尿;肾病综合征;肾衰竭	系膜增生性肾小球肾炎;膜性肾小球肾炎;系膜毛细血管性肾小球肾炎	系膜区、内皮下沉积物	IgG、IgM、C3、IgA、肝炎 C 或肝炎 B 抗原系膜区及毛细血管袢沉积
系统性血管炎	原发于血管壁的免疫性炎症和坏死导致的肾脏损害	血尿;蛋白尿;急性肾衰竭;高血压;ANCA(±)	局灶节段性坏死性肾炎;弥漫增生性肾炎;系膜毛细血管性肾炎;新月体	毛细血管内血栓;不同程度系膜增生;偶有沉积物;基膜断裂;新月体	纤维蛋白(±);免疫球蛋白、C3(±);通常"寡免疫复合物"
Alport 综合征	遗传性肾脏疾病,可能为常染色体显性遗传	血尿,蛋白尿、眼和耳症状,慢性肾衰竭	轻微病变或轻度系膜增生;局灶节段肾小球硬化;弥漫性硬化性肾炎;间质泡沫细胞浸润	基膜致密层增厚及分裂,伴有颗粒状包涵物,致密层灶性变薄(早期)	偶见 C3,IgM

病变类型	概念	临床表现	光镜表现	电镜表现	免疫病理
薄基膜肾病	先天性基膜变薄引起的反复发作性血尿	血尿,慢性肾衰竭	轻微病变;轻度系膜增生	基膜变薄（<250nm）	阴性
先天性肾病综合征（芬兰型）	出生后不久发生的大量蛋白尿及营养不良综合征,属于常染色体隐性遗传	蛋白尿;肾病综合征;1岁以内肾衰竭	微囊肿;肾小球硬化	足突融合	IgG、C3偶见

（林信富）

第三节　肾小球肾炎的免疫发病机制

肾小球肾炎的发病机制复杂,多数学者认为肾小球肾炎是由免疫介导的炎症性疾病。肾小球肾炎的早期病理特征主要表现为免疫炎症细胞的浸润,多种免疫球蛋白、补体在肾小球的沉积,提示免疫反应的异常是肾小球肾炎的始发机制,在此基础上炎症介质（如补体、白细胞介素、活性氧等）的参与,导致肾小球损伤并产生一系列临床表现。

一、体液免疫机制

肾小球肾炎常常由抗原抗体免疫复合物所引起的肾组织损害,主要表现为免疫复合物型和抗肾小球基底膜型两种致病方式。

（一）免疫复合物型

免疫复合物型肾炎是肾小球肾炎中最常见的类型,根据免疫复合物形成的部位分为循环免疫复合物型和原位免疫复合物型。

1. 循环免疫复合物（CIC）　某些外源性抗原（如某些细菌、病毒、真菌、药物等）或内源性抗原（如某些巨球蛋白、甲状腺球蛋白、癌胚抗原等）刺激机体产生相应抗体,抗原与相应抗体在血液循环中形成可溶性免疫复合物,CIC 在某些情况下呈颗粒状沉积于肾小球系膜区和/或内皮下,激活补体,导致肾小球的损伤及炎症反应。如溶血性链球菌感染后的肾小球肾炎等。

影响免疫复合物沉积于肾小球的因素主要有:①循环免疫复合物的大小;②抗体的亲和力;③复合物携带的电荷性质;④肾小球毛细血管壁的通透性;⑤单核巨噬系统清除能力;⑥肾小球系膜组织的清除功能。

2. 原位免疫复合物（IC）　肾小球中某些固有抗原或已植入于肾小球的抗原（或抗体）与血液循环中游离的抗体（或抗原）结合,在肾小球局部形成免疫复合物导致肾小球的损伤及炎症反应。目前已知的可作为靶抗原并引起免疫复合物病的固有成分有基底膜抗原（如层粘连蛋白、蛋白聚糖和巢蛋白）、上皮细胞抗原、系膜抗原、内皮细胞抗原等。植入抗原是指内源或外源性抗原由于各种物理化学的或免疫的原因植入肾小球毛细血管壁或系膜,与循环中的抗体作用于局部而发生免疫性反应,或抗体植入后与循环中的抗原作用于局部而发生免疫性反应。无论 CIC 物沉积于肾小球,还是原位 IC 形成所致的肾小球免疫复合物,如能被肾小球系膜细胞清除,或被单核 - 巨噬细胞、局部浸润的中性粒细胞吞噬,则局部炎症会逐渐恢复。相反,若肾小球内免疫复合物持续存在或继续形成和沉积或不断增多,或机体针对肾小球内免疫复合物中的免疫球蛋白持续产生自身抗体,则导致疾病的持续发展。两型免疫复合物性肾炎经免疫荧光法检查显示,呈颗粒性免疫荧光沿肾小球毛细血管袢管壁排列和 / 或沉积于系膜区。在电镜下显示,其电子致密物分布于系膜区、毛细血管基底膜内侧、外侧和膜内。

(二)抗肾小球基底膜型

抗肾小球基底膜型肾炎常见血清抗自身肾小球基底膜的抗体,其抗原为肾小球基底膜中所含的不溶性蛋白,临床比较少见。产生抗肾小球基底膜抗体的原因尚不清楚,可能因某些细菌、病毒的某种成分或其他物质与肾小球毛细血管基底膜结合而获得抗原性;或在致病因子的作用下,血管基底膜损伤,基底膜成分暴露,产生抗原性或抗原性发生改变,导致机体产生自身抗体。

补体系统在肾小球疾病免疫发病过程中是一个重要成分,补体系统通过经典途径和旁路途径被激活,可产生 C_{3a}、C_{3b}、C_{5a} 等过敏毒素,释放炎症介质,促使白细胞集聚及渗出而引起炎症反应,同时可启动凝血机制和激肽系统,在肾小球疾病的发病过程中起着非常重要的作用。

此外,研究证明人类肾小球内具有 C_{3b} 受体,其部位在脏层上皮细胞内侧。含有 C_{3b} 的免疫复合物可与肾小球毛细血管壁的 C_{3b} 受体结合而发生沉积,这对于免疫复合物在肾小球内的沉积起着重要作用。

二、细胞免疫机制

细胞免疫在某些类型肾小球炎症损害(如微小病变性肾病、急性肾小球肾炎)的过程中起重要作用也得到肯定。固有免疫系统中的单核 / 巨噬细胞、树突状细胞、肥大细胞、中性粒细胞等免疫细胞不同程度地参与了肾小球肾炎的发病机制;适应性免疫应答中的 T/B 淋巴细胞在肾小球肾炎则发挥着更核心的作用。自然杀伤 T 细胞(natural killer T cell)、调节性 T 细胞在肾小球肾炎的进展中则不同程度地发挥了肾保护作用。自然杀伤 T 细胞可阻止补体 C3 在肾组织的沉积和单核 / 巨噬细胞的浸润,对肾小球肾炎有保护作用。

免疫反应激活炎性细胞,使之释放炎症介质,引发炎症反应,造成肾小球损伤。血液循环中的炎性效应细胞,如中性粒细胞、单核细胞及血小板等可产生多种炎症介质。激活的巨噬细胞还可直接分泌细胞外基质,激活成纤维细胞等,与肾小球、肾间质慢性进展密切相关。各种炎症介质如补体、凝血酶、纤维蛋白溶解酶、纤维蛋白降解产物、组胺、5- 羟色胺、激肽、黏附因子、活化氧等在肾炎发生中有重要作用。

三、非免疫介导性肾小球肾炎

免疫介导的炎症造成肾小球损伤,这种免疫损害如果持续发展势必造成有效肾单位的减少,使非免疫机制参与并进一步损伤肾单位。肾小球血流动力学改变致肾小球内高压力、高灌注及高滤过("三高")可促进肾小球硬化;肾小球病变合并体循环高血压、大量蛋白尿以及肾功能不全时蛋白质和磷摄入不当等,均可导致或促进肾小球硬化。同时高脂血症和某些细胞因子的作用,都加剧了肾小球硬化的进程。

　　肾小球肾炎的遗传学研究近年来取得许多进展。流行病学研究显示,肾小球肾炎发病率存在人种差异,如亚洲人中 IgA 肾病最为常见,黑种人中 FSGS 相对高发。部分肾小球肾炎患者呈家族聚集性起病。现已发现 20 余种 FSGS 发病相关的基因;15 个 IgA 肾病易感位点,提示抗原加工和递呈途径、黏膜防御系统和补体旁路通路相关基因变异参与 IgA 肾病致病;PLA2R1 和 HLA-DQA 基因易感性与特发性膜性肾病发病有关。深入研究肾小球肾炎的遗传机制对早期诊断、预测疾病进展、制订治疗方案、发现新的生物标志物、寻找新的治疗靶点及提高我国肾小球肾炎防治水平具有重要意义。

（林信富）

第五章　肾脏病的检查

第一节　尿液的检查

一、尿液标本的收集及保存

（一）尿液的采集

尿液采集前清洁尿道口及周围部分,避免阴道分泌物、包皮垢、粪便等影响,禁止从便池内收集。尿标本留取于清洁、干燥容器内,对于大龄儿童来说,可以随时收集其尿液标本,对于不能配合的婴幼儿,应先用 1∶1 000 苯扎溴铵清洗外阴后,使用塑料采集袋黏附于尿道外口收集尿样,但要密切观察勿使尿液外溢或使粪便混入。

（二）尿液标本的种类

1. **晨尿**　为清晨起床后的第一次尿标本,最好留取中段尿,人处于晚间睡眠状态,尿液倾向于浓缩和酸化。血细胞、上皮细胞、管型等有形细胞在酸性环境下较稳定,也可避免饮食干扰,保证化学成分测定的稳定性,主要用于尿比密、细胞成分和管型的检查。

2. **随机尿**　随时留取的尿液标本,最好留取中段尿。适用于急诊、门诊患儿。但易受饮食、运动、用药等各种因素的影响。可用于定性检测化学成分、细胞成分和管型等。

3. **定时尿**　应以排空膀胱后开始计算时间,将全部时间各次尿液及到时间后排空膀胱中的尿液全部送检。定时尿最常应用的是 3 小时、12 小时、24 小时尿,主要用于尿中有形成分的定量及尿量、尿比密的观察。

4. **清洁中段尿**　适用于尿培养。

5. **尿液的保存**　尿标本采集后应于 2 小时内完成检验,以防有形成分破坏。尿液常规检验尽量不用防腐剂,在标本采集后 2 小时内不能完成的尿液分析或者所要分析的成分不稳定时,可根据检测项目不同加入特定化学防腐剂及采取相应的措施。

（1）冷藏:用于不能立即进行常规检验的标本。尿液置 4℃冰箱 6~8 小时,维持在略酸性条件下,可防止一般细菌生长,有利于有形成分保存(注意有些标本冷藏后可有磷酸盐、尿酸盐析出,影响对有形成分的观察)。

（2）甲苯或二甲苯:用于尿糖、尿蛋白、丙酮、乙酰乙酸的防腐,用量 5ml/L 尿。

（3）浓盐酸:用于进行尿 17 羟或 17 酮类固醇、肾上腺素或者去甲肾上腺素、儿茶酚胺等化学成分定量检查,每升尿液用量 5~10ml。因浓盐酸可破坏有形成分,沉淀溶质及杀菌,故不能用于常规筛查。

（4）400g/L 甲醛:用于 Addis 计数,利于细胞和管型的保存。用量 5ml/L 尿或 1 滴 /30ml尿。应注意甲醛为还原剂,可干扰尿糖检测,过量甲醛还可与尿素产生沉淀干扰显微镜检查。

二、尿液一般性状检查

（一）尿量

尿量与肾血流量、肾小球滤过率、肾小管与集合管的重吸收率直接相关,此外还受到液体入量、活动量及周围环境(温度、湿度)等因素影响。正常小儿尿量个体差异较大。不同年龄儿童的正常尿量参考见表 5-1-1。

表 5-1-1　不同年龄儿童的正常尿量(ml/24h)

年龄	<2 天	3~10 天	~2 个月	~1 岁	~3 岁	~5 岁	~8 岁	~14 岁	>14 岁
尿量	30~60	100~300	250~400	400~500	500~600	600~700	600~1 000	800~1 400	1 000~1 600

1. **少尿(oliguria)**　新生儿尿量每小时 <0.8ml/kg,学龄儿童每日排尿量 <400ml、学龄前儿童 <300ml、婴幼儿 <200ml 为少尿。

2. **无尿(anuria)**　小儿 24 小时尿量 30~50ml,新生儿每小时 <0.5ml/kg,为无尿或尿闭。

少尿或无尿的原因可分为:①肾前性,如休克、失水、电解质紊乱、心力衰竭、肾动脉栓塞或受压阻塞、肝肾综合征等;②肾性,如急性或急进性肾炎、慢性肾炎急性发作、急性肾小管坏死少尿期、各种慢性肾病肾衰竭、肾移植急性排异;③肾后性,如各种原因所致尿路梗阻。

3. **多尿(polyuria)**　每小时 >3ml/kg 或者每日排尿量 >2 000ml。见于:①肾脏疾病,如肾功能不全多尿期、肾性尿崩症;②内分泌疾病,如糖尿病、中枢性尿崩症、原发性高醛固酮血症;③精神性多尿等。

（二）尿色

正常小儿新鲜尿液透明可呈淡黄色至黄色,因含代谢产物尿色素(urochrome)、尿胆素(urobilin)、尿红质(uroerythrin)等所致。尿色异常常见原因见表 5-1-2。

表 5-1-2　尿色异常常见原因

颜色	原因
红色尿	血尿、血红蛋白尿、肌红蛋白尿和卟啉尿
深黄色	正常浓缩尿
深黄、褐色尿	胆汁色素
黑褐色尿	重症血尿、变性血红蛋白、酚中毒、黑尿酸症、酪氨酸病、黑色素癌
蓝色尿	蓝尿布综合征(blue diaper syndrome)
淡绿色尿	铜绿假单胞菌败血症
乳白色尿	乳糜尿、脓尿、脂肪尿、盐类结晶尿

正常新生儿生后 2~3 天尿色深,稍浑浊,放置后有红褐色沉淀,此为尿酸盐结晶,数日后尿色变淡。正常婴幼儿尿色淡黄透明,但在寒冷季节放置后可有盐类结晶析出而变浑。尿

色同样受饮食及药物的影响,如饮水少,食用红萝卜、胡萝卜,服用维生素 B_2、小檗碱、呋喃唑酮、大黄、非那西汀等均可使尿黄色加深;氨基比林、酚红、刚果红、柔红霉素、利福平等可使尿呈红色,亚甲蓝或靛蓝可使尿呈蓝色,食物色素亦可使尿呈不同颜色。

(三)气味

正常小儿排出的新鲜尿无特殊气味,久置后因尿素分解而出现氨臭味。若新鲜排出的尿即有异常气味或氨臭,则称为尿气味异常。尿气味异常有时可作为临床诊断的重要线索,新鲜尿即带有氨臭味,常常是尿潴留患儿发生尿路感染的结果;苯丙酮酸症婴儿的尿有陈腐霉臭味或鼠尿样臭味。此外进食葱、韭菜、芹菜以及某些药物也可使尿中带有特殊气味。

小儿排出的尿存在多量气泡,称为气尿,属于病态。气尿是一种临床上少见的症状,婴幼儿多见于先天畸形尿道瘘,如膀胱(或尿路)肠道瘘、膀胱(或尿路)阴道瘘,以及产气菌尿路感染等。

(四)尿比密和尿渗量

尿液与同体积纯水的重量之比为尿比密(specific gravity of urine),它受尿中水分、温度、晶体和胶体性溶质多少和性质的影响。尿渗量是反映尿液中溶质微粒的总数目,与溶质分子量、微粒体积无关,主要受晶体性溶质(99% 是 NaCl)影响,能真正反映肾脏的水盐代谢功能。婴儿尿渗透量为 50~600mOsm/kg H_2O,随年龄增长逐渐增高;1 岁接近成人水平,儿童通常为 500~800mOsm/kg H_2O,尿比密范围为 1.003~1.030,通常为 1.011~1.025。

1. 高渗尿　尿渗量 >800mOsm/kg H_2O,尿比密大于 1.030,见于脱水、糖尿病及心功能不全和肾病综合征等的少尿。

2. 等渗尿　尿渗量等于血浆渗量(约 400mOsm/kg H_2O),比密约为 1.011,此为等渗尿,见于急性或慢性肾衰竭。

3. 低渗尿　尿渗透量在 200mOms/kg H_2O,尿比密小于 1.003,见于神经性多尿、中枢或肾性尿崩症。

三、尿液化学成分检查

(一)尿酸碱度(pH值)检查

正常尿液一般为弱酸性,不同种类食物可影响酸度。多进食蛋白质,因其含磷、硫多,尿呈酸性;多食蔬菜,因其含钾、镁多,尿呈碱性。pH 值的变动范围是 4.6~8.0。尿路感染治疗时宜保持酸性尿,尿酸盐结石治疗时宜保持碱性尿。监测尿液酸度,对调整用药尤为有用。

1. 酸性尿　正常在多食肉类及蛋白质、剧烈运动出汗后,体内蛋白质分解旺盛时出现。异常见于肾炎或糖尿病、热性病、酸中毒等。

2. 碱性尿　正常在食用蔬菜、水果过多,服用氯化铵或碳酸氢钠后出现。异常见于膀胱炎、肾盂肾炎、脓尿、血尿或肾小球滤过功能正常而肾小管保碱能力丧失时。

(二)尿蛋白检查

正常健康小儿在尿中可排出微量蛋白,包括白蛋白、糖蛋白、脂蛋白、β_2- 微球蛋白(β_2-MG)等,约一半来自血浆,其余为脱落上皮细胞、细菌、腺体分泌物及肾小管分泌的 Tamm-Horsfall 黏蛋白(THP)。正常排泄量约为 30~100mg/d,定性检查为阴性,当超过 150~200mg/d 时为异常。正常儿童尿中所含蛋白质,依其分子量的大小可分三组。

第一组：分子量 >9 万的蛋白质。含量极微,包括由肾小管分泌而来的 SIgA 和由髓祥升支及远曲小管上皮细胞所分泌的 THP。

第二组：分子量介于 4 万 ~9 万之间的蛋白质。包括血浆中大部分蛋白质,但以白蛋白为主,占尿中蛋白质总量的 1/2~2/3。

第三组：分子量 <4 万的低分子量蛋白质。因大部分已被重吸收含量极少,包括免疫球蛋白 Fc 段、α_1-微球蛋白(α_1-MG)、β_2-MG、自由轻链和溶菌酶等。

1. 参考值　尿蛋白定性试验：阴性；尿蛋白定量试验：<0.1g/L 或小于等于 0.15g/24h。

2. 临床意义

（1）肾小球性蛋白尿（glomerular proteinuria）：肾小球因受到炎症、毒素等的损害,引起肾小球毛细血管壁通透性增加。滤出较多的血浆蛋白,超过了肾小管重吸收能力所形成的蛋白尿,称为肾小球性蛋白尿。形成蛋白尿的机制除肾小球滤过膜的空间构型改变导致"孔径"增大外,还与肾小球滤过膜的各层特别是足突细胞层的唾液酸减少或消失,以致静电屏障作用减弱有关。蛋白电泳检查漏出的蛋白质中白蛋白占 70%~80%,β_2-MG 可轻度增多。此型蛋白尿中尿蛋白含量常大于 2g/24h,主要见于肾小球疾病如急性肾小球肾炎、某些继发性肾脏病变如糖尿病肾病、免疫复合物病如红斑狼疮性肾病等。此外,功能性蛋白尿、体位性蛋白尿产生的机制也与此相关。

（2）肾小管性蛋白尿（tubular proteinuria）：由于炎症或中毒引起的近曲小管对低分子量蛋白质的重吸收功能减退而出现以低分子量蛋白质为主的蛋白尿,称为肾小管性蛋白尿。通过尿蛋白电泳及免疫化学方法检查,发现尿中以 β_2-MG、溶菌酶等增多为主,白蛋白正常或轻度增多,单纯性肾小管性蛋白尿,尿蛋白含量较低,一般低于 1g/24h。此型蛋白尿常见于肾盂肾炎、间质性肾炎、肾小管性酸中毒、重金属中毒,应用庆大毒素、多黏菌素B 及肾移植术后等。尿中 β_2-MG 与白蛋白的比值的检查有助于区别肾小球与肾小管性蛋白尿。

（3）混合性蛋白尿（mixed proteinuria）：肾脏病变如果同时累及肾小球及肾小管所产生的蛋白尿称为混合性蛋白尿。在尿蛋白电泳的图谱中显示低分子量的 β_2-MG 及中分子量的白蛋白同时增多,而大分子量的蛋白质较少。

（4）溢出性蛋白尿（overflow proteinuria）：主要指血液循环中出现大量低子量（分子量小于 4.5 万）的蛋白质如本周蛋白。血浆肌红蛋白（分子量为 1.4 万）增多超过肾小管重吸收的极限,并在尿中大量出现时称为肌红蛋白尿,为溢出性蛋白尿,可见于骨骼肌严重创伤及大面积心肌梗死等。

（5）偶然性蛋白尿（accidental proteinutia）：当尿中混有多量血、脓、黏液等成分而导致蛋白定性试验阳性时称为偶然性蛋白尿。主要见于泌尿道炎症、出血及在尿中混入阴道分泌物等,一般并不伴有肾脏本身的损害。

（6）生理性蛋白尿或无症状性蛋白尿：指由于各种体内外环境因素对机体的影响而导致的尿蛋白含量增多,可分为功能性蛋白尿及体位性（直立性）蛋白尿。

1）功能性蛋白尿（functional proteinuria）指机体在剧烈运动、发热、低温刺激、精神紧张、交感神经兴奋等所致的暂时性、轻度性的蛋白尿。其形成机制可能与上述原因造成肾血管痉挛或充血而使肾小球毛细血管壁的通透性增加所致,当诱发因素消失时,尿蛋白也迅速消失。生理性蛋白尿定性一般不超过（+）,定量小于 0.5g/24h,多见于青少年期。

2）体位性蛋白尿（postural proteinuria）又称为直立性蛋白尿（orthostatic proteinuria）,指

由于直立体位或腰部前突时引起的蛋白尿。其特点为卧床时尿蛋白定性为阴性,起床活动若干时间后即可出现蛋白尿,尿蛋白定性可达(++)甚至(+++),而平卧后又转成阴性,常见于青少年,可随年龄增长而消失。此种蛋白尿的发生机制可能与直立时前突的脊柱压迫肾静脉,或直立位时肾的位置向下移动,使肾静脉扭曲而致肾脏处于瘀血状态,淋巴、血流受阻有关。

(三)尿糖检查

1. 尿糖定性检查 正常小儿尿中可有微量葡萄糖,含量为 0.56~5.0mmol/24h,或 <2.8mmol/L,定性试验阴性。当血中葡萄糖浓度增高超过肾糖阈(>8.88mmol/L,或 >160mg/dl)时,尿葡萄糖定性为阳性,称为葡萄糖尿(glucosuria)。

2. 尿糖定量检查 定量测定尿液中葡萄糖含量能为临床提供准确的信息。以往的铜还原测定法由于受较多因素的影响,特异性差,试验中任何还原剂如维生素 C 等,均可影响结果,误差可达 20%,故已被淘汰。目前替代方法有葡萄糖氧化酶测定法及邻甲苯胺葡萄糖测定法。新生儿 <1.1mmol/L(<20mg/d),儿童 <0.28mmol/L(<5mg/d)。

3. 临床意义

(1)生理性糖尿:多见于进食大量碳水化合物,特别是葡萄糖后引起暂时血糖升高,尿糖可阳性。

(2)应激性糖尿:多见于颅脑外伤、脑血管意外、大面积烧伤、急性心肌梗死等所致肾上腺素或胰高血糖素分泌增加,引起血糖一过性升高,尿糖阳性。

(3)血糖增高性糖尿:最常见于糖尿病,故尿糖检查可用于糖尿病的筛查,尤其是餐后2 小时尿糖异常有助于糖尿病的早期诊断。此外库欣病、巨人症、嗜铬细胞瘤、甲状腺功能亢进、半乳糖血症、果糖不耐症、乳糖不耐症等亦可出现糖尿。

(4)血糖正常性糖尿:也称肾性糖尿,是因近曲小管对葡萄糖重吸收能力减低所致。见于严重感染的一过性糖尿、各种肾性糖尿病、周期性呕吐、药物中毒、CO 中毒、胱氨酸尿症、Fanconi 综合征、Lowe 综合征、Wilson 病等。新生儿因肾小管功能不完善也可出现血糖正常性糖尿。此外,某些糖代谢异常的遗传性疾病也可致某种糖代谢产物超过肾阈而在尿中出现,形成相应的糖尿,如果糖尿、半乳糖尿、乳糖尿、甘露糖尿等。

(四)尿酮体检查

酮体(ketone body)包括丙酮、乙酰乙酸、β-羟丁酸,为人体利用脂肪氧化物产生的中间代谢产物,正常人产生的酮体很快被利用,在血中含量极微,为 2.0~4.0mg/L,其中乙酰乙酸、β-羟丁酸、丙酮约各占 20%、78%、2%。尿中酮体(以丙酮计)约为 50mg/24h。定性测试正常值为阴性。但在饥饿、各种原因引起的糖代谢障碍、脂分解增加及糖尿病酸中毒时,因体内产生酮体的速度大于组织利用速度时,可出现酮血症,继而发生酮尿(ketonuria,KET)。

临床上尿酮体检测阳性常见于糖尿病性酮尿和非糖尿病性酮尿 2 种。

1. 糖尿病性酮尿 常伴有酮症酸中毒,酮尿是糖尿病性昏迷的前期指标,此时多伴有高糖血症和糖尿,而对接受苯乙双胍等双胍类药物治疗者,虽然出现酮尿,但血糖、尿糖正常。

2. 非糖尿病性酮尿 高热、严重呕吐、腹泻、长期饥饿、禁食、过分节食、妊娠剧吐、酒精性肝炎、肝硬化等,因糖代谢障碍而出现酮尿。

（五）尿胆色素检查

尿中胆色素包括尿胆红素（bilirubin）、尿胆原（urobilinogen）及尿胆素（urobilin），俗称尿三胆。由于送检的多为新鲜尿，尿胆原尚未氧化成尿胆素，故多查前两者，俗称尿二胆，是目前临床上常用的检测项目，常用检测方法是试纸条法。尿胆红素定性检测正常时为阴性，定量≤2mg/L；尿胆原定性检测正常时为阴性或弱阳性，定量≤10mg/L。

尿胆红素检测增高见于：①急性黄疸性肝炎、阻塞性黄疸。②门脉周围炎、纤维化及药物所致的胆汁淤积。③先天性高胆红素血症 Dubin-Johnson 综合征和 Rotor 综合征。尿胆原检测增高见于肝细胞性黄疸和溶血性黄疸；尿胆原减少见于阻塞性黄疸。

（六）尿液氨基酸检查

氨基酸尿是指尿中排出一种或数种氨基酸，其量超过正常范围。引起氨基酸尿的原因很多，绝大多数见于遗传性疾病，或药物或毒物的肾损害。临床将氨基酸尿分为两大类：一是溢出性氨基酸尿，是指血液氨基酸增加，超过肾小管重吸收能力而引起氨基酸尿；二是肾性氨基酸尿，是因肾小管重吸收能力缺陷所引起的氨基酸尿。尿中氨基酸以甘氨酸、组氨酸、赖氨酸、丝氨酸及牛磺酸等为主。排泄量在年龄组上存在较大差异，某些氨基酸尿儿童的排出量高于成人，可能由于儿童肾小管发育尚未成熟，重吸收减少所致。

1. 胱氨酸尿（cystinuria） 常见于先天性代谢病，常因患儿肾小管对胱氨酸、赖氨酸、精氨酸和鸟氨酸的重吸收障碍而导致尿中这些氨基酸排出量的增加所致。由于胱氨酸难于溶解，易达到饱和，故易析出而形成结晶，反复发生结石、尿路梗阻和合并尿路感染，严重者可形成肾盂积水、梗阻性肾病，最终可导致肾衰竭。尿中胱氨酸大于100mg/24h时，尿沉渣可发现特异六角形胱氨酸结晶，实验室诊断可用显微镜检查结晶及结石粉末或将尿液作氰化物硝基氰酸盐定性反应。尿胱氨酸定性检测正常时为阴性或者弱阳性，定量检测为 83~830μmol（10~100mg）/24h 尿。尿胱氨酸检测明显异常多见于胱氨酸尿症。

2. 苯丙酮尿 苯丙酮尿症（phenylketonuria, PKU）常见于先天性常染色隐性遗传性的氨基酸代谢紊乱病。是因肝内缺乏苯丙氨酸羟化酶，不能使苯丙氨酸转化为酪氨酸，使苯丙酸所致的游离苯丙氨酸及苯丙酮酸在血中和脑脊液中蓄积，引起婴儿脑细胞的损害，导致患儿智力发育不全。尿中排出苯丙酮酸增加，有种特殊气味。苯丙酮酸定性检测正常时为阴性，阳性结果见于苯丙酮尿症。

3. 酪氨酸尿（tyrosinuria） 当人体缺乏对羟基苯丙酮酸氧化酶及酪氨酸转氨酶时，尿中对羟基苯丙酮酸及酪氨酸显著增加。可见于某些遗传代谢病，临床表现为结节性肝硬化、腹部膨大、脾大、多发性肾小管功能障碍等。酪氨酸尿可用亚硝基萘酚进行定性检测，正常时为阴性。

四、尿沉渣显微镜检查

尿沉渣检测是对尿液离心沉淀物中有形成分的鉴定。检测方法：取新鲜混匀的尿液10ml 于离心管内以 1 500r/min 离心 5 分钟，弃去上清液，留取 0.2ml 沉渣液，混匀后检查尿细胞有形成分。

（一）尿细胞成分检查

1. 红细胞 正常小儿尿中红细胞，随意一次尿为 0~ 偶见 /HP，离心沉淀后定量计数为 <5/μl，镜检法为 0~3/HP（平均每高倍视野 0.4~1.0 个），如每高倍视野可见 1~2 个为增

多，≥3/HP 为镜下血尿，>50/HP 多为肉眼血尿。肾小球源性血尿，红细胞大小、形态、血红蛋白含量及分布可有多种改变，构成变形红细胞血尿。采用相差显微镜更易明确诊断。肾以下部位出血时，红细胞形态基本正常，称均一红细胞性血尿。

病理性血尿见于：①肾脏疾病，如各类肾小球肾炎、肾盂肾炎、溶血尿毒综合征、肾静脉血栓症、休克肾、肾结核、肿瘤、结石、外伤和肾畸形等；②泌尿道疾病，如尿路结石、损伤、出血性膀胱炎等；③泌尿系外疾病，如血友病、心功能不全、全身感染、过敏及剧烈运动等。

2. 白细胞　尿中白细胞除肾移植排异反应和急性淋巴细胞白血病时可见到大量淋巴细胞外，一般主要为中性多形核粒细胞。随意一次尿白细胞为 0~1/HP，离心沉淀后定量计数法为男性 <10/μl，女性 <50/μl，镜检法为 0~5/HP（平均每高倍视野 0.6~2.1 个），如 >5/HP 为增多。尿中白细胞增多见于尿路感染，如膀胱尿道炎、肾盂肾炎、肾脓肿。此外，在麻疹、病毒性上呼吸道感染，系统性红斑狼疮（SLE），皮肤黏膜淋巴结综合征及肾小球肾炎时，尿中白细胞也可增多，但很少达到细菌性炎症的程度。在慢性肾盂肾炎伴肾小管浓缩功能障碍时，由于尿液低渗可致白细胞破坏而检出率降低。

3. 吞噬细胞　比白细胞大，为含吞噬物的中性粒细胞，可见于泌尿道急性炎症如急性肾盂肾炎、膀胱炎、尿道炎等，且常伴有白细胞增多。

4. 上皮细胞　整个泌尿通路的黏膜除近尿道口处为复层鳞状上皮所被覆外，其余部位均属移行上皮，正常小儿尿中偶见鳞状上皮和移行上皮，尤其女孩鳞状上皮常来自外阴部及阴道。于膀胱尿道炎、肾盂肾炎时可见较多移行上皮并伴有多量白细胞。正常尿中不应见到肾小管上皮细胞，在尿中出现说明有肾实质损害，见于急进性肾小球肾炎、肾小管损伤、急性肾小管坏死利尿期，肾移植术后排异反应。肾小管上皮细胞对估计肾炎的活动性，以及泌尿系疾病定位有一定的价值。

（二）尿管型检查

管型（casts）是尿液中的蛋白质在肾小管、集合管内凝固而形成的一种柱状物结构，是尿沉渣检查的重要内容。病理情况下，肾小球基底膜通透性增加，Tamm-Horsfall 蛋白、血浆蛋白、肾小管分泌物、变性的肾小管上皮细胞、白细胞、红细胞及其崩解物在肾小管腔内凝聚、沉淀，形成管型。管型尿的出现往往提示肾有实质性损害。管型形成的条件为：①蛋白质的存在；②尿流缓慢，尿液充分酸化及尿液的高度浓缩；③有局部性尿液积滞；④有可供交替使用的肾单位。

正常情况下，分子量 <4 万的蛋白质可以通过肾小球滤过膜，原尿中的蛋白质（如 β_2-MG、溶菌酶等）、白蛋白及各种球蛋白含量很少。经肾小球滤过的 95% 蛋白质在经过近曲小管时又被重吸收，因此正常人终尿中蛋白含量极少（<150mg/d），临床上定性检查一般不能测出。正常人尿中偶可见透明管型。当肾脏出现病变时，可在尿中检出其他管型，根据所含物质不同可大致分为以下几种：

1. 透明管型　是尿沉渣中最常见的管型，为无色透明，内部结构均匀的圆柱状体，顶端常常钝圆，偶尔内含少许细颗粒，折光性弱，需要在弱光下观察，借助位相镜能容易识别透明管型。尿液久置后，透明管型皱折、弯曲、形态不典型，需要认真观察。若尿液中有细菌繁殖产氨，尿液被碱化，透明管型会溶解破坏。透明管型可出现于正常尿液中，正常人清晨浓尿中亦可见到，儿童较成人多见。临床出现蛋白尿时透明管型增多，常见于各种肾小球疾病。当肾脏有轻度或暂时性功能改变时，如剧烈运动、高热、直立性蛋白尿、情绪激动、全身麻醉及心功能不全等,尿中可检出少量透明管型。

2. 细胞管型 红细胞管型(几乎)仅在异形血尿中检出,管型内红细胞多为变形的(异形红细胞)。当红细胞蜕变成红棕色的颗粒后,管型称血液管型。这两类管型经联苯胺染色后,可表现为管型内充满红细胞、不同比例的红细胞和红细胞碎片颗粒或全为红细胞碎片颗粒三种形式。用非染色光镜检查或位相镜检查,红细胞管型和血液管型呈红棕色、棕色,甚至无色。表明血尿的来源在肾小管和肾小球。

白细胞管型内含几个以上的白细胞(或脓球),或充满白细胞(或脓球)。如果细胞完整、核清楚,不染色光镜可以识别。当白细胞不清楚,核有融合(出现蜕变),可借助位相镜或超活染色识别。巴氏染色对区别白细胞管型与肾小管上皮细胞管型很有帮助。提示肾脏感染,常见于肾盂肾炎、狼疮性肾炎及间质性肾炎,也可见于急性肾炎(AGN)、肾病综合征(NS)等。若尿内有较多此类管型时,更具有诊断价值,可作为区别肾盂肾炎及下尿路感染的依据。如尿内大量出现上皮细胞管型,表明肾小管有活动性病变,可见于肾小球肾炎,常与颗粒管型、透明管型或红细胞管型、白细胞管型并存。

3. 颗粒管型 指管型基质中含有较多颗粒,颗粒大小不等,形状、折光性不一。颗粒为各种细胞的崩解产物及凝聚的蛋白质等。有些颗粒性质要借助特殊染色鉴别,如免疫荧光染色可以鉴别免疫球蛋白成分,联苯胺染色可以鉴别红细胞源性颗粒,巴氏染色能较好地从颗粒管型中识别血液管型等,颗粒管型呈灰色、橙色或蓝绿色,而血液管型呈深红色或红橙色。如管型中含有1~2个某种细胞,常提示颗粒为该种细胞源性结构。颗粒管型意味着在蛋白尿的同时有肾小管上皮细胞的退变、坏死,多见于各种肾小球疾病及肾小管的毒性损伤,有时也可出现于正常人尿中,特别是剧烈运动之后,如经常反复出现,则属异常。

4. 混合管型 指管型内同时含有细胞及其他成分。巴氏染色有助于此类管型的识别。常见于肾移植后急性血管排斥反应、缺血性肾坏死、肾梗死等。在急性排斥反应时,可见到肾小管上皮细胞和淋巴细胞的混合管型。

5. 脂肪管型 可见大小不等折光性很强的脂肪滴,亦可能嵌入含有脂肪滴的肾小管上皮细胞,为肾小管损伤后上皮细胞脂肪变性所致,可用脂肪染色鉴别。常可见于慢性肾炎,尤其是肾病综合征。

6. 蜡样管型 常呈蜡黄色、浅灰色或无色,有折光性,质较厚,外形较宽,易断裂,边缘常有缺口,有的中段分节或呈扭曲状。可由细颗粒管型逐渐演变而来,也可由淀粉样变性的上皮细胞溶解后逐渐形成。此种管型提示局部肾单位有长期阻塞、少尿或无尿现象存在,说明肾病变严重,预后差。常见于慢性肾小球肾炎晚期、尿毒症期、肾病综合征、肾功能不全及肾淀粉样变。亦可见于肾小管炎症和变性、肾移植排斥反应等。

7. 结晶管型 指管型透明基质中含尿酸盐或草酸盐等结晶。临床意义类似相应的结晶尿。

8. 细菌管型 指管型的透明基质中含有大量细菌。普通光镜下,此类管型是一种颗粒管型,借助于位相镜和干涉显微镜仔细检查,可以识别。革兰氏染色、巴氏染色可加以鉴别。常见于肾脏有细菌感染,主要是急性肾盂肾炎,尿液中常同时出现白细胞增多。

9. 肾功能不全管型 是常见管型宽度的2~6倍,管型基质可以是透明基质、纤维蛋白、颗粒、血液(细胞)成分、肾小管上皮细胞或蜡样基质等,最常见的是宽大的蜡样管型。急性肾功能不全患者,在多尿早期,此类管型可以大量出现,随着肾功能的改善,可逐渐减少而消失。在慢性肾功能不全时,尿中出现此类管型,提示预后不良。

（三）尿结晶检查

尿中出现结晶（crystal）称晶体尿（crystalluria）。尿液中出现结晶取决于尿液酸度、温度、胶体状态及该结晶在尿中的浓度。在众多的盐类结晶中，有病理意义的有胱氨酸结晶，见于胱氨酸病；亮氨酸和酪氨酸结晶，见于急性黄色肝萎缩等肝细胞有自溶性变化时；胆红素结晶偶见于阻塞性黄疸；胆固醇结晶偶见于肾淀粉样变性和脂肪变性，磷酸钙、尿酸铵可见于泌尿道慢性炎症，其他盐类结晶多无临床意义，但若经常大量出现并伴镜下血尿时应考虑结石的可能。

（四）尿液细胞及管型的计数

1. Addis 计数 传统的 Addis 计数为测定夜间 12 小时尿液中有形成分的数量，其参考值为管型 0~5 000 个 /12h 尿，红细胞 0~50 万个 /12h 尿，白细胞（含小圆上皮细胞）0~100 万个 /12h 尿。由于留取 12 小时尿比较麻烦且影响因素较多，目前多采用收集清晨 3 小时尿，计算 1 小时尿有形成分排泄率。尿路感染时白细胞排泄率增加，急性肾炎时红细胞（RBC）排泄率增加，各类肾炎患者尿中细胞和管型均会有不同程度升高。

2. 1 小时尿中有形成分计数 准确留取 3 小时全部尿液，将沉渣中红细胞、白细胞及管型分别计数，再换算成 1 小时的排出数。比留取 12 小时尿简便，不必加防腐剂，对有形成分计数影响小。检查时患者可照常生活，不限制饮食，但不能超量饮水。

五、早期肾损伤的检查

肾损伤一般是指各种致病因素造成的肾小球或肾小管功能障碍，也是许多疾病发展到一定阶段所带来的严重并发症。早期症状隐匿，临床体征与常规检测指标多不典型，早期难以发现而延误病情。近年来，随着多种损伤标志物被发现，相关检测手段和方法的不断改进。肾脏功能主要指肾小球滤过功能，肾小管重吸收、排泌和酸化功能，对儿科疾病的早期诊断具有重要的临床实用价值。目前，早期肾损伤的标志物主要有以下几种：

（一）肾小球标志物

1. 免疫球蛋白（IgG） 由浆细胞合成，在人体血清中含有大量的球蛋白，由于颗粒较大，不易通过肾小球滤过膜，一旦肾小球出现损伤病变，则尿液中球蛋白数量就会大大增加而出现蛋白尿。

2. 尿微量白蛋白（m-ALB） 相对分子量 68×10^3，为中分子肾小球性蛋白质，是目前公认反映糖尿病肾损伤的敏感指标，可反映肾小球基底膜的通透性。

3. 尿转铁蛋白（TRF） 相对分子量虽为 7.7×10^3，但分子半径小，所带负电荷明显小于 m-ALB，更易通过损伤的基底膜。

因此，尿中 IgG、RBP、m-ALB 都可以作为肾小球受损的标志物，其变化能反映出肾小球的损伤程度。

（二）肾小管标志物

肾小管功能是肾脏功能的重要组成部分。近年来，许多以肾小管受损为主要表现的疾病越来越被临床所重视，α_1-MG、β_2-MG、视黄醇结合蛋白（RBP）均是通过肾小球滤过的低分子量蛋白质，几乎全部被近曲肾小管重吸收，反映了肾小管的重吸收功能。

1. 视黄醇结合蛋白（RBP） 人体正常的尿液 RBP 含量很少，而一旦肾小管发生病变，这种物质的含量就会骤然升高，且这种物质在酸性尿液中比较稳定，可以作为检验选择性肾小管损伤的标志物。

2. α₁- 微球蛋白（α₁-MG）　尿 α_1-MG 是一种低分子糖蛋白,游离 α_1-MG 能自由通过肾小球滤膜,绝大部分在近曲小管被重吸收或降解。当肾小管受损时,尿中 α_1-MG 增高。

3. β₂- 微球蛋白（β₂-MG）　β_2-MG 是一种多肽分子蛋白质,在人体的有核细胞中普遍存在,它由淋巴细胞合成,经过肾小球滤过。如果血中 β_2-MG 含量增高,说明肾小球对其滤过能力下降,说明肾小管对其吸收能力可能出现障碍。

4. 白蛋白（ALB）　白蛋白是一种中分子蛋白质,其分子量约 7 万,肾小球未发生病变时,在其基底膜上带有负电荷,有微孔,对血液中带有正电荷的中分子和大分子蛋白有滤过作用。正常人尿液中所含蛋白质数量很低,一旦肾小管发生病变,肾小球的负电荷减少,孔变大,对中小分子的吸附、滤过能力下降,导致大量的白蛋白滤出,尿中白蛋白增加。

（三）尿酶

1. N- 乙酰 -β₂-D- 氨基葡萄糖苷酶（NAG）　来源于近端肾小管上皮细胞的溶酶体,当肾脏实质性病变时,肾小管上皮细胞的破坏可使尿中 NAG 活性显著增高,甚至高于正常人的 1 200 倍,对于肾小管间质病变 NAG 是一个灵敏而特异性较强的反映肾实质损伤的指标。

2. 尿中性肽链内切酶（NEP）　是近年来备受关注的肾小管尿液标志物,一般分布于近端肾小管上皮刷状缘膜上,肾小球和远端肾小管不存在。NEP 的量实际反映了近端小管顶端残留的未受损的刷状缘的比例。

3. 尿中海藻糖酶　是一种肾损伤早期灵敏而特异的指标,人海藻糖酶只产生于近端肾小管和肠黏膜上皮细胞,是一种糖蛋白水解酶类,在反映近端肾小管损伤时具有器官特异性、作用底物特异性、正常尿中活性低、生理活性稳定等特点,具有较高的特异性和敏感性。

（四）血清半胱氨酸蛋白酶抑制剂 C（cystatin C）

半胱氨酸蛋白酶抑制剂 C（简称胱抑素 C）是一种碱性非糖化相对小分子（分子量 13kDa）的分泌性蛋白质,由机体所有的有核细胞以恒定速率产生,其合成不受肌肉量和急性反应等因素影响,血中胱抑素 C 自由经肾小球滤过后,由近曲肾小管细胞重新吸收并迅速分解代谢,不进入血液循环。由于其相对分子质量小,带正电荷,因而更易反映肾小球滤过膜通透性的早期变化。当肾小球滤过率下降时,血清胱抑素 C 比 Ccr 先一步升高。更有研究表明胱抑素 C 几乎不受年龄、性别、肿瘤、内分泌等影响,而 Ccr 至成年后还稳定上升。尿中胱抑素 C 浓度很低,不必用计算肌酐清除率的公式计算胱抑素 C 清除率,因此,尿胱抑素 C 浓度还可以作为肾小管指标,其敏感性和特异性不亚于 RBP。

六、尿液细菌学（urine bacteriology）检查

尿液细菌学检查对尿路感染的诊断有决定意义,并通过药敏试验可选择有效的抗菌药物,也可对疗效进行判断。正常情况下,尿液自形成至储存于膀胱这一阶段是没有细菌的,但在收集标本和检验过程中,因无菌手段不严格,细菌可自外生殖器、空气和不洁器皿污染标本,影响检查结果。因此,应采用严格无菌方法收集和检验标本,标本收集后应立即检查。用于细菌学检查的尿液标本采集法通常有中段尿法、膀胱穿刺法和导尿法。由于夜间尿在尿路中停留时间较长,阳性标本者细菌数量会最多,易于检出,因此采用晨尿最为适宜。

（一）尿液镜检

1. 尿沉渣涂片　取晨尿 10ml 加入无菌刻度离心管中,1 500r/min 离心 10 分钟,弃上清液 9.5ml,将沉渣液摇匀,从中取出两份各 0.1ml,涂布在两张消毒玻片上。其中一张加 20mm×20mm 盖玻片,用 400 倍镜检查,如确定有细菌,应再用油镜检查有无动力;另一张

涂片待干后,用革兰氏染色镜检。

2. 新鲜尿液直接涂片　取新鲜尿一滴直接涂于消毒玻片上镜检。

3. 临床意义

(1)中段尿沉渣涂片,不染色镜检或革兰氏染色镜检,每个视野见到 2 个以上的细菌者,均被认为是有意义的细菌尿(含细菌 $>10^5$/ml 尿液)。其检查可靠性为 80%~90%,而且简便快速。

(2)不离心尿直接涂片,只要见到 1 个细菌,即可考虑细菌尿。

(3)在尿液中找到细菌,多表示有尿路炎症,同时也能见到白细胞和上皮细胞增多。镜检细菌阳性应同时做尿培养证实和细菌分类。

(二)尿液细菌培养(bacterial culture)

取离心沉淀物,按一般细菌培养,结核分枝杆菌培养,或厌氧菌培养等不同要求培养,阳性者进一步做药敏试验。

尿中常见致病菌有:①革兰氏阳性球菌:金黄色葡萄球菌、表皮葡萄球菌、肠球菌、厌氧性链球菌等;②革兰氏阳性杆菌:结核分枝杆菌;③革兰氏阴性球菌:淋病奈瑟菌;④革兰氏阴性杆菌:大肠埃希菌、变形杆菌、产气肠杆菌、铜绿假单胞菌、伤寒杆菌、副伤寒杆菌、肺炎克雷伯菌;⑤真菌(革兰氏阳性)。

(白海涛　曾秀雅)

第二节　肾功能检查

肾脏是人体重要的生命器官,其主要的生理功能主要体现在两个方面:一是排泄功能,通过肾小球的滤过功能与肾小管的重吸收功能来排出机体产生的代谢产物,如尿素、肌酐、肌酸、马尿酸、苯甲酸等,调节水、电解质和酸碱平衡,维持机体内环境的稳定;二是内分泌功能,通过自分泌、旁分泌和胞分泌的方式产生近 10 种激素和生物活性物质,包括血管活性肽和非血管活性激素,前者包括肾素、血管紧张素、激肽释放酶 - 激肽系统、内皮素、前列腺素、白三烯等花生四烯酸代谢物质,后者包括 1, 25-(OH)$_2$D$_3$ 和促红细胞生成素等。肾功能检查对肾脏病的诊断、病情判断、治疗和预后都具有重要的指导意义。

一、肾小球功能检查

肾小球滤过率(GFR)是反映其滤过功能的客观指标,也是肾功能分期的重要依据。GFR 是指单位时间(分钟)内从双肾滤过的血浆毫升数,临床常用清除率来表示 GFR。清除率即每分钟有多少血中的 x 物质被肾小球滤过清除(Cx),当 x 物质在肾小管既不被重吸收也无排泌,则 GFB=Cx。多年来,人们一直在不断寻找理想的滤过标志物,标志物分为外源性和内源性两种。外源性标志物包括菊粉、同位素标记物、三碘三酰苯(iohexol)等,内源性标志物包括尿素氮(BUN)、肌酐(Cr)及低分子量蛋白如胱抑素 C、β$_2$-MG 等。外源性标志物菊粉清除率因检测烦琐昂贵,仅用于科研。目前临床主要通过检测同位素标记物和内源性标志物测定 GFR。内源性标志物的测定主要通过以下方法:

(一)内生肌酐清除率

血肌酐(creatinine, Cr)包括内生肌酐(体内肌酸分解而来,生成量恒定,男性每日约产生 25mg/kg，女性约产生 18mg/kg）和外源性肌酐（来自摄入的鱼、肉类食物）。如在严格控制饮食条件和肌肉活动相对稳定的情况下，血 Cr 的生成量和尿的排出量较恒定，其含量的变化主要受内源性肌酐的影响，而且肌酐分子量为 113，大部分从肾小球滤过，不被肾小管重吸收，排泌量很少，是较好反映肾小球滤过率的试验指标，故肾单位时间内把若干毫升血液中的内在肌酐全部清除出去，称为内生肌酐清除率（endogenous creatinine clearance rate，Ccr）。Ccr 的测定方法常用有尿肌酐计算法和血肌酐计算法，后者不适用于儿童。

1. 标准 24 小时留尿计算法 患者连续 3 天进低蛋白饮食（<40g/d），并禁食肉类（无肌酐饮食），避免剧烈运动。于第 4 天留取患者 24 小时记尿量，测尿肌酐（Ucr）及空腹血清肌酐（Scr），然后用下列公式计算 Ccr（ml/min）：

$$Ccr = \frac{尿肌酐浓度（\mu mol/L）\times 每分钟尿量（ml/min）}{血浆肌酐浓度（\mu mol/L）}$$

如果此检测值再用标准体表面积矫正，则可获得更精确结果。矫正 Ccr［ml/（min·1.73m^2）］的计算公式如下：

$$Ccr = \frac{尿肌酐（\mu mol/L）\times 每分钟尿量（ml/min）}{血肌酐浓度（\mu mol/L）} \times \frac{标准体表面积}{患者体表面积}$$

2. 4 小时留尿改良法 在严格控制条件下，24 小时内血浆和尿液肌酐含量较恒定，为临床应用方便，故可用 4 小时尿及空腹一次性取血进行肌酐测定，先计算每分钟尿量（ml/min），再按上述公式计算清除率。

3. 临床意义 Ccr 是判断肾小球损害的敏感指标。因肾有强大的储备能力，当 GFR 降低到正常值的 50% 时，Ccr 测定值可低至 50ml/min，而血肌酐、尿素氮测定仍可在正常范围，故 Ccr 是较早反映 GFR 的敏感指标，临床常用 Ccr 代替 GFR，能较客观地评估肾功能的损害程度。但是，Ccr 的检测值常常受诸多因素影响：①内生肌酐可受肌肉容积的影响，慢性肾衰竭肌肉萎缩的患者体内肌酸代谢减弱，生成肌酐减少，将影响 Ccr 检验结果；②肾小球功能严重损害时，部分血清肌酐仍从肾小管排泌，致使所获 Ccr 值比实际 GFR 高；③Ccr 检验结果还受到患者留尿依从性及尿肌酐测定准确性的影响，容易出现误差。

（二）内源性标志物

1. 血肌酐 GFR 降低超过 1/3 时，血 Cr 才会上升，因此其敏感性较血尿素氮好，但并非早期诊断指标。参考值：全血 Cr 为 88.4~176.8μmol/L；血清或血浆 Cr，男性 53~106μmol/L，女性 44~97μmol/L。

血 Cr 增高见于各种原因引起的肾小球滤过功能减退，血肌酐进行性明显升高为器质性损害的指标，慢性肾衰竭时血 Cr 升高程度与病变严重性相一致。器质性肾衰竭时血 Cr 常超过 200μmol/L，BUN 与 Cr 同时增高，BUN/Cr ≤10∶1。肾前性少尿，如心衰、脱水、肝肾综合征、肾病综合征等所致的有效血容量下降，使肾血流量减少，血肌酐浓度上升多不超过 200μmol/L，而 BUN 上升较快，BUN/Cr 常 >10∶1。

2. 血尿素氮测定 血尿素氮（blood urea nitrogen，BUN）是蛋白质代谢的终末产物，其生成量取决于饮食中蛋白质摄入量、组织蛋白质分解代谢及肝功能状况。尿素主要经肾小球滤过随尿排出，正常情况下 30%~40% 被肾小管重吸收，肾小管有少量排泌，当肾实质受损害时，GFR 降低，致使血浓度增加。

参考值：成人 3.2~7.1mmol/L；婴儿、儿童 1.8~6.5mmol/L。

血中尿素氮增高见于：①器质性肾功能损害：肾小球滤过功能必须下降到正常的一半时，BUN 才会升高。②肾前性少尿：如严重脱水、大量腹水、心脏循环功能衰竭、肝肾综合征等导致的血容量不足、肾血流量减少灌注时 BUN 可升高，但肌酐升高不明显，BUN/Cr（mg/dl）>10∶1，称为肾前性氮质血症。③蛋白质分解或摄入过多：如急性传染病、高热、上消化道大出血、大面积烧伤、严重创伤、大手术后和甲状腺功能亢进、高蛋白饮食等可致血BUN 升高，但血 Cr 一般不升高。

3. 血 β_2- 微球蛋白测定 β_2- 微球蛋白（β_2-microglobulin，β_2-MG）分子量为 11.8kDa 的低分子蛋白，是体内有核细胞包括淋巴细胞、血小板、多形核白细胞产生的一种小分子球蛋白，广泛存在于血浆、尿、脑脊液、唾液及初乳中。正常人血中 β_2-MG 浓度很低，经肾小球滤过后，99% 为肾小管重吸收。正常人血清 β_2-MG 参考值为 1~2mg/L，当肾小球功能受损、GFR 下降时，其血清浓度即会增高。

在评估肾小球滤过功能时血 β_2-MG 升高比血 Cr 更灵敏，在 Ccr 低于 80ml/min 时即可出现，而此时血肌酐浓度多无改变。若同时出现血和尿 β_2-MG 升高，血 β_2-MG<5mg/L，则可能肾小球和肾小管功能均受损。IgG 肾病、恶性肿瘤，以及多种炎性疾病如肝炎、类风湿关节炎等均可致血 β_2-MG 生成增多。

4. 胱抑素 C 测定 胱抑素 C 是相对分子质量为 13 000 的蛋白质，是一种低分子质量的非糖基化碱性蛋白，胱抑素 C 是直接基因产物，由有核细胞合成，生成速率恒定，其合成不受肌肉量及炎症、肿瘤等疾病影响，特异性高。在反映肾小球功能上，胱抑素 C 比血清 β_2-MG、Scr、BUN 和 Ccr 更为灵敏，肾小球滤过膜轻度损伤时即可升高。体内胱抑素 C 几乎全部从肾小球滤过，血浆胱抑素 C 的清除率与 ^{51}Cr-EDTA 相同，故胱抑素 C 可以反映 GFR。其参考值为 0.6~2.5mg/L。

（三）放射性核素 GFR 测定

目前认为放射性核素是测定 GFR 的金标准，常用的同位素标记物有 ^{51}Cr-EDTA（^{51}铬依地酸）、^{125}I-Iothalamate（^{125}碘酞酸盐）、^{99m}Tc-DTPA（^{99m}锝 - 二乙三胺五醋酸），均被肾小球全部滤过而无肾小管重吸收和排泄。临床上常用双血浆法 ^{99m}Tc-DTPA 血浆清除率检测 GFR。在一次性弹丸式注射 ^{99m}Tc-DTPA 后，第 2 小时、4 小时分别测定血浆放射性，然后按公式计算 GFR。该检查不需要收集尿液，干扰因素少，检测准确敏感。已有报道其检测结果与菊粉清除率相关性极好，相关系数（r）高达 0.97 以上，而且其变异系数还优于菊粉清除率。总GFR 为（100±20）ml/min。

GFR 降低常见于急性或慢性肾衰竭、肾小球功能不全、肾动脉硬化、肾盂肾炎（晚期）、糖尿病（晚期）和高血压（晚期）、甲状腺功能减退、肾上腺皮质功能不全、糖皮质激素缺乏等。GFR 升高多见于肢端肥大症和巨人症、糖尿病肾病早期。

同位素测定 GFR 常受年龄、性别、体重等因素影响。30 岁后每 10 年 GFR 就下降 10ml/（min·1.73m^2），男性比女性 GFR 高约 10ml/min，妊娠时 GFR 明显增加，第 3 个月增加 50%，产后降至正常。

（四）肾小球滤过率估算公式

估算法测定 GFR（eGFR），即先测定内源性标记物，然后参考一些可变因素如性别、年龄、体重、身高等，带入公式来计算 eGFR。可用于儿童的计算方法推荐 Schwartz 公式（表 5-2-1）、Counahan-Barratt 公式及 Filler 公式（表 5-2-2）。

表 5-2-1　Schwartz 公式常数

年龄和性别	血肌酐检测单位	
	μmol/L	mg/dl
低出生体重儿（<2.5kg）	29	0.33
正常婴儿 0~18 个月	40	0.45
女孩 2~16 岁	49	0.55
男孩 2~13 岁	49	0.55
男孩 13~16 岁	62	0.70

表 5-2-2　小儿和青春期 GFR 的正常值

年龄 （性别）	平均 GFR（$x \pm s$）/ ［ml/（min·1.73m²）］	年龄 （性别）	平均 GFR（$x \pm s$）/ ［ml/（min·1.73m²）］
1 周（男和女）	41 ± 15	2~12 岁（男和女）	133 ± 27
2~8 周（男和女）	66 ± 25	13~21 岁（女）	126 ± 22
>8 周（男和女）	96 ± 22	13~21 岁（男）	140 ± 30

1. Schwartz 新公式

$$eGFR = 41.3 \times L/C_{Scr}$$

式中，L 为身高，单位：cm；C_{Scr} 为血肌酐含量，单位：mg/dl 或 μmol/L。

2. Schwartz 旧公式

$$eGFR = k \times L/C_{Scr}$$

式中，L 为身高，单位：cm；C_{Scr} 为血肌酐含量，单位：mg/dl 或 μmol/L；k 为常数。

3. CKiD CysC 公式

$$eGFR = 70.69 \times C_{CysC}^{-0.931}$$

式中，C_{CysC} 为胱抑素 C 浓度，单位：mg/L。

4. CKiD 公式

$$eGFR = 39.8 \times （L/C_{Scr}）^{0.456} \times （1.8/C_{CysC}）^{0.418} \times （30/C_{BUN}）^{0.079} \times ［1.076（男）］（L/1.4）^{0.179}$$

式中，L 为身高，单位：m；C_{Scr} 为血肌酐含量，单位：mg/dl；C_{ysC} 为胱抑素 C 浓度，单位：mg/L；C_{BUN} 为血尿素氮含量，单位：mg/dl。

5. Filler 公式

$$肾小球滤过率 = 91.62 \times （1/C_{CysC}）^{1.123}$$

式中，C_{ysC} 为胱抑素 C 浓度，单位：mg/L。

二、肾小管功能检查

肾小管功能检查包括近端及远端肾小管分泌及排泄功能，项目繁多，现就临床常用检查方法简要阐述如下：

（一）近端小管功能测定

1. 尿 β₂- 微球蛋白（β₂-MG）测定　β₂-MG 是体内除成熟红细胞和胎盘滋养层细胞外的所有细胞，特别是淋巴细胞和肿瘤细胞膜上组织相容性抗原的轻链蛋白组分，分子量仅 11 800,随组织相容性抗原的更新代谢降解释放入体液,正常人 β_2-MG 生成量较恒定,为 50~200mg/d。由于分子量小并且不和血浆蛋白结合,可自由经肾小球滤入原尿,但原尿中 99.9% 的 β_2-MG 在近端肾小管被重吸收,并在肾小管上皮细胞中分解破坏,仅微量自尿中排出。β_2-MG 在酸性尿中极易分解破坏,尿收集后应及时测定,若需贮存批量检测,应将酸性尿调至 pH 值 7 左右冷冻保存。成人尿 β_2-MG<0.3mg/L,或以尿肌酐校正 <0.2mg/g 肌酐。

尿 β_2-MG 能灵敏地反映近端肾小管吸收功能的受损程度,如肾小管 - 间质性疾病、药物或毒物所致早期肾小管损伤及肾移植后急性排斥反应早期等都可出现尿 β_2-MG 增多。肾小管重吸收 β_2-MG 的阈值为 5mg/L,超过阈值时,出现非重吸收功能受损的大量 β_2-MG 排泄。因此应同时检测血 β_2-MG,只有血 β_2-MG<5mg/L 时,尿 β_2-MG 升高才能反映肾小管的受损。

2. α_1- 微球蛋白(α_1-microglobulin, α_1-MG)测定　α_1-MG 为肝细胞和淋巴细胞产生的一种糖蛋白,分子量仅 26kDa。血浆中 α_1-MG 可以游离或与免疫球蛋白、白蛋白结合的两种形式存在。游离 α_1-MG 占 30%~60%,可自由透过肾小球,但原尿中 α_1-MG 约 99% 被近曲小管上皮细胞以胞饮方式重吸收并分解,故仅微量从尿中排泄。结合型占 40%~70%,不能通过肾小球,尿中为 0。血清标本以晨起空腹为宜,尿标本收集晨尿或 24 小时尿均可,活动后尿 α_1-MG 更高。成人尿 α_1-MG<15mg/24h 尿,或 <10mg/g 肌酐;血清游离 α_1-MG 为 10~30mg/L。1 周内新生儿较低,5~8mg/L。

α_1-MG 是反映各种原因包括肾移植后排斥反应所致早期近端肾小管功能损伤的特异、敏感指标。近端肾小管功能损害时尿 α_1-MG 升高。血清 α_1-MG 升高提示 GFR 降低所致的血潴留,比血 Cr 和 β_2-MG 检测更灵敏,在 Ccr<100ml/min 时,血清 α_1-MG 即出现升高。血清和尿中 α_1-MG 均升高,表明肾小球滤过功能和肾小管重吸收功能均受损。血清 α_1-MG 降低见于严重肝实质性病变所致生成减少,如重症肝炎、肝坏死等。

3. 视黄醇结合蛋白(retinol-binding protein, RBP)　RBP 分子量为 22kDa,是视黄醇(维生素 A)转运蛋白,由肝细胞合成,广泛分布于血液、脑脊液、尿液及其他体液中。10% 为游离型,原尿中的 RBP 大部分被近端小管重吸收,并被分解成氨基酸供体内合成利用,仅少量从尿中排泄。当肾小管吸收障碍时,尿中 RBP 浓度增加,血清 RBP 浓度下降。血清 RBP 约为 45mg/L,尿液约为(0.11 ± 0.07)mg/L,男性高于女性,成人高于儿童。

尿液 RBP 升高可见于早期近端肾小管损伤。血清 RBP 升高常见于肾小球滤过功能减退、肾衰竭。

(二)远端小管功能测定

1. 浓缩和稀释功能试验——昼夜尿比密试验　昼夜尿比密试验又称莫氏试验(Mosenthal's test),此实验原理为一般条件下观察尿量、尿比密。嘱正常进食,每餐含水 500~600ml,晨 8 时完全排空膀胱后至晚 8 时止,每 2 小时留尿 1 次,共 6 次,分别测定每次尿量和比密。晚 8 时至次晨 8 时的夜尿收集在一个容器内为夜尿,同样测定尿量、比密。参考值:正常尿量 1 000~2 000ml/24h、夜尿量 <750ml;昼尿量(晨 8 时至晚 8 时的 6 次尿量之和)和夜尿量比值一般为(3~4):1;夜尿或昼尿中至少 1 次尿比密 >1.018,昼尿中最高与最低尿比密差值 >0.009。

夜尿 >750ml 或昼夜尿量比值降低,而尿比密值及变化率仍正常,为浓缩功能受损的早期改变,可见于间质性肾炎、慢性肾小球肾炎、高血压肾病和痛风性肾病早期主要损害肾小管时。若同时伴有夜尿增多及尿比密无 1 次 >1.018 或昼尿比密差值 <0.009,提示上述疾病致稀释 - 浓缩功能严重受损;若每次尿比密均固定在 1.010~1.012 的低值,称为等渗尿(与血浆比),表明肾只有滤过功能,而稀释 - 浓缩功能完全丧失。尿量少而比密增高、固定在 1.018 左右(差值 <0.009),多见于急性肾小球肾炎及其他影响减少 GFR 的情况。尿量明显增多(>4L/24h)而尿比密均低于 1.006,为尿崩症的典型表现。

无论用尿比密计还是折射仪检测,均可受尿中其他成分干扰,如尿中蛋白、糖、造影剂等晶体性、胶体性物质等,使尿比密计法结果偏高;尿中糖、蛋白及温度可影响折射仪法测定尿比密。上述试验结果解释时,还应考虑气温影响。夏季高温时大量出汗,可致尿量减少而比密升高,反之寒冷气候可使尿量增多。

2. 尿渗透压测定　尿渗透压系指尿内全部溶质的微粒总数量而言,尿比密和尿渗透压都能反映尿中溶质的含量,但尿比密易受溶质微粒大小和分子量大小的影响,如蛋白质、葡萄糖等均可使尿比密增高;而尿渗透压受溶质的离子数量影响,如尿中 NaCl 离子化后成为 Na^+ 及 Cl^-,而 $CaCl_2$ 离子化后则成为 1 个钙离子和 2 个氯离子,共 3 个离子,故 NaCl 的渗量比 $CaCl_2$ 小。不能离子化的物质如蛋白质、葡萄糖等对尿渗透压影响小,故测定尿渗透压更能真实地反映肾浓缩和稀释功能。目前检验尿液及血浆渗透压一般采用冰点渗透压计(freezing point osmometer)。禁饮后,尿渗量为 600~1 000mOsm/kgH_2O,平均 800mOsm/kgH_2O;血浆 275~305mOsm/kgH_2O,平均 300mOsm/kgH_2O;尿 / 血浆渗量比值为(3~4.5):1。新生儿不能使尿浓缩至 750 mOsm/L 以上,2 岁以上儿童可浓缩至 800 mOsm/L 以上。

禁饮后,尿渗量在 300mOsm/kgH_2O 左右时与正常血浆渗量相等,称为等渗尿;若 <300mOsm/kgH_2O 称为低渗尿。禁水 8 小时后尿渗量 <600mOsm/kgH_2O,且尿 / 血浆渗量比值等于或小于 1,表明肾浓缩功能障碍,见于慢性肾盂肾炎、多囊肾、尿酸性肾病等慢性间质性病变,也可见于慢性肾炎后期及急性或慢性肾衰竭累及肾小管和间质时。肾前性少尿时,肾小管浓缩功能完好,故尿渗量较高,常大于 450mOsm/kgH_2O。肾小管坏死致肾性少尿时,尿渗量降低,常 <350mOsm/kgH_2O。

3. 改良 Addis 法　午餐正常饮食,晚餐干食,午餐到次晨排尿前禁水,受测者入睡前排空膀胱,留取 12 小时夜尿(晚 8 时至次晨 8 时)送检,正常儿童尿比密应达到 1.018 以上。可同时测定 12 小时 Addis 计数及尿蛋白定量。正常儿童白天尿量最高一次比密应在 1.020 以上,与最低比密之差应 >0.009。当尿中蛋白质和葡萄糖摄含量增加则尿比密增高,需进行纠正:每 100ml 尿液中含 1g 蛋白时应将所测比密减去 0.003。浓缩功能障碍见于急性或慢性肾功能不全,肾间质损害及肾小管疾病等。

4. 自由水清除率(c_{H_2O})　又称无溶质水清除率,是指单位时间内必须从尿中除去或加入多少容积的纯水(即无溶质的水或称自由水)才能使尿液与血浆等渗,它是定量肾排水能力的指标,可准确反映远端肾小管的浓缩功能,正常时为负值。计算方法:

c_{H_2O}(ml/min)$=V-C_{OSM}$

$$C_{OSM}(ml/min)=U_{OSM} \times V/P_{OSM}$$

式中,V 为每分钟尿量,P_{OSM} 为血浆渗透浓度,U_{OSM} 为尿渗透压,C_{OSM} 为渗量溶质清除率,正常人 C_{OSM} 为 2~3ml/min。

当为等渗尿时,$U_{OSM}=P_{OSM}$,则 $c_{H_2O}=0$,说明肾脏已不起调节作用;高渗尿时,$U_{OSM}>P_{OSM}$,则 c_{H_2O} 为负值,说明尿液被浓缩,负值越大代表浓缩功能越强;低渗尿时,$U_{OSM}<P_{OSM}$,则

c_{H_2O} 为正值,说明机体需排出较多的无溶质水来维持正常血浆渗透压。

（三）肾小管性酸中毒诊断试验

肾小管酸中毒（RTA）是由于肾小管功能障碍而引起的机体酸中毒。包括：Ⅰ型即远端型 RTA（dRTA），Ⅱ型即近端型 RTA（pRTA），Ⅲ型即伴 HCO_3^- 丢失过多的 dRTA 和Ⅳ型即伴高钾血症的 RTA。

1. 氯化铵负荷试验（酸负荷） 口服一定量的酸性药物氯化铵（NH_4Cl），机体产生酸血症,正常远端肾小管泌 H^+ 增加,并多产氨（NH_3）,后者与 H^+ 结合为 NH_4^+,再与 Cl^- 形成 NH_4Cl,使过多的 H^+ 经尿液排出,血液 pH 值维持正常,而尿液则明显酸化。远端 RTA 患者不能对此额外的酸性负荷加以处理,使血液 pH 值下降,而尿液 pH 值却不相应下降。方法有单剂法和三日法。

（1）三日法:受试者停用碱性药物 2 日后,氯化铵 0.1g/（kg·d）分 3 次口服,连续 3 日,第 3 日末次服药后 3、4、5、6 小时各排尿留样共 4 次,分别测定服药前后 5 份尿样 pH 值。

（2）单剂法:受试者饮食不限,但禁服酸、碱药物。口服氯化铵 0.1g/kg,一次服完,于服药后第 3、4、5、6、7 及 8 小时各留一次尿,分别测服药前及服药后的各次尿 pH 值。肝功能不良者可用等量的氯化钙代替氯化铵。成人 5 次尿样中至少有 1 次 pH 值 <5.5。

正常人负荷试验后尿 pH 值均 <5.5,如 >6.0 可诊断远端（Ⅰ型）肾小管酸中毒。尿 pH 值低于 5.5 即为氯化铵负荷试验阴性,可基本排除 Ⅰ 型 RTA（dRTA）,但不能排除其他类型 RTA,尤其是 Ⅱ 型,须进一步选择实验室检查以做出正确诊断。此法简便易行,但因会加重酸中毒,故只适合于不典型或不完全肾小管酸中毒的诊断,或作为近端和远端肾小管酸中毒的鉴别。一般单剂法即可评价肾最大酸化尿功能。

2. 碳酸氢根重吸收排泄（碱负荷）试验 正常人经过肾小球滤出的碳酸氢根（HCO_3^-）大部分（85%~90%）由近端肾小管重吸收入血,另外的 10%~15% 由远端肾小管重吸收入血。Ⅱ 型肾小管性酸中毒的患者,近端肾小管对 HCO_3^- 的重吸收功能减退,HCO_3^- 肾阈值低,有很多的 $NaHCO_3$ 自尿液排出。正常人 HCO_3^- 的肾阈值约为 26mmol/L,而近端 RTA 患者其 HCO_3^- 的肾阈值下降低于 20mmol/L,甚至 16mmol/L 以下。由于较多的 HCO_3^- 自尿中排出,血液中 $NaHCO_3$ 不足而致酸中毒,而尿却因排出较多的 $NaHCO_3$ 等而偏碱性,使血液 pH 值与尿液 pH 值呈分离现象。口服 $NaHCO_3$ 法,一般按每日 1~2mmol/（kg·d）剂量开始口服,逐日增加,连服 3 日,用药期间监测血 $NaHCO_3$ 含量,当达到 26mmol/L 时,留取尿样,分别测定血和尿中 HCO_3^- 和肌酐浓度,按下式计算出尿 HCO_3^- 部分排泄率:

$$尿HCO_3^-部分排泄率 = \frac{尿 HCO_3^-(mmol/L) \times 血 Cr(mmol/L)}{尿 Cr(mmol/L) \times 血 HCO_3^-(mmol/L)} \times 100\%$$

成人尿 HCO_3^- 部分排泄率 ≤1%,即原尿中 HCO_3^- 几乎 100% 地被重吸收。尿 HCO_3^- 部分排泄率 >15%,是主要影响近端肾小管功能的 Ⅱ 型 RTA 的确诊标准。Ⅰ 型 RTA 者,碱负荷试验可正常或仅轻度增多（<5%）;Ⅳ 型 RTA 者多为 5%~15%。

三、尿酶测定

正常人尿中含酶量很少,主要有三个来源:血浆、肾组织、泌尿生殖道黏膜。当患某些肾脏病时,血或肾组织中的酶大量进入尿中,通过测定这些酶在一定程度上可了解肾小管或肾小球的功能。现已证实有 30~50 种酶可以从尿中排出,已有 10 余种酶的测定应用到临床作为肾脏病的实验室指标,但特异性较差,仅可作为辅助参数,一般需要结合其他实验室资料综合判断。临床常用有 N- 乙酰 -β-D 氨基葡萄糖苷酶(NAG)、溶菌酶(Lys)、γ- 谷氨酰胺转换酶(γ-GT)、亮氨酸氨基肽酶(LAP)、丙氨酰氨基肽酶(AAP)等。

1. N- 乙酰 -β-D 氨基葡萄糖苷酶(NAG) 一种位于溶酶体内的水解酶,分子质量 13 万 d,广泛分布于人体各组织中,但肾脏含量最高,尤其是肾近曲小管上皮细胞含量特别丰富,其浓度远较输尿管及下尿道为高。NAG 有多种同工酶,大多数组织中只有 A 型和 B 型同工酶。NAG 总活性中主要是 NAG-A,健康人尿和肾组织中 80%~90% 是 NAG-A,肾病变时尿中 NAG-B 增高。正常人尿 NAG 含量为 8.4μg/gcr。

急性肾功能不全时尿 NAG 可显著升高达到正常值的 40 倍以上,肾病、狼疮性肾炎、间质性肾炎有 70%~80% 的患者可以升高,急性膀胱炎仅有 8.7% 的患者升高。因此,尿 NAG 可用于肾功能不全患者的病情监测和上、下尿路疾病的定位诊断。

2. 溶菌酶(Lys) 亦称胞壁质酶或 N- 乙酰胞壁质聚糖水解酶,来源于单核细胞、中性粒细胞、巨噬细胞等吞噬细胞溶酶体内的碱性蛋白质,分子量约为 1.5kDa。体内分布广泛,正常时细胞外液,如血液、泪液、唾液、鼻腔分泌液以及肾脏、肝脏、脾脏等组织中均含有一定量的溶菌酶。此外,妇女的阴道分泌液、经血和乳汁中亦有少量溶菌酶,只有当血清溶菌酶超过正常 3 倍时,尿中才可测出。正常人 Lys 血浓度为 5.9~9.4μg/ml,尿中浓度 <3μg/ml。骨髓、中性粒细胞、巨噬细胞、肾小管上皮细胞受损是 Lys 升高的主要原因,临床常见于肾小管疾病(药物、中毒、缺血等)、肾盂肾炎、白血病等。

3. γ- 谷氨酰胺转肽酶(γ-GT) 人体各脏器均含有丰富的 γ-GT,主要存在于吸收和分泌活跃的器官,其中肾 > 胰 > 肝 > 脾。肾脏是 γ-GT 含量最多的脏器,主要存在于近端肾小管细胞刷状缘及髓襻,并以小亚单位向外直接和小管内液体相接触。γ-GT 并不存在于肾小球与集合管,下尿路上皮细胞含量很低。尿 γ-GT 的正常值为 0~56.6U/gCr。当各种原因致近端小管细胞受损,刷状缘脱落,尿中 γ-GT 升高,见于药物、肾缺血、急性肾衰竭(ARF)等引起,也见于间质性肾炎、狼疮性肾炎等。

4. 丙氨酸氨基肽酶(AAP) AAP 是一种刷状缘酶,分子质量大,为 240.0kDa,通常不能经肾小球滤过,是通过肾近曲小管释放而在尿中出现,尿液中的 AAP 主要来自近端小管上皮细胞,由于刷状缘表面蛋白质较易分离,因此,凡引起近曲小管明显损伤的疾患均能使尿 AAP 排量增加。尿 AAP 较稳定,受肾外因素影响少,尿 pH 值对其影响也小,但 AAP 排量与尿量有一定关系,尿量明显减少时 AAP 排出相应减少。中毒性和缺血性急性肾小管坏死(ATN)、急性肾小球肾炎、急性肾盂肾炎、急性肾移植排异、严重黄疸等引起的肾小管损伤均可引起 AAP 升高。

四、肾血流量测定

肾血流量(RBF)是指单位时间内流经肾脏的血液量。正常成人每分钟流经肾脏的血液量为 1 200~1 400ml,其中血浆量为 600~800ml/min,20% 的血浆经肾小球滤过后产生的滤过液(原尿)为 120~160ml/min,即单位时间内(min)经肾小球滤出的血浆液体量,称为肾小球滤过率(GFR)。如果血浆中某种物质在单位时间内流经肾脏之后,全部被清除出血浆,则这个物质的清除率就可以代表肾血浆流量。为测定 GFR,临床上设计了各种物质的肾血浆清除率(clearance)试验。清除率的计算公式为:

$$C = \frac{U \times V}{P}$$

式中，C 为清除率（ml/min）；U 为尿中某物质的浓度；V 为每分钟尿量（ml/min）；P 为血浆中某物质的浓度。

利用清除率可分别测定 GFR、肾血流量、肾小管对各种物质的重吸收和分泌作用。各种物质经肾排出的方式大致分以下四种：

1. 全部由肾小球滤出，肾小管既不吸收也不分泌，如菊粉，可作为 GFR 测定的理想试剂，能完全反映 GFR。

2. 全部由肾小球滤过，不被肾小管重吸收，很少被肾小管排泌，如肌酐等，可基本代表 GFR。

3. 全部由肾小球滤过后，又被肾小管全部吸收，如葡萄糖，可作为肾小管最大吸收率测定。

4. 除肾小球滤出外，大部分通过肾小管周围毛细血管向肾小管分泌后排出，如对氨马尿酸、碘锐特可作为肾血流量测定试剂。

五、尿蛋白聚丙烯酰胺凝胶电泳

十二烷基磺酸钠 - 聚丙烯酰胺凝胶电泳（SDS-PAGE），基本原理是使 SDS 与尿中的蛋白质进行反应，形成带负电荷的 SDS- 蛋白质复合物，在通过聚丙烯酰胺的分子筛作用后，可将各种蛋白质按其分子量大小顺序彼此分离，分离后借助灵敏的染色方法和同时泳动的标准蛋白分子区带进行比较，即可判断出尿中蛋白的性质及分子量范围。SDS-PAGE 具有较高的分辨率，临床上常被用为鉴别肾小球性，肾小管性和混合性蛋白尿。高分子型蛋白尿的出现常被认为是肾小球存在严重病变。但 SDS-PAGE 操作烦琐，需要预浓缩尿液，但具有客观性强、重复性好、简便快速、诊断符合率高的优点，应用 SDS-PAGE 分析蛋白尿是一可靠的实验室方法。

（白海涛 曾秀雅）

第三节 肾脏内分泌功能检查

肾脏的内分泌功能包括三个部分：①分泌内分泌激素，如肾素、血管紧张素、前列腺素、促红细胞生成素等，可作用于肾脏本身和 / 或全身，发挥各种生理调节作用，影响系统的新陈代谢；②作为肾外分泌多种激素的靶器官，如抗利尿激素、甲状旁腺激素等，肾脏是它们系统作用的重要靶器官，通过肾脏参与机体多种平衡和代谢的调节；③部分内分泌激素的降解场所，如胰岛素等在肾脏降解。当肾脏功能不全时，它们的生物半衰期就会延长，从而引起代谢紊乱。目前常用测定激素及其代谢产物的方法有化学法、竞争性蛋白结合试验法（CPBA）、放射免疫试验法（RIA）及高效液相技术等。

一、肾素 - 血管紧张素系统 - 醛固酮

肾素 - 血管紧张素系统（renin-angiotensin system, RAS）是由肾素基质、肾素、血管紧张素 I（Ang I）、血管紧张素 II、血管紧张素 III 和血管紧张素 I 转换酶、血管紧张素酶等组成。

临床常用放射免疫分析技术联合测定血浆肾素活性（PRA）、血管紧张素Ⅱ（Ang Ⅱ）及醛固酮基础状态和激发试验浓度。

（一）血浆肾素活性测定

一般不直接测定肾素而是通过测定酶的活力。

1. 基础状态 停用各种降压药物、利尿剂、血管扩张药及甘草等药物2周，实验前低盐饮食（钠入量10~20mmol/d）5日，第6日卧床过夜或保持安静1.5~2小时后采血。

2. 激发试验 基础状态下采血后，给受试者肌注呋塞米（1mg/kg，最大不超过50mg），然后保持立位2小时，不饮水，再坐位采血。小儿的正常参考值见表5-3-1。

表5-3-1 小儿血浆肾素活性的正常参考值

年龄	正常参考值 /nmol·L⁻¹·h⁻¹	正常参考值 /ng·ml⁻¹·h⁻¹
2~3 日	6.25 ± 6.57	7.62 ± 6.79
20 日 ~3 个月	7.04 ± 5.42	8.59 ± 6.61
4 个月 ~1 岁	4.95 ± 3.60	6.04 ± 4.39
1~2 岁	4.81 ± 1.58	5.86 ± 1.93
2~8 岁	1.45 ± 1.16	1.77 ± 1.41

血浆肾素活性与钠的摄入呈负相关，检测PRA时应注意钠的平衡，以利于判断肾素活性的高低。如果样本处于4℃而非冷冻时，可引起无活性肾素的冷激活。因此，在收集样本及加入EDTA后，应将样本置于室温或立即冷冻，以免测值偏高。

（二）血管紧张素Ⅱ测定

1. 测定方法与正常值 血浆中的Ang Ⅱ浓度可直接用放射免疫技术测定。取血方式与血浆肾素活性测定相同。肾素作用于肾素基质生成Ang Ⅰ，Ang Ⅰ在Ang Ⅰ转换酶作用下形成具有强烈缩血管效应的Ang Ⅱ。国内成人正常参考值见表5-3-2。

表5-3-2 血管紧张素Ⅱ血浆浓度国内正常参考值

年龄 / 岁	普食 + 卧位	呋塞米 + 立位	低钠 + 呋塞米 + 立位	资料来源
20~60	20.1~97.1	37.6~161.1pg/ml	—	上海市高血压研究所
	11.82~95.0	18.62~109.5pg/ml	46.82~352.8	中国人民解放军联勤保障部队第九〇〇医院

2. 临床意义

（1）原发性高血压：血浆肾素活性测定在判断高血压类型和治疗上有一定的指导意义。原发性高血压，正常肾素型占65%，高肾素型占15%，低肾素型占20%，恶性高血压PRA一般都较高。

（2）肾血管性高血压：各种病因引起的肾动脉狭窄都能刺激RAS产生高血压。不过检测外周血时，仅有50%患者PRA升高，而15%的原发性高血压外周血PRA升高，因此用外周血PRA测定诊断肾血管性高血压既欠敏感也不特异。临床一般采用肾静脉肾素测定来帮助肾血管性高血压的诊断，且肾静脉肾素比率还能预测手术疗效，此比率大于1.5时，手术疗效好。

（3）慢性肾功能不全：大约 80% 严重肾功能不全患者伴高血压,而高血压的发生是多因素的,有 5%~10% 患者 PRA 升高。

（4）肾移植：移植肾早期急性排异反应时,PRA 升高,可导致高血压,且舒张压与 PRA 之间存在良好的相关性。移植性肾动脉狭窄也是移植后高血压的原因之一,但肾静脉 PRA 测定对诊断此病无肯定价值。

（5）急性输尿管梗阻：单侧急性输尿管梗阻可引起 PRA 升高,患侧肾静脉肾素可明显高于对侧,当比率大于 1.5 时手术疗效好。

（6）肾素瘤：外周血 PRA 明显增高。若分别检测双侧肾静脉及下腔静脉 PRA,可发现患侧肾静脉 PRA 很高,两侧比率大于 1.5 者占 73%,最高比率可达 7.3∶1。

（7）巴特（Bartter）综合征：外周血 PRA 及 Ang Ⅱ均增高,但血压不高。

（8）假性醛固酮增多症（Liddle 综合征）：外周血 PRA 降低,可能是高血容量抑制了肾小球旁器合成和释放肾素。

（三）醛固酮测定

醛固酮具有强大的潴钠、排钾作用。血醛固酮测定受某些因素的影响较大,如采集标本的时间、体位姿势、食物中含钠量及使用某些药物（如噻嗪类利尿药、呋塞米等）,可以明显改变其测定结果。所以,测定血醛固酮时,应对上述因素予以注意。醛固酮参考值参见表 5-3-3。

表 5-3-3　醛固酮参考值（正常钠摄入,仰卧位,空腹）

年龄 / 岁	正常参考值 /pmol·L^{-1}	血醛固酮 /ng·dl^{-1}
<1	382.8~3 606.2	5~130
1~4	382.8~1 664.4	5~60
4~8	943~2 108	4~76
8~12	554.8~776.7	20~28

血醛固酮在新生儿期及婴儿期含量最高,以后逐渐下降。血醛固酮增高见于原发性醛固酮增多症（低肾素血症）、继发性醛固酮增多症（高肾素血症）。后者包括肾病综合征、肝硬化、心功能不全、肾血管性高血压、巴特综合征、肾小管性酸中毒等,也可见于肾上腺皮质增生性醛固酮增多症（酶障碍等）；减低则常见于 Addison 病、自主神经功能不全、选择性醛固酮减少症等。

二、激肽释放酶 - 激肽系统（kallikrein-kinin system,KKS）

（一）检测方法与正常值

KKS 的活性可通过测定尿中激肽释放酶而推测出来。尿中激肽释放酶活性可用三种方法测定：①激肽释放酶具有酯酶特性,可用裂解合成精氨酸酯的方法来测其活性。但尿中非激肽释放酶性酯酶及激肽释放抑制因子可影响试验结果,此方法特异性差。②激肽释放酶具有激肽原酶活性,能催化激肽原生成激肽,可通过测定激肽生成量来推算酶活性,此方法特异性较强。③放射免疫分析技术直接测量激肽释放酶浓度,方法特异性很高,但有活性与无活性的酶都被包括在内。

肾脏 KKS 活性还可通过生物学或免疫学方法测定尿中激肽来估价,该方法的优点是直接检测这一激素系统的生物活性部分（激肽），但激肽在肾脏和膀胱尿中将迅速分解，有学者发现尿激肽含量还受尿激肽原含量调节，因此，测定尿激肽量并不能精确反映肾脏产生激肽的状况，其结果与尿激肽释放酶测定结果常无相关。故评价各种肾脏 KKS 活性检测法时均应注意其局限性。尿激肽正常参考值见表 5-3-4。

表 5-3-4　尿激肽正常参考值

方法	正常参考值 /$\mu g \cdot 24h^{-1}$	资料来源
放射免疫测定	37.9 ± 3.9	Shimato（1987）
放射免疫测定	23.7 ± 5.2	Solomon（1988）
放射免疫测定	24.2 ± 11.7	上海市高血压研究所（1985）
放射免疫测定	24.2 ± 7.4	上海瑞金医院（现上海交通大学医学院附属瑞金医院）肾内科（1989）

（二）临床意义

1. 原发性高血压　大多数原发性高血压患者尿激肽排泄减少，其原因尚不十分清楚，有认为可能与遗传、种族有关。

2. 慢性肾脏病与慢性肾衰竭　慢性肾炎患者尿激肽排泄一般都减低，到达慢性肾衰竭时，降低更明显。肾病综合征患者尿激肽排泄明显增多，这可能与肾激肽释放酶活性增加有关。

3. 急性肾损伤　在一些急性肾衰竭动物模型中，尿激肽释放酶排泄降低，但给实验动物高钠饮食，尿激肽释放酶排泄增加，并不加重急性肾衰竭，说明 KKS 对急性肾衰竭的发生和发展有保护作用。目前认为 KKS 活性减低是导致肾内血管收缩为特征的急性肾衰竭原因之一。

4. 肾移植　有关肾移植后尿激肽变化的报道较少。上海瑞金医院（现上海交通大学医学院附属瑞金医院）肾内科观察了 12 例肾移植后尿激肽排泄情况，移植后 1 周尿激肽排泄高于慢性肾衰竭组，但仍低于正常对照组，说明激肽排泄明显增加。有报道在排异反应的临床表现出现前，尿激肽释放酶就开始增加，故肾移植后测定尿激肽的排泄可作为临床诊断急性排异反应的一项指标。

三、前列腺素

（一）检测方法与参考值

在生物体液中，各种前列腺素代谢产物浓度均很低，因而需用高敏感性的测定方法才能测出其含量。文献报道的方法很多，放射免疫法操作简便，灵敏性和特异性高，常被临床采用，目前多检测 TXB_2、6- 酮 -PGFl 和 PGE_2。血中具有生物活性的 TXA_2 及 PGI_2 半衰期很短，难以直接检测，临床多测定它们的稳定代谢产物 TXB_2 及 6- 酮 -PGFl 以判断两者的水平。PGE_2 在一次通过肺循环时能几乎完全被去除，因此测外周血 PGE_2 不能准确反映肾脏合成 PGE_2 情况，多测定肾静脉中 PGE_2 及尿中 PGE_2。由于样品的分离提取方法不同，实验条件差异，各实验室的正常值范围差别较大，故各单位应建立自己实验室的正常值。血及尿 TXB_2 正常参考值见表 5-3-5，血及尿 6- 酮 -PGF1a 正常参考值见表 5-3-6，尿 PGE_2 正常参考值见表 5-3-7。

表 5-3-5 血及尿 TXB$_2$ 正常参考值

标本	方法	正常参考值 /（pg·ml^{-1}）	资料来源
血	直接测定,放免	39 ± 24.6	Maccann
	提取后测定,放免	127.7 ± 9.8	Ylikerkaia
	提取后测定,放免	132 ± 55（男） 116 ± 30（女）	中国人民解放军联勤保障部队第九〇〇医院
尿	提取后测定,放免	766 ± 130	Erbil
	丙酮去蛋白,放免	564 ± 156	钟路

表 5-3-6 血及尿 6- 酮 -PGF1α 正常参考值

标本	方法	正常参考值 /（pg·ml^{-1}）	资料来源
血	提取后测定,放免	166.0 ± 97.0（男） 115.7 ± 49.7（女）	中国人民解放军联勤保障部队第九〇〇医院
尿	提取后测定,放免	117.7 ± 6.6	上海瑞金医院（现上海交通大学医学院附属瑞金医院）
	提取后测定,放免	160 ± 50	Burkhards
	丙酮去蛋白,放免	102 ± 38	钟路

表 5-3-7 尿 PGE$_2$ 正常参考值

方法	正常参考值	资料来源
提取后测定,放免	0.49 ± 0.07ng/min	Abe.K（1978）
提取后测定,放免	736 ± 32ng/d	Abe.K（1981）
提取后测定,放免	630 ± 180ng/d	Kramer
提取后测定,放免	610.5 ± 323.5ng/d	何劲松等
提取后测定,放免	765 ± 65ng/d	Blum

（二）临床意义

1. 原发性高血压 尿 TXB$_2$ 排泄增加,6- 酮 -PGF1α 及 PGE$_2$ 降低,说明扩血管的前列腺素减少,而缩血管者增多,两者比例失调。

2. 肾病综合征 尿 TXB$_2$ 排泄减少,6- 酮 -PGF1α 和 PGE$_2$ 排泄增多,可能由于组织水肿,血容量减少,通过肾素 - 血管紧张素 - 醛固酮系统促进前列腺素的合成,其中扩血管前列腺素增多明显,有利于增加肾血流,改善肾功能。

3. 慢性肾功能不全 尿中 TXB$_2$ 和 6- 酮 -PGF1α 均降低,但尿 6- 酮 -PGFlα/Ccr 比值增加,尿 TXB$_2$/6- 酮 -PGF1α 比值下降,说明肾功能不全时肾脏合成前列腺素虽减少,但合成 PGI$_2$ 仍较合成 TXA$_2$ 相对活跃。尿 PGE$_2$ 排泄降低,但 PGE$_2$/Ccr 比值升高,表明残存肾单位代偿产生较多,PGE$_2$ 扩血管前列腺素（PGI$_2$ 及 PGE$_2$）合成相对多于缩血管 TXA$_2$ 之合成,有利于扩张肾血管,增加肾血流。

4. 肾移植 尿 PGE$_2$ 在肾移植后 1 周即升高,第 4 周恢复正常。急性排异反应时明显增加。

5. 肝肾综合征 尿 TXA_2 明显增高,引起肾血管痉挛,肾血流下降,参与肝肾综合征的发病。

四、内皮素和一氧化氮

(一)内皮素(ET)

1. 检测方法与参考值 内皮素是由 21 个氨基酸残基构成的具有强烈收缩血管作用的小分子生物活性肽,包括 ET-1、ET-2、ET-3 和小鼠内皮素(血管活性肠收缩肽)四种。ET 广泛分布于动脉、心脏、脑、肾、肺、肝、脾等,人内皮细胞只能合成 ET-1,其活性最强。已证明 ET-2 和 ET-3 可能分别产生于肾脏和神经组织。大量研究表明 ET 对血管、神经及内分泌系统、心脏、肾脏、胃肠道、呼吸道等都有作用。目前主要采用放射免疫分析法测定人血浆 ET 含量。直接取静脉血 2ml,注入含 $10\%EDTA\text{-}Na_2 30\mu l$ 和抑肽酶 $40\mu l$ 的试管中,混匀,4℃ 3 000r/min 离心 10 分钟,分离血浆检测。主要技术指标:NSB<6%;灵敏度为 5ng/L;可测范围为 20~1 000ng/L;批内变异系数 CV<10%,批间 CV<15%。正常血清参考值为 50.8 ± 7.6ng/L。

2. 临床意义

(1)原发性高血压:ET 与多种血管活性物质在原发性高血压的发病中起着重要作用。原发性高血压患者血浆 ET 水平较健康人升高 215 倍,其增高的程度与高血压严重程度相关,且 ET 的释放增多又可加重高血压病程的发展与恶化。

(2)慢性肾脏病:肾脏是 ET 代谢的重要场所,ET 对肾血管有强烈的收缩作用,因而 ET 与肾脏疾病的发生发展有密切的关系。在慢性肾脏疾病时,由于炎症的刺激,血管内皮细胞受损,ET 分泌增加,同时各细胞因子如 IL21、TNF 等也可刺激肾脏组织细胞合成与分泌 ET,ET 的增加进一步加重肾脏损害。

(二)一氧化氮

一氧化氮(NO)是一种由内皮细胞释放的血管活性物质,可介导血管的舒张反应,在生物体内具有广泛而多样的生物学效应。血管内皮细胞、血小板、中性粒细胞、巨噬细胞、神经组织在一定刺激下均可产生 NO。目前文献报道测定血清 NO 方法有:硝酸盐还原酶法、镀铜镉振荡还原法、改良的 Griess 法、催化光度法、示波极谱法、分光光度法、化学发光法。

1. 硝酸盐还原酶法 利用 NO 在体内被氧化成 NO_2^- 和 NO_3^-,可用硝酸盐还原酶(NR)将 NO_3^- 还原成 NO_2^-,再用 Griess 试剂与 NO_2^- 反应生成有色偶氮产物以测定 NO。在反应中,用葡萄糖 -6- 磷酸脱氢酶(G6PD)使 $NADP^+$ 还原生成 NADPH,NADPH 被循环使用,反应体系中 NADPH 就保持在较低浓度,从而避免了高浓度的 NADPH 对 NO_2^- 重氮反应的干扰。

2. 镀铜镉振荡还原法 用 $Zn(OH)_2$ 将血清中的蛋白沉淀,利用镀铜镉颗粒将去蛋白血清中的 NO_3^- 还原成 NO_2^-,再用 Griess 试剂与 NO_2^- 反应生成有色偶氮产物来测定 NO(NO_2^-/NO_3^-)。

3. 改良的 Griess 法 通过锌粉还原反应使血清中的 NO_3^- 还原成 NO_2^-,正丁醇萃取去除血清中的干扰物质,然后进行 Griess 显色反应,最终把显色物萃取到正丁醇相中进行比色测定。

4. 催化光度法 先用镀铜镉颗粒将血清中 NO_3^- 还原成 NO_2^-,再根据 NO_3^- 对溴酸钾氧化还原型罗丹明 B 生色有强烈催化作用,进行 NO_3^- 的催化光度法测定。这一类催化体系检出限最低可达 10~12g/ml。

5. 示波极谱法 选择示波极谱法利用二阶导数极谱仪在盐酸 - 磺胺 - 盐酸萘乙二胺 - 氨水体系中测定血清中的 NO_2^-，以测定 NO_2^- 量间接推算 NO 的量。此方法原理为：血清中的 NO_2^- 在稀盐酸介质中与磺胺和盐酸萘乙二胺反应生成偶氮化合物，在氨碱性介质中生成的偶氮化合物可产生灵敏的极谱波，波高与 NO_2^- 含量在一定范围内成正比关系，并利用峰高计算血清中的 NO_2^-，本法检出限为 0.56g/L，相应血清浓度为 0.61mol/L。

6. 分光光度法 利用自制的氢氧化铝 [$Al(OH)_3$] 凝胶清除血清中的有色成分，得到无色透明的血清脱色液。利用醋酸钠、对氨基苯磺酸及 α- 萘胺溶液使标准管中 NO_2^- 标准使用液和样品管中血清脱色液分别显色，利用分光光度法检测血清脱色液中的 NO_2^-。本方法的检测下限是 0.043μmol/ml，血清 NO 正常参考值见表 5-3-8。

表 5-3-8 血 NO 正常参考值

方法	正常参考值 /($\mu mol \cdot ml^{-1}$)	方法	正常参考值 /($\mu mol \cdot ml^{-1}$)
硝酸盐还原酶法	5.7~48.7	催化光度法	54.2 ± 16.9
镀铜镉振荡还原法	5.7~48.7	示波极谱法	0.85 ± 0.22
改良的 Griess 法	30.60 ± 16.16	分光光度法	0.323 ± 0.022

NO 浓度下降常见于急性或慢性肾功能不全和高血压患者，任何导致内源性 NO 合成减少的因素可以引起肾小球灌注压下降，导致肾小管坏死，从而诱发或加重急性或慢性肾功能不全的发生和发展；长期 NO 合成不足不仅不能有效地扩张血管，还加剧内皮素的缩血管作用，使血压升高，NO 还通过增加细胞内 cGM 的生成使血管平滑肌松弛，NO 相对缺乏导致抑制肾素作用下降，抑制平滑肌增生和血小板黏附与聚集能力降低，促进高血压的形成。此外，内源性及外源性 NO 均可防止肾小球的血栓形成，临床应用 NO 阻滞剂治疗脓毒症休克的同时使外源性 NO 增多，防止肾小球微血栓的形成。

五、促红细胞生成素（EPO）

主要采用放射免疫法和酶联免疫吸附法（ELISA）两种，具有步骤简便、样品量少、敏感性及特异性高、非特异性干扰小而重复性好等诸多优点，但不能反映 EPO 的生物活性。血 EPO 正常参考值见表 5-3-9。

表 5-3-9 血 EPO 正常参考值

方法	正常参考值 /($mU \cdot ml^{-1}$)	资料来源
放射免疫测定	52~84	Lertora（1975）
放射免疫测定	3.7~11	Garcia（1977）
放射免疫测定	24~54	Fisher（1978）
酶联免疫吸附	2~18	北京大学医学院肾病中心

慢性肾功能不全贫血患者血中 EPO 水平可轻度升高、正常或降低。肾细胞癌可产生 EPO，而伴发红细胞增多，且肿瘤组织压迫肾脏，造成肾缺血也可导致 EPO 产生增多。肾动脉狭窄可造成肾血流减少，缺氧刺激 EPO 生成；另外肾动脉收缩还可引起 PGE 产生增

多，PGE 也促进 EPO 生成增多，故肾动脉狭窄也可能引起红细胞增多。肾移植患者可由于术后肾动脉狭窄出现高血压危象和红细胞增多，也可因排异反应引起肾缺血使 EPO 水平升高。

六、维生素 D

多用放射免疫分析法和放射受体分析法测定：血 1,25-(OH)$_2$D$_3$ 正常参考值见表 5-3-10。

表 5-3-10　血 1,25-(OH)$_2$D$_3$ 正常参考值

方法	正常参考值 / (pg·ml^{-1})	资料来源	方法	正常参考值 / (pg·ml^{-1})	资料来源
放射受体分析	35 ± 3	美国	放射受体分析	36 ± 17	美国
放射受体分析	29 ± 1.37	日本	放射免疫测定	38 ± 12	欧洲
放射免疫测定	41 ± 2.5	欧洲	放射受体分析	82.5 ± 21.64	中国

肾病综合征、慢性肾衰竭和肾小管疾病时血 1,25-(OH)$_2$D$_3$ 水平降低，在肾功能轻度损伤即 Ccr 50~80ml/min 时，血 1,25-(OH)$_2$D$_3$ 水平正常，当 Ccr<50ml/min 时，血 1,25-(OH)$_2$D$_3$ 即显著减低；引起血 1,25-(OH)$_2$D$_3$ 生成减少的肾小管疾病有范科尼综合征、Lowe 综合征及肾小管酸中毒等。

（白海涛　曾秀雅）

第四节　肾脏免疫学检查

血清免疫学检查对肾脏病的诊断和治疗意义重大，但是单凭其检查结果临床上尚不能确定病变的性质，需借助病理和其他实验室检查。临床常用的血清免疫学检查如下：

一、血清免疫球蛋白测定

免疫球蛋白（immunoglobulin, Ig）是由 B 淋巴细胞经抗原刺激后转化为浆细胞合成分泌的一组具有抗体活性的球蛋白，存在于机体的血液、体液、外分泌液和部分细胞的膜上。免疫球蛋白具有特异性结合抗原和介导免疫应答的功能，血液及体液免疫球蛋白含量可因疾病而发生变化。免疫球蛋白单体由 2 条相同重链（heavy chain, H 链）和 2 条相同的轻链（light chain, L 链）组成，链间由二硫键共价相连，根据结构和功能不同分为 IgG、IgA、IgM、IgE 和 IgD 五大类，其中 IgG、IgA、IgM 与肾脏疾病的关系较为密切。

IgG 为人体含量最多和最主要的免疫球蛋白，占总免疫球蛋白的 70%~80%，是唯一能通过胎盘的免疫球蛋白，也是免疫性肾脏病中最常见的沉积于肾小球中的免疫球蛋白。IgA 分为血清型 IgA 和分泌型 IgA（SIgA），前者占血清总免疫球蛋白的 10%~15%，后者主要存在于分泌物中，如唾液、泪液、母乳等，是分泌液中最主要的免疫球蛋白。IgA 肾病和紫癜性肾炎中，肾小球主要沉积的是 IgA。IgM 又称巨球蛋白，是分子量最大的免疫球蛋白，占血清总免疫球蛋白的 5%~10%，主要以五聚体形式存在，其结合力大，凝集抗原活性高，且具有补体活化力强的特点。在免疫复合物肾炎中 IgM 可随 IgG 和 / 或 IgA 一起在肾小球沉积，而

在 IgM 肾病中,仅有 IgM 在肾小球沉积。

(一)检测方法及参考值

血清中 IgG、IgA、IgM 含量较高,可采用单向免疫扩散法,免疫散射比浊法,免疫透射比浊法测定,而含量很低的 IgD、IgE 需采用敏感度高的酶联免疫吸附测定(ELISA)、放射免疫法(RIA)、荧光偏振技术、化学发光法进行测定。

免疫球蛋白水平在正常同龄儿均值的 2SD 范围内可视为正常,年长儿总免疫球蛋白(包括 IgG、IgM 和 IgA)大于 6g/L 者属于正常,低于 4g/L 提示缺陷,4~6g/L 为可疑的抗体缺陷,不同年龄正常儿童 IgG、IgM、IgA 含量见表 5-4-1。

表 5-4-1　健康儿童血清免疫球蛋白含量(均值)

年龄组	测定人数	IgG/(g·L⁻¹)	IgA/(g·L⁻¹)	IgM/(g·L⁻¹)
新生儿	7	5.190~10.790 (8.490)	0.001~0.018 (0.009)	0.018~0.120 (0.069)
4 月 ~	11	3.050~6.870 (4.970)	0.110~0.450 (0.280)	0.310~0.850 (0.580)
7 月 ~	20	4.090~7.030 (5.560)	0.210~0.470 (0.340)	0.330~0.730 (0.530)
1 岁 ~	60	5.090~10.090 (7.590)	0.310~0.670 (0.490)	0.980~1.780 (1.380)
3 岁 ~	85	6.600~10.390 (8.240)	0.580~1.000 (0.790)	1.100~1.800 (1.450)
7 岁 ~	50	7.910~13.070 (10.720)	0.850~1.710 (1.280)	1.200~2.260 (1.730)
12 岁 ~	30	8.270~14.170 (11.220)	0.860~1.920 (1.390)	1.220~2.560 (1.890)

注:表内数字为均值 ±2SD,括弧内为均值。

(二)临床意义

免疫球蛋白在血清中的浓度受多种因素影响,主要取决于其在体内合成与分解代谢的速率以及体内丢失的程度,其次有如免疫抑制剂、皮质激素、丙种球蛋白等的应用,疾病因素如营养不良、低蛋白血症、感染性疾病等,此外某些疾病如重链病患者的血清中可出现异常的免疫球蛋白,肾脏相关疾病中免疫球蛋白变化情况如下:

1. IgA 肾病中 21%~75% 患者血 IgA 升高,IgM 肾病的血清 IgM 增高。

2. 紫癜性肾炎可有 IgG、IgA、IgE 明显升高,IgM 降低,有研究表明 IgA 水平升高、IgM 水平降低者严重并发症发生率升高,且血清 IgA 水平越高,预示发生肾脏损害的可能性增大。

3. 急性肾小球肾炎时,IgG、IgA 轻度增高,IgM 近于正常水平或稍增高,但急性期和恢复期比较,三者前后差异不明显。

4. 慢性肾小球肾炎时,若临床表现为肾病综合征,则 IgG、IgA 下降,IgM 近于正常水平,肾功能不全期可见 IgG 降低。

5. 肾病综合征时,单纯型活动期血清 IgG、IgA 降低,缓解期 IgG、IgA 可逐渐恢复正常;

在激素耐药型肾病综合征(SRNS),频复发 +SRNS 中下降更明显,IgM 和 IgE 较正常明显增高。各年龄段的血清 IgG、IgA、IgM 水平与原发性肾病综合征(PNS)的临床分型、激素反应、复发情况、预后无明显相关性,预后和 IgE 水平相关,IgE 升高临床多表现为激素治疗敏感及频复发,对 IgE 升高明显的患儿应尽早进行免疫调节以防止复发。

6. 狼疮性肾小球肾炎,IgG、IgA、IgM 可增高,表现为 NS 时,则 IgG、IgA 降低。

7. 尿毒症患者血清免疫球蛋白降低,与尿毒症可抑制免疫球蛋白合成相关。

二、血清补体测定

补体(complement)是一组具有酶原活性的糖蛋白,由传统途径的 9 种成分 C1(C1q、C1r、C1s)~C9,旁路途径的 3 种成分及其衍生物、B、D、P、H、I 等因子组成,以 C3 含量最高,存在于血清和体液中,参与机体的抗感染及免疫调节,活化后产生一系列生物学效应,如溶解细胞反应、促吞噬反应、炎症反应等。补体及其调控分子共同构成补体系统,是机体免疫系统的一个重要组成部分。肾脏是肝外合成补体的主要场所之一,肾小管上皮细胞、系膜细胞、肾小球上皮细胞均可合成并分泌 C3、C4 等补体蛋白,补体成分的完整性对于维持机体正常的生理功能是不可或缺的。补体系统参与多种肾脏疾病的发生与发展,如免疫相关性肾小球肾炎、肾小管间质性肾炎、肾脏缺血与再灌注损伤、肾移植后急性或慢性体液排斥反应等。

(一)检测方法及参考值

对于总补体活性可采用试管法,对于传统的 9 种成分可采用 ELISA 法、免疫比浊法,对于补体旁路成分可采用单向免疫扩散法。正常血清中总补体 CH50 为 50~100U/ml,补体 C3 占总补体的 50% 以上,C4 是仅次于 C3 的主要补体成分,C3 正常值新生儿期为 0.570~1.160g/L,1~3 个月 0.530~1.310g/L,3 个月 ~1 岁 0.620~1.800g/L,1~10 岁 0.770~1.950g/L。C4 正常值为新生儿期 0.070~0.230g/L,1~3 个月 0.070~0.270g/L,3 个月 ~10 岁 0.070~0.400g/L。

(二)临床意义

在肾脏疾病中,补体水平与肾病的严重程度有关,肾病综合征患者中 C3 越低,病情越重,预后越差。大量研究显示许多类型的肾小球肾炎都与免疫复合物在肾小球沉积有关,而引发损伤的免疫反应绝大多数是补体依赖性的,并且这一损伤可以通过抑制补体的活化得到缓解。肾脏相关疾病中补体变化情况如下:

1. 急性链球菌感染后肾炎,约 90% 在疾病早期有总补体 CH50 及 C3 下降,6~8 周恢复正常。部分病例有 C4、C2 及备解素下降,说明两种途径均参与了补体活化。血清补体测定对确诊轻型及不典型病例起重要作用。

2. 膜增殖性肾炎,约有 68% 病例有持续性低补体血症,CH50、C3、备解素及 B 因子均降低,可检出 C3 肾炎因子,C1q、C1r、C1s、C4 等却无明显降低,提示补体替代途径活化。

3. 微小病变性疾病,血补体大多正常,突发性肾病患儿可有 C1q 降低。

4. 系膜增生性肾小球肾炎,补体无明显改变,少数患者可有 C4 水平下降。

5. 乙型肝炎相关性肾炎中约有一半患者有补体下降。

6. 紫癜性肾炎患儿 C3、C4 下降,但有研究显示过敏性紫癜时存在补体 C3 升高,补体激活可能在其发病机制中起一定作用。

7. 狼疮性肾炎,约 78% 有 C3、C4 下降,缓解期可恢复正常,病情恶化时,首先补体下降,SLE 活动期血清 C3 肾炎因子活动增加。

8. 肾移植排异反应 C3、C4 通常下降,病情稳定后恢复正常。

9. 亚急性细菌性心内膜炎伴肾小球肾炎,补体水平显著降低。

10. 慢性肾衰竭尿毒症期血清补体 C3 水平明显降低,持续的低补体水平预示患者肾脏衰竭发展的可能。

11. 膜性肾炎、IgA 肾病、Goodpasture 综合征血补体通常均无明显变化。

12. 补体水平下降还见于先天性低补体血症。

三、抗中性粒细胞抗体

抗中性粒细胞胞质抗体(antineutrophil cytoplasmic autoantibody,ANCA)是以中性粒细胞和单核细胞胞质成分为靶抗原的自身抗体,主要是 IgG 型。目前已有多种中性粒细胞胞质成分被证实为 ANCA 的抗原,其中最主要的有蛋白酶 3(PR3)、髓过氧化物酶(MPO)、杀菌 / 通透性增高蛋白(BPI)等,其中 MPO、PR3 与肾脏小血管炎关系密切。其他次要靶抗原包括人白细胞弹性蛋白酶、溶菌酶、组织蛋白酶 G 以及乳铁蛋白等。

(一)检测方法

ANCA 检测的经典方法是间接免疫荧光法(IIF)。使用乙醇固定的健康人白细胞可产生三种荧光形态:即胞质内呈粗大颗粒、不均匀分布的胞质型 ANCA(cANCA),靶抗原主要为 PR3;环细胞核呈线条状分布的环核型 ANCA(pANCA),靶抗原主要为 MPO 等;均匀细颗粒状胞质分布,有时核周重染的非典型 ANCA,靶抗原主要为 BPI。IIF 灵敏度高,但特异性差,无法判定 ANCA 的特异靶抗原。另外,pANCA 和抗核抗体(ANA)很难区分,尤其当两者并存且 ANA 滴度较高时,可相互掩盖,难以鉴别。因此,应选用健康人外周血分离的白细胞制片,其中除 ANCA 的靶细胞中性粒细胞和单核细胞外,还应包括淋巴细胞和嗜酸性粒细胞:pANCA 只识别中性粒细胞和单核细胞,而 ANA 则同时还识别淋巴细胞的细胞核。

ANCA 的另外一种检测方法是抗原特异性 ELISA,将特异性的抗原(如 MPO、PR3 等)直接包被于酶标板上,再定量检测患者血清中的抗 PR3 和抗 MPO 抗体活性,结果以每升血清 1 000 ELISA 单位(kEU/L)表示,抗 PR3 正常值在 12.7kEU/L 以下,抗 MPO 正常值在 20kEU/L 以下。

大多数学者建议临床应联合应用 IIF 法和 ELISA 法检测 ANCA。根据欧洲 14 个小血管炎研究中心开展的对 ANCA 检测方法的评估发现:cANCA 合并抗 PR3 抗体阳性或 pANCA 合并抗 MPO 抗体阳性,对于分别诊断肉芽肿性多血管炎(granulomatosis with polyangiitis,GPA)或显微镜下多血管炎(microscopic polyangiitis,MPA)的特异性均可以达到 99%。

(二)临床意义

ANCA 相关性小血管炎是一组以毛细血管、微动脉及微静脉受累为主的系统性疾病,主要包括 3 种类型:MPA、GPA 和嗜酸性粒细胞肉芽肿性多血管炎(EGPA)。ANCA 是该类疾病特异性的血清学标志物,对本病的诊断意义重大。cANCA/ 抗 PR3 抗体主要见于 GPA、部分 MPA 和坏死性新月体肾小球肾炎(NCGN),对于肺肾受累的全身性 GPA 其敏感性可达 90%;非典型 ANCA 见于囊性纤维化,其他感染性疾病、类风湿关节炎,该抗体滴度与病情平行,可用于协助诊断、指导治疗和判断复发。pANCA/ 抗 MPO 抗体主要见于 MPA 肾损害,累及肾脏引起节段坏死性和 / 或新月体性肾小球肾炎、紫癜性肾炎、IgA 肾病、炎症性肠病、自身免疫性肝病和系统性红斑狼疮,少数类风湿关节炎等。抗弹性蛋白酶可见于药物性血管炎,如肼屈嗪引起的狼疮样综合征,抗组织蛋白酶 G 可见于系统性红斑狼疮等。目前认为,ANCA 虽然是部分小血管炎特异性诊断学指标,但单凭其水平的高低变化尚不足以判断疾病的活动性和进行治疗的决策,还需结合患者的临床指标如血沉、C 反应蛋白(CRP)及 BVAS 评分等来综合判定。

四、抗肾小球基底膜抗体

抗肾小球基底膜抗体(GBM)由 IV 型胶原、层粘连蛋白、巢蛋白和硫酸糖蛋白共同组装、编织而成,近年来,发现人类 GBM 存在许多抗原成分,抗 GBM 抗体的主要抗原决定簇位于肾小球基底膜 IV 型胶原 α3 链的 NCI 结构域[α3(IV)NCI],但部分血清也可识别 α1、α2、α4 和 α5(IV)NCI。国外研究发现,肾损害轻者,其主要抗原决定簇有可能位于 α3(IV)氨基末端以外的区域或是其他的 α(IV)NCI。在一定条件下,IV 型胶原仅 α3 链非胶原区 1 抗原决定簇暴露,诱导 B 淋巴细胞分化为产生抗体的浆细胞,从而产生抗 GBM 的自身抗体。因此,抗原决定簇的特异性可能是决定其相关疾病进展的关键因素之一。

(一)检测方法

主要有间接荧光抗体法、放射免疫法、免疫印迹法及 ELISA 法。目前,应用人或牛 GBM 可溶性蛋白为抗原的 ELISA 法检测抗 GBM 抗体是国内外通用和公认的方法,其敏感度(95%)和特异度(99%~100%)均较好,并可进行定量检测,正常血清为阴性。

(二)临床意义

抗 GBM 抗体是最早用于检测 Goodpasture 综合征的特异性抗体。有学者认为抗 GBM 抗体滴度与病情的严重性、预后及复发均有关系,抗 GBM 抗体可以作为评估肾小球疾病病情及预后的参考指标。肾小球肾炎中抗 GBM 抗体的总发生率可达 11%~16%,在急性肾小球肾炎可见抗原抗体复合物在 GBM 上呈均匀线状沉着,在膜性肾小球肾炎中则呈结节状分布。监测患者血清抗 GBM 抗体的滴度可指导治疗:如进行血浆置换治疗一般需至血清抗 GBM 抗体转阴为止;对于已经进入到尿毒症的患儿,也需待其血清抗 GBM 抗体转阴后才可考虑肾移植,否则会复发。

(白海涛 曾秀雅)

第五节 肾脏影像学检查

肾脏影像学检查方法众多,各有优势。合理选择和正确使用是准确诊断肾脏疾病的先决条件。

一、肾脏超声检查

小儿肾脏与成人有所不同,随着年龄增长而生长发育,其结构与功能逐渐成熟,超声不仅显示肾脏的位置、大小、形态和内部结构,还能观察肾脏及周围的各种病变。超声检查无痛苦、无创伤、不受肾功能影响,具有迅速、可复性强等优点,更适合小儿,成为比较理想的检查方法。

（一）检查方法

1. 检查前准备 肾脏检查一般不需要特别的准备,但检查前勿饮用大量的水,以免造成肾盂积水假象。若小儿膀胱内充盈尿液,需排尿后进行检查。婴幼儿若不能主动配合,必要时可使用镇静剂使之安静检查。

2. 体位 小儿很少能主动屏息呼吸,婴幼儿胸膜式呼吸不如成人协调,对显示肾脏的上、下缘等有些困难,以致给停帧测量和观察病灶带来一定困难。常规采用的体位是俯卧位、仰卧位和侧卧位,各种体位和探测途径相互配合,灵活应用,能获得较满意的声像图。有时通过肝胆作声窗能给检查双侧肾脏提供良好的显示条件。一般选用探头频率为 3.5MHz、5MHz 和 7.5MHz。

（1）俯卧位:是肾脏检查常规采用体位之一,患儿俯卧床上,充分暴露肾区,可用小枕头垫高腹部,使肾区抬高,有利于做背部途径探测。

（2）仰卧位:是肾脏检查另一个常规采用的体位,从腹部经肝脏探测右肾,同时可经过腹部探测到双肾,并能看到肾门大血管(肾动脉、静脉)及淋巴结,更适合肾脏肿大的扫查,对异位肾显示较好。

（3）侧卧位:通过腰部对左、右肾进行纵断面和冠状面扫查,左侧卧位通过肝脏检查右肾,右侧卧位通过脾脏检查左肾。此体位与 X 线前后位肾盂造影同一断面,便于比较,但受肋骨影响,可深吸气使肾移动加以弥补。

（4）坐位或立位:适用于同位素肾图前的肾盂中心定位和肾下垂的活动度测量,后者可确定肾下极最低点位置与卧位比较。

3. 探测途径 在背部肋脊角下方找到肾脏沿肾长轴做纵切显像和横切显像。

（1）背部途径:适用于肾脏的径线测量,检查双肾的长轴和短轴。但纵切显像时,常易受肋骨和肺遮盖,上极探测不满意,对肾肿大及肾下垂者肾脏进入盆腔,受到髂骨的遮盖,探测不满意,需配合其他途径探查。

（2）侧腰部途径:取侧卧位或仰卧位进行检查,通过肝、脾作透声窗,对双肾上极部分的显示最为有利。

（3）前腹壁探测:取仰卧位,在右侧肋缘下,通过一系列斜断扫查。经过肝脏获得右肾图像,实时超声斜切图像可获得完整右肾静脉、动脉和下腔静脉的断面图,较大儿童可借饮水充盈胃观察左肾。

4. 扫查方法 无论用哪种体位和探查途径,首先找到肾脏长轴,获得最佳图像,沿长轴进行纵向扫查,探头沿肾长轴滑动,观察肾脏各个断面与周围脏器的关系,再与长轴呈垂直,找到肾脏横断面,由上极到肾门直到肾下极滑动扫查,观察肾门血管和淋巴情况,根据需要停帧,摄影记录。

（二）肾脏正常切面的一般声像

肾脏矢状、冠状扫描的长轴切面形状类似椭圆或豆形,肾包膜呈线状高回声,实质部回声稍低与肝脾回声或等同,肾锥体显示圆形或三角形,回声稍低于肾皮质,小孩的肾锥体所占比例要比成人大,锥体与锥体之间为肾柱。肾脏图像的中心部位是肾盂肾盏和血管声像,呈高回声。肾脏横断面显示圆形声像图,肾脏的中部图像最大,向上、下极移动探头图像逐渐变小,儿童肾脏大小的正常数值随年龄而改变,并且有地区差异,见表 5-5-1。

表 5-5-1　不同年龄组小儿正常肾脏大小（cm）

年龄	例数	右肾						左肾					
		长		宽		厚		长		宽		厚	
		均值	±标准差	均值	±标准差	均值	±标准差	均值	±标准差	均值	±标准差	均值	±标准差
新生儿	29	4.44	±0.4	2.6	±0.26	1.84	±0.22	4.46	±0.38	2.6	±0.24	1.89	±0.26
~1月	28	5.44	±0.35	3.14	±0.27	2.33	±0.25	5.42	±0.35	3.14	±0.29	2.33	±0.32
~6月	35	5.95	±0.42	3.41	±0.20	2.46	±0.23	5.99	±0.42	3.42	±0.20	2.56	±0.25
~1岁	30	6.45	±0.29	3.55	±0.18	2.69	±0.32	6.48	±0.25	3.57	±0.15	2.73	±0.24
~2岁	30	6.45	±0.32	3.38	±0.24	2.79	±0.22	6.69	±0.39	3.44	±0.19	2.84	±0.19
~3岁	30	6.83	±0.38	3.4	±0.17	2.85	±0.20	6.95	±0.40	3.48	±0.21	2.99	±0.27
~4岁	30	7.07	±0.33	3.5	±0.26	2.91	±0.25	7.24	±0.40	3.51	±0.21	2.96	±0.22
~5岁	30	7.25	±0.40	3.75	±0.36	3.06	±0.31	7.32	±0.40	3.83	±0.34	3.14	±0.30
~6岁	30	7.63	±0.44	3.93	±0.34	3.19	±0.16	7.85	±0.51	4.03	±0.35	3.31	±0.26
~7岁	30	7.96	±0.56	3.94	±0.24	3.22	±0.23	8.2	±0.53	4.17	±0.24	3.32	±0.24
~8岁	30	7.97	±0.38	4.2	±0.23	3.24	±0.30	8.19	±0.44	4.37	±0.27	3.42	±0.35
~9岁	31	7.82	±0.42	4.09	±0.29	3.27	±0.24	8.08	±0.44	4.22	±0.25	3.39	±0.25
~10岁	30	8.66	±0.47	4.5	±0.25	3.58	±0.23	8.9	±0.46	4.53	±0.27	3.8	±0.27
~11岁	30	8.76	±0.53	4.6	±0.31	3.49	±0.31	8.95	±0.49	4.7	±0.33	3.66	±0.30
~12岁	30	8.95	±0.64	4.83	±0.29	3.62	±0.24	9.21	±0.62	4.91	±0.32	3.83	±0.26
~13岁	30	9.64	±0.54	4.85	±0.36	4.01	±0.32	9.92	±0.60	5.11	±0.35	4.08	±0.33
~14岁	30	9.87	±0.44	4.66	±0.28	3.95	±0.25	10.11	±0.47	4.76	±0.3	4.07	±0.26
~15岁	31	10.13	±0.57	4.96	±0.33	4.14	±0.23	10.38	±0.51	5	±0.28	4.23	±0.25
~16岁	29	10.06	±0.59	5.22	±0.28	4.3	±0.36	10.09	±0.62	5.24	±0.36	4.25	±0.33
~17岁	29	10.55	±0.50	5.28	±0.42	4.5	±0.35	10.34	±0.51	5.76	±0.37	4.35	±0.38

（三）肾脏异常切面的声像特点

1. 肾脏切面大小异常　肾脏肿大多见于肾盂肾炎、急性肾炎早期、肾癌、肾积水、代偿性肥大等；缩小多见于慢性肾炎、肾发育不良。

2. 肾周边的异常　肾脏边缘突出多见于肾癌、肾囊肿、新生儿肾脏的分叶状等；边缘断裂见于肾外伤。

3. 肾实质内肿瘤性病变　肾实质内肿瘤内部图像应注意观察回声的水平、分布和边界的整齐与否。

4. 中心部位的异常

（1）中心部位的低回声区域：肾盂肿瘤、肾癌等。

（2）中心部位的无回声：肾积水、肾盂源性囊肿、肾静脉等。

（3）中心部位回声断裂：肾癌、肾盂肿瘤、双肾盂等。

（4）中心部位回声消失：肾盂肿瘤、多囊肾。

（5）肾实质回声水平的异常：弥漫性的回声增强提示慢性肾炎、肾功能不全。

（6）结石样声像：强回声伴声影或不伴声影提示肾结石、钙化病灶。

（四）肾脏超声检查的临床应用

1. 先天性肾脏异常 肾脏先天性异常较为多见，且种类繁多。其中包括肾的数目、大小、位置、形态、结构等异常。

（1）肾缺如：双侧肾缺如在生后不久即死亡，而单肾缺如并不少见。一侧肾缺如（孤立肾），另一侧肾代偿性增大。声像图上探及一侧体积增大或稍大的肾脏，另一侧探不到肾脏，在盆腔或其他部位也未能发现肾脏。

（2）重肾：重复肾（duplex kidney）多融合为一体，仅表面有浅沟，而肾盂、输尿管上端及血管明显分开。声像图肾脏外形无明显异常，可看到2套集合系统结构，有时可看见2个完整的肾外形。当有肾盂积水时，可在集合系统内出现无回声区，健侧肾正常。

（3）肾发育不全（renal hypoplasia）：两肾发育不全常在婴儿期死亡。单肾发育不良即肾脏较小，声像图肾脏较小，可见一定比例肾窦回声，但实质回声结构不清，有时不易辨认，另一侧肾代偿性增大。

（4）蹄铁形肾（horseshoe kidney）：双肾下极向内下会聚，声像图肾呈倒八字形，其长轴向内下，双肾下极回声融合，即蹄铁形肾的峡部横过腹主动脉和下腔静脉之前相连接或相距甚近。

（5）异位肾（renal ectopia）：正常肾位置探不到肾脏，在右下腹、盆腔等其他部位探及肾脏，并且不能把其回纳到肾窝。双肾位于同侧者，极为罕见。异位肾易被当作腹部肿块。声像图上很容易辨认出肾脏的图像，得到明确诊断。异位肾常伴发育不良或肾盂积水。

2. 肾下垂（nephroptosis）及游走肾（movable kidney） 正常小儿的肾脏随呼吸或体位改变时可有一定的活动度。但肾的上下活动度不超过一个椎体。游走肾较为罕见，多因肾蒂过长，肾脏可在腹内各个方向移动。声像图超声检查肾脏立位与俯卧位肾下极定点相比，活动度超过3cm或肾下极低于髂脊连线，可考虑为肾下垂。肾下垂的肾脏超声为正常肾声像图，伴肾积水时可见到肾的集合系统光点分离，呈无回声区；游走肾超声检查在肾区见不到肾脏回声，而在上腹部、脐周围或盆腔内显示肾回声，改变体位或推动肾脏时，该肾可在较大范围移动，甚至回纳至肾区，游走肾并发肾积水时，可见肾窦分离扩张，内为无回声区。

3. 肾内囊性病变

（1）肾囊肿（renal cyst）：又称单纯性囊肿，婴幼儿少见。声像图示囊肿呈圆形无回声区，壁薄而光滑，后壁及后方组织回声增强，可有边侧声影出现。大的囊肿有可缩性。囊肿可向肾表面隆起，有时还可压迫肾窦，使肾窦回声变形，而肾实质回声正常。若囊肿出血则可见散在的光点回声。多发性肾囊肿在声像图上显示多个无回声暗区，大小不一，但均有上述肾囊肿特征。肾外形增大往往局限于囊肿部位，并且在无囊肿部位见到正常肾实质回声（图5-5-1）。

（2）婴儿型多囊肾病（常染色体隐性遗传多囊肾病，autosomal recessive polycystic kidney disease，ARPKD） 本病为常染色体隐性遗传性疾病，主要见于婴幼儿，发生率1:（6 000~

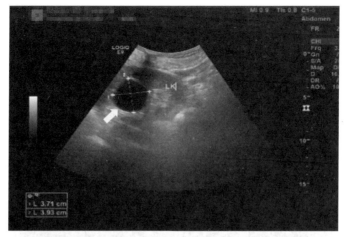

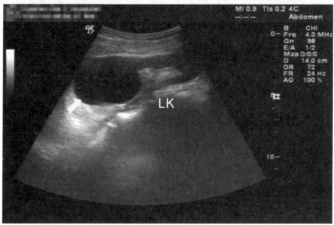

图 5-5-1　肾脏囊肿

14 000),大龄儿及成人虽可发现,但极为少见。患儿肾脏损害呈双肾增大,髓质内无数微小囊肿 1~2mm,偶见 1~2cm,常伴有肝脏无数小囊肿和纤维化。患儿肾功能不良。声像图示:①双肾增大,外形正常,被膜光滑或有隆起;②双肾实质回声弥漫性回声增强,若囊肿极小超声不易显示;③肾窦回声与实质回声相似;④肝脏纤维化表现,可伴门静脉高压征。成人型多囊肾是常染色体显性遗传性疾病,可有 3% 于小儿时就有症状,然而大多数至成人时因病情发展而就医。

（3）海绵肾(medullary sponge kidney):是集合管广泛囊状扩张为特征的先天性疾病。扩张的集合管囊腔较小呈海绵状,形成大量界面,内部可有小结石形成。声像图显示呈与肾锥体分布一致的高回声团呈放射状排列,因扩张的集合管囊腔极小超声不能显示。

（4）肾积水(hydronephrosis):因尿路梗阻造成肾盂、肾盏扩张伴不同程度的肾实质萎缩。声像图显示:轻度肾积水,肾外形和肾实质无明显改变,肾窦出现窄带状或扁卵圆形无回声区,最大厚度大于 1cm。在冠状面肾盂较正常饱满,肾盏包括小盏轻度扩张呈无回声区。中度积水,冠状断面肾盂呈典型手套状或烟斗状无回声区,肾盂、肾盏有显著扩张,最大无回声区 3~5cm,肾体积轻度增大或增大不明显。重度积水,肾窦被扩大的无回声区所代替,周边呈花边状,有的断面呈多房状,肾实质受压变薄,肾体积明显增大,外形受压变形,合并输尿管积水时,肾盂与输尿管积水的无回声区相连(图 5-5-2)。

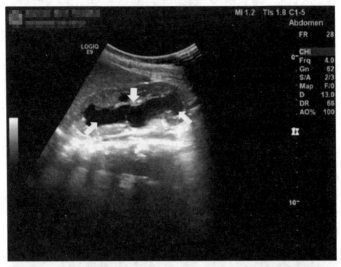

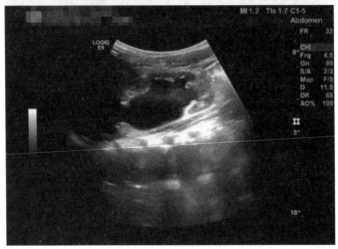

图 5-5-2　左肾积水

4. 肾肿瘤（renal tumor）　小儿肾肿瘤很少为良性，目前的实时灰阶超声显像分辨率高达 2mm，为小肿瘤的发现和诊断提供了简单、迅速、确实有效的检查方法，彩色及能量多普勒超声可提供良、恶性肿瘤的信息。由于恶性肿瘤具有较多血管，彩色及能量多普勒可显示这些肿瘤血管，同时脉冲多普勒也可以探到这些肿瘤的血流。儿童肾肿瘤中最多见的是肾胚瘤，又称肾母细胞瘤，肾癌多见于较大儿童。肾盂肿瘤发病率较肾实质肿瘤为低。

肾肿瘤的基本声像图表现：①肾脏形态、大小改变：当肿瘤较小时，肾的形态和大小无明显变化。肾脏肿瘤长到一定程度可使肾脏局部增大，肾表面向外隆起，使肾脏失去正常形态。较大的肾肿瘤甚至可使整个肾脏变形，体积增大，无法辨认其轮廓。②内部回声：肾内肿瘤所在部位出现局限性回声异常，也可以整个肾回声异常，其回声可以是均匀的或不均匀的实性回声，也可以出现等回声暗区及密集强回声，甚至可以见到无回声和混合型回声的各种不同表现。肾癌边界多不规则，良性肿瘤边界多规则。③肾窦回声改变：肾盂肿瘤使肾窦回声变形，肾实质肿瘤造成肾窦回声移位、中断、变形或消失，以及局部肾盂积水。

肾肿瘤的转移与浸润表现：肾肿瘤常有淋巴结、血行等转移以及周围浸润表现。声像图：①可在肾门、腹主动脉附近发现淋巴结的低回声团块，并可造成肠系膜上动脉和肾血管的移位；②肾静脉或下腔静脉可见瘤栓形成的异常回声，并伴有管腔的异常改变，彩色血流的异常；③较大的肿瘤可浸润邻近组织出现腰大肌、肝脏和后腹膜大血管与肿瘤界限不清。

（1）肾母细胞瘤（Wilm's瘤）：是婴幼儿最常见的肿瘤，发病率占小儿恶性肿瘤的20%~25%，约95%为单侧。发病较早，约90%以腹部肿块为临床症状，此病可合并其他部位畸形。瘤体发生于肾一极或中部，肿瘤呈圆形或椭圆形、规则，早期有完整的假包膜，与正常肾组织界限清晰，肿瘤可很大，形成对肾组织及肾周组织挤压，肿瘤本身也可出现液化、坏死、出血、钙化等。晚期突破肾被膜，容易转移，约65%转移到肺，15%~20%转移到肝；也可广泛侵入腹肌、胃肠淋巴结、眼眶和神经等。很少侵犯肾盂，多无血尿。

声像图：①肾脏形态失常。肾内多见巨大肿块呈回形或椭回形，肾被膜局限性或较大范围隆起，局部可见被挤压的肾回声或无正常肾组织回声，完全被肿瘤回声代替；②肿瘤内部回声：多数呈强弱不等、分布不均的粗点状实性回声，且多数有明显出血、坏死及囊性变的不均质无回声区，也可出现钙化呈混合型回声图；③肿瘤浸润及转移征象：肾门部可见淋巴结的低回声团块，肿瘤突破肾被膜时肿瘤边界与周围组织界限不清，或在其他脏器内显示转移性团块状回声。

（2）肾细胞癌（肾癌，renal carcinoma）：一般呈实质性回声，内部光点依肿瘤大小和内部结构不同而异，常呈中等或低回声，早期光点均匀，稍亮，随肿瘤长大出现内部回声减少。当肿瘤内部有出血、坏死、液化时呈现不均质回声和无回声区。

（3）肾错构瘤或血管平滑肌脂肪瘤：肿瘤由多种分化良好的组织交错而构成。内含无数血管，并与平滑肌、脂肪组织交错，构成无数的声学界面。因此多数在声像图上呈许多均匀分布的强光点，构成具有特殊征象的增强回声光团。少数有囊性变情况。

（4）肾盂肿瘤：肿瘤较大时，中心集合系统出现分离。声像图：在集合系统密集的光点间呈现实质性团块，回声偏低，外形不规则伴肾盂的无回声暗区。当肾积水较多，肾盂、肾盏扩张明显时，肿瘤图像更清晰。肿瘤较小时，不如肾实质肿瘤易发现。而彩色多普勒可显示很大的作用。

（5）转移性肾肿瘤：单发或多发，肿瘤多具有原发性恶性肿瘤的声像特征，内部回声随出血、坏死、液化程度而不同。

5. 肾结石（renal calculus） 小儿泌尿系结石发病率低于成人，发生率肾结石低于膀胱及尿道结石，肾结石主要分布在集合系统内，肾实质内结石十分少见，多位于肾盂，肾盏次之。小儿肾结石有些合并尿路畸形。声像上无论X线平片显示为阳性结石或不显影的阴性结石，超声均可检出。一般声像图上，在肾窦内出现点状或团块状强回声，其后方伴有声影。当继发肾盂积水时，可见无回声暗区（图5-5-3）。

6. 肾外伤（renal trauma） 闭合性外伤可分肾挫伤、肾部分裂伤、肾全层裂伤和肾蒂撕裂伤等。声像图：肾轻度裂伤常不显示，或在肾实质见到片状或不规则之低回声区，肾盏回声光点不规则并增多。肾盂有积血时可见肾盂、肾盏光点分离呈无回声区。肾周有血肿时，在肾周可见无回声区，从无回声区的大小可了解出血的多少。肾内出现血肿时，则可见无回声暗区，肾脏局限性增大，陈旧性血肿在无回声暗区内有不规则光点回声。肾损伤合并肝或脾破裂以及腹腔内有出血，则腹腔内出现无回声区，而且随体位移动。

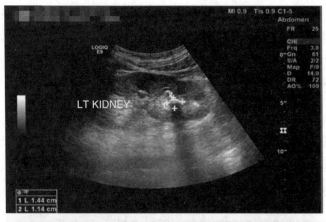

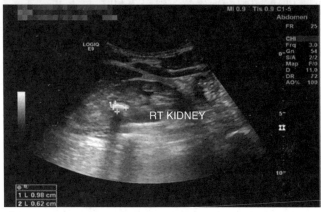

图 5-5-3　肾多发结石

7. 感染性肾脏疾病

（1）肾脓肿：声像显示肾局部实质肿胀隆起，肾实质回声减弱或不规则无回声区，其内有散在光点回声。

（2）脓肾：系肾盂积水继发性感染所致，声像图呈现肾盂积水征象，但积水区内见到低水平回声，或无回声内弥散性光点回声和小片状回声（脓液坏死组织）。

（3）肾周脓肿：肾脏本身声像图正常，但环绕肾脏周围出现带状、圆形成椭圆形低回声至无回声区。结合病史可在超声引导下抽吸以明确诊断。

（4）肾盂肾炎：超声在鉴别复杂性与非复杂性肾盂肾炎上有一定价值，可作为初步筛选手段。

（5）肾结核（renal tuberculosis）：轻度肾结核可完全呈正常声像图，重型肾结核肾实质破坏严重，可出现于酪样坏死、坏死性空洞、结核性脓肿、纤维化、肾积水及肾结核钙化，声像图变化多样，差别较大，出现明显异常，肾体积增大，形态不规则，受累的肾实质肿胀增厚或变薄，肾盏回声模糊且不规则，肾盂扩张，积水明显者可见无回声区。寒性脓肿形成时，可见相应的低回声或无回声区内有散在光点回声。肾结核钙化时，可见到强光团或光带回声伴声影。

8. 弥漫性肾脏疾病　弥漫性肾病是多种原因引起的肾实质损害且有不同的病理变化，通常可归为三大类，灰阶超声可观察肾脏大小和内部回声改变。一是以肾实质充血、水肿为主，包括急性肾小球肾炎、肾病综合征、狼疮性肾炎。声像图表现双肾增大，肾实质增厚，回声减弱，锥体更明显，肾窦与肾实质界限清楚。二是以结缔组织增生为主，包括慢性肾小球肾炎、肾盂肾炎、肾淀粉样变、肾中毒、狼疮性肾炎。声像图表现为双肾大小正常，轻度增大或缩小,偶见肾表面不光滑,肾实质回声增强,肾窦回声无明显异常或伴有少量积水。三是肾实质萎缩、纤维化,包括慢性肾小球肾炎、肾盂肾炎、肾硬化、高血压晚期、肾动脉狭窄。声像图表现为肾脏明显缩小,表面不光滑,可为双侧或单侧。肾实质明显变薄、回声增强、肾锥体与皮质分辨不清,与肾窦分界不清,肾窦回声缩小。

9. 肾静脉血栓形成(renal venous thrombosis) 小儿相对多见,也常为肾病综合征并发症。声像图上可见病侧肾脏体积增大,内部形态改变及肾窦回声移位等,可见存在于下腔静脉或肾静脉内的实性血栓回声,多普勒超声可见静脉内血流充盈缺损、紊乱或消失。

10. 无功能肾(不显影肾) 经 X 线静脉肾盂造影及同位素检查未能显示肾或肾盂者称不显影肾(无功能肾)。常见的原因为肾积水、肾结核、肾萎缩、肾肿瘤、肾多囊性病变、肾动脉栓塞及先天性肾发育不全等。超声对各种无功能肾有一定的鉴别作用,不仅能确定有无肾脏,同时对肾积水、肾肿瘤、肾结核、肾血管栓塞等做出鉴别。

11. 肾脏定位 用超声找到肾脏的位置,看清内部结构,为同位素肾图检查定位和肾穿刺活检提供定位作用。也可利用超声找到积水、积脓及囊肿的确切部位,以指导肾盂穿刺、脓肿穿刺和囊肿穿刺注硬化剂治疗。

12. 胡桃夹现象 胡桃夹现象(nut cracker phenomenon)也称胡桃夹综合征或左肾静脉压迫综合征。左肾静脉汇入下腔静脉的行程中,因走行于腹主动脉和肠系膜上动脉之间形成的夹角内受到挤压而引起临床症状称为胡桃夹现象。临床主要表现:①单侧性(左侧)血尿(hematuria);②生殖静脉综合征即引流左肾静脉的睾丸静脉或卵巢静脉淤血而表现为胁腹痛,并于立位或行走时加重;③男性左侧精索静脉曲张。此外,还有蛋白尿、不规则月经出血、高血压,偶发十二指肠梗阻。

超声诊断左肾静脉扩张。取仰卧位左肾静脉狭窄前扩张部位近端内径比狭窄部位内径宽 2 倍以上,脊柱后伸位 15~20 分钟后,根据患儿情况,时间灵活掌握,其扩张部位近端内径比狭窄部位内径宽 4 倍以上。取两个体位即可诊断。综合诊断指标更为可靠,即上述左肾静脉扩张倍数为主要诊断依据,脊柱后伸位 15~20 分钟后左肾静脉扩张近端血流速度≤0.09m/s,肠系膜上动脉与腹主动脉间夹角在 9° 以内为参考值。肾静脉造影可直接观察左肾静脉受压和扩张,同时可直接测量下腔静脉压及左肾静脉压。当两者压差≥0.400kPa 或≥3mmHg 时,即可提示左肾静脉高压,但阴性结果不能除外诊断(图 5-5-4)。

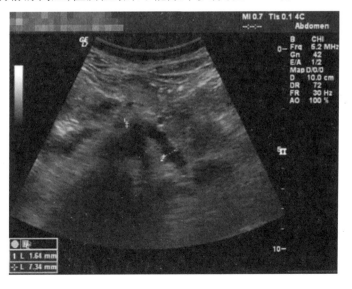

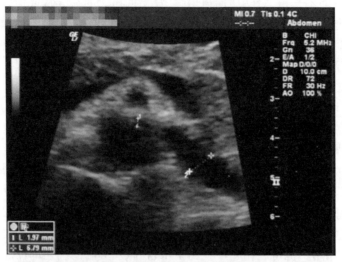

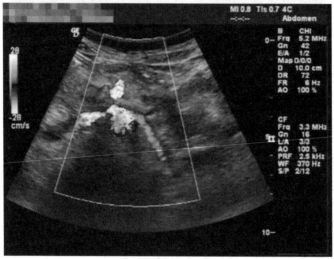

图 5-5-4 胡桃夹综合征

二、肾脏 X 线检查

X 线检查是诊断小儿肾脏疾病最常用、最简单的方法之一,包括腹部平片和肾造影检查。

（一）腹部平片

主要了解有无肾区、输尿管走行区及膀胱区的钙化,了解肾脏的大小、形状,有无软组织密度的团块等。

摄影前较大儿童应清洁肠道以免粪便和气体干扰,新生儿和婴儿可不做任何肠道准备。腹部平片拍摄范围包括肾脏、膀胱、输尿管以及两侧腹部软组织。正常患儿腹部平片结果示:两侧肾脏轮廓清晰,腰大肌阴影对称,骨骼清晰结构完整。较大儿童正常腹部平片除胃及结肠内有少量气体外,小肠内气体很少,但新生儿及婴幼儿小肠内有生理性积气。

（二）造影检查

可显示泌尿器官的解剖结构,并能观察肾脏的功能是诊断泌尿系及其周围一些疾病的

重要手段。造影前须禁食禁水,清洁洗肠,做碘过敏实验。主要包括以下几种方式:

1. 静脉肾盂造影(intravenous pyelography,IVP)　也称排泄性尿路造影,是泌尿系最常用的造影检查方法。其原理是:有机碘液静脉注射后,几乎全部经肾小球滤过而进入肾小管系统,继而排至肾盂肾盏而使整个肾脏解剖结构清晰可见,且可观察输尿管、膀胱的解剖形态,同时可了解两肾的排泄功能。

本法对有以下情况者为禁忌:①严重肝肾功能障碍或者心力衰竭患者;②对碘过敏者;③有过敏史或过敏体质的患者,如哮喘等;④多发性骨髓瘤;⑤嗜铬细胞瘤;⑥一切原因引起的恶病质者。

IVP正常的X线表现为:造影剂经静脉注射后,随肾脏排泄,可见双侧肾轮廓清晰,肾实质密度增高,位于肾乳头附近的肾小管呈放射状排列,随时间延长,继而可见肾小盏、肾大盏及肾盂显影。

2. 逆行肾盂造影　是通过输尿管导管将造影剂逆行注入输尿管、膀胱,最后使肾盂显像。该方法用于:①IVP显像不良、不适于做IVP者或对有机碘过敏可行无机碘做逆行造影;②为了详细观察肾盂、肾盏、输尿管的解剖形态或对于血尿患者进一步确定该部位有无占位性病变。对有严重膀胱病变、尿道狭窄、瘘管、外伤及感染时为禁忌。行此法应注意注入的造影剂速度不宜过快,否则压力过高致造影剂回流导致输尿管径路剧痛。

3. 肾盂穿刺造影　经皮直接穿刺肾盂,尽量抽出内容物,注入造影剂,主要用于静脉肾盂造影不显影而逆行肾盂造影困难的巨大肾盂积水患儿。

4. 排尿性膀胱尿道造影　此法将造影剂注入膀胱内,摄取包括膀胱充盈片、排尿时的腹部平片、排尿后的腹部平片。对尿道狭窄、瘘管和膀胱输尿管反流等先天性畸形的诊断较为准确。

5. 腹主动脉造影与选择性肾动脉造影　经皮做股动脉穿刺,置导管于腹主动脉,其尖端达肾动脉开口附近,快速注射泛影葡胺20~30ml,于1~2秒内注完,进行连续摄片,即可显示腹主动脉和两侧肾动脉。该法主要用于诊断大动脉炎和肾血管疾病如肾动脉狭窄,也用于观察肾肿瘤和肾上腺肿瘤尤其是嗜铬细胞瘤。

(三)常见肾脏疾病的X线表现

1. 肾结石

(1)平片:①在肾区可发现结石阴影,此时可摄仰卧水平投影侧位片,肾结石阴影与脊柱重叠;②仰卧位时分别在深吸气与深呼气时各摄片一张,可见结石随呼吸而移动;③肾结石形状不一,可为圆形、椭圆形、鹿角形等高密度影;④因肾结石所致的肾积水可致肾影扩大。

(2)尿路造影:静脉尿路造影可了解肾功能,而当结石较小时往往不影响肾功能,结石较大所致梗阻时,可致肾积水(图5-5-5)。

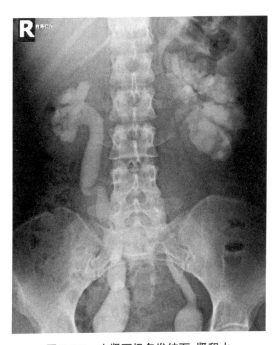

图5-5-5　左肾下极多发结石,肾积水

2. 肾囊肿　囊肿多同时发生在肾脏两侧,单侧的很少见。

（1）平片：①两侧肾影不对称增大,肾脏边缘可出现分叶现象;②多囊肾体积增大、重量增加、下垂,加之重力可出现旋转异常;③因囊壁受压,营养代谢发生障碍,产生钙盐沉着,可出现线状或不规则钙化影。

（2）尿路造影：①肾盂肾盏移位,囊肿可发生在肾实质任何部位,致肾盂肾盏的受压程度不一,肾盂与脊柱间的距离可缩短或增宽;②肾盂肾盏变形,因囊肿压迫可致肾盂肾盏出现不同程度的伸长变形,并相互分离,肾盏常呈龙爪形状或蜘蛛足样改变,为多囊肾的典型征象;③患肾体积增大,重量增加,致位置下移,可出现不同程度的肾盂肾盏积水改变,肾功能受损。

3. 肾发育不全

（1）平片：两侧肾脏大小区别显著,患肾明显缩小。

（2）尿路造影：①患肾功能较差;②患侧肾影小,肾实质变薄,对侧肾脏代偿性肥大;③肾盂发育较小,肾大盏缺如,肾小盏呈杵状,可直接从肾盂分出。

4. 肾结核　肾结核由其他部位的结核病灶播散而继发的疾病,约90%为单侧,10%为双侧。

（1）平片：多无异常发现,若见肾结核钙化并不代表病变痊愈,多是有干酪性空洞存在。肾结核的诊断主要有赖于尿路造影检查。

（2）尿路造影：初期表现为肾小盏顶端圆钝且边缘不齐如虫蚀状,是乳头的局限性溃疡侵犯肾小盏所致,当乳头形成空洞并与肾盏相连时,造影表现为一团造影剂与肾盏相连或位于肾盏外方实质内,边缘不齐,密度不均,相应肾盏的边缘亦不齐或变形狭窄。病变发展成肾盏肾盂广泛破坏或形成肾盂积脓时,排泄性尿路造影常不显影或显影延迟且浅淡,边缘不整齐。

5. Wilms瘤　是婴幼儿最多见的实体瘤之一。

（1）平片：①肾区软组织肿块影,肿块大小不一,肿块可超越中线,伸展至对侧腹部,侧位显示肿瘤前缘突入腹腔;②巨大的肿瘤可将充气的肠曲移至对侧腹部;③横膈抬高;④腰大肌阴影消失;⑤钙化,一般见于晚期患者,钙化阴影较淡,且形态不一,为肾母细胞瘤的特点。

（2）尿路造影：①肾脏无功能：表现为肾盂肾盏不显影,虽经延缓摄片仍不显影,为巨大肿瘤使肾组织全部侵蚀破坏或肿瘤侵犯肾血管使血管内充满瘤栓等原因所致;②肾脏功能不良：表现为肾盂肾盏显影延缓且较淡薄;③肾盂肾盏的移位：肾盂肾盏被肿瘤推压移位,肾盏互相靠拢,被挤压的肾盂肾盏,边缘呈弧线阴影,巨大的肿瘤可将肾盂肾盏推挤向腹中线,肾盂肾盏由于受压可变形;④肾盂肾盏的缺如或破坏：部分肾盏的缺如或肾盂的闭塞为巨大肿瘤压迫所致;⑤肾积水：多系巨大肿瘤压迫输尿管所致。

三、肾脏 CT 检查

CT成像过程是以高能量、高穿透力的X线穿透人体受检部位后,借不同组织器官的电子密度差异,使入射的X线能量强度由于被吸收而发生相应衰减所产生的线性变化规律。该检查显示的是肾脏的横断面,显示肾脏的轮廓及其周围邻近结构。肾脏CT检查主要适用于以下情况：①肾脏的良恶性肿瘤;②肾脏囊性病变;③肾周围病变;④肾外伤;⑤肾脏其他疾病,如肾血管病变;⑥肾移植和肾手术后检查等。

1. 平扫 肾脏外形为类圆形或近乎圆形,肾实质密度均匀,CT 值 30~50HU,在肾门处呈卵圆形,肾窦内含一定脂肪组织,与肾周脂肪密度相近,周围可见较薄的肾筋膜。肾门含肾动脉、肾静脉及输尿管,密度低于肾实质,肾盂及肾盏密度与水密度相近。

2. 增强 须经静脉快速注射造影剂,注射后的 10~30 秒内可见肾皮质明显增强,与低密度的髓质可区别,约 45 秒后肾髓质逐渐增浓到肾皮质密度,此时无法区别皮髓质。

3. 常见小儿肾脏疾病的 CT 表现

(1)肾结石:CT 可发现 X 线平片上不能发现的阴性结石,平扫示高密度,CT 值 100~600HU,可与肾盂内肿瘤或血块相鉴别(肿瘤 CT 值 30~60HU,血块 64~84HU),不强调增强,因对比剂可掩盖肾结石。

(2)肾积水:CT 上可见扩张的肾盂及输尿管。增强扫描可示患侧肾功能差,造影剂进入扩张的肾盂后因其密度高于尿液可沉在肾盂下部,随时间延长,全部肾盂及输尿管常常都能显影。

(3)Wilms 瘤:CT 表现:①肿块大小不一,轮廓光滑,当肿块较小时,肿块一侧可见残存肾组织,若肿块巨大,则肾组织几乎被破坏,肿瘤中央大部分无钙化,可因出血或坏死而显示密度不均;②肿瘤与周围组织或邻近器官粘连,部分病例可见肿块侵入肾盂或肾静脉内,肿瘤较大时可直接浸润邻近组织和器官,并可经淋巴转移至肾门及主动脉旁淋巴结,沿血行转移至肺、肝、腹膜及纵隔等。单纯根据 CT 有时无法与肾癌相鉴别。

(4)肾转移瘤:在儿童主要是白血病浸润肾引起两侧肾脏增大及肾内肿块,其他部位肿瘤也可转移至肾,如肺癌、乳腺癌、胃癌、胰腺癌等。肾转移癌的 CT 主要表现为多发或单发低密度实性肿块,可呈局部隆突,使肾轮廓不规则。

(5)肾淋巴瘤:小儿以非霍奇金淋巴瘤最多见,CT 表现有四种类型:①多发肿瘤结节、大小不等,对比增强后呈低密度灶;②肾内不规则、局灶、单发实质肿块伴肾外浸润;③肾弥漫间质浸润产生肾盂扩张;④肾外输尿管周围浸润。由于单纯靠 CT 未能区别淋巴瘤及其他肾肿块,因此,若 CT 示脾肿大,后腹膜淋巴肿大及肠系膜淋巴结肿大,均应考虑淋巴瘤可能。

(6)单纯性肾囊肿:发生在肾实质,边缘光滑,常引起肾轮廓异常隆起,与肾实质分界清晰。囊内密度均匀,平扫时与水密度相近,增强时无强化。但肾囊肿可因以下情况出现 CT 值的异常升高:①囊肿内出血;②对比剂漏入或渗入囊内;③囊肿壁有钙化环;④囊内合并感染等。

(7)肾结核:CT 检查用于肾结核的辅助诊断时主要是在其他如临床、化验、X 线片、肾盂造影等检查后仍不能明确诊断者,CT 影像表现为肾脏内不规则多房腔,CT 值接近水密度,肾皮质薄及变形,肾内合并钙斑。结核性肿块使肾盏移位或局部肾盂肾盏不显影。

(8)肾外伤:主要有以下四种类型:①包膜下血肿:新鲜血肿环绕肾外,密度较肾脏高,若血肿已液化,则密度降低。增强扫面可见有功能的肾实质明显增强,血肿密度低。②肾周血肿:为较多的血性液体积聚,局限于肾筋膜内。③不全肾撕裂伤及肾内血肿:为局部的肾实质损伤。在对比增强扫描下可见损伤的肾实质密度较正常肾实质弱,充盈不佳,但肾未断裂。此种类型常合并包膜下血肿。④全肾撕裂:为肾断裂、粉碎或局部肾实质损伤已伸入肾盂、肾盏而引起尿液外溢,可见混合对比剂的尿液渗出或形成含尿囊肿。

四、肾脏 MRI 检查

MRI 成像是以人体在磁共振过程中所散发的电磁波（磁共振信号），以及与这些电磁波有关的参数，如质子密度（ρ）、弛豫时间（T1、T2）、流动效应（即含流动的液体组织如血管、循环的脑脊髓液等，信号不停留，不产生影像）等作为成像参数。MRI 是一种无创检查，可做多轴检查，如横断面、冠状断面以及矢状断面扫描，可清晰地显示肾脏结构、肾内血管，可根据弛豫时数值不同有助于对不同组织的定性检查。

正常肾脏的 MRI 图像分 T1 加权像（T1WI）和 T2 加权像（T2WI），在肾脏的临床运用主要是占位病变的检出及定性诊断，可清楚地显示肾脏，不用造影剂就能区别肾皮髓质，因 T1WI 上肾皮质的信号强度高于肾髓质，此信号强度差异形成皮髓分辨（CMD），临床上很多疾病导致髓质含水量减少，则其信号强度增高，可导致 CMD 模糊。MRI 对于肾脏常见恶性肿瘤，同 CT 一样也具有较高的检出率及较强的定性诊断能力。T1WI：T1 弛豫时间越长，其信号强度越低，肾周脂肪为高信号，肾皮质中等信号，肾髓质低信号，肾动静脉亦可显示。T2WI：T2 弛豫时间越长，其信号强度越高，肾实质呈高信号。

1. 肾癌　T1WI 上肿瘤可呈低、等或高信号，T2WI 上肿瘤一般为高信号，并常可见到低信号的假包膜。MRI 能够检出并诊断小至数毫米的含脂肪的肾脏错构瘤，因其与脂肪相似，呈特征性的短 T1 中等 T2 信号。

2. 肾转移癌　多无特异征象，常表现为单肾或双肾的单发或多发性肿块呈等信号或略低信号改变于加权像上，也可表现整个肾脏弥漫性肿大。单从图像特征上考虑，与肾癌难以鉴别，诊断需结合临床。

3. 肾母细胞瘤　MRI 信号多样化，因肿块易出血、坏死或液化。T1WI：肿瘤的信号强度低于肝组织，若肿瘤坏死，可见低于肿瘤的信号强度区，若肿瘤出血，则可见高信号强度区；T2WI：信号强度增高明显，呈分叶状。

4. 单纯性肾囊肿　MRI 信号改变的规律与囊肿的内容物有关，大多数以水为内容物，MRI 上表现为边界与水相似的均匀的长 T1 长 T2 信号。如有囊内出血，则表现为短 T1 长 T2。

（白海涛　曾秀雅）

第六章　儿童肾脏病的常见症状

第一节　水　　肿

　　水肿是一种症状,是指体内水液潴留、泛溢肌肤,临床以明显浮肿、尿量减少为特征的一种病证。《中医临床诊疗术语》指出:水肿是一种症状性病名,一般按病之新旧缓急和邪正虚实而分为阳水、阴水。外邪侵袭,或劳倦内伤,或饮食失调,使气化不利而水液潴留,泛溢肌肤则发为水肿,其常见疾病有风水、皮水、石水、肾水、溢饮、脾水、经行浮肿、子肿等。本病所讨论的范围较广,如中医包括了阳水和阴水两大类,西医学则包含了急性或慢性肾炎、肾病综合征等所有以水肿为主要表现的病症。

一、中医对本病的认识

　　关于水肿的最早记载见于马王堆古墓出土的医书《五十二病方》,书中提到"肿囊"的症状和治疗。《黄帝内经》在总结先秦医家理论和经验的基础上,对水肿做了详细的描述。《灵枢·水胀》指出"水始起也,目窠上微肿,如新卧起之状,其颈脉动,时咳,阴股间寒,足胫肿,腹乃大,其水已成矣。"《素问·宣明五气》说:"下焦溢为水。"水肿是因水而肿的病证,"水"是水肿病名的雏形。《素问·水热穴论》中提出"水病"病名:"帝曰:肾何以能聚水而生病? 岐伯曰:肾者,胃之关也,关门不利,故聚水而从其类也……故水病下为胕肿、大腹,上为喘呼不得卧者,标本俱病。"《素问·逆调论》云:"夫不得卧,卧则喘者,是水气之客也。夫水者,循津液而流也。肾者水藏,主津液,主卧与喘也。"可见水气与水、水病均是同一病症,只是名称略异而已。汉代张仲景首次提出"水气病"病名,并对水气病的分类、症状、脉象、治则、方药均有详细论述。隋代巢元方《诸病源候论·小儿杂病诸候·肿满候》曰:"小儿肿满……其挟水肿者,即皮薄如熟李之状也。"首次提出小儿水肿的病名。宋代《小儿卫生总微论方·肿病论》进一步明确小儿水肿是小儿肿病之一,曰:"小儿肿病有二:一者气肿……二者水肿,因上焦烦渴,饮水无度,脾胃虚而不能约制其水,肾反乘脾,土随水行,上附于肺。肺主皮肤,脾主四肢,故水流走于四肢皮肤而作肿也,甚则肾水浸浮于肺,则生大喘,为难治也。"至此,水肿作为中医病名一直沿用至今。

　　《素问·阴阳别论》说:"三阴结谓之水。"三阴指手太阴肺和足太阴脾经,说明水肿是肺脾二经为病,与通调失司,不能输布水津有关。《金匮要略》在《黄帝内经》的基础上更有发展,对水肿做了专题论述,特设"水气病脉证并治"一篇,从病因脉证上分为风水、皮水、正水、石水;又按五脏的证候分为心水、肝水、脾水、肺水、肾水。在水肿的临床分型、分型论治和各种水肿的鉴别做了详细的论述,可谓水肿辨证论治之滥觞,为后世辨治水肿奠定了基础。隋代巢元方《诸病源候论》对水肿亦有专篇的论述,如《诸病源候论·小儿杂病诸候·肿满候》说"小儿肿满,由将养不调,肾脾二脏俱虚也。肾主水,其气下通于阴;脾主土,候肌肉克水。肾虚不能传其水液,脾虚不能克制于水,故水气流溢于皮肤,故令肿满。"并有十水(青水、赤水、黄水、白水、黑水、悬水、风水、石水、暴水、水气)和二十四水候之说,但临床划分过于庞杂。《小儿药证直诀·肿病》说:"肾热传于膀胱,膀胱热盛,逆于脾胃,脾胃虚而不能制肾,水反克土,脾随水行,脾主四肢,肺为心克,故喘。"指出不仅脾虚肾虚的一面,而且有肾热的一面,这多见于阳水,并初步描述水邪凌心犯肺的变证。元代朱丹溪总结前人的经验,在《丹溪心法》中将水肿分为阳水和阴水两大类,《丹溪心法·水肿》谓:"若遍身肿烦渴,小便赤涩,大便闭,此属阳水,先以五皮散或四磨饮添磨生枳壳,重则疏凿饮;若遍身肿,不烦渴,大便溏,小便少,不涩赤,此属阴水,宜实脾饮或木香流气饮。"明辨阴水与阳水的区别,临床执简驭繁,为后世所推崇。《小儿卫生总微论方·水肿》曰:"水肿之证,脾土受亏,不能制水,肾水泛滥,浸渍脾土,水渗皮肤,肌肉发肿。面肿曰风,脚肿曰水。"说明水肿皆由脾肾之虚,这对水肿的诊治提供了重要理论依据。清代陈守真则进一步认为小儿阴水病性属寒属虚,如《儿科萃精·水肿门》说:"小儿阴水,因脾肾虚弱而成,脾虚不能制水,肾虚不能主水,以致外泛作肿,内停作胀。"说明水肿皆由脾肾之虚所致。《景岳全书·杂证谟·肿胀》说:"凡水肿等证,乃肺脾肾三脏相干之病,盖水为至阴,故其本在肾;水化于气,故其标在肺;水惟畏土,故其制在脾。今肺虚则气不化精而化水,脾虚则土不制水而反克,肾虚则水无所主而妄行。"故水肿一证,主要是肺脾肾三脏功能失调,水液运化障碍而引起,涉及脏腑虽多,但其本在肾,这对水肿的诊治提供了重要理论依据。瘀血致肿早在《金匮要略·水气病脉证并治》就已提及,曰"经为血,血不利则为水"。清代唐容川继承和丰富了仲景思想,其认为:"又有瘀血流注,亦发肿胀者,乃血变成水之证。"(《血证论·肿胀》)"瘀血化水,亦发水肿,是血病而兼水也。"(《血证论·阴阳水火气血论》)。此类水肿的治疗可加"琥珀、三七、当归、川芎、桃仁、蒲黄,以兼理血。斯水与血源流俱治矣"。说明水血本为同源,水血可交互为患,水病可致血瘀,血瘀亦可导致水肿,血、气、水三者相互影响。

在治疗上,汉唐以前,主要以攻遂、发汗、利小便等为大法,如《素问·汤液醪醴论》中说:"平治于权衡,去宛陈莝……开鬼门,洁净府……"所提出的"开鬼门""洁净府""去宛陈莝"成为后世治疗水肿的三大治疗法则,至今仍为临床所沿用。后世医家根据《黄帝内经》的立论,通过长期的临床实践,逐步形成了一整套治疗水肿的理、法、方、药,除逐水、发汗、利尿外,尚有健脾、补肾、温阳、清热解毒、活血化瘀等法,使水肿病的治疗日趋完善。如《幼科发挥·脾所生病·肿病》所说:"凡肿自上起者,皆因于风,治在肺,宜发散之……肿自下起者,因于肾虚,宜渗利之,所谓洁净府,是利其小便也。"《证治汇补·水肿》云:"治水之法,行其所无事,随表里寒热上下,因其势而利导之。故宜汗,宜下,宜渗,宜清,宜燥,宜温,六者之中,变化莫拘。"可见水肿部位不同,其病因病机、治法方药均可不同,这对临床辨证论治具有指导意义。《仁斋直指方》提出活血化瘀法治疗水肿,创立了桂苓汤等活血利水方剂。

二、发病机制

(一)中医病因

本病的发病因素,外因为感受风邪、水湿或疮毒内侵;内因主要是肺、脾、肾三脏水液调节失常,肺主通调水道,脾主运化水湿,肾主水,各种病邪侵袭人体后,导致肺、脾、肾三脏功能失调,遂发水肿。

(二)中医病机

1. 感受风邪 肺为水之上源,又主一身之表,外合皮毛,通调水道,下输膀胱,风寒外袭肌表或风热壅结咽喉(感冒、乳蛾、丹毒等),风邪客于肺卫,肺失宣发,不能通调水道,下输膀胱,风遏水阻,风水相搏,流溢肌肤,发为水肿,前人谓之风水。

2. 湿热内侵 多数为肌肤患有疮疖、湿疹、疮毒内归所致。疮毒内归有两种情况:一种是风毒由体表皮肤内归于肺,一种是湿热从肌肤内及于脾。风毒湿热外遏肌表,内归肺脾,肺失通调,脾失运化,脾虚不能制肾,则肾不能行五液之水,水气与邪毒并行于内,泛于肌肤而发为水肿。若湿热流注于下焦,肾热传于膀胱,内伤络脉,可见血尿。此外,居住湿地,水湿之气内侵,或饮食不节,伤及脾胃,可使脾失健运,不能升清降浊,水湿流滞中州,溢于肌肤,形成水肿。

3. 肺脾气虚 多数为上述阳水迁延日久,导致肺脾气虚,不易恢复。肺脾不足是发生水肿的重要因素。盖肺为水之上源,水由气化,气行则水行;脾主运化水谷精微,主传化水气,为水之堤防,脾健土旺,而水湿自能运行。如肺虚则气不化精而化水,脾虚则土不制水而反克,因此水不归经而横溢皮肤,渗于脉络,产生周身浮肿。此类病证,不在邪多,而在正虚,其中以脾虚为主,脾虚则肺气弱,肾气亦虚,盖因中气素弱,脾土无火,故水湿得以乘之,而水肿迁延日久。

4. 脾肾阳虚 本证多由水肿反复不愈,或禀赋不足,后天失调,水湿内侵,导致脾肾功能失调,脾阳不振,肾阳虚弱,阳气不足则水气不行蒸化,所以浮肿为本病的主要症状。因脾阳有赖于肾阳的温养,肾阳充足,则脾阳亦健,若肾阳虚弱,则不能温煦脾土,若脾阳不足进一步发展,亦可见肾阳不足,均可导致脾肾两虚,无以温化水湿从膀胱而去,所谓肾关门不利则聚水为肿,此为阴水范畴。

5. 肝肾阴虚 病程迁延,水肿反复者,可出现阳损及阴,肝肾同源,病变部位可累及肝脏。津液气化生成阴津,水肿形成后,水湿作为病理产物必然阻碍津液生成、输布、排泄,加重阴亏;或水肿治疗多采用发汗、利尿、逐水、温化等皆能导致伤阴,同时水湿之邪,郁久化热而耗阴;或经用大量利尿剂,利水伤津亦可伤阴;或长期使用大辛大热之品激素,可导致灼阴炼液,故后期及部分难治病例,多至肝肾阴虚或气阴两虚。

(三)肾性水肿的现代发病机制

水肿是细胞间液容量增加的结果。肾性水肿是指因肾脏病导致水钠潴留引起的水肿,是肾脏病的重要表现,轻者仅体重增加或晨起眼睑浮肿,重者可致全身肿胀,甚至腹、胸腔大量积液。根据水肿的临床表现又可分为全身性和局限性水肿,前者是指细胞间液在体内各组织间隙呈弥漫性分布,后者指身体局部的细胞间液增加。其发病机制主要有:

1. 肾小球滤过率下降 多见于急性肾小球肾炎、急进性肾炎及各种慢性肾小球肾炎。由于毛细血管内皮细胞肿胀,炎症渗出物积聚,或者新月体形成,或者肾小球玻璃变性、硬化,导致肾小球毛细血管管腔变窄,肾小球滤过率下降,水钠不能排出体外而致水肿。

2. 球 - 管失衡 肾小球疾病时由于球管平衡失调,肾血流量重新分布,肾内分泌异常,利钠激素生成抑制,使肾小管重吸收水、钠增多而加重水肿。

3. 血浆胶体渗透压降低 肾病综合征时由于大量蛋白从尿中丢失,导致血浆蛋白浓度降低,血管内胶体渗透压下降,水分流入细胞间质而引起水肿。

4. 毛细血管通透性增加 免疫性肾炎的免疫损伤可激活补体产生各种血管活性因子

及变应性毒素,导致全身毛细血管扩张,通透性增加,水和血浆蛋白渗入组织间隙而引起水肿。

5. 其他因素 如肾素 - 血管紧张素 - 醛固酮系统异常、心功能不全、电解质紊乱等都可引起或加重水肿。

三、诊断思路

(一)辨证要点

1. 辨阳水与阴水 阳水属实,多由外感所致,风胜者重在肺,湿胜者重在脾,一般起病较急,病程较短,水肿部位以面部为著,按之凹陷易复;阴水属虚,由内伤而起,病在脾肾,一般起病较缓,病程较长,水肿以下肢为重,按之凹陷难复。阳水日久或屡经反复,渐致正气虚弱,则转为阴水;阴水复感外邪,可致水肿突然加剧,转为阳水标实或本虚标实。阳水转阴水,或阴水转阳水,皆是证的转变,但不论阳水、阴水,其病变部位主要在肺、脾、肾三脏,而在发病机制上,肺、脾、肾三者又是相互联系、相互影响的。

2. 辨浮肿部位 一般来说,眼睑及颜面浮肿较甚者多属于风,病在肺,兼有肺系的症状;下肢浮肿较甚者,病在脾,兼有脾湿症状;腰腹以下肿甚者,兼有怕冷,大便溏薄,病在脾肾,阳虚水泛所致。

3. 辨小便量 观察患儿小便量的多少是判断水肿进退的重要指征之一,一般来说,尿量愈少,浮肿愈甚,变证易出现;尿量增多,浮肿即逐渐消退,而病情开始缓解。

4. 辨病之危重 重症水肿除尿少外可见腹大、胸满喘咳、心悸等,是水气凌心犯肺的重症。若见尿闭、呕恶、神疲嗜睡、口有尿味、大便溏薄等为脾肾衰竭之危候。

5. 辨常证与变证 凡仅见水肿、尿少、精神食欲尚可者为常症;水肿见有尿少、腹大、胸满喘咳、心悸等为水气凌心犯肺的变症;见有神昏谵语、抽风痉厥、呼吸急促为邪陷心包,内闭厥阴的险证;见有尿闭、恶心呕吐、口有秽气、便溏、衄血为脾肾败绝的危证。

(二)鉴别诊断

1. 肾性水肿 常有肾炎或肾病的其他临床表现,如伴有高血压、尿检异常,血尿或蛋白尿、少尿等。急性肾小球肾炎或其他肾炎所致水肿,多表现为非凹陷性水肿;而肾病综合征的浮肿则表现为凹陷性水肿。

2. 心源性水肿 严重的心脏病也可出现浮肿,以下垂部位明显,但呈上行性加重,有心脏病史及心衰症状和体征而无大量蛋白尿,是右心功能不全的重要体征,常伴有心悸、气促、颈静脉怒张、肝肿大和肝颈静脉回流征阳性等。

3. 肝性腹水 肾病水肿严重时可出现腹水,此时应与肝性腹水相鉴别。肝性腹水以腹部胀满有水、腹壁青筋暴露为特征,其他部位无明显浮肿或仅有轻度浮肿,有肝病史而无大量蛋白尿,生化检查血清酶类明显升高,病变部位主要在肝脏。

4. 营养性水肿 严重的营养不良与肾病均可见可凹陷性浮肿、小便短少、低蛋白血症。但肾病有大量蛋白尿,而营养性水肿无尿检异常,常伴有贫血、形体消瘦等营养不良病史。

5. 维生素 B_1 缺乏症 早期表现为夜啼少食、精神差、膝关节反射消失,手足麻木感,严重者可表现为全身性水肿、少尿、心功能不全。特点是尿检正常,维生素 B_1 治疗有效。

6. 黏液性水肿 由于甲状腺功能低下而出现黏液性水肿,呈非凹陷性水肿,多表现在面部、锁骨上窝、颈背、手背、腹部等处明显。常伴有生长发育落后、智力低下及特殊面容。

四、治疗原则

风水相搏或湿热内侵,以邪实为主者,宜发汗、利水、消肿、清热解毒。凡见眼睑颜面浮肿较甚者,邪在肌表,当根据"其在表者,汗而发之"的理论;小便不利或尿少明显者,则根据"治湿不利小便,非其治也"之说;咽部红肿或皮肤疮痒者,还应佐以清热解毒;病至恢复期,多表现为正虚邪恋,证见脾肺气虚或湿热余邪未清,治宜健脾益土,或佐以清热利湿;病久出现脾肾两虚,则宗"急则治标,缓则治本"的原则,或标本兼治,攻补兼施。其主要治法有发汗、利尿、清热、养阴、益气、健脾、温肾等,或一法独进,或数法合施,但总要顾及脾胃,出现危重变证,宜审因立法,积极采用中西医结合疗法抢救。

五、中西医结合临床思路

中医水肿病所包含的内容非常广泛,既有中医自身的阳水和阴水,又涵盖了西医学中的急性或慢性肾炎、肾病综合征等所有以水肿为主要表现的病症。临床上常采取辨病与辨证相结合的中西医结合临床思维方式,辨中医证,诊西医病,病证结合,相辅相成。以中医而言,水肿不外分为阳水和阴水,与肺、脾、肾三脏关系密切。不同的中医证型,可以出现在某一个西医疾病的不同阶段,或不同疾病的不同阶段;同一种中医证型,可以出现在不同西医疾病的某一个阶段。因此,临床上常常在西医诊病的基础,根据中医水肿病病因病机的自身发生发展规律进行辨证施治,中医辨证施治内容详见于各种疾病的中医治疗中。临证中把水肿分为常证和变证。常证中,风水相搏证治宜疏风解表,方选麻黄连翘赤小豆汤加减;湿热内侵证治宜清热解毒,方选五味消毒饮合五皮饮加减;肺脾气虚证治宜益气健脾,方选参苓白术散合玉屏风散加减;脾肾阳虚证治宜温肾健脾,方选真武汤加减;气阴两虚证治宜益气养阴,方选六味地黄丸加减。变证中,水凌心肺证治宜温阳逐水,泻肺宁心,方选己椒苈黄丸加减;邪陷心肝证治宜平肝息风,泻火利水,方选龙胆泻肝汤合羚角钩藤汤加减;水毒内闭证治宜辛开苦降,辟秽解毒,方选温胆汤合附子泻心汤加减。

(邱彩霞 郑 健)

第二节 血 尿

血尿是指尿液中含有超过正常量的红细胞。根据尿液中血液含量可分为肉眼血尿和镜下血尿,前者指肉眼能见到尿液呈血色或洗肉水样,或带有凝血块者(1 000ml 的尿液中含有 0.5ml 血液即可呈肉眼血尿);后者指通过显微镜见到红细胞者。两者仅说明出血程度的不同,并不反映原发病的严重程度,在同一种疾病的不同阶段血尿程度也可有显著差异,并且正常尿液中也可含有少量的红细胞。中医把血尿称为尿血、溺血、溲血,属于"血证"的范畴。

血尿是儿科临床常见的一个症状,可发生于任何年龄和季节,常见于各种疾病的过程中,大多数血尿来自泌尿系统疾病,且易反复发作,迁延难愈。中医治疗不同病因、不同病理类型的血尿积累丰富的临床经验,尤其是肾小球疾病引起的血尿,在改善临床症状、消除血尿方面具有较好的临床疗效。

一、中医对尿血的认识

关于小儿尿血的论述,早在《黄帝内经》中就有记载。如《素问·气厥论》云:"胞移热于膀胱,则癃,溺血。"《素问·四时刺逆从论》曰:"少阴……涩则病积溲血。"而小儿"尿血"的病名首见于《诸病源候论·小儿杂病诸候·尿血候》,曰:"血性得寒则凝涩,得热则流散,而心主于血。小儿心脏有热,乘于血,血渗于小肠,故尿血也"。此外,中医古籍中记载的"溺血""溲血""小便血"等病名也是指尿血而言。

尿血的发生,历代医家多认为因"膀胱有热"及"心热下移小肠"所致,其病位在肾与膀胱。如《素问·气厥论》的"胞移热于膀胱"和《金匮要略》的"热在下焦",论述了下焦膀胱有热而致尿血。《太平圣惠方·治尿血诸方》在上述论点的基础上提出:"夫心主于血,与小肠合,若心脏有热,积蓄不散,流于小肠,故小便血也。下部脉急强者,风邪入于少阴,则小便出血,尺脉微而芤,亦尿血也。"《医学心悟·尿血》认为尿血的原因除了"心主血,心气热,则遗热于膀胱,阴血妄行而溺出焉"外,还提到"又肝主疏泄,肝火盛,亦令尿血"。《证治准绳·杂病·诸血门》提出五脏病变均可出现尿血:"所尿之血,岂拘于心肾气结者哉?推之五脏,凡有损伤妄行之血,皆得之心下崩者,渗于胞中;五脏之热,皆得如膀胱之移热者,传于下焦。"认为五脏病变能产生尿血的主要机制是"肺金是肾水之母,持之通调水道,下输膀胱,若肺有郁热,妄行之血从水道入于脬中,而出现尿血。脾土是胜水之贼邪,水精不布,则壅成湿热,陷下伤于水道,肾与膀胱俱受其害,害则阴络伤,伤则血散入尿中而溲血。肝属阳,主生化,主疏泄,主藏血;肾属阴,血闭藏而不固,必渗入尿路中而溺血",明确指出五脏有热皆可致尿血,为后世医家认识尿血拓宽了思路。

小儿尿血的治疗早在《备急千金要方·尿血》中列方十三首,是记载尿血治疗的最早一批方剂,如车前草汤、血余炭末等方药,至今仍不失为治疗尿血的有效方剂。《证治准绳·幼科·诸失血证》针对引起尿血的原因提出不同的治疗方药,言:"然小儿多因胎中受热,或乳母六淫七情,浓味积热,或儿自食甘肥积热,或六淫外侵而成,若因母食浓味者,加味清胃散。怒动肝火者,加味小柴胡汤。忧思郁怒者,加味归脾汤。禀父肾燥者,六味地黄丸。儿有积热,小便出血者,实热,用清心莲子饮,虚热,用六味地黄丸。"丰富了尿血的中医治疗方法。

二、发病机制

(一)中医病因病机

引起尿血的病因可分为外感和内伤两端,常见的病因有外感、湿热、正虚及血瘀等因素。

1. 外感病因

(1)风热犯肺:风热之邪入侵,首先侵犯肺卫,肺失宣肃,不能通调水道,热邪下迫膀胱,灼伤脉络而致尿血。

(2)湿热蕴结:平素过食肥甘辛热之品,脾胃失运,积湿生热,湿热互结,蕴结下焦,脉络受损,血渗膀胱,故见尿血。

(3)疮毒内侵:外感疮毒之邪,由表入里,侵犯营血,迫血妄行,伤及膀胱脉络,血渗膀胱,引起血尿。

2. 正虚病因

(1)阴虚火旺:小儿素体阴虚或热病之后耗伤津液,损及肾阴;或过服补阳药物致肾阴亏耗;或尿血失血日久,伤及肾阴;或劳伤于肾,损伤精血等,均可引起肾阴亏虚,水不济火,相火妄动,灼伤脉络,而致血尿。

（2）气不摄血:脾胃为后天之本,气血化生之源,若素体脾虚,或饮食不节,损伤脾胃,均可致使脾失健运,中气不足,统摄无权,血不归经,下渗水道,血随尿出,发为尿血。

（3）气阴两虚:久病不愈,或尿血迁延日久,必累及肾而耗伤肾之气阴,肾气亏虚,固摄无力,封藏失司,致精血下泄难止;或肾阴亏虚,阴虚火旺,迫血妄行,络伤血溢,而致尿血,且日久难愈。

3. 邪恋因素

（1）邪热留恋:若感受外邪,失治误治;或肾虚生热,湿热互结;或久病未愈,正气虚弱,复感风热湿毒之邪,均可损伤脉络而致尿血反复不愈。

（2）瘀血内阻:跌仆损伤,手术之后,或邪热未清,早用固涩,或久病伤络,均可使脉络阻滞,滞久未愈,瘀血结于下焦,络破血溢,渗入膀胱而成尿血。

综上所述,尿血的病位在肾与膀胱,与五脏关系密切。其病理因素为热、瘀、虚,病理性质为本虚标实、虚实夹杂,以脾肾亏虚为本,以湿热和血瘀为标。因其虚实夹杂、外感内伤互为发病因素,故使血尿反复发作,而病久则易化湿成瘀,更使病情缠绵难愈。热邪伤络是尿血产生、诱发或加重的主要因素,脏腑虚损是导致尿血发生及病程迁延的关键因素,瘀血既是尿血的致病因素,也是发病过程中的病理产物,瘀血不去,又可加重尿血,是导致尿血反复发作或久治不愈的重要因素。

（二）现代医学的发病机制

1. 血尿的原因 血尿可分为肾小球性血尿和非肾小球性血尿。

（1）肾小球性血尿:肾小球性血尿主要指血尿来源于肾小球。

1）原发性肾小球肾炎:是儿童血尿最常见的原因。如急性肾小球肾炎、急进性肾小球肾炎、慢性肾小球肾炎;各种病理类型肾小球肾炎:弥漫系膜增生性肾小球肾炎、膜增生性肾小球肾炎、膜性肾炎、局灶节段性肾小球硬化等。除血尿外尚可伴有蛋白尿、水肿、高血压及肾功能不全的表现。

2）继发性肾小球肾炎:常见乙肝或丙肝病毒相关性肾炎、紫癜性肾炎、狼疮性肾炎、结节性动脉炎、溶血尿毒综合征、感染性心内膜炎性肾炎等。除血尿外常伴有原发病的临床表现。

3）单纯性血尿:临床仅表现为持续性或反复性镜下血尿,伴或不伴有发作性肉眼血尿,不伴水肿、高血压、肾功能减退等其他症状。小儿单纯性血尿常见的病因,据国外文献报道,薄基底膜肾病占22%,遗传性肾炎占12%,IgA肾病占11%,其他占11%,正常者44%;而国内报道的50例小儿单纯性血尿其常见病因依次为薄基底膜肾病占30%,IgA肾病占26%,系膜增生性肾炎20%,高钙尿症6%,局灶节段性增生性肾炎4%,遗传性肾炎占4%,轻微病变4%,肾小球形态基本正常4%,乙肝病毒相关性肾炎2%。

（2）非肾小球性血尿:主要指血尿来源于肾小管、肾间质或尿路（包括集合系统、输尿管、膀胱和尿道）。常见病因有:①特发性高钙尿症;②尿路感染,如肾盂肾炎、肾结核、膀胱炎等,除细菌感染外,也可由病毒、支原体、真菌、寄生虫等引起;③泌尿系结石,如肾结石、膀胱结石、尿道结石;④药物及化学物质,如抗生素、乙酰水杨酸、抗凝药物、环磷酰胺、保泰松、感冒通、苯、酚、重金属等;⑤血管性病变,如胡桃夹现象、肾静脉血栓形成、肾动静脉瘘等;⑥尿路畸形,如多囊肾、马蹄肾、海绵肾、膀胱憩室、肾积水等;⑦肿瘤,如肾母细胞瘤、肾胚胎瘤、白血病等;⑧创伤,如外伤、手术、器械损伤、尿道异物等;⑨运动后血尿;⑩邻近器官病变,如盆腔炎、阑尾炎等。

2. 发病机制

（1）免疫机制介导的肾小球基底膜损伤:循环免疫复合物（或原位免疫复合物）沉积于肾小球基底膜,加上激活补体,血管活性物质参与,引起免疫炎症损伤,导致肾小球基底膜断裂,通透性增加,红细胞滤出增加,出现血尿。

（2）肾小球基底膜结构异常:如薄基底膜肾病、Alport 综合征。

（3）组织血管的损伤:如高钙尿症的钙微结晶、结石、肿瘤、感染、药物、创伤等对肾小管、肾间质、尿路等组织血管的直接破坏而引起的血尿。

（4）肾静脉血流动力学改变:如左肾静脉压迫综合征,因左肾静脉受压,导致肾静脉内压力增高,肾脏瘀血、缺氧,在肾盏与其周围的静脉丛之间形成异常交通而发生血尿。

（5）其他出血性疾病:因出凝血机制障碍而引起的全身性出血,包括血尿,如血友病、血小板减少性紫癜、新生儿自然出血症等。

三、诊断思路

（一）诊断要点

血尿的诊断标准

（1）镜下血尿。镜下血尿的检查方法和诊断标准目前尚未统一,常用标准有:①离心尿 RBC ≥3 个 /HP;②尿沉渣红细胞计数 $>8 \times 10^6$/L;③12 小时尿细胞计数 RBC$>$50 万个 /12 小时。

（2）肉眼血尿。尿液呈"洗肉水""浓茶色"或血样甚至有凝块,RBC$>$2.5 $\times 10^9$/L（1 000ml 尿中含 0.5ml 血液）,尿沉渣镜检红细胞（++++）或满视野。尿液的颜色与酸碱度有关,中性或弱碱性尿颜色鲜红或呈洗肉水样,酸性尿呈浓茶样或烟灰水样。

符合血尿诊断标准,同时病因尚不能明确的患儿可诊断为单纯性血尿。

（二）中医辨证思路

1. 辨别虚实　尿血的辨证以虚实为关键。小儿尿血以实证为多,临床以发病急、病程短、尿色鲜红为其特点,根据病史及全身症状又有风热犯肺、热结膀胱、热毒迫血之不同。风热犯肺多由外感所诱发,临床以先见风热表证,继见尿血为特点;热结膀胱可伴尿急、尿频、小腹作胀;热毒迫血多以皮肤疮毒或皮肤紫癜为诱因,临床以发热、口渴喜饮、烦躁为特征。虚证尿血以起病缓慢或病程长、尿色淡红为特点。根据全身症状又有阴虚、气虚及气阴两虚之不同。阴虚以咽干咽红、手足心热、低热盗汗等为主;气虚以面色萎黄、乏力纳呆、便溏等为主;气阴两虚则既有自汗、易感冒等气虚证,又兼盗汗、咽干咽红、手足心热等阴虚证,随病情不同,气、阴之虚常各有偏颇。但是,在虚证过程中,常兼有邪热留恋或瘀血内阻,从而形成正虚邪恋、虚中夹实之证。

2. 辨识尿血部位　根据小便时出血的先后,对初步判断出血的部位,有一定参考价值。如小便一开始见血,但逐渐清晰,即先血后溲者,多为尿道出血;终末尿血,即先溲后血者,多为膀胱出血;如小便从始至终为血尿者,则多为肾脏出血。

3. 辨血色　出血量少者,一般尿色微红;出血量大者,尿色较深;属火热迫血者,尿色鲜红;气血亏虚,气不摄血的,一般血色淡红;若尿中夹有血丝、血块者,多为瘀血内阻之证。

4. 辨阴阳　凡尿色鲜红或淡红,伴头晕耳鸣、潮热盗汗、心烦不寐、舌红、脉细数者为阴虚;尿色淡红、小便频数清长、面色萎黄、形寒怕冷、舌淡、脉细无力者为阳虚。若病程日久不愈,阴损及阳,可转为阳虚,或阴阳两虚。

(三)西医诊断思路

血尿的诊断问题基本上是明确病因。首先根据病史、体格检查及尿常规检查等基本资料进行综合分析,鉴别是否为真性血尿,以及出血的可能部位,结合年龄、伴随症状和实验室检查来判断何种疾病,明确出血部位及性质,其诊断思路和步骤如下:

1. 鉴别是否真性血尿 只有在排除以下假性血尿的情况下,尿 RBC ≥3 个/HP 才能诊断为真性血尿,然后再进行病因或原发疾病的诊断。假性血尿可见:①红色尿:儿童常见于服用人造色素的食品、或药物如大黄、利福平、苯妥英钠等,使尿液呈淡红色或红色,其次是初生新生儿尿内之尿酸盐可使尿布呈红色,血红蛋白尿或肌红蛋白尿、卟啉尿也可使尿呈红色,其鉴别点在于尿镜检时无红细胞。②非泌尿道出血:如外阴部损伤及炎症等引起的溃疡出血、阴道或尿道损伤、或下消化道出血混入尿液。③一过性血尿:因病毒感染、剧烈运动、化学物质或药物过敏等也可使尿沉渣检查偶见 RBC>5 个/HP,排除方法是 3 次以上尿液镜检,若少于 3 次 RBC>5 个/HP,即可认为一过性血尿。

2. 鉴别血尿来源 确定真性血尿后,应进行血尿的定位诊断,即判断肾小球性或非肾小球性血尿。

(1)常用肾小球性或非肾小球性血尿的鉴别方法

1)尿常规检查:若血尿中发现管型,特别是 RBC 管型,表示血尿来源于肾实质,主要见于肾小球肾炎;若镜下血尿时,尿蛋白定量 >500mg/24 小时,多提示肾小球性血尿。如果肉眼血尿患者尿蛋白定量 >0.66g/L,或 >0.99g/24 小时,诊断肾小球疾病的敏感性为 93%,特异性为 90%。必须强调指出,有些肾小球疾病可无蛋白尿,而仅表现为血尿。尿中含有免疫球蛋白的颗粒管型,如 IgG、T-H 蛋白的管型,多表示肾实质性出血(主要是肾小球肾炎,部分是间质性肾炎)。

2)尿 RBC 形态检查:用相差显微镜观察尿 RBC 形态是目前鉴别肾小性或非肾小球性血尿的最常用方法。若尿 RBC>8×10^6/L,其中畸形 RBC(即尿 RBC 形态、大小、血红蛋白含量均发生改变)超过 RBC 总数的 60%(联苯胺染色法)即可视为肾小球性血尿,据资料表明其敏感性为 89%,特异性为 96%。

3)尿中 RBC 平均体积(MCV):采用自动血球计数仪测定尿中 RBC 平均体积(MCV)和分布曲线也是判断血尿来源的较好方法,若尿中 MCV<72±1,且呈小细胞分布,则说明血尿多来源于肾小球。此方法敏感性为 95%,特异性为 96%,且能克服检测者主观的误差。

(2)肾小球性血尿原发病的诊断方法

1)结合临床资料进行原发病的诊断。根据病史、症状、体征表现对肾小球血尿的病因学诊断具有较高的特异性,如有家族性良性血尿史者为薄基底膜病;听力异常为 Alport 综合征;耳鸣为脉管炎;感觉异常为 Fabry 病;新近皮肤感染、咽喉疼痛、淋巴结肿大为链球菌感染后肾炎;体重上升多为肾炎、肾病综合征;尿频、尿急、尿痛为泌尿系统感染;皮肤、黏膜出血为出血性疾病等。

2)尿生化检查:①尿蛋白圆盘电泳提示为中分子蛋白尿或高分子蛋白尿,主要见于急性或慢性肾小球肾炎及肾病综合征;②尿纤维蛋白降解产物(FDP)<1.25μg/ml,则微小病变肾病可能性大,如尿 FDP 增高且持续不停,又有不同程度血尿,多为增生型、膜增生型或急进性新月体肾炎。

3)血生化检查:①抗链球菌溶血素抗体(ASO)升高首先考虑链球菌感染后肾炎;②肉

眼血尿,又出现 HBsAg(+),肾组织中证实乙肝病毒抗原沉积可诊断乙型肝炎病毒相关性肾炎;③血清免疫球蛋白检查若单克隆增高(IgA 增高),提示 IgA 肾病可能性大,多克隆增高(IgG、IgM、IgA 等增高),多见于狼疮性肾炎;若免疫球蛋白降低,则考虑肾病综合征、慢性肾小球肾炎;④血清补体:若血清补体(CH50、C3、C4、备解素、B 因子)持续降低,则链球菌感染后肾炎、膜性增殖性肾炎可能性较大;⑤抗体检测:ANA、抗 DNA 抗体、抗核蛋白抗体阳性,诊断狼疮性肾炎敏感性 96%,特异性 70%。

4)肾组织穿刺活检:肾活检对于血尿伴有或不伴有蛋白尿病因诊断具有极其重要的价值。主要适用于儿童症状性血尿及持续反复发作性的镜下血尿或肉眼血尿,活检结果可查明 75% 血尿伴有或不伴有蛋白尿的病因,其中最常见的是 IgA 肾病和薄基底膜肾病。

(3)非肾小球性血尿的原发病诊断方法

1)尿培养:若血尿患儿 2 次中段尿培养,检出的是同种细菌,细菌数在 10^5/ml 以上,即可确定为肾盂肾炎或膀胱炎。尿沉渣涂片检查细菌数在 1 个 /HP 以上,即可初步考虑是由检出菌引起的感染。1 次尿培养每毫升尿中细菌数 >10^5 者,其诊断尿路感染的可信性为 80%,2 次为 91%,3 次为 95%。

2)尿抗酸杆菌检查:肾结核伴血尿患者,3 次以上晨尿结核杆菌培养,阳性率可达 80%~90%,24 小时尿沉渣找抗酸杆菌阳性率达 70%。尿培养检出结核杆菌,对血尿病因诊断(肾结核)具有重要的确诊价值。

3)全尿路平片:非球性血尿中,26% 为肾结石所致,因此全尿路平片是诊断非球性血尿病因的重要手段。阳性尿路结石的特点:密度均匀或围绕一钙化核心呈分锯状,边缘粗糙而轮廓清楚,有一定形态和位置。对结石及异常钙化有诊断意义,90% 以上的上泌尿路结石可显影,但对 X 光透光性强的尿酸、黄嘌呤或微小结石可不显影,故阴性时不能排除结石。

4)肾盂静脉造影(IVP):IVP 是检查尿路解剖学结构的良好方法。部分非肾小球性血尿经上述检查不能做出病因诊断,此时又怀疑病变在上尿路,其检查应首先考虑 IVP,若 IVP 阴性,而血尿持续者则应做 B 超或 CT 检查,如仍阴性,应做肾穿刺活检。

5)B 超、CT 检查:肾脏 B 超检查对非肾小球性血尿原发病诊断能提供多种信息,如儿童非球性血尿较常见的原因是胡桃夹现象,可采用腹部彩色 Dopple 血流显像进行确诊。另外,肾、输尿管结石约 10% 以上为尿酸结石,X 线平片难以发现,B 超则可准确诊断。肾囊肿小者 IVP 不能发现,而 B 超检查则可诊断。对肾功能不全或各种原因而不能做 IVP 检查者均可用 B 超检查。CT 检查对小的肿瘤、结石、肾囊肿以及肾静脉血栓的鉴别诊断也可以提供有益参考。

3. 不明原因血尿的诊断　经上述一系列的详细检查,仍有约 5% 的血尿原因不明,其可能原因是微细的肿瘤或结石、肾的微小局灶性感染、隐蔽性的肾小球疾病、早期的多囊肾、肾微小动静脉病变、小儿特发性高钙尿症及一些遗传性补体缺陷症(如 C4 缺陷)等。有几种情况临床上很容易忽略,以致漏诊。

(1)肾小球疾病:有些肾小球疾病尿常规检查仅有血尿,而其他各项检查如尿蛋白等均为阴性,且临床上也无水肿、高血压等肾炎表现,故极易误诊,其主要依靠肾穿刺活检诊断,如 IgA 肾病和薄基底膜肾病及局灶性增生性肾小球肾炎等。

(2)肾血管系统疾病:肾血管系统疾病常无临床症状,而以血尿为唯一的表现,确诊有赖于肾血管造影。肾血管病变表现为肾盂、输尿管静脉曲张、肾内动静瘘、下腔静脉或肾静脉先天性畸形、肾静脉血栓形成、肾盂和黏膜下静脉窦沟通等。由于上述各种肾血管的异常,引起肾静脉系统瘀血,而致肾盏附近的小静脉破裂出血引起血尿。

（3）腰痛-血尿综合征：无症状性血尿。

（4）小儿特发性高钙尿症：是指在排除各种继发因素后,在正常饮食状况下24小时的尿钙排泄量超过0.025mmol/kg（4mg/kg）,而血钙在正常范围。据综合材料报道其在小儿血尿中的发病率为2.9%~6.2%之间,临床可分为肠吸收型和肾漏型,前者是由于肠道对钙吸收过多,后者是肾小管对滤过钙吸收不完全所致。

（5）运动性血尿：常发生于男性长跑以后,血尿发作时可伴有血凝块排出并有会阴部不适,可反复发作,常在休息后血尿很快消失。尿检蛋白微量或阴性,可有透明和红细胞管型,排出的尿红细胞可为畸形。肾功能、血压正常,在血尿发作期做膀胱镜检可显示膀胱后壁、输尿管间脊有瘀斑和毛细血管充血。

四、治疗原则

西医学认为本病无特效治疗方法,临床根据患者不同特点及病程,采取不同的治疗措施,目的是保护肾脏功能,减慢病情进展。积极预防和治疗上呼吸道感染较为重要,一般不需要应用激素及免疫抑制剂,血尿明显时要注意休息。对于以血尿为主要症状的IgA肾病而言,目前缺乏特效的治疗措施。由于IgA肾病的预后主要与大量蛋白尿、高血压、肾功能受损、肾小球硬化、间质纤维化以及肾小球动脉硬化有关,因此IgA肾病的治疗应根据这些指标的有无及程度区别对待,重点在于减少蛋白尿、控制血压、延缓IgA肾病的进展。常用的治疗方法包括类固醇激素、免疫抑制剂、血管紧张素转换酶抑制剂（ACEI）、血管紧张素受体拮抗剂（ARB）、抗凝、抗血小板聚集及促纤溶药、鱼油、中药的应用以及扁桃体摘除术等。

中医治疗尿血须分虚实,实证尿血以祛邪为主,在疏风清热、清热利湿、泻火解毒的基础上佐以凉血止血；虚证尿血则以扶正为主,在养阴、益气,或气阴双补的基础上,应分别配合凉血止血、摄血止血之法。对虚中夹实之证,则应扶正祛邪兼顾,在养阴、益气、气阴双补的基础上,注意配合清热、化瘀、止血之法。要遵循"急则治标,缓则治本"的原则,针对病因,结合证候变化及病情轻重采取辨证论治的方法,而疏风清热、清热利湿、滋阴降火、补益脾肾,佐以止血为治疗的基本大法。临证时要注意实证忌用收涩与滋腻,虚证不宜寒凉克伐。

五、中西医结合临床思路

目前西医学治疗小儿血尿缺乏满意的疗效,中医药治疗儿童血尿积累丰富的临床经验,因此中西医结合治疗小儿血尿具有很好的发展前景。临床上要突出中医药整体辨证治疗的特色优势,在整理与总结前人及当代名医临床有效经验的基础上,加强中医肾脏病学的理论研究,包括传统中医的研究方法及现代科学的研究方法,从正虚邪实两方面探索儿童血尿的发病机制是今后研究的主要方向,尤其是加强中医辨证论治规律的探索,是提高疗效的关键,也是当前肾脏病领域内中医学者临床研究的一个重要课题。①在临床诊治方面将中西医肾脏病学更加有机地结合,开创具有中国特色与优势的中西医结合肾脏病学新局面；②利用基因芯片、基因多态和信息系统探讨肾本质可能性是阐明肾本质的突破口,从分子生物学、遗传学、信息学着手探讨肾的本质；③分子生物学是探讨治肾中药作用机制的有效方法。同时,要深入开展单病种规范化研究,并结合临床真实世界研究,采用循证医学方法制定与验证中医药临床最佳治疗方案,为今后临床研究的高质量系统评价或荟萃分析提供优质素材,以中医证候宏观辨证结论与微观辅助诊断等多项指标相结合的方法,作为系统评价疾病证候的诊断依据,以期进一步提高临床疗效。在治疗上,可根据患者的不同特点及病程,采取不同的治疗措施,目的是保护肾脏功能,减慢病情进展。风热犯肺证治宜疏风宣肺,清热止血,方选银翘散加减;热结膀胱证治宜清热利湿,凉血止血,方选八正散加减;热毒迫血证治宜泻火解毒,凉血止血,方选黄连解毒汤合犀角地黄汤加减(现犀角已禁用,多用水牛角代);若属皮肤疮毒而致者,可用五味消毒饮加减;阴虚火旺证治宜滋阴降火,凉血止血,方选知柏地黄丸加减;气不摄血证治宜补脾摄血,方选补中益气汤合归脾汤加减;气阴两虚证治宜益气养阴,凉血止血,方选生脉散合二至丸加减;邪热留恋证治宜清热凉血,方选小蓟饮子加减;瘀血内阻证治宜行滞化瘀,活血止血,方选血府逐瘀汤加减。中成药可辨证选用雷公藤多苷片、三七总苷片、血尿安、保肾康片、百令胶囊、金水宝胶囊、至灵胶囊等,同时应加强有效中药的筛选,尽快研发出更多、更好的有效新药,以彰显中医药治疗的优势,并满足发病率日益上升的小儿尿血患者要求。

(邱彩霞　郑　健)

第三节　蛋　白　尿

蛋白质不正常地经尿排出,用常规尿蛋白定性试验呈阳性反应,称之为蛋白尿。尿蛋白的主要成分为血浆蛋白、肾组织蛋白、尿路分泌的蛋白(如 T-H 糖蛋白)等。小儿如尿蛋白浓度 >200~300mg/L,或 24 小时尿蛋白定量 >150~200mg,即可诊断为蛋白尿。轻度蛋白尿尿色无变化,需检测方能确诊。重度蛋白尿多泡沫,不易消失,尿色变混。蛋白尿常见于各类肾脏病中,是各种原发性或继发性肾脏病的一个主要临床表现和诊断指标,同时又是肾脏病进展的独立危险因素之一,减少和控制蛋白尿已经作为临床上治疗慢性肾脏疾病的主要目的之一。

一、中医对蛋白尿的认识

蛋白尿在中医典籍中并无记载,亦无恰当的中医病名相对应,近代学者根据肾脏病蛋白尿患者的临床症状和体征,从中医学角度来探讨蛋白尿,从精的生成及精的异常外泄来理解。精是构成人体的基本物质,也是人体各种功能活动的物质基础。《素问·金匮真言论》说:"夫精者,身之本也。"《灵枢·经脉》说:"人始生,先成精。"中医学认为肾乃先天之本,分为精、气两部分,合之称为精气。《素问·六节藏象论》说:"肾者,主蛰,封藏之本,精之处也。"《素问·逆调论》说:"肾者,水脏,主津液。"张介宾解释说:"肾者,胃之关也,位居亥子,开窍于二阴,而司约束。"《灵枢·营卫生会》篇云:"……济泌别汁,循下焦而渗入膀胱焉。"这些说明肾脏是贮藏精气和约束精气的主要脏器,是排出体内多余水液的主要器官,有分清泌浊的作用。《难经·三十一难》说:"下焦者,当膀胱上口,主分别清浊。"

中医文献研究表明蛋白尿是因脏腑功能异常,精微物质丢失所致。张介宾在《类经图翼》中记载华佗对肺的描述:"肺叶白莹,谓之华盖,以覆诸脏,虚如蜂窠,下无透窍,吸之则满,呼之则虚,一呼一吸,消息自然,司清浊之运化,为人身之橐龠。"说明肺位居最高,主宣发肃降,司气机之升降出入,其表现为两个方面:一是通过肺的"一呼一吸"进行气体交换,将体内浊气宣散到体外;二是肺气将卫气和津液等布散于周身以温润肌腠和皮毛,即《灵枢·决气》篇所说"上焦开发,宣五谷味,熏肤,充身,泽毛,若雾露之溉"。肺的形态"虚如蜂窠",质地清轻松软,虚静而有弹性,为之囊龠,不容异物壅滞,故有清肃清净之意。肺居胸中,如"华盖"以覆诸脏,所吸入清气为"脾气散精,上归于肺"的水谷精微,以下降为顺,"若雾露之溉",方能布散全身。清肃的环境,肺气才能下降,津液得以下行,"通调水道"而使水津"下注膀胱";而肺气的肃降使体液不断下降,以维持肺内清肃的环境,促进和维护水液代谢的作用,故曰"肺为水之上源"。肺的宣发肃降正常,则肺气出入通畅,水道通调,呼吸均匀,水津下达。反之,肺气不足,失于宣发、肃降功能,不能开发上焦,通调三焦,无力布散气血津液于周身,导致水谷精微不得归其正道,精微下注,膀胱失约,而导致蛋白尿。

脾主运化水湿及水谷精微,统摄精血津液于一身,主升清;胃主受纳,腐熟,胃主和降,脾升胃降,燥湿相济,共同完成饮食水谷的消化吸收与转输,所以脾胃为气血生化之源,为后天之本。脾气虚弱,则气血津液化源不足而亏损;脾虚失摄,气血津液不能循行于经脉之中,而致精血津液失于统摄而易流失,水谷精微不得运化,无以上输于肺,布运周身,导致水谷精微与水湿浊邪混杂,从小便而泄,产生蛋白尿。

古人曾用"济泌别汁,循下焦而渗入膀胱"来概括肾与三焦的功能,并说明肾脏有滤过分清泌浊的功能。《灵枢·本输》篇说:"肾合膀胱,膀胱者津液之府也,少阴属肾,肾上连肺,故将两脏。"张介宾说:"三焦有上中下之分,而通身脉络无所不在也。"肾脏统领三焦,三焦能通透水液,使清升而浊降。因此肾脏有约束精气,不使精气排出体外的功能。《素问·灵兰秘典论》说:"膀胱者,州都之官,津液藏焉,气化则能出矣。"若肾气不固,气化蒸腾无力,开阖失司,导致精气下泄,出于小便而成蛋白尿。

肺主宣降,通调水道,下输膀胱;脾主运化,散精敷布,灌注一身;肾主封藏,气化蒸腾,统领三焦。三脏相系,密不可分。张介宾说:"凡水肿等证,乃肺脾肾三脏相干之病,盖水为阴,故其本在肾;水化为气,故其标在肺;水惟畏土,故其制在脾。今肺虚则气不化精而化水,脾虚则土不制水而反克,肾虚则水无所主而妄行。"

蛋白尿为本虚标实之证,本虚与肺、脾、肾三脏关系密切,标实与风、湿、热、瘀密切相关。肺虚易感风邪,风邪上受,首先犯肺;脾虚不能运化水湿,水湿内停常有寒化、热化之势,寒化则为湿浊,热化则为湿热,临床上以湿热为主多见;瘀血也是蛋白尿形成的重要原因之一,由于蛋白尿演变过程较久,"久病入络",及湿热停滞,血行滞涩,阻碍三焦水道的正常运行,致使精微不能循行于正道而外泄,以致形成蛋白尿。

二、发病机制

(一)中医病因病机

中医认为蛋白尿是因脏腑功能异常,精微物质丢失所致。临床表现为本虚标实,本虚与肺、脾、肾三脏功能失调密切相关,标实与风、湿、热、瘀关系密切。

1. 脾肾为本 脾为后天之本,主运化水湿,输布精微,水谷精微之气,经脾之升发,散精于五脏,敷布于六腑,充养先天之本,使肾气充足。脾气虚弱,则气血津液化源不足而亏损;脾虚失摄,气血津液不能循行于经脉之中,而致精血津液失于统摄而易流失,水谷精微不得运化,无以上输于肺,布运周身,导致水谷精微与水湿浊邪混杂,从小便而泄,产生蛋白尿。肾为先天之本,主藏精纳气,司开阖,开则泄浊毒,阖则固精微。肾虚则封藏失司,肾气不固,精微下泄。《诸病源候论·虚劳病诸候》曰"劳作肾虚,不能藏于精,故因小便而精液出也。"

长期大量蛋白尿,精微物质随小便而去,脾肾失于濡养,虚损进一步加重,病久迁延难愈。因此,脾肾亏虚是蛋白尿形成的基本病机。

2. 风邪为先　风为百病之长,寒、热、湿邪等侵犯人体常与风邪相合致病。肺为水之上源,主宣发肃降,司气机升降。风邪上受,首先犯肺,肺虚易感风邪。风邪犯肺,肺失宣发、肃降功能,则不能开发上焦,通调三焦,不能接受脾之上输水津,也不能纳入肾气蒸化浊中之清,致使水精不能布散全身而下走膀胱,出现蛋白尿。风邪是诱发蛋白尿反复缠绵的重要病因之一。

3. 湿浊缠绵　湿有内外之分,外感湿邪,湿毒内蕴,郁而生热,且脾虚不能运化水湿,敷布精液,内聚成湿,内外相合而成湿热或湿浊之证。蛋白尿形成过程中,湿热较多,其原因有:①蛋白尿的形成多有一个演变过程,故病程较长,湿郁日久,易从热化,而成湿热。②患者因脏器虚损,易反复感染。所谓感染,即中医的湿热或热毒。③久用助阳生热之品,如长期应用激素等有助湿化热之弊,故湿热内蕴也贯穿于蛋白尿的演变过程。湿热内蕴,则壅滞三焦,气机升降失常,脾胃失其升清降浊之能,导致精微下泄而致蛋白尿。

4. 瘀血阻络　瘀血也是蛋白尿形成的重要原因之一,由于蛋白尿演变过程较久,“久病入络”,致使脉络瘀滞;或湿热久蕴,热伤脉络;或湿浊壅盛,必然阻滞气机,或阳虚寒凝,血行滞涩,阻碍三焦水道的正常运行,致使精微不能循行于正道而外泄,以致形成蛋白尿。瘀血既是脏腑功能失调的病理产物,又是变生他病的病因,贯穿疾病的始终。根据叶天士“经主气,络主血”“初为气结在经,久则血伤入络”理论,认为蛋白尿属络病血瘀,病位在肾络,病机为血瘀。

（二）现代医学发病机制

1. 肾小球基底膜通透性增加　由于肾小球肾炎时,循环免疫复合物沉积于基底膜激活补体,损害肾小球基底膜,使其通透性增加,孔隙变大,蛋白漏出而致蛋白尿。当漏出蛋白质以白蛋白及小分子蛋白（分子量≤15 000）为主时,称为选择性蛋白尿,大分子球蛋白（分子量>15 000）为主时,称为非选择性蛋白尿。

2. 肾小球滤过膜阴离子减少　肾病时由于肾小球毛细血管壁上固定阴离子涎蛋白、硫酸肝素糖蛋白减少,使阴电荷屏障减弱,血液中的中等大小多阴离子如白蛋白则易通过滤过膜进入球囊腔,超过肾小管重吸收能力而形成蛋白尿。

3. 肾脏血流动力学的变化　某些肾小球肾炎时,由于肾血流量的减少和血液在肾小球内重新分布,增加了肾小球毛细血管内蛋白质浓度和渗透压,有效滤过面积增加,可使血浆蛋白质滤过增多而出现蛋白尿。

4. 肾小管对蛋白质的重吸收减少　遗传性或后天性病变,使肾小管功能障碍,肾小管对蛋白质的重吸收减少也可产生蛋白尿。

三、诊断思路

（一）诊断标准

小儿如尿蛋白浓度>200~300mg/L,或24小时尿蛋白定量>150~200mg,即可诊断为蛋白尿。

（二）鉴别诊断

1. 生理性蛋白尿　生理性蛋白尿包括功能性蛋白尿与体位性蛋白尿。

（1）功能性蛋白尿:是指通过正常肾脏排出的一过性蛋白尿,主要见于小儿急性热病、脱水、心力衰竭、剧烈运动和冷浴后。发生机制不明,蛋白特点为轻度蛋白尿,一般于数日后消失,不会长期持续存在,偶见有 WBC,但无 RBC。

（2）体位性蛋白尿:临床特点为直立位时出现蛋白尿,卧床后消失,当采取脊椎前突姿势时,蛋白尿加剧,其原因可能是由于腰椎前突压迫肾静脉,引起肾静脉循环障碍所致,最近尚有报道提示可能有局灶性肾炎。

体位性蛋白尿诊断要点是:①无肾脏病史及肾脏病症状与体征。②尿沉渣及 Addis 计数检查正常。③24 小时尿蛋白定量 <1g,但 >150mg,卧位 12 小时尿蛋白 <75mg,其他实验室检查均正常。直立性尿蛋白试验阴性。

直立性尿蛋白试验方法:①James 法:睡眠前将尿排空,第二天清晨第一次尿查蛋白阴性,活动后 2 小时查蛋白为阳性;②脊椎前突试验:试验前查尿蛋白阴性,患儿排尿后靠墙站立,脚跟离开墙根半尺左右,头紧贴墙使脊椎前突约 10~15 分钟,1 小时后再排尿,查蛋白尿若≥（++）,则为直立试验阳性。

2. 病理性蛋白尿　包括肾小球性蛋白尿、肾小管性蛋白尿、无症状持续性蛋白尿、淋巴性蛋白尿、凝溶性蛋白尿。

（1）肾小球性蛋白尿:凡原发性或继发性肾小球疾患引起肾小球滤过膜改变,血浆蛋白滤出增加,或大分子蛋白漏出,超过肾小管重吸收能力所致的蛋白尿称肾小球性蛋白尿。其特征是:①蛋白尿 >2g/24h。②尿蛋白圆盘电泳检查为中分子（5 万 ~10 万）蛋白尿、高分子（10 万 ~100 万）蛋白尿。

（2）肾小管性蛋白尿:由于肾小管功能损害,使肾小球滤出的蛋白质再吸收障碍所产生的蛋白尿称之为肾小管性蛋白尿。其特征是:①尿蛋白定量一般 <1g/24h;②定性一般为（±）~（+）;③尿蛋白圆盘电泳多提示低分子（4 000~70 000）蛋白,另外,尿溶菌酶、微球蛋白等均为肾小管性蛋白尿所特有。

（3）无症状持续性蛋白尿:指在直立或卧位时均出现持续性蛋白尿,但无肾脏病症状和体征。诊断要点:①蛋白尿 >1g/24h,最低限度应 >150mg/24h;②无肾脏病史、无症状和体征,生化、肾功能等实验室检查均正常。无症状性蛋白尿多数是非进行性,无活动性病变,有些呈缓慢进展,部分患儿肾活检可能提示有轻微病变,需定期追踪。

（4）淋巴性蛋白尿:由于位于肾盂及输尿管部位的淋巴管破裂,淋巴液进入尿中,如果淋巴液中含有较多脂质,则表现为乳糜尿,临床易于识别,如含脂质较少,则称淋巴尿。其鉴别要点是:①尿沉渣镜检虽有不少 RBC、WBC,但无管型尿。②尿蛋白圆盘电泳所见类似血清,亦有助于诊断。

（5）凝溶性蛋白尿:旧称本周蛋白尿,是由浆细胞或淋巴样细胞分泌的免疫球蛋白轻链所形成的一种多肽,分子量小,可通过肾小球滤膜而从尿中排出,故又称轻链蛋白尿。方法:尿加热 40~60℃时发生沉淀,继续加热至 95~100℃时又重新溶解。常见于多发性骨髓瘤,偶也可见于巨球蛋白血症。

四、治疗原则

中医治疗蛋白尿以调整脏腑功能失调为原则,视其本虚标实偏颇予以扶正祛邪,扶正以肺、脾、肾为主,健脾益肾为要;祛邪以疏风解表、清热利湿、活血化瘀为主,补虚毋忘祛邪,祛邪避免伤正,通过扶正祛邪达到调理脏腑功能,改善临床症状,控制蛋白尿丢失,缓解患者病情的目的。

五、中西医结合临床思路

蛋白尿是慢性肾脏疾病的主要临床症状,近年来西医学对其发病机制进行大量研究,但在治疗上缺乏特异性药物,主要根据不同的疾病选择相应的治疗方案。中医治疗本病常采用辨证论治的方法,或在辨证的基础上配合针对性用药、外治疗法等。例如,风邪犯表证,治以疏风散邪,宣通肺气,方选银翘散合玉屏风散加减;湿浊内蕴证,治宜利水渗湿,通利三焦,方选五苓散加减;脾肾两虚证,治以健脾益肾,方选金匮肾气丸加减;瘀血阻络证,治宜活血化瘀,行气通络,方选桃红四物汤加减。同时,还可选用临床上的单方、验方和外治疗法等,还可以根据现代药理学选方用药。

(邱彩霞　郑　健)

第四节　高　血　压

肾脏病基础上产生的高血压即为肾性高血压。肾脏疾病是小儿症状性高血压最常见的原因,引起高血压的肾脏病包括肾血管病(如肾动脉狭窄,肾血管血栓形成等)和肾实质性疾病,前者称之为肾血管性高血压;后者称之为肾实质性高血压。虽然两者疾病性质不同,引起高血压的始动原因不同,但都是由于肾脏疾病所致高血压,故统称为肾性高血压。

一、中医对本病的认识

中医文献中虽无高血压病名的记载,但根据肾性高血压的临床表现,可以归属于中医眩晕、头痛、肝风、水肿等范畴,与心、肝、肾的阴阳盛衰关系密切。《素问·至真要大论》说:"诸风掉眩,皆属于肝。"《素问·五藏生成》说:"头痛巅疾,下虚上实。"《证治准绳·诸痛门·头痛》说:"医书多分头痛、头风为二门,然一病也……浅而近者名头痛,其痛卒然而至,易于解散速安也。深而远者为头风,其痛作止不常,愈后遇触复发也。"这些论述与肾性高血压患者的顽固性头痛及其病机十分相似。《东垣十书》对眩晕的描述为:"眩者言黑晕旋转,其状目闭眼暗,身转耳聋,如立舟船之上,起则欲倒。"与肾性高血压患者的眩晕症状相似。王清海根据《灵枢·胀论》中所记载"黄帝曰:脉之应于寸口,如何而胀?岐伯曰:脉大坚以涩者,胀也",认为高血压应属中医学"脉胀"的范畴,其病机可通过中医血脉理论来进行解释。关于眩晕的病机治则,《灵枢·海论》指出:"髓海不足,则脑转耳鸣。"《丹溪心法》偏主于痰,有"无痰不作眩"的主张,提出"治痰为主"的方法;《景岳全书》则强调"无虚不作眩",认为"当以治虚"为主。《医宗金鉴》提出"瘀血停滞,神迷眩晕",认为眩晕与血瘀密切相关。这些论述,对肾性高血压的中医辨证治疗均具有积极的指导意义。

二、发病机制

(一)中医病因病机

1. 病因　常为水湿内盛,久蕴化热,灼伤肝肾之阴,而致肝阳上亢;或饮食失节,损伤脾胃,痰湿内生,上扰清窍;或久病体虚,肾阴不足,肝失所养,阳亢风动。

2. 病机　主要是阴阳平衡失调,与肝肾两脏阴阳失调关系密切。

（1）肾精不足:肾为先天之本,藏精生髓,涵养肝木。小儿肾常虚,若先天不足而后天失调,肾精亏损,或久病伤肾,肾精亏耗,不能生髓,水不涵木,风阳升动,发为本病。

（2）肝阳上亢:小儿为"纯阳"之体,阳常有余,阴常不足,肝常有余,肾常不足。若小儿素体阳盛,肝阳上亢;或肾阴素亏,肝失所养;或忧思郁怒日久,气郁化火,暗耗阴血,风阳升动,上扰清窍,发为本病。

（3）痰湿中阻:小儿脾常不足,若饮食不节,损伤脾胃,健运失司,痰聚湿生;或久病肾阳虚衰则脾阳也虚,聚湿为浊,痰湿中阻,清阳不升,浊阴上蒙清窍,发为本病。

（4）瘀血阻滞:浊邪壅阻,气机不利,久痰阻络,气滞血瘀;或情怀抑郁,肝郁气滞,气滞血瘀,脉络瘀阻,清窍不利而成本病。

（二）现代医学发病机制

肾性高血压的发病机制复杂,按发病机制中起主要作用的因素,将肾实质性高血压分为容量依赖型高血压与肾素依赖型高血压,但在临床上往往很难截然分开。

1. 容量性高血压的机制　当肾脏受累时,肾小球滤过率减低,导致水、钠滤过减少,肾小管功能损害,对水、钠的转运失去正常调节;肾缺血,肾素分泌增多,通过肾素-血管紧张素作用,促进醛固酮分泌增加,导致远端肾小管重吸收水、钠增加;肾实质受累,肾髓质分泌前列腺素减少,致水、钠排泄障碍:其他钠利尿激素如心钠素,内源性类洋地黄等物质减少,可出现水、钠排泄障碍。由于水、钠潴留,导致血容量和细胞外液量增加,心搏出量增多,而产生高血压。

2. 肾素-血管紧张素-醛固酮系统（RAAS）功能失调　肾脏疾病时,可引起肾血流灌注不足,导致肾组织缺氧和促使球旁细胞增加肾素分泌,通过肾素-血管紧张素-醛固酮系统的作用,使全身小动脉收缩而引起高血压。

3. 肾内降压物质分泌减少　肾脏疾病时,从肾髓质分泌的降压物质,特别是前列腺素（PGI、PGE）、缓激肽等分泌减少,导致血压调节障碍,产生高血压。

4. 钠利尿激素　钠利尿激素主要有心钠素（ANP）和内源性类洋地黄物质（EDLS）。ANP 的生理作用有增加肾小球滤过率（GFR）,使尿钠排泄量增多,抑制肾素等释放,起到降压作用。肾性高血压患者血中 ANP 明显增多,与血压呈正相关。EDLS 能抑制 Na^+-K^+-ATP酶活性,有利尿和利钠作用,亦可使小动脉收缩和血压升高,在慢性肾衰竭和肾性高血压时明显增多。因此,认为这些物质与高血压的发生有一定关系。肾动脉狭窄或血栓形成,使肾血流量减少,从而激活了肾素-血管紧张素-醛固酮系统,而使全身小动收缩和水钠潴留,血压增高。

5. 其他因素　如交感神经系统的兴奋、皮质激素、甲状旁腺素等内分泌激素也参与了肾性高血压的发病机制。

总之,肾脏疾病对血压的影响是通过诸多因素实现的,不同的肾脏异常可能通过不同机制引起高血压。单一机制是罕见的,即使是有肯定作用的如 RA 系统活性增强或钠潴留引起的高血压,在产生高血压后又能引起如阻力血管肥大、适应性压力感受器反射改变等,使高血压持续发展,而这些加重高血压的继发因素常常容易被忽略。

三、诊断思路

高血压的诊断主要根据肾实质病变或肾血管病变病的病史、体格检查等,患儿动脉收缩压持续升高超过同龄儿童均值的 2.66kPa（20mmHg）以上即可初步诊断。我国儿科肾脏病协作组制定的高血压标准为学龄前儿童 ≥120/80mmHg（16/10.7kPa），学龄期儿童 ≥130/90mmHg（17.3/12kPa）。确定为肾性高血压后，需要进一步寻找病因，明确基础疾病的诊断。

（一）肾实质性高血压

发病年龄较早，可有肾脏病史如血尿、水肿、蛋白尿，或发热、腰痛、尿路感染等症状，肾功能多有明显损害，尿异常在高血压之前或同时出现，肾实质性高血压可分为容量依赖型与肾素依赖型，前者是水、钠潴留所致，后者是肾素 - 血管紧张素增加，周围阻力增高，血容量减少，心排出量降低所致。

1. 原发性肾小球疾病 包括急性肾炎与慢性肾炎。

（1）急性肾炎：70%~80% 的患儿可出现高血压，甚至高血压脑病。常伴有血尿、水肿、少尿、抗链球菌溶血素抗体（ASO）阳性，暂时性补体 C3 降低，血沉增快等。

（2）慢性肾炎：儿童期慢性肾炎以膜性增殖性肾小球肾炎为主，该型患儿伴有高血压，同时多伴有肾功能不全和贫血，所有患儿均有不同程度的血尿或蛋白尿及血清补体 C3 持续减低。

2. 继发性肾损害 儿科常见的有系统性红斑狼疮，过敏性紫癜等，为全身血管炎病变，高血压出现于病程晚期，与肾功能受累程度相关，影响疾病预后。

3. 慢性肾盂肾炎和反流性肾脏病 慢性肾盂肾炎常表现为：①伴有反流的慢性肾盂肾炎（反流性肾脏病）；②伴有尿路梗阻的慢性肾盂肾炎（慢性梗阻性肾盂肾炎）；③特发性慢性肾盂肾炎（少见）。反流性肾病中，20%~30% 患者有高血压。梗阻性肾病也可引起高血压，梗阻解除后，血压可以有不同程度的恢复。

4. 溶血尿毒综合征 主要表现为急性微血管内溶血、急性肾衰竭、血小板减少和血管内凝血。在急性期之后可以发生严重而持久的高血压，但不同年龄组高血压发生率不同，2~3 岁以下婴幼儿很少发生高血压，3 岁以上者高血压发生率高。

5. 先天性多囊肾 可分为婴儿型多囊肾、成人多囊肾、髓质多囊肾。

6. 肾素瘤 主要表现为高血压，伴有低血钾、乏力、轻瘫、周期性麻痹等，血肾素 - 血管紧张素增高，醛固酮分泌增加。行肾动脉造影、B 超和 CT 检查可发现肿物。

7. 肾发育不全 肾发育不全是指肾脏比正常体积小 50% 以上，但肾单位及肾导管的分化和发育正常，因此肾单位的数目减少，肾小叶和肾小盏的数目也减少，临床可分为以下几个亚型：①单位肾发育不全：本症可分单侧或双侧肾发育不全，以双侧多见。严重者新生儿期出现口渴、多尿、脱水等症状，尿浓缩和钠的重吸收功能减退，最终死于肾衰竭，静脉肾盂造影可见肾脏缩小；②节段性肾发育不全：较少见，临床以严重高血压为主要表现，头痛或并发高血压脑病，其中 50% 的患者有视网膜的病变，静脉肾盂造影可见小而形态不规则的肾脏或扩大的肾盏；③少而大的肾单位发育不全：本症为先天性，多于生后 2 年内出现进行性肾衰竭的临床表现。

8. 遗传性疾病 常见的有遗传性肾炎、Liddle 综合征、Fabry 综合征等。

（二）肾血管性高血压

好发于成人，但儿童并不少见。临床有高血压急剧恶化，或有腰部外伤及腰痛史，以舒张压升高明显，药物治疗效果差，上腹可闻及血管杂音，可有眼底改变，X 线检查腹主动脉造影及血浆肾素活性测定可见明显异常，尿常规正常，肾功能多无明显损害。对儿科来说，临床常见于肾动脉狭窄及肾静脉血栓形成。

1. 肾动脉狭窄 病史中可有造成肾动脉狭窄的原因,如动脉瘤、创伤、新生儿脐血管导管术后、大动脉炎、腹部肿瘤等,肌纤维发育异常者可有家族史。该病40%~50%患儿可在上腹部正中或稍靠左侧的肋弓下闻及收缩期或双期粗糙血管杂音,年龄越小的患儿可在脐部或背部听到。血压持续增高,下肢血压较上肢高,快速连续静脉肾盂造影、肾动脉造影及肾静脉肾素浓度测定可帮助诊断。

2. 肾静脉血栓形成 常有肾血流减少及各种高凝状态的病因及病史,早期患儿血压有下降倾向,数月后可由于肾纤维化迅速出现高血压。较小儿童可触及大而坚硬的肾脏,并出现血尿、肾功能减退,或在肾病综合征患儿肾功能突然恶化,且蛋白尿增加;血常规检查可有贫血及进行性血小板减少,血纤维蛋白降解产物(FDP)增高,血中出现异常红细胞等。IVP示肾脏增大,肾扫描异常,选择性下腔静脉造影具有特异性诊断价值。

四、治疗原则

肾性高血压的治疗原则应以补虚泻实、调整阴阳为主。本病常为阴虚阳亢而致,治疗应以滋阴潜阳为原则;精虚者,则填精生髓,滋补肾阴;肝阳上亢者治以平肝潜阳,清热降火;阳不化气,气不化水,致浊邪内盛而蒙蔽清阳者,又应温肾阳、化肾气、通水道、祛浊邪。本病多属因虚致实,虚中夹实,也有因实致虚者,常有夹痰、夹火、夹瘀的临床表现,故临证当用扶正以祛邪,或施祛邪以安正,或投扶正祛邪之剂,权衡标本缓急,因机而变。

五、中西医结合临床思路

肾脏疾病是小儿症状性高血压最常见的原因,引起高血压的肾脏病包括肾血管病和肾实质性疾病,其发病机制复杂,中医学虽无高血压病名,但根据本病的特点和临床表现,可归属于头痛、眩晕、肝风等范畴。采取辨证与辨病相结合的方法可以提高临床疗效。西医以治疗原发病为主,配合利尿、降压等对症处理的方法,具有诊断清晰,起效较快的优点。中医治疗的原则应以补虚泻实,调整阴阳为主。发病部位则以肝、脾、肾三脏失常为多见,然而常常夹痰、夹火、夹瘀;病初多实,病久多虚,临床每以虚实夹杂多见。肝阳上亢者,治宜平肝潜阳,清热降火,方选龙胆泻肝汤加减;阴虚阳亢者,治以滋水涵木,平肝潜阳,方选天麻钩藤饮合杞菊地黄丸加减;痰湿阻逆者,治宜健脾渗湿,化痰利水,方选温胆汤加减;肝肾阴虚,治宜滋补肝肾,选六味地黄丸加减;阴阳两虚者,治宜育阴潜阳,方选炙甘草汤加减。

(邱彩霞 郑 健)

第五节　少尿与无尿

少尿或无尿属中医学"癃闭""小便不通"等范畴,是指小便量少、点滴而出,甚则小便闭塞不通为主证的一种病证。其中以小便不畅,点滴短少者为癃;小便闭塞,点滴不通者为闭。西医学对少尿和无尿的定义为,24小时尿量<250ml为少尿,不同年龄患儿少尿的诊断标准见表6-5-1;24小时尿量<50ml为无尿,新生儿尿量<0.5ml/(kg·h)(表6-5-1)。

表 6-5-1　不同年龄患儿少尿诊断标准

年龄阶段	尿量	年龄阶段	尿量
新生儿	<1.0ml/（kg·h）	学龄前儿童	<300ml/（kg·d）
婴幼儿	<200ml/（kg·d）	学龄儿童	<400ml/（kg·d）

西医学中很多疾病可见少尿或无尿症状，如急性或慢性肾衰竭、急性肾小球肾炎、急性间质性肾炎、急性肾实质坏死、尿路结石、尿路梗阻、输尿管畸形等。其中比较常见的疾病是急性肾小球肾炎和各种原因引起的急性肾衰竭。

一、中医对少尿与无尿的认识

中医对少尿与无尿的认识早在《黄帝内经》中便有记载，书中有癃、闭、不得小便、小便闭等病证的描述。如《素问·宣明五气论》曰："膀胱不利为癃。"《素问·标本病传论》说："膀胱病，小便闭。"汉代张仲景《金匮要略》中有"小便不利"之说。隋代巢元方在《诸病源候论》中提出了"小便不通""小便难"名称。至唐、元、明、清等医家皆宗癃闭、小便不通的病名。如唐代孙思邈《备急千金要方》称"小便不通"，还可见于元代朱丹溪《丹溪心法·小便不通》，明代张介宾《景岳全书·癃闭》，清代沈金鳌《杂病源流犀烛·小便闭癃》等。

关于少尿和无尿的病变部位以及病因病机，古代著作记载内容颇丰。如《灵枢·五味论》曰"酸走筋，多食之，令人癃"，指出饮食致癃的病因。隋代巢元方在《诸病源候论·小便病诸候·小便不通候》说"小便不通，由膀胱与肾俱有热故也。肾主水，膀胱为津液之腑，此二经为表里……肾与膀胱既热，热入于胞，热气大盛，故结涩令小便不通"，并提出外感伤寒、时气、温病、热病、内伤杂病等小便不通的病因，与肾和膀胱有热相关。元代朱丹溪《丹溪心法》中提出小便不通有气虚、血虚、有痰、风闭、实热、有湿、有气结于下之别。明代张介宾《景岳全书》中认为癃闭有因火邪结聚小肠、膀胱者，有因热居肝肾者，有因败精、槁血阻塞水道而小便不通。

在治疗上，《灵枢·本输》云："三焦者……实则闭癃，虚则遗溺。遗溺则补之，闭癃则泻之。"汉代张仲景《金匮要略》中治疗小便不利用五苓散、猪苓汤。元代朱丹溪《丹溪心法》中主张宜清、宜燥、宜升等治法。李东垣《兰室秘藏》认为热在上焦气分，用清肺而滋其化源；热在下焦血分，治当寒因热用。明代张介宾《景岳全书》中提出，因气实者，宜破气行气为主；因气虚者，若属阳虚的用壮水以分清，或益火以化气，若属气虚下陷、升举不利的用补中益气法；若阳藏内热的，不堪温补，宜补阴抑阳，偏于阳亢而水不济火者，用东垣滋肾丸法。此外，还有导尿术的记载。如用葱叶除尖头，插入阴茎孔中以导尿外出的方法；有用猪尿胞和鹅毛管进行导尿。张介宾《景岳全书·杂证谟·癃闭》中论述了本病的预后："小水不通，是为癃闭，此最危最急证也，水道不通，则上侵脾胃而为胀，外侵肌肉面为肿，泛及中焦则为呕，再及上焦则为喘，数日不通则奔迫难堪，必致危殆。"

二、发病机制

（一）中医病因病机

癃闭的病位主要在肾与膀胱，其病机总属肾与膀胱气化失调，与三焦气化密切相关。

1. 肺热气壅　肺为水之上源，热壅于肺，肺失肃降，津液输布失常，水道通调不利，不能下输膀胱,以致上、下两焦热气闭阻,而成癃闭。

2. 心火炽盛 小儿心火容易亢盛,若心经有热,心火上炎,不能降济,肾水亦不能上升,心与小肠相表里,心火移热于小肠,邪热壅塞下焦而致小便不利。

3. 下焦湿热 湿热阻滞膀胱,或肾移热于膀胱,形成湿热互结,使膀胱气化发生障碍,津液不布而小便不利,形成癃闭。

4. 脾肾虚衰 久病体弱,劳倦伤阳,以致脾肾不足,无阳则阴无以生,以致膀胱气化无权,气虚,水停,小便闭塞不通。或因下焦积热,日久不愈,导致肾阴不足,无阴则阳无以化,阴津不足,亦能导致癃闭。

水液的吸收、运行、排泄有赖于三焦的气化作用。三焦的气化,又是依靠肺、脾、肾三脏的通调、转输、蒸化来完成。若湿热壅塞,三焦气化不利,或因肾气衰微,命火不足,三焦气化无权,导致无尿。闭郁甚者,则水邪,尿毒内攻,势必导致肿胀、呕逆、心悸、喘促,甚则昏愦、抽搐,危及生命。

(二)现代医学的发病机制

发生少尿的机制主要取决于肾小球的滤过和肾小管的重吸收作用。

1. 影响肾小球滤过的因素

(1)肾小球滤过膜的通透性和总的滤过面积:当肾实质受损,肾小球总的滤过面积减少,导致肾小球滤过率下降,引起少尿。

(2)有效滤过压降低:严重脱水、大出血、烧伤时,机体的血容量不足,血压明显降低,肾小球毛细血管血压下降,导致有效滤过压降低,产生少尿。同时醛固酮继发性增高,导致水钠潴留,也可产生少尿。

(3)肾血流量:肾实质受损,血流动力学发生改变,肾血流量减少,或血容量降低,导致肾血流量灌注不足,产生少尿。

2. 影响肾小管重吸收的因素

(1)肾小管的重吸收功能:正常情况下,流经肾小管的水分99%被重吸收。尿液的浓缩和稀释取决于肾小管的重吸收和浓缩功能,一旦肾小管的功能受到损害,即可产生少尿或多尿。

(2)肾小管阻塞:溶血引起的高胆红素血症、痛风和化疗时的高尿酸血症,均可导致肾小管阻塞,原尿滤过减少而致少尿。

(3)肾小管管壁破坏:肾小管管壁破溃,导致原尿向管外渗出,造成间质水肿,同时肾小管管内压力增高,使肾小球滤过率下降而致少尿。

(4)肾小管中液体的溶质浓度:原尿中溶质浓度降低,则渗透压降低,导致尿量增多;反之,则渗透压增高,而尿量减少。

(5)抗利尿激素和醛固酮的作用:抗利尿激素和醛固酮分泌过多,水的重吸收增多,尿量减少;反之,尿量增多。

三、诊断思路

(一)中医辨证要点

1. 辨虚实寒热 可以从小便情况和全身症状进行辨识。小便不通,伴小腹胀急者属实;小便淋漓、排出无力者属虚。因外邪侵袭而致病者多属实证,兼有风、热、湿等相应症状,亦有标实本虚而以标实为主要症状者;因内伤因素而致病者多属虚证,兼有脏腑气血虚弱之症状,亦有本虚标实而以本虚为主要表现者。从病程长短分析,若新发病、病程短、或平素体质健硕者,多属实证;若久病、病程长、或平素体质虚弱者,多属虚证。小便短赤、舌红苔黄,脉数或指纹浮紫者属热,多伴口渴、咽干等热象;小便不畅,排出无力,舌淡苔白,脉弱或指纹红者属寒,多伴神疲乏力、畏寒等寒象。

2. 辨三焦脏腑 病在上焦者,属热壅于肺,可见少尿或无尿,伴发热咽干,烦渴欲饮,呼吸急促,或咳嗽痰黄,舌红苔薄黄,或指纹浮紫;属心经热盛,可见少尿无尿,伴舌红面赤,口舌生疮,心烦口渴,舌尖红苔薄黄,脉细数。病在中焦者,属脾虚水停,可见少尿或无尿,伴小腹坠胀,神疲乏力,面色苍白,食欲不振,舌淡苔薄白,脉沉细无力或指纹淡红沉滞。病在下焦者,属肾气不足可见少尿或无尿,伴排出无力,神气怯弱,发育迟缓,手足清冷,舌淡苔白,脉沉迟或指纹淡红;属肝肾阴虚可见少尿或无尿,伴两颧潮红,口燥咽干,手足心热,心烦易怒,舌红少苔,脉细数。

3. 辨轻重缓急 少尿与无尿可见于多种疾病,病情轻重表现悬殊。轻者仅表现为小便不利,其他症状不明显或较轻;重者除了尿量明显减少外,还可伴有神昏、烦躁、抽搐等危重证候。若少尿转为无尿,则病势加重;若无尿向少尿方向转变,则说明病情有好转倾向。除根据尿量判断病情外,还应仔细观察伴随症状,若兼见全身浮肿、胸闷气急、呕吐不止、神昏抽搐者则属于危重急症。

(二)鉴别诊断

西医学对少尿与无尿的鉴别诊断主要区分肾前性、肾性和肾后性。

1. 肾前性 是肾脏对血容量减少或心搏出量减少的一种生理性应答,为可逆性,常见的病因有严重脱水、大出血、休克、心力衰竭、严重低蛋白血症等。若及时得到纠正,尿量可迅速恢复正常,否则进一步发展可导致肾性少尿。

2. 肾性 肾性少尿与无尿通常是急性肾衰竭的重要表现之一,由肾实质病变引起。

(1)急性肾小球肾炎:临床表现为血尿、蛋白尿、浮肿、高血压和少尿。由于毛细血管内皮细胞增殖,导致毛细血管管腔狭窄、阻塞,肾小球有效滤过面积减少,肾小球滤过率下降,导致少尿。可根据临床表现、抗链球菌溶血素O升高、血沉加快、补体下降等加以鉴别。

(2)慢性肾小球肾炎:由于肾小球硬化,肾小球有效滤过面积减少,肾小球滤过率极度降低,同时肾小球浓缩功能下降,出现低渗性少尿。患儿常伴有贫血、高血压、氮质血症、电解质紊乱和代谢性酸中毒。B超显示双肾萎缩,结构不清。

(3)急性肾小管坏死:肾缺血、肾中毒(药物、造影剂、重金属、蛇毒等所致)、感染性变态反应及异型输血后,均可导致急性肾小管坏死,管壁破溃,使管壁内原尿漏入肾间质,以及脱落上皮细胞碎屑或色素管型(如血红蛋白、肌红蛋白)等阻塞管腔,导致少尿甚至无尿。

(4)急性肾小管-间质炎症:包括重症急性肾盂肾炎、肾乳头坏死、急性间质性肾炎等。由于肾间质的炎症等病变,使肾小球囊内压升高,有效滤过率下降,出现少尿。同时肾小管上皮细胞坏死,阻塞管腔,妨碍原尿排出,导致少尿及无尿。

(5)其他各型肾炎:如各型原发性或继发性肾炎、急进性肾炎、溶血性尿毒症综合征等都可因肾小球的急性炎症、滤过膜损害、肾内小动脉痉挛、毛细血管腔狭窄、阻塞,导致GFR下降。急进性肾炎由于广泛的肾小球囊腔内新月体形成,导致GFR下降,出现少尿及无尿。

3. 肾后性 下列因素均可导致肾后性少尿:①肾盂出口及输尿管梗阻,如结石、血块、坏死组织、瘢痕挛缩、肿瘤压迫、肾扭转等。②先天性泌尿系畸形,肾静脉血栓。③特发性腹膜后增生,当腹膜后广泛纤维增生包围输尿管,导致输尿管扭曲、狭窄及阻塞,使双侧肾盂积水,引起少尿和无尿。

四、治疗原则

无尿与少尿的治疗首先应以"急则治标、缓则之本"为原则,根据"六腑以通为用"的特点,着眼于通,又需根据证候的性质不同而各异。实证宜清宜利,虚证宜补脾肾。根据癃闭病变脏腑不同,有治上焦、治中焦及治下焦之不同。治上焦以肺为主,治下焦以肝肾为主。如清代《谢映庐医案·癃闭门》说"小便之通与不通,全在气之化与不化。然而气化二字难言之矣。有因湿热郁闭而气不化者,用五苓、八正、禹功、舟车之剂,清热导湿而化之;有因上窍吸而下窍之气不化者,用搐鼻法、探吐法,是求北风、开南牖之义,通其上窍而化之;有因有阴无阳而阴不生者,用八味丸、肾气汤,引入肾命,熏蒸而化之;有因无阴而阳无以化者,用六味丸、滋肾丸,壮水以制阳光而化之;有因中气下陷而气虚不化,补中益气,升举而化之;有因冷结关元而气凝不化,真武汤、苓姜术桂之类,开冰解冻、通阳泄浊而化之;有因脾虚而九窍不和者,理中汤、七味白术散之类,挟土制水而化之。古法森立,难以枚举。总之,治病必求其本",堪为治疗之借鉴。

此外,若见小便急迫不通,下腹胀满难忍者,内服药物缓不济急,则要按急则治其标的原则,采用针灸、按摩、敷贴、探吐以及导尿等方法,必要时应中西医结合治疗,以解燃眉之急。

五、中西医结合临床思路

临床上常采取辨病与辨证相结合的中西医结合思维方式,辨中医证,诊西医病,病证结合,相辅相成。以中医而言,少尿和无尿为中医癃闭的范畴,是小儿肾病中常见的临床症状,其病机为肾与膀胱气化失调,与三焦气化密切相关。三焦的气化,又是依靠肺、脾、肾三脏的通调、转输、蒸化来完成。临床上肺热气壅、心火炽盛、下焦湿热、脾肾虚衰等均可引起少尿或无尿。而不同的中医证型,可以出现在某一个西医疾病的不同阶段,或不同疾病的不同阶段;同一种中医证型,也可以出现在不同西医疾病的某一个阶段。因此,临床上常常在西医诊病的基础,根据中医少尿和无尿的病因病机和自身发生发展规律进行辨证施治,中医辨证施治内容详见于各种肾脏疾病的中医治疗中。临证中常分为肺热气壅证、心火炽盛证、下焦湿热证和脾肾虚衰证。肺热气壅证治宜清肺利水,方选清肺饮加减;心火炽盛证治宜清心火、利小便,方选导赤散加减;下焦湿热证治宜清热利湿,方选八正散加减;脾肾虚衰证治宜健脾益肾,若肾阳虚者可用济生肾气丸,肾阴虚者可用滋肾丸或知柏地黄丸加减。

(吴博　郑健)

第六节　尿路刺激征

尿路刺激症状包括尿频、尿急和尿痛,这些症状常常并存,是膀胱、尿道炎症的特征性表现。尿频是指单位时间内排尿次数增加,正常小儿出生后,前几天内每天排尿 4~5 次,1 周后排尿可增至每天 20~25 次,1 岁时每天排尿 15~16 次,到学龄期每天 6~7 次。尿频可分为生理性与病理性,如饮水过多、精神紧张或气温降低所致的尿频,则属生理性。如因泌尿生殖系统病变或其他病因所致的尿频则属病理性,病理性尿频常伴尿急、尿痛。年长儿一有尿意即迫不及待地要排尿称为"尿急"。"尿痛"是指排尿时作痛的感觉,可出现于会阴部、耻骨上区和尿道内,呈挛缩样疼痛或烧灼痛。尿路刺激征属于中医学"淋证"范畴。

一、中医对尿路刺激征的认识

中医文献中无尿路刺激征的记载,根据其临床表现可归属于中医淋证的范畴。淋证是指小便频数、淋漓不尽、尿道刺痛、小腹拘急等一类病证。淋之名称,始见于《黄帝内经》,《素问·六元正纪大论》曰:"阳明司天之政,初之气,小便黄赤,甚则淋。"《金匮要略·五脏风寒积聚病脉证并治》称"淋秘",并指出淋秘为"热在下焦"。《金匮要略·消渴小便不利淋病脉证并治》描述了淋证的症状:"淋之为病,小便如粟状,小腹弦急,痛引脐中。"历代医家对淋证的分类进行了探索,《中藏经》首先将淋证分为冷、热、气、劳、膏、砂、虚、实八种,是淋证临床分类的雏形。《诸病源候论·淋病诸候·诸淋候》云:"诸淋者,由肾虚而膀胱热故也……肾虚则小便数,膀胱热则水下涩。数而且涩,则淋沥不宣,故谓之为淋。"把淋证分为石、劳、气、血、膏、寒、热七种,而以"诸淋"统之。《备急千金要方·淋闭》提出"五淋"之名,《外台秘要·淋并大小便难病》明确五淋的内容:"《集验》论五淋者,石淋、气淋、膏淋、劳淋、热淋也。"现代中医临床仍沿用五淋之名。

小儿淋证以热淋者居多,《幼幼集成·小便不利证治》曰:"小儿患淋,小便淋沥作痛,不必分五种,然皆属于火热,宜清利之。"又如《诸病源候论·小儿杂病诸候·热淋候》说:"热淋者,三焦有热,气传于肾与膀胱,而热气流入于胞而成淋也。"亦有医家认为,热淋是其他诸淋之基础,热淋日久,可导致其他诸淋的发生。

从唐代开始至元明清,积累了丰富的临床经验,确立了按五淋辨证论治的方法和治病求本的原则。李东垣治淋"分在气在血而治之"。朱丹溪认为"淋有五,皆属乎热。解热利小便,山栀之类"。《景岳全书·杂证谟·淋浊》对淋证的治疗提出"热者宜清,涩者宜利,下陷者宜升提,虚者宜补,阳气不固者宜温补命门"的辨证论治原则。此外,《金匮要略·消渴小便不利淋病脉证并治》提出:"淋家不可发汗"的原则。

二、发病机制

(一)中医病因病机

本病的病因主要为感受湿热之邪,其邪可来自膀胱本身,也可由其他脏腑传变而来。病位主要在肾与膀胱,病机为湿热蕴结下焦,膀胱气化不利所致,具体表现为:

1. 湿热下注　无论是外感湿热之邪还是内生湿热之邪,均可导致湿热内蕴,下注膀胱(或肾)。湿热之邪客于膀胱与肾,湿阻热郁,气化不利,开合失司,膀胱失约,发为本病。

2. 脾肾气虚　小儿先天不足,素体亏虚,肾元不固,或病后失调,导致脾肾气虚。肾气虚而下元不固,气化不利,开合失司;脾气虚则运化失常,水失制约,膀胱失约,发为本病。

3. 阴虚内热　湿热久恋不去,热邪灼阴,虚热内生;或脾肾阳虚,日久损阴;或素为阴虚体质,肾阴不足,虚热内生。虚火客于膀胱,膀胱失约,发为本病。

(二)西医学的发病机制

1. 膀胱炎症　由于炎症致使膀胱黏膜充血、糜烂或溃破,尿液对膀胱形成刺激,引起膀胱收缩,出现尿路刺激征。

2. 膀胱容量减少　由于炎症后、肿瘤、结核病变浸润,使膀胱壁变硬或挛缩,膀胱容量减少。或由于残余量过多,或被膀胱外肿块压迫,也可使膀胱容量减少,而导致尿频等尿路刺激症状。

3. 膀胱神经调节功能障碍　精神紧张、恐惧、寒冷、癔症及其他中枢神经系统疾病,可引起膀胱调节功能紊乱,排尿障碍,导致尿路刺激征。

4. 膀胱三角区、后尿道等部位炎症　尿液成分的明显改变,脓尿、结石等刺激膀胱,引起收缩,产生尿路刺激征。

三、诊断思路

(一)中医辨证要点

1. 辨淋证类别　小便热赤,尿时热痛,小便频急症状明显者为热淋;小便排出砂石,或尿道中积有砂石,致排尿时尿流突然中断,尿道窘迫疼痛,或砂石阻塞于输尿管或肾盂中,常致腰腹绞痛难忍者为石淋;小腹胀满明显,小便艰涩疼痛,尿后余沥不尽者为气淋;尿中带血或夹有血块,并有尿路疼痛者为血淋;淋证而见小便浑浊如米泔或滑腻如脂膏者为膏淋;久淋,小便淋沥不已,时作时止,遇劳即发者为劳淋。

2. 辨虚证实证　依据发病病因、临床表现和病程长短,辨别病症虚实。感受外邪、起病急、病程短者多属实证;病程长、起病缓者多属虚证;小便频数短赤疼痛伴畏寒发热、烦渴等症状者多属实证;伴低热盗汗、少气懒言、腰膝酸软等症状者多属虚证。

3. 辨湿热轻重　因小儿尿路刺激征多见于热淋,故应辨别湿热轻重。湿重者尿频淋漓,伴胸闷、恶心呕吐、舌苔厚腻等;热重者尿频尿痛,伴发热恶寒,口渴烦躁,舌红苔黄等特征。

(二)诊断思路

国际尿控协会规定,在膀胱充盈过程中,逼尿肌压力波动超过 1.47kPa(15cmH$_2$O),又无神经病变的证据,即可诊断本病。小儿应注意发病年龄、性别及尿路局部情况,结合病史、体格检查及实验室检查,一般可做出病因诊断。

1. 尿路感染　分为上尿路感染(肾盂肾炎)和下尿路感染(膀胱炎和尿道炎),是尿路刺激征最常见的疾病之一。年长儿局部尿路刺激症状明显,而婴幼儿局部症状则多不明显。尿常规检查见白细胞增高,可伴有血尿、蛋白尿;尿细菌培养及菌落计数是诊断本病的主要依据,通常认为中段尿培养菌落数≥10^5/ml 即可确诊。

2. 尿道综合征　非感染性的尿道综合征在儿童较为多见,本病尿频、尿急症状明显,或伴有尿痛、排尿困难,酷似膀胱炎,但尿液和膀胱镜检查无异常发现,尿细菌培养亦为阴性。目前认为本病可能与患儿长期穿紧身裤的刺激有关。

3. 急性肾小球肾炎　急性肾小球肾炎初期可有轻微尿路刺激症状,但超过 90% 有前驱感染史,可伴有水肿、血尿、蛋白尿和高血压等临床表现,尿常规以红细胞及管型为主,尿细菌培养阴性可资鉴别。

4. 肾结核　多见于年长儿,有结核接触史或既往有结核病史,如果病变累及膀胱,可出现尿路刺激症状。尿中可检出结核杆菌,结核菌素试验阳性或体内有结核病灶,静脉肾盂造影可见肾盂肾盏破坏性病变。

5. 尿路梗阻　各种原因引起的尿路梗阻,如肾或输尿管的结石、尿道狭窄、泌尿系肿瘤等,均可导致尿路刺激征的发生。可通过 X 线或超声等辅助检查鉴别引起尿路梗阻的原因。

6. 单纯性血尿　很多血尿患儿起病以尿路刺激症状开始,往往被误认为是尿路感染。但尿常规检查发现以镜下血尿为主,少有白细胞,尿中段培养阴性,抗生素治疗无效。

7. 尿路畸形或损伤　肾脏发育不全、肾盂或输尿管的畸形,以及尿路的机械性损伤等因素,均易使局部组织对细菌的抵抗力降低而导致感染,出现尿路刺激征。鉴别诊断可以通过患儿病史、泌尿系造影检查等手段加以区别。

8. 精神、神经性尿频　患儿常有精神紧张,神经性膀胱和癔症等病史,尿频、尿急明显,但无尿痛,尿常规检查无异常发现。

9. 神经性膀胱　由于脊髓中支配膀胱的神经受损,导致患儿对尿失去控制,常出现尿频、尿失禁,大量的残余尿导致尿液反流和感染。排尿性膀胱尿路造影可见膀胱胀大而无力,边缘不整齐,膀胱颈呈漏斗状,并常伴膀胱 - 输尿管反流。

10. 不稳定膀胱(又称逼尿肌不稳定)　其临床特征是在日常生活情况下频繁发生逼尿肌的不随意收缩,导致尿频、尿急等症状。

四、治疗原则

尿路刺激征的治疗应遵循急则治标、缓则治本,或标本兼治和实则清利、虚则补益的原则。实证见膀胱湿热者,治宜清热解毒,利湿通淋;脾胃湿热者,治宜清胃醒脾,化湿通淋;砂石结聚者,治宜通淋排石;气滞不利者,治宜利气疏导。虚证见脾肾气虚者,治宜健脾益肾,利湿通淋;阴虚内热者,治宜滋阴清热,利湿通淋。

五、中西医结合临床思路

临床上常采取辨病与辨证相结合的思维方式,病证结合,相辅相成。尿路刺激征为中医淋证范畴,是某些泌尿系统疾病的常见症状。因此,临床上应该在明确西医诊断的基础上,根据中医尿路刺激征的病因病机进行辨证施治。中西医结合的治疗方法在缩短疗程、防治复发和并发症出现等方面疗效突出。西医的治疗原则应积极寻找病因。有感染者应根除病原体;尿路梗阻者明确诱发疾病,去除病因;尿路结构异常者应及早纠正,保护肾功能。中医治疗应掌握急则治标、缓则治本、或标本兼治的原则。尿路刺激征急性发作时,表现为下焦湿热者,治宜清热解毒,利湿通淋,方选八正散加减;若为肝胆湿热证,治宜清肝利胆,泻火解毒,方选龙胆泻肝汤加减。尿路刺激征反复发作,表现为脾肾气虚者,治宜健脾益肾,佐以渗湿,方选四君子汤合济生肾气丸加减;表现为阴虚内热者,治宜滋阴清热,方选知柏地黄丸加减。此外,尿路刺激征还可选用针灸疗法。主穴选择委中、下髎、阴陵泉等。热重配合曲池,尿痛配合曲泉,虚证配合照海等。

(吴博　郑健)

第七节　遗　尿

儿童夜遗尿是指年龄≥5岁儿童平均每周至少2次夜间不自主排尿,并持续3个月以上。遗尿可分为原发性遗尿、继发性遗尿、单纯性遗尿和复杂性遗尿。原发性遗尿是指持续的或持久的遗尿,其间控制排尿的时期不超过1年;继发性遗尿是指小儿控制排尿至少1年,但继而又出现遗尿;单纯性遗尿是指仅有夜间遗尿,白天无症状,不伴有泌尿系统和神经系统解剖或功能异常;复杂性遗尿是指除夜间遗尿外,白天伴有下泌尿系统症状,常继发于泌尿系统疾病或神经系统疾病。儿童临床上最常见的主要是指尿床,即原发性单纯性遗尿症。据国外资料统计,16% 的 5 岁儿童、10% 的 7 岁儿童和 5% 的 11~12 岁儿童患有不同程度夜遗尿,青春期和成年早期仍有 1%~3% 受到夜遗尿困扰。本病的发病率男孩高于女孩,且有家族倾向。未经治疗的遗尿症,每年有 15% 的儿童自行缓解,即使到成年人也还有 1%~2% 的人患有遗尿症。本病大多数病程较长,或反复发作,病情严重者影响患儿的身心健康和生长发育。

一、中医对遗尿的认识

遗溺首先见于《黄帝内经》,有两种含义:一是指排尿不能自控而自遗之证,如《灵枢·九针论》说:"膀胱不约为遗溺。"后代又称为遗尿,如《诸病源候论·小儿杂病诸候·遗尿候》曰:"遗尿者,此由膀胱有冷,不能约于水故也。"一是专指小儿睡中遗尿,醒后方觉之证,即尿床。尿床首见于隋代巢元方《诸病源候论·小便病诸候·尿床候》云:"夫人有于睡眠不觉尿出者,是其禀质阴气偏盛,阳气偏虚者,则膀胱肾气俱冷,不能温制于水,则小便多,或不禁而遗尿。"《张氏医通·遗尿》亦说:"膀胱者,州都之官,津液藏焉。卧则阳气内收,肾与膀胱之气虚寒,不能制约,故睡中遗尿。"两者在病因病机和治法方药等方面多有相似之处,历代中医文献常将两者合而论之。为了临床便于鉴别,近代医家将小儿睡中遗尿之病证确立为"小儿遗尿"(或简称"遗尿")的病名,与失约自遗之尿失禁证相区别。《黄帝内经》不但提出了遗溺的病名,而且阐发了其发病机制,所提出的"膀胱不约"是小儿遗尿的主要病机,为后世历代医家所接受,后世医家有关小儿遗尿的理论皆是在肯定这一基本理论的基础上加以发挥的。

唐代孙思邈《备急千金要方》及王焘《外台秘要》中均已收载有关小儿遗尿的治法、方药和针灸疗法。从唐宋至明代诸医家方书中所载方药来看,皆从肾与膀胱虚寒立论,用药则重在补肾固涩。此期医家,如刘完素、朱震亨,对于遗溺的认识,也有所发展,认为除了有属虚寒者外,还有夹热之说。明代张介宾认识到小儿遗尿与发育尚未健全有关,《景岳全书·杂证谟·遗溺》说:"若梦中自遗者,惟幼稚多有之,俟其气壮而自固,或少加调理可愈,无足疑也。"说明对调控尿功能已经健全的小儿进行合理的调理教育,遗尿便可自愈。同时还认为,小水虽利于肾,而肾上连于肺,若肺气无权则肾水终不能摄,从而进一步阐明了肺气虚与遗尿的关系,上虚不能制下亦会产生遗尿。清代沈金鳌在《幼科释谜·大小二便》中认为"遗尿有寒热异因。"

在治法上,多以《灵枢·本输》的"虚则遗溺,遗溺则补之"为纲领性治疗原则,按《诸病源候论》关于遗尿病证属虚寒的立论基础上,宋、元、明代医家常立温补固肾之治法。明代张介宾在《景岳全书·杂证谟·遗溺》中云:"凡治小便不禁者,古方多用固涩,此固宜然;然固涩之剂,不过固其门户,此亦治标之意,而非塞源之道也。盖小水虽利于肾,而肾上连肺,若肺气无权,则肾水终不能摄,故治水者必须治气,治肾者必须治肺。"认为凡治小便异常,皆应顾及肺气,提出治水者必须治气,治肾者必须治肺的方法,主张"塞源"以治其本,佐以"固涩"以治其标,设立肺肾同治,标本兼顾的治则。清代林佩琴《类证治裁·闭癃遗溺论治》还提出从"调补心肾"着手进行治疗,曰:"睡中自遗,幼稚多有,俟其气壮乃固,或调补心肾自愈,寇氏桑螵蛸散。"而明代方隅在《医林绳墨》和清代沈金鳌在《杂病源流犀烛》中,主张治疗除温补之外,还可应用清热之法治疗。

二、发病机制

（一）中医病因病机

1. 中医病因

（1）禀赋不足：先天禀赋不足，素体虚弱，常表现为肾气不足，下元虚冷，使膀胱功能失职，而造成遗尿。

（2）病后失调：大病久病之后，失于调养，致使肺脾气虚，而患遗尿。

（3）湿热内蕴：因疾病影响，或因饮食失调，以致湿热内蕴，郁于肝经，肝失疏泄，热迫膀胱，不约而遗。

此外，有些儿童日间兴奋活动过度，致夜间睡眠过深，呼叫不应，偶发遗尿；或因骤然更换环境，偶有尿床，不属病态。尚有因自幼缺乏教育，没有养成良好的夜间排尿习惯，或3岁以后仍用"尿不湿"，任其自遗而致者；也有因蛲虫感染刺激前阴导致遗尿者。《景岳全书·杂证谟·遗溺》说："其有小儿从幼不加检束而纵肆常遗者，此惯而无惮，志意之病也，当责其神，非药所及。"

2. 中医病机

（1）下元虚冷，肾气不足：肾为先天之本，藏真阴而寓元阳，主闭藏，开窍于二阴而司二便，与膀胱互为表里。尿液能贮藏于膀胱而不漏泄，须靠肾气的固摄；尿液能排出体外，则是靠肾的通利，两者称为开阖，肾的开阖主要靠肾的气化功能来调节。肾气不足，就会导致下焦虚寒，气化功能失调，闭藏失司，不能约束水道而成遗尿。膀胱为津液之府，小便乃津液之余，小便的排泄与留贮，为膀胱气化所司，同时又赖于肾阳的温养。若小儿因先天禀赋不足，或病后失调，素体虚弱导致肾气不足，下元虚冷，则膀胱失其温养，气化制约功能失调；或肾阳不足，闭藏失职，膀胱失约，而患遗尿。

（2）肺脾气虚，膀胱失约：肺主一身之气，位于上焦，为水之上源，有通调水道、下输膀胱的功能。脾为中土，主运化水湿，性喜燥恶湿，而能制水。肺脾功能正常，方能维持机体水液的正常输布和排泄。若因大病久病，或病后失调，以致肺脾气虚，肺气虚则治节不行，肃降无权，则肾水终不能摄，故决渎失司，膀胱不约，津液失藏；脾气虚则不能散津于肺，则制约无权，水津不能上达而下输。若肺脾气虚，影响及肾，则上虚不能摄于下，下虚又不能承于上，终至水道约束无权而遗尿。气属阳，气虚则阴盛，夜卧主阴，故而夜间遗尿。

（3）心肾失交，水火不济：心主神明，内寄君火，肾主水液，内藏相火，心火下炎以温肾水，肾水升腾以济君火，水火既济则心有所主，肾有所藏。小儿若教养不当，或睡眠较深，难以唤醒，排尿失去控制，多于"心主神明"功能失调有关；或心神不宁，水火不济，故夜梦纷纭，梦中遗尿，或欲醒而不能，小便自遗，或痰湿素盛，熟睡不醒，呼叫不应，也常遗尿。

（4）肝经湿热，火热内迫：肝主疏泄，肝之经脉循阴器，抵少腹。若因湿热之邪蕴郁肝经，或饮食所伤，脾胃湿热积滞，郁扰肝经，均可导致肝的疏泄失调，湿热郁而化火，火热内迫，下注膀胱，则膀胱失约而发为遗尿。正如《证治汇补·遗尿》云："遗尿……又有挟热者，因膀胱火邪妄动，水不得宁，故不禁而频来。"

（二）现代医学的发病机制

儿童遗尿的发病机制十分复杂，涉及中枢神经系统（若干神经递质和受体）、生理节律（睡眠和多尿）、膀胱功能紊乱以及遗传等多种因素。目前多认为夜间抗利尿激素分泌不足导致的夜间尿量增多和膀胱功能性容量减小是单症状性夜遗尿的主要病因，同时睡眠觉

醒障碍是发病的前提。但是,遗尿的病因目前仍不十分明确,近年的研究显示与下列因素相关:

1. 遗传因素 遗尿有明显的家族高发倾向。丹麦研究报道,遗尿的基因定位于 13 号染色体,父母双亲有遗尿病史者其子女发生率为 77%。

2. 觉醒功能障碍 遗尿的发生与睡眠过深难以唤醒有关。由于睡眠过深,不能接受来自膀胱的尿意而觉醒,从而发生反射性排尿,遂成遗尿。

3. 抗利尿激素分泌异常 抗利尿激素(ADH)由下丘脑视上核和室旁核神经内分泌细胞产生和分泌的。正常小儿夜间 ADH 分泌增加,使夜间尿量少于白天。若患儿夜间 ADH 分泌未增加或减少,就会导致遗尿的发生。

4. 膀胱功能紊乱 主要指功能性膀胱容量减少、逼尿肌不稳定和尿道梗阻致逼尿肌过度收缩引起。

5. 行为心理因素 家长态度、自我评价不足、社会交往障碍等因素都不同程度上影响小儿遗尿的发生。

6. 其他 少数患儿由于器质性病变所致,如尿道畸形、隐形脊柱裂、脊髓炎、脊髓损伤、癫痫、大脑发育不全等均可引起遗尿。

三、诊断思路

(一)中医辨证要点

本病的辨证以八纲辨证为主,重在辨别虚实寒热。虚寒者病程长,体质弱,尿频清长,舌质淡,苔薄滑,兼见神疲乏力,纳少面白,肢冷自汗,大便溏薄,反复感冒等。实热者病程短,体质尚结实,尿量少,色黄,舌质红,苔黄,兼见面红唇赤,性情急躁,额头汗多,磨牙夜惊,睡眠不宁,大便干结等。临床虚寒者多,实热者少。

(二)西医诊断要点

1. 患儿年龄≥5 岁(5 岁作为判断儿童夜遗尿的年龄标准虽带有一定主观性,但其却反映了儿童排尿控制能力的发育程度)。

2. 患儿睡眠中不自主排尿,每周≥2 次,并持续 3 个月以上(疲劳或临睡前饮水过多而偶发遗尿的儿童不作病态)。

3. 对于大年龄儿童诊断标准可适当放宽夜遗尿的次数。

(三)鉴别诊断

1. 尿失禁 该病尿液自遗不分睡觉和清醒,不分白天黑夜,多为小儿先天发育不全或脑病后遗症的患儿。

2. 神经性尿频 本病特点为患儿在白天及入睡前尿频尿急,熟睡后则尿频消失,与遗尿夜间睡时尿液自遗不同。

3. 尿路感染 患儿可有遗尿症状,但排尿时有尿频、尿急、尿痛等尿路刺激征症状,不分白天黑夜,尿常规检查可见白细胞,尿细菌培养见阳性细菌生长。

四、治疗原则

本病的治疗原则以虚则补之,实则泻之为主,以固涩止遗为基本原则。根据不同证候施以不同治法。下元虚冷者,治宜温肾固涩为主;肺脾气虚者,治宜益气固涩为主;心肾不交者,治宜清心滋肾,安神固涩为主;肝经湿热者,治宜清利疏泄为主。除内服药物治疗外,配合心理疗法、行为教育、针灸推拿及外治疗法可以提高临床疗效。

五、中西医结合临床思路

我国对小儿夜遗尿研究相对较晚,并且在全国范围内尚缺乏统一、规范的诊疗标准,导致一部分儿童不能得到很好的治疗。中国儿童遗尿疾病管理协作组在2014年11月达成了《中国儿童单症状性夜遗尿疾病管理专家共识》。该共识对儿童遗尿症的定义、诊断及治疗等各方面进行了规范,指出积极的临床教育和生活方式指导是小儿夜遗尿的治疗基础,个体化治疗策略是治疗成功的关键,去氨加压素和遗尿报警器是推荐的一线治疗方法,对于夜间尿量正常且膀胱容量正常的儿童,可给予警报器或去氨加压素治疗;对于小于年龄相应预期膀胱容量的儿童,可能出现去氨加压素抵抗而对报警器疗法更敏感;夜间多尿且膀胱容量正常的儿童,对去氨加压素更敏感;对于尿量过多且膀胱容量偏小的儿童,联用去氨加压素和报警器的治疗可能取得成功。临床医生可根据小儿夜遗尿的具体类型选择适合的治疗方案,并在选择时充分考虑家长和患儿意愿。应加强对夜遗尿患儿及家长的教育,向其提供儿童夜遗尿的基本信息和相关教育材料。积极的生活指导是儿童夜遗尿治疗基础,某些夜遗尿儿童经过生活方式、生活习惯调整,夜遗尿症状便可消失。

中医药治疗本病具有独特优势,以辨证施治为主,采用温补下元,固涩膀胱为主要治疗法则。虚证以扶正培本为主,益先天,补后天,常用温肾阳、益脾气、补肺气、醒心神等法;肝经湿热之实证宜清热利湿为主。下元虚寒,肾气不足者,治宜温补肾阳,固涩止遗,方选菟丝子散加减,常用药如菟丝子、巴戟天、肉苁蓉、附子、山茱萸、五味子、牡蛎、桑螵蛸等。脾肺气虚、膀胱失约者,治宜补肺健脾,升阳固涩,方选补中益气汤合缩泉丸加减,常用药如党参、黄芪、白术、甘草、陈皮、当归、升麻、柴胡、益智仁、山药、乌药等。心肾不交,水火不济者,治宜清心滋肾,安神固脬,方选交泰丸合导赤散加减,常用药如生地黄、竹叶、通草、甘草、黄连、肉桂、菖蒲、远志等。肝经湿热、火热内迫者,治宜清肝泄热,佐以疏利,方选龙胆泻肝汤加减,常用药如龙胆草、生地黄、栀子、柴胡、黄芩、大黄、车前草、泽泻、甘草等。除内服药物治疗外,可以配合心理治疗、行为教育、膀胱功能训练、针灸推拿、生物反馈治疗等外治疗法,以提高临床疗效。

（吴博 郑健）

第八节 肾性贫血

贫血是指外周血中单位容积内红细胞数、血红蛋白含量或红细胞比容低于正常。婴儿和儿童的红细胞数和血红蛋白量随年龄不同而有差异,根据世界卫生组织的资料,血红蛋白的低限值在6个月~6岁者为110g/L,6~14岁为120g/L,海拔每升高1 000m,血红蛋白上升4%。6个月以下婴儿由于生理性贫血等因素,血红蛋白值变化较大,目前尚无统一标准。我国小儿血液学组暂定贫血标准:血红蛋白量新生儿小于145g/L,1~4个月小于90g/L,4~6个月小于100g/L。

贫血按轻重程度可分为轻度贫血(血红蛋白正常下限至90g/L,新生儿120~144g/L)、中度贫血(60~90g/L,新生儿90~120g/L)、重度贫血(30~60g/L,新生儿60~90g/L)和极重度贫血(<30g/L,新生儿<60g/L);按血液循环中成熟红细胞的大小分为正细胞性贫血、大细胞性

贫血、单纯小细胞性贫血和小细胞低色素性贫血;按原因分为红细胞或血红蛋白生成不足、溶血性和失血性三类。

本节所讨论的贫血主要为肾性贫血,即指各种因素造成肾脏促红细胞生成素(EPO)产生不足或尿毒症血浆中一些毒素物质干扰红细胞生成和代谢而导致的贫血。肾性贫血是慢性肾功能不全发展到终末期肾衰竭最常见的并发症。根据病情演变和症状特点,肾性贫血可见于中医学"虚劳""眩晕""血虚"等多种疾病。

一、中医对贫血的认识

本病属于中医学"血虚""萎黄""黄肿病""疳证""虚劳"的范畴,同时,因其常有出血的症状,与"血证"也有一定的关联。中医学历代文献资料中虽无贫血这一名称,但与贫血相类似的病证却有很多记载。如《黄帝内经》中对血的生成、运行、生理功能及血虚临床表现、治疗法则都做了描述。《素问·平人气象论》说:"安卧脉盛,谓之脱血。"《灵枢·决气》篇云:"血脱者,色白夭然不泽,其脉空虚。"张仲景在继承《黄帝内经》学术思想的基础上,进一步论述了贫血的病因、病机及临床分类,并提出了具体的治法方药。如《金匮要略·血痹虚劳病脉证并治》曰:"男子面色薄者主渴及亡血,卒喘悸,脉浮者,里虚也。""男子脉虚沉弦,无寒热,短气,里急……面色白,时目瞑,兼衄……"《金匮要略·腹满寒疝宿食病脉证治》篇说:"病者萎黄,躁而不渴,胸中寒实而利不止者死。"这里所述的"面色薄""面色白""萎黄""喘悸""脉浮""脉虚沉弦""兼衄"等症状,均符合贫血的临床表现,其所创制的小建中汤,今天仍为治疗贫血的有效方剂。其后,王焘《外台秘要》中也论述了与贫血相类似的病证及治法,指出"脾劳虚损,消瘦,四肢不举,毛悴色夭"用"牛髓补虚寒丸"治疗,明确指出人体后天之本——脾胃的损伤是产生贫血的根本所在,为后世奠定了治疗贫血的理论基础,其所用的"牛髓补虚寒丸"采用血肉有情之品来补其不足,符合《黄帝内经》的"精不足者补之以味"的治疗原则,至今仍不失其实用价值。宋元时期,中医学对于贫血的认识有了进一步的提高,提出贫血的面色萎黄或苍白中带黄与黄疸一病迥然不同。如《圣济总录》中就立有"三十六黄"一章,并认为"名称虽同,而证候各异,皆非黄疸之证"。

关于贫血的治疗,《素问·阴阳应象大论》云"因其衰而彰之,形不足者温之以气,精不足者补之以味""治病必求于本",《素问·三部九候论》言"虚则补之",《素问·至真要大论》曰"劳者温之""损者温之",这些古代论述为小儿贫血确立了总的治疗原则。《金匮要略》中记载的"四物汤"为补血基本方剂,后世所用方药大都以此方为依据进行随症加减和化裁。四物汤以养血为主,佐以活血,补中有行,补而不滞,对血虚病证治疗方药的创制有着积极的指导意义。危亦林、朱震亨用醋煅针砂治疗"积黄""黄肿"等证,所用药物中的主要成分为"绿矾"和"醋煅针砂",前者是天然的硫酸亚铁,后者是古代医家用化学方法合成的一种"醋酸亚铁"。可见早在金元时期我国已经开始应用铁剂治疗贫血,而铁盐制剂是西医学治疗缺铁性贫血的有效药物。

二、发病机制

(一)中医病因病机

1. 病因 小儿脏腑娇嫩,形气未充,"五脏六腑,成而未全,全而未壮",又有"脾常不足""肾常虚"的特点,所以容易疾患贫血。

(1)禀赋不足:因母体虚弱,气血不足,或孕期失于调护而致胎儿先天发育不良,脏腑功能低下,出生之后易受内外因素影响,损伤脏腑功能,气血内亏而成贫血。《幼幼集成·胎病论》曰:"胎弱者,禀受于气之不足也。子于父母,一体而分,而禀受不可不察。如禀肺之气为皮毛,肺气不足,则皮薄怯寒,毛发不生;禀心气为血脉,心气不足,则血不华色,面无光彩;受脾之气为肉,脾气不足,则肌肉不生,手足如削;受肝之气为筋,肝气不足,则筋不束骨,机关不利;受肾之气为骨,肾气不足,则骨节软弱,久不能行。"可见,小儿先天禀赋不足、脏气虚损是产生贫血的重要原因之一。

（2）调护失宜:肾病日久,且调护失宜而致脾肾亏虚,脾虚则气血生化无源,肾虚则不能温化脾土,运化水湿,敷布津液而致贫血。

2. 病机

（1）脾胃虚弱:脾胃为仓廪之官,主受纳运化,输送水谷精微,濡养五脏,化生气血而上荣于面。小儿脾常不足,若脾胃虚弱,或病后失调,脾胃受损,受纳运化水谷功能失常,精微无以输布,气血难成而致贫血。

（2）心脾两虚:脾为后天之本,气血生化之源,脾虚则运化无力,水谷精微化生不足,不能奉心化赤而为血,致使心脾两虚,气血亏虚。

（3）肝肾亏虚:肾为元气之根,藏五脏六腑之精,生髓化骨;肝藏血,肝肾同源。若禀赋不足,或久病体虚,肾精失充,精气耗夺,肾阳衰惫,使气血匮乏而成贫血。

（4）肾精不足:先天不足,或久病及肾,致使肾精不足,不能生髓化血,精血同源,精亏血少而致贫血。

（5）脾肾阳虚:脾虚则气血生化无源,肾虚则不能温化脾土,脾肾阳虚,不能化血生精,精血亏少而致贫血。

（二）西医学的发病机制

造成肾性贫血的原因很多。血容量过多,引起稀释性贫血（急性肾炎时的循环充血状态）;尿毒症时厌食、腹泻,导致机体合成血红蛋白的原料如铁、叶酸、维生素 B_{12} 缺乏;慢性肾衰竭接受维持性血液透析,造成慢性失血,或因铝中毒而致贫血。肾脏损害是引起肾性贫血的主要原因,因远曲小管和肾皮质及外髓部分小管周围毛细血管内皮细胞产生的促红细胞生成素（EPO）缺乏,导致红细胞生成减少,产生贫血。

1. 促红细胞生成素缺乏或产生相对不足　目前认为促红细胞生成素产生部位在肾远曲小管和肾皮质及外髓部分小管周围毛细血管内皮细胞。慢性肾炎及慢性肾衰竭时,有效肾单位大量破坏,致使促红细胞生成素减少,不能刺激骨髓造血干细胞以满足造血的需要,发生贫血。临床上给予重组人类红细胞生成素可显著改善慢性肾衰竭患者的贫血状况也支持贫血与促红细胞生成素不足有关。

2. 红细胞生成抑制　慢性肾衰竭尿毒症时,毒素会抑制骨髓的造血功能。同时,由于红细胞前体对促红细胞生成素的反应下降,导致红细胞成熟障碍。在某些慢性肾衰竭患者,血中红细胞生成素浓度升高,进一步提示红细胞生成素刺激骨髓造血功能受抑制。聚胺（精脒、精胺）和甲状旁腺素被认为是骨髓造血的抑制物。

3. 溶血　慢性肾衰竭尿毒症时多有溶血存在,其发生主要与尿毒症毒素有关。此外,继发性甲状旁腺功能亢进,患儿体内甲状旁腺素明显增高,致使红细胞脆性增加,发生溶血。维持性血液透析患者可由于透析液因素如渗透压过低、温度过高引起溶血。血液中某些微量元素浓度过高,如铜中毒、锌中毒、铝中毒等亦可发生溶血。

4. 红细胞生成物质缺乏　慢性肾炎、慢性肾衰竭患儿常伴营养不良,合成血红蛋白的原料如蛋白质、叶酸及维生素 B_{12} 缺乏,产生贫血。此外,转铁蛋白丢失,铁运转障碍,造成缺铁性贫血。

5. 稀释性贫血　在急性肾炎、急性肾衰竭或肾病综合征患儿,由于血容量增加血液被稀释,在疾病早期可出现轻中度的贫血,但随着尿量的增多,贫血很快恢复正常。

6. 铝中毒　多见于慢性肾衰竭接受维持性血液透析的患者,由于透析液中铝含量过高,或口服氢氧化铝过多,出现铝中毒。铝中毒可引起小细胞低色素性贫血,其确切机制尚不明了。

三、诊断思路

(一)中医辨证要点

1. 审查病因　小儿肾性贫血原因复杂,只有弄清发病原因,立方遣药才有针对性,治疗才能收到良好的效果。

2. 明辨脏腑虚实　脏腑是人体的重要器官,是机体生理活动和病理变化的基础,任何疾病的发生及发展过程中所表现出的各种病理变化,都是脏腑功能失调的外在反映。贫血发生的原因复杂,是多个脏腑之间相互影响,互为因果所导致的多脏腑功能损害的结果。如脾胃虚弱者症见面黄少华,倦怠无力,食欲不振,舌淡苔薄,脉细弱。心脾两虚者症见面色萎黄,食少纳呆,心悸气短,头晕,舌淡苔薄,脉虚细。肝肾阴虚者症见两颧红赤,腰膝酸软,潮热盗汗,肌肤不泽,舌红少苔,脉细数。脾肾阳虚者症见畏寒肢冷,食少便溏,消瘦或浮肿,自汗神疲,舌淡胖,脉沉细。辨脏腑虚实是关系到治疗成败的关键,只有明辨脏腑虚实,才能掌握病变的关键所在,即抓住疾病的本质,以指导临床治疗。

(二)鉴别诊断

1. 急性肾炎　由于肾小球滤过率下降,导致体内水钠潴留,引起循环充血,由于血容量增加,造成稀释性贫血。急性肾炎的贫血常常较轻,且为一过性,随着尿量的增加,血红蛋白即可恢复正常。

2. 溶血性尿毒症综合征　本病为微血管内溶血,临床表现为溶血性贫血、血小板减少和急性肾衰竭。在疾病急性期,出现严重的溶血性贫血,血红蛋白明显下降,严重者需要输血。

3. 血栓性血小板减少性紫癜　本病与溶血尿毒症综合征同属微血管内溶血病,临床同样可出现溶血性贫血、血小板减少,肾功能损害较轻,而神经系统损害明显,可出现抽搐、谵妄甚至昏迷。

4. 慢性肾炎　慢性肾炎除尿液检查有异常外,常伴有贫血、高血压和程度不同的肾功能不全。因此,贫血是慢性肾炎的主要症状之一,其原因可能与饮食、呕吐、营养不良及促红细胞生成素减少等有关。

5. 慢性肾衰竭　此为肾性贫血中最常见的原因。各种肾小球疾病后期,慢性肾盂肾炎造成的肾瘢痕,均可导致肾衰竭。患者常出现代谢性酸中毒,水电解质紊乱,心血管、皮肤及神经系统等多脏器损害,尿素氮和肌酐明显升高,肾小球滤过率下降($<10ml/min$),并有明显的贫血。肾功能越差,贫血越严重。

四、治疗原则

中医治疗肾性贫血应以养血益气,培补脾肾为主要原则。必须注意到气血阴阳之间相互资生的关系。即在补血的同时,适当采用益气的方法,在补阴的同时,适当结合温阳的措施,即善补阴者,阳中求阴;善补阳者,阴中求阳。防止单纯地益气,或单纯地补血,也防止单纯地补阴碍阳,或补阳伤阴的弊端发生。脾胃为气血生化之源,为后天之本,肾为藏精之脏,先天之本。无论何种治疗方法都应当注重脾肾在其中的重要作用,所谓补虚当注意培补脾肾。脾虚为主者,应补脾助运,以资营血生化之源。肾虚为主者,当补益精气,以培根本。但用药切戒过于滋腻壅滞,以免影响脾胃的运化,也不宜过于温燥,以防更耗阴精。兼有心肝亦虚者,则应同时顾及。本虚标实,虚实错杂者,可根据其所表现的主次缓急酌情处理。

五、中西医结合临床思路

小儿肾性贫血是一种慢性虚损性病证。因此,对于任何一个肾性贫血患儿的病情,都必须做到详细了解、仔细分析,力求探明其发病原因、病理机转,区别其脏腑,气血、阴阳虚损的主次,确定其病位、病情及相互影响的关系,为正确治疗提供可靠的依据。近年来,西医学采用人类重组红细胞生成素改善肾性贫血方面获得满意的效果,但价格昂贵。中医治疗小儿肾性贫血优势明显,并可减轻西药所引起的副作用。中医治疗以养血益气,培补脾肾为主要原则,脾胃虚弱者,治宜健运脾胃,益气养血,常用五味异功散加味;心脾两虚者,治宜补脾养心,益气生血,方选归脾汤加减;肝肾阴虚者,治宜滋养肝肾,补益精血,方选左归丸加减;脾肾阳虚者,治宜温补脾肾,益气养血,方选右归丸加减;肾精不足者,治宜益肾填精,方选大补元煎加减;气血亏虚,瘀血内结者,治宜补气养血,祛瘀生新,方选补阳还五汤加味。临床上还可配合小儿推拿按摩、食疗药膳等治疗,以提高临床疗效。

（吴　博　郑　健）

下 篇
临床与科研篇

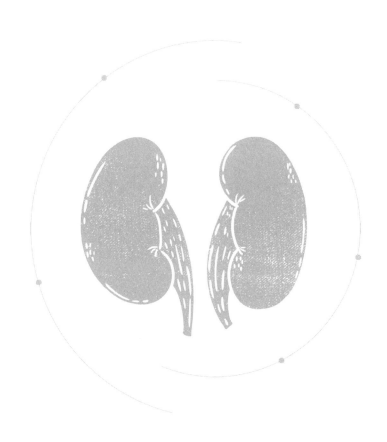

第七章 原发性肾小球疾病

第一节 肾小球疾病的分类

肾小球毛细血管形态和/或功能性的损伤称为肾小球疾病,临床上具备以下特点:①肾小球对蛋白及细胞通透性改变:肾小球性蛋白尿(以白蛋白为主)伴(或无)管型尿和/或肾小球源性血尿;②肾脏对水、电解质、酸碱平衡及血压调节能力障碍:肾外表现为高血压及水肿;③肾小球滤过功能损害先于并重于肾小管功能障碍。肾小球疾病不是单一的疾病,而是由多种病因和多种发病机制引起的,病理类型各异,临床表现又常有重叠的一组疾病,对其进行分类是必要的,但也是十分困难的。如果疾病起始于肾小球或病因不清者则称为原发性肾小球疾病;如果肾小球疾病是全身系统性疾病的一部分则称为继发性肾小球病。但也有一些肾小球疾病是很难分清的,如抗基底膜抗体可以引起原发性 I 型急进性肾小球肾炎,也可引起 Goodpasture 综合征;膜性肾病可以是原发的也可以继发于乙型肝炎病毒感染、药物、肿瘤等多种原因。呈家族遗传发病者称为遗传性肾小球疾病,如 Alport 综合征。

对于疾病的分类一般有几种原则:①按临床表现分型;②按功能改变分型;③按病变的解剖部位分型;④按病理类型分型;⑤按发病机制分型;⑥按病因分型。后两者必须建立在对疾病本质深刻认识的基础上,目前在临床中难以达到;病理分型必须依赖于肾脏病理学检查,但在部分基层医院尚未开展肾活检穿刺病理学检查。因此,临床及功能分型仍然是我们开展肾小球疾病临床治疗工作所必须坚持的,也是各级医院的肾脏病临床工作所必需的诊断手段。本节重点介绍临床分型。

一、肾小球疾病的临床分型

我国儿科肾小球疾病的临床分型(中华医学会儿科学分会肾脏病学组于 2000 年 11 月珠海会议制定的关于小儿肾小球疾病的临床分类方法)

1. 原发性肾小球疾病(primary glomerular diseases)

(1)肾小球肾炎(glomerulonephritis, GN)

1)急性肾小球肾炎(acute glomerulonephritis, AGN):急性起病,多有前驱感染,以血尿为主,伴有不同程度的蛋白尿,可有水肿、高血压或肾功能不全,病程多在 1 年内。可分为:①急性链球菌感染后肾小球肾炎(acute poststreptococcal glomerulonephritis, APSGN):有链球菌感染的血清学证据,起病 6~8 周内有血补体低下。②非链球菌感染后肾小球肾炎(non-poststreptococcal glomerulonephritis)。

2)急进性肾小球肾炎(rapidly progressive glomerulonephritis, RPGN):起病急,有尿改变(血尿、蛋白尿、管型尿)、高血压、水肿,并常有持续性少尿或无尿,进行性肾功能减退。若缺乏积极有效的治疗措施,预后严重。

3）迁延性肾小球肾炎（persistent glomerulonephritis）：包括两类：①有明确急性肾炎病史,血尿和 / 或蛋白尿迁延达 1 年以上,不伴肾功能不全或高血压；②无明确急性肾炎病史,但持续性血尿和蛋白尿超过半年,不伴肾功能不全或高血压。

4）慢性肾小球肾炎（chronic glomerulonephritis）：病程超过 1 年,或隐匿起病,有不同程度的肾功能不全或肾性高血压的肾小球肾炎。

目前国际上将病程超过 3 个月的肾脏结构或功能异常均定义为慢性肾脏病（chronic kidney disease, CKD）。因此,迁延性肾小球肾炎和慢性肾小球肾炎的定义已趋少用。

（2）原发性肾病综合征（nephrotic syndrome, NS）：大量蛋白尿（尿蛋白（+++）~（++++）,1 周内 3 次；24 小时尿蛋白定量≥50mg/kg）；血浆白蛋白低于 25g/L；血浆胆固醇高于 5.7mmol/L；不同程度的水肿。以上四项中以大量蛋白尿和低蛋白血症为必要条件,并除外其他继发性因素。

1）依临床表现分为以下两型：

a. 单纯型肾病综合征（simple type nephrotic syndrome）：仅具有以上典型临床表现。

b. 肾炎型肾病综合征（nephrotic type nephrotic syndrome）：除具有以上典型临床表现外,还具有以下四项之一或多项者属于肾炎性 NS：①2 周内分别 3 次以上离心尿检查 RBC>10 个 /HP,并证实为肾小球源性血尿者；②反复或持续高血压（学龄儿童≥130/90mmHg,学龄前儿童≥120/80mmHg,1mmHg=0.133kPa）并排除糖皮质激素等原因所致；③肾功能不全,并排除由于血容量不足等所致；④持续低补体血症。

2）按糖皮质激素反应分为：

a. 激素敏感型肾病综合征（steroid sensitive nephrotic syndrome, SSNS）：以泼尼松足量治疗≤4 周尿蛋白转阴。

b. 激素耐药型肾病综合征（steroid-resistant nephrotic syndrome, SRNS）：以泼尼松足量治疗＞4 周尿蛋白仍呈阳性。

c. 激素依赖型肾病综合征（steroid-dependent nephrotic syndrome, SDNS）：对激素敏感,但连续 2 次减量或停药 2 周内复发。

3）肾病复发与频复发（relapse and frequently relapse）：复发（relapse）是指连续 3 天,尿蛋白由阴性转为（+++）或（++++）,或 24 小时尿蛋白定量≥50mg/kg 或尿蛋白 / 肌酐（mg/mg）≥2.0；频复发（frequently relapse, FR）是指肾病病程中半年内复发≥2 次,或 1 年内≥3 次。

（3）孤立性血尿或蛋白尿（isolated hematuria or proteinuria）

1）孤立性血尿（isolated hematuria）：指肾小球源性血尿,分为持续性（persistent）和复发性（recurrent）。

2）孤立性蛋白尿（isolated proteinuria）：分为体位性（thostatic）和非体位性（non-thostatic）。

2. 继发性肾小球疾病（secondary glomerular diseases）

（1）紫癜性肾炎（purpura nephritis）

（2）狼疮性肾炎（lupus nephritis）

（3）乙型肝炎病毒相关性肾炎（HBV-associated glomerulonephritis）

（4）ANCA 相关性小血管炎（ANCA-associated systemic vasculitis）

（5）其他：如毒物、药物中毒,或其他全身性疾患所致的肾炎及相关性肾炎。

3. 遗传性肾小球疾病（hereditary glomerular disease）

（1）先天性肾病综合征（congenital nephrotic syndrome）：指出生后 3~6 个月内发病，临床表现符合肾病综合征，可除外继发所致者（如 TORCH 或先天性梅毒感染所致等），分为：①芬兰型；②法国型（弥漫性系膜硬化，DMS）。

（2）遗传性进行性肾炎（hereditary progressive nephritis），即 Alport 综合征。

（3）家族性再发性血尿（familiar recurrent hematuria）。

（4）其他：如甲 - 膑综合征等。

所有肾小球疾病均应同时进行肾功能诊断，目前基本统一应用 2002 年美国肾脏病基金会（NKF）组织撰写 KDOQI 指南中的慢性肾脏病（CKD）的分期。

二、肾小球疾病的病理分类

（一）原发性肾小球疾病病理分型

参照联合国世界卫生组织（WHO）1982 年的分类。

1. 微小病变和轻微病变

2. 局灶 - 节段性病变

（1）局灶 - 节段性增生性肾炎。

（2）局灶 - 节段性坏死性肾炎。

（3）局灶 - 节段性肾小球硬化。

3. 弥漫性肾小球肾炎

（1）非增生性病变：膜性肾小球肾炎（膜性肾炎）。

（2）增生性肾小球肾炎：①系膜增生性肾小球肾炎（非 IgA 性）；②毛细血管内增生性肾小球肾炎（内皮系膜增生性肾炎）；③系膜毛细血管性肾小球肾炎（膜增生性肾炎Ⅰ、Ⅲ型）；④致密沉积物病（膜增生性肾炎Ⅱ型）；⑤新月体性肾小球肾炎（毛细血管外增生性肾炎）。

（3）硬化性肾小球肾炎

4. IgA 肾病

5. 未分类的其他肾小球肾炎

（二）慢性肾脏病的分期

1 期：肾损伤，GFR 正常或升高，GFR ≥90ml/（min·1.73m^2）。

2 期：肾损伤，GFR 轻度降低，GFR60~89ml/（min·1.73m^2）。

3 期：GFR 中度降低，GFR30~59ml/（min·1.73m^2）。

4 期：GFR 严重降低，GFR15~29ml/（min·1.73m^2）。

5 期：肾衰竭，GFR<15ml/（min·1.73m^2）或透析。

（三）临床分类与病理分类的相关性

临床分类和病理分类之间有一定的相关性：一个具体的临床分类可有多种的病理改变，但常以某种或几种病理类型最常见；而某一种病理改变又有不同的临床表现，以其中某种或几种临床类型最常见（图 7-1-1）。

此外，不同的病因和发病机制可致相似的病理改变，如多种感染原均可通过免疫机制引起毛细血管内增生性肾炎；而同一病因和发病机制又可表现为不同的病理改变。另外，在疾病进展过程中，临床表现改变的同时，可以伴随相应的病理类型的改变。因此，临床工作中应密切结合临床和病理所见,深入分析,加强随访,尽可能做出准确的诊断,利于临床选择正确的治疗方法。

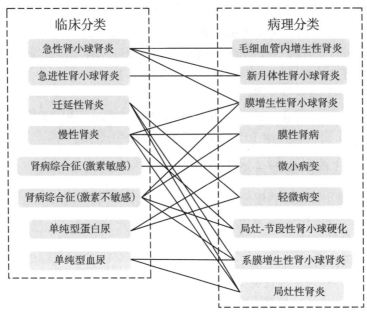

图 7-1-1 临床类型和病理类型的关系

（钟日荣　邱彩霞）

第二节　急性肾小球肾炎

急性肾小球肾炎（acute glomerulonephritis，AGN）简称急性肾炎,是一组急性起病,以两侧肾脏弥漫性肾小球非化脓性炎症为主要病理特征的疾病。临床表现以急性起病,多有前驱感染,以血尿为主,伴有不同程度蛋白尿、水肿、高血压和肾小球滤过率下降为特点。根据病因不同可分为感染性和非感染性两大类。感染后所致者根据病原体不同又可分为急性链球菌感染后肾小球肾炎（acute poststreptococcal glomerulonephritis，APSGN）和非链球菌感染后肾小球肾炎（non-poststreptococcal glomerulonephritis）,其中以 β 溶血性链球菌 A 组感染后引起者在儿童期最为常见,约占 80%。APSGN 是小儿时期常见的一种肾脏疾病,多见于儿童和青少年,以 5~14 岁多见,小于 2 岁罕见,男女之比为 2：1。2005 年发展中国家儿童 APSGN 年发病率为万分之 2.43,发达国家为万分之 0.6,1982 年我国 105 所医院调查结果显示,急性肾炎患儿占同期泌尿系统疾病的 53.7%。

中医古代文献中无急性肾小球肾炎病名记载,但据其临床症状表现多属中医"水肿""尿血"范畴,且以阳水、皮水和尿血为多见。

【发病机制】

1. 中医病因病机　本病的病因主要有感受外邪与正气不足两个方面。

（1）感受外邪：导致本病的外邪主要为风邪、湿邪和热毒之邪。风邪可以夹寒或夹热侵袭肌表,导致肺失宣降,上不能宣发敷布水津,下不能通调水道,而致风遏水阻,风水相搏,外泛四肢肌肤,内侵脏腑经络,发为水肿,称之为"风水"。气候、环境潮湿或涉水冒雨,水湿内浸,或疮疖、丹毒、湿疹等湿热毒邪内侵,或饮食不节,伤及脏腑,肺失通调,脾失健运,肾不主水,而致水液代谢障碍,水湿运行受阻,溢于肌肤,发为水肿;热毒伤及膀胱血络,可致尿血。

（2）正气不足 小儿素体虚弱,肺、脾、肾三脏功能不足,尤其是肺脾气虚是导致急性肾炎的内在因素。肺气不足,易感外邪;脾气不足,水湿内生;脾病及肾或外邪传肾,致肺、脾、肾三脏功能失调,通调、运化、开阖失司,水液代谢障碍,水湿运化失常,发为水肿。

在疾病发展过程中,若水湿、热毒炽盛,正气受损,可出现一系列危重变证。湿热邪毒,郁阻脾胃,内陷厥阴,而致邪陷心肝,肝阳上亢,肝风内动,心窍闭阻,出现头痛、眩晕,甚则神昏、抽搐等症;水邪泛滥,上凌心肺,损及心阳,闭阻肺气,心失所养,肺失肃降,而出现喘促、心悸,甚则紫绀等症;湿浊内盛,脾肾衰竭,三焦壅塞,气机升降失司,水湿失运,不得通泄,致使水毒内闭,而发生少尿、无尿的"癃闭""关格"症。

恢复期,湿热水毒伤及气阴,导致肺、脾、肾三脏气阴不足、湿热留恋,而见血尿日久不消,并伴阴虚、气虚之证。

2. 西医发病机制 尽管本病有多种病因,但大多数的病例属 A 组 β 溶血性链球菌急性感染后引起的免疫复合性肾小球肾炎。除 A 组 β 溶血性链球菌之外,其他细菌如绿色链球菌、肺炎球菌、金黄色葡萄球菌、伤寒杆菌、流感杆菌等,病毒如柯萨奇病毒 B4 型、ECHO 病毒 9 型、麻疹病毒、腮腺炎病毒、乙型肝炎病毒、巨细胞病毒、EB 病毒、流感病毒等,还有疟原虫、肺炎支原体、白念珠菌、丝虫、钩虫、血吸虫、弓形虫、梅毒螺旋体、钩端螺旋体等也可导致急性肾炎。

目前认为急性肾炎主要与 A 组溶血性链球菌中的致肾炎菌株感染有关,所有致肾炎菌株均有共同的致肾炎抗原性,包括菌壁上的 M 蛋白内链球菌素（endostretocin）和"肾炎菌株协同蛋白"（nephritis strain associated protein, NSAP）。主要发病机制为抗原抗体免疫复合物引起肾小球毛细血管炎症病变,包括循环免疫复合物和原位免疫复合物形成学说。此外,某些链球菌株可通过神经氨酸苷酶的作用或其产物如某些菌株产生的唾液酸酶,与机体的免疫球蛋白（IgG）结合,改变其免疫原性,产生自身抗体和免疫复合物而致病。另外,有人认为链球菌抗原与肾小球基膜糖蛋白间具有交叉抗原性,可使少数病例呈现抗肾抗体型肾炎。

在疾病早期,肾脏病变典型,呈毛细血管内增生性肾小球肾炎改变。光镜下肾小球表现为程度不等的弥漫性增生性炎症及渗出性病变。肾小球增大、肿胀,内皮细胞和系膜细胞增生,炎性细胞浸润。毛细血管腔狭窄甚或闭锁、塌陷。肾小球囊内可见红细胞、球囊上皮细胞增生。部分患者中可见到新月体。肾小管病变较轻,呈上皮细胞变性,间质水肿及炎症细胞浸润。电镜检查可见内皮细胞胞质肿胀呈连拱状改变,使内皮孔消失。电子致密物在上皮细胞下沉积,呈散在的圆顶状驼峰样分布。基膜有局部裂隙或中断。免疫荧光检查在急性期可见弥漫一致性纤细或粗颗粒状的 IgG、C3 和备解素沉积,主要分布于肾小球毛细血管袢和系膜区,也可见到 IgM 和 IgA 沉积。系膜区或肾小球囊腔内可见纤维蛋白原和纤维蛋白沉积。

【诊断与鉴别诊断】

1. 临床表现

（1）前驱感染症状:常有链球菌所致呼吸道感染或皮肤感染症状。经过 1~3 周无症状期后出现急性肾炎症状。

（2）典型表现

1）非特异表现：全身不适、乏力、食欲不佳、恶心、呕吐、发热、头晕头痛、腹痛及排尿困难等。

2）水肿：约70%的病例可有水肿，病初仅见眼睑及颜面水肿，晨起明显，重者可遍及全身，呈非凹陷性，少数可有腹水。

3）血尿和蛋白尿：50%~70%病例有肉眼血尿，而几乎所有病例均有镜下血尿。肉眼血尿呈洗肉水样、烟灰水色、棕红色或鲜红色，持续1~2周后转为镜下血尿，少数持续3~4周或因感染、劳累而反复。蛋白尿程度不等，一般仅为轻中度，约20%的病例可达肾病水平。

4）高血压：30%~80%病例有高血压，一般为轻中度增高，多数持续1~2周。

5）少尿：一般均有程度不等尿量减少，但无尿少见。

（3）非典型表现

1）无症状性急性肾炎：患儿仅有镜下血尿而无其他临床表现，甚至尿检正常，仅血中补体C3降低，持续6~8周恢复。

2）肾外症状性急性肾炎：患儿表现为水肿、高血压，甚至表现为严重循环充血及高血压脑病，而尿检轻微或正常，但有链球菌前驱感染，血中补体C3急性期降低，持续6~8周后恢复。

3）以肾病综合征表现的急性肾炎：患儿蛋白尿和水肿表现突出，可伴有高胆固醇血症和低蛋白血症，与肾病综合征相似。

（4）严重表现：少数病例于起病早期（2周内）可出现以下严重症状：

1）严重循环充血：常发生在起病第一周内，出现呼吸急促和肺部有湿啰音时，应警惕循环充血的可能性，严重者可出现呼吸困难、端坐呼吸、颈静脉怒张、频繁咳嗽、双肺湿啰音、吐粉红色泡沫样痰、心脏扩大、甚至出现奔马律、肝大压痛、水肿加剧等。少数可突然发生，病情急剧恶化。

2）高血压脑病：常发生在起病早期，血压突然上升后，往往在18.7/12.0kPa（140/90mmHg）以上。年长儿会诉有剧烈头痛、呕吐、复视或一过性失明，严重者突然惊厥、昏迷等症。

3）急性肾衰竭：发生在起病早期，表现少尿或无尿等症状，出现暂时性氮质血症、电解质紊乱和代谢性酸中毒，一般持续3~5天，不超过10天。

2. 实验室检查

（1）血常规检查：可有轻中度正色素、正细胞性贫血，少数患者也可有微血管溶血性贫血。白细胞正常或升高，这与原发感染灶是否存在有关。

（2）尿常规检查：红细胞（++）~（+++），白细胞（+）~（++），尿蛋白（+）~（++），相差显微镜下尿中红细胞60%以上严重变形，沉渣中红细胞管型有诊断意义，最常见的是透明管型和颗粒管型，也可见白细胞和肾小管上皮细胞。尿蛋白多为非选择性，尿中纤维蛋白降解产物（FDP）增多，蛋白尿一般持续3~4周，恢复先于血尿的消失，镜下血尿可迁延数月。

（3）肾功能检查：常见一过性氮质血症、代谢性酸中毒、血磷升高，提示GFR减退，可同时合并有高钾血症和代谢性酸中毒。

（4）血沉：于急性期增快，一般病后2~3个月恢复正常。

（5）血清补体：大部分患者血清总活性（CH50）及补体 C3 下降，循环免疫复合物试验阳性，一般 6~8 周可恢复正常。

（6）抗链球菌溶血素 O：阳性率为 50%~80%，常于链球菌感染后 2~3 周出现，3~5 周达到高峰，50% 患者半年内恢复，其滴度高低与链球菌感染的严重性相一致，与急性肾炎的严重性和预后无关。

（7）血清抗脱氧核糖核酸酶抗体（ADNase-B）：是目前最有协助诊断价值的指标之一，在脓皮病引起的肾炎中 ADNase-B 阳性率高于 ASO，且年龄越小者阳性率越高，可高达 92%。血清抗链激酶（ASKase）抗体滴度增高，抗透明质酸酶（AHase）抗体于脓皮病后肾炎中滴度较高。抗双磷酸吡啶核苷酸酶（ADPNase）抗体可在咽部感染后升高。

（8）肾穿刺活检：对考虑有急进性肾炎或临床和检验不典型患者进行肾穿刺活检，以明确诊断。病理表现为弥漫性肾小球毛细血管内细胞增生、白细胞浸润且在病程早期有肾小球毛细血管袢上皮细胞侧沉积物（即电镜下的"驼峰"）为特点。

3. 诊断标准　常有前期链球菌感染史，急性起病，具备血尿、蛋白尿和管型尿、水肿及高血压等特点，急性期血清 ASO 滴度升高，C3 浓度降低，均可做出临床诊断。

4. 鉴别诊断

（1）其他病原体感染后的肾小球肾炎：多种病原体可引起急性肾炎，可从病原学检查、原发感染灶及各自临床特点相鉴别。

（2）急进性肾小球肾炎：起病可与急性肾炎相同，但病情短期内进行性恶化，临床表现血尿、高血压、肾功能进行性减退终至尿毒症，必要时行肾活检鉴别，其典型病理表现为新月体性肾小球肾炎。

（3）IgA 肾病：以血尿为主要症状，表现为反复发作性肉眼血尿或镜下血尿，多在上呼吸道感染后 24~48 小时出现血尿，多无高血压、水肿和低补体血症。确诊要靠肾活体组织检查免疫病理诊断。

（4）慢性肾炎急性发作：既往肾炎史不详，无明显前期感染，除有肾炎症状外，常有贫血、肾功能异常、低比重尿或固定低比重尿，尿改变以蛋白增多为主。

（5）原发性肾病综合征：具有肾病综合征表现的急性肾炎需与原发性肾病综合征鉴别。若患儿呈急性起病，有明确的链球菌感染的证据，血清 C3 降低，肾活体组织检查病理为毛细血管内增生性肾炎者有助于急性肾炎的诊断。

（6）全身系统性疾病或某些遗传性疾病也可以急性肾炎起病，如 SLE、过敏性紫癜、溶血尿毒综合征、结节性多动脉炎、Goodpasture 综合征、Alport 综合征等，其中部分患者肾脏受累方面的临床表现与急性肾炎类同，甚至一些疾病（如 SLE）的病理改变亦与急性肾炎相似，但具有其他系统性疾病的临床表现及特殊检查所见。

（7）尿路感染：急性肾炎时可有腰痛，少尿及尿中白细胞较多时，亦有排尿不适感，但泌尿系统感染性疾病有全身及局部感染的表现，如发热，尿路刺激症状，尿中大量白细胞，甚至白细胞管型，尿细菌培养阳性，且抗菌治疗有效。

【治疗】

1. 中医治疗

（1）治疗原则：急性肾小球肾炎的治疗原则应扣紧急性期以邪实为患，恢复期以正虚邪恋为主的病机。急性期以祛邪为主，治宜宣肺利水，清热凉血、解毒利湿；恢复期则以扶正兼祛邪为要，并根据正虚余邪的熟多熟少，确定补虚及祛邪的比重。如在恢复期之早期，以湿热未尽为主,治宜祛除湿热余邪,佐以扶正(养阴或益气);后期湿热已渐尽,则应以扶正为主,佐以清热或化湿,但是应掌握补益不助邪、祛邪不伤正的原则。由于在病变过程中血瘀作为病理产物,成为第二致病因素作用于机体,从而产生相应的病理机制而见之于临床诸证,故活血化瘀法亦可作为常用治法而灵活运用于本病,体现于各个治疗阶段,要做到活血不伤血、凉血不滞血,以免破血妄行而加重血尿或失血。对于变证,应根据证候分别采用平肝息风、清心利水,或泻下逐水、温阳扶正,或通腑泄浊、解毒利尿为主,并积极配合西医治疗的综合疗法。

(2)分型论治

1)急性期

常证

①风水相搏证

证候:起病急,水肿自眼睑开始迅速波及全身,以头面部肿势为著,皮色发亮,按之凹陷随手而起,尿少色赤,恶风寒或发热汗出,乳蛾红肿疼痛,口渴或不渴,骨节酸痛,鼻塞流涕,咳嗽,舌质淡,苔薄白或薄黄,脉浮。

治法:疏风宣肺,利水消肿。

主方:偏于风寒证用麻黄汤(《伤寒论》)合五苓散(《伤寒论》)加减,偏于风热证用麻黄连翘赤小豆汤(《伤寒论》)合越婢汤(《金匮要略》)加减。

常用药:麻黄、桂枝、连翘、杏仁、赤小豆、茯苓、猪苓、泽泻、车前草、桑白皮、大腹皮、陈皮、生姜皮。

②湿热内侵证

证候:小便短赤,甚至尿血,发热或不发热,浮肿或轻或重,烦热口渴,头身困重,倦怠乏力,脘闷纳差,大便黏滞不爽,常有近期疮毒史,舌质红,苔黄腻,脉滑数。

治法:清热利湿,凉血止血。

主方:五味消毒饮(《医宗金鉴》)合小蓟饮子(《济生方》)加减。

常用药:金银花、野菊花、蒲公英、紫花地丁、紫背天葵、淡竹叶、小蓟、滑石、通草、蒲黄、当归、甘草。

变证

①邪陷心肝证

证候:头痛眩晕,视物模糊,烦躁不安,口苦,恶心呕吐,甚至惊厥,抽搐,昏迷,肢体面部水肿,尿短赤,高血压,舌质红、苔黄糙,脉弦数。

治法:平肝泻火,清心利水。

主方:龙胆泻肝汤(《兰室秘藏》)合羚角钩藤汤(《通俗伤寒论》)加减。

常用药:夏枯草、栀子、黄芩、通草、泽泻、车前子、柴胡、当归、生地黄、羚羊角、钩藤、菊花、桑叶、白芍、甘草。

②水凌心肺证

证候:全身明显水肿,频咳气急,胸闷心悸,烦躁不宁,不能平卧,面色苍白,甚则唇甲青紫,舌质暗红、舌苔白腻,脉沉细无力。

治法:泻肺逐水,温阳扶正。

主方:己椒苈黄丸(《金匮要略》)合参附汤(《世医得效方》)加减。

常用药:防己、椒目、葶苈子、大黄、人参、附子。

③水毒内闭证

证候：全身水肿，尿少或尿闭，色如浓茶，头晕头痛，恶心呕吐，畏寒肢冷，神疲乏力，嗜睡，甚则昏迷，血尿素氮、肌酐显著升高，舌质淡胖、苔垢腻，脉滑数或沉细数。

治法：通腑泄浊，解毒利尿。

主方：温胆汤（《三因极一症证方论》）合附子泻心汤（《伤寒论》）加减。

常用药：半夏、竹茹、枳实、陈皮、茯苓、附子、大黄、黄芩、黄连、生姜、甘草。

2）恢复期

①阴虚邪恋证

证候：神倦乏力，头晕，手足心热，腰酸，盗汗，或有反复乳蛾红肿，镜下血尿持续不消，舌红苔少，脉细数。

治法：滋阴补肾，兼清余热。

主方：知柏地黄丸（《医宗金鉴》）合二至丸（《证治准绳》）加减。

常用药：知母、黄柏、熟地黄、山药、山茱萸、泽泻、牡丹皮、茯苓、墨旱莲、女贞子。

②气虚邪恋证

证候：身倦乏力，面色萎黄，纳少便溏，自汗，易于感冒，舌淡红、苔白，脉缓弱。

治法：健脾益气，兼化湿浊。

主方：参苓白术散（《太平惠民和剂局方》）合防己黄芪汤（《金匮要略》）加减。

常用药：人参、茯苓、白术、白扁豆、陈皮、黄连、山药、砂仁、桔梗、黄芪、防己。

（3）其他疗法

1）常用中成药

①银黄口服液：<3岁每次5ml，每日3次；3~6岁每次10ml，每日2次；>6岁每次10ml，每日3次，口服。用于急性期风水相搏证、湿热内侵证。

②蓝芩口服液：<3岁每次5ml，每日3次；3~6岁每次10ml，每日2次；>6岁每次10ml，每日3次，口服。用于急性期风水相搏证、湿热内侵证。

③六味地黄口服液：<6岁每次5ml，>6岁每次10ml，每日2次，口服。用于恢复期阴虚邪恋证。

2）针刺疗法

①体针：取肺俞、列缺、合谷、阴陵泉、水分、气海、肾俞、三焦俞、复溜、合谷、偏历。初起主要选用三焦俞、肾俞、水分、气海、复溜、肺俞、列缺、偏历、合谷，针刺平补平泻。咽痛配少商，面部肿甚配水沟，血压高配曲池、太冲。恢复期加用脾俞、足三里、阴陵泉，针刺用补法。1次选用3~7穴，隔日1次，10次为1个疗程，休息7日，再重复治疗。

②耳针：耳穴取肺、肾、脾、膀胱、交感、肾上腺、内分泌、屏尖、脑、腹。每次选2~3穴，轻刺激，刺后可埋针24小时，1日1次或隔日1次，两耳轮换使用，10次为1个疗程。

3）灌肠疗法：取大黄10g、黄柏10g、芒硝10g、柴胡10g、车前草10g、益母草10g、黄芪10g、龙骨10g、牡蛎10g，每日2剂，浓缩成100~150ml，保留灌肠，1日2次，7日为1个疗程。用于水毒内闭证。

4）饮食疗法

①白茅根粥：白茅根60g（或鲜品120g），水煎1小时后取白茅根水煮大米粥，分次口服，用于急性期水肿、血尿者。

②防风粥：防风15g，葱白（连须）2根，粳米100g。先煎防风、葱白取汁去渣。粳米按

常法煮粥,待粥将熟时加入药汁,熬成稀粥服用。用于急性期风寒证。

③冬瓜皮薏仁汤:冬瓜皮 50g,薏苡仁 50g,赤小豆 100g,玉米须(布包)25g,加水适量,同煮至赤小豆熟透,食豆饮汤。用于急性期水肿明显,或伴有高血压者。

2. 西医治疗 西医无特异治疗,主要原则为对症处理,清除残留感染病灶,防治水钠潴留,控制循环血容量,从而达到减轻症状、预防急性期并发症,保护肾脏功能,促进病肾组织学及功能上的修复。

(1)清除感染灶:存在感染灶时应予青霉素或其他敏感抗生素治疗,疗程 7~14 日。

(2)对症治疗

1)利尿:经控制水盐入量仍水肿少尿者可用氢氯噻嗪和呋塞米等,轻者可口服氢氯噻嗪,每次 1~2mg/kg,每日 2 次。重症患者可静脉使用祥利尿剂,如呋塞米及布美他尼等,呋塞米每次 1~2mg/kg,每日 1~2 次,再视病情酌增,注意大剂量呋塞米时可能导致听力及肾脏的严重损害。禁用保钾利尿剂、汞利尿剂及渗透利尿剂。

2)降压:凡经休息、控制水盐摄入、利尿而血压仍高者均应给予降压药,可选用钙通道阻滞药和 ACEI 类药物。

3)高钾血症的治疗:通过限制含钾高的饮食摄入,应用排钾利尿剂均可防止高钾血症的发生,而对于尿量极少,导致严重高钾血症者,尤其是急性肾衰时,则应及时应用透析疗法,如血液透析和腹膜透析等。

(3)并发症的治疗

1)高血压脑病:出现高血压脑病征象应快速给予镇静、扩血管、利尿、降压等治疗。降压药可选择以下药物:硝普钠 5~10mg 加入 10% 葡萄糖液 100ml 中(注意避光防止分解),开始以每分钟 1μg/kg 速度静脉滴注,持续滴注 20~30 分钟,无效则每 30 分钟增加 1μg/kg,最大可达每分钟 8μg/kg,严密监测血压,注意防止低血压及亚硝酸盐中毒。也可用肼屈嗪每次 0.1~0.25mg/kg 缓慢静脉注射或肌内注射,4~6 小时可重复。抗惊厥,可选地西泮,每次 0.3mg/kg,总量不超过 10mg,静脉注射。快速利尿,利尿剂可用呋塞米每次 1~2mg/kg,稀释后缓慢静脉推注。同时保持呼吸道通畅,及时给氧。

2)严重循环充血和肺水肿:应卧床休息,严格限制水、钠摄入。尽快利尿,可予呋塞米每次 1~2mg/kg 稀释后缓慢静脉推注。必要时可用酚妥拉明,每次 0.5~1mg/kg,稀释后静脉缓推,或用硝普钠静脉滴注,以减轻心脏前后负荷。如限制钠水摄入与利尿仍不能控制心力衰竭时,需采用血液透析,以迅速缓解循环过度负荷。

3)急性肾衰竭:见第十三章第二节急性肾损伤与肾衰竭。

【预后与预防】

1. 预后判断

本病预后良好,95% 患儿完全痊愈,病死率 <1%,主要死因为肾功能不全。转为慢性肾炎者 <2%。但有严重症状者预后较差。一般蛋白尿于 3~6 个月完全缓解,镜下血尿可持续 1 年。

2. 预防与调护

(1)预防

1)平时加强锻炼,增强体质,以增强机体免疫力。

2)做好呼吸道隔离、预防化脓性扁桃体炎、保持皮肤清洁是预防急性肾炎的有效措施。如已发生感染,应尽早使用敏感抗生素治疗,并于 3 周内密切观察尿常规变化。

（2）调护

1）休息：患儿病初2周应卧床休息，待浮肿消退、血压正常、肉眼血尿及循环充血症状消失后，可以下床轻微活动，逐渐增加活动量，但3个月内仍应避免重体力活动，血沉正常才可上学。

2）饮食：早期予易消化高糖、低盐、低蛋白、适量脂肪饮食，尽量满足热量需要，水分以不显性失水加尿量供给。蛋白质每日0.5g/（kg·d），食盐每日60mg/（kg·d）。高度水肿和明显高血压时应忌盐，严格限水。尿少尿闭时应限制高钾食物。尿量恢复、水肿消退、氮质血症消失后尽早过渡到正常饮食，以保证患儿生长发育需要。

3）水肿期应每日记录出入量，急性期高血压者每日测血压。

4）水肿期保持皮肤，尤其褶皱处的干燥清洁。

【中西医结合临床思路】

急性肾小球肾炎是一种免疫性疾病，西医目前缺乏有效的特异疗法，临床上常以对症治疗为主，特别对病程缠绵的疑难病例缺乏行之有效的治疗手段。中医药治疗本病具有效优价廉而无明显毒副作用的优势，能有效地祛除病因，清除残留感染病灶，防治水钠潴留，控制循环血容量，从而达到缓解症状、预防急性期并发症，保护肾脏功能，促进病肾组织学及功能上的修复和增强机体的抗病能力等功效。

中医临床辨证思路体现在急性期以正盛邪实为主，起病急，变化快，浮肿及血尿多较明显。恢复期共同特点为浮肿已退，尿量增加，肉眼血尿消失，但镜下血尿或蛋白尿未尽恢复，多有湿热留恋的临床表现。急性期因病程较短，多属正盛邪实，为阳水范畴。但若因邪气过盛，出现变证，或因病情迁延不愈，则可由实转虚，由阳水转为阴水，表现为正虚邪恋、虚实夹杂的证候。阴虚邪恋者以头晕乏力、手足心热、舌红苔少为主要证候；气虚邪恋则以倦怠乏力、纳少便溏、自汗舌淡为特征。急性肾炎的证候轻重悬殊较大，轻型一般以风寒证、风热证、热毒证、湿热证及寒湿证等常证的证候表现为主，其水肿、尿量减少及血压增高多为一过性，中医治疗多能痊愈。重证则表现为全身严重浮肿，持续尿少、尿闭，并可在短期内出现邪陷心肝、水凌心肺、水毒内闭等危急证候，此为重症、变证，需及时抢救，临床上中西医结合治疗常能取得较好的疗效。

西医学认为，尽管本病有多种病因，但绝大数的病例属于急性链球菌感染后肾小球肾炎。呼吸道及皮肤感染为主要前驱感染，脓皮病或皮肤感染次之。而中医认为本病急性期以邪实为患，恢复期以正虚邪恋为主，因此清热解毒贯穿治疗始终。西医学还认为继发性凝血障碍是肾小球病变发展与恶化的重要因素，在病理上均有局部或全身血瘀表现，适当抗凝治疗可减少血栓形成，有利于肾功能恢复。而中医认为本病无论是风水型还是湿热（毒）型都存在着"水瘀互患"的病理环节，为活血化瘀法在急性肾炎中的早期运用提供了依据。所以中医认为清热解毒、活血化瘀法贯穿于本病的治疗始终。

（钟日荣　邱彩霞）

第三节　急进性肾小球肾炎

急进性肾小球肾炎（rapidly progressive glomerulonephritis，RPGN）简称急进性肾炎，是指在急性肾炎综合征（血尿、蛋白尿、水肿和高血压）基础上短期内出现少尿、无尿，肾功能恶化急骤进展的一组临床综合征。病理改变特征为肾穿刺标本中50%以上的肾小球有大新月体(新月体占肾小囊面积的50%以上)形成,因此,也称为新月体性肾炎或毛细血管外肾炎。该病可在数天或数周内发生不可逆的瘢痕形成,因此,需要及时评估病情,早期积极治疗,以达到逆转肾脏损害、保护肾功能和预防肾衰竭的目的。

中医文献中无"急进性肾小球肾炎"这一病名,依据其发生与发展的主要临床症状和特征,可归属于中医"水肿""关格""癃闭"病的范畴。疾病早期多有外感和水肿等症状,多属于"阳水",如《丹溪心法·水肿》云:"若遍身肿,烦渴,小便赤涩,大便闭,此属阳水。"随着病情发展,临床可见小便或大便不通、恶心呕吐等危急证候,可按"关格""癃闭"等病辨证施治。

【发病机制】

1. 中医病因病机 本病的病因为先天禀赋不足,感受外邪,或饮食不节,劳倦内伤所致。禀赋不足,体质虚弱,外邪乘虚而入,首先犯肺,肺失宣降,不能通调水道,下输膀胱,水湿泛滥,浮肿尿闭;继而伤及脾肾,致使肺、脾、肾三脏功能失常,水液代谢紊乱,肺虚不能敷布水液,脾虚不能运化水湿,肾虚不能温化水湿,湿浊内生,壅塞三焦,宣降失常,发为本病。上焦肺气壅滞,失于宣降,水湿不能敷布下行;中焦湿浊瘀阻,不能运化水湿,清气不升,浊阴不降;下焦肾阳虚衰,不能温化水湿,气化膀胱,清浊不分,水湿内闭,终致泛于周身,停积体内,久而成毒,出现一系列病理变化和临床表现。早期以邪实为主,水湿为泛;继而正虚邪盛,虚实交错,病情复杂,变化迅速,预后凶险。

2. 西医学发病机制

(1)病因:急进性肾炎由多种不同病因引起。目前将发病原因不明而无其他组织特异病理变化者称为原发性。病因明确或为全身疾病的局部表现者称为继发性,常继发于急性链球菌感染后肾炎、系统性红斑狼疮、紫癜性肾炎、IgA肾病、膜增生性肾小球肾炎、血管炎等疾病。

(2)发病机制:本病的发病机制尚不清楚,主要与免疫性损伤有关。根据免疫病理可分为三型:Ⅰ型为抗肾小球基底膜(GBM)抗体型,约占13%,Ⅱ型为免疫复合物型,约占80%,Ⅲ型为寡免疫沉积型,约占7%。近年来也有学者根据肾脏免疫病理和自身抗体的不同将新月体肾炎分为五种类型。原Ⅰ型中血清抗中性粒细胞胞质抗体(ANCA)阳性者为Ⅳ型,而原Ⅲ型中ANCA阴性者为Ⅴ型。

抗肾小球基底膜肾小球肾炎(Ⅰ型)的患儿血中存在抗GBM抗体,抗GBM抗体与基底膜结合后,可激活补体等多种炎症因子释放,破坏肾小球基底膜,导致毛细血管袢坏死和血浆渗出,刺激肾小囊壁层上皮细胞增生形成新月体。免疫荧光检查可见GBM上有弥漫性细线状沉积物,主要成分为IgG,有时有IgA、C3沉积。患者血中或肾脏洗脱液中可检出抗GBM抗体。

免疫复合物型与抗原抗体形成的循环免疫复合物或/和原位免疫复合物有关。不同类型的免疫复合物性肾小球肾炎具有多种不同的发病机制,不管是循环免疫复合物在基底膜的沉积还是原位免疫复合物形成,均可活化多种炎症介质系统,导致炎症反应的发生,炎症反应可导致GBM发生断裂,并发展到毛细血管外而引起新月体形成。患者血清中免疫复合物检测阳性,免疫荧光证实GBM及系膜区呈弥漫性颗粒状沉积,主要成分为IgG、IgM,也可见C3沉积。

寡免疫沉积型新月体肾炎主要由小血管炎发展而来,提示ANCA在小血管炎发病机制可起一定作用,具体发病机制尚不清楚。

（3）病理:肾脏表面光滑、肿大、苍白,可见点状或片状出血点,切面见肾皮质增厚,髓质淤血。

光镜检查:肾小囊壁层上皮细胞大量增生形成新月体,病变弥漫,严重者肾小囊完全填充、闭塞,并压迫毛细血管。疾病初期新月体以细胞成分为主,第2天出现胶原成分,可在短时间内发生肾小球硬化。血管袢病变程度不一,小血管炎者呈节段性纤维素样坏死、缺血及血栓形成,甚至节段性硬化;抗基底膜肾炎者有肾小球毛细血管基底膜断裂、毛细血管袢细胞增生轻微;感染后急进性肾炎者毛细血管袢细胞增生明显,伴中性粒细胞浸润。肾小管上皮细胞可出现滴状变性、脂肪变性及萎缩,甚至肾小管纤维化及坏死。肾间质可见中性粒细胞浸润,病情进展则有弥漫性或局灶性的单核巨噬细胞、淋巴细胞以及浆细胞的浸润,肾小球周围可见间质水肿和纤维化改变。

电镜检查:新月体内除有增殖的上皮细胞,还可见到纤维素及红细胞等,肾小球毛细血管被挤压于一侧,毛细血管袢呈屈曲萎缩状态,内皮细胞下有电子致密物沉积,也可见系膜、上皮细胞下沉积,基底膜断裂、纤维素沉积及系膜基质溶解或增生。

【诊断与鉴别诊断】

1. 临床表现

（1）急性起病,以急性肾炎综合征为主要表现,即血尿、高血压、水肿和少尿。肉眼血尿比较常见（约1/3患者）,蛋白尿呈轻～中度,较少达肾病综合征水平。突出表现为肾功能急剧恶化,出现少尿或无尿。病情常持续进展,于数周或数月内发生尿毒症（即氮质血症、水电解质紊乱及各系统出现相应的症状）。

（2）可有前驱感染症状,皮疹、腹痛、关节痛等,亦可有乏力、发热、厌食、贫血等全身症状。Goodpasture综合征者可有咯血等肺出血表现。继发者除上述表现外,还有其原发病的临床表现。

2. 实验室检查及其他检查

（1）尿常规检查:有程度不一的尿蛋白,可见肉眼血尿,镜检有大量红细胞、白细胞及各种管型和上皮细胞。

（2）肾功能检查:血尿素氮、肌酐进行性增高,内生肌酐清除率明显降低,尿比密恒定,并出现急性肾衰竭时相应的水、电解质及酸碱失衡表现。

（3）其他检查:抗基底膜型补体各成分基本正常,免疫复合物型补体成分下降,血清抗GBM抗体或免疫复合物或ANCA阳性,尿纤维蛋白降解产物阳性程度与病情严重程度相一致。

3. 诊断标准

（1）发病3个月以内肾功能急剧恶化。

（2）少尿或无尿。

（3）肾实质受累,表现为蛋白尿和血尿。

（4）既往无肾脏病史。

（5）肾脏大小正常或轻度肿大。

（6）肾活检显示50%以上肾小球有新月体形成。

4. 鉴别诊断

（1）急性链球菌感染后肾炎:起病与临床表现相似,但多有前驱链球菌感染病史,ASO

升高,C3多下降,少尿持续时间短,较少超过2周,预后较好,病理改变为毛细血管内增生性肾小球肾炎,有助于鉴别。

（2）溶血尿毒综合征：多见于婴幼儿,临床表现为溶血性贫血、血小板减少和出血倾向、急性肾功能不全,必要时肾活检可资鉴别。

（3）继发于全身疾病：常见如系统性红斑狼疮、过敏性紫癜、结节性多动脉炎、肺出血 - 肾炎综合征等均可引起急进性肾炎,须对原发病有较高的认识,明确病因。

（4）急性间质性肾炎：可表现为急性肾衰竭,常伴有发热、皮疹、嗜酸性粒细胞增高等变态反应,有明确药物变应史。

【治疗】

1. 中医治疗

（1）治疗原则：本病的治疗应根据病情发生发展的不同阶段辨证立法,分期论治。早期以正盛邪实为主,以"实则泻之"为原则,采用宣肺祛湿、清热解毒等法;中期以邪实为主而兼有正虚,治宜祛邪扶正兼顾,以清热化湿、补脾益肾、益气养阴为法;后期以正虚邪实并重为特点,治宜扶正祛邪并用,以益肾健脾、解毒祛湿降浊为要,而活血化瘀法可贯穿于治疗的始终。本病病情危急,复杂多变,治疗时要遵循"早诊断,早治疗"的原则,并采取中西医结合的方法积极治疗方可取得较好的疗效。

（2）辨证施治

1）邪壅三焦证

证候：水肿,发热,咽痛,小便短赤,或呕恶胸闷,尿少,眩晕,头痛等。舌红苔黄腻,脉滑数。

治法：疏风清热,利水解毒。

主方：麻黄连翘赤小豆汤（《伤寒论》）合黄连温胆汤（《六因辨证》）加减。

常用药：麻黄、杏仁、连翘、赤小豆、茯苓、半夏、枳壳、竹茹等。

2）阴虚阳亢证

证候：眩晕头痛,尿少或无尿,恶心呕吐,疲乏无力,腰膝酸痛,甚则肝风内动出现抽搐神昏。舌红苔腻,脉弦细。

治法：滋阴潜阳,补肾泄浊。

主方：羚角钩藤汤（《通俗伤寒论》）加减。

常用药：羚羊角、桑叶、川贝母、钩藤、菊花、白芍、甘草、茯神、生地黄等。

3）脾虚水泛证

证候：形体虚肿,倦怠,神疲,纳呆,便溏,舌淡苔白滑,脉弦按之濡软。

治法：益气利水。

主方：补中益气汤（《脾胃论》）合五苓散（《伤寒论》）加减。

常用药：人参、白术、黄芪、茯苓、猪苓、泽泻、桂枝、陈皮、升麻等。

4）血瘀水停证

证候：眩晕头昏胀痛,小便不利,肢体水肿,面色黧黑或晦暗,腰痛固定,舌紫暗或有瘀斑、瘀点,苔薄白,脉涩。

治法：活血利水。

主方：调营饮（《证治准绳》）加减。

常用药：莪术、大黄、陈皮、甘草、川芎、当归、延胡索、赤芍、瞿麦、槟榔、大腹皮、葶苈子、茯苓、桑白皮、白芷、细辛、肉桂等。

5）水气凌心证

证候：尿少,肢体水肿,呛咳,气急,心急,胸闷发绀,烦躁不能平卧,舌暗,苔腻,脉结代。

治法：泻肺逐水。

主方：己椒苈黄丸（《金匮要略》）加减。

常用药：防己、椒目、葶苈子、大黄等。

6）浊毒内蕴证

证候：头痛眩晕,或头重如蒙,胸闷恶心,口苦纳呆,或口中有尿臭味,大便秘结,脘腹胀满,面浮肢肿,小便不利,舌淡苔厚腻,脉沉缓。

治法：化浊利湿。

主方：温胆汤（《三因极一病证方论》）加减。

常用药：枳实、竹茹、半夏、陈皮、茯苓、甘草等。

（3）其他疗法

中药灌肠：取大黄 10g、黄柏 10g、芒硝 10g、柴胡 10g、车前草 10g、益母草 10g、黄芪 10g、龙骨 10g、牡蛎 10g,每日 2 剂,浓缩成 100~150ml,保留灌肠,1 日 2 次,7 日为 1 个疗程。用于浊毒内蕴证。

2. 西医治疗 本病治疗主要包括针对肾脏炎性损伤的治疗和肾小球疾病引起的病理生理变化的对症处理两部分,对继发者还需要对原发病进行治疗。

（1）一般治疗：绝对卧床休息,低盐、低蛋白饮食。保护残存肾功能,维持水电解质酸碱平衡。忌用肾损害药物,积极防治感染,有效控制高血压等。

（2）皮质激素与免疫抑制剂

1）甲泼尼龙冲击疗法：甲泼尼龙 15~30mg/（kg·d）（总量不超过 1g）溶于 5% 葡萄糖液 100~200ml 内 1~2 小时静脉滴注完毕。每日 1 次或隔日 1 次,3 次为 1 个疗程,最多可用 3 个疗程,以后改为口服维持量。

2）肾上腺皮质激素：可口服泼尼松 1~1.5mg/（kg·d）,与冲击疗法或免疫抑制剂联合应用,持续至病情缓解,再缓慢减量维持治疗。

3）免疫抑制剂：环磷酰胺剂量每次 $0.5~1g/m^2$,加 100ml 生理盐水静脉滴注,每月 1 次,连用 3~6 次。也可以采用每次 15mg/kg 加 100ml 生理盐水静脉滴注,每 2 周 1 次,根据病情来决定疗程长短,一般认为 1 年内环磷酰胺治疗总量控制在 150mg/kg 为宜。或口服环磷酰胺、霉酚酸酯、环孢素 A、他克莫司等其他免疫抑制剂,并联合激素治疗。

（3）抗凝治疗：可选用肝素每次 100~150U/kg,4~6 小时 1 次静脉滴注,以维持延长凝血时间 2 倍,疗程 5~10 日。同时使用双嘧达莫 5~10mg/（kg·d）,分 3 次口服。病情好转后,肝素可改皮下注射或口服华法林。

（4）血浆置换：适用于抗 GBM 急进性肾炎,需配合糖皮质激素和细胞毒药物,早期使用,效果良好。血浆置换剂量是每日 60mg/kg（最多每日 4L）,每日置换 1 次,直至抗 GBM 抗体阴转,一般需置换 14 日。置换时用 5% 人血清白蛋白作为置换液。

（5）透析和肾移植：近年多主张早期透析,可以挽救患者生命。对肾功能持续不恢复者,可考虑肾移植。但抗肾抗体阳性者须待其阴转后再进行。

【预后与预防】

1. 预后判断 多数患者因严重肾衰竭而死亡。目前认为影响预后的指标和因素为：①持续少尿超过3周。②血肌酐≥707.2μmol/L（≥8mg/dl），血尿素氮>56.3mmol/L（150mg/dl），内生肌酐清除率<5ml/min。③非链球菌感染后类型。④严重而广泛的肾小球硬化、小管萎缩、间质纤维化和坏死性病变。⑤肾小球新月体形成数目>70%。

2. 预防与调护

（1）预防

1）对以急性肾炎起病，临床表现为肉眼血尿明显、肾功能损害进展、少尿大于1周、明显贫血、出血、严重高血压者应警惕该病可能，应及时给予明确诊断和早期治疗。活动性病变控制后及疗程完成后，应重复肾活检，评价肾脏病理改变情况是否存在慢性化倾向，以便及时采取措施。

2）积极预防原发病，祛除诱发本病的可逆因素，减少再次发病的诱因。

3）积极预防感染，避免使用肾毒性药品。

（2）调护

1）注意休息，避免劳累，预防感染。急性期绝对卧床休息。

2）应给清淡易消化食物，平素宜食高维生素、高钙、低脂及低蛋白饮食。水肿期及血压增高者，应限制盐摄入，摄入量应根据水肿及血压增高程度而定，高度水肿或高血压明显时应忌盐，并控制水的入量。

3）在药物治疗期间，每1~2周门诊复诊，观察尿常规，肝肾功能及生长发育情况，以指导疗程的完成。对患儿及其家庭进行心理支持。

【中西医结合临床思路】

急进性肾炎由于病情危急，病势凶险，治疗棘手，治疗上采取西药为主、中药为辅的方法。西药治疗以激素、免疫抑制剂、抗凝疗法为主，中药辅以清热解毒、利湿降浊、健脾益肾、活血化瘀等治法。根据病情发生发展的不同阶段辨证立法，分期论治。治疗中要注重辨病与辨证相结合，重视西医病的机制研究，突出中医辨证的特色优势，充分发挥中西医结合取长补短的优势。例如，应用大剂量激素冲击治疗时，患儿容易出现阴虚阳亢的临床表现，这时可配合滋阴清热的中药如知柏地黄丸等治疗；应用免疫抑制剂治疗可发生骨髓抑制和粒细胞减少症，此时可配合益气养血的中药如黄芪、黄精、太子参、灵芝、地黄等，具有刺激骨髓和提升白细胞的作用；抗凝剂配合活血化瘀中药如桃红四物汤等可以改善肾脏的血液循环和肾小球毛细血管的炎症。中西医结合综合治疗可以达到提高临床疗效、减少药物不良反应、降低患者病死率的目的。

（钟日荣　邱彩霞）

第四节　慢性肾小球肾炎

慢性肾小球肾炎（chronic glomerulonephritis）简称慢性肾炎，是由多种原因、多种病理类型组成的原发于肾小球的一组疾病。具有病程长，不同程度的蛋白尿，伴有尿沉渣异常、高血压和肾小球滤过率下降的临床特点。根据我国儿科肾脏病科研协作组的建议，将病程超过1年、伴不同程度的肾功能不全和/或持续性高血压、预后较差的肾小球肾炎称为慢性肾小球肾炎。国际上将病程超过 3 个月的肾脏结构或功能异常均定义为慢性肾脏病（chronic kidney disease, CKD）。因此，迁延性肾小球肾炎和慢性肾小球肾炎的定义已趋少用。本病病情进展缓慢，多以不可逆的终末期肾衰、肾脏呈固缩肾改变为最终结局。

慢性肾小球肾炎属于中医"水肿""虚劳""呕吐""癃闭""关格"等范畴。

【病因和发病机制】

1. 中医病因病机　本病多由内因、外因导致肺、脾、肾三脏功能失调，外感风寒湿热等邪气，导致水液代谢失调及精微不固，湿热、湿浊、瘀血内生而发病。

中医学认为禀赋不足，肺、脾、肾气虚是慢性肾脏病发病的内因，由于小儿素体禀赋不足，先天肾精不足，肾不气化，则水湿内生，泛溢肌肤而发为水肿；肾气不固，脾不升清，蛋白等精微物质固摄无权，则尿中泡沫增多而为尿浊；脾不统血，血循尿道而表现为血尿。外感风寒、风湿、风热为本病的外因，风为百病之长，常可兼夹寒、热、湿、毒合而为患，成为风寒、风热、风湿、风毒之证。风寒或风热袭表，均可导致肺气闭塞，宣发肃降失常，通调失司，水液不能输布及下输膀胱，泛溢肌肤，发为水肿。

湿浊、痰饮、水湿、湿热为外感之邪，在慢性肾脏病的病程中，因肺、脾、肾三脏功能失调，导致津液不能正常运化输布，体内形成湿浊、痰饮、湿热及瘀血等病理产物，这些病理产物反过来又可影响疾病的发生、发展。如水湿与痰饮内聚，可影响三焦气机，阻碍肾的气化，则水肿、尿少；湿浊中阻，脾不升清，胃失和降，则腹胀、乏力、恶心、呕吐；浊毒蒙蔽心窍，可导致神昏、谵语、嗜睡；水饮内停，上凌心肺则可见心悸、气促，不能平卧；湿邪阻滞气机，血行不畅，还可导致瘀血内生。

本病起病常隐袭缓慢，迁延加重。在疾病的病程中，常因感受外邪、劳累而导致病情复发或加重。病位在肾，与肺、脾、膀胱、三焦等脏腑功能密切相关。疾病早期因外感导致复发加重者，多以标实为主；因内伤而发或久病迁延者，多以本虚为主；但总以本虚标实、虚实夹杂最为常见。早期以尿浊、水肿、虚劳或眩晕为主，病位在肺脾肾，与水湿、湿热、瘀血相关；中后期常表现为气阴两虚、肝肾阴虚、阴阳两虚兼有湿浊、湿热、血瘀等本虚标实之证；若病情进展，经久不愈，或调治失宜可逐渐转变为脾肾两虚、阴阳两虚兼浊毒中阻之关格重症。早期治疗，尚可稳定病情，若缠绵日久至脾肾衰败则可发生浊邪内闭之危候。

2. 西医发病机制　慢性肾炎的病因多为不明。常发生于急性肾炎迁延不愈，病程超过 1 年，临床转入慢性肾炎期；或过去有急性肾炎病史，临床症状消失多年后又出现，成为慢性肾炎；或起病隐匿，无明显临床表现，于体检、过筛检查中发现尿异常或高血压，经进一步检查诊断为慢性肾炎。

慢性肾炎的发病机制目前尚不明确，多数是免疫复合物疾病，可由循环内可溶性免疫复合物沉积于肾小球，或因肾小球原位抗原与抗体在肾小球形成原位免疫复合物，激活补体，引起肾组织损伤。也可经"旁路系统"激活补体而引起炎症反应导致肾小球肾炎。可能涉及肾小管上皮细胞转分化、各种血管活性物质、细胞因子、炎症细胞（如肥大细胞、巨噬细胞）、物理因素的共同作用。原发性慢性肾炎的发病机制起始因素多为免疫介导炎症，导致病情慢性化机制可能有以下几方面：

（1）原发疾病的免疫炎症损伤过程持续进展。

（2）肾小球局部血流动力学改变，健存肾单位代偿性高灌注、高滤过，导致肾小球内压持续增高、肾小管高代谢等改变。

（3）持续性蛋白尿以及高血脂而致肾小球系膜细胞吞噬清除功能长期负荷过重，导致肾小球、肾小管间质损伤进行性加重。

（4）高血压导致肾小球内高压，并引起肾小球动脉硬化。

上述因素均可促进肾小球硬化和肾小管间质的慢性纤维化，最终发展为尿毒症。

【诊断与鉴别诊断】

1. 临床表现

（1）隐匿起病，因体检或其他疾病就诊时发现尿常规异常和/或高血压，经进一步检查诊断为慢性肾脏病。

（2）慢性起病，以水肿为主伴有不同程度蛋白尿或血尿，多为轻～中度眼睑和/或下肢水肿，部分患者高血压表现明显，常伴有肾小球滤过率中等程度下降（血清肌酐水平可能仍为正常）。

（3）以非特异症状如皮肤苍白、乏力、厌食、贫血、皮肤瘙痒、生长发育迟缓等就诊，检查有不同程度的肾功能减退。

（4）急性起病，以急性肾炎或肾病综合征起病，病情迁延不愈，最后表现为慢性肾脏病。

儿童慢性肾脏病急性起病多见，亦可慢性起病、隐匿起病或因非特异症状就诊。临床表现多样，病情或轻或重，迁延不愈，经数月或数年后可出现贫血、视网膜病变和慢性肾衰竭。急性起病患儿有些进展迅速，水肿、高血压、少尿和肾功能进行性恶化。

2. 实验室检查

（1）尿常规检查：尿比密低，常固定在 1.010 左右，伴有程度不等的蛋白尿、血尿、管型尿。

（2）血常规：不同程度的正细胞性贫血。

（3）肾功能：肌酐清除率下降，当低于正常 50% 以下时，血中尿素氮（BUN）及肌酐（Cr）增高，尿浓缩功能障碍。

（4）血生化：电解质紊乱及酸碱失衡，如血磷增高、血钙下降，尿量减少时血钾升高，血钠一般偏低，常有酸中毒表现。

（5）B 超：双肾缩小，肾皮质变薄。

（6）X 线：骨质疏松表现。

（7）肾脏病理：常见病理类型为膜增生性肾小球肾炎、局灶节段性肾小球硬化、膜性肾病、硬化性肾小球肾炎、系膜增生性肾小球肾炎、IgA 肾病等。病程晚期均进展为终末期固缩肾，表现为肾脏显著缩小，广泛的肾小球、肾小管、血管、间质的硬化和纤维化。

3. 诊断标准

（1）尿常规检查：尿比密低和程度不等的蛋白尿、血尿、管型尿。

（2）不同程度肾功能不全和/或高血压。

（3）病程 1 年以上。

具有以上三项即可诊断，应尽可能做出病因诊断，即区分原发、继发或遗传性肾炎。

4. 鉴别诊断

（1）先天性肾发育不全或畸形，伴或不伴有感染：根据影像学检查较易鉴别。

（2）慢性肾盂肾炎：反复泌尿系感染病史，间断轻度蛋白尿或血尿，尿沉渣有白细胞

（主要是中性粒细胞）、白细胞管型、尿细菌学检查阳性,影像学检查示肾盂或肾盏变形、肾表面不平。

（3）原发性肾病综合征:蛋白尿为主,肾炎型常伴高血压、血尿、肾功能不全等,病程较长,必要时行肾活检予以鉴别。

（4）急性肾小球肾炎:慢性肾炎急性发作应与急性肾小球肾炎区别,急性肾炎有前驱感染史,临床表现为急性肾炎综合征,血清补体 C3 急性期降低,恢复期恢复正常。

【治疗】

1. 中医治疗

（1）中医治疗原则:慢性肾炎的病机为本虚标实,本虚以脾肾虚损为主,标实以浊毒、湿热、瘀血为多。疾病早期以外邪及湿浊、湿热为主,治疗上偏于祛风、渗湿、利水为主,在治疗标实的同时应兼顾本虚;中期以本虚为主,兼有湿浊、湿热、血瘀等标实之证;晚期以本虚为主,特别是肾阴肾阳是本虚之本,但湿浊、瘀血的标实仍可持续存在或反复出现,治疗本虚时要注意兼顾治标。本病病情复杂,临床上常常虚实夹杂,临证时要注意标本兼顾。

（2）辨证施治

1）本证

①肺肾气虚证

证候:颜面浮肿或肢体肿胀,疲倦乏力,少气懒言,易感冒,腰脊酸痛,面色苍白,舌淡,苔白润、有齿痕,脉细弱。

治法:益肺补肾。

主方:玉屏风散(《丹溪心法》)合六味地黄丸(《小儿药证直诀》)加减。

常用药:黄芪、炒白术、防风、生地黄、山茱萸、山药、牡丹皮、茯苓、泽泻等。

②脾肾气(阳)虚证

证候:全身浮肿,畏寒肢冷,腰脊酸痛,疲倦乏力,纳少或脘胀,大便溏,尿频或夜尿多,舌质淡红有齿痕,苔薄白,脉细沉无力。

治法:健脾益肾。

主方:四君子汤(《太平惠民和剂局方》)合六味地黄丸(《小儿药证直诀》)加减。

常用药:黄芪、太子参、白术、茯苓、生地黄、山茱萸、山药、牡丹皮、泽泻、菟丝子、淫羊藿等。

③肝肾阴虚证

证候:目睛干涩或视物模糊,头晕耳鸣,五心烦热,或手足心热,或口干咽燥,腰脊酸痛,舌红少苔,脉弦细或细数。

治法:滋补肝肾。

主方:杞菊地黄丸(《医级》)合二至丸(《医方集解》)加减。

常用药:枸杞子、菊花、生地黄、山茱萸、山药、牡丹皮、茯苓、泽泻、知母、女贞子、墨旱莲等。

④气阴两虚证

证候:面色无华,少气乏力,或易感冒,午后低热,手足心热,腰痛或浮肿,口干咽燥,或咽部暗红、咽痛,舌质红或偏红,少苔,脉细或弱。

治法:益气养阴。

主方:参芪地黄汤(《沈氏尊生书》)加减。

常用药:太子参、黄芪、生地黄、山茱萸、山药、牡丹皮、茯苓、泽泻、沙参、麦冬等。

2)标证

①外感

证候:感受风寒者表现恶寒,咳嗽痰稀,流清涕,舌质淡苔薄白,脉浮紧;感受风热者表现发热,咳嗽痰黄黏稠,流涕,舌质红苔薄黄,脉浮数。

治法:外感风寒证治宜疏风散寒解表,外感风热证治宜疏风清热解表。

主方:外感风寒证用麻黄汤(《伤寒论》)或三拗汤(《太平惠民和剂局方》)加减,外感风热证用银翘散(《温病条辨》)加减。

常用药:外感风寒证用麻黄、桂枝、杏仁、芍药、苏叶、荆芥、防风等;外感风热证用金银花、连翘、薄荷、牛蒡子、杏仁、桔梗、板蓝根等。

②湿邪

证候:颜面或肢体浮肿,尿少,偏于水湿者症见全身水肿,舌苔白或白腻,脉细或细沉;偏于湿热者症见皮肤疖肿、疮疡,咽喉肿痛,小溲黄赤、灼热或涩痛不利,口苦或口干、口黏,脘闷纳呆,口干不欲饮,舌红苔黄腻,脉濡数或滑数;偏于湿浊者症见纳呆,脘胀或腹胀,恶心、胸闷或呕吐,口中黏腻,身重困倦,精神萎靡,舌苔厚腻,脉沉细或沉缓。

治法:水湿证者治宜利水消肿,湿热证者治宜清热利湿,湿浊证者治宜化湿泄浊。

主方:水湿证用五苓散(《伤寒论》)合五皮饮(《麻科活人全书》)加减,湿热证用甘露消毒丹(《温热经纬》)或八正散(《太平惠民和剂局方》)加减,湿浊证用胃苓汤(《伤寒论》)加减。

常用药:水湿证用茯苓、猪苓、泽泻、白术、大腹皮、生姜皮、陈皮、桑白皮、桂枝;湿热证用藿香、茵陈、黄芩、苦杏仁、白蔻仁、滑石、车前草、淡竹叶、通草、连翘等;湿浊证用茯苓、苍术、陈皮、白术、泽泻、猪苓、肉桂、甘草等。

③血瘀证

证候:面色黧黑或晦暗,腰痛固定或成刺痛,肌肤甲错,或肢体麻木,舌紫暗或有瘀斑,脉细涩。

治法:活血化瘀。

主方:血府逐瘀汤(《医林改错》)加减。

常用药:当归、生地黄、桃仁、赤芍、柴胡、桔梗、川芎、红花、甘草等。

2. 西医治疗　目前尚缺乏确实有效的特异性治疗手段。主要治疗目标是防止或延缓肾功能进行性减退,治疗原则是去除病因、保护肾脏、避免和预防诱发因素及对症治疗。

(1)原发的肾脏疾病仍呈活动性病变者,针对其病理类型给予相应的治疗(可参照相关章节)。

(2)ACEI 或 / 和 ARB 类药物:ACEI 或 / 和 ARB 类药物除具有明确的降血压作用外,还可以通过改善肾小球内高血压、高灌注和高滤过、改善肾小球滤过膜选择通透性而减少尿蛋白的排泄,同时还能通过减少肾细胞外基质积聚,拮抗肾小球硬化及肾间质纤维化而延缓肾脏损害的进展。肾功能不全患儿应注意高血钾。若患者使用 ACEI 或 / 和 ARB 类药物后,血清肌酐升高大于基础值的 30% 以上时应停用。

(3)利尿剂:控制高血压时单用或与其他降压药合用。常用噻嗪类利尿剂,如氢氯噻嗪 $2\sim3mg/(kg \cdot d)$,分 2 次口服,当肌酐清除率低于 30ml/min 时效果减低,需换用袢利尿剂。但强力利尿剂不宜过多、过长时间使用。如无效则选择其他降压药（如 ACEI 或 / 和 ARB 类药物、钙通道阻滞药）单用或合用。

（4）其他：抗血小板聚集药如双嘧达莫，可能对病理类型为膜增生性肾小球肾炎有效。他汀类降脂药也可能有助于减轻肾脏的硬化性病变。

（5）肾衰竭的治疗：针对不同个体，采用适当的肾脏替代治疗方案（具体见第十三章肾损伤与肾衰竭）。

【预后与预防】

1. 疗效判断

（1）完全缓解：水肿等临床症状与体征完全消失。尿蛋白检查持续阴性 >12 个月以上，或 24 小时尿蛋白定量持续小于 0.20g。高倍镜下尿红细胞消失，肾功能正常。

（2）部分缓解：水肿等临床症状与体征基本消失。尿蛋白检查持续减少 50% 以上，高倍镜下尿红细胞不超过 3 个。尿沉渣计数接近正常。肾功能正常或基本正常（与正常值相差不超过 15%）。

（3）有效：水肿等症状与体征明显好转，尿蛋白检查持续减少，或 24 小时尿蛋白定量持续减少 25%~49%。高倍镜下尿红细胞不超过 5 个。肾功能正常或接近正常。

（4）无效：临床表现与上述实验室检查均无明显改善或反而加重者。

2. 预后判断 慢性肾炎病情迁延，病变均最终进展为慢性肾衰竭，其速度取决于病理类型及治疗调护措施是否有效。一般从首次发现尿异常到发展至慢性肾衰竭，可历经 10~30 年或更长时间，伴有高血压、大量蛋白尿及合并感染、血容量不足、使用肾毒性药物等，可加快发展成慢性肾衰竭。

3. 预防与调护

（1）预防

1）注意防治感染，如呼吸道、皮肤、泌尿系、消化道感染。

2）避免劳累。

3）避免使用肾毒性药物，如氨基糖苷类抗生素、含马兜铃酸中药（如关木通、广防己等）及非甾体抗炎药等。

（2）调护

1）休息：血尿、大量蛋白尿、明显水肿或高血压者均卧床休息，待病情好转，水肿消退、血压恢复正常或接近正常、尿蛋白血尿减轻，可逐渐增加活动。

2）对伴有水肿及高血压者，应适当限制盐的摄入。

3）肾功能不全时应低蛋白饮食，可按 1.25~1.6g/100cal 计算，并注意给予优质蛋白，低磷，供给足够热量。补充多种维生素，水果及蔬菜不限量。

4）应注意皮肤，尤其皱襞处的卫生。注意休息，保证充足睡眠。

5）心理护理：树立信心，使家属和患儿密切配合治疗。

【中西医结合临床思路】

中医、西医在治疗慢性肾脏病上各有优势，两种医学如何相互结合、取长补短成了治疗慢性肾脏病研究的热点。

在诊断方面，西医利用现代科技手段，结合肾穿刺活检病理检查，对疾病的诊断、预后判断及治疗具有一定的指导意义。而中医采用望、闻、问、切的传统方式，对疾病的病因、病机、辨证及预后进行判断，尽管不如西医在诊断上明确，但中医从整体上、动态上观察疾病，有其独特优势。

在慢性肾脏病的治疗方面。中医在治疗血尿、减少蛋白尿,延缓肾脏病进展以及改善临床症状方面有一定的优势。尽管中医药治疗慢性肾脏病的机制有待于深入研究,但是其临床疗效是明确的,在临床研究方面也可借鉴西医学的研究方法,设立终点事件,开展多中心研究,通过长期的临床观察来证实临床疗效。相对而言,西医治疗慢性肾脏病在控制血压、降脂、纠正肾性贫血、控制感染等方面,作用迅速,疗效确切。ACEI、ARB 及众多免疫抑制剂的问世,对慢性肾脏病的治疗产生一些积极的影响,但是其适应证和安全性仍需要进一步评价。对于慢性肾脏病是否可使用免疫抑制剂及细胞毒药物,应视肾功能、肾体积及病理类型而定,如肾功能损害,血清肌酐持续在 354μmmol/L 以上,应用免疫抑制剂可能弊多利少,此时要注意病变是否处在活动状态;如激素和免疫抑制剂对于微小病变型肾病疗效尚可肯定,但对于其他大多数病理类型其疗效不能肯定,甚至还可促使肾小球硬化,诱发感染,加速肾损害。中医强调"整体观"与"辨证论治",具有独特的优势。而在慢性肾炎的中晚期,西医的配合治疗也是必不可少的。

总之,中西医结合治疗慢性肾脏病在临床中具有单纯中医或者单纯西医不可比拟的优势,尽管中医治疗的现代机制需要进一步研究,但是其临床疗效是毋庸置疑的,整体观念和辨证论治是中医的主要思路。在针对于每一个患者的中医辨证和临床各项检查,选择个体化的中医或中西医结合治疗方案,开展优势病种管理,在临床实践的基础上总结优化治疗方案,对于提高临床疗效有着重要意义。

(钟日荣 邱彩霞)

第五节 原发性肾病综合征

肾病综合征(nephrotic syndrome, NS)是由于肾小球滤过膜对血浆蛋白的通透性增高、大量血浆蛋白自尿中丢失而导致一系列病理生理改变的一种临床综合征,以大量蛋白尿、低白蛋白血症、高脂血症和水肿为其主要临床特点,可分为原发性、继发性和先天性 NS 3 种类型,而原发性肾病综合征(primary nephrotic syndrome, PNS)约占小儿时期 NS 总数的 90%,是儿童常见的肾小球疾病。国外报道儿童 NS 年发病率(2~4)/10 万,患病率为 16/10 万,我国部分省、市医院住院患儿统计资料显示,PNS 约占儿科住院泌尿系疾病患儿的 21%~31%。多为学龄期儿童发病,其中尤以 2~5 岁为发病高峰,男女比例为(1.5~3.7):1。

PNS 多属于中医学"水肿病"范畴,而且多数表现为"阴水"。

【发病机制】

1. 中医病因病机 禀赋不足,久病体虚,外邪入里,致肺、脾、肾三脏亏虚,是小儿原发性肾病综合征发病的主要病因。肺、脾、肾三脏功能虚弱,气化、运化功能失常,封藏失职,水液输布紊乱,水湿停聚,精微外泄则是本病的主要发病机制。病延日久,正愈虚,邪愈盛,故小儿肾病综合征常见虚实夹杂之证。病初偏于邪盛,多与风、湿、热、毒、瘀有关;病至后期,肺、脾、肾俱虚,精微外泄,肾络瘀阻,转以正虚为主,肾虚尤著。在整个病变过程中,以脾肾功能失调为中心,阴阳气血不足为病变之本,外邪、水湿、血瘀为病变之标。肾病的病因病机涉及内伤、外感,关系脏腑、气血、阴阳,均以正气虚弱为本,邪实蕴郁为标,属于本虚标实、虚实夹杂之病证。

（1）肺、脾、肾三脏亏虚：人体水液的正常代谢，水谷精微输布、封藏，均依赖肺的通调、脾的转输、肾的开阖及三焦、膀胱的气化来完成。若肺脾肾三脏虚弱，功能失调，水液输布失常，泛滥肌肤则为水肿；精微不布、封藏不密而下泄则见蛋白尿。《景岳全书·杂证谟·肿胀》说："凡水肿等证，乃肺脾肾三脏相干之病。盖水为至阴，故其本在肾；水化于气，故其标在肺；水惟畏土，故其制在脾。今肺虚则气不化精而化水，脾虚则土不制水而反克，肾虚则水无所主而妄行。"可见本病之标与肺相关，其本则在脾与肾。在疾病早期或水肿期，常表现为肺脾气虚，在疾病后期或频繁复发期则多出现脾肾气虚或脾肾阳虚。

（2）湿邪内停为患：肾病的关键病理因素是湿邪为患，湿邪不仅是贯穿病程始终的病理产物，成为损伤人体正气、阻碍气机运行的主要因素，同时又进一步伤阳、化热、成瘀，是推动疾病发生发展的重要病理环节。湿邪与脾肾两虚之间互为因果，是肾病水肿发生的关键所在。肾病水湿内停、郁久化热而成湿热；或肾病日久、蛋白尿流失过多，阳损及阴，使真阴亏虚，虚热内生，热与湿互结而成湿热；更有因长期应用激素而助火生热，易招致外邪热毒入侵，致邪热与水湿互结。湿热久结，难解难分致使气机壅塞、水道不利，进一步加重病情，而使病情反复迁延难愈。

（3）血凝络伤瘀滞：血瘀是导致肾病发病及缠绵难愈的又一重要病理因素。肾病以水肿为主要表现，而水与血、气本不相离，水病可致血病，而血瘀亦可导致水肿，血、气、水三者相互影响，互为因果，血瘀存在于肾病发生发展的全过程。精不化气而化水，水停则气阻，气滞则血瘀；阳气虚衰，无力推动血液运行，血行瘀阻，或气不摄血，血从下溢，离经之血留而不去；或脾肾阳虚，温煦无能，日久寒凝血滞，均可导致血瘀；病久不愈，深而入络，脉络瘀阻；阴虚生火，灼伤血络，血溢脉外，停于脏腑之间而成瘀；阴虚津亏、热盛血耗，使血液浓稠，流行不畅而致瘀；因虚或长期应用激素使卫外不固，易感外邪，外邪入侵，客于经络，使脉络不和、血涩不通，亦可成瘀。

2. 西医发病机制 NS确切病因尚不清楚，多数学者认为是由多种原因（遗传、过敏、感染）引起的免疫障碍性疾病，尤其与细胞免疫功能异常关系密切。

发病机制目前尚不明确。近年研究已证实下列事实：

（1）肾小球毛细血管壁结构或电化学改变可导致蛋白尿。实验动物模型及人类肾病的研究看到微小病变时肾小球滤过膜多阴离子丢失，致静电屏障破坏，使大量带阴电荷的中分子血浆白蛋白滤出，形成高选择性蛋白尿。因分子滤过屏障损伤，尿中丢失大中分子量的多种蛋白，形成低选择性蛋白尿。

（2）非微小病变型常见免疫球蛋白和/或补体成分在肾内沉积，局部免疫病理过程可损伤滤过膜正常屏障作用而发生蛋白尿。

（3）微小病变型肾小球未见以上沉积，其滤过膜静电屏障损伤原因可能与细胞免疫失调有关，其依据为激素和细胞毒性药物治疗有效；某些能暂时抑制细胞介导的超敏反应的病毒感染如麻疹，有时能诱导疾病的缓解；某些T细胞功能异常的疾病如霍奇金病和某些肿瘤可并发微小病变肾病，有多种细胞免疫的变化，如淋巴细胞转化率低下，多种淋巴因子的改变可引起肾小球滤过膜通过性增高而致病。

（4）白蛋白自尿中大量丢失是低蛋白血症的主要原因，同时白蛋白合成减少、必需氨基酸摄入不足，经肾小管重吸收的白蛋白被分解成氨基酸，也可形成低蛋白血症。低蛋白血症可导致血浆胶体渗透压下降，血容量减少，代偿性内分泌变化有抗利尿激素与醛固酮分泌增加，引起肾小球滤过率下降，发生水钠潴留（高灌注学说和低灌注学说）。低蛋白血症还可引起小细胞性贫血,骨代谢障碍和生长发育障碍等。

（5）肾病时血浆中胆固醇、甘油三酯、低密度脂蛋白和极低密度脂蛋白均增高,主要原因是肝脏代偿性合成增加,其次是脂蛋白的分解代谢障碍。高脂血症的主要危害是增加心血管疾病的发病率,还可引起系膜细胞增殖和系膜基质增加,导致肾小球硬化。

（6）近年发现 NS 的发病具有遗传基础。国内报道糖皮质激素敏感 NS 患儿 HLA-DR7 抗原频率高达 38%,频复发 NS 患儿则与 HLA-DR9 相关。另外 NS 还有家族性表现,且绝大多数是同胞患病。在流行病学调查发现,黑人患 NS 症状表现重,对糖皮质激素反应差。提示 NS 发病与人种及环境有关。

【诊断与鉴别诊断】

1. 临床表现

（1）起病缓慢,各种感染可以诱发。

（2）浮肿可轻可重,呈凹陷性水肿,始自眼睑颜面,渐及四肢全身,男孩常有阴囊水肿,重者可以出现浆膜腔积液如胸腔积液、腹水、心包积液,甚则大腿、上臂、腹壁皮肤可出现白纹或紫纹。

（3）可出现蛋白质营养不良及营养不良性贫血,可有生长发育迟缓。

（4）常易并发各种感染;以呼吸道感染最为常见,其次为皮肤感染、尿路感染及腹膜炎等。

（5）可并发低钠（低钠综合征）、低钾、低钙血症。

（6）有的病例可以发生低血容量性休克或出现意识不清,视力障碍,头痛,呕吐及抽搐等高血压脑病症状。

（7）有的病例可以发生动脉或静脉血栓,以肾静脉血栓形成最为常见,可出现血尿、蛋白尿和腰酸等症状。

（8）肾小管功能一般正常,偶可出现糖尿、氨基酸尿和酸中毒等。

2. 实验室检查

（1）尿常规检查:尿蛋白定性多在（+++）以上,定量≥50mg/kg,可见透明管型、少数颗粒管型;肾炎性肾病常见镜下血尿,易见细胞管型。

（2）血清总蛋白及白蛋白降低,白蛋白 <25g/L。血清蛋白电泳,白蛋白、球蛋白比值倒置。球蛋白中 α_1 正常或降低,α_2 增高明显,β 球蛋白和纤维蛋白相对值和绝对值增高,γ 球蛋白多见降低。IgG 和 IgA 水平下降,IgM 有时增高,部分 IgE 水平增高。

（3）血清胆固醇 >5.7mmol/L,可有甘油三酯、低密度脂蛋白、极低密度脂蛋白也可增高。

（4）肾功能常在正常范围内,部分可因低血容量而出现氮质血症。

（5）血沉可增快。

（6）大部分病例血清补体 C3 水平正常,少部分（肾炎型）血清补体 C3 水平持续降低。

（7）部分病例尿纤维蛋白降解产物（FDP）增高,单纯型多表现为低分子蛋白尿,肾炎型则为中、高分子蛋白尿。

（8）高凝状态检查:大多数患儿存在不同程度的高凝状态,血小板增高,血浆纤维蛋白原增加,D- 二聚体增高。

（9）肾穿刺活检可见各种类型的病理表现,儿童 PNS 以微小病变型多见,亦可见局灶节段性肾小球硬化、膜增生性肾小球肾炎、膜性肾病等（参照上篇第 4 章）。

3. 诊断标准

（1）大量蛋白尿：1周内3次尿蛋白定性（+++）~（++++），或随机或晨尿尿蛋白/肌酐（mg/mg）≥2.0；24小时尿蛋白定量≥50mg/kg。

（2）低蛋白血症：血浆白蛋白低于25g/L。

（3）高脂血症：血浆胆固醇高于5.7mmol/L。

（4）不同程度的水肿。

以上4项中以（1）和（2）为诊断的必要条件。

4. 临床分型

依据临床表现可分为以下两型：

（1）单纯型NS（simple type NS）：只有上述表现者。

（2）肾炎型NS（nephritic type NS）：除以上表现外。尚具有以下4项之1或多项者：①2周内分别3次以上离心尿检查RBC≥10个/高倍镜视野（HP），并证实为肾小球源性血尿者；②反复或持续高血压（学龄儿童≥130/90mmHg，学龄前儿童≥120/80mmHg；1mmHg=0.133 kPa），并除外使用糖皮质激素等原因所致；③肾功能不全，并排除由于血容量不足等所致；④持续低补体血症。

5. 按糖皮质激素（简称激素）反应可分以下3型

（1）激素敏感型NS（steroid sensitive NS，SSNS）：以泼尼松足量2mg/（kg·d）或60mg/（m²·d）治疗≤4周尿蛋白转阴者。

（2）激素耐药型NS（steroid-resistant NS，SRNS）：以泼尼松足量治疗>4周尿蛋白仍阳性者。

（3）激素依赖型NS（steroid-dependent NS，SDNS）：指对激素敏感，但连续2次减量或停药2周内复发者。

6. NS复发与频复发

（1）复发（relapse）：连续3 d，晨尿蛋白由阴性转为（+++）或（++++），或24小时尿蛋白定量≥50mg/kg或尿蛋白/肌酐（mg/mg）≥2.0。

（2）频复发（frequently relapse，FR）：指肾病病程中半年内复发≥2次，或1年内复发≥3次。

7. 鉴别诊断　临床上确诊PNS时，需要认真排除继发性肾病的可能性，如乙型肝炎病毒相关性肾病、紫癜性肾炎、狼疮性肾炎、药物性肾损害等，以及排除先天性肾病，才能诊断为PNS。

【治疗】

1. 中医治疗

（1）中医治疗原则：《黄帝内经》最早提出治疗水肿的"开鬼门，洁净府，去宛陈莝"三大治疗原则。在临证中治疗肾病应紧扣"本虚标实"的病机，以扶正固本为主，即益气健脾补肾、调理阴阳，并同时配合宣肺、利水、清热、化湿、活血化瘀、降浊等祛邪之法以治其标。具体运用时重点解决主要矛盾，根据不同阶段的主要病理特点选择上述诸法的单用或合用。若感受风邪、水气、湿毒、湿热诸邪，证见表、热、实证者，先祛邪以急则治其标；在外邪或症情减缓或消失后，当扶正祛邪、标本兼治或继以补虚扶正。

（2）中医分证论治

1）本证

①肺脾气虚证

证候：全身浮肿，面目为著，小便减少，面白身重，气短乏力，纳呆便溏，自汗出，易感冒，或有上气喘息，咳嗽，舌淡胖，脉虚弱。

治法：益气健脾，宣肺利水。

主方：防己黄芪汤（《金匮要略》）合五苓散（《伤寒论》）加减。

常用药：防己、黄芪、白术、茯苓、猪苓、桂枝、泽泻、车前草等。

②脾肾阳虚证

证候：全身明显水肿，按之深陷难起，腰腹下肢尤甚，面白无华，畏寒肢冷，神疲蜷卧，小便短少不利，可伴有胸腔积液、腹水、纳少便溏、恶心呕吐，舌质淡胖或有齿印，苔白滑，脉沉细无力。

治法：温肾健脾，化气行水。

主方：偏肾阳虚者，真武汤（《伤寒论》）合黄芪桂枝五物汤（《金匮要略》）加减；偏脾阳虚者，实脾饮（《重订严氏济生方》）加减。

常用药：茯苓、白术、芍药、生姜、黄芪、桂枝、菟丝子、大腹皮等。

③肝肾阴虚证

证候：浮肿或重或轻，头痛头晕，心烦躁扰，口干咽燥，手足心热或面色潮红，目睛干涩或视物不清，痤疮，失眠多汗，舌红苔少，脉弦细数。

治法：滋阴补肾，平肝潜阳。

主方：知柏地黄丸（《医宗金鉴》）加减或杞菊地黄丸（《医级》）加减。

常用药：知母、生地黄、山茱萸、山药、牡丹皮、茯苓、泽泻、枸杞子等。

④气阴两虚证

证候：面色无华，神疲乏力，汗出，易感冒或有浮肿，头晕耳鸣，口干咽燥或长期咽痛，咽部暗红，手足心热，舌质稍红，苔少，脉细弱。

治法：益气养阴，化湿清热。

主方：六味地黄丸（《小儿药证直诀》）加黄芪。

常用药：黄芪、炒白术、生地黄、山茱萸、山药、牡丹皮、茯苓、泽泻等。

2）标证

①外感风邪

证候：临床表现风寒或风热的症状。

治法：外感风寒者，治以辛温宣肺祛风；外感风热者，治宜辛凉宣肺祛风。

主方：外感风寒者用麻黄汤《伤寒论》加减；外感风热者用银翘散《温病条辨》加减。

常用药：外感风寒者用麻黄、桂枝、杏仁、荆芥、蝉蜕、防风、甘草等；外感风热者选用金银花、连翘、牛蒡子、桔梗、杏仁、黄芩、薄荷等。

②水湿

证候：全身浮肿，伴有腹胀水臌，水聚肠间，辘辘有声，或有胸闷气短，心下痞满，甚有喘咳，小便短少，脉沉。

治法：补气健脾，逐水消肿。

主方：防己黄芪汤（《金匮要略》）合己椒苈黄丸（《金匮要略》）加减。

常用药：防己、黄芪、白术、茯苓、椒目、葶苈子等。

③湿热

证候：皮肤脓疱疮、疖肿、疮疡、丹毒等，或口黏口苦，口干不欲饮，脘闷纳差等，或小便频数不爽，量少，有灼热或刺痛感，色黄赤混浊，小腹坠胀不适，或有腰痛，恶寒发热，口苦便秘，舌质红苔黄腻，脉滑数。

治法：上焦湿热清热解毒；中焦湿热清热解毒，化浊利湿；下焦湿热清热利湿。

主方：上焦湿热用五味消毒饮（《医宗金鉴》）加减；中焦湿热用甘露消毒饮（《温热经纬》）加减；下焦湿热用八正散（《太平惠民和剂局方》）加减。

常用药：上焦湿热用蒲公英、金银花、菊花、紫花地丁、黄芩等；中焦湿热用白豆蔻、藿香、茵陈、滑石、黄芩、连翘等；下焦湿热用车前草、瞿麦、萹蓄、栀子、滑石等。

④血瘀

证候：面色紫暗或晦暗，眼睑下发青、发黯，皮肤不泽或肌肤甲错，或紫纹或血缕，常伴有腰痛或胁下癥瘕积聚，唇舌紫暗，舌有瘀点或瘀斑，苔少，脉弦涩等。

治法：活血化瘀。

主方：桃红四物汤（《医宗金鉴》）加减。

常用药：桃仁、红花、生地黄、当归、川芎、赤芍等。

⑤湿浊

证候：纳呆，恶心或呕吐，身重困倦精神萎靡，水肿加重，舌苔厚腻。

治法：利湿降浊。

主方：温胆汤（《三因极一病证方论》）加减。

常用药：陈皮、半夏、茯苓、枳壳、竹茹、藿香、车前草等。

2. 西医治疗

（1）一般治疗：①休息：除高度水肿、并发感染者外，一般不需要绝对卧床。病情缓解后活动量逐渐增加，但应避免过度劳累。②饮食：显著水肿和严重高血压时应短期限制水钠摄入，病情缓解后不必继续限盐。活动期病例供盐每日 1~2g。蛋白质摄入每日 1.5~2g/kg，供给优质蛋白如乳、蛋、鱼、瘦肉等。此外应补充足够的钙剂和维生素 D。

（2）对症治疗：①利尿：水肿严重、合并高血压者可给予利尿剂。开始可用氢氯噻嗪 1mg/kg，每日 2~3 次，无效者可加至每次 2mg/kg，并加用螺内酯 1mg/kg，每日 3 次。必要时静脉给予呋塞米 1~1.5mg/kg；对利尿剂无效且血浆蛋白过低者，可给予低分子右旋糖酐 5~10ml/kg 扩容，内加多巴胺，滴数控制在每分钟 2~3μg/kg，滴毕静脉给予呋塞米 1~1.5mg/kg，重症水肿可连用 5~10 日，但要注意低分子右旋糖酐、利尿剂可导致肾小管损伤。大剂量利尿还需注意水、电解质紊乱，如低钾及低血容量休克等并发症。②防治感染：注意预防患儿因免疫功能低下而反复发生感染，注意皮肤清洁，避免交叉感染，一旦发生感染应及时治疗。

（3）初始治疗原则：①诊断确定后即开始治疗；②糖皮质激素选用半衰期 12~36 小时的中效制剂（如泼尼松、泼尼松龙等），除能较快诱导缓解外，也适用于其后减量时的隔日用药；③尿蛋白转阴后维持治疗阶段以隔日早晨顿服投药法为宜，因体内自身肾上腺皮质激素分泌呈晨高夜低的规律，隔日早晨顿服用药与生理昼夜分泌规律一致，对垂体肾上腺轴的反馈抑制作用小，而且此投药对生长激素的影响也最小；④维持阶段不宜过短，待病情稳定后再停药。

（4）初始治疗方法：①诱导缓解阶段，足量泼尼松 1.5~2mg/（kg·d）（按身高的标准体重），最大剂量 60mg，分次口服，尿蛋白阴转后巩固 2 周，一般足量不少于 4 周，最长 8 周。

②巩固维持阶段,以原足量两天量的 2/3 量,隔日早晨顿服 4 周,如尿蛋白持续阴性,然后每 2~4 周减量 2.5~5mg;至 0.5~1mg/kg 时维持 3 个月,以后每 2 周减量 2.5~1mg 至停药。

（5）疗程:①疗程 6 个月者为中疗程,多适用于初治患者。②疗程 9 个月者为长疗程, 多适用于复发者。

（6）非频反复 / 复发 SSNS 的激素治疗:①重新诱导缓解,泼尼松（泼尼松龙）每日 60mg/m² 或 2mg/（kg·d）（按身高的标准体系计算）,最大剂量 60mg/d,分次或晨顿服,直至 尿蛋白连续转阴 3 日后改 40mg/m² 或 1.5mg/（kg·d）隔日早晨顿服 4 周,然后用 4 周以上的 时间逐渐减量。②在感染时增加激素维持量,患儿在巩固维持阶段患上呼吸道感染时改隔 日口服激素治疗为同剂量每日口服,可降低复发率。

（7）FRNS/SDNS 的治疗

1）激素的使用

①拖尾疗法:同上诱导缓解后泼尼松每 4 周减量 0.25mg/kg,给予能维持缓解的最小有 效激素量（0.5~0.25mg/kg）,隔日口服,连用 9~18 个月。

②在感染时增加激素维持量:患儿在隔日口服泼尼松 0.5mg/kg 时出现上呼吸道感染时 改隔日口服激素治疗为同剂量每日口服,连用 7 日。

③更换激素种类:如去氟可特、曲安西龙、甲泼尼龙更换等剂量的泼尼松或泼尼松龙。

④冲击治疗:甲泼尼龙（MP）冲击剂量为 15~30mg/（kg·次）（最大量≤1g）,置于 5% 葡萄糖注射液 100ml 中静脉滴注,维持 1~2 小时,连用 3 日为 1 个疗程,间隔 1 周可重复使 用,一般应用 1~3 个疗程。冲击后继续口服泼尼松。

建议 MP 治疗时进行心电监护。下列情况慎用 MP 治疗:①伴活动性感染;②高血压; ③有胃肠道溃疡或活动性出血者。

2）免疫抑制剂治疗

①环磷酰胺（CTX）:作为首选免疫抑制剂,剂量为 8~12mg/（kg·d）静脉冲击疗法,每 2 周连用 2 日,总剂量≤200mg/kg,或每月 1 次静注,500mg/（m²·次）,共 6 次。

②环孢素 A（CsA）:3~7mg/（kg·d）或 100~150mg/（m²·d）,调整剂量使血药谷浓度维 持在 80~120ng/ml,疗程 1~2 年。应对连续长时间使用 CsA 的患儿进行有规律监测,包括对 使用 2 年以上的患儿进行肾活检明确有无肾毒性的组织学证据,如果患儿血肌酐水平较基 础值增高 30%,即应减少 CsA 的用量或停药。

③霉酚酸酯（MMF）:20~30mg/（kg·d）或 800~1 200mg/m²,分 2 次口服（最大剂量 1g, 每日 2 次）,疗程 12~24 个月。

④他克莫司（FK506）:剂量:0.10~0.15mg/（kg·d）,维持血药浓度 5~10μg/L,疗程 12~24 个月。

⑤利妥昔单抗（rituximab, RTX）:375mg/（m²·次）,每周 1 次,用 1~4 次。对上述治疗 无反应、副作用严重的 SDNS 患儿,RTX 能有效地诱导完全缓解,减少复发次数,能完全清除 CD19 细胞 6 个月或更长,与其他免疫抑制剂合用有更好的疗效。

（8）重视辅助治疗

1）免疫调节剂左旋咪唑:一般作为激素辅助治疗,适用于常伴感染的 FRNS 和 SDNS。 剂量:2.5mg/kg,隔日服用 12~24 个月。

2）抗凝治疗:低蛋白血症、高脂血症及长期使用激素后易合并高凝状态,甚或形成血 栓,可使用肝素钠或低分子肝素钠抗凝,双嘧达莫抗血小板聚集,血栓形成时可联合使用华法林。

3）血管紧张素转化酶抑制剂（ACEI）和/或血管紧张素受体拮抗剂（ARB）是重要的辅助治疗药物,不仅可控制高血压,而且可降低蛋白尿和维持肾功能,有助于延缓终末期肾脏疾病的进展。

【预后与预防】

1. NS 的转归判定

（1）临床治愈:完全缓解,停止治疗 >3 年无复发。

（2）完全缓解（CR）:血生化及尿检查完全正常。

（3）部分缓解（PR）:尿蛋白阳性 <（+++）。

（4）未缓解:尿蛋白≥（+++）。

2. 预后判断 肾病综合征的预后与临床表现特征、病理类型、药物治疗反应、并发症的出现与否关系密切。微小病变型预后最好,局灶性肾小球硬化和膜性增殖性肾小球肾炎预后最差。微小病变型 90%~95% 的患儿对首次应用肾上腺皮质激素治疗有效果,其中 85% 可有复发,尤其是第一年最易复发。

3. 预防与调护

（1）预防:①尽量寻找病因,若有皮肤疮疖痒疹、龋齿、扁桃体炎、肛周脓肿、甲沟炎、鼻窦炎等病灶应及时处理。②注意防止呼吸道感染。保持皮肤及外阴、尿道口清洁,防止皮肤及尿道感染。

（2）调护:①水肿期及血压增高者,应限制盐摄入,摄入量应根据水肿及血压增高程度而定,高度水肿或高血压明显时应忌盐,并控制水的入量。②水肿期应给清淡易消化食物。平素宜食高维生素、高钙及优质蛋白（乳类、蛋、鱼、瘦肉）饮食,蛋白质摄入量应控制在每日 1.5~2.0g/kg,避免过高或过低。③水肿期应注意皮肤,尤其皱襞处的卫生,阴囊水肿明显时避免挤压。

【中西医结合临床思路】

目前国内外治疗 PNS 仍以泼尼松为主,多采用加大激素用量和延长激素疗程,或联合应用免疫抑制剂的方法,虽能缓解部分病例和降低复发率,但激素和免疫抑制剂的严重毒副作用的发生率亦随之上升和加重。而临床上中药配合西药治疗可明显减少激素和免疫抑制剂的毒副作用,提高机体对激素的敏感性,从而提高缓解率,且中药能提高机体的免疫功能,减少感染的发病率,从而降低复发率,中西医结合临床疗效显著。临床中西医结合多采取病证结合、分期论治的方法,在辨病和西药治疗的基础上,根据水肿程度、激素用量、尿蛋白变化等情况进行分期论治。

1. 按水肿程度分期论治 水肿多见于疾病的初期或后期,病变早期水肿较甚（激素治疗前）,临床表现以脾虚湿困型为主,多兼有标实表现,标实证需辨风邪、湿邪、血瘀、气滞、水停之偏颇;病变后期水肿甚者,临床表现以脾肾阳虚为主。水肿消退期,临床表现以肾虚为主,临证应区别气血阴阳之不同,临床主要以肝肾阴虚、脾肾气虚、脾肾阳虚为主。在激素治疗的诱导期常表现为肝肾阴虚,在激素治疗的撤减期或停药期,多表现为脾肾气虚或脾肾阳虚。

2. 按激素用量分期论治 激素诱导期,临床常表现为肝肾阴虚,阴虚火旺。激素撤减期,常表现为食欲下降或食后饱胀等脾肾气虚症状。激素停药期,患者阳虚症状明显。

3. 按尿蛋白分期论治 大量蛋白尿期,常见于邪盛正虚的水肿期或复发期,治宜祛邪扶正,祛邪重在疏风、清热、利湿、活血,扶正重在健脾益肾,根据病情临证灵活选用,变化无穷。少量蛋白尿缠绵期,常见于激素抗药或激素依赖的患者,治疗重在益肾运脾,佐以活血化瘀,兼夹外邪时,要积极主动地祛邪以扶正。尿蛋白转阴期,常见于缓解期和恢复期的患者,治疗重在益肾活血,临证配合他法灵活施治。

4. 按水肿与激素用量相结合的分期论治 有水肿的激素诱导初期,常采用祛邪,改善症状的方法,适用于水肿严重阶段,此时需足量激素以诱导缓解,而患儿风热湿毒等实邪正盛,加之大量激素治疗,常常阻碍气机,导致水湿难消、水肿加重,故应大剂中药先祛邪以减轻症状,祛邪以安正,意在调整内环境,为激素最大限度地发挥治疗作用创造条件,从而提高机体对激素的正效应。水肿消退的激素诱导期,多采用调理阴阳,补偏救弊的方法,适用于激素足量后期及维持缓解期。部分患儿病情有所缓解,但水肿未尽,尿蛋白阴转缓慢,血浆蛋白不升或上升不理想,临床可见夜尿多而水肿难消,以下半身肿甚,按之没指,乏力懒言,纳差舌淡等阳虚之象,显示对激素低敏感或抗药,治宜温补肾阳,提高激素敏感性。无水肿的激素撤减期,临床采用扶正为主,减少复发的方法,适应于激素维持量及停药以后。本阶段多数患儿病情稳定,少有症状,部分患者因大量外源性激素对下丘脑 - 垂体 - 肾上腺皮质轴的长期反馈性抑制,致使肾上腺皮质处于抑制性萎缩状态,皮质醇分泌减少甚至停止,一旦激素减少或停用,极易引起肾病复发。中医临证常表现为脾肾气虚或脾肾阳虚,或阴阳两虚,治当扶正为主,重在补益脾肾,佐以祛邪,以防邪侵病复。

此外,还有结合病理进行中医辨证,在西药治疗的基础上辨病组方和辨证组方,或对症组方和经验组方等。

(钟日荣 邱彩霞)

第六节 孤立性血尿或蛋白尿

一、孤立性血尿

孤立性血尿是指尿中红细胞数量超过正常值而无明确的临床表现、实验室改变及肾功能异常,临床也叫单纯性血尿、无症状性血尿、良性再发性血尿。临床发病各地报道不一,我国 1986 年报道占健康人群尿筛查的 0.42%,国外一项回顾性分析报道孤立性血尿约占肾脏和泌尿系疾病患儿的 2.94%,日本报道儿童孤立性血尿约占健康人群尿筛查的 0.25%。

【发病机制】

1. 中医病因病机 引起血尿的病因可分为外感和内伤两种,常见的病因有外感、湿热、正虚及血瘀等因素。外感风热之邪,首先犯肺,肺失宣肃,不能通调水道,热邪下迫膀胱,灼伤脉络而致尿血。或外感疮毒之邪,侵犯营血,迫血妄行,伤及膀胱脉络,血渗膀胱,引起血尿。或平素过食肥甘辛热之品,脾胃失运,积湿生热,湿热互结,蕴结下焦,脉络受损,血渗膀胱,故见尿血。内伤与阴虚火旺、气不摄血、气阴两虚有关。肾阴亏虚,水不济火,相火妄动,灼伤脉络,而致血尿。或脾失健运,统摄无权,血不归经,下渗水道,血随尿出,发为尿血。或久病耗伤气阴,肾气亏虚,固摄无力,封藏失司,致精血下泄难止;或肾阴亏虚,阴虚火旺,迫血妄行,络伤血溢,而致尿血。可见血尿的病位在肾与膀胱,与五脏关系密切。其病理因素为热、瘀、虚,病理性质为本虚标实、虚实夹杂,以脾肾亏虚为本,以湿热和血瘀为标,外感内伤互为发病因素,致使血尿反复发作,病久则易化湿成瘀,促使病情缠绵难愈。

2. 西医发病机制　确切病因不明,本组疾病病理改变多较轻,病理类型多样,常见于轻微病变肾小球肾炎、轻度系膜增生性肾小球肾炎及局灶节段性肾小球肾炎等。因此,该病发病机制可能与免疫因素导致的肾小球基底膜损伤有关。

【诊断与鉴别诊断】

1. 临床表现　单纯表现为血尿,均无水肿、高血压、肾功能不全等。临床上表现为复发性和持续性两种形式。

(1) 复发性:主要表现为反复发作的肉眼血尿,血尿持续时间一般每次不超过 2~5 天,间隔数月或数年不等,多于感染后或剧烈运动后发作,发作间歇期尿常规正常或有镜下血尿。

(2) 持续性:表现为持续性镜下血尿,多于体检或偶然尿检中发现,不伴有其他症状体征,尿红细胞数量可出现波动。

2. 实验室检查

(1) 尿常规检查:尿沉渣用显微镜观察 10 个高倍视野(HP)计数红细胞,平均≥3 个 /HP 为镜下血尿,若出血量超过 1ml/L 尿,则尿呈淡红色、洗肉水色或血样尿,为肉眼血尿,肉眼血尿时可测得蛋白尿(+)~(++)。

(2) 肾脏病理:以轻微病变肾小球肾炎、轻度系膜增生性肾小球肾炎及局灶节段性肾小球肾炎等多见。

3. 诊断标准　尿沉渣检查红细胞数超过正常值,生化检查正常,免疫学检查正常,排除全身疾病及其他可能导致血尿的肾脏疾病方可诊断为孤立性血尿。

4. 鉴别诊断　临床上诊断孤立性血尿时须排除以下疾病:

(1) 尿路疾病:如炎症、结石或肿瘤。可行中段尿培养、泌尿系 B 超或 X 线检查。

(2) IgA 肾病:血中 IgA 可升高,确诊需肾穿刺活检(见第二十三章第一节 IgA 肾病)。

(3) Alport 综合征早期:根据家族史、神经性耳聋、进行性肾功能不全可做出鉴别。

(4) 薄基底膜肾病:有家族史,确诊需要肾穿刺活组织电镜检查。

(5) 系统性疾病:如 SLE、紫癜性肾炎等,根据病史及相关临床特征可进行鉴别。

(6) 特发性高钙尿症:除血尿外,常有多种泌尿系症状,如尿痛、尿频、尿急、白天尿失禁、遗尿及反复尿路感染等。24 小时尿钙≥4mg/(kg·d)可以诊断。

(7) 胡桃夹现象:即左肾静脉受压综合征,直立试验、B 超及影像学检查可进行鉴别。

【治疗】

1. 中医治疗

(1) 治疗原则:尿血的治疗宜分虚实,实证尿血以祛邪为主,在疏风清热、清热利湿、泻火解毒的基础上佐以凉血止血;虚证尿血则以扶正为主,在养阴、益气,或气阴双补的基础上,应分别配合凉血止血、摄血止血之法。对虚中夹实之证,则应扶正祛邪兼顾,在养阴、益气、气阴双补的基础上,注意配合清热、化瘀、止血之法。

(2) 分证论治

1) 风热犯肺证

证候:起病前常有风热感冒史,发热恶寒,咳嗽,咽红咽痛,乳蛾肿大,继见尿血,舌红,苔薄白或薄黄,脉浮数。

治法:疏风宣肺,清热止血。

主方：银翘散《温病条辨》加减。

常用药：金银花、连翘、白茅根、大小蓟、鲜芦根、生地黄、黄芩、甘草等。

2）热结膀胱证

证候：起病突然，小便短赤，多有尿急、尿频，或发热口干、腰酸腰痛、少腹作胀、大便秘结，舌红苔黄腻，脉弦数。

治法：清热利湿，凉血止血。

主方：八正散《太平惠民和剂局方》加减。

常用药：木通、车前草、萹蓄、生栀子、生地黄、滑石、淡竹叶、甘草梢等。

3）阴虚火旺证

证候：尿血屡发，色鲜红或淡红，咽干咽红，手足心热，或有低热、颧红、盗汗，舌红苔少，脉细数。

治法：滋阴降火，凉血止血。

主方：知柏地黄丸《医宗金鉴》加减。

常用药：生地黄、牡丹皮、山萸肉、泽泻、山药、茯苓 知母、蒲黄炭、小蓟等。

4）气不摄血证

证候：久病尿血，色淡红，面色萎黄，体倦乏力，气短声低，纳呆便溏，或兼齿衄、肌衄，舌淡，脉虚弱。

治法：健脾摄血。

主方：补中益气汤《脾胃论》合归脾汤《济生方》加减。

常用药：黄芪、太子参、当归、茯苓、陈皮、白术、炒蒲黄、仙鹤草等。

5）气阴两虚证

证候：尿血日久，尿色鲜红或淡红，神疲乏力伴自汗，易感冒，时有低热盗汗，咽干咽红，手足心热，脉细。

治法：益气养阴，凉血止血。

主方：生脉散《内外伤辨惑论》合二至丸《医方集解》加减。

常用药：太子参、麦冬、五味子、女贞子、茜草、小蓟、牡丹皮、白茅根等。

6）邪热留恋证

证候：常见少量血尿迁延不愈，形体尚实，舌红苔黄或黄腻，脉细。

治法：清热凉血。

主方：小蓟饮子《济生方》加减。

常用药：生地黄、大小蓟、墨旱莲、白茅根、藕节炭、牡丹皮、女贞子等。

7）瘀血内阻证

证候：尿色紫暗成块，或鲜血与血丝或瘀块相兼，尿血反复不愈，伴少腹刺痛拒按，或可触及包块，或时有低热，舌质暗或有瘀斑瘀点，苔薄，脉沉涩。

治法：行滞化瘀，活血止血。

主方：血府逐瘀汤《医林改错》加减。

常用药：桃仁、红花、赤芍、当归、生地黄、枳壳、甘草等。

2. 西医治疗　本病无特殊治疗，不需要应用激素及免疫抑制剂，预防及治疗上呼吸道感染较为重要。血尿较重时要注意休息。

二、孤立性蛋白尿

孤立性蛋白尿（isolated proteinuria）也称为无症状持续性蛋白尿，是指在直立体位及卧位时均出现蛋白尿，一般与体位无关，但可在直立姿势时加重，尿蛋白排出量通常 <2g/d。本病发病率为 0.04%~0.38%，我国 21 省市小儿尿筛查为 0.81‰。以青少年为主，既往无肾脏病史，肾功能及影像学检查多数正常，但随着病程进展可出现 GFR 下降或血压升高。

【发病机制】

1. 中医病因病机 中医认为蛋白尿是因脏腑功能异常，精微物质丢失所致。临床表现为本虚标实，本虚与肺、脾、肾三脏功能失调密切相关，标实与风、湿、热、瘀关系密切。

（1）脾肾为本：脾为后天之本，主运化水湿，输布精微。脾气虚弱，气血津液不能循行于经脉之中，而致精血津液失于统摄而易流失，水谷精微不得运化，无以上输于肺，布运周身，导致水谷精微与水湿浊邪混杂从小便而泄，产生蛋白尿。肾为先天之本，主藏精纳气，司开阖，开则泄浊毒，阖则固精微。肾虚则封藏失司，肾气不固，精微下泄。脾气足则精微得敛，肾气充则精气内守，蛋白无从丢失。因此，脾肾虚弱是蛋白尿形成的主要原因。长期大量蛋白尿，精微物质随小便而去，脾肾失于濡养，虚损进一步加重，病久迁延难愈。

（2）风邪为先：风为百病之长，寒、热、湿邪等侵犯人体常与风邪相合致病。肺为水之上源，主宣发肃降。风邪上受，首先犯肺，肺失宣发、肃降功能，则不能开发上焦，通调三焦，不能接受脾之上输水津，也不能纳入肾气蒸化浊中之清，致使水精不能布散全身而下走膀胱，出现蛋白尿。风邪是诱发蛋白尿反复缠绵的重要病因之一。

（3）湿浊缠绵：湿有内外之分，外感湿邪，湿毒内蕴，郁而生热，且脾虚不能运化水湿，敷布精液，内聚成湿，内外相合而成湿热或湿浊之证。湿邪蕴而化热，湿热内蕴，则壅滞三焦，气机升降失常，脾胃失其升清降浊之能，导致精微下泄而致蛋白尿。

（4）瘀血阻络：本病病程较长，"久病入络"，致使脉络瘀滞；或湿热久蕴，热伤脉络；或湿浊壅盛，必然阻滞气机，或阳虚寒凝，血行滞涩，阻碍三焦水道的正常运行，致使精微不能循行于正道而外泄，以致形成蛋白尿。瘀血既是脏腑功能失调的病理产物，又是变生他病的病因，贯穿疾病的始终。

2. 西医发病机制 蛋白尿的发生与肾小球对血浆蛋白的滤过和肾小管对蛋白的重吸收有关。

（1）肾小球对血浆蛋白的滤过作用：由于肾小球滤过膜具有机械屏障和电荷屏障作用，血浆蛋白不能自由通过肾小球滤过膜。肾小球滤过膜从内而外由毛细血管内皮细胞、肾小球基膜和肾小囊脏层上皮细胞组成机械屏障，各层结构孔径大小不一，对血浆蛋白成分的滤过具有选择性，一般而言，机械屏障的损伤引起的尿蛋白分子量较大。肾小球滤过膜的电荷屏障是由肾小球滤过膜处的氨基多糖（硫酸类肝素）涎酸构成，如电荷屏障损伤可导致较小分子量的尿蛋白漏出。此外，如肾小球滤过压升高，滤过膜对血浆蛋白的滤过相应增多。

（2）肾小管对蛋白的重吸收：正常情况下，经肾小球滤过的少量蛋白，几乎 99% 被近曲小管主动重吸收，当肾小管功能受损（特别是近曲小管受损）时可致重吸收减少而导致蛋白尿。另外，泌尿系本身可排泌某些蛋白，如分泌型 IgA、Tamm-Horsfall 蛋白及来自刷状缘、输尿管、膀胱、尿道排泌的某些蛋白成分，当泌尿道病变如尿路感染时，其排泌的蛋白可增多。

【诊断与鉴别诊断】

1. 临床表现 缺乏泌尿道或肾脏疾病的确切病史及临床表现,尿沉渣检查基本正常,仅尿蛋白排出量超过正常。临床可有以下表现:

(1)暂时性或一过性蛋白尿:指肾脏正常,但在发热、心力衰竭或脱水时出现暂时性蛋白尿;或于运动后(尤其于剧烈运动后)出现暂时性尿蛋白一过性增多,通常持续时间不超过 24 小时。此类蛋白尿很少超过(++),于原发因素去除后,尿蛋白即可转阴。

(2)姿势性或直立性蛋白尿:指仅于直立位或采取脊柱前凸姿势时尿蛋白排出增加,而卧位时尿蛋白排出正常。根据直立位时尿蛋白是否经常出现分为暂时性(或间歇性)和固定性两种。暂时性是指直立位时尿蛋白不一定每次均增加,而固定性则表现为每次直立位时均有尿蛋白排出量增加。在人群普查中发现的无症状性蛋白尿多属此类,其中暂时性者占 70%~80%,固定性者占 15%~20%。

(3)持续性无症状性蛋白尿:此类蛋白尿与体位无关,一般无其他症状,在人群普查中发现此类人群占无症状性蛋白尿的 5%~10%。

2. 实验室检查

(1)尿常规检查:尿蛋白(+)~(++),少数(+++),尿沉渣正常。

(2)生化查检:正常。

(3)免疫学检查:正常。

3. 诊断标准 尿蛋白大于正常值,尿沉渣检查正常,生化检查正常,免疫学检查正常,血压正常,在排除全身疾病及其他可能导致蛋白尿的肾脏疾病后方可诊断为孤立性蛋白尿。

4. 鉴别诊断 临床上诊断孤立性蛋白尿时须排除以下疾病:

(1)迁延性肾炎:有明确急性肾炎病史,血尿和/或蛋白尿迁延达 1 年以上,或没有明确急性肾炎病史,但血尿和蛋白尿超过半年,不伴有肾功能不全或高血压。

(2)原发或继发性肾小球疾病早期或恢复期:某些肾小球疾病早期可仅表现为持续性蛋白尿,要注意定期随访,如蛋白尿有增加趋势、出现尿沉渣异常或出现某些临床症状(如高血压、水肿等),则需要进一步检查以明确诊断。

(3)肾小管间质疾病:如肾小管间质病变、肾盂肾炎、先天性肾小管病、低钾肾病等,必要时可查尿本-周蛋白检查或尿蛋白免疫电泳。

【治疗】

1. 中医治疗

(1)治疗原则:以扶正固本为主,即益气健脾补肾、调理阴阳,并同时配合宣肺、利水、清热、化湿、活血化瘀、降浊等祛邪之法以治其标。具体运用时重点解决主要矛盾,根据不同的临床证候和病理特点选择上述诸法的单用或合用,并遵循急则治标、缓则治本的原则,灵活应用。

(2)中医分证论治:可参考本章第五节原发性肾病综合征的中医分证论治内容。

2. 西医治疗 孤立性蛋白尿诊断明确,无需特别治疗,但需长期随访观察。

【中西医结合临床思路】

目前西医治疗孤立性血尿和/或孤立性蛋白尿尚无特殊方法,注重门诊长期随访观察尿常规、血压及肾功能的变化情况。中医在对血尿、蛋白尿的临床治疗方面积累了丰富的经验,其指导思想主要针对孤立性血尿和/或蛋白尿的本虚标实的病因病机进行辨证施治,中医辨证以本虚标实,虚实夹杂为特点,本虚以肾为主,波及脾、肺、膀胱、三焦等,标实常见风邪、湿邪和血瘀,肾虚血瘀是本病的病理核心。本虚在孤立性血尿主要表现为阴虚火旺、气不摄血、气阴两虚,而孤立蛋白尿主要表现为脾肾气(阳)虚;标实主要与风邪、湿邪和血瘀相关,风邪常常兼夹寒、热、湿邪等,湿邪又有水湿、湿热、湿浊之分,湿邪与血瘀即是发病原因,也是病理产物,常常贯穿于疾病始终,是本病发病和病程缠绵的重要因素,因此,临床上提出益肾活血法贯穿本病治疗始终。单纯性血尿和单纯性蛋白尿的治疗应以中医辨证论治为主,通过中医调理患儿的体质,尽量减轻或消除患儿的临床症状,恢复患儿治疗疾病的信心,同时结合现代医学科学的实验指标及检查方法,进行随访观察。

(钟日荣 邱彩霞)

第八章 继发性肾小球疾病

第一节 紫癜性肾炎

紫癜性肾炎（purpura nephritis）为过敏性紫癜（hypersensitive purpura, HSP）时肾实质受累者,是儿科常见的继发性肾小球疾病之一,临床表现为血尿和蛋白尿,部分伴有高血压和肾功能不全。近年来,国际相关学术组织认为,HSP 主要由 IgA 沉积于血管壁引起的血管炎,因此亦称为免疫球蛋白（immunoglobulin, Ig）A 血管炎,累及肾脏的 IgA 血管炎称为 IgA 血管炎肾炎（IgAVN）。文献报道的 HSP 发生肾脏损害率差别较大,为 20%~100%。Brogan 和 Dillon 依据临床表现诊断,紫癜性肾炎发生率为 40%~50%。肾脏受累 90% 发生在过敏性紫癜急性起病后 8 周,而 97% 发生在 6 个月内。本病预后一般较好,仅有少数患儿可迁延进展为慢性肾衰竭或终末期肾病,慢性肾衰竭或终末期肾病的发生率国内外报道不一。国外学者随访 5~20 年,报道肾功能不全或终末期肾病的发生率为 16%~21%。

古代医籍中虽无本病记载,但关于血证的许多记载与本病有关,可属于中医学"血证""紫癜""紫癜风""葡萄疫""肌衄""紫斑"等范畴。

【发病机制】

1. 中医病因病机 主要可归结为热、虚、瘀、毒四个方面。

（1）血热妄行:风热邪毒,自口鼻而入,郁蒸肌肤,与气血相搏,灼伤络脉,脉络失和,血不循经,渗于脉外,溢于肌肤,积于皮下,形成紫癜;内伤胃肠血络,则便血、呕血;内渗膀胱而致血尿、蛋白尿。或反复发作,病久阴血耗损,阴虚生热,虚火灼伤脉络,病程迁延,血尿、蛋白尿时发时止。

（2）脾肾气虚:小儿禀赋不足,或疾病反复发作而致脏腑虚损。脾气虚弱,血液失摄,溢于脉外,形成紫癜、尿血;脾不敛精,肾不固精,精微外泄,发为尿浊（蛋白尿）。

（3）瘀血阻络:热毒内蕴,迫血妄行,损伤脉络、血溢脉外日久成瘀,热瘀互结;或热毒壅盛,煎炼其血,血黏而浓,滞于脉中,热瘀互结;或病情久延,阴虚血少脉涩,或气虚失职、摄血无权,以致血滞脉中或溢于脉外,形成瘀血之征。故瘀血贯穿于紫癜性肾炎的整个疾病过程。

（4）湿毒内伏:湿热邪毒,浸淫腠理,郁于肌肤,阻滞四肢经络,关节痹阻,肿痛屈伸不利。邪伤脾肾,脾失健运,升清降浊无权,肾乏气化,分清泌浊失司,湿邪内生,湿蕴化热,热毒相搏,侵入血分,迫血妄行,外溢肌肤,内迫胃肠及肾络,则见皮肤紫癜、腹痛及血尿、蛋白尿。

2. 西医发病机制 导致本病发生的因素较多,但直接致病因素尚难确定,可能涉及的病因有:

（1）感染：细菌和病毒感染是引起本病最常见的原因。细菌感染尤以 A 组 β 溶血性链球菌所致上呼吸道感染最为多见，幽门螺杆菌（Hp）、金黄色葡萄球菌等感染也是过敏性紫癜发病的原因之一；病毒感染最常见为微小病毒 B19、风疹病毒、水痘病毒、腺病毒、流感病毒等。此外其他病原体包括肺炎支原体、寄生虫感染也为本病的较常见原因。

（2）食物：主要有鱼、虾、蟹、蛋、牛奶等过敏。

（3）药物：常用的如青霉素、链霉素、各种磺胺类、解热镇痛以及镇静剂等。

（4）遗传因素：过敏性紫癜存在遗传好发倾向，不同种族人群的发病率也不同，白种人的发病率明显高于黑种人。近年来遗传学专家研究的相关基因涉及 HLA 基因、家族性地中海基因、血管紧张素转换酶基因（ACE 基因）、甘露糖结合凝集素基因、血管内皮生长因子基因、PAX2 基因、TIM-1 基因等。以及黏附分子 P-selectin 表达增强及基因多态性、P-selectin 基因启动子 2123 多态性可能与过敏性紫癜发病有关。

（5）其他：如植物花粉、昆虫咬伤、疫苗接种、寒冷等因素也是发病诱因一。

上述各种因素对特异性体质具有致敏作用，导致 B 淋巴细胞克隆活化，产生大量抗体，B 淋巴细胞多克隆活化为其特征，患儿 T 淋巴细胞和单核细胞 CD40 配体（CD40L）过度表达，促进 B 淋巴细胞分泌大量 IgA 和 IgE。30%~50% 患儿血清 IgA 浓度升高，急性期外周血 IgA^+B 淋巴细胞数、IgA 类免疫复合物或冷球蛋白均增高。IgA、补体 C3 和纤维蛋白沉积于肾小球系膜、皮肤和肠道毛细血管，引起一系列的自身炎症反应和组织损伤。尤其是 IgA1 糖基化异常及 IgA1 分子清除障碍在过敏性紫癜的肾脏损害中发挥关键作用。血清半乳糖缺乏 IgA1（Galactose-deficient IgA1，Gd-IgA1）水平增高、大分子的 IgA1-IgG 循环免疫复合物沉积于肾脏可能是导致紫癜性肾炎的重要发病机制。

【诊断与鉴别诊断】

1. 诊断标准 ①97% 患儿的肾损害发生在起病的 6 个月以内，表现为血尿和 / 或蛋白尿。②血尿：肉眼血尿或镜下血尿。③蛋白尿：1 周内 3 次尿常规蛋白阳性；24 小时尿蛋白定量 >150mg；1 周内 3 次尿微量白蛋白高于正常值。满足以上 3 项中任意一项。

但是另有约 3% 的患儿肾损害并非发生于过敏性紫癜起病的 6 个月内，此类患儿建议进行肾活检以确诊。若表现为伴有 IgA 沉积的系膜增生性肾小球肾炎，则支持本病诊断。

2. 临床分型 ①孤立性血尿型；②孤立性蛋白尿型；③血尿和蛋白尿型；④急性肾炎型；⑤肾病综合征型；⑥急进性肾炎型；⑦慢性肾炎型。

3. 病理分级 肾活检病理检查是判断肾脏损伤程度的金标准，目前常用的病理分级指标为 1974 年 ISKDC 和 2000 年中华医学会儿科学分会肾脏病学组制定。

Ⅰ级：肾小球轻微异常。

Ⅱ级：单纯系膜增生。分为：a. 局灶 / 节段；b. 弥漫性。

Ⅲ级：系膜增生，伴有 <50% 肾小球新月体形成 / 节段性病变（硬化、粘连、血栓、坏死）。其系膜增生可为：a. 局灶 / 节段；b. 弥漫性。

Ⅳ级：病变同Ⅲ级，50%~75% 的肾小球伴有上述病变。分为：a. 局灶 / 节段；b. 弥漫性。

Ⅴ级：病变同Ⅲ级，>75% 的肾小球伴有上述病变。分为 a. 局灶 / 节段；b. 弥漫性。

Ⅵ级：膜增生性肾小球肾炎。

目前国内外多应用统一的肾小球病理分级标准，但为了更准确全面地评价病情，评估疗效及预后，建议联合肾小管间质病变分级标准进行分级。肾小管间质病理分级：

（-）级：间质基本正常；

（＋）级：轻度小管变形扩张；

（＋＋）级，间质纤维化，小管萎缩＜20%，散在和／或弥漫性炎性细胞浸润；

（＋＋＋）级，间质纤维化，小管萎缩占30%，散在和／或弥漫性炎症细胞浸润；

（＋＋＋＋）级，间质纤维化，小管萎缩＞50%，散在和／或弥漫性炎症细胞浸润。

4. 肾活检指征　对于无禁忌证的患儿，尤其是以蛋白尿为首发或主要表现的患儿（临床表现为肾病综合征、急性肾炎、急进性肾炎者），应尽可能早期行肾活检，根据病理分级选择治疗方案。

5. 鉴别诊断

（1）IgA肾病：两者在肾脏病理上相似，表现为不同程度的系膜增生，免疫荧光以系膜区的IgA免疫复合物沉积为主，关键的鉴别点在于有无皮肤紫癜。

（2）狼疮性肾炎：后者应首先满足临床诊断标准，其肾脏病理可见多种免疫球蛋白和补体成分沉积而表现为典型的"满堂亮"现象。

【治疗】

1. 中医治疗

（1）治疗原则：本病的主要病因病机为热、虚、瘀、湿，治疗上早期以疏风清热、解毒祛湿、凉血止血等法为主，后期以益气养阴、滋肾健脾、止血化瘀为要，而益肾活血法可贯穿于治疗始终。

（2）分证论治

①风热伤络证

证候：紫癜见于下半身，以下肢和臀部为多，呈对称性，颜色鲜红，呈丘疹或红斑，大小形态不一，可融合成片，或有痒感，伴发热，微恶风寒，咳嗽，咽红，或见关节痛，腹痛，便血，尿血，舌质红，苔薄黄，脉浮数。

治法：祛风清热，凉血安络。

主方：麻黄连翘赤小豆汤（《伤寒论》）加减。

常用药：麻黄、连翘、赤小豆、赤芍、牡丹皮、仙鹤草、白茅根等。

②血热妄行证

证候：起病急骤，壮热面赤，咽干，心烦，渴喜冷饮，皮肤瘀斑瘀点密集或成片，伴鼻衄、齿衄，大便干燥，小便黄赤，舌质红绛，苔黄燥，脉弦数。

治法：清热解毒，凉血化斑。

主方：犀角地黄汤（现犀角已禁用，多用水牛角代）（《备急千金要方》）合清瘟败毒散（《疫疹一得》）加减。

常用药：水牛角、生地黄、赤芍、牡丹皮、生石膏、黄芩、栀子、玄参等。

③湿热痹阻证

证候：皮肤紫癜多见于关节周围，尤以膝踝关节为主，关节肿胀灼痛，影响肢体活动，偶见腹痛、尿血，舌质红，苔黄腻，脉滑数或弦数。

治法：清热利湿，化瘀通络。

主方：四妙丸（《丹溪心法》）加味。

常用药：黄柏、苍术、薏苡仁、怀牛膝、仙鹤草、白茅根等。

④胃肠积热证

证候：瘀斑遍布，下肢多见，腹痛阵作，口臭纳呆，腹胀便秘，或伴齿龈出血，便血，舌红，苔黄,脉滑数。

治法:泻火解毒,清胃化斑。

主方:葛根黄芩黄连汤(《伤寒论》)合小承气汤(《伤寒论》)加减。

常用药:葛根、黄芩、黄连、大黄、枳实等。

⑤阴虚火旺证

证候:起病缓慢,时发时隐,或紫癜已退,仍有腰背酸软,五心烦热,潮热盗汗,口干咽燥,头晕耳鸣,尿血,便血,舌质红,少苔,脉细数。

治法:滋阴降火,凉血止血。

主方:大补阴丸(《丹溪心法》)加减。

常用药:黄柏、知母、生地黄、龟甲、牡丹皮、玄参等。

⑥气不摄血证

证候:紫癜色淡红,或反复发作,形体消瘦,面色不华,体倦乏力,食欲不振,自汗,小便短少,便溏,或伴痛,甚或全身或下肢浮肿,舌质淡,苔薄白,脉细弱或沉弱。

治法:健脾益气,和营摄血。

主方:归脾汤(《济生方》)加减。

常用药:当归、白术、茯苓、黄芪、太子参、木香、酸枣仁等。

⑦气滞血瘀证

证候:病情反复发作,斑疹紫暗,腹痛绵绵,神疲倦怠,面色萎黄,纳少,舌淡边尖有瘀点瘀斑,苔薄白,脉细弱。

治法:理气活血,化瘀消斑。

主方:血府逐瘀汤(《医林改错》)加减。

常用药:桃仁、红花、当归、生地黄、川芎、赤芍、三七、琥珀等。

2. 西医治疗

紫癜性肾炎患儿的临床表现与肾脏病理损伤程度不完全一致,后者能更准确地反映病变程度。没有条件获得病理诊断时,可根据其临床分型选择相应的治疗方案。

(1)孤立性血尿或病理Ⅰ级 对过敏性紫癜进行相应治疗,镜下血尿目前未见有确切疗效的文献报道。应密切监测患儿病情变化,建议延长随访时间。

(2)孤立性微量蛋白尿或合并镜下血尿或病理Ⅱa级 国外研究报道较少,改善全球肾脏病预后组织(Kidney Disease Improving Global Outcomes, KDIGO)指南建议对于持续蛋白尿 >0.5~1g/(d·1.73m^2)的紫癜性肾炎患儿,应使用血管紧张素转换酶抑制剂(ACEI)或血管紧张素受体拮抗剂(ARB)治疗。尽管国内有多项关于雷公藤多苷治疗有效的报道,但目前雷公藤多苷药品说明书明确提示儿童禁用,故指南不再建议儿童使用雷公藤多苷治疗。

(3)非肾病水平蛋白尿或病理Ⅱb、Ⅲa级 KDIGO指南建议对于持续蛋白尿 >1g/(d·1.73m^2)、已应用 ACEI 或 ARB 治疗、GFR>50ml/(min·1.73m^2)的患儿,给予糖皮质激素治疗6个月。目前国内外均有少数病例报道使用激素或联合免疫抑制剂治疗的报道。但对该类患儿积极治疗的远期疗效仍有待大规模多中心随机对照研究及长期随访。

(4)肾病水平蛋白尿、肾病综合征、急性肾炎综合征或病理Ⅲb、Ⅳ级 KDIGO指南建议对于表现为肾病综合征和/或肾功能持续恶化的新月体性紫癜性肾炎的患儿应用激素联合环磷酰胺治疗。该组患儿临床症状及病理损伤均较重,均常规使用糖皮质激素治疗,且多倾向于激素联合免疫抑制剂治疗,其中疗效相对肯定的是糖皮质激素联合环磷酰胺治疗。

若临床症状较重、肾脏病理呈弥漫性病变或伴有 >50% 新月体形成者,除口服糖皮质激素外,可加用甲泼尼龙冲击治疗,15~30mg/(kg·d),每日最大量不超过 1.0g,每天或隔天冲击,3 次为 1 个疗程。

此外有研究显示,激素联合其他免疫抑制剂如环孢素 A、霉酚酸酯、硫唑嘌呤等亦有明显疗效。

可供选择的治疗方案如下:

①糖皮质激素联合环磷酰胺冲击治疗:泼尼松 1.5~2mg/(kg·d),口服 4 周改隔日口服 4 周后渐减量,在使用糖皮质激素基础上应用环磷酰胺静脉冲击治疗,常用方法为:①8~12mg/(kg·d),静脉滴注,连续应用 2 日、间隔 2 周为 1 个疗程;②500~750mg/(m²·次),每月 1 次,共 6 次。环磷酰胺累计量≤168mg/kg。

②糖皮质激素联合钙调蛋白抑制剂:目前文献报道最多的仍是联合环孢素 A。环孢素 A 口服 4~6mg/(kg·d),每 12 小时 1 次,于服药后 1~2 周查血药浓度,维持谷浓度在 100~200μg/L,诱导期 3~6 个月,诱导有效后逐渐减量。有报道,对于肾病水平蛋白尿患儿若同时存在对泼尼松、硫唑嘌呤、环磷酰胺耐药时,加用环孢素 A 治疗可显著降低尿蛋白。

③糖皮质激素联合吗替麦考酚酯(MMF):MMF 20~30mg/(kg·d),分 2 次口服,3~6 个月后渐减量,总疗程 12~24 个月。

④糖皮质激素联合硫唑嘌呤:硫唑嘌呤 2mg/(kg·d),一般疗程 8 个月 ~1 年。近年国内临床应用逐渐减少,多为国外应用报道。

除以上免疫抑制剂外,日本及国内还有关于激素联合咪唑立宾或来氟米特治疗有效的临床报道,但均为小样本临床试验,具体疗效仍有待临床大规模多中心 RCT 研究验证。

(5)急进性肾炎或病理 V 级、Ⅵ级　这类患儿临床症状严重、病情进展较快,治疗方案和前一级类似,现多采用三联或四联疗法,常用方案为:甲泼尼龙冲击治疗 1~2 个疗程后口服泼尼松 + 环磷酰胺(或其他免疫抑制剂)+ 肝素 + 双嘧达莫。亦有甲泼尼龙联合尿激酶冲击治疗 + 口服泼尼松 + 环磷酰胺 + 肝素 + 双嘧达莫治疗的报道。

【预防与调护】

1. 注意寻找引起本病的各种原因,去除过敏原。

2. 清除慢性感染灶,积极治疗上呼吸道感染。

【中西医结合临床思路】

小儿紫癜性肾炎具有病因复杂、病理多样、病程较长、病情较重、差异较大的特点,其治疗趋向个性化。孤立性血尿和 / 或蛋白尿,病理分级在 Ⅲa 以下者,中医治疗优势突出;血尿伴有大量蛋白尿,病理分级在 Ⅲa 以上者,应采用中西医结合的方法治疗,以提高临床疗效,减少激素、免疫抑制剂的副作用。除中医辨证施治外,还可以采用分期治疗的方法和辨病与辨证相结合的方法。临床治疗常常分为早期、中期、晚期三个阶段,早期多以风热伤络、血热妄行为主,治以清热解毒,凉血祛瘀,方选银翘败毒散合犀角地黄汤(犀角用水牛角代),或消风散合犀角地黄汤加减(犀角用水牛角代);中期多以血热妄行、瘀血伤络为主,治以解毒化瘀,凉血止血,方用犀角地黄汤加减(犀角用水牛角代);晚期多以瘀热伤络、气阴两虚为主,治以养阴活血,滋肾清利,方用知柏地黄丸合生脉饮,或合二至丸,或合玉屏风散加减。但益肾活血法贯穿治疗始终。辨病与辨证相结合的方法是在西医临床分型及病理分级的基础上进行中医辨证施治。例如丁樱教授提出的辨病辨证相结合的中西医结合治疗方案:①血热妄行证:其特点为病程短,皮肤鲜红色紫癜,肉眼或镜下血尿。症见双下肢鲜红色瘀斑、瘀点,心烦,口渴,便秘,或伴尿血、便血,舌红,苔黄,脉数等。病理分型为Ⅰ级。予以单纯中药治疗,治宜凉血化瘀、清热解毒。方用犀角地黄汤(犀角用水牛角代)合银翘散加减。②阴虚内热证:其特点以血尿为主。症见肉眼血尿或镜下血尿、口干咽燥、五心烦热、舌红少苔、脉细数。病理分型为Ⅰ、Ⅱ级。予以滋阴清热、凉血化瘀纯中药治疗。方用二至丸合小蓟饮子加减。③气阴两虚证:特点为蛋白尿、血尿并见,易反复感染。症见少气乏力、面色无华、口干咽燥或长期咽痛、咽部暗红、手足心热、舌质淡红、少苔、脉细或弱等。病理分级多为Ⅱ级。予以中药加雷公藤多苷片治疗,中药治以益气养阴,方用四君子汤合六味地黄汤加减。④脾肾气虚证:特点为病程较长,以蛋白尿为主。症见面黄乏力、腰膝酸痛、食欲不振、腹胀便溏、舌淡胖有齿印、苔白、脉沉缓等。病理分级≥Ⅲ级。予以中药+泼尼松+雷公藤多苷片/环磷酰胺冲击治疗。中药治以健脾补肾,方用大补元煎加减。

(艾斯 郑健)

第二节　狼疮性肾炎

系统性红斑狼疮(systemic lupus erythematosus,SLE)是自身免疫介导的,以免疫性炎症为突出表现的弥漫性结缔组织病。血清中出现多种自身抗体和多系统受累是 SLE 的两个主要临床特征。SLE 累及肾脏时,即为狼疮性肾炎(lupus nephritis,LN)。LN 是我国儿童常见的继发性肾小球疾病之一,儿童的 LN 发生率高于成人,15%~20% 的 SLE 起病于儿童期或青春期这一特殊的生长发育阶段。初发年龄为 14~20 岁,以 12~14 岁居多,低于 5 岁起病的罕见。男女发病比例为 1:4.5。儿童的发病率国外报道为(0.36~0.60)/10 万人,亚洲地区日本报道的每年患病率 0.47/10 万。SLE 起病早期可有 60%~80% 肾脏受累,2 年内有 90% 出现肾脏损害。如果结合免疫病理检查,SLE 患儿几乎 100% 有不同程度的肾脏受累。

狼疮性肾炎是西医学病名,其临床表现与中医文献中的"日晒疮""温毒发斑""血风疮""面游风""蝶疮流注""红蝴蝶""尿浊""尿血"等病证有相似之处。中华人民共和国中医药行业标准《中医病证诊断疗效标准》中将"红蝴蝶疮"定义为一种面部常发生状似蝴蝶形之红斑,并可伴有关节疼痛、脏腑损伤等全身病变的系统性疾病,相当于系统性红斑狼疮,并分为系统性红蝴蝶疮和盘状红蝴蝶疮,对中医病名的统一起到规范作用。

【发病机制】

1. 中医病因病机　本病内因多为禀赋不足、七情内伤、饮食起居不节、劳倦过度以及病后耗伤阴血等,导致五脏阴精受损;外因为服食毒热之品(如药物)、感受六淫邪气或热毒侵袭如烈日暴晒等扰动机体,而致阴阳失调。

急性发作期以热毒炽盛为主,表现为阳热燔灼,邪毒内扰之象,火热毒邪郁于脏腑经络,遍及肾、肝、心、肺、脑、皮肤、肌肉、脾胃、关节等全身各个部位和脏腑经络,气血运行不畅,经脉运行受阻;邪热伤津耗液伤阴则可导致阴虚火旺;阴虚火旺,热毒炽盛,一为虚火,一为实热,两者同气相求,肆虐不已,戕害脏腑,损伤气血。

随着病情的迁延和病程的推移,可渐致气血亏虚,从而显现出正虚邪实、虚实夹杂的复杂病机。若邪热耗气灼津,阴液亏耗,正气损伤,则可呈现气阴两虚之征象。后期则常因久病不愈,阴损及阳,致阳气衰微或阴阳两虚。瘀血是伴随本病而产生的病理产物,如初期热毒炽盛损伤血脉致血溢脉外而为瘀血,后期则常因阴虚、气阴两虚或阴阳两虚而致瘀血,瘀血亦可作为继发性致病因素而进一步加重病情。

总之,肾虚阴亏为发病的内在基础,热毒为致病的重要诱因,湿热与瘀血是基本病理,在病程的演变中又能变生出水湿、湿浊或溺毒等病理因素,并可阴损及阳,致气阴两虚、脾肾气(阳)虚等证候。

2. 西医发病机制 SLE 的病因仍不明确,可能与病毒感染、遗传因素、性激素、自身组织破坏(如日晒、药物等)有关,其发病与免疫功能异常和遗传因素有关。狼疮性肾炎是一种免疫复合物(immune complex, IC)性肾炎,免疫复合物形成与沉积是引起 SLE 肾脏损害的主要机制。循环中抗 dsDNA 等抗体与相应抗原结合形成免疫复合物后,沉积于肾小球;或者循环中抗 dsDNA 抗体与 dsDNA 相结合后,介导核小体(nucleosome)通过电荷吸引种植于肾小球,或循环中抗 dsDNA 抗体与肾小球内在抗原发生交叉反应形成原位免疫复合物。无论是循环的免疫复合物沉积于肾小球或原位形成的免疫复合物,两者均能激活补体,引起炎性细胞浸润、凝血因子活化及炎症介质释放,导致肾脏损伤。

【诊断与鉴别诊断】

1. 中医辨病辨证要点 狼疮性肾炎属本虚标实之证,故须辨明本虚和标实的主次。标实为主者,须辨明病之在气、在营、在血、何脏受累,病之轻重缓急;本虚为主者,宜辨其气虚、血虚、阴虚、阳虚何者为主以及病位所在。

(1)辨虚实:本病病机复杂,临床表现多端,临证首先要明辨虚实,实证以热毒、痰瘀为主,临床表现为高热,神昏,发斑,出血,脉弦滑数或结代,苔腻,质红绛或紫;虚证以脏腑虚损累及气虚、阴虚为主,临床表现为乏力,自汗,低热缠绵,神疲,眩晕,脉沉细弱,苔薄白,舌质微胖、边有齿痕,或舌光无苔等。

(2)辨脏腑:本病常累及多个脏器损害,临证须明辨脏腑辨证定位。如以神昏、心悸、怔忡、不眠为主症者,多归属心经病变;以眩晕腰痛、耳鸣浮肿、带下缠绵、经少延期为主症者,多归属肾经病变;以胁痛、目胀、视物不清、关节疼痛为主症者,多归属肝经病变。

(3)审气血:本病常见气血功能之紊乱,如气虚、气滞、血瘀、血虚等,但从整个病程来看,以气虚血瘀最为常见,气虚不能运血可导致或加重血瘀,血瘀不能载气,血不能"为气之母",也能加重气虚,临床所见月经紊乱、毛细血管扩张、雷诺现象、结节红斑、甲周红斑、盘状红斑、肝脾肿大,舌质青紫和瘀斑都是血瘀的表现。

2. LN 的全身表现 SLE 作为全身多系统受累的疾病,可以导致不同系统和器官的复杂多样的临床表现。多数起病隐匿,开始时累及 1~2 个系统,表现轻度的关节炎、皮疹、隐匿性肾炎、血小板减少性紫癜等。部分患者长期稳定在亚临床状态或轻型狼疮,部分患者可由轻型突然变为重症狼疮,更多的则由轻型逐渐出现多系统损害;也有一些患者起病时就累及多个系统,甚至表现为狼疮危象。SLE 的自然病程多表现为病情的加重与缓急交替。

(1)皮肤黏膜:儿童 SLE 典型的面部蝶形红斑和盘状红斑相对少见,皮肤损害表现多样化,冻疮样皮疹和紫癜样皮疹更为多见,也可见网状青斑、雷诺现象及肢端溃疡等。

(2)关节肌肉:可有腱鞘炎、肌痛及肌无力等关节肌肉改变,但真正的炎症性肌病少见。

(3)血液系统:贫血多为正细胞正色素性贫血(60%),但如持续存在则逐渐转为小细胞低色素性贫血,Coombs 试验阳性者仅占 20%~40%,明显的溶血者 <10%。合并抗磷脂抗体阳性的患儿易发生深静脉血栓或颅内静脉血栓,但动脉血栓少见,后者往往合并血管炎。严重微血管病性血栓少见。

(4)神经精神性狼疮(NPSLE):1999 年美国风湿病协会(ACR)制定了 NPSLE 命名和

定义的分类标准,提出的 19 种临床表现包括了中枢神经系统、外周神经、自主神经以及精神等多种综合征。所产生的症状以癫痫最为常见,其次为脑血管病(脑出血、脑梗死、蛛网膜下腔出血、一过性脑缺血、脑神经麻痹、颅内压增高、无菌性脑膜炎、横贯性脊髓炎、小脑共济失调、震颤、舞蹈病、周围神经病、头痛、眩晕等),往往出现于疾病的活动期,但有时也可成为 SLE 的首发症状。也是引起 SLE 死亡的主要原因之一。

(5)心血管系统:心血管系统受累越来越多地被认识到也是引起儿童 SLE 重要的死亡原因之一,亚临床的心脏异常很常见,特别是冠状动脉病变引起的心肌缺血,儿童 SLE 也可见到疣状心内膜炎等少见表现。患儿出现心肌受累、严重心律失常及心功能不全提示预后不良。

(6)呼吸系统:狼疮性肺炎、肺出血虽然很少见,但是其起病凶险、进展迅速,也是儿童 SLE 死亡的重要原因之一。

(7)其他:消化系统还可出现吸收不良、假性肠梗阻和肠系膜血管炎、急性缺血性肠炎或蛋白丢失性肠病等表现,可有急性胰腺炎但不常见(<5%)。儿童 SLE 可出现虹膜炎及视网膜血管炎等眼部病变,也可合并眼干、口干等表现(可有继发性干燥综合征)。

3. LN 的肾脏损害表现　LN 的肾脏损害表现类型多样,肾病综合征最为常见,其次为急性肾炎综合征、孤立性蛋白尿和/或血尿、也可表现为急进性肾炎、慢性肾炎及终末期肾病。

(1)蛋白尿:是狼疮性肾炎最常见的临床表现,轻重不一,除Ⅰ型外,其他病理类型均有蛋白尿,大量蛋白尿常见于重度增生性和/或膜性狼疮性肾炎,少部分Ⅱ型和Ⅲ型狼疮性肾炎患者也可表现为肾病综合征。

(2)血尿:以镜下血尿多见,持续肉眼血尿或大量镜下血尿主要见于肾小球出现毛细血管襻坏死、有较多新月体形成的患者。

(3)管型尿:1/3 患者尿液中出现管型,且主要为颗粒管型。红细胞管型常见于严重增生性狼疮性肾炎。

(4)高血压:部分狼疮性肾炎患者可出现高血压,且与肾脏病变程度有关,当存在肾内血管病变时,高血压更常见,甚至发生恶性高血压。

(5)肾衰竭:出现肾小球弥漫性新月体形成、毛细血管襻内广泛血栓、非炎症坏死性血管病变、急性间质性肾炎等病理改变的狼疮性肾炎患者,可并发急性肾衰竭。患者病情未能有效控制时,则进入慢性肾衰竭,多见于Ⅳ型、Ⅴ型+Ⅲ型及Ⅴ型+Ⅳ型狼疮性肾炎。

4. 实验室检查

(1)一般检查:不同系统受累可出现相应的血、尿常规、肝肾功能、影像学检查异常。有狼疮脑病者常有脑脊液压力及蛋白含量的升高,但细胞数、氯化物和葡萄糖水平多正常。

(2)自身抗体:患儿血清中可查到多种自身抗体,如抗核抗体谱、抗磷脂抗体和抗组织细胞抗体。

①抗核抗体谱:抗核抗体(ANA)见于几乎所有的 SLE 患者,但特异性低。抗 dsDNA 抗体是诊断 SLE 的标记抗体之一,多出现在 SLE 的活动期,抗 dsDNA 抗体的滴度与疾病活动性密切相关。抗 ENA 抗体谱,抗 Sm 抗体是诊断 SLE 的标记抗体之一,特异性 99%,敏感性仅 25%,有助于早期和不典型患者的诊断或回顾性诊断;抗 RNP 抗体阳性率 40%,对 SLE 诊断特异性不高,往往与 SLE 的雷诺现象和肌炎相关;抗 SSA(Ro)抗体与 SLE 中出现光过敏、血管炎、皮损、白细胞降低、平滑肌受累、新生儿狼疮等相关;抗 SSB(La)抗体与抗 SSA

抗体相关联,与继发干燥综合征有关,但阳性率低于抗 SSA(Ro)抗体;抗 rRNP 抗体往往提示有 NPSLE 或其他重要内脏的损害。

②抗磷脂抗体:包括抗心磷脂抗体、狼疮抗凝物、抗 β2- 糖蛋白 1(β2GP1)抗体、梅毒血清实验假阳性等对自身不同磷脂成分的自身抗体。结合其特异的临床表现可诊断是否合并有继发性抗磷脂抗体综合征(APS)。

③抗组织细胞抗体:抗红细胞膜抗体,现以 Coombs 试验测得。抗血小板相关抗体导致血小板减少,抗神经元抗体多见于 NPSLE。

④其他:少数患儿血清可出现类风湿因子(RF)和抗中性粒细胞胞质抗体。

(3)补体:补体降低,尤其是 C3 降低常提示有 SLE 活动。C4 低下除表示 SLE 活动性外,尚可能是 SLE 易感性(C4 缺乏)的表现。

(4)病情活动度指标:除上述抗 dsDNA 抗体、补体与 SLE 病情活动度相关外,还有其他指标提示狼疮活动,包括症状反复的相应检查[新发皮疹、脑脊液检查(CSF)变化、蛋白尿增多],以及炎症指标如红细胞沉降率(ESR)增快、血清 C 反应蛋白(CRP)升高、高 γ 球蛋白血症、类风湿因子阳性、血小板计数增加等。

(5)X 线及影像学检查:神经系统磁共振、CT 对患者脑部的梗死性或出血性病灶的发现和治疗提供帮助;胸部高分辨 CT 有助于早期肺间质性病变的发现。超声心动图对心包积液、心肌、心瓣膜病变、肺动脉高压等有较高敏感性而有利于早期诊断。

(6)肾活检病理:肾活检病理改变及活动性评价对狼疮性肾炎的诊断、治疗和判断预后具有重大意义。增生性 LN 的活动指数(AI)和慢性指数(CI):对增生性 LN 在区分病理类型的同时,还应评价肾组织的 LN AI 和 CI,以指导临床治疗和判断预后。AI 值越高是积极给予免疫抑制剂治疗的指征。CI 值的高低则决定病变的可逆程度与远期肾功能。目前多推荐参照美国国立卫生研究院(NIH)的半定量评分方法(表 8-2-1)。

表 8-2-1 AI 和 CI 量化表

病变	积分		
	1	2	3
活动性病变			
肾小球			
毛细血管内细胞增生(细胞数/肾小球)	120~150	151~230	>30
白细胞浸润(个/肾小球)	<2	2~5	>5
核碎裂(%)*	<25	25~50	>50
纤维素样坏死(%)*	<25	25~50	>50
内皮下透明沉积物(白金耳,%)	<25	25~50	>50
微血栓(%)	<25	25~50	>50
细胞性新月体(%)*	<25	25~50	>50
间质炎性细胞浸润(%)	<25	25~50	>50
动脉壁坏死或细胞浸润	如有记 2 分		
慢性化病变			
肾小球球性硬化(%)	<25	25~50	>50

病变	积分		
	1	2	3
慢性化病变			
纤维性新月体（%）	<25	25~50	>50
肾小管萎缩（%）	<25	25~50	>50
间质纤维化（%）	<25	25~50	>50
小动脉内膜纤维化（%）	<25	25~50	>50

注：凡标记*号者积分×2计算。

5. 诊断标准 SLE 的诊断标准：2009 年红斑狼疮国际临床合作组（SLICC）在美国风湿病医生协会（ARHP）费城年会上提出了 SLE 新的修订标准（表 8-2-2）。

表 8-2-2 SLICC 2009 年 SLE 修订标准

临床指标

1. 急性或亚急性皮肤狼疮

2. 慢性皮肤狼疮

3. 口腔 / 鼻溃疡

4. 非瘢痕性脱发

5. 炎症性滑膜炎，指内科医生观察到的两个或以上关节的肿胀或关节触痛伴有晨僵

6. 浆膜炎

7. 肾脏：尿蛋白 / 肌酐增加或 24h 尿蛋白≥500mg 或有红细胞管型

8. 神经系统：惊厥、精神病、多发性单神经炎、脊髓炎、外周或脑神经病变、脑炎（急性精神混乱状态）

9. 溶血性贫血

10. 低白细胞血症（至少 1 次小于 4 000/mm³）或低淋巴细胞血症（至少 1 次 <1 000/mm³）

11. 血小板减少（至少 1 次 <100 000/mm³）

免疫学指标

1. ANA 阳性

2. 抗 ds-DNA 阳性（如用 ELISA 法，需两次阳性）

3. 抗 Sm 抗体阳性

4. 抗磷脂抗体阳性：狼疮抗凝物阳性、梅毒血清学试验假阳性、抗心磷脂抗体（至少超过正常两倍或中高滴度）、抗 β2-GPI 阳性

5. 补体降低：包括 C3、C4 和 CH50

6. 无溶血性贫血者直接 Coombs 试验阳性

确诊条件（符合下列两项中的任何 1 项）

1. 有活检证实的狼疮肾炎，伴有 ANA 阳性或抗 ds-DNA 阳性

2. 满足分类标准中的 4 条，但是至少包括 1 项临床指标和 1 项免疫学指标

LN 的诊断标准:根据中华医学会儿科学分会肾脏病学组 2010 年制定的《狼疮性肾炎诊断治疗循证指南》中的诊断标准。在确诊为 SLE 的基础上,患儿有下列任一项肾受累表现者即可诊断为狼疮性肾炎:①尿蛋白检查满足以下任一项者:1 周内 3 次尿蛋白定性检查阳性;或 24 小时尿蛋白定量 >150mg;或尿蛋白 / 尿肌酐 >0.2mg/mg,或 1 周内 3 次尿微量白蛋白高于正常值;②离心尿每高倍镜视野红细胞 >5 个;③肾小球和 / 或肾小管功能异常;④肾穿刺组织病理活检(以下简称肾活检)异常,符合狼疮性肾炎病理改变。

6. 临床分型 儿童 LN 临床表现分为以下 7 种类型:①孤立性血尿和 / 或蛋白尿型;②急性肾炎型;③肾病综合征型;④急进性肾炎型;⑤慢性肾炎型;⑥肾小管间质损害型;⑦亚临床型:SLE 患者无肾损害临床表现,但存在轻重不一的肾病理损害。

7. 病理分型

(1)根据肾小球损害程度分型:LN 的病理分型几经修订,2003 年国际肾脏病学会和肾脏病理学会(ISN/RPS)制订了新的分型版本。LN 的病理分型标准着重肾小球的病理损害,但应注意到其往往合并有肾小管间质及血管病变,甚至是与肾小球病变程度不对应的严重病变。

1)Ⅰ型:轻微系膜性 LN(minimal mesangial LN):光镜下肾小球正常,但荧光和 / 或电镜显示免疫复合物存在。

2)Ⅱ型:系膜增生性 LN(mesangial proliferative LN):光镜下可见单纯系膜细胞不同程度的增生或伴有系膜基质增宽,及系膜区免疫复合物沉积;荧光和电镜下可有少量上皮下或内皮下免疫复合物沉积。

3)Ⅲ型:局灶性 LN(focal LN):分活动性或非活动性病变,呈局灶性(受累肾小球 <50%)节段性或球性的肾小球毛细血管内增生、膜增生和中重度系膜增生或伴有新月体形成,典型的局灶性的内皮下免疫复合物沉积,伴或不伴有系膜病变。

A 活动性病变:局灶增生性 LN。

A/C 活动性和慢性病变:局灶增生和硬化性 LN。

C 慢性非活动性病变伴有肾小球硬化:局灶硬化性 LN。

应注明活动性和硬化性病变的肾小球的比例。

4)Ⅳ型:弥漫性 LN(diffuse LN):活动性或非活动性病变,呈弥漫性(受累肾小球≥50%)节段性或球性的肾小球毛细血管内增生、膜增生和中重度系膜增生,或呈新月体性肾小球肾炎,典型的弥漫性内皮下免疫复合物沉积,伴或不伴有系膜病变。又分两种亚型:(Ⅳ-S)LN:即超过 50% 的肾小球的节段性病变;(Ⅳ-G)LN:即超过 50% 肾小球的球性病变。若出现弥漫性白金耳样病变时,即使轻度或无细胞增生的 LN,也归入Ⅳ型弥漫性 LN。

Ⅳ-S(A):活动性病变:弥漫性节段性增生性 LN。

Ⅳ-G(A):活动性病变:弥漫性球性增生性 LN。

Ⅳ-s(A-C):活动性和慢性病变:弥漫性节段性增生和硬化的 LN。

Ⅳ-G(A-C):活动性和慢性病变:弥漫性球性增生和硬化性 LN。

Ⅳ-s(C):慢性非活动性病变伴有硬化:弥漫性节段性硬化性 LN。

Ⅳ-G(C):慢性非活动性病变伴有硬化:弥漫性球性硬化性 LN。

应注明活动性和硬化性病变的肾小球比例。

5)Ⅴ型:膜性 LN(membranous LN):肾小球基底膜弥漫增厚,可见弥漫性或节段性上皮下免疫复合物沉积,伴有或无系膜病变。Ⅴ型膜性 LN 可合并Ⅲ型或Ⅳ型病变,这时应做出复合性诊断。如Ⅴ+Ⅲ、Ⅴ+Ⅳ等。并可进展为Ⅵ型硬化型LN。

6）Ⅵ型：严重硬化型LN（advanced sclerosing LN）：超过90%的肾小球呈现球性硬化，不再有活动性病变。

（2）肾小管损害：肾小管损害的病理表现包括肾小管上皮细胞核固缩、肾小管细胞核"活化"、肾小管细胞坏死、肾小管细胞扁平、肾小管腔内有巨噬细胞或上皮细胞、肾小管萎缩、肾间质炎症和肾间质纤维化，在进行病理诊断时应注明肾小管萎缩、肾间质细胞浸润和纤维化的程度和比例。

肾小管间质损害型以肾小管损伤为主要表现，此型为孤立的肾小管间质改变、与SLE相关的肾小球病变轻微，出现与肾小球病变程度不相应的较严重球外病变。

（3）血管损伤表现：血管损伤表现包括狼疮性血管病变、血栓性微血管病、血管炎和微动脉纤维化。

1）狼疮性血管病变：表现为免疫复合物（玻璃样血栓、透明血栓）沉积在微动脉腔内或叶间动脉，也称为非炎症坏死性血管病。

2）血栓性微血管病：与狼疮性血管病变在病理及临床表现上相似，其鉴别要点为存在纤维素样血栓。

3）坏死性血管炎：动脉壁有炎症细胞浸润，常伴有纤维样坏死。

4）微动脉纤维化：微动脉内膜纤维样增厚不伴坏死、增殖或血栓形成。

【治疗】

1. 中医治疗

（1）治疗原则：本病以肝肾阴虚、热毒侵袭为发病的关键，故滋阴降火、清热解毒为本病的治疗大法。临证需要根据标本虚实之主次及脏腑经络病位的不同而确立相应的治法。热毒炽盛期以清营凉血为主，阴虚内热期以滋补肝肾为主，脾肾阳虚期以健脾温肾为主。

（2）分证论治

①热毒炽盛证

证候：高热或高热不退，面部及其他部位皮肤红斑，日光照射后病情转剧、斑色紫红。烦躁口渴喜冷饮，关节酸痛，肌肉疼痛无力，肢体浮肿，目赤唇红，精神恍惚，严重时神昏谵语，手足抽搐。或见吐血、衄血、便血等出血症状。可见口舌生疮，大便秘结、小便短赤或浊。舌质红或紫暗或苔黄或黄干，脉弦数或洪数。本证多见于SLE活动期。

治法：清热解毒，凉血活血。

主方：清瘟败毒饮（《疫疹一得》）或犀角地黄汤（现犀角已禁用，多用水牛角代）（《备急千金要方》）加减。

常用药：水牛角、生地黄、白芍、牡丹皮、生石膏、知母、玄参、黄芩等。

②阴虚内热证

证候：持续低热，手足心热，心烦，面颧潮红，自汗盗汗，口干咽燥，尿黄便干，腰膝酸软，脱发，舌质红，苔少或镜面舌，脉细数。本型多见于SLE的亚急性期或轻度活动期。

治法：滋阴降火。

主方：知柏地黄丸（《医宗金鉴》）加减。

常用药：知母、黄柏、生地黄、山药、山茱萸、泽泻、茯苓、牡丹皮等。

③肝肾阴虚证

证候：不发热或偶有低热，两目干涩，腰酸腿痛，毛发脱落，月经不调或闭经，或头晕目眩耳鸣,口干咽燥,大便偏干,舌红少津,脉沉细。此型多见于 SLE 缓解期。

治法:滋补肝肾。

主方:六味地黄丸(《小儿药证直诀》)合二至丸(《医方集解》)加减。

常用药:生地黄、山药、山萸肉、泽泻、茯苓、牡丹皮、女贞子、墨旱莲等。

④脾肾阳虚型证

证候:面色苍白,面目四肢浮肿,气短无力,腹胀纳呆,肢冷面热,腰膝酸软疼痛,尿少或清长,便溏,拒食或呕吐,甚至四肢拘急,短气喘促,动则喘甚。舌胖质淡有齿痕、苔白薄或厚腻,脉沉细小或沉滑无力。此型是 SLE 侵及肾脏发生狼疮性肾炎或狼疮性肾病综合征的常见类型。

治法:温补脾肾,利尿解毒。

主方:偏肾阳虚者,真武汤(《伤寒论》)合黄芪桂枝五物汤(《金匮要略》)加减;偏脾阳虚者,实脾饮(《重订严氏济生方》)加减。

常用药:茯苓、白术、芍药、生姜、黄芪、桂枝、菟丝子、大腹皮等。

⑤气阴两虚证

证候:神疲体倦,少气懒言,自汗盗汗,头晕耳鸣,口干咽燥,五心烦热,脉细数。多见于经长期标准激素治疗后,疾病不活动,身体较虚弱者。

治法:益气滋阴。

主方:四君子汤(《太平惠民和剂局方》)合六味地黄丸(《小儿药证直诀》)加减。

常用药:党参、白术、茯苓、熟地黄、山茱萸、山药、泽泻、牡丹皮、甘草等。

(3)中医其他疗法

1)中成药

①肾炎康复片:每次 6 片,每日 3 次口服。本品益气养阴、清热利湿。用于狼疮性肾炎气阴两虚兼有湿热者。

②金水宝胶囊:每次 5 粒,每日 3 次口服,本品为冬虫夏草制剂,有补肺益肾之功。用于肺肾不足之恢复期患者。

2)单方验方

①血尿灵:白茅根 30g、大枣 10 枚,煎汤代茶饮。治疗血尿。

②双花茶:金银花 20g、菊花 20g、绿茶 5g,沸水浸泡代茶饮。治疗风热犯肺、咽喉肿痛者。

3. 西医治疗

(1)治疗原则:①伴有肾损害症状者,应尽早行肾活检,以利于依据不同肾脏病理特点制订治疗方案。②积极控制 SLE/LN 的活动性。③坚持长期、正规、合理的药物治疗,并加强随访。④尽可能减少药物毒副作用,切记不要以生命的代价去追求疾病的完全缓解。

(2)狼疮性肾炎的治疗

主要是根据病理分型治疗:LN 肾脏病理基本病变包括炎性病变、增生性病变、基膜病变、肾小管间质病变和血管炎病变。急性炎症性病变,使用糖皮质激素、尤其甲泼尼龙冲击治疗往往能明显改善症状。对于增生性病变则需要用抗代谢的药物如环磷酰胺(CTX)、吗替麦考酚酯(MMF)、硫唑嘌呤、来氟米特和神经钙蛋白抑制剂(环孢素、他克莫司)。对于基膜病变神经钙蛋白抑制剂和抗 B 细胞抗体可能有效。对于血管炎性病变选用 MMF、他克莫司。具体分型治疗如下:

Ⅰ型、Ⅱ型：目前尚无大宗的 RCT 结果。一般认为,伴有肾外症状者,予 SLE 常规治疗;儿童患者只要存在蛋白尿,应加用泼尼松治疗,并按临床活动程度调整剂量和疗程。

Ⅲ型：轻微局灶增生性肾小球肾炎的治疗,亦无大宗的 RCT 结果,可予泼尼松治疗,并按临床活动程度调整剂量和疗程;肾损症状重、明显增生性病变者,参照Ⅳ型治疗。

Ⅳ型：该型为 LN 病理改变中最常见、预后最差的类型。推荐糖皮质激素加免疫抑制剂联合治疗。治疗分诱导缓解和维持治疗两个阶段。

诱导缓解阶段：共 6 个月,首选糖皮质激素 +CTX 冲击治疗。泼尼松 1.5~2.0mg/（kg·d）,6~8 周,根据治疗反应缓慢减量。CTX 静脉冲击有 2 种方法可选择：500~750mg/（m^2·次）,每月 1 次,共 6 次。或 8~12mg/（kg·d）,每 2 周连用 2 日,总剂量 150mg/kg。肾脏增生病变显著时需给予环磷酰胺冲击联合甲泼尼龙冲击。甲泼尼龙冲击 15~30mg/（kg·d）,最大剂量不超过 1g/d,3 日为 1 个疗程,根据病情可间隔 3~5 日重复 1~2 个疗程。MMF 可作为诱导缓解治疗时 CTX 的替代药物,在不能耐受 CTX 治疗、病情反复或 CTX 治疗无效情况下,可换用 MMF,0.5~3.0g/d（成人剂量）外剂量开始,逐渐加量,持续 1~3 年。儿童尚无大宗 RCT 的证据。推荐儿童 MMF 剂量 20~30mg/（kg·d）。CTX 诱导治疗 12 周无反应者,可考虑换用 MMF 替代 CTX。

维持治疗阶段：至少 2~3 年。在完成 6 个月的诱导治疗后呈完全反应者,停用 CTX,泼尼松逐渐减量至每日 5~10mg 口服,维持至少 2 年;在最后一次使用 CTX 后两周加用硫唑嘌呤（AZA）1.5~2mg/（kg·d）（1 次或分次服用）或 MMF。初治 6 个月非完全反应者,继续用 CTX 每 3 个月冲击 1 次,至 LN 缓解达 1 年;近年来,MMF 在维持期的治疗受到愈来愈多的关注。但在目前,维持期仍推荐首选 AZA（成人）,MMF 可用于不能耐受 AZA 的患者,或治疗中肾损害反复者。另外,近来有学者提出来氟米特有可能成为狼疮性肾炎维持治疗的选择,但对儿童尚没有来自多中心 RCT 的结果。

Ⅴ型：临床表现为蛋白尿者,加用环孢素或 CTX 较单独糖皮质激素治疗者效果好,也有加用雷公藤或苯丁酸氮芥治疗有效的报道。合并增生性病变者,按病理Ⅳ型治疗。近年有报道针对Ⅴ + Ⅳ型患者采取泼尼松 +MMF+FK506 的靶点联合治疗有效,但尚需进一步的多中心 RCT 的验证。

Ⅵ型：具有明显肾功能不全者,予以肾替代治疗（透析或肾移植）,其生存率与非狼疮性肾炎的终末期肾病患者无差异。如果同时伴有活动性病变,仍应当给予泼尼松和免疫抑制剂治疗。

值得指出的是,肾脏病变的分类只是一个相对的概念,患儿可以几种病变合并存在,治疗中要分清主次,同时兼顾。除上述治疗方法外,还有雷公藤、来氟米特等其他免疫抑制剂用于维持治疗,以及免疫重建、造血干细胞输注等用于重症有活动性病变而其他治疗无效的患者。血浆置换、静脉注射免疫球蛋白有助于改善机体内环境,但对 LN 无改善作用。阿贝莫司有助于降低体内抗 dsDNA 水平,但其对肾脏远期预后的影响尚有待进一步的多中心 RCT 的验证。

【预后与预防】

1. 疗效判断

（1）西医疾病疗效判定标准

临床缓解：治疗后主症消失,主要化验指标恢复正常。

显效：治疗后主症好转,主要化验指标趋于正常。

有效：治疗后主症有所改善，主要化验指标数值有所下降。

无效：未达到有效标准。

（2）中医证候疗效判定标准

临床痊愈：中医临床症状、体征消失或基本消失，证候积分减少≥95%。

显效：中医临床症状、体征明显改善，证候积分减少≥70%。

有效：中医临床症状、体征均有好转，证候积分减少≥30%。

无效：中医临床症状、体征均无明显改善，甚或加重，证候积分减少不足30%。

注：计算公式：〔（治疗前积分－治疗后积分）/治疗前积分〕×100%。

2. 预后判断　近年来随着对LN的认识逐步提高及治疗手段的改进，成年人的5年存活率已经提高到75%~85%，1977年Fish报道一组儿童SLE病例，10年存活率达86%。影响狼疮性肾炎预后的因素颇多，种族、经济状况、性别、大量蛋白尿、高血压、血清肌酐增高、贫血、血小板减少、低补体血症、抗dsDNA抗体滴度阳性，均被认为是具有预后影响的临床因素。尽管男性罹患SLE少见，但男性患者一般较女性患者重，预后差，起病初临床症状不典型，易误诊。细胞性新月体、肾小球硬化的程度、间质纤维化的比例以及肾脏血管病变，是影响预后的重要病理改变参数。一般而言，肾脏AI>7、CI>3的狼疮性肾炎预后不佳。持续存在细胞性新月体或肾小管巨噬细胞浸润等炎性病变，或者持续存在内皮下和系膜区电子致密物沉积的患者预后不良。

3. 预防与调护

（1）预防外邪入侵，避免受凉、日光暴晒，以免诱发加重病情。避免过度劳累，可适当参加体育锻炼和活动，增强体质。

（2）避免精神紧张或强烈的情志刺激。

（3）忌食洋葱、辣椒、韭菜及烟酒等辛辣、刺激之品。避免使用可诱发狼疮的药物，如磺胺类、青霉素、保泰松、口服避孕药、肼屈嗪、普鲁卡因胺、异烟肼等。

（4）服用激素者不可骤然减量，同时要注意预防感染及其他副作用。

【中西医结合临床思路】

狼疮性肾炎是一种免疫复合物性疾病，具有多系统损害的特点，在治疗上较为棘手。治疗的关键在于早期诊断、规范治疗。西医多采用激素、免疫抑制剂、肾替代治疗（透析或移植）及免疫重建、造血干细胞输注等方法，并根据肾脏病理类型选择治疗方案，可明显提高临床疗效、改善疾病预后。但是，随着激素和免疫抑制剂的大量应用，长期大剂量激素治疗可出现库欣综合征及阴虚阳亢的症状，大量免疫抑制剂带来的消化道症状及肝肾功能的损害。采用中西医结合治疗，西医根据病理分级治疗，中医按照病程分期辨证施治，可以明显提高临床疗效，减轻药物的不良反应，减少疾病的复发率。急性活动期（疾病初期），以西药治疗为主，采用大剂量激素及细胞毒药物，但大量激素及细胞毒药物可致库欣综合征和肝肾功能损害，机体抗病能力低下，临床表现为热毒炽盛、阴虚火旺的证候，可配合清热解毒、滋阴降火的中药治疗，可选用清瘟败毒饮、犀角地黄汤（现犀角已禁用，多用水牛角代）、知柏地黄丸加减；急性活动得到控制后（或疾病中期），激素开始逐渐撤减，临床表现为气阴两虚、脾肾气虚的证候，可配合益气养阴或健脾益肾的中药治疗，应用六味地黄丸或金匮肾气丸加减；病情缓解或基本不活动时（或疾病后期），长期大剂量应用激素和免疫抑制剂治疗后，临床表现为气阴两虚、脾肾阳虚的证候，此时要重视中医治疗，可配合益气养阴或温肾健脾中药治疗，应用四君子汤合六味地黄丸益气养阴，健脾益肾，应用实脾饮来温补脾肾。同时,还可以应用中药防治激素和免疫抑制剂的副作用,例如,应用养阴清热的知柏地黄丸可以防治激素引起的库欣综合征,益气健脾药物可以减轻激素及免疫抑制剂引起的胃肠不适,补肾养血中药可以减轻免疫抑制剂对骨髓和性腺的抑制。许多中药不能对免疫功能起到调节作用,如益气药党参、黄芪、白术等有提高免疫功能的作用,养阴药如生地黄、麦冬、玄参等可延长抗体生成期,清热药如白花蛇舌草能刺激网状内皮系统增加白细胞的吞噬功能。而活血化瘀法贯穿治疗始终。

(艾 斯 郑 健)

第三节　乙型肝炎病毒相关性肾炎

乙型肝炎病毒相关性肾炎(hepatitis B virus associated glomerulonephritis,HBV-GN)是我国儿童常见的继发性肾小球疾病之一,也是儿童期膜性肾病的主要病因。本病是乙型肝炎病毒感染导致的免疫复合物性肾小球疾病,肾脏是HBV感染后主要的肝外受累器官之一,临床上以不同程度蛋白尿为主要表现,可伴有镜下血尿。儿童免疫功能尚未发育完善,HBV-GN发病率明显高于成人,发病年龄以2~14岁多见,男性多于女性,男∶女为(4~6)∶1。中华医学会儿科学分会肾脏病学组1982年统计全国20省市105家医院儿童肾脏病住院患者,乙型肝炎病毒表面抗原(HBsAg)阳性占21.7%,各地差异较大,以中南地区最高,达39.2%。但收集全国20家医院儿童肾脏活检结果,HBV-GN占肾脏活检儿童的8.7%。我国儿童HBV感染率在1992年乙肝疫苗纳入儿童计划免疫后显著降低,3~12岁城市儿童HBsAg阳性率、HBV感染率分别为2.10%、20.45%,农村儿童分别为8.25%、39.22%。HBV-GN的发生率也呈逐渐降低趋势,占肾脏活检儿童的比例也降至5%以下。

中医虽无本病病名记载,但其临床表现与中医的"尿血""水肿""尿浊""胁痛""臌胀""黄疸""肝郁"及"虚劳"等病有关。

【发病机制】

1. 中医病因病机　本病的病因主要是正气不足,外感湿热疫毒,饮食不洁,劳累过度。外感湿热疫毒之邪,由表入里,内阻中焦,脾失健运,不能敷布水津而致水湿内停,日久湿热交蒸肝胆,肝失疏泄,气机不畅,气血失调;木郁土壅,脾运呆滞,肝脾失和,肝失疏泄,脾失统摄,气血运行不畅,气滞血瘀,血不循常道,益于脉外则见血尿,精微下泄则为蛋白尿;病久气病及血,累及他脏。肝肾同源,同居下焦,生理相关,病理相连,精血互生,阴液互用,精藏于肾,疏泄于肝,精失疏泄则成水湿。肝肾同寄相火,湿热毒邪蕴结肝胆,下注于肾,肾络受损,血溢络外而见血尿;邪扰肾关,肾失封藏,精微下泄而见蛋白尿;或湿热疫毒,蕴结肝胆,热毒灼伤阴津而致肝肾阴亏,虚火扰动,灼伤血络,下渗膀胱而见血尿;若肾气不固,精微下泄则为蛋白尿。肾主水,司开阖,肾气虚,气化功能失司,不能化气行水而致湿聚水潴,溢于肌肤而见水肿。水停气滞,血脉不畅;或湿热久稽,血脉凝滞;或气虚无力帅血,血虚脉细行涩,阴虚血涩黏滞,阳虚血寒而泣等均能导致瘀血内生。瘀血作为新的致病因素进一步损害脏腑功能,致使病情复杂,病程缠绵难愈,加重血尿、蛋白尿,甚则出现水毒内闭、关格之变证。

总之,本病的病机特征为本虚标实、虚实夹杂,病位在肝、肾、脾。病变初期以标实为主,多因湿热疫毒蕴结于肝,下及于肾;邪毒日久不去,耗气伤阴,故中期为本虚标实,湿热留恋兼肝肾阴虚或气阴两虚;后期湿热疫毒已退,脾肾之气未复,阴损及阳,终致脾肾气(阳)虚或阴阳两虚。本病由实致虚,虚实夹杂,邪实正虚互为因果,贯穿于疾病始终,影响疾病的发生、发展、变化与转归。

2. 西医发病机制 HBV-GN 确切的发病机制目前尚未明确,已经发现与免疫复合物相关的免疫反应在其发病过程中具有重要地位。机体对 HBV 相关抗原免疫应答反应不同,决定了免疫复合物在肾小球内不同的沉积方式和类型,进而导致肾脏组织学的不同病理类型。介导人类乙型肝炎病毒相关性肾炎的免疫复合物可以是 HBsAg、HBcAg 和 HBeAg 相关抗原抗体复合物中的一种或多种。遗传易感性与乙型肝炎病毒相关性肾炎的发病具有一定的相关性。

HBV-GN 发病的可能机制主要有以下几个观点:

(1)HBV 抗原抗体复合物致病:①原位免疫复合物,儿童 HBV-GN 多表现为膜性肾病,实验表明引起膜性肾病的免疫复合物有乙肝病毒抗原 HBsAg、HBcAg 和 HBeAg,其中只有 HBeAg 符合引起膜性肾病的条件,HBeAg 可穿过基膜与植入上皮下的 HBeAb 结合形成免疫复合物。在膜性肾病活动期肾小球内有 HBeAg、IgG、C3 同时沉积,肾组织洗脱液中可以找到 HBeAb,当血中 HBeAg 消失并出现足量 HBeAb 时,临床症状改善,尿异常减轻或恢复,肾小球内 HBeAg 亦消失,证明 HBeAg 是膜性肾病的病因之一。②循环免疫复合物,HBV 感染后,血清中 HBcAb、HBeAb、HBsAb 可以在血液循环中与相应抗原形成免疫复合物,沉积于肾小球毛细血管襻,激活补体造成免疫损伤,由于 HBsAg、HBcAg 分子量大,只能沉积于内皮下及系膜区,研究表明系膜毛细血管性肾炎、系膜增生性肾炎的肾小球内以 HBsAg 沉积为主。

(2)病毒直接感染肾脏细胞:有研究表明应用免疫组化方法发现肾脏系膜细胞存在 HBcAg,应用 Southern 杂交法发现肾脏细胞中存在 HBV-DNA,提示存在 HBV 直接感染肾脏细胞的可能性。

(3)机体免疫系统功能异常:HBV 感染后体内可以出现一些自身抗体,产生冷球蛋白血症,患者体内不能产生高亲和力抗体中和抗原,同时可有细胞免疫缺陷,这种免疫功能异常可能是 HBV-GN 的致病因素之一。

(4)遗传因素:近年来发现基因多态性与 HBV-GN 的发病密切相关,研究证明基因 *HLADQB1**0603 以及 *HLADQB1**0303 的阳性与 HBV-GN 的发病相关,携带 *HLADQB1**0603 基因者的免疫系统对 HBeAg 清除不良,可能是其易患 HBV-GN 的主要机制。

沉积于肾小球的免疫复合物进一步激活补体,形成膜攻击复合物 C5b-9,刺激肾小球足细胞分泌多种蛋白酶、细胞因子、血管活性物质及细胞外基质,共同介导毛细血管基底膜损伤,引起蛋白尿等肾脏损害的临床表现。

3. 病理改变

(1)光镜:HBV-GN 在肾组织病理改变方面除了表现为肾小球膜性病变、膜增殖性肾炎等典型类型外,还可见系膜增生性病变、局灶节段性肾小球硬化、新月体形成等多种病理改变。乙型肝炎病毒相关性膜性肾病属于继发性膜性肾病,在病理特征上与特发性膜性肾病有所不同,部分病例出现系膜、内皮细胞增生,系膜区增宽,少数可见新月体等增殖性病变,沉积物主要分布于基底膜上皮侧,有时可见少量系膜区和内皮下沉积物。

(2)免疫荧光:由于 HBsAg 能以 IgG 结合型大分子存在,故肾组织多存在 IgG 及补体成分的沉积,常表现为"满堂红"现象,提示免疫复合物性肾炎的存在。免疫荧光特点与狼疮性肾炎有相似之处,肾组织中可见乙型肝炎抗原抗体复合物的沉积,HBeAg 分子量较小,能穿过基底膜到达上皮侧,故 HBeAg 抗炎抗体复合物的沉积更有诊断意义。

(3)电镜:符合免疫复合物沉积性肾炎表现。膜性肾病者可见上皮侧电子致密物沉积,随病变进展基底膜内亦可见被基膜样物质(钉突)分隔或包绕的电子致密物,基底膜明显增厚。足细胞可有明显病变,足突内可见细胞骨架微丝斑在肾小球基底膜侧沉积,裂孔数目减少,裂孔膜消失。膜增生性肾小球肾炎的超微结构改变为系膜区增宽,基膜样物质增多,基底膜分层,内见系膜插入,内皮下、基底膜内、上皮侧可见电子致密物沉积。

【诊断与鉴别诊断】

1. 临床表现

(1)临床特点:学龄儿童多见,常在 2~12 岁发病,平均年龄 6 岁,男 > 女,起病隐匿。临床多数表现为肾病综合征(73%),有一些表现为非肾病范围内的蛋白尿和镜下血尿。肉眼血尿、高血压和肾功能不全少见。多数无肝病症状,有近半数患儿丙氨酸氨基转移酶(ALT)升高。约半数患者 C3 降低,下降程度较轻。

(2)血清学检查:约 3/4 患儿 HBsAg、HBeAg、HBcAb 阳性(俗称大三阳),其余为 HBsAg、HBeAb 和 HBcAb 阳性(俗称小三阳),个别为 HBsAg 或 HBsAg 伴 HBeAg 阳性,个别报道血清 HBsAg、HBeAg、HBcAb 三种抗原均阴性而肾脏仍可发现 HBV 抗原沉积的病例。

2. 诊断标准

(1)血清乙肝病毒标志物阳性,多数为 HBsAg、HBeAg 和 HBcAb 同时阳性(俗称大三阳),少数为 HBsAg、HBeAb 和 HBcAb 同时阳性(俗称小三阳),个别血清 HBsAg 阴性但 HBV-DNA 阳性。

(2)患肾病或肾炎并除外其他肾小球疾病,多数表现为肾病综合征,少数表现为蛋白尿和血尿。

(3)肾小球中有 1 种或多种 HBV 抗原沉积,大多有 HBsAg、HBcAg 或 HBeAg 在肾小球沉积。

(4)肾脏病理改变多数为膜性肾炎,少数为膜增生性肾炎和系膜增生性肾炎。

确诊标准为:①同时具备上述第(1)、(2)和(3)条依据;②同时具备上述第(1)、(2)条依据,并且第(4)条依据中为膜性肾病;③个别患者具备上述第(2)和(3)条依据,血清乙肝病毒标志物阴性也可确诊。

【治疗】

1. 中医治疗

(1)治疗原则

本病病机为湿热瘀毒互结,肝脾肾气血同病。治疗采取辨证与辨病相结合的方法,以扶正祛邪、标本兼治为原则。疾病初期以祛邪为主,祛邪重在清热利湿解毒,兼以理气活血化瘀;后期以扶正为主,或扶正与祛邪并用,扶正以补脾益气,滋补肝肾为法。

(2)分证论治

①湿热蕴结证

证候:发热,口苦,胁痛,恶心,呕吐,乏力,全身沉重或有黄疸,小便黄赤。舌红,苔黄腻,脉滑数。此期以肝病为主。

治法:清热利湿。

主方:茵陈蒿汤(《伤寒论》)加减。

常用药:茵陈蒿、熟大黄、栀子、金钱草、鸡内金、陈皮、厚朴、焦白术、牡丹皮等。

②肝郁脾虚证

证候:胁肋胀痛,脘闷腹胀,纳差口苦,神疲乏力,肢体水肿,便溏不爽,尿少色黄,多泡沫,舌红苔黄腻,脉弦数。

治法:疏肝健脾。

主方:小柴胡汤(《伤寒论》)合五苓散(《伤寒论》)加减。

常用药:人参、虎杖、白术、甘草、泽泻、茯苓、猪苓、柴胡、川芎、地龙、车前草等。

③肝肾阴虚证

证候:头晕目眩,心烦躁扰,口干咽燥,手足心热或有面色潮红,目睛干涩或视物不清,胸胁隐痛,腰膝酸痛,耳鸣,舌红、少苔,脉弦细数。

治法:滋阴补肾,平肝潜阳。

主方:知柏地黄丸(《医宗金鉴》)加减。

常用药:熟地黄、山药、山茱萸、牡丹皮、茯苓、泽泻、知母、黄柏、女贞子、墨旱莲、沙苑子、枸杞子等。

④气阴两虚证

证候:面色无华,神疲乏力,汗出,易感冒或有浮肿,头晕耳鸣,口干咽燥或长期咽痛,咽部暗红,手足心热,舌质稍红,舌苔少,脉细弱。

治法:益气养阴,化湿清热。

主方:六味地黄丸(《小儿药证直诀》)加减。

常用药:黄芪、生地黄、山茱萸、山药、茯苓、泽泻、牡丹皮、党参、白术等。

⑤脾肾阳虚证

证候:面白少华,畏寒肢冷,神疲蜷卧,纳少腹胀,大便溏薄,腰膝酸软,耳鸣健忘,肢体水肿,腰腹下肢尤甚,舌淡胖或有齿印,苔白滑,脉沉细无力。

治法:温肾健脾,化气行水。

主方:偏肾阳虚,真武汤(《伤寒论》)合黄芪桂枝五物汤(《金匮要略》)加减;偏脾阳虚,实脾饮(《重订严氏济生方》)加减。

常用药:肾阳虚者常用制附子、干姜、黄芪、茯苓、白术、桂枝、猪苓、泽泻等;脾阳虚者常用制附子、干姜、黄芪、白术、茯苓、草果、厚朴、木香等。

⑥浊瘀内阻证

证候:胁痛隐隐,纳差消瘦,神疲乏力,面颊胸臂有血痣、丝状红缕,手掌齿痕,腰胀痛,肢体水肿,便溏不爽,尿少色黄,舌暗红或有瘀斑,脉弦细。

治法:化瘀泄浊。

主方:桃红四物汤(《医宗金鉴》)合五苓散(《伤寒论》)加减。

常用药:制大黄、桃仁、红花、川芎、地龙、车前草、猪苓、当归、牡丹皮、泽泻、土茯苓、水蛭、黄芪等。

(3)中医其他疗法

1)中成药

①参苓白术散:每次1袋,每日2~3次,具有健脾益气功效,适用于脾气虚弱者。

②血府逐瘀口服液:每次10ml,每日3次,具有活血化瘀功效,适用于有瘀血内阻者。

③雷公藤多苷片:每次0.5~1mg/kg,分2~3次口服,具有清热祛湿功效,适用于蛋白尿较多者,临床在专科医师指导下应用,慎用。

2）单方验方

①蚕蚕汤：蚕休 15g、僵蚕 10g、爵床子 10g、生黄芪 10g、丹参 20g、淫羊藿 5g、蝉蜕 5g、赤芍 10g、香附 10g、甘草 5g。每日 1 剂，水煎服。具有解毒祛湿，温肾健脾的功效。

②滋肾清热利湿汤：女贞子、墨旱莲、苍术、黄柏、白花蛇舌草、石韦、萆薢、牛膝、车前草、半边莲、半枝莲、虎杖。每日 1 剂，水煎服。具有滋养肝肾，清利湿热的功效。

2. 西医治疗

（1）一般治疗：由于 HBV-GN 患儿部分有自发缓解倾向，轻症患儿推荐采用利尿消肿、抗凝等对症治疗。

（2）抗病毒治疗：适合于血清 HBV-DNA ≥10^5 拷贝 /ml（HBeAg 阴性者血清 HBV-DNA ≥10^4 拷贝 /ml）伴血清 ALT 上升超过正常上限的 2 倍患者。存在大量蛋白尿，血清 ALT 水平在正常上限的 2 倍内，但 HBV-DNA ≥10^5 拷贝 /ml 也可考虑抗病毒治疗。

1）推荐采用重组干扰素抗病毒治疗，推荐剂量每次 3~6MU/m^2（≤10 MU/m^2），每周皮下或肌内注射 3 次，疗程至少 3 个月。高剂量、长时间（12 个月）干扰素（IFN）治疗效果好于普通剂量。有下列因素者常可取得较好的病毒学应答：治疗前高丙氨酸氨基转移酶（ALT）水平；HBV-DNA<$2×10^8$ 拷贝 /ml；女性；病程短；非母婴传播；对治疗的依从性好。其中治疗前 HBV-DNA、ALT 水平及患者的性别是预测疗效的主要因素。

2）对不耐受或不愿意接受干扰素注射治疗的 HBV-GN 患儿可采用口服拉米夫定抗病毒治疗，每日 3mg/kg 分次口服，可明显抑制 HBV-DNA 水平。

（3）糖皮质激素治疗：不推荐单用糖皮质激素治疗，但对大量蛋白尿抗病毒治疗效果欠佳或病理为膜增生性肾小球肾炎的患儿，可以考虑在抗病毒治疗基础上加用糖皮质激素治疗。

（4）免疫抑制剂治疗：对膜性肾病患儿不推荐应用免疫抑制剂。有报道联合应用拉米夫定和吗替麦考酚酯（MMF）或来氟米特治疗成人 HBV-GN 安全有效，对表现为膜增生性肾小球肾炎的 HBV-GN 可以在抗病毒治疗基础上加用免疫抑制剂治疗，不推荐单用免疫抑制剂治疗。

（5）免疫调节治疗：免疫调节治疗是治疗 HBV-GN 的重要方法之一，在抗病毒治疗同时应用免疫调节剂如胸腺肽等可以提高 HBeAg 血清学转换率。

【预防与调护】

乙型肝炎疫苗接种是根本的预防方法。尽量避免不适当应用血液制品；使用一次性输液器、注射器等；做好与传染期乙型肝炎患者的隔离和污染物品的严格消毒等。

【中西医结合临床思路】

乙肝病毒相关性肾炎由于形成的原因与免疫有关，使乙肝炎病毒相关性肾炎在治疗上自相矛盾，往往疗效不佳，特别是远期疗效较差。治疗肝炎，清除病毒是对因治疗。常用的干扰素是一种免疫激活剂，其激活免疫的作用往往使肾炎加重，临床上表现为蛋白尿增多；肾上腺皮质激素是一种免疫抑制剂，可以缓解各种免疫反应造成的损害，因而常用于治疗肾炎，对控制尿蛋白确实有效，但对清除乙肝病毒，治疗肝炎起相反的作用。而且事实证明有些患者反复使用上述疗法，疗效并不明显，且可引起许多不良反应。

中西医结合治疗，是目前治疗乙肝病毒相关性肾炎的有效而安全的方法。临床多采用在西医辨病的基础上中医辨证施治的方法，既可缓解症状、提高疗效，又可减轻西药的不良反应和容易复发的缺点，并可充分体现中医辨证施治的整体观。西医学研究认为乙肝及其相关性肾炎的发生、发展、转归与机体免疫反应关系密切,治疗乙肝病毒相关性肾炎,促使HBV抗原转阴是阻断肾脏病变的关键,故清化湿热疫毒是本病初期治疗的主要治法。近年来的研究表明,中药白花蛇舌草、半边莲、仙鹤草、生薏苡仁、白头翁、虎杖、猪苓等多种解毒利湿类中药具有促使HBV转阴的作用。而扶正培元是纠正免疫功能紊乱的重要手段,也是本病中后期治疗的关键。西医学也认为,细胞免疫功能低下能使HBV在体内持续存在。故在本病的治疗上应始终不忘顾护正气,强调扶正祛邪,标本兼治。并依据病情或以治本为主,或以治标为先,或标本兼治。现代中药药理研究发现,黄芪、女贞子、桑寄生、淫羊藿等益气、养阴、补益肝肾类中药具有提高细胞免疫功能的作用。因此,清热解毒、行气活血和扶正益气、滋补肝肾是本病中医治疗的重要治法。

积极开展中医药治疗HBV-GN证治规律的研究,探索HBV-GN的辨证特点、证候演变规律、中西医结合治疗方案的优化及中西医治疗的作用机制,不断拓展中西医结合治疗HBV-GN的研究内容,努力提升中西医结合治疗乙肝病毒相关性肾炎的诊疗水平。

（艾 斯 郑 健）

第四节　溶血尿毒综合征

溶血尿毒综合征(hemolytic uremic syndrome, HUS)是一种以溶血性贫血、血小板减少和急性肾损伤三联征为主要特点的血栓性微血管病,是导致儿童时期急性肾衰竭常见原因之一。根据腹泻前驱症状,HUS又可分为典型HUS和非典型HUS(atypical HUS, aHUS)。

本病属于中医学"水肿""血证""关格""癃闭""虚损"等范畴。本病发病急骤,病情危重,治疗以西医为主,中医为辅,中西医结合治疗。早期(前驱期)、恢复期可以采用中医治疗为主,急性期、晚期以西医治疗为主。

【发病机制】

1. 中医病因病机　本病为本虚标实、虚实夹杂之证,多由脏腑虚损,病邪侵袭,致使肾络瘀阻,肾气亏损,气化失司,水湿内停,浊毒蕴聚而发病。一般前驱期与急性期以邪实为主,以温热之邪侵袭肺卫和湿热之邪蕴阻脾胃为主,属热证、实证,临床表现为血热炽盛、湿热壅盛、肾络瘀阻的特点;至慢性期、恢复期则以正虚邪恋为主,表现为气血双亏,肾脏阴阳俱损,湿热之邪未除,正气已伤,邪气未尽,病情缠绵难愈;恢复期,病邪已退,正气未复,脏腑阴阳气血俱虚,表现以虚证为主。

2. 西医发病机制

（1）流行病学特点

1）典型HUS:多有腹泻前驱症状,又称为腹泻后HUS(post-diarrhea HUS, D+HUS),约占HUS的90%,主要由产志贺毒素大肠埃希菌(Shiga toxin-producing Escherichia coli, STEC)感染所致,少部分为志贺痢疾杆菌I型等产志贺样毒素细菌感染。STEC常寄居于牛等反刍动物肠道内但不致病,人可在进食被粪便污染的食物或水源后发病,人与人密切接触传播亦有报道。感染STEC后5%~15%患者可出现D+HUS的发病。D+HUS好发于夏季,以7~9月份为发病高峰,好发于1~5岁儿童,成人及6个月以下婴儿罕见。全球的年发病率约为0.2~4/100万。

2）非典型HUS:无腹泻的前驱症状,又称无腹泻HUS(non-diarrhea HUS, D-HUS),约

占 HUS 的 10%,排除了 STEC 等产志贺毒素细菌感染,年发病率为(0~2)/100 万。根据病因将 D-HUS 分为原发性 D-HUS 和继发性 D-HUS。继发性 D-HUS 主要由肺炎链球菌感染等非志贺毒素细菌感染引起,约占 HUS 的 5%,发病年龄主要在婴儿及 3 岁以下儿童。肺炎链球菌感染的患者中约 0.4%~0.6% 可出现 HUS 发病。原发性 D-HUS 主要与补体系统失调有关,约占 HUS 的 5%~10%,可于任何年龄发病,但 70% 的患者在 2 岁前发病,25% 的患者在 6 个月以内发病,可表现为散发性或家族性。

（2）发病机制

1）STEC 感染发病机制:志贺毒素由 A 和 B 两个亚单位组成,感染 STEC 后,肠道上皮细胞受损出血,产生的志贺毒素通过受损的上皮细胞进入血液循环,志贺毒素通过 B 亚单位与肾脏、脑等器官内皮细胞表面 Gb3 受体结合后被内化到内质网中,然后转运到胞质,与核糖体亚单位结合,使核糖体失活,最终导致蛋白质不能合成而使细胞死亡。志贺毒素与 Gb3 受体结合后产生一系列促炎症反应和促血栓形成的级联反应,使内皮细胞释放大量的白介素、趋化因子、血管假性血友病因子(vWf)及血小板聚集因子等,在这些炎症因子的作用下血管内皮细胞肿胀、脱落,内皮下基底膜暴露,血小板及纤维蛋白聚集沉积于内皮细胞损害处,形成透明的血小板纤维蛋白微血管血栓。血栓形成过程消耗大量血小板导致消耗性血小板减少,形成的微血栓堵塞毛细血管,以肾脏为著,红细胞在通过病变部位时受机械变形作用发生溶血性贫血。

2）肺炎链球菌感染发病机制:肺炎链球菌能够分泌唾液酸苷酶,裂解宿主细胞膜中的唾液酸,使细胞表面的 T 抗原暴露,循环中的抗 T 抗原抗体与红细胞、血小板及内皮细胞中暴露的 T 抗原结合,导致溶血性贫血、血小板减少和微血管的损害。

3）补体系统失调发病机制:目前发现 50% 左右的 D-HUS 患者存在补体系统中一个或多个补体基因的突变,导致补体旁路途径失调,促进膜攻击复合物形成,损伤微血管内皮细胞,进而血小板聚集、血栓形成,形成血栓性微血管样损害。已知与 D-HUS 发病有关的突变补体基因有 *CFH*、*CFI*、*MCP*、*CFB*、*C3*、*CFHR5* 和 *THBD*。另外,约 6%~10% 的 D-HUS 患者存在抗补体 H 因子(complement factor H, CFH)自身抗体,这部分患者与 *CFHR1/CFHR3/CFHR4* 基因的缺失有关。

【诊断与鉴别诊断】

1. 临床表现

（1）前驱症状:D+HUS 患者在发病前 4 天左右有腹泻、腹痛、恶心、呕吐等前驱症状,2/3 的患者可出现鲜血便,少数伴有发热,极少数患者可出现感染性结肠炎,引起肠出血、梗阻、扩张甚至穿孔。继发性 D-HUS 在发病前无腹泻前驱症状,但在发病前几天常有肺炎、脓胸甚至是脑膜炎等肺炎链球菌感染表现。原发性 D-HUS 患者多无腹泻等前驱症状,但 63%~70% 患者发病前有上呼吸道感染、疫苗接种等为诱因,部分患者起病隐匿。

（2）溶血性贫血:前驱期后 1~10 天左右出现面色苍白、酱油尿、乏力等溶血性贫血的表现,1/3 患者可出现轻微的黄疸及短暂的转氨酶升高,瘀点等出血症状往往不明显。

（3）急性肾衰竭:与贫血几乎同时出现,表现为少尿、无尿,水电解质酸碱失衡,尿毒症症状,可伴有高血压。

（4）其他:部分患者可出现头痛、烦躁、嗜睡甚至意识改变、抽搐等中枢神经系统症状,5%~15% 的胰腺受累患者可出现胰腺炎及短暂性糖尿病,心肌病、心肌炎等并发症亦有报道。

2. 实验室检查

（1）微血管溶血性贫血：血红蛋白 <100g/L、血清乳酸脱氢酶升高、结合珠蛋白降低、外周血涂片见碎裂红细胞、Coombs 试验阴性（90% 肺炎链球菌感染 aHUS coombs 试验阳性）、网织红细胞升高。

（2）血小板减少：血小板 <150×10^9/L。

（3）肾功能损害：血清肌酐、尿素氮大于正常参考值的上限，尿检可伴有血尿、血红蛋白尿、蛋白尿等肾脏损害。

（4）病原学检查：粪便培养出 STEC 或志贺痢疾杆菌 I 型、用免疫分析或聚合酶链反应（PCR）检测志贺毒素抗原阳性、血清中志贺毒素抗体阳性等均可支持 D+HUS 的诊断。血液、脑脊液、痰等培养出肺炎链球菌可支持肺炎链球菌感染 D-HUS 的诊断。

3. 病理诊断

HUS 患者最常见的病理损害为肾小球性的血栓性微血管病变，表现为肾小球毛细血管扩张，腔内充满血小板 - 纤维蛋白血栓，内皮细胞肿胀与肾小球基底膜出现分离，毛细血管壁增厚。部分患者也可表现为肾皮质坏死或动脉血栓性微血管病变。除了肾脏微血管外，血栓性微血管病变损害还可出现在肠、脑、心脏、胰腺等脏器。

4. 分型

2006 年欧洲儿科 HUS 学组根据具体病因将 HUS 分成如下几类（表 8-4-1）：

（1）感染相关性 HUS，包括产志贺毒素或产志贺样毒素的细菌感染相关性 HUS 以及肺炎链球菌感染相关性 HUS，前者主要包括产志贺毒素大肠埃希菌（STEC）感染 HUS 和痢疾志贺杆菌 I 型感染 HUS。

（2）补体系统失调相关性 HUS，这部分包括遗传性和获得性两种。其中遗传性补体系统失调相关性 HUS 为补体基因如 *CFH*、*MCP*、*CFI*、*CFB*、*C3*、*CFHR5* 和 *THBD* 等突变所致；获得性补体系统失调相关性 HUS 为血浆中存在抗补体因子 H 等自身抗体所致。

表 8-4-1　溶血尿毒综合的分型

根据病因分型	注释
感染相关性 HUS	
产志贺毒素或产志贺毒素样的细菌感染，包括产志贺毒素大肠埃希菌、志贺痢疾杆菌 I 型	产志贺毒素或产志贺毒素样的细菌相关性 HUS 即为以往的典型 HUS 或腹泻后 HUS，这部分患者约占 HUS 的 90%
肺炎链球菌感染	肺炎链球菌相关性 HUS 较少见，为 HUS 特殊类型，即以往中继发性 aHUS，约占 HUS 的 5%
补体系统失调相关性 HUS	即以往中原发性 aHUS，可为家族性或散发性，由补体系统基因突变导致补体旁路失调，部分患者补体因子自身抗体阳性，占 HUS 的 5%~10%
ADAMTS13 缺乏相关性 HUS	ADAMTS13 遗传性或获得性缺失，这部分患者归类为血栓性血小板减少性紫癜
钴胺素缺乏相关性 HUS	遗传性细胞内钴胺素代谢缺陷所致
喹啉相关性 HUS	偶见成人报道，儿童极少使用喹啉类药物
其他病因不明的 HUS	与 HIV 感染、肿瘤及肿瘤放化疗、钙调节蛋白抑制剂、移植、怀孕、避孕药、系统性红斑狼疮、抗磷脂抗体综合征、肾小球病等有关

注：aHUS 为非典型溶血尿毒综合征；ADAMTS13 为血管性血友病因子裂解蛋白酶。

（3）其他原因 HUS：包括血管假性血友病因子裂解蛋白酶缺乏相关性 HUS、钴胺素缺乏相关性 HUS、喹啉相关性 HUS 及其他病因不明的 HUS，其中原因不明的 HUS 可能与 HIV 感染、肿瘤及肿瘤放化疗、钙调节蛋白抑制剂、移植、系统性红斑狼疮、抗磷脂抗体综合征、肾小球病等有关。

5. 诊断 临床诊断为 HUS 的患者需在入院后根据患者的临床表现进行初步病因分析，具体诊断步骤见图 8-4-1。排除 D+HUS 后应怀疑 D-HUS 的可能，并根据表 8-4-2 的内容进行相关的调查。

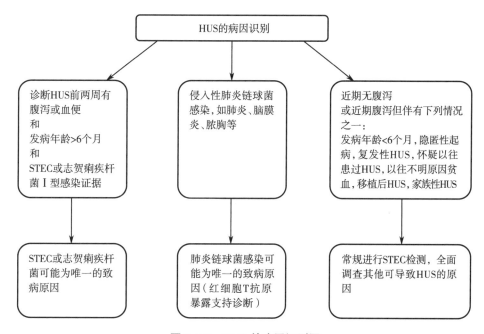

图 8-4-1　HUS 的病因识别图

表 8-4-2　非典型溶血尿毒综合征患者的检测内容

病因	检测内容
补体失调	检测血浆或血清中补体 C3、CFH、CFI、CFB 等浓度、抗 CFH 自身抗体及细胞表面的 MCP，进行相关补体基因分析，包括 *CFH*、*MCP*、*CFI*、*C3*、*CFB*、*CFHR5*、*THBD* 等
ADAMTS13 缺陷	疾病急性期血浆 ADAMTS13 检测，活性 <10% 有重要意义
钴胺素缺乏	高半胱氨酸、甲基丙二酸检测和 / 或 *MMACHC* 基因检测
其他因素	血清 HIV 检测，抗核抗体、抗 dsDNA、抗磷脂抗体等检测

注：CFH 为补体因子 H；CFI 为补体因子 I；CFB 为补体因子 B；MCP 为膜辅助蛋白；ADAMTS13 为血管性血友病因子裂解蛋白酶。

6. 鉴别诊断

（1）血栓性血小板减少性紫癜（thrombotic thrombocytopenic purpura，TTP）：以血小板减少、微血管溶血性贫血、神经系统异常、肾功能异常和发热五联征为特点的一种血栓性微血管疾病。由 ADAMTS13 遗传性或获得性缺陷,导致血小板与 vWf 多聚体粘连聚集形成血栓而致病。在临床表现、病理等方面与 HUS 有重叠,易于混淆,但 TTP 多发生于年轻成人,女性更常见,形成的微血栓多发生于脑,因此临床神经系统表现更突出,患者血清中 ADAMTS13 的活性小于 10% 有助于诊断;而 HUS 多发生于儿童,形成的微血栓多发生于肾脏,因此 HUS 肾脏系统损害表现更突出。对于 TTP 患者血浆治疗补充了正常功能的 ADAMTS13,因此效果好。

(2)其他感染性腹泻所致的急性肾衰竭:沙门氏菌、弯曲杆菌其他细菌感染引起腹泻表现,腹泻并重度脱水导致肾前性急性肾衰竭引起尿素氮、肌酐升高等表现可与 HUS 肾衰竭相似,但这部分患者在补液后肾功能即恢复,可鉴别。

(3)红细胞葡萄糖 -6 磷酸脱氢酶(G-6-PD)缺乏症:也可发生感染后出现急性溶血性贫血,但一般无急性肾衰竭与血小板减少,G-6-PD 活性测定可予以区别。

(4)Evans 综合征:由自身抗体引起红细胞及血小板破坏增加,而相继或同时发生自身免疫性溶血性贫血和免疫性血小板减少症,患者 Coombs 试验阳性,血涂片无红细胞碎片,一般无急性肾衰竭等表现,可资鉴别。

【治疗】

1. 中医治疗

(1)治疗原则:本病的治疗应遵循"急则治标,缓则治本"的原则,临证当据病情变化,衡量正虚邪实情况,或以祛邪为主,或以扶正为要,或扶正祛邪并施。疾病早期或急性期,以邪实为主者,当以治标祛邪为先;疾病中后期或恢复期,以正虚为主,以扶正补虚为法,虚实夹杂者当以扶正祛邪并施。临证要根据虚实状况,分别采用清热解毒、祛湿利水、活血化瘀、通腑泄浊、益气养血、滋阴温肾等法,或一法独进,或多法并施。

(2)分证论治

1)前驱期(发热期)

①温热袭表证

证候:发热,微恶风寒,头痛,口干微渴,咽喉肿痛,咳嗽,舌边尖红,苔薄白,脉浮数。

治法:清热解表。

主方:银翘散(《温病条辨》)加减。

常用药:金银花、连翘、薄荷、牛蒡子、桔梗、黄芩、杏仁、淡豆豉等。

②湿热蕴阻证

证候:发热,身热不扬,脘腹胀痛,恶心呕吐,纳差食少,大便溏泄或便下脓血,小便热赤,心烦口渴,舌红,苔黄腻,脉滑数。

治法:清热化湿。

主方:葛根芩连汤(《伤寒论》)合二陈汤(《太平惠民和剂局方》)加减。

常用药:葛根、黄芩、黄连、甘草、陈皮、半夏、茯苓、枳壳、车前子等。

2)急性期

①血热炽盛证

证候:身体灼热,昏妄谵语,皮肤紫斑,或吐血衄血、便血,尿色深红或棕黑,尿少或尿闭,腰痛如刺,四肢浮肿,身目微黄,舌红有瘀点,脉数。

治法:清热解毒,凉血化瘀。

主方:犀角地黄汤(《温病条辨》)加减(现犀角已禁用,多用水牛角代)。

常用药：水牛角、生地黄、赤芍、牡丹皮、丹参、白茅根、玄参等。

②湿热壅盛证

证候：身热不扬，斑疹隐隐，腰痛肢肿，尿少色黯，大便色黑或不通，脘痞呕恶，头痛如裹，或神志昏蒙，身目发黄，舌红，苔黄腻，脉濡数。

治法：清热利湿，化瘀降浊。

主方：猪苓汤（《伤寒论》）合桃核承气汤（《温病条辨》）加减。

常用药：大黄、芒硝、桃仁、当归、牡丹皮、赤芍、猪苓、茯苓、泽泻等。

3）慢性期

①气血双亏、湿浊内停证

证候：面色苍白，头晕眼花，气短自汗，神疲乏力，发斑色淡，吐血便血，全身水肿，或胸腔积液、腹水，纳差恶心，舌质淡有瘀点，苔白腻，脉沉细。

治法：益气养血，行瘀降浊。

主方：桃红四物汤（《医宗金鉴》）合五苓散（《伤寒论》）加减。

常用药：桃仁、红花、熟地黄、当归、川芎、赤芍、白术、泽泻、茯苓、猪苓、黄芪、人参等。

②肾阴不足，湿浊内阻证

证候：身热发斑，其色紫暗，口干咽燥，腰膝酸软，尿少而赤，恶心呕吐，肢体肿胀，舌红，苔少而干，脉弦细而数。

治法：滋补肾阴，行瘀降浊。

主方：增液承气汤（《温病条辨》）合六味地黄丸（《小儿药证直诀》）加减。

常用药：生地黄、玄参、麦冬、赤白芍、茯苓、牡丹皮、大黄、山萸肉、泽泻等。

③肾阳衰败，湿浊壅盛证

证候：面色晦暗，腰酸肢冷，喘咳气急，心悸胸闷，纳差腹胀，恶心呕吐，肢体浮肿，便溏，尿少或尿多，舌体胖大，舌质淡，苔腻，脉沉而迟。

治法：温肾降浊，宣肺利水。

主方：肾气丸（《金匮要略》）合三物白散（《伤寒论》）加减。

常用药：附子、肉桂、干姜、山萸肉、茯苓、泽泻、桔梗、川贝、泽兰、大黄、巴豆等。

4）恢复期：本期病邪已退，正气未复，常见各种脏腑气血阴阳不足之表现，如气血双亏，肾阴不足，肾阳不足，气阴两亏，脾胃虚弱等证型。临床可据气血阴阳亏虚情况，选用益气养血、温补肾阳、滋补肾阴、健运脾胃等法，方选八珍汤、六味地黄汤、肾气丸、香砂养胃丸、竹叶石膏汤等方加减。

2. 西医治疗 HUS 患者病情发展难以预计，部分患者可在治疗过程中于数小时内出现病情急剧恶化，因此必须详细告知患者监护人可能情况，尽早将 HUS 患者转移至 ICU 监护治疗将对疾病康复有帮助，尤其是病情急剧恶化、伴心血管功能不稳定、肾衰竭需要肾脏替代治疗及神经系统并发症的患者。

（1）支持治疗：为目前 D+HUS 主要治疗措施。纠正水、电解质及酸碱失衡，尤其是 D+HUS 脱水的纠正，密切监测出入量，以正确评估患者体液情况，防止入量过多出现容量超负荷影响心肺功能，有助于早期发现急性肾衰竭出现的少尿、无尿现象。早期行中心静脉置管，方便密切监测肾功能、电解质及贫血等情况；对于病情进展较快的 HUS 患者，于早期行透析置管，避免后期由于容量超负荷、水肿导致置管困难。

（2）抗生素使用：对于 STEC 感染的 D+HUS 患者，目前仍主张不使用抗生素，有证据表明杀菌类抗生素可加重 STEC 感染 HUS 的病情,尤其是喹诺酮类抗生素可促进志贺毒素的表达释放。但是志贺痢疾杆菌Ⅰ型为肠侵入性细菌,因此对于志贺痢疾杆菌Ⅰ型感染,早期适当的应用抗生素治疗能够减少 HUS 的发生。肺炎链球菌感染性 HUS 也应根据培养及药敏结果使用适当的抗生素。

(3)辅助治疗:无证据表明一些辅助治疗如抗血小板因子、抗凝、免疫球蛋白、抗氧化剂、甲基泼尼松龙等的应用对 D+HUS 有帮助,因此不推荐使用。促动力药与 STEC 感染的 D+HUS 患者发病有关,并可导致严重的神经系统并发症,因此对于 STEC 感染的 D+HUS 患者不使用促动力药。

(4)血液制品的应用

1)对于红细胞比容降至 18% 以下的 HUS 患者可输注浓缩红细胞,10ml/(kg·d),输注速度为 2~3ml/(kg·h)以下。

2)由于血小板输注可增加透明血小板血栓的形成而加重微血管血栓,因此仅于严重出血或需要外科治疗时才对 HUS 患者输注血小板。

3)血浆治疗包括血浆输注和血浆置换。目前 D+HUS 是否进行血浆治疗尚无定论。肺炎链球菌感染性 HUS,由于血清中抗 T 抗原抗体的具体致病机制不明确,因此为了不增加抗 T 抗原抗体,应避免血浆输注,谨慎使用血液制品,必要时需使用经洗脱的红细胞和血小板。目前血浆治疗为原发性 D-HUS 患者的一线疗法,输注新鲜冰冻血浆可以补充功能正常的补体因子,血浆交换可以移除异常的补体因子,并且避免出现容量超负荷。2009 年 D-HUS 研究和初始治疗指南建议于患者诊断 D-HUS 后 24 小时内开始进行血浆治疗,血浆置换时交换的血浆量为患者血浆容量的 1.5 倍,平均 60~75ml/kg,血浆置换 1 次/d,持续 5 天,随后改为 5 次/w,持续 2 周,然后 3 次/w,持续 2 周。若无法进行血浆置换,可以进行血浆输注,以 30~40ml/(kg·d)起始,然后改为 10~20ml/(kg·d)。具体血浆治疗的持续时间无明确规定,可持续至患者血小板、血红蛋白及血清乳酸脱氢酶恢复正常水平。

(5)肾脏替代治疗:HUS 患者出现少尿、无尿后经限制液体入量、使用利尿剂促进尿液排出等保守治疗后,仍有 30%~50% 急性肾衰竭的患者需要进行肾脏替代治疗,除外有严重结肠炎等腹部并发症,一般选择进行腹膜透析。

(6)免疫抑制剂:抗 CFH 自身抗体阳性的 D-HUS 患者可使用免疫抑制剂。

(7)移植:进展至终末期肾脏病(end-stage renal disease,ESRD)的 D+HUS 患者可进行肾移植。对于进展至 ESRD 的 *MCP* 基因突变的 D-HUS 患者肾移植后复发率仅有 9%,这部分患者可以选择进行肾移植。但补体基因 *CFH*、*CFI*、*C3*、*CFB* 或 *CFHR5* 突变的 D-HUS 患者进行单纯肾移植后复发率高达 60%,而复发导致 91.6% 的 D-HUS 患者出现移植失败,因此这部分患者应慎重选择进行单纯肾脏移植。移植前预防性进行血浆治疗可减少移植后复发率。补体基因 *CFH*、*CFI*、*C3*、*CFB* 或 *CFHR5* 突变的 D-HUS 患者进展至 ESRD 后可以选择肝肾联合移植减少移植后复发;但是,肝肾联合移植出现肝衰竭而导致病死率较高,因此也应全面平衡移植的利弊。CFH 自身抗体阳性的 D-HUS 患者移植前进行血浆治疗降低抗体滴度可提高移植成功率。

(8)依库珠单抗(Eculizumab):Eculizumab 为一种人工合成的抗 C5 单克隆抗体,能够与补体因子 C5 结合而阻断补体的级联反应,抑制过敏毒素 C5a 和膜攻击复合物的形成。多个前瞻性研究证明它在治疗原发性 aHUS 中的有效性及在预防和治疗移植后 aHUS 复发的有效性。目前,Eculizumab 已被美国 FDA 和欧洲 EMEA 批准用于 aHUS 的治疗。由于 Eculizumab 抑制了补体系统的活性,增加了使用者被感染的机会,因此所有使用者在接受 Eculizumab 治疗前 1 周需接种脑膜炎奈瑟菌疫苗,儿童患者中还需接种流感嗜血杆菌疫苗和肺炎疫苗,并推荐患者预防性使用抗生素。Eculizumab 费用昂贵,对 Eculizumab 治疗的持续时间不明确,停药后仍可出现严重的微血管血栓病变,停药后必须监测至少12 周。

　　（9）并发症的处理:HUS 患者并发症多。临床医生应该注意鉴别并发症与原发病治疗过程中出现的不良反应。高血压为 HUS 病程中常见且较严重的并发症,高血压产生的原因主要为少尿、无尿导致液体潴留以及病程中肾素 - 血管紧张素 - 醛固酮系统的激活,对于伴有高血压的患者可行动脉置管以正确监测血压值,监测出入量,防止入量过多引起血容量超负荷,对于严重高血压者可口服或静脉应用抗高血压药物,如血管紧张素转化酶抑制剂、血管扩张剂、β 受体拮抗药、钙通道阻滞药等。严重胃肠道并发症较罕见,但结肠炎穿孔等往往需要外科手术治疗。患者可出现意识改变、抽搐等神经系统并发症,需要与 TTP 及使用镇静剂的患者相鉴别,必要时行磁共振及脑电图检查。胰腺炎及短暂性糖尿病可见于5%~15% 的胰腺受累患者,因此病程中应注意监测血糖。

【预后】

　　STEC 等产志贺毒素细菌感染性 HUS 患者预后好,70% 可于急性期达完全恢复,随着维持水电解质平衡及肾脏替代治疗技术的进步,病死率下降至 1%~4%。肺炎链球菌感染感染性 HUS 病情较 STEC 感染性 HUS 重,常伴有败血症、脑膜炎和肺炎、脓胸等,且常常出现严重的肾脏和血液系统损害,病死率高达 30%~50%。补体系统失调性 HUS 患者预后差,50%患者于急性期进展至 ESRD,病死率高达 25%。早期诊断、正确治疗、及早进行透析或血浆治疗是降低急性期 HUS 病死率和改善预后的关键。

【中西医结合临床思路】

　　溶血尿毒综合征,发病急骤,病情危重,治疗以西医为主,中医为辅,中西医结合治疗。西医治疗主要采用抗感染、对症处理、免疫抑制剂的选用、血制品的应用、肾脏替代或移植疗法等。出现急性肾衰竭时,早期腹膜透析与血液透析可明显降低病死率。中医采用扶正祛邪的治法,疾病早期或急性期,以邪实为主者,当以治标祛邪为先,温热袭表者治宜清热解表,方选银翘散加减;湿热蕴阻者治宜清热化湿,方选葛根芩连汤合二陈汤加减;血热炽盛者治宜清热解毒,凉血化瘀,方选犀角地黄汤加减（现犀角已禁用,多用水牛角代）。疾病中后期或恢复期,以正虚为主,以扶正补虚为法,虚实夹杂者当以扶正祛邪并施。湿热壅盛者治宜清热利湿,化瘀降浊,方选猪苓汤合桃核承气汤加减;气血双亏、湿浊内停者治宜益气养血,活瘀降浊,方选桃红四物汤合五苓散加减;肾阴不足,湿浊内阻者治宜滋补肾阴,行瘀降浊,方选增液承气汤合六味地黄丸加减。恢复期可见各种脏腑气血阴阳不足之表现,常见有气血双亏,肾阴不足,肾阳不足,气阴两亏,脾胃虚弱等证型,临证根据气血阴阳亏虚情况,分别选用益气养血,温补肾阴,滋补肾阳,健运脾胃等法,方选八珍汤、六味地黄汤、金匮肾气丸、香砂养胃丸、竹叶石膏汤等方加减。

（余自华　易翠莉　艾　斯）

第五节 血管炎性肾损害

血管炎（vasculitis）是以血管壁或周围炎症性病变为特征的自身免疫性疾病。肾脏血管非常丰富，是血管炎损害的主要器官。血管炎使血管腔变窄、血流受阻，导致节段性坏死性肾小球炎和肾功能不全。累及肾脏的原发性血管炎包括显微镜下多动脉炎、肉芽肿性血管炎（Wegener 肉芽肿）、结节性多动脉炎、大动脉炎、变应性肉芽肿血管炎（Churg-Strauss 综合征）等，继发性血管炎包括过敏性紫癜、系统性红斑狼疮、类风湿关节炎、肿瘤和感染等。

小血管炎（如显微镜下多动脉炎、肉芽肿性血管炎、变应性肉芽肿血管炎、过敏性紫癜、原发性冷球蛋白血症性血管炎等）是指累及毛细血管、静脉和细动脉的血管炎，往往病情较重，进展较快，如不及时治疗容易发展为终末期肾衰竭或导致死亡。因本病多数患儿血清抗中性粒细胞胞质抗体（ANCA）阳性，故又称为 ANCA 相关性小血管炎（primary anti-neutrophil cytoplasmic antibody associated vasculitis; anca-associated vasculitis）。中血管炎（如结节性多动脉炎、川崎病等）主要累及肾叶间动脉、弓形动脉及肾动脉主要分支，引起肾脏局灶缺血，无肾小球病变。大血管炎（如颞动脉炎、大动脉炎等）仅累及肾动脉主干及其主要分支，造成肾动脉狭窄和肾血管性高血压，很少发生肾功能不全。因为 ANCA 相关性小血管炎可累及多个脏器，而肾脏往往受累最为严重，甚至为唯一受损器官，因此本节主要介绍 ANCA 相关性小血管炎性肾损害。

【发病机制】

1. 中医病因病机 中医无 ANCA 相关性小血管炎性肾损害的文献记载，但根据其临床表现多与湿热、血瘀有关。其病因病机与过敏性紫癜、系统性红斑狼疮有相似之处，可供临床参考（详见第八章第一节、第二节）。

2. 西医发病机制 目前多数血管炎的病因不明，发病机制尚不清楚，可涉及环境、感染、药物和遗传等多种因素。目前认为血管炎的发病主要是感染原对血管的直接损伤和免疫性异常介导的炎症反应结果。

3. 病理 ANCA 相关性小血管炎以肾和肺的损害为主，基本病理变化为坏死性小血管炎。ANCA 相关性小血管炎肾损害的典型肾脏病理改变为坏死性肾小球肾炎伴新月体形成，新月体比例常常超过 50%，肾脏免疫检查虽无明显异常，但血清 ANCA 阳性。

（1）光镜检查：典型肾小球病变特征是局灶节段肾小球肾炎衬坏死伴新月体形成，肾小球毛细血管周围衬可见节段纤维素样坏死。肾小管间质病变与肾小球和肾血管病变程度密切相关。疾病活动期，肾间质水肿，大量白细胞浸润，期间可见小管炎，近端肾小管上皮细胞变性、脱落甚至坏死，肾小管腔内可见大量管型，肾小管萎缩和小管间质炎症几乎都伴有间质纤维化。ANCA 相关性血管炎可累及肾小动脉，以肾小叶间动脉和入球小动脉受累最常见。血管炎早期内膜水肿、内皮剥脱，中层肌细胞肿胀，伴腔内血栓，动脉壁细胞浸润。

（2）免疫荧光：肾脏组织免疫荧光无或仅见少量免疫复合物沉积。在肾小球毛细血管周围衬坏死区或间质血管壁常见纤维素沉积。在硬化的肾小球可见非特异性 IgM 或 C3 沉积，但无纤维素沉积。

（3）电镜检查：常见基底膜和鲍曼囊壁断裂，肾小球内皮细胞肿胀或坏死、剥脱，节段内皮下区域增宽,祥内血栓和中性粒细胞、单核细胞浸润等改变。新月体中可见上皮细胞、巨噬细胞和纤维蛋白丝。肾小球系膜区、内皮下及上皮侧无或少量电子致密物沉积。

【诊断与鉴别诊断】

1. 临床表现

（1）肾脏损害的表现:肾脏损害为首发症状,少数患者仅有肾脏损害。临床特征为大量血尿伴蛋白尿及进行性肾功能减退,严重肾衰竭需肾脏替代治疗者多伴有少尿。血尿是血管炎肾损害最突出的表现之一,多呈持续性肉眼血尿,无肉眼血尿的尿沉渣镜检可见大量均一性红细胞。可伴有少至中度蛋白尿。显微镜下多血管炎和 Wegener 肉芽肿的肾脏损害均以急进性肾炎综合征和慢性肾衰竭为主要临床表现,而 Churg-Strauss 综合征肾脏损害相对较轻,但也可以发生严重的肾衰竭和大量新月体形成。

（2）肾外表现:根据受累组织器官不同而有相应的临床症状。15%~45% 的患儿表现以肺损害起病,尤其是 Wegener 肉芽肿,可见咳嗽、痰中带血、呼吸困难甚至咯血。皮肤损害可见多种类型皮疹,如紫癜、红斑、溃疡、结节及大疱等。累及肌肉和关节,表现为关节痛和肌痛,但关节炎少见,且为非侵蚀性。眼部表现为畏光、眼痛、眼充血、视物模糊、眼球外凸等。胃肠道表现为腹痛、腹泻、胃肠道出血等。心脏表现为心律不齐、心肌酶、心包炎和心脏瓣膜病变等。

2. 辅助检查

（1）尿常规:可见大量红细胞、颗粒管型或红细胞管型,伴有蛋白尿,肾病综合征性蛋白尿少见。

（2）血液检查:血常规检查可见白细胞总数和中性粒细胞数量增加、正细胞正色素性贫血和血小板减少,Churg-Strauss 综合征患者外周血嗜酸细胞显著增多。血沉增快,C 反应蛋白阳性。血尿素氮和肌酐通常升高,与肾脏损害程度相关。血清白蛋白下降,碱性磷酸酶升高。血清补体水平正常或升高。类风湿因子常阳性,冷球蛋白水平可增高。

（3）自身抗体:Wegener 肉芽肿、微型多血管炎等原发性小血管炎和特发性坏死性新月体性肾炎患者血清 ANCA 阳性率高达 85%~90%,是诊断、监测病情活动和预测复发的重要指标,特异性和敏感性均较好。部分原发性小血管炎患者血清 ANCA 阴性,因此 ANCA 阴性不能排除血管炎。ANCA 阴性血管炎和 ANCA 阳性血管炎的临床表现和病理特征基本相似,但 ANCA 阴性血管炎患者发病年龄较小,肾脏损害较轻,预后相对较好。ANCA 相关性血管炎患者还可同时存在其他自身抗体,包括抗内皮细胞抗体、抗 GBM 抗体、抗磷脂抗体等。

（4）影像学检查:肺部显示浸润、结节或伴有空洞、弥漫性肺泡出血或间质浸润、纤维化,以双侧中下肺野或布满两肺的斑点状或斑片状模糊阴影最常见。上呼吸道病变主要见于 Wegener 肉芽肿和 Churg-Strauss 综合征,常见鼻旁窦内液平和软组织增厚,CT 能清楚显示有无骨质破坏或新骨形成。血管造影主要用于大、中血管炎的诊断,对小血管炎的诊断意义甚小。但小血管炎可同时累及大、中血管。典型的影像学表现为节段性动脉狭窄与正常或扩张的动脉段相交替,血管阻塞、血栓形成,以及动脉管壁不规则或溃疡等。

3. 诊断要点　本病诊断主要根据临床表现、实验室检查、组织活检和血管造影来综合判断,出现以下表现时可考虑系统性血管炎的诊断:①不明原因的发热;②多系统损害;③肾脏损害;④肢体或脏器缺血或瘀血的症状和体征;⑤皮肤紫癜或结节性坏死性皮疹;⑥神经系统病变,尤其是多发性单神经炎;⑦全身其他系统损害;⑧肌肉和关节疼痛。

有肾脏系统受累临床表现时应尽量行肾脏活检,以明确诊断及对病情程度的判断。

【治疗】

1. 中医治疗 本病的中医治疗可参照过敏性紫癜、系统性红斑狼疮的中医治疗原则、辨证施治的内容(详见第八章第一节、第二节的中医治疗内容)。

2. 西医治疗

(1)诱导期治疗:肾上腺皮质激素联合细胞毒性药物是诱导期的基本治疗方案。中度肾脏损害者用泼尼松 1mg/(kg·d),4~6 周逐渐减量,6 个月时 15mg/d。重症患者用甲泼尼松冲击治疗,15mg/kg(<1g/d)静脉滴注,连用 3 天,继用口服 1mg/(kg·d),连用 8 周,可联合细胞毒性药物,首选环磷酰胺,口服法 2mg/(kg·d),冲击法 0.5~0.7g/m² 静脉滴注,每 4 周重复冲击。适用于肾功能急剧变化和 / 或病理呈细胞性新月体为主、坏死性血管炎、大量炎细胞浸润的活动性病变者。诱导期治疗要尽早,并注意个性化治疗。

此外,血浆置换、抗胸腺细胞球蛋白、利妥昔单抗、抗肿瘤坏死因子 α(TNF-α)拮抗剂、脱氧精胍菌素(15-deoxyspergualin, 15-DSG)等,可依据病情酌情选用。

(2)维持期治疗:维持期治疗建议疗程在 2 年以上,第一年泼尼松 10mg/d,第二年用 5mg/d,环磷酰胺在完全缓解 1 年后每 2~3 个月减 25mg 至停药。为避免长期应用环磷酰胺的副作用,近年推荐在诱导缓解后改用硫唑嘌呤、甲氨蝶呤、环孢素 A、霉酚酸酯等免疫抑制剂用于维持期的治疗。

(3)复发病例的治疗:ANCA 相关性血管炎患者复发率达 15%~30%,其中 80% 是在停止免疫抑制剂治疗的 18 个月内复发,诱导治疗对复发患者的肾外病变(包括肺、皮肤)仍然有效,动态测定血清 ANCA、CRP 及 ESR 等是反映疾病活动性的良好指标。

(4)终末期肾病的治疗:对已进展为 ESRD 的 ANCA 相关性小血管炎性肾损害患者的免疫抑制剂治疗仍有争议。一般认为,如果无肾外损害,在免疫抑制剂治疗 3 个月肾功能仍无恢复迹象,可以停用以上免疫抑制剂治疗。对严重肾衰竭患者的免疫抑制治疗需慎重。

【预后与预防】

1. 预后 本病预后较差,一旦肾脏受累,所属晚期,存活时间较短。肾衰竭和呼吸衰竭为最常见的死亡原因,其次为感染和药物副作用。影响预后的因素为弥漫性肾小球性硬化、纤维性新月体形成、广泛肾间质纤维化及肾小管萎缩等。

2. 护理与预防

(1)心理护理:ANCA 相关性小血管炎患者症状缺乏特异性,诊断较困难,病程迁移,确诊晚。患者均有不同程度的恐惧、焦虑心理问题,护理过程中应加强与患者沟通,引导患者积极配合治疗,鼓励患者树立战胜疾病的信心。

(2)用药护理:肾上腺皮质激素联合环磷酰胺已成为 ANCA 相关性小血管炎,尤其是伴有肾损害患者的首选治疗方案,要加强与患者的沟通,讲解合理使用药物的必要性和重要性,坚持规范用药。

(3)预防感染:由于疾病本身及激素和免疫抑制剂的应用,导致机体抵抗力降低,容易发生感染,是影响本病痊愈的重要因素。因此要积极预防感染:①经常用紫外线消毒病房空气,地板、床头柜用 2% 消佳净清洁;②避免与感染的患者接触,必要时嘱患者戴口罩做好保护性隔离,减少外来探视人员以防交叉感染;③注意口腔、皮肤、会阴的清洁卫生,每日用温水清洗会阴 1 次;④治疗应严格执行无菌操作;⑤细心观察患者,尤其是老年患者,及时发现感染征象。

（4）饮食护理：合理饮食是治疗 ANCA 相关性小血管炎重要环节，给予低脂、优质蛋白饮食，同时适量补充维生素，伴有肾功能不全时应限制蛋白的摄入量，并予优质蛋白质如鸡蛋、牛奶、瘦肉等，保证充足的热量；限制钾、磷的摄入；有高血压、水肿、尿少时应限制钠的摄入和水的摄入，量出为宜，水摄入量为前 1 天的尿量 +500ml，以免加重患者心脏负荷，尿量 >1 000ml 时不必限制水分的摄入。

（陈宁 艾斯）

第六节 病毒感染与肾脏疾病

病毒感染在肾脏疾病中的作用，已有不少研究，近年来，随着病毒学、免疫学、分子生物学及临床病理学的深入研究，已提出某些肾脏疾病与病毒感染有关，或者作为致病因素，对机体免疫发病、病理过程有一定影响。

一、儿童常见病毒感染的肾损害

（一）腺病毒
已有报道腺病毒引起的咽结膜热部分患者出现血尿，腺病毒 11、12 型致出血性膀胱炎已有报道。

（二）柯萨奇病毒
已证实该病毒 B 常致泌尿系统感染，患者尿脱落上皮细胞中含有病毒抗原，个别病例有持续蛋白尿和肾功能减退，病理为增生性肾炎伴新月体形成及肾小球硬化。

（三）埃可病毒
常致肾损害，可表现血尿、蛋白尿，肾活检为增生性肾小球肾炎，有 1 例死亡，病理为肾小球广泛纤维化。

二、流行性出血热的肾损害

（一）现代医学研究
1. 病因及传播途径 流行性出血热肾病综合征，是由汉坦病毒（Hantavirus）传播的传染病。宿主为啮齿类动物，感染源为感染动物的尿、粪、唾液及血液污染的物品，人接触污染物，通过吸入、食入及皮肤黏膜破损处感染。

2. 发病机制 本病发病机制尚不完全明确，但与免疫反应、病毒对血管内皮直接损害及血管内凝血有关。

3. 临床表现 突出表现为发热、出血和肾损害。非典型病例仅靠血清学检查才能发现。儿童发病男多于女。发热可持续 3~6 天，此时可出现蛋白尿、镜下血尿和肉眼血尿及脓尿；低血压及少尿，少尿持续时间程度与疾病严重性相一致。皮肤瘀斑、球结膜充血。咯血及便血等。

4. 实验室检查 可见白细胞增高、血小板减少及转氨酶升高。

5. 肾脏病理 主要累及肾小管、肾间质及肾脏小血管，可见急性肾小管坏死、间质水肿、单核细胞浸润、肾小血管及毛细血管扩张、血管壁水肿及纤维素坏死。肾小球病变轻微可见系膜增生、阶段性基底膜增厚、上皮细胞肿胀等。免疫荧光检查可见 IgG 或 IgM 及 C3

沉积于肾小球毛细血管壁、肾小管和小血管。

6. 诊断 确诊可根据流行病学、临床表现、血清抗体或病毒抗原检查综合判断。

7. 治疗

（1）抗病毒治疗可用相关抗病毒药、干扰素及恢复期患者血清等。

（2）免疫调节治疗早期可用环磷酰胺、阿糖胞苷、转移因子、胸腺肽等。

（3）低血压时及时补充血容量，必要时加用血管活性药物如多巴胺、苄胺唑啉等。

（4）少尿期治疗按照急性肾衰竭治疗。

（5）积极防治合并感染。

（二）中医药研究

中医学典籍中无此病名记载。一般认为，属"疫病""瘟病"范畴，有人称其为"肾性疫斑热"。

1. 病因病机 流行性出血热是感受瘟邪病毒所致的一种病毒性疾病。发病机制为瘟邪乘虚入侵，化火酿毒。辨证以卫气营血为主，结合六经及三焦辨证。疫毒入里，热毒由气传入营血，火热煎熬，血液稠浊，热与血结，血脉运行不畅，血热血瘀，形成瘀毒；同时又因瘀热阻滞，灼伤血脉，而致动血出血，瘀热灼伤肾阴，肾的化源枯竭；同时影响三焦气化功能，津液不能正常输布，反而停积成为有害水毒，邪热弥漫三焦，而致阴液耗伤。发热期，低血压期以热毒、瘀毒为主；少尿期以瘀毒、水毒为主；多尿期则为正气亏虚，余毒未净。

2. 分证论治

（1）气营（血）两燔证（发热期）

证候：高热，酒醉貌，三痛症，口渴，恶心呕吐，腹痛腹泻，斑疹隐隐或衄血，舌红苔白或黄腻，脉弦数或洪数。

治法：清热解毒，凉血散血。

主方：清瘟败毒饮（《疫疹一得》）加减。

常用药：水牛角、生地黄、赤芍、玄参、淡竹叶、紫草、牡丹皮、知母、丹参、板蓝根、生石膏、白茅根等。

（2）热厥证（低血压期）

证候：体温下降，瘀斑及出血症状加重，四肢厥冷，皮肤潮湿，脉沉细无力，或见烦躁不安，神昏谵语等证。

治法：清热凉血，养津透营。

主方：犀角地黄汤（《备急千金要方》，现犀角已禁用，多用水牛角代）合生脉饮加减。

常用药：水牛角、生地黄、赤芍、牡丹皮、麦冬、紫草、西洋参、五味子、川芎、生甘草、丹参、板蓝根等。

（3）肾瘀证（少尿期）

证候：尿少，甚或尿闭，尿血，腰痛如被杖，全身多发性出血，顽固性呕吐，血压升高，舌质红绛，苔黄腻或光剥，脉弦数。

治法：泄热逐瘀，疏通肾络。

主方：桃核承气汤（《伤寒论》）加减。

常用药：桃仁、紫草、赤芍、王不留行、大黄、玄明粉、丹参、炒枳壳、水蛭、青黛等。

（4）水毒泛溢证（少尿期）

证候：面浮身肿，胸闷咳喘，气急痰鸣，心悸心痛，余症同肾瘀型。

治法：峻下逐水。

主方：己椒苈黄丸（《金匮要略》）加减。

常用药：防己、椒目、葶苈子、大黄等。

（5）肾虚失固型证（多尿期）

证候：尿频量多，入夜尤甚，倦怠无力，头昏耳鸣，口渴多饮，舌红苔少而干，脉虚大。

治法：补肾固摄。

主方：麦味地黄汤（《医级》）加减。

常用药：北沙参、麦冬、生地黄、山药、五味子、茯苓、泽泻、牡丹皮、山茱萸、桑螵蛸、覆盆子、墨旱莲、炙甘草。

（6）气血两虚证（恢复期）

证候：头晕，腰酸，困倦无力，苔少舌质淡，脉虚软。

治法：调理脾胃，益气养血。

主方：八珍汤（《正体类要》）加减。

常用药：当归、川芎、地黄、赤芍、太子参、白术、茯苓、陈皮、菟丝子、制首乌、鸡血藤等。

中西医结合治疗流行性出血热，在临床西医治疗基础上结合中医辨证治疗，特别注重低血压休克期和少尿期治疗，及早发现、预防、治疗和控制并发症，对减轻症状、缩短疗程、提高治愈率、改善预后、减少并发症、降低病死率有显效，值得推广。

三、EB病毒感染的肾损害

（一）现代医学研究

EB病毒（Epstein-Burr病毒）感染所引起的传染性单核细胞增多症是儿童时期常见的病毒感染性疾病。其临床特征为不规则发热、咽峡炎、淋巴结及肝脾肿大，可以累及多系统，如血液、神经、消化、呼吸、泌尿等系统。EB病毒感染的肾损害主要表现为肉眼/镜下血尿、蛋白尿、急性肾小球肾炎、急性间质性肾炎等。肾脏病理改变最常见为间质性肾炎伴单核细胞浸润及局灶性肾小管坏死，基底膜多数正常，有不同程度的系膜增生。已有充分证据证实EB病毒相关的急性肾炎或急性间质性肾炎的主要发病机制是病毒的直接感染。国内外有报道在切除脾脏的石蜡切片和淋巴结、肾组织活检中证实EB病毒阳性，有的用原位杂交和PCR方法在肾组织中证实EB病毒的存在和检测到EB病毒的DNA颗粒。这些检测证实了EB病毒存在于肾脏，支持局部存在EB病毒启动免疫炎症反应，导致间质性肾炎的推测。

（二）中医药研究

EB病毒感染属于中医学"温病"范畴。病机是感受瘟疫时邪，邪毒入侵，化热化火，邪毒滞留经络，客于血脉肌肤，气血凝滞成瘀；痰瘀互结日久导致癥瘕积聚，形成了热、毒、痰、瘀的病理特点。临证时大多数医家采用清热解毒之品，辅以益气养阴治疗EB病毒感染取得满意的疗效。

刘宗潮等研究发现抗EBV口服液（处方由黄芪、败酱草、女贞子、夏枯草、山豆根等组成，含生药1.63g/ml）在无毒浓度下能抑制Raji细胞EBV-EA的表达，亦能抑制B95-8细胞的EBV-VCA的表达，在较高的浓度下对鼻咽癌（NPC）细胞CNE2具有细胞毒作用。流行病学调查显示，EBV感染者多为气虚体质，结合岭南人群体质以气阴两虚及湿热较多为特征，多以益气养阴、清热解毒法治疗EBV感染者。多项临床试验表明，益气解毒颗粒（主要由黄芪、黄连、白花蛇舌草等组成）可使NPC高危患者的EBV的壳抗原（VCA）和早期抗原

（EA）的抗体滴度降低 2 个滴度或以上,表现出对高危患者的 EBV 感染活性有很强的抑制作用。该制剂还可降低 EBV 感染者的 TNF-α 水平、提高 IL-2 水平,由于低水平 TNF-α 在组织恢复、炎症应答中起作用,有利于对抗病原微生物的侵害,而大量的 TNF-α 释放可引起严重的组织损伤;另外,IL-2 通过与靶细胞上的 IL-2 受体结合,促进 T、B 细胞增殖生长,增强 CTL、NK 细胞及 LAK 细胞杀伤活性,诱导其他细胞因子的产生,从而发挥宿主抗肿瘤免疫作用。

人们常用黄芩、大青叶、蒲公英、白花蛇舌草、金银花、连翘、板蓝根、夏枯草清热解毒消痈,清透气分表里之热毒,牡丹皮、玄参、赤芍凉血解毒、养阴化瘀,清血分之热,同时配伍丹参、桃仁活血祛瘀、破癥除痕,桔梗开肺化浊,柴胡宣畅气机等。药理研究发现黄芩、连翘、蒲公英具有广泛的抗病毒和抑菌作用。郁金、柴胡、板蓝根对 EB 病毒的表达有一定的抑制作用,而中药复方对 EB 病毒的 DNA 有明显降解作用。夏枯草提取物可以抑制 EB 病毒诱导的淋巴瘤 Raji 细胞增殖,诱导基因凋亡。丹参、桃仁等活血化瘀的药物可抑制机体细胞免疫,使 T 淋巴细胞的广泛毒性效应被抑制,减轻多脏器损害,又能促进机体的非特异性免疫。同时,活血化瘀药与清热解毒药合用可加强清热解毒药的非特异性抗感染作用。

多项临床研究表明,采用中西医结合的方法治疗 EB 病毒感染,可缩短病程、减少不良反应,且疗效可靠。

四、巨细胞病毒感染的肾损害

（一）现代医学研究

巨细胞病毒（cytomegalovirus, CMV）感染在人群中有很高的感染率,特别是在我国相当普遍,儿童感染率高达 83% 以上。近年来 CMV 感染所致的肾脏损害日益受到重视。不少国内外学者在原发性肾小球疾病、IgA 肾病或单纯性血尿患儿肾组织中检测到了 CMV 抗原或相应抗体,且已有证据 CMV 病毒血症可诱发急性同种异体移植肾肾病。但到目前为止实际报道的 CMV 相关性肾炎的病例尚少。其病理改变报道最多的为 IgA 肾病和间质性肾炎,也有塌陷性肾小球病的报道。在移植肾肾病可表现为急性肾小管坏死、淋巴细胞性肾小球炎和急性移植物肾病。CMV 感染肾损害临床可表现为持续或反复发作性镜下血尿或肉眼血尿、肾病综合征、高血压和肾功能不全,病程常迁延,可持续 1 年以上。也有急性起病并迅速进展为肾衰竭的报道。CMV 感染肾损害的诊断应该基于活动性 CMV 感染的基础上,同时出现了肾脏损害的临床表现。CMV 活动性感染必须具备的诊断依据包括:①病毒分离阳性;②找到病毒抗原;③检测到 CMV mRNA;④血抗 CMV IgM 抗体阳性。以上①~③项中任何一项阳性即可诊断,第④项阳性也可以考虑。另外,检测外周血白细胞中 pp65 抗原判断体内有无活动性 CMV 感染正逐渐应用于临床,只要能在外周血中检测到含有 pp65 抗原的白细胞即可诊断为活动性 CMV 感染。而且,pp65 阳性白细胞的数目还可以反映受者体内病毒的负荷,能体现 CMV 感染的严重程度、抗病毒治疗效果以及感染的预后。

CMV 感染的治疗主要是应用更昔洛韦,剂量为每次 4.0~7.5mg/kg,每日静脉滴注 2 次,间隔 12 小时,疗程 2~6 周;或者每次 10mg/kg,每周 3 次,持续 3 个月。

（二）中医药研究

巨细胞病毒感染属于中医学“温病”范畴。其病因多为先天禀赋不足或后天失养,以致正气不足,卫外不固而感染邪毒,即所谓“邪之所凑,其气必虚”。其性热,具有传染性。

贺漪等采用黄蓝颗粒（黄芪、贯众、板蓝根各 30g）治疗 CMV-IgM 阳性患者,1 个疗程转阴率为 89.47%。姜宏实验表明热毒清（金银花、鱼腥草、大青叶、蒲公英）具有抗病毒及提高机体免疫功能作用,使用中药热毒清干预 CMV 感染细胞,结果表明热毒清能明显抑制 CMV 引起的细胞病变。定量反转录聚合酶链反应（RT-PCR）的检测结果表明,热毒清干预后感染细胞 CMV 晚期 mRNA 表达水平明显下降,研究结果表明热毒清在体内可通过提高机体免疫功能,干扰病毒的复制,抑制细胞病变的发展。徐淑琴对 52 例孕妇感染巨细胞病毒者进行口服抗病毒合剂（大青叶、板蓝根、贯众、金银花、连翘、蒲公英、紫花地丁、茵陈、栀子、野菊花、黄芩）,1 个疗程后,52 例 CMV-IgM 阳性患者中,抗体转阴 41 例,未转阴 11 例,结果有效率为 78.84%,说明抗病毒合剂具有清热解毒的功能,对 CMV 感染有一定的效果。刘明对四妙解毒汤（黄芪 90g,金银花 60g,丹参 60g,生草 15g,黄连 10g,蜂胶粉 0.9g）亦做了体外抑制 CMV 作用研究,通过药物细胞毒性试验、药物抗病毒试验,证明中药复方四妙解毒汤确实具有抗 CMV 的作用。

综上所述,临证治疗巨细胞病毒感染时大多采用清热解毒之品,后期可出现虚实夹杂证候,气阴两虚或阴阳俱虚兼邪毒留恋,应注意正虚邪实的孰多孰少,再确定扶正为主还是祛邪为主。

五、人类免疫缺陷病毒感染的肾损害

（一）现代医学研究

1984 年由国外学者首先报道获得性免疫缺陷综合征在儿童引起的肾损害,而且部分可能在临床诊断 AIDS 之前,成为人类免疫缺陷病毒感染后的首发症状,临床可表现为肾病综合征、进行性肾功能不全直至终末期肾衰,也可出现肾小球硬化或其他类型肾病变。目前认为 HIV 感染引起的肾脏损害主要包括以下几类:①病毒的直接感染;②针对 HIV 抗原的免疫复合物性肾小球肾炎;③机会性感染;④药物的副作用;⑤其他可能与 HIV 相关的肾小球病。HIV 相关性肾病（HIV-AN）患者主要表现为大量蛋白尿、肾病综合征乃至肾衰竭。病理检查多数（65%~75%）表现为塌陷型局灶节段性肾小球硬化症（collapsing FSGS）,还可见免疫复合物介导的肾小球肾炎等多种病理改变。目前临床上尚无有效的治疗方法。

（二）中医药研究

中医学对人类免疫缺陷病毒感染目前尚无统一认识,但一致认为,艾滋病有很强的传染性,临床症状相似,故其病因应属中医学"疫毒"范畴,正如《素问·刺法论》所说:"五疫之至,皆相染易,无问大小,病状相似。"但人类免疫缺陷病毒感染"疫毒"（HIV）与传统意义上的"疫毒"不同,通过血液、性接触或母婴传播侵入人体,以首先损害脾脏,导致脾气亏虚,进而致五脏气血阴阳俱虚为主要病机的特殊"疫毒"。

脾为后天之本,气血生化之源,脾脏受损,运化功能失常,一方面,水谷精微不能吸收输布,气血化生无源,渐致心肝肺肾受损,终至五脏气血阴阳俱虚;另一方面,脾运不健,则湿邪内生,故脾气亏虚伴有内湿,进而导致五脏气血阴阳俱虚,这是贯穿本病全过程的基本病机。五脏气血阴阳俱虚,一方面,卫外功能不固,易受外邪之侵,而外邪又有风寒暑湿燥火之不同;另一方面,五脏功能受损,则易产生痰饮水湿,气滞血瘀,化风化火等病机变化,故本病病变过程中,其病机错综复杂,变化多端,非单一的脏腑病机、气血津液病机、六经病机、三焦病机、卫气营血病机等可以概括。

根据临床症状及体征将患者分为 6 个证型:

①气虚证:倦怠乏力、神疲懒言、头晕目眩、面色无华、心悸、自汗,舌质淡或正常,脉象或

虚或正常。治法：补中益气。方药：补中益气汤《脾胃论》加减。

②兼夹阴虚证：潮热盗汗、五心烦热、午后颧红、舌红少苔，脉细数。治法：滋阴清热。方药：知柏地黄汤《医宗金鉴》加减。

③兼夹湿热证：脘腹胀满、身体困重、便溏不爽、身热不扬、舌质红苔黄腻，脉濡数。治法：清热化湿。方药：三仁汤《温病条辨》加减。

④兼夹血瘀证：疼痛如刺、痛处不移、面色黧黑、肌肤甲错。舌质淡紫，或有瘀斑，脉涩。治法：活血化瘀。方药：桃红四物汤《医宗金鉴》加减。

⑤兼夹痰瘀证：胁肋胀（或）刺痛、肢体麻木，脘腹痞闷。舌暗苔腻，脉弦滑。治法：活血行气化痰。方药：血府逐瘀汤《医林改错》合二陈汤《太平惠民和剂局方》加减。

⑥无证可辨：临床上无明显的临床症状和中医证候表现，这时可根据中医临床的疾病发生发展规律进行辨证施治。

（陈　宁　艾　斯）

第九章 遗传性肾脏病

第一节 遗传性肾小球疾病的分类

遗传性肾小球疾病（hereditary glomerular diseases）是指发病具有一定的遗传基础（基因），遗传学检查具有一定独自的遗传特征的肾小球疾病。此类疾病通过基因由亲代遗传给下一代，虽然有不同的遗传方式，但子代患病的概率是有一定规律可循，表现为以下特点：

1. 常染色体显性遗传型者 患者一般为杂合子，亲代中有一人患病；子女中有一半是患者，无性别差异；家系谱多呈连续传代现象；没有携带者。

2. 常染色体隐性遗传型者 患者必定为纯合子（aa），在杂合状态时（Aa）由于正常显性基因（A）的存在，a 的作用不表现，但可以将 a 传于后代，为携带者；患者双亲无病；同胞中 1/4 发病，男女机会相等，患者发生在同一代；近亲婚配者发病风险大大增高。

3. X 连锁伴性遗传 是指某种性状或遗传病的基因位于 X 或 Y（少见）染色体上，其遗传方式称为 X 连锁伴性遗传。

（1）X 伴性显性遗传：女性患者与正常男性婚配，其子女各 1/2 发病；男性患者与正常女性婚配，女儿都是患者，儿子正常。

（2）X 伴性隐性遗传：患者为男性，男性患者与正常女性婚配，儿子都正常，女儿都是携带者；女性携带者与正常男性婚配，儿子 1/2 为患者、女儿 1/2 为携带者。

（3）Y 伴性遗传：致病基因在 Y 染色体上，由父传子，为全男遗传。

结合临床表现、病变的解剖部位和病因，遗传性肾小球疾病的分类如表 9-1-1 所示。

表 9-1-1 遗传性肾小球疾病的分类

分类	疾病
遗传性肾病综合征	家族史有无：家族性和散发性
	发病年龄：先天性、婴儿型、儿童型、青少年型及成人型
	其他系统受累有无：非综合征型和综合征型
遗传性肾小球基底膜病	Alport 综合征
	薄基底膜肾病
	指甲 - 髌骨综合征
	Pierson 综合征
	家族性部分脂营养不良
遗传代谢性疾病有原发肾小球受累	青春期型胱氨酸病
	Fabry 病
	线粒体病有肾小球受累
	其他溶酶体病有肾小球受累

分类	疾病
遗传代谢性疾病有继发肾小球受累	糖尿病
	镰状细胞病
	遗传性淀粉样变
	遗传性补体缺陷
	α-抗胰蛋白酶不足
	卵磷脂-胆固醇转酰酶缺乏
	脂蛋白肾病
	Imerslund-Gräsbeck 综合征（选择性钴胺素吸收障碍）
	钴胺素 C 病
其他遗传病伴肾小球受累	Fechtner 综合征
	Epstein 综合征
	Charcot-Marie-Tooth 综合征
	Cockayne 综合征
	Alstrom 综合征
	Galloway-Mowat 综合征
	Laurence-Moon-Bardet-Biedl 综合征
	家族性地中海热
	Hadju-Cheney 病
	Wiscott-Aldrich 综合征
	家族性自主神经功能异常
遗传性肾小球疾病不伴肾外表现	家族性小叶性肾病
	家族性肾病伴巨原纤维沉积病
	其他家族性肾病

遗传性肾小球疾病的临床表现可发现于出生时，也可迟至成年。相当多类型的遗传性肾小球疾病进展非常迅速，甚至在婴儿及儿童期即需要透析治疗，因此此类疾病对于患病的家庭以及社会都将是极大的精神和经济负担。迄今为止，对遗传性肾小球疾病还没有有效的治疗药物和预防措施，多采取对症处理的方法，如控制尿蛋白等，目的是延缓病程的进展。

（余自华　王　芳）

第二节　遗传性肾炎

遗传性肾炎（hereditary nephritis）又称 Alport 综合征（Alport syndrome）。再发性血尿、感音神经性耳聋及进行性慢性肾衰竭是其主要的临床表现，肾小球基底膜呈极不规则外观、肾小球基底膜弥漫性增厚或增厚与变薄相间、致密层劈裂、分层、篮网状改变是其特征性的病理改变。虽然目前尚无该患者群中确切发病率的报道，然而资料显示并不罕见：估测美国发生 Alport 综合征的基因频率为 1∶（5 000~10 000），Alport 综合征约占儿童终末期肾病患者的 3%，成人终末期肾病患者的 0.2%，占各年龄接受肾移植患者的 0.6%~2.3%，在持续性血尿患者,特别是儿童患者中 Alport 综合征占 11%~27%。该病患者往往于青壮年时期发展至终末期肾病,预后差,危害性大。

【发病机制】

Alport 综合征是一种具有遗传异质性的肾小球基底膜病变,目前发现存在三种遗传方式:X 连锁显性遗传(约占 80%)、常染色体隐性遗传(约占 15%)和常染色体显性遗传(极少数),其中 X 连锁显性遗传型 Alport 综合征因编码Ⅳ型胶原 α5 链的基因 COL4A5 或 COL4A5 和编码Ⅳ型胶原 α6 链的基因 COL4A6 突变所致,常染色体隐性遗传型 Alport 综合征和常染色体显性遗传型 Alport 综合征因编码Ⅳ型胶原 α3 链的基因 COL4A3 或编码Ⅳ型胶原 α4 链的基因 COL4A4 突变所致。此外,15%~18% 的 Alport 综合征因新发突变所致,即这部分患者没有血尿、肾衰竭的家族史。

Ⅳ型胶原由 6 种不同的 α 链[α1(Ⅳ)~α6(Ⅳ)链]组成,是一种主要分布于基底膜的细胞外基质成分。6 种 α(Ⅳ)链组装成 3 种不同的Ⅳ型胶原分子(α1α1α2、α3α4α5 和 α5α5α6)。正常情况下Ⅳ型胶原分子 α1α1α2 存在于所有组织的基底膜,而Ⅳ型胶原分子 α3α4α5 仅存在于肾小球基底膜、耳蜗、眼睛、睾丸和肺,Ⅳ型胶原分子 α5α5α6 仅存在于肾小球鲍曼氏囊、皮肤、食管和平滑肌细胞。在肾脏,分布于肾小球基底膜的Ⅳ型胶原分子 α3α4α5 源于足细胞,且 α3(Ⅳ)链是对形成此Ⅳ型胶原分子至关重要;而Ⅳ型胶原分子 α1α1α2 源自足细胞、内皮细胞和系膜细胞。

Alport 综合征时由于 α3(Ⅳ)、α4(Ⅳ)或 α5(Ⅳ)链的异常导致肾小球基底膜缺乏正常的Ⅳ型胶原分子 α3α4α5,进而引起肾小球基底膜组成成分发生改变、易于发生肾小球硬化。遗憾的是目前对这一过程尚未阐明。

病理改变:光镜检查早期肾小球无明显改变,随着病情的发展可累及多数肾小球,包括系膜细胞增生、肿胀、基膜增厚,肾小球囊上皮细胞增生、粘连及新月体形成。肾小管病变多发生较早且重,表现为肾小管萎缩及间质纤维化。电镜检查肾小球基底膜呈极不规则外观、肾小球基底膜弥漫性增厚或增厚与变薄相间、致密层劈裂、分层、篮网状改变是其特征性的病理改变。免疫荧光检查多数无免疫球蛋白及补体的沉积。

【诊断与鉴别诊断】

1. 临床表现

(1)肾脏表现:首发症状为无症状持续性镜下血尿,且大多数为肾小球性血尿,可以发生在生后几天。儿童期反复发作性肉眼血尿并不少见,甚至可以是首发症状,且往往出现于上呼吸道感染后。Alport 综合征家系中的男孩如果 10 岁尚无血尿,那么该男孩很可能未受累。蛋白尿在儿童早期不出现或极微量,但随年龄增长或血尿的持续而出现,甚至发展至肾病水平。肾病综合征的发生率为 30%~40%,并预示预后不佳。同样高血压的发生率和严重性也随年龄而增加,且多发生于男性患者。

X 连锁显性遗传型 Alport 综合征男性患者肾脏预后极差,几乎全部将发展至终末期肾脏病,通常从肾功能开始异常历经 5~10 年进展至肾衰竭。不同家系中男性患者出现肾衰竭的年龄不同,因而根据家系中男性患者发生终末期肾脏病的年龄可将 Alport 综合征家系分为青少年型(31 岁前发生)和成年型(31 岁以后)。部分 X 连锁显性遗传型 Alport 综合征女性患者也会出现肾衰竭,至 40 岁约 12%、60 岁以上有 30%~40% 的患者出现肾衰竭。许多常染色体隐性遗传型 Alport 综合征的患者于青春期出现肾衰竭,30 岁前几乎所有患者均出现肾衰竭。常染色体显性遗传型 Alport 综合征的患者临床表现相对轻些。

（2）听力改变：Alport综合征可有感音神经性耳聋的表现，听力障碍发生于耳蜗部位。尚无耳聋为先天性的报道，但是可在10岁前发现。病初诊断耳聋要依赖听力计，听力下降多在2 000~8 000Hz范围内。两侧耳聋程度可以不完全对称。Alport综合征的耳聋为进行性的，耳聋将波及全音域，甚至影响日常的对话交流。X连锁显性遗传型Alport综合征男性患者发生感音神经性耳聋较女性多、且发生的年龄较女性早。约2/3的常染色体隐性遗传型Alport综合征患者于20岁前即表现出感音神经性耳聋。

（3）眼部病变：对Alport综合征具有诊断意义的眼部病变有前圆锥形晶状体、黄斑周围点状和斑点状视网膜病变以及视网膜赤道部视网膜病变。前圆锥形晶状体表现为晶状体中央部位突向前囊，患者可表现为进行性近视，甚至导致前极性白内障或前囊自发穿孔。前圆锥形晶状体并非出生时即有，多在20~30岁时出现，迄今报道的最小患者为13岁男孩。确认前圆锥形晶状体常需借助眼科裂隙灯检查，有学者认为检眼镜下见到"油滴状"改变也可诊断。60%~70%的X连锁显性遗传型Alport综合征男性、10%的X连锁显性遗传型Alport综合征女性以及约70%的常染色体隐性遗传型Alport综合征患者表现有前圆锥形晶状体病变。黄斑周围点状和斑点状视网膜病变和视网膜赤道部视网膜病变表现为暗淡、甚至苍白的斑点状病灶，最好用视网膜摄像的方法观察，这种病变常不影响视力，但病变会伴随肾功能的减退而进展。大约70%的X连锁显性遗传型Alport综合征男性、10%的X连锁显性遗传型Alport综合征女性以及约70%的常染色体隐性遗传型Alport综合征患者伴有这种视网膜病变，而且视网膜病变常与耳聋和前圆锥形晶状体同时存在，但视网膜病变发生较前圆锥形晶状体早。

（4）平滑肌瘤：平滑肌瘤是一种良性肿瘤，表现为呼吸道、胃肠道和女性生殖道（如阴蒂、大阴唇及子宫等）的平滑肌过度增生，并由此表现出相应的症状，如吞咽困难、呼吸困难等。2%~5%的X连锁显性遗传型Alport综合征患者及携带者可表现有弥漫性平滑肌瘤，因部分*COL4A5*基因缺失再加上*COL4A6*基因5'端的前两个外显子缺失所致。

（5）其他表现：AMME综合征（AMME complex）是伴有血液系统异常的Alport综合征，该综合征表现为Alport、精神发育落后、面中部发育不良以及椭圆形红细胞增多症，基因突变为缺失全部*COL4A5*基因，且基因缺失范围超越3'端。此外，Alport综合征伴胸腹主动脉瘤、颅内动脉瘤亦见报道。

2. 实验室检查

（1）尿液常规：血尿最早出现，随疾病进展逐渐出现蛋白尿。

（2）肾功能：儿童早期肾功能正常，随病程进展可出现24小时肌酐清除率下降、血肌酐升高。

（3）纯音测听检查：是寻找有无听力障碍的依据。

（4）眼裂隙灯检查：是寻找有无眼部异常的依据。

（5）组织基底膜Ⅳ型胶原α链免疫荧光学检查：应用抗Ⅳ型胶原不同α链单克隆抗体，在肾活检及简单易行的皮肤活检组织中进行免疫荧光学检查，可用于诊断X连锁显性遗传型Alport综合征患者、筛查基因携带者以及判断遗传型（表9-2-1）。

（6）肾活检组织电镜检查：根据电镜下肾小球基底膜典型病变可以确诊。然而值得注意的是年幼的男性患者、任何年龄的女性杂合子及个别成年男性患者的肾活检所见，往往仅仅为、或以肾小球基底膜弥漫性变薄为主。

表 9-2-1　Alport 综合征患者基底膜Ⅳ型胶原 α 链的免疫荧光学检查

	肾小球基底膜	鲍曼氏囊	远曲肾小管基底膜	皮肤基底膜
正常情况（包括男性和女性）				
α3	+	+	+	/
α4	+	+	+	/
α5	+	+	+	+
X 连锁显性遗传男性患者				
α3	−	−	−	/
α4	−	−	−	/
α5	−	−	−	−
X 连锁显性遗传女性患者				
α3	S	S	S	/
α4	S	S	S	/
α5	S	S	S	S
常染色体隐性遗传患者				
α3	−	−	−	/
α4	−	−	−	/
α5	−	+	+	+

注：+：染色呈阳性；−：染色呈阴性；S：染色呈间断阳性；/：正常情况下不表达。

（7）基因分析：对于确定遗传型、基因携带者和进行产前诊断十分重要，也有助于临床和病理检查结果均不确定病例的诊断。

3. 诊断　诊断 Alport 综合征主要依据临床表现、家族史、肾活检组织电镜检查、组织基底膜Ⅳ型胶原 α 链免疫荧光学检查以及Ⅳ型胶原基因分析。临床出现血尿、蛋白尿、高血压、水肿等肾炎和慢性肾功能不全表现和神经性耳聋及家族史者可以诊断，其中确诊 Alport 综合征主要依据：①肾活检电镜下观察到肾小球基底膜典型的超微病理改变；或②组织（皮肤以及肾小球）基底膜Ⅳ型胶原 α 链异常表达；或③*COL4An*（*n*=3、4 或 5）基因突变。

结合北京大学第一医院儿科在诊断 Alport 综合征方面的经验，认为对临床表现伴 / 不伴系谱分析提示可能为 Alport 综合征的患者进行确诊的有效途径之一是先检测皮肤基底膜中 α5（Ⅳ）链的表达。若皮肤基底膜无 α5（Ⅳ）链的表达或间断表达 α5（Ⅳ）链，可以确诊为 X 连锁显性遗传型 Alport 综合征；若皮肤基底膜 α5（Ⅳ）链正常表达，则下一步行肾穿刺活组织病理检查和 α（Ⅳ）链的表达分析：①电镜下肾小球基底膜出现典型 Alport 综合征的形态学改变，可以诊断 Alport 综合征，但不能确定遗传型，尚须结合肾组织中Ⅳ型胶原 α 链的染色结果加以判断，即：如果 α3（Ⅳ）、α4（Ⅳ）和 α5（Ⅳ）链染色均阴性可以诊断为 X 连锁显性遗传型 Alport 综合征，如果仅 α5（Ⅳ）链在鲍曼氏囊染色阳性、α3（Ⅳ）和 α4（Ⅳ）链染色均阴性可诊断为常染色体隐性遗传型 Alport 综合征。②既不能确诊也不能除外 Alport 综合征，尤其如表现为基底膜变薄的儿童患者，应定期随访，并建议进一步行基因分析;③除外 Alport 综合征。

4. 鉴别诊断

（1）薄基底膜肾病：年幼的 Alport 综合征男性患者、任何年龄的 Alport 综合征女性患者及个别 Alport 综合征成年男性患者的肾小球基底膜可表现为弥漫性变薄，需要与薄基底膜肾病进行鉴别诊断。同 Alport 综合征一样，薄基底膜肾病亦是一种遗传性肾小球基底膜疾病，主要表现为持续性血尿，伴有显著蛋白尿、高血压、肾外症状及发展至终末期肾病很罕见，预后良好。肾小球基底膜弥漫性变薄是该病典型的病理改变，也是诊断该病的"金标准"。遗传方式主要为常染色体显性遗传，因 *COL4A3* 或 *COL4A4* 基因杂合突变所致，但肾小球基底膜中 α（Ⅳ）链免疫荧光学染色未发现 α3（Ⅳ）、α4（Ⅳ）及 α5（Ⅳ）链的表达存在异常。

（2）IgA 肾病：IgA 肾病以发作性肉眼血尿和持续性镜下血尿为最常见临床表现，可伴有不同程度的蛋白尿以及合并肾功能减退，需要与 Alport 综合征进行鉴别诊断。但前者无肾外症状，且肾小球系膜区有 IgA 或以 IgA 为主的免疫复合物沉积是该病典型的免疫病理改变，也是诊断该病的必备条件。而 Alport 综合征肾活检组织免疫荧光学检测多为阴性，且往往具有肾衰竭家族史、皮肤和肾小球基底膜Ⅳ型胶原 α 链表达异常以及 *COL4An*（n=3、4或 5）基因突变。

（3）Epstein/Fechtner 综合征：Epstein 综合征和 Fechtner 综合征主要的临床表现为巨大血小板、血小板减少、粒细胞内包涵体、肾脏受累（表现为血尿和 / 或蛋白尿、进行性肾衰竭）及感音神经性耳聋，Fechtner 综合征尚表现有白内障，而血小板减少症或白细胞包涵体曾被作为 Alport 综合征诊断标准之一，故两者需要进行鉴别诊断。前者的遗传方式为常染色体显性遗传，因 MYH9 基因突变所致。

本病的诊断与鉴别诊断应以临床 - 病理及基因两个水平诊断进行，除了临床 - 病理诊断之外，若能进行基因诊断则有助于确诊及无症状致病基因携带者的诊断，也有助于本病的产前诊断。

【治疗】

迄今尚无纠正 Alport 综合征缺陷的药物或治疗方案。对于进展至终末期肾病的 Alport 综合征患者，肾移植是有效的治疗措施之一。

1. 药物干预 目的是减少尿蛋白、延缓 Alport 综合征肾脏病进展，但并不能完全阻止疾病进展。2012 年来自美国、中国、法国、德国以及加拿大的专家共同研讨发表了 Alport 综合征治疗的专家共识 / 建议。该建议中提及的主要药物包括一线用药血管紧张素转换酶抑制剂（ACEI）和二线用药血管紧张素受体拮抗剂（ARB）及醛固酮抑制剂螺内酯，螺内酯可直接用作二线药物，或用于 ARB 治疗无效时的替代药物。建议认为少部分患者联合应用 ACEI 及螺内酯控制尿蛋白程度比 ACEI 联用 ARB 强，当然这些药物的联合治疗都应警惕诱发高钾血症。该建议还提出开始干预用药的指征：①具有微量白蛋白尿的男性患儿，家族中有 30 岁前进入 ESRD 的患者或有严重 *COL4A5* 突变（无义、缺失、剪接突变），即可开始干预治疗。②具有蛋白尿的所有患儿均建议干预治疗。目前较大宗的关于应用 ACEI 或 / 和 ARB 干预 AS 疾病进展的研究报道显示，经干预可以使 Alport 综合征患者延缓 13 年开始肾透析。

2. 肾移植 Alport 综合征时的肾移植与其他疾病时的肾移植基本相似，但有以下几个特殊问题：

（1）关于供体的选择：除常规供体以外，杂合的 *COL4A5* 基因女性携带者如患者的母亲,如果临床表现没有蛋白尿、高血压、肾功能减退和耳聋,可以作为供肾者。而男性 Alport 综合征不能作为供肾者,因为他们可能处于肾脏疾病的进展期,移植肾脏的存活期下降。

(2)移植的效果与其他疾病时的肾移植效果相似甚至更优。

(3)3%~5% 接受肾移植的 Alport 综合征患者移植后体内产生针对移植的正常肾脏中肾小球基底膜的抗体,进而发生抗肾小球基底膜肾炎,致使移植失败,且大多数(约 75%)均在肾移植后 1 年内发生,再移植可再次发生抗肾小球基底膜。因此移植后应密切追踪血清抗肾小球基底膜抗体、尿常规及肾功能至少 1 年。

(余自华 王 芳)

第三节 薄基底膜肾病

薄基底膜肾病(thin basement membrane nephropathy,TBMN)是一种相对常见的肾脏病,是儿童和成人持续性血尿最常见的原因。本病典型的临床表现是持续性血尿,病理改变以肾小球基底膜弥漫性变薄为特征,绝大多数患者肾功能正常、预后良好。用于移植的供体肾脏中,5%~9% 的肾脏表现为薄基底膜肾病;在持续性镜下血尿和发作性肉眼血尿患者中,薄基底膜肾病分别占 26%~51% 和 10%。遗传方式为常染色体显性遗传,因 COL4A3 或 COL4A4 基因杂合突变所致。然而,并非所有的薄基底膜肾病家系检测到 COL4A3 或 COL4A4 基因突变,提示该病可能存在遗传异质性。

【发病机制】

本病的全部遗传方式及确切的发病机制目前尚不清楚。多数学者认为与常染色体显性遗传和常染色体隐性遗传有关,因编码Ⅳ型胶原 α3 链的基因 COL4A3 或编码Ⅳ型胶原 α4 链的基因 COL4A4 杂合突变所致。由于 COL4A3 或 COL4A4 基因纯合或复合杂合突变而致常染色体隐性遗传型 Alport 综合征,因此薄基底膜肾病被认为是常染色体隐性遗传型 Alport 综合征的"携带者"。Alport 综合征家系中 40%~50% 具有 COL4A3 或 COL4A4 基因杂合突变的携带者表现为镜下血尿。尽管如此,部分经肾活检诊断薄基底膜肾病的家系并不与 COL4A3 或 COL4A4 基因连锁,可能由于新突变、不完全外显或新基因所致。

【诊断与鉴别诊断】

1. 临床表现

(1)血尿:持续或间断无症状肾小球性镜下血尿是薄基底膜肾病的典型临床表现,常因偶然行尿常规检查被发现。大多数的患者不伴有其他症状或进展至肾衰竭。诊断时的年龄差异很大,1~86 岁均可见到,以 5 岁左右为多见。少数可见肉眼血尿,常见于剧烈运动后或上呼吸道感染时,肉眼血尿可伴腰痛等症状。

(2)蛋白尿:通常无蛋白尿或轻微蛋白尿,蛋白尿较血尿出现晚。儿童期罕见蛋白尿,然而相当一部分成年患者表现为轻 - 中度蛋白尿,老年患者罕见肾病水平蛋白尿。

(3)其他:薄基底膜肾病患儿肾功能正常,但有报道显示少数成年患者出现肾衰竭。这一现象一方面反映了与 Alport 综合征鉴别诊断的困难,另一方面不能除外合并其他肾脏疾病。同样,薄基底膜肾病患者出现罕见的耳聋也表明了鉴别诊断的困难。薄基底膜肾病患儿出现高血压的情况罕见,但是 11%~31% 的成年患者可出现高血压。解释这些结果很困难,然而不能排除高血压与薄基底膜肾病巧合的可能性。通常真正的薄基底膜肾病肾脏预后是良好的。

2. 实验室检查

（1）尿液常规：血尿通常是唯一的异常结果。

（2）肾功能：常见正常。

（3）肾活检组织检查：薄基底膜肾病患者光镜和常规免疫荧光学检查结果是非特异的；电子显微镜下可以观察到该病特征性的病理改变，即肾小球基底膜弥漫性变薄，然而该检查并不能区别真的薄基底膜肾病和 Alport 综合征早期肾小球基底膜变薄。正常情况下肾小球基底膜厚度随年龄和性别不同而不同，同时也受肾活检组织制备及方法的影响。世界卫生组织建议的肾小球基底膜厚度界限值分别为成人 250nm，2~11 岁儿童 180nm，而有研究者提出薄基底膜肾病时肾小球基底膜厚度的标准为儿童 <200nm 和 <250nm，成人 <200nm、<250nm 以及 <264nm。薄基底膜肾病患者的肾小球基底膜厚度可以存在差异，但是至少 50% 的肾小球基底膜异常薄，仅个别区域可见肾小球基底膜分层或局部增厚。

肾活检组织Ⅳ型胶原 α3、α4 和 α5 链免疫荧光学检查有助于薄基底膜肾病和表现为镜下血尿及肾小球基底膜变薄的 Alport 综合征早期相鉴别。这 3 种 α（Ⅳ）链的分布在薄基底膜肾病为正常，在 Alport 综合征往往缺乏或分布异常。

（4）基因检查：尽管 40%~50% 的薄基底膜肾病因 COL4A3 或 COL4A4 基因杂合突变所致，但本病预后良好，通常不建议行这两个基因的检查。COL4A5 基因检查对除外 X 连锁型 Alport 综合征极其重要。

3. 诊断 表现为持续或间断性肾小球性血尿，无蛋白尿，血压及肾功能均正常，且无其他原因解释的患者临床可怀疑薄基底膜肾病。可有血尿家族史，但无 Alport 综合征或肾衰竭家族史（常染色体隐性遗传型 Alport 综合征家系除外）。本病确诊主要依靠电镜检查，怀疑薄基底膜肾病的患者出现以下情况时考虑肾活检：①成人患者尿蛋白 >1.0g/d 或估算的肾小球滤过率 <90ml/（min·1.73m^2）。②不能除外 X 连锁型 Alport 综合征或合并肾小球或小管间质异常。表 9-3-1 中的指标对于诊断薄基底膜肾病具有不同的敏感性和特异性。

表 9-3-1 薄基底膜肾病的诊断

典型特征	敏感性	特异性	评价
持续肾小球性血尿、少量蛋白尿、正常血压和肾功能	高（80%）	中度	薄基底膜肾病是最常见原因；也可见于 IgA 肾病，然而常常表现为红细胞数目较多伴蛋白尿（较少见）
血尿家族史	中度（70%）	高	X 连锁型 Alport 综合征也常见血尿家族史
肾小球基底膜普遍变薄、无局灶分层	95%	高	
肾小球基底膜表达Ⅳ型胶原 α3、α4 和 α5 链	100%	中度	支持但不能证实薄基底膜肾病诊断
皮肤表达Ⅳ型胶原 α5 链			支持但不能证实薄基底膜肾病诊断
血尿与 COL4A3/COL4A4 基因共分离	40%	高	
血尿不与 COL4A5 基因共分离	高	高	连锁分析需要仔细分析其他家系成员的表型，值得注意的是可能家系成员非常少
COL4A3 或 COL4A4 杂合突变	80%	非常高	

4. 鉴别诊断

（1）Alport 综合征：Alport 综合征患者常见青壮年时期发展至终末期肾病，预后差；而薄基底膜肾病患者肾功能往往正常，预后良好。但是年幼的 Alport 综合征男性患者、任何年龄的 Alport 综合征女性患者及个别 Alport 综合征成年男性患者的肾小球基底膜可表现为弥漫性变薄，需要与薄基底膜肾病鉴别。可借助家族成员有无耳聋、眼部异常或肾衰竭家族史、皮肤或肾活检组织基底膜Ⅳ型胶原 α 链免疫荧光学检查进行鉴别诊断。必要时行 *COL4A5* 基因分析明确或除外 X 连锁型 Alport 综合征。

（2）IgA 肾病：虽然有时依据临床表现难以鉴别 IgA 肾病和薄基底膜肾病，但是依据肾活检组织免疫病理学检查可鉴别两者。

（3）其他疾病如链球菌感染后肾炎、膜增生性肾小球肾炎、狼疮性肾炎除血尿外，这些疾病往往表现有蛋白尿、高血压、肾功能损伤以及其他系统受累，易与薄基底膜肾病相鉴别。

【治疗与管理】

本病目前暂无特殊治疗，但合理的对症处理和健康管理有助于减轻临床症状和心理负担。要评估薄基底膜肾病患者有无不良预后因素如高血压、蛋白尿和肾衰竭。有不良预后因素者需在肾脏专科门诊随诊，可应用血管紧张素转换酶抑制剂以延缓肾衰竭的发生；反之则间隔 1~2 年评估有无高血压、蛋白尿或肾衰竭的发生。应告知薄基底膜肾病患者及家属诊断、遗传方式及进展至肾衰竭的风险低。

尽管薄基底膜肾病是一种遗传性肾小球疾病，但是其血尿外显率仅 70%。致病基因新发突变率低，几乎所有患者的家系成员中会有另一人具有致病性突变，但不一定表现有血尿。薄基底膜肾病患者的孩子中一半会遗传致病性突变，但表现为血尿者少。父母均为薄基底膜肾病患者、且均有 *COL4A3* 或 *COL4A4* 杂合突变，那么其子女有 25% 的风险患常染色体隐性遗传型 Alport 综合征。

如果薄基底膜肾病患者血压、尿蛋白及肾功能均正常，且基因检测和肾活检检查除外了 X 连锁型 Alport 综合征及合并其他肾脏病的可能，可以考虑作为移植肾供者。

薄基底膜肾病女性患者血压、尿蛋白及肾功能均正常的话，怀孕不会增加发生高血压、蛋白尿和肾衰竭的风险，先兆子痫不常见。

（余自华　王　芳）

第四节　遗传性肾病综合征

肾病综合征是儿童期常见的肾小球疾病，根据病因，肾病综合征可分为原发性肾病综合征、继发性肾病综合征和先天性肾病综合征三种类型。先天性肾病综合征是指发生在出生时即有或出生后不久（一般在 3~6 个月内）发现的肾病综合征，临床上通常分为特发性和继发性两大类。特发性主要包括芬兰型先天性肾病综合征和肾小球弥漫性系膜硬化、微小病变、局灶节段性硬化；继发性可继发于感染、肾胚胎瘤、肾静脉栓塞、Drash 综合征所致的肾病综合征。根据对糖皮质激素的疗效临床激素敏感型和激素耐药型，一部分激素耐药型系 T 细胞功能紊乱所致，另一部分激素耐药型系肾小球滤过屏障的原发缺陷所致，即本节所指的遗传性肾病综合征。肾小球滤过屏障的原发缺陷缘于编码肾小球滤过屏障的结构／功能蛋白的单基因突变所致。遗传性肾病综合征患儿往往对激素和免疫抑制剂均耐药,肾移植后复发率低。

【发病机制】

自 Kestila 等克隆肾小球滤过屏障裂孔隔膜蛋白 nephrin 的编码基因 *NPHS1* 以来,相继共发现了遗传性肾病综合征的 45 个致病单基因,其中任何 1 个单基因发生突变就可导致遗传性肾病综合征。在这些单基因中,核基因有 42 个,即 *NPHS1*、*NPHS2*、*CD2AP*、*PLCE1*、*TRPC6*、*PTPRO*、*PAX2*、*ACTN4*、*MYH9*、*SYNPO*、*APOL1*、*MYO1E*、*ARHGAP24*、*ARHGDIA*、*ANLN*、*EMP2*、*GPC5*、*PODXL*、*TTC21B*、*ADCK4*、*CRB2*、*WT1*、*LMX1B*、*SMARCAL1*、*NXF5*、*INF2*、*CUBN*、*LAMB2*、*ITGB4*、*ITGA3*、*LMNA*、*COL4A3*、*COL4A4*、*COL4A5*、*CD151*、*SCARB2*、*PMM2*、*ALG1*、*COQ2*、*COQ6*、*ZMPSTE24* 和 *PDSS2*;线粒体基因有 3 个,即 *MTTL1*、*tRNAAsn* 和 *tRNATyr*。

上述基因编码的足细胞膜蛋白、核转录因子、细胞骨架蛋白、线粒体蛋白、溶酶体膜蛋白、DNA 核小体重组调节子、金属蛋白酶、基底膜结构蛋白等,其中任何一个单基因发生突变时均可导致编码蛋白质出现结构和功能的改变,引起肾小球滤过屏障对蛋白质通透性增加,大量血浆蛋白经尿排出,进而发展为肾病综合征。

根据有否肾外表现,遗传性肾病综合征分为 2 个表型:综合征型和孤立型。综合征型除有肾脏表现外,还伴有其他系统症状,如 Wilms 瘤、男性假两性畸形、眼睛异常和脑发育迟缓等。孤立型仅有肾脏表现而无其他系统症状。

综合征型可因 21 个核基因(*WT1*、*LMX1B*、*SMARCAL1*、*NXF5*、*INF2*、*CUBN*、*LAMB2*、*ITGB4*、*ITGA3*、*LMNA*、*COL4A3*、*COL4A4*、*COL4A5*、*CD151*、*SCARB2*、*PMM2*、*ALG1*、*COQ2*、*COQ6*、*ZMPSTE24* 和 *PDSS2*)和 3 个线粒体基因(*MTTL1*、*tRNAAsn* 和 *tRNATyr*。)中的任一个单基因突变所致,上述核基因突变除表现为综合征型外,也可表现为孤立型,如 *WT1* 基因突变除表现为 Denys-Drash 综合征或 Frasier 综合征外,还可表现为孤立型; *LAMB2* 基因突变除表现为 Pierson 综合征外,也可表现为孤立型。然而,线粒体基因突变多表现为综合征型,如 *MTTL1* 基因突变可引起 MELAS 综合征,表现为肾病综合征、感音神经性耳聋和糖尿病等; *tRNAAsn* 基因突变导致多器官衰竭和肾病综合征等; *tRNATyr* 基因突变导致线粒体细胞病和肾病综合征等。

孤立型可因 21 个核基因(*NPHS1*、*NPHS2*、*CD2AP*、*PLCE1*、*TRPC6*、*PTPRO*、*PAX2*、*ACTN4*、*MYH9*、*SYNPO*、*APOL1*、*MYO1E*、*ARHGAP24*、*ARHGDIA*、*ANLN*、*EMP2*、*GPC5*、*PODXL*、*TTC21B*、*ADCK4* 和 *CRB2*)中的任一个单基因突变所致,根据发病年龄孤立型分为 5 个表型:先天型、婴儿型、儿童型、青少年型和成年型。

先天型:指生后 3 个月内发病,芬兰型先天性肾病综合征是其代表,因 *NPHS1* 基因突变所致。此外,也可由 *WT1*、*LAMB2*、*COQ2*、*PMM2*、*NPHS2*、*PLCE1* 等单基因突变所致。

婴儿型:指出生后 4~23 个月发病,常因 *NPHS2* 基因突变所致。此外,也可由 *COQ2*、*PMM2*、*PLCE1*、*KIRREL*、*APOL1*、*GPC5* 等单基因突变所致。

儿童型:指 2~12 岁发病,多由 *NPHS2* 基因突变所致。此外,也可由 *COQ2*、*NPHS1*、*PLCE1*、*PTPRO*、*APOL1*、*ARHGAP24*、*MYO1E* 等单基因突变所致。

青少年型:指 13~18 岁发病,常因 *CD2AP*、*TRPC6*、*INF2* 等基因突变所致。此外,也可由 *NPHS2*、*ARHGAP24* 等单基因突变所致。

成年型:指 >18 岁发病,多见 *CD2AP*、*TRPC6*、*ACTN4*、*INF2* 等单基因突变所致。此外,

也可由 *NPHS1*、*NPHS2*、*APOL1* 及 *GPC5* 等单基因突变所致。

遗传性肾病综合征的肾脏病理多为局灶性节段性肾小球硬化,也可表现为微小病变肾病、系膜增生性肾小球肾炎、弥漫性系膜硬化等。遗传方式多样,表现为常染色体显性遗传(如 *WT1* 基因突变所致的 Denys-Drash 综合征或 Frasier 综合征等)、常染色体隐性遗传(如 *LAMB2* 基因突变所致的 Pierson 综合征等)、X 连锁显性遗传(*COL4A5* 基因突变所致的 Alport 综合征等)、X 连锁隐性遗传(*CLA* 基因突变所致的 Fabry 病等)和母系遗传(如 *MTTL1* 基因突变所致的 MELAS 综合征等)。

【诊断与鉴别诊断】

1. 临床诊断 符合肾病综合征的临床表现,同时遗传性肾病综合征的一个重要临床特点是对激素耐药或免疫抑制剂耐药,故临床诊断除询问家族史外,很重要的一点是观察患儿是否对激素耐药,即是否诊断为激素耐药型肾病综合征。

2. 病理诊断 肾活检具有鉴别诊断、判断预后及监测免疫抑制剂肾毒性的作用,所以对激素耐药型肾病综合征患儿应进行肾活检,以明确病理诊断,同时为遗传性肾病综合征诊断提供线索。

3. 基因诊断 目前研究资料提示,临床表现、常规检验、影像学检查尚难区分因基因突变所致的遗传性肾病综合征和因 T 淋巴细胞功能紊乱所致的激素耐药型肾病综合征,但通过编码肾小球滤过屏障蛋白的基因检测可以明确遗传性肾病综合征的病因诊断。同时,可根据患者表型分析检测可能的致病基因,如临床表型为 Denys-Drash 综合征或 Frasier 综合征的患者检测 *WT1* 基因;临床表型为 Pierson 综合征的患者检测 *LAMB2* 基因检测等。

但是,少数综合征型具有多个致病单基因,需要进行多个致病单基因的筛查,如临床表型为 Alport 综合征的患者需要筛查 *COL4A3*、*COL4A4* 和 *COL4A5* 基因,表型为 COQ10 缺陷综合征的患者需要筛查 *PDSS2*、*COQ2* 和 *COQ6* 基因。孤立型基因诊断比综合征型更为复杂,根据临床表型(发病年龄、肾脏病理)难于明确孤立型的单个致病基因,需要对已知的遗传性肾病综合征所有单基因逐个进行筛查。

典型病例诊断不难,但需要与肾小球弥漫性系膜硬化症、婴儿肾病综合征继发于全身疾病(如继发于先天性梅毒、生殖器官畸形、肾胚胎瘤及肾静脉栓塞等)相鉴别。

【治疗】

本病无特殊治疗,类固醇和细胞毒性药物治疗无效。治疗的目的是适当增进营养,控制水肿,预防和治疗感染,防止血栓形成。

1. 血管紧张素转换酶抑制剂或血管紧张素受体拮抗剂 无论何种原因引起的儿童激素耐药型肾病综合征,均推荐使用血管紧张素转换酶抑制剂或血管紧张素受体拮抗剂。因此,遗传性肾病综合征患儿在进展至 ESRD 前,可选用血管紧张素转换酶抑制剂或血管紧张素受体拮抗剂治疗。

2. 避免不必要的糖皮质激素或免疫抑制剂治疗

3. 对症治疗 多数患儿的水肿难以控制,可使用利尿剂和无盐白蛋白。所有患儿均需要青霉素预防肺部感染。

4. 透析治疗和肾移植 肾移植有成功的报道,患儿术后蛋白尿消失,肾功能改善,促进了生长。不卧床持续性腹膜透析可作为肾移植前的过渡措施。

5. 基因或酶替代治疗

（1）美国生物学评估和研究中心 2003 年批准了 Genzyme 公司生产的 Fabrazyme（法布赞，阿加糖酶 -β）用于法布里病（Fabrys）病患者。Fabrazyme 是经基因工程制出的 α 经半乳糖苷酶 A，代替了患者体内缺乏脂肪代谢酶。

（2）ADCK4 基因突变引起的遗传性肾病综合征可以通过补充辅酶 Q10 进行治疗。

（余自华　王　芳）

第十章　肾小管间质疾病

第一节　中医对肾小管间质疾病的认识

肾小管间质疾病是由不同病因引起的、主要病变在肾小管和肾间质、以肾间质炎症和肾小管功能障碍为主要临床特点的一组临床病理综合征。由于结构和功能上的密切关系，肾小管和肾间质的损害常同时存在、相互影响，故统称为"肾小管间质性肾炎"，临床上常分为急性肾小管间质性肾炎和慢性肾小管间质性肾炎。中医学虽无此病名，但根据其临床表现和病程演变可归属于中医的"淋证""尿血""腰痛""肾劳""肾风""虚劳""劳淋"等范畴，其病机可概括为本虚标实，虚实夹杂。本虚以脾肾两虚为主，标实以湿、毒、痰、热、瘀为要。

一、中医对急性肾小管间质性肾炎的认识

急性肾小管间质性肾炎（acute tubulointerstitial nephritis，ATIN）简称急性间质性肾炎，是一组由多种病因所致的以快速发生炎性细胞浸润、肾间质水肿、肾小管上皮受损及常伴急性肾损伤为特点的临床病理综合征。根据临床症状和病程演变可归属于中医学"淋证""尿血""腰痛""关格"等范畴。其病因历代医家均认为与"热邪""毒邪"有关，其病机可概括为本虚标实，本虚以肺、脾、肾俱虚为主，标实以热邪、毒邪相关。如《医述·淋浊》说："太阴作初气，病中热胀，脾受积湿之气，小便黄赤，甚则淋。"《素问·气厥论》曰："胞移热于膀胱，则癃，溺血。"隋代巢元方《诸病源候论·淋病诸候·诸淋候》曰："诸淋者，由肾虚而膀胱热故也。"唐代王焘《外台秘要》云："肾府有虚，则心肺俱热，使小便赤而涩也。或肾气虚热，膀胱不足，加之以渴饮，即小便淋涩，皆系藏虚不能主其府而涩也。"王怀隐《太平圣惠方·治尿血诸方》谓："夫尿血者，是膀胱有客热，血渗于胞故也。血得热而妄行，故因热流散，渗于胞内而尿血也。"金元时期刘元素《素问玄机原病式》曰："淋，小便涩痛也。热客膀胱，郁结不能渗泄故也。"朱震亨《丹溪心法·淋》曰："诸淋所发，皆肾虚而膀胱生热也。"清代何梦瑶《医碥·杂症·淋》指出"一滴不出名闭，即小便不通。点滴而出名癃，即淋。二证皆由气闭涩……淋证大概肾虚膀胱热。"林珮琴《类证治裁·溺血》曰："故血随溺出，亦火所迫也。"

由此可见，本病的病因病机不外乎外感与内伤，正虚与邪实，本虚标实，虚实夹杂，本虚以肺、脾、肾俱虚为主，标实以热邪、毒邪相关。外感热毒之邪，沿卫气营血迅速传变，火热灼伤阴液，伤及血分；内因肺、脾、肾俱虚，致肺失通调，脾失健运，肾失开阖，而水运失司；内外合病，或为热毒内侵，或为湿热壅盛，或为肺肾阴虚，或为肾脏阴阳俱虚。本病初起发病急骤，热毒内扰，迅速漫及三焦，湿热相交，耗伤正气，故而出现恶寒、发热、腰痛、尿频、尿急、淋

滴不尽、乏力等症状。本病传变迅速,可由卫分直接进入营血分,伤阴动血,闭阻里窍。一般急性期以邪气实为主,后期以脾肾等脏腑虚损为主。

在治疗上,历代医家对发病之初以清热解毒、利湿泄浊为主,发病后期以滋阴补肾为要。如李东垣用羌活胜湿汤加芍药、附子、苍术治湿热腰痛。王焘《外台秘要》用地黄丸治疗心气虚热所致尿血。而在《备急千金要方》一书中,提出了"开关格,通隔绝"的治疗大法,这些治疗法则,至今仍沿用于临床。

二、中医对慢性肾小管间质性肾炎的认识

慢性肾小管间质性肾炎(chronic tubulointerstitial nephritis,CTIN)简称慢性间质性肾炎,是由多种不同病因引起的临床病理综合征。病理上以肾小管和肾间质的慢性病变为主,临床以肾小管功能障碍为突出表现,是慢性肾衰竭的重要原因之一。根据临床症状和病程演变可归属于中医学"肾劳""肾风""虚劳""劳淋""腰痛""关格""消渴"等范畴。其病因多由五脏虚弱,肾亏精少,外加感受湿、毒之邪,而致肾的开阖失常,气化失司,水津与精微物质的输布失常,水液不循常道而致。正如《灵枢·五变》中所述:"五脏皆柔弱者,善病消瘅。"又如《素问·通评虚实论》云:"精气虚则夺。"《诸病源候论·淋病诸候·劳淋候》亦云:"劳淋者,谓劳伤肾气而生热成淋也。"

本病多因脏腑虚弱,肾亏精少,外加感受湿、热、毒邪,致使肾失开阖,气化失司,水津和精微物质输布失常,不能分清泌浊;或寒湿侵袭,饮食不节,劳倦过度,或毒物损伤,或年老久病等导致脾气亏虚,运化失职,不能运化水湿,导致水液在体内停聚而产生水湿痰饮等病理产物。脾为后天之本,为气血生化之源,若脾气虚,不能推动血液运行,血行瘀滞,产生血瘀症状;若脾虚不能生血,则不能濡养滋润全身脏腑而表现为脏腑失于濡养;若脾虚不能统血,血溢脉外,导致出血症状。若脾气亏虚合并湿浊、瘀血,临床可表现为食少纳呆、倦怠乏力、少气懒言、便溏、舌苔厚、舌有齿痕;皮下出血、肢体麻木、舌质紫暗瘀斑;夜尿增多;自汗、脉无力等。所以,元代李东垣在《脾胃论·脾胃盛衰论》曰:"百病皆由脾胃衰而生也。"后期脾虚及肾,脾虚水谷精微不能化生精血,升降输布失常,肾虚不能气化,固摄失常,精微外泄而见尿浊;肾病及肝,肝不藏血,筋经失养或病久脾胃运化功能失常,湿热内生,伤肾耗气伤阴,肾气不固,遂见多尿,夜尿;饮水自救见多饮口渴,病似"劳淋、消渴"病症。由于虚火伤肾或气虚不能摄血,而见尿血;也可气虚及阳,阳气不固,精微外泄,尿中蛋白;精微亏耗,筋脉失养,则见肢体麻木,痿病日久;脾肾阳虚,湿毒内盛,可见恶心呕吐,尿少、尿闭等危重病症。

综上所述,本病病位在肾,涉及肺、脾、肝,病机以本虚为主,虚、损、劳、衰在疾病发展过程中呈不断加重趋势,标实以湿、毒、痰、瘀为主。临床表现以虚证或本虚标实为主,少见单纯实证。

治疗上,因其病机为本虚标实,在古籍中关于本病的治疗均以补虚为主,或兼以祛邪。如《金匮要略》中对消渴症就常用五苓散、肾气丸、文蛤散、白虎加人参汤来进行辨证施治。又如《证治准绳·杂病·虚劳》中云:"虚寒则遗精而浊,腰脊如折,宜羊肾丸;实热则小便黄赤涩痛,阴生疮,宜地黄丸"。《医宗必读》中将劳淋分为脾劳和肾劳,以补中益气汤和五苓散以治脾劳,肾气丸治肾劳。又如晋代巢元方《诸病源候论·大便病诸候·关格大小便不通候》曰:"关格则阴阳气痞结,腹内胀满,气不行于大小肠,故关格而大小便不通也。又风邪在三焦,三焦约者,则小肠痛内闭,大小便不通。"这为后世通腑泄浊法的运用奠定了基

础。孙思邈在《备急千金要方·膀胱腑方·三焦虚实》中云："大黄泻热汤,开关格通隔绝,治中焦实热闭塞,上下不通,不吐不下,腹满膨膨喘急方。"这是历代医家首次应用大黄通腑泄浊治疗关格。这一系列的前人经验,对指导我们临床治疗慢性肾小管间质性肾炎具有重要指导意义。因此,本病治疗以改善临床症状,保护肾功能为目的。早期患者,湿热毒邪较甚,后期则以气阴两伤,肾精亏损,肝肾阴虚,脾胃虚弱等为主,故早期治疗宜清热利湿解毒为主,后期治疗以滋阴补肾,调理脾胃为先。

（丘余良　魏金花）

第二节　肾小管间质疾病的分类

　　目前国内尚无比较完善的小儿肾小管间质疾病的分类方法。按病程可分为急性和慢性;按病因分类,因其病因复杂,主要与药物、感染、中毒、梗阻、缺血缺氧、代谢紊乱及免疫异常等因素相关,不同病因致病其发病机制也不尽相同,临床表现多种多样,轻者可无症状,重者可致肾衰竭。目前大致有以下几种分类方法,仅供临床参考。

一、肾小管间质疾病的分类

　　1. 单纯间质性肾炎,如感染性、药物性、免疫疾病相关性、特发性等。

　　2. 原发肾小球肾炎伴发的间质性肾炎。

　　3. 肾组织结构异常引起的间质性肾炎,如膀胱输尿管反流、尿路梗阻、肾囊肿等。

　　4. 遗传、代谢性疾病引起的间质性肾炎,如家族性肾小管疾病、特发性家族性间质性肾炎、尿酸性肾病、低钾血症等。

　　5. 肿瘤所致的间质性肾炎。

　　6. 其他,如异体肾移植排异反应、重金属中毒等。

　　7. 各种原因引起的慢性进行性肾脏病的间质性炎症。

二、WHO 制订的肾小管间质疾病分类（1985 年）

　　1. 感染性肾小管间质性肾炎

　　（1）微生物在肾实质内繁殖引起的急性感染性肾小管间质性肾炎,典型的例子是急性细菌性肾盂肾炎。

　　（2）机制不明,其急性肾小管间质性肾炎与全身感染有关,但非直接由感染性微生物引起,临床上与药物所致急性过敏性肾小管间质性肾炎相似,可能属于一种过敏反应。

　　（3）慢性肾小管间质性肾炎,最常见的是由反流性肾病引起,其他三种特殊类型的慢性肾小管间质性肾炎是黄色肉芽肿性肾盂肾炎、软化斑和巨红细胞性间质性肾炎。

　　（4）某些特异性感染,如结核、麻风病及梅毒等。

　　2. 药物中毒性肾小管间质性肾炎　通常由药物直接对肾小管的毒性损害或过敏反应所致。前者主要表现为急性肾小管损伤或坏死,而药物过敏性肾小管间质性肾炎临床上可表现为发热、恶心呕吐、急性肾功能不全、镜下或肉眼血尿、血沉加快、皮疹及血嗜酸性粒细胞增多等。止痛剂肾病是慢性药物中毒性肾小管间质性肾炎的典型例子,临床症状出现较晚,包括皮肤呈棕褐色改变、尿浓缩功能减退、无菌性白细胞尿、贫血及代谢性酸中毒等。放射学检查对诊断具有重要价值,在疾病的不同阶段均可见双侧性肾乳头坏死。组织学上肾乳头坏死为本病重要标志,根据坏死程度不同可分为早、中、晚三期。长期使用锂可引起尿频、尿浓缩功能下降、肾性糖尿、肾小管间质性肾炎及肾衰竭。大量使用亚硝基化合物可引起慢性肾小管间质疾病及肾衰竭。

3. 免疫疾病相关性肾小管间质性肾炎　由于不同的免疫学机制可通过相同的介质导致组织损伤,因此相关致病因子的识别是免疫疾病相关性肾小管间质性肾炎正确分类的最可靠依据。但因病的致病机制尚不清楚,因此,单独根据组织学所见来鉴别不同免疫机制介导的肾小管间质性肾炎往往比较困难。最好的方法是既要考虑到基本的免疫学致病机制,亦要考虑到病因学因素。

4. 梗阻性尿路病　梗阻性尿路病是尿路梗阻引起的结构改变,其症状与体征取决于梗阻发生的原因、部位、持续时间、严重程度以及是否合并尿路感染及肾脏损害情况等。其病理改变为肾盂积水、肾盏扩张、肾皮质萎缩及肾间质纤维化,如伴有感染,则出现急慢性肾盂肾炎的改变。

5. 反流性肾病　反流性肾病指膀胱输尿管反流引起的肾皮髓质瘢痕化。诊断通常是依据病史、膀胱镜及放射学检查而定。本分类根据英国医学研究委员会的建议将膀胱输尿管反流分为三级。Ⅰ级为造影剂流入输尿管,但未到达肾脏;Ⅱ级为造影剂到达肾脏,但肾盏或输尿管无扩张;Ⅲ级为造影剂到达肾脏,伴有肾盏、输尿管、肾盂扩张或三部分均有扩张。

6. 与肾乳头坏死相关的肾小管间质性肾炎　本组肾小管间质性肾炎中,糖尿病肾病与止痛剂肾病肾乳头坏死的鉴别较为重要。前者通常呈急性,病情重,预后差,肾盂造影显示单侧或双侧多个肾乳头处于同一坏死阶段。组织学上肾乳头坏死的周边有中性粒细胞浸润带,但无囊性变,钙化罕见,并可见到各种糖尿病肾病肾小球损伤的改变。止痛剂肾病呈慢性,常反复发作,预后较好。肾盂造影几乎两侧所有肾乳头均受累,且处于不同坏死阶段。组织学上肾乳头坏死的周边无中性粒细胞浸润带,坏死区由肾乳头末端向髓质延伸,常见钙化。坏死肾乳头覆盖的皮质区呈慢性肾小管间质性肾炎改变。

7. 重金属中毒性肾小管间质性肾炎　这组疾病患者常有重金属接触史。组织学上比较具有特征的重金属中毒性肾小管间质性肾炎是急性或亚急性铅中毒,肾小管细胞核内出现圆形嗜伊红性铅包涵体。急性汞中毒则表现为典型的急性肾小管坏死,以近端小管病变最为明显。需要指出的是,顺铂作为一种有效的抗癌药物,亦可引起类似其他重金属中毒的肾脏损害。顺铂用量过大时可引起肾小管变性坏死而导致急性肾衰竭。慢性顺铂中毒晚期可见钙化管型及间质炎性纤维化。

8. 急性肾小管损伤/坏死　本组肾小管间质性肾炎主要是指中毒、肾缺血、异型输血后溶血及严重肌肉损伤释放肌红蛋白引起的急性肾小管坏死。各种原因引起的肾缺血性损害,又称为急性血管收缩性肾病,其早期与肾前性肾衰相似。肾前性肾衰与急性血管收缩性肾病的主要区别是,肾前性肾衰通过适当治疗(扩容、强心等)可迅速恢复,而急性血管收缩性肾病经上述措施往往无效。此外,尿检结果对鉴别诊断亦有很大帮助。肾前性衰竭多出现少至中等量透明管型和细颗粒管型、高渗尿、尿钠浓度偏低或正常。而急性血管收缩性肾病常出现大量颗粒管型、上皮细胞和上皮管型、尿钠升高,尿液为等渗尿等。

9. 代谢紊乱引起的肾小管间质性肾炎　代谢紊乱引起的肾小管间质性肾炎除临床表现各具特点外,组织学检查对建立诊断很有帮助。高钙血症性肾病常见钙管型、肾小管基膜及肾间质内钙沉积。尿酸盐或草酸盐性肾病在集合管内可见到尿酸盐或草酸盐结晶,其他代谢性肾病通过组织学检查也多能得以诊断。

10. 遗传性肾小管间质性肾炎 包括髓质囊性病、病因不明的家族性间质性肾炎及Alport综合征等,均有较为明确的家族史,不同的基因变化可导致不同的小管间质性肾炎。

11. 肿瘤相关性肾小管间质性肾炎 这类患者具有恶性肿瘤的临床及实验室检查特点。组织学检查对建立诊断很有帮助,骨髓瘤肾的病理改变是在远端小管和集合管内出现大量的层状透明管型,周围常有上皮或多核巨细胞包绕,近端小管内可见大量透明小滴。轻链肾病则表现为近端小管细胞内包涵体及肾小管及肾小球基膜上线性沉积物,免疫荧光显示沉积物主要由 K 链组成。

12. 肾小球及血管疾病时肾小管间质病变 这一类肾小管间质性肾炎多继发于肾小球疾病或者血管病变,肾脏病理显示多以肾小球及血管病的病变为主。

13. 其他杂病引起的肾小管间质性肾炎 其他杂病引起的肾小管间质性肾炎,如放射性肾炎、巴尔干肾病、特发性慢性肾小管间质性肾炎等。

此分类方法内容比较丰富,但一些病变在分类上相互重叠,许多病变临床与病理诊断尚不易统一,因此临床实际应用上会受到一定限制。

三、病因分类

1. 原发性肾小管间质性疾病 常见原因如下:
(1)感染:如肾盂肾炎、EB 病毒或螺旋体感染。
(2)免疫介导:如干燥综合征、SLE、抗肾小管基底膜病。
(3)药物性:如镇痛药、抗生素、锂剂、环孢素、某些中草药。
(4)毒物:如铅、镉等重金属。
(5)代谢性疾病:如痛风、高钙血症、低钾血症、肝豆状核变性(Wilson 病)、胱氨酸尿症、高草酸尿症等。
(6)遗传性疾病:如巴尔干肾病。
(7)血液性疾病(如镰状红细胞贫血病、轻链病)等。

2. 继发性肾小管间质性疾病
(1)肾小球疾病引起的肾小管间质性肾炎。
(2)肾血管性疾病引起的肾小管间质性肾炎。
(3)结构性肾脏疾病(如肾脏囊肿性疾病、尿路梗阻性疾病及反流性肾病)引起的肾小管间质性肾炎。

近年研究认为,除单纯间质性肾炎外,各种肾脏疾病都可伴有不同程度的肾小管间质炎症性病变,肾小管间质病变影响着肾脏病的预后。

(丘余良 魏金花)

第三节 急性肾小管间质性肾炎

急性肾小管间质性肾炎(acute tubulointerstitial nephritis, ATIN)简称急性间质性肾炎。是一组由多种病因所致的以快速发生炎性细胞浸润、肾间质水肿、肾小管上皮受损及常伴急性肾损伤为特点的临床病理综合征。本病一般不包括以下两种情况：①严重肾小球肾炎伴发的间质性肾炎；②由于肾缺血、肾中毒所致的急性肾小管坏死伴有明显的肾间质浸润。有报道尸检中急性间质性肾炎发病率占1.74%，在肾活检标本中急性间质性肾炎的发病率占0.48%，在病因不明的急性肾损伤肾活检中急性间质性肾炎占14%。中国人民解放军联勤保障部队第九〇〇医院肾病研究所对1万余例肾活检的病理资料分析表明，小管间质性疾病占3.2%，其中急性间质性肾炎占小管间质性疾病的34.3%，以急性肾衰竭起病的患者中，急性间质性肾炎占29.5%。

本病根据临床症状和病程演变可归属于中医学"淋证""尿血""腰痛""关格"等范畴。

【发病机制】

1. 中医病因病机 本病的病机为本虚标实，虚实夹杂。疾病初起，发病较急，多因感受湿热、毒热之邪，蕴结三焦，伤及脏腑，阻滞气机，热迫下焦，致使肾失开阖，膀胱气化失司，脾胃升降失调而发病；或素体虚弱，加之寒温失宜，感受寒湿之邪，损伤肾脏，邪气内聚，阻滞气机，开阖不利所致。疾病初起，热毒壅盛，脏腑受损，邪实为主。本病发病急骤，传变迅速，可由卫分直接入营伤血，伤阴动血，闭阻里窍，病至后期，肾与脾胃等脏腑气阴两伤，以正虚为主。

2. 西医发病机制

（1）病因

1）免疫介导的急性间质性肾炎

①药物过敏介导的急性间质性肾炎，常见药物有抗生素（如青霉素、利福平、磺胺、头孢霉素类、氯霉素、红霉素、乙胺丁醇、异烟肼和万古霉素等）、非甾体抗炎药、止痛剂、抗惊厥剂、利尿剂、质子泵抑制剂及某些中药等。②自身免疫性疾病引起的急性间质性肾炎，常见有系统性红斑狼疮、结节病、干燥综合征等。

2）感染介导的急性间质性肾炎，可由病原体直接感染或感染反应性介导，细菌如黄色葡萄球菌、链球菌、大肠埃希菌、变形杆菌等，病毒如EB病毒、柯萨奇B病毒、巨细胞病毒等，真菌如白念珠菌、真菌等，还有支原体、衣原体、螺旋体等。

3）特发性急性间质性肾炎，该组疾病没有明确药物过敏史，没有感染史，无系统疾病史，可伴眼葡萄膜，又称肾小管间质性肾炎-眼葡萄膜炎综合征。

4）恶性细胞的浸润，见于多发性骨髓瘤、淋巴瘤、急性白血病等。

药物和感染仍然是急性间质性肾炎的常见原因。Baker等对128例急性间质性肾炎患者的研究表明，药物相关占71.1%，感染相关占15.6%，结节病相关占0.8%，肾小管间质性肾炎-眼葡萄膜炎综合征占4.7%，还有7.8%的患者原因不明。

（2）发病机制：本病的发病机制目前尚不完全清楚，可以肯定的机制主要有细胞免疫和体液免疫两种。此外也有非免疫的因素。

1）细胞介导的免疫机制：急性间质性肾炎的发病机制中细胞免疫起主要作用，CD4$^+$T细胞介导的迟发型超敏反应和CD8$^+$T细胞介导的直接细胞毒作用是细胞免疫反应的两条主要途径。目前与人间质性肾炎相关的靶抗原绝大多数尚不清楚。有人认为可能与肾小管基膜抗原、TH糖蛋白及抗小管刷状缘抗原相关。

2）体液免疫机制：某些药物引起的急性过敏性间质性肾炎患者血液循环中或肾小管基膜（TBM）上可有抗TBM抗体，药物伴抗原由近段肾小管排泌时与TBM结合，从而具备免疫性诱导抗体出现,导致小管损伤和继发性间质性炎症。某些药物引起的急性过敏性间质性肾炎,患者血清 IgE 水平高,肾间质出现嗜碱性、嗜酸性粒细胞及含有 IgE 的浆细胞,这些现象提示速发超敏反应参与了本病的发病机制。

3）其他免疫机制:间质损害中偶见补体蛋白的存在,提示补体的激活参与急性间质性肾炎的发病过程。

4）直接损伤:感染性病变、细菌及其毒素也可直接侵袭肾脏引起急性间质性肾炎,一些药物、毒物、物理因素以及代谢紊乱可直接损伤间质;细胞毒的直接作用与浓度相关,干扰细胞的氧化传递系统造成缺氧,改变细胞的通透性和 / 或抑制某些酶的功能,对细胞造成直接伤害。另一方面,由于耗氧量增加,导致肾小管细胞生成活性氧增加和脂质过氧化物反应增强,加重肾组织的损伤。

5）Toll 样受体作用:在细菌脂多糖刺激下,肾小管上皮细胞 Toll 样受体表达上调,并传递信号,诱发免疫反应,分泌趋化因子 MCP-1 和 RANTES 增多,导致炎性细胞浸润。肾小管上皮细胞还可以借表达的 Toll 样受体发挥免疫监视机制,有利于清除病原,阻止炎症扩散。可见,Toll 样受体在感染介导的肾小管损伤和募集间质炎症细胞浸润的过程中起重要的调节作用。

（3）病理改变

1）光镜检查:主要是间质水肿伴局灶性或弥漫性炎性细胞浸润,肾小球及肾血管正常或轻微病变。肾间质浸润的炎性细胞种类可因病因不同而异,细菌感染时以中性粒细胞为主;病毒感染时则以单核细胞为主;感染导致的反应性及药物引起的以淋巴细胞和浆细胞为主,药物介导的还可见有较多嗜酸性粒细胞。特发性间质性肾炎主要是单核细胞、淋巴细胞,偶见嗜酸性粒细胞等浸润。肾小管亦可有不同程度退行性变,刷状缘脱落,上皮细胞脱落,甚至基底膜断裂,扩张的小管腔内可见单核细胞。

2）电镜检查:电镜下小管基底膜不连续,部分增厚,基底膜分层。非甾体抗炎药引起表现为肾病综合征的患者中,有时可出现脏层上皮细胞足突广泛融合,类似微小病变的病理改变。

3）免疫荧光检查:多呈阴性,某些药物引起的有时可见 IgG、C3 沿肾小管基底膜呈线样或颗粒状沉积。

【诊断与鉴别诊断】

1. 临床表现　药物相关性急性间质性肾炎患者 80% 于首次用药后 3 周内起病,但时间跨度也可短至 1 天,长至 2 个月以上发病。感染所致的急性间质性肾炎多发生在感染的早期（感染后几天内）,很少超过 10~12 天。临床表现繁多且无特异性,常表现为不明原因的肾功能突然下降。

（1）全身表现:药物相关性急性间质性肾炎可出现全身过敏反应,常见于内酰胺类抗生素相关的急性间质性肾炎,其他药物引起者少见。主要包括药物热（30%~100%）、药疹（30%~50%）、嗜酸性粒细胞增多三大症状,少有关节痛。药物热多为低热。药疹可见多形性鲜红痒疹、多形性红斑或蜕皮样皮疹。还可见有血 IgE 升高、过敏性关节炎、淋巴结肿大、溶血或肝功能损害等。

（2）肾脏表现:主要表现为急性肾损伤和尿检异常,肾小管功能障碍可表现为完全 / 不完全型的 Fanconi 综合征及肾小管酸中毒。可有尿路刺激征和腰痛,一般不伴有高血压和水肿。对不明原因的急性肾损伤必须高度警惕间质性肾炎的可能,以免贻误病情。

2. 诊断要点

（1）中医辨证要点：由外感热病引起的本病，以发病急、传变快为特点。症见发热、发斑、腰痛、头痛、目赤咽红、恶心呕吐、少尿、神昏等。以感受湿热邪气而发病者，症见憎寒壮热、腰痛、头痛、恶心呕吐、小便淋漓涩痛、尿少，舌苔黄腻为特点。以药毒致病者，有明确的用药史，症见发热、肌肤发斑、尿血甚至少尿、恶心呕吐、呈现关格为特点。

（2）西医诊断要点：出现不明原因的急性肾衰竭时要考虑急性间质性肾炎的可能；感染或药物应用史、临床表现、实验室及影像学检查有助于诊断；肾脏病理是诊断的金标准。

3. 鉴别诊断

（1）急性肾小球肾炎：急性肾小球肾炎感染史以上呼吸道感染者居多，一般不合并皮疹，无嗜酸性粒细胞增多等全身过敏的表现，并以肾小球功能障碍为主，主要表现为血肌酐、尿素氮的升高，肾活检以肾小球病理改变为主。

（2）紫癜性肾炎：多由细菌、病毒感染引起变态反应或药物、食物、花粉、冷刺激引起过敏性紫癜，其临床表现为皮肤紫斑、腹痛、关节疼痛、血尿和蛋白尿为主要表现。但肾脏损害多发生在过敏紫癜后 2~3 周，可出现不同程度的水肿及低蛋白血症、高血压和肾功能减退。肾活检以 IgA 为主在肾小球内弥漫性沉积。

（3）急性肾小管坏死：尿改变以颗粒管型为多，尿中可见小管细胞，血清 IgE、嗜酸性粒细胞正常，偶可见高氯性酸中毒。[67]镓扫描阳性有助于诊断。

此外，还要与粥样硬化栓塞性肾病、狼疮性肾炎等相鉴别。

【治疗】

1. 中医治疗

（1）治疗原则：本病的治疗要注意标本缓急和虚实攻补的选择，一般疾病初期治以攻邪为要，以清热解毒、凉血止血、通腑降浊、清热利湿为主；后期治以补虚，以滋阴降火、健脾补肾、益气养血为主。《证治汇补》提出"治惟补肾为先，而后随邪之所见者以施治，标急则治标，本急则治本，初病宜疏邪滞，理经隧，久病宜补真元、养血气。"为本病的治疗提供总的治疗原则。但要注意攻伐之药不宜过度，以防伤正，补益之药不宜过早，以免留邪。

（2）分证论治

1）热毒炽盛证

证候：寒战高热，腰痛，小便短赤，热涩不利，头痛神昏，口干喜饮。可伴有皮肤斑疹，或皮肤黄染，或关节疼痛，恶心呕吐，大便秘结。舌质红绛，苔多黄燥，脉弦滑数。

治法：清热解毒，凉血化瘀。

主方：犀角地黄汤（《备急千金要方》）加减（现犀角已禁用，多用水牛角代）。

常用药：水牛角、生地黄、赤芍、牡丹皮、丹参、栀子、黄芩、玄参、连翘、玉竹、当归、甘草等。

2）湿热蕴结证

证候：腰痛，胸闷纳呆，小便黄赤，溲短尿浊，尿频，尿急，尿痛，渴不思饮。可伴有发热恶寒，或便溏不爽。舌质嫩红，苔黄腻，脉滑数。

治法：清热利湿，泻火通淋。

主方：八正散（《太平惠民和剂局方》）加减。

常用药：瞿麦、萹蓄、栀子、石韦、车前子、生地黄、黄柏、白茅根、滑石、大黄、墨旱莲、甘草等。

3）阴虚火旺证

证候：腰酸痛，小便短赤带血，头晕耳鸣，五心烦热。可伴有盗汗，口干咽燥，大便干结。舌质红，苔薄白或微黄，脉沉细数。

治法：滋补肝肾，凉血止血。

主方：知柏地黄汤(《医宗金鉴》)加减。

常用药：知母、黄柏、生地黄、牡丹皮、泽泻、山药、白芍、当归、女贞子、墨旱莲、白茅根、栀子等。

4）脾肾两虚证

证候：面色萎黄无华，神疲乏力，腰膝酸软，腹胀纳差或恶心欲呕。可伴有口干多饮，夜尿频多，或小便清长。舌质淡胖，苔薄白，脉沉细无力。

治法：健脾益气补肾。

主方：四君子汤合肾气丸(《金匮要略》)加减。

常用药：党参、茯苓、白术、陈皮、半夏、生地黄、山药、山茱萸、泽泻、黄芪、当归、川牛膝等。

5）湿浊弥漫证

证候：血尿素氮、肌酐升高，纳呆呕恶，身重困倦。可伴有意识模糊，甚或神昏不知人，尿少，大便溏薄或秘结。舌质淡，苔腻，脉沉。

治法：清热化湿。

主方：三仁汤(《温病条辨》)加减。

常用药：杏仁、白蔻仁、薏苡仁、竹叶、半夏、厚朴、滑石、通草、牛膝、茯苓、黄芩、黄连、黄柏；下焦湿热偏重者用八正散加减。

2. 西医治疗　尽早停用可疑的致病药物，积极治疗感染，尽快控制炎症反应，处理并发症，从而使肾功能损伤恢复，防止肾小管间质纤维化。

（1）去除或治疗原发病因：立即停用引起过敏反应和肾毒性的药物，避免再次应用同类药物；积极治疗引起急性间质性肾炎的感染。

（2）对症支持治疗：在去除病因的同时可给予恰当的对症支持处理，如维持内环境稳态，治疗急性肾衰竭，防止其他并发症。

（3）抗感染：在病原菌未明时，全身感染所致间质性肾炎宜选用强效广谱抗生素静脉给药，以尽快控制感染。肾局部感染，先选用半合成青霉素或第三代头孢菌素。要尽快查明病原菌，选用敏感的药物治疗，疗程 10~14 天。病毒感染或支原体感染要选用相应的抗病毒药物或大环内酯类抗生素。

（4）糖皮质激素及免疫抑制剂：一般可选用泼尼松 0.5~1.0mg/(kg·d)口服，2 周后若肾功能有恢复则继续使用，在 4~6 周内减量直至停药；若肾功能无恢复，则可加用免疫抑制剂，若第 6 周时肾功能无改善，则应停用所有的免疫抑制剂。对重症患者可选用甲泼尼龙冲击治疗，15~25mg/(kg·d)，静脉滴注 3~5 天后改为泼尼松口服，总疗程 2~4 个月。

（5）血液净化：非少尿型、轻型急性肾损伤(AKI)常无需透析治疗，等待肾功能恢复。而少尿型、重型 AKI 应尽早透析。

（6）其他疗法：肝细胞生长因子和促红细胞生成素有促进肾小管上皮细胞再生、治疗急性肾损伤的作用。维生素 E 可保护肾小管上皮细胞、防治肾瘢痕形成。冬虫夏草可促进肾小管上皮细胞再生修复，对防治间质性肾炎纤维化有益。

【预后与预防】

1. 疗效评定标准　参照《中药新药临床研究指导原则》(中国医药科技出版社,2002年出版)修改。

(1)疾病疗效判定标准

1)临床治愈:临床症状、体征消失;肾功能恢复正常;尿常规检查红细胞、蛋白、白细胞均正常。

2)显效:临床症状、体征明显改善;血肌酐、尿素氮保持正常或较原来下降 50% 以上;尿 RBC 减少≥3 个 /HP 或 2 个"+",或尿沉渣 RBC 计数检查减少≥40%;尿 WBC 减少≥5 个 /HP 或 2 个"+";尿常规检查蛋白减少 2 个"+",或 24 小时尿蛋白定量减少≥40%。

3)有效:临床症状、体征均有好转;血肌酐、尿素氮保持正常或较原来下降 >20%、<50%;尿常规检查 RBC 减少 <3 个 /HP 或 1 个"+",或尿沉渣 RBC 计数检查减少 <40%;尿 WBC 减少 <5 个 /HP 或 1 个"+";尿常规检查蛋白减少 1 个"+",或 24 小时尿蛋白定量减少 <40%。

4)无效:临床症状、体征改善不明显或无改善,血肌酐、尿素氮较原来下降 <20% 或病情恶化,尿液实验室检查均无改善或加重。

(2)证候疗效判定标准

1)临床治愈:中医临床症状、体征消失或基本消失,证候积分减少≥95%。

2)显效:中医临床症状、体征明显改善,证候积分减少≥70%。

3)有效:中医临床症状、体征均有好转,证候积分减少≥30%。

4)无效:中医临床症状、体征均无明显改善,甚或加重,证候积分减少不足 30%。

计算公式(尼莫地平法)为:[(治疗前积分 – 治疗后积分)÷ 治疗前积分] × 100%。

2. 预防与调护

(1)感染引起的急性间质性肾炎,可根据感染的途径加以预防,先查清细菌的种类并依据药敏结果选择抗生素,使感染及早得到治疗,以减少肾小管间质性肾炎的发病率。

(2)为防止药物过敏引起的急性间质性肾炎,在服用有可能导致过敏的药物应及早发现和治疗。

(3)在生活上应注意休息,避免劳累,避风寒,防外感。

(4)应以清淡饮食为主,忌辛辣厚味之品。

【中西医结合临床思路】

急性间质性肾炎的主要原因是严重的全身感染,而正气虚衰是导致全身感染的一个关键点,所以我们在临床上,在积极应用抗生素控制全身性感染的同时,辅佐以中药健脾益气,补肾助阳,清热解毒,以达到祛邪扶正,提高和增强患者抗感染的能力和调整人体的免疫状态。

在急性间质性肾炎的后期,患者病情处在一个恢复阶段,而此时佐以中药来扶正,可加速患者体质恢复和肾脏病理损害修复,使病情早日康复。

虫草类中药经药理实验证明其对肾小管间质细胞有很好的修复和保护作用,同时也有实验研究发现人参皂苷能抑制肾缺血再灌注损伤时的尿素氮升高,促进对氨马尿酸盐在近曲小管的转运。保护肾组织再灌注时的损伤,同时也有动物实验研究发现猪苓汤有对抗庆大霉素肾毒性的效果。可用于防治庆大霉素所致的急性间质性肾炎。

(丘余良　魏金花)

第四节 慢性肾小管间质性肾炎

慢性肾小管间质性肾炎（chronic tubulointerstitial nephritis, CTIN）简称慢性间质性肾炎，是由多种不同病因引起的临床病理综合征。病理上以肾小管和肾间质的慢性病变为主，临床以肾小管功能障碍为突出表现，是慢性肾衰竭的重要原因之一。据统计约 1/3 慢性肾衰竭可由慢性间质性肾炎引起。中国人民解放军联勤保障部队第九〇〇医院肾脏病研究所报道的 13 519 例肾活检病例中，小管间质疾病占 3.18%，其中慢性间质性肾炎占 1.0%；在 607 例慢性肾功能不全患者中，小管间质性疾病所占比例高达 16%。在一组 4 255 例平均年龄 65（60~86）岁老年肾功能不全患者中，慢性间质性肾炎占 9.5%。多数学者认为肾小管间质损害是大部分肾小球疾病病变发展的共同最终通路。因此，积极防治慢性小管间质性肾病，对降低慢性肾衰竭的发病率具有非常重要的意义。

根据临床症状和病程演变可归属于中医学"肾劳""肾风""虚劳""劳淋""腰痛""关格""消渴"等范畴。

【发病机制】

1. 中医病因病机 本病先天禀赋不足，后天失养，脏腑虚弱，肾亏精少，感受湿、热、毒邪，导致肾失开阖，气化失司，引起水津和精微物质敷布失常，不能分清泌浊，水液不循常道而发病；后期肾病及脾，水谷精微不能化生精血，升降输布失常，精微外泄；肾病及肝，肝不藏血，筋经失养或病久脾胃运化功能失常，湿热内生，伤肾耗气伤阴，肾气不固，遂见多尿，夜尿；饮水自救则多饮口渴，病似"劳淋""消渴"病症。由于虚火伤肾或气虚不能摄血，而见尿血；也可气虚及阳，精微外泄，尿中蛋白；精微亏耗，筋脉失养，则见肢体麻木，痿病；发病日久，脾肾阳虚，湿毒内盛，可见恶心呕吐，尿少、尿闭等危重病症。

本病为本虚标实、虚实夹杂之证。疾病初期以湿热下注，毒邪伤肾，或他脏病变及肾，以邪实为主；病至后期，肾脏虚损，累及肝脾，封藏失司，肝风内动，气血虚衰，湿浊化生，转以正虚邪实为主。若慢性间质性肾炎久治不愈，酿生湿毒而致浊气上逆，凌心犯肺，出现心悸、喘促、关格等危重病症。

2. 西医发病机制

（1）病因：主要由免疫性疾病（如 SLE、干燥综合征等）、慢性感染（如慢性肾盂肾炎等）、药物或毒物（如镇痛剂、含马兜铃酸草药等）、慢性肾小球肾炎、尿液反流或尿路梗阻、代谢性疾病（如高尿酸性肾病、高钙血症肾病等）、造血系统疾病（如浆细胞病、白血病等）、先天性遗传性肾病、放射性肾病、血管及风湿性疾病等所引起。

（2）发病机制：肾小管间质的损害常见感染、中毒或药物所致，而许多炎症过程其实质就是免疫介导的，单核细胞的浸润引起旁分泌性细胞因子释放，在慢性间质性肾炎中发挥重要作用。

1）感染、毒物等致病因素对肾脏的直接损害。

2）直接或间接免疫介导所致，主要有免疫沉积物介导、细胞免疫介导和抗 TBM 抗体介导。

3）梗阻性肾病，Tamm-Horsfall 蛋白可通过破损的肾小管进入肾间质，激发自身免疫反应而引起多种炎症因子激活、肾小管间质损害、肾间质纤维化。

4）遗传因素。

（3）病理表现：其特征性改变是肾间质纤维化，单核细胞的浸润及肾小管上皮细胞退行性变、萎缩及结构破坏。光镜下肾间质水肿，细胞浸润，间质纤维化，呈多灶性或大片状，伴或不伴淋巴细胞及单核细胞浸润，肾小管萎缩乃至消失，肾小球出现缺血性皱缩或硬化。免疫荧光检查阴性。电镜检查肾小管间质除细胞浸润外，可见纤维束增粗，肾小管基底膜增厚，肾间质可见大量胶原纤维。

【诊断与鉴别诊断】

1. 临床表现 慢性间质性肾炎起病多隐匿，早期一般无水肿、高血压等表现，常在体检或因其他疾病就诊时发现有尿常规异常或有贫血、氮质血症。尿检中可有少量蛋白尿和白细胞，呈现"肾小管性蛋白尿"的特点，常无管型和红细胞，尿溶菌酶、N- 乙酰 -β-D 氨基葡萄糖苷酶（NAG）、视黄醇结合蛋白（RBP）、β_2- 微球蛋白（β_2-MG）、乳酸脱氢酶（LDH）、免疫球蛋白轻链、Tamm-Horsfall 蛋白排泄量增加。

慢性间质性肾炎主要表现为肾小管功能障碍，在氮质血症之前即有异常，其表现可因病因和肾小管受累的部位不同而异。如病变侵犯近端肾小管者，可出现肾性糖尿、氨基酸尿、碳酸氢盐尿等近端肾小管性酸中毒（Ⅱ型）的表现；若远端肾小管受累可引起远端（Ⅰ型）肾小管酸中毒，表现为尿液酸化功能障碍及钠、钾平衡失调。如影响髓质和乳头的病变，可因肾浓缩功能障碍，而出现夜尿、多尿。随着病变的发展，晚期将出现肾小球滤过率下降，其下降程度与间质纤维的范围和程度相关。发生明显肾小球硬化时，可见大量蛋白尿、水肿和高血压。

2. 实验室检查

（1）尿渗透浓度测定：髓质肾小管功能障碍时，首先表现出尿浓缩功能不全，禁水 8 小时以上尿渗透浓度低于 700mmol/L。

（2）蛋白尿测定：在慢性间质性肾炎早期可有少量尿蛋白，一般不超过 30mg/（kg·d），且多为小分子量蛋白。到后期可出现中至大量蛋白尿，数年内可发展到慢性肾衰竭。

（3）尿微球蛋白测定：尿 β_2-MG 增高是近端小管损伤的敏感指标，但肾间质细胞及肾小管上皮细胞也能合成尿 β_2-MG。因此，慢性小管间质损害时尿中 β_2-MG 大量增多，而以近端小管部位病变最为明显。

（4）视黄醇结合蛋白（RBP）：RBP 是一种低分子蛋白，主要由肝细胞合成。游离的RBP 可以从肾小球滤过，其中绝大部分经肾近曲小管上皮细胞吸收、降解。当肾近曲小管受损时，尿 RBP 排泄量增加。尿 RBP 是评价肾近端小管功能较为灵敏的指标，临床上常作为肾小管损伤的标志物。但应注意，当肾小球滤过率降低时血清 RBP 会增高，因此，可根据尿RBP 浓度与 GFR 之间的比例高低，判断尿 RBP 增高是由于肾小球滤过功能减退还是近曲小管重吸收功能障碍所致。

（5）尿酶测定：当肾实质炎性细胞浸润及肾小管上皮细胞损伤时，尿酶活性明显增加。NAG 酶、LDH 酶及溶菌酶是早期诊断肾小管间质性肾炎的敏感指标。

（6）影像学检查：包括 B 超、Doppler 超声、X 线造影、CT 及磁共振成像等，可观察肾形态学改变，明确病变部位。

（7）肾穿刺活检病理学检查：慢性间质性肾炎的肾脏病理改变无特异性，肾髓质病变不易发现。因此，只有在诊断困难，尤其是与肾小球疾病难以鉴别时，才进行肾活检。

3. 诊断要点

（1）中医辨证要点：本病为本虚标实，虚实夹杂之证，中医辨证首当明辨标本、虚实之主次。疾病初期，毒邪较盛，以标实为主，当辨湿、热、毒之偏颇；后期，气阴两伤，肾亏精耗，肝血不足，脾胃虚弱，以本虚为主，但要明辨气虚、血虚、阳虚、阴虚之异。若病程久延，出现面色萎黄，恶心呕吐，胸闷心悸，腰痛尿少者，多属肾气衰败，预后不良。

（2）西医诊断要点：慢性间质性肾炎起病隐匿，无明显特征性临床表现，即使出现一些肾小管间质功能不全的表现，也易被病因性疾病的症状及体征所掩盖，早期诊断较为困难。其临床及实验室表现多样，应与大多数慢性肾脏疾病相鉴别。出现以下情况应考虑本病的可能：①有较长期尿路梗阻者或有反复发作的尿路感染和肾区疼痛病史；②有长期接触肾毒性药物或毒物史；③存在肾小管功能障碍；④有氮质血症而无水肿及高血压；⑤轻度蛋白尿进一步证实为肾小管性蛋白尿者。

4. 鉴别诊断

（1）慢性肾小球疾病：慢性间质性肾炎主要应与慢性肾小球肾炎相鉴别：①后者早期常有水肿、高血压等病史和临床表现，而前者没有。②后者多有明显蛋白尿，>30mg/（kg·d），且为肾小球性蛋白尿，常有管型尿；前者仅有轻度蛋白尿，且为肾小管性蛋白尿，尿检仅有少量白细胞。③后者肾小球功能损害较明显，而前者肾小管功能损害较明显，其出现常早于氮质血症。后者肾盂造影常无异常，而前者可能有异常。

（2）慢性肾盂肾炎：慢性肾盂肾炎与慢性间质性肾炎虽然在临床上均可有尿路刺激综合征，但慢性肾盂肾炎必须有病灶和细菌明确的尿路感染证据，且很少引起慢性肾功能减退，而慢性间质性肾炎多伴有尿路梗阻或膀胱输尿管反流，且常伴有肾功能进展性减退。

【治疗】

1. 中医治疗

（1）中医治疗原则：早期患者湿热毒邪较甚，治宜先攻后补，或攻补兼施，以清热利湿解毒为主，祛邪安正；后期以气阴两伤，肾精亏损，肝肾阴虚，脾胃虚弱等为主，治宜扶正为主，佐以祛邪，扶正以滋阴益肾，调理肝脾为要。

（2）分证论治

1）湿热留恋证

证候：尿频，尿急，尿痛，头身困重，胸脘痞闷，五心烦热。或小便不利，大便不爽，肢体浮肿。舌质红，苔黄腻，脉濡数。

治法：滋阴降火，凉血止血。

主方：知柏地黄丸《医宗金鉴》合小蓟饮子《济生方》加减。

常用药：知母、黄柏、生地黄、山药、泽泻、牡丹皮、山茱萸、茯苓、竹叶、通草、栀子、滑石、甘草等。

2）气阴两虚证

证候：多尿，夜尿，腰痛，乏力，尿赤，发热。可伴有口干，烦渴。舌质红或淡、边有齿印，苔薄白或无苔，脉细。

治法：补益脾肾，益气养阴。

主方：六味地黄丸《小儿药证直诀》加减。

常用药：生地黄、熟地黄、山药、山茱萸、茯苓、泽泻、牡丹皮、黄芪、党参、白术、女贞子、麦冬等。

3）肝肾阴虚证

证候：头昏头痛，四肢麻木或微颤，肢体软瘫。可伴有形体消瘦，大便干结，小便短赤。舌质红，苔白，脉细弦。

治法：养血柔肝，滋阴补肾。

主方：一贯煎《柳州医话》加减。

常用药：生地黄、白芍、当归、麦冬、阿胶、鳖甲、玄参、枸杞子、女贞子、墨旱莲、牡蛎、龙齿等。

4）阳虚水泛证

证候：腰膝酸软，下肢浮肿，腹胀纳差，小便不利。可伴有大便溏软，形寒肢冷，小便清长。舌质淡，苔白，脉沉濡细。

治法：温补脾肾。

主方：肾气丸《金匮要略》加减。

常用药：熟附子、肉桂、生地黄、熟地黄、山茱萸、山药、茯苓、泽泻、牡丹皮、杜仲、仙茅、牛膝等。

2. 西医治疗 慢性间质性肾炎的治疗原则：①治疗原发病，脱离与毒物及可疑药物接触，去除不利因素；②加强支持疗法，维持水、电解质及酸碱平衡；③对症治疗，如控制高血压、纠正贫血等；④发展到慢性肾衰竭有替代指征时，应考虑透析治疗及肾移植。

延缓肾小管间质纤维化的临床应用：

1）限制蛋白和磷的摄入：限制蛋白和磷的摄入有助于逆转肾小球高滤过和肾小球肥大，并减轻肾小管的高代谢，从而减轻间质纤维化及延缓肾功能的进行性恶化。

2）ACEI/ARB 的应用：血管紧张素转换酶抑制剂（ACEI）或血管紧张素受体拮抗剂（ARB）可延缓肾间质纤维化进程。ACEI/ARB 可以通过降低蛋白尿排泄，下调 TGF-β 表达，减少细胞外基质积聚，抑制肾小管间质炎症，阻止肾小球硬化和肾间质纤维化，从而延缓慢性肾衰竭的进展。肾活检病理学对照研究表明，ACEI/ARB 不仅可减缓肾小球滤过率的进行性下降，而且可以减轻间质纤维化损伤。儿童可选用福辛普利，用量：体重小于 30kg 用 5mg，体重大于 30kg 用 10mg，每天 1 次口服。若出现干咳等副作用，可选用 ARB，如氯沙坦等。

3）糖皮质激素及免疫抑制剂的应用：在早期或肾脏病理证实有明显活动性病变存在时，可试用小剂量糖皮质激素治疗。有报道雷公藤多苷制剂治疗慢性间质性肾炎有效。近年来报道吗替麦考酚酯（MMF）可抑制血管内皮细胞的黏附分子表达，减少炎性细胞浸润，减轻肾小球和小管间质损伤。MMF 对残余肾的蛋白尿无作用，与 ACEI 联合应用可减少蛋白尿和间质炎症，从而有效地保护肾脏，为临床提供一种潜在治疗前景。

4）保护肾小管损伤药物：有报道鱼油、维生素、黄芪、儿茶素等可能对肾小管上皮损伤具有保护作用，有益于延缓慢性肾纤维化的进程。

5）调脂药：HMG-CoA 还原酶抑制剂，如辛伐他汀、洛伐他汀，可增加 t-PA 和 u-PA 活性，降低 PAI-1，从而增加蛋白溶解、减轻细胞外基质积聚。

【预后与预防】

1. 疗效评定标准 参照《中药新药临床研究指导原则》（中国医药科技出版社，2002 年出版）修改。

（1）疾病疗效判定标准

1）临床缓解：临床症状、体征明显改善；血肌酐、尿素氮保持正常或较原来下降 50% 以上；尿 RBC 减少≥3 个 /HP 或 2 个 "+"，或尿沉渣 RBC 计数检查减少≥40%，尿常规检查蛋白减少 2 个 "+"，或 24 小时尿蛋白定量减少≥40%。

2）有效：临床症状、体征均有好转；血肌酐、尿素氮保持正常或较原来下降 >20%、<50%，尿常规检查蛋白检查 1 个 "+"，或 24 小时尿蛋白定量减少 <40%；RBC 减少 <3 个 /HP 或 1 个 "+"，或尿沉渣 RBC 计数检查减少 <40%。

3）无效：临床症状、体征改善不明显或无改善，血肌酐、尿素氮较原来下降 <20% 或病情恶化，尿液实验室检查均无改善或加重。

（2）证候疗效判定标准

1）临床缓解：中医临床症状、体征明显改善，证候积分减少≥70%。

2）有效：中医临床症状、体征均有好转，证候积分减少≥30%。

3）无效：中医临床症状、体征均无明显改善，甚或加重，证候积分减少不足 30%。

计算公式（尼莫地平法）为：［（治疗前积分 – 治疗后积分）÷ 治疗前积分］× 100%。

2. 预防及护理　肾小管损伤、炎性细胞浸润是肾小管萎缩、肾间质纤维化的早期启动因素，所以，早期发现肾小管损伤，避免肾小管损伤因素，改善血流动力学，减少尿蛋白排泄，减轻炎性细胞浸润，可能延缓肾纤维化的进展。因此，定期检查肾功能极为重要，特别是对于长期服用某些肾脏损害的中、西药及长期接触环境毒物者更应注意。同时在生活上应慎起居，避风寒，调情志，避免剧烈运动，而且应以清淡富含纤维素的食物、瓜果、蔬菜为主，保持精神舒畅，忌辛辣刺激之品，忌烟酒，忌食温热（如狗肉、羊肉）之品。

【中西医结合临床思路】

中西医结合治疗慢性间质性肾炎优势明显。西医强调病因治疗，纠正水、电解质及酸碱平衡，对维持内环境平衡起重要作用；中药重在整体调节，扶正祛邪，或祛邪安正，或攻补兼施，作用缓慢而持久，对恢复和改善肾小管功能的作用日益受到人们的关注。中西医结合可以扬长避短，充分发挥各自的优势，进一步提高临床疗效。

纠正慢性间质性肾炎引起的水、电解质、酸碱平衡紊乱，可用中药调和脏腑阴阳，用益气养阴法，如黄芪、太子参、麦冬、石斛、玄参、沙参、枸杞子、茯苓、猪苓、白术、山萸肉、五味子、鳖甲、龟甲等。若以中药巩固疗效，改善肾功能，可酌情选用知柏地黄丸、甘露消毒丹、滋肾丸、无比山药丸等。改善和恢复肾小管功能，中医以调肾为主，补肾需要根据具体病情选用温补肾阳或滋补肾阴的方法，临床有所侧重，温补肾阳可选用肉桂、附子、鹿茸、淫羊藿、巴戟天；滋补肾阴可选用生地黄、熟地黄、枸杞子、女贞子、山药、鳖甲、龟甲等。久病血瘀可选用川芎、赤芍、丹参等。

对致病病因，如镇痛剂和重金属中毒，可用大黄、大黄炭、玄明粉、甘草之类导泻、吸附毒物；或用茶叶、牛奶、鸡蛋清等口服，阻止毒物的吸收，与重金属等结合形成沉淀，或用绿豆、甘草、生姜、白矾、黄芩、茶叶、土茯苓等口服，解除药物毒性或减弱其毒性。对高尿酸血症，则重用土茯苓、萆薢、车前草等清利湿热药，祛邪安正；对反流性肾病从肝肾论治，采用疏利肝胆，清热通淋法等。辨证施治，灵活应用，促使病情向好的方面转化，保护肾功能。

实验研究表明，中药丹参、大黄、三七等可促进人肾成纤维细胞凋亡，抑制成纤维细胞增殖，减轻纤维化；秋水仙碱可通过抑制胶原合成、增加胶原酶的表达而促进胶原的降解；蛋白溶解酶可以降解细胞内外积聚的蛋白成分，作用于黏附分子，增加对细胞因子和生长因子的清除等，减轻肾间质纤维化。一些针对肾小管肾间质纤维化相关细胞因子拮抗剂的研究提示有效的干预靶点，显示出潜在的临床应用价值；抗 TGF-β 抗体可通过抑制 TGF-β 的活性，抑制成纤维细胞活性，从而减少细胞外基质的合成和减轻肾间质纤维化的程度。IL-1 受体拮抗剂可阻止肾小管萎缩和间质纤维化，减轻炎细胞浸润，减缓肾间质纤维化的进程。

（丘余良　魏金花）

第五节　肾小管性酸中毒

肾小管性酸中毒（renal tubular acidosis，RTA）是由于远端肾小管排出氢离子障碍和 / 或近端肾小管对 HCO_3^- 重吸收障碍以致不能建立正常 pH 值梯度而产生的一组以持续性、代谢性、高氯性酸中毒而其尿液却偏碱性为特征的临床病理生理综合征。按肾小管可能受损的部位，RTA 可分为：①远端 RTA（RTA-Ⅰ）；②近端 RTA（RTA-Ⅱ）；③混合型 RTA（RTA-Ⅲ）；④伴有高血钾性的 RTA（RTA-Ⅳ）。其临床表现繁杂，主要表现为生长发育落后、严重佝偻病畸形、尿崩症、水电解质紊乱、消化道功能紊乱、尿结石等。

肾小管性酸中毒中医学典籍中无相关记载，但根据其临床表现特征及本病发生发展的一般规律，可归属于中医学之"痿症""肾劳""消渴""虚劳""石淋"等范畴。如《素问·痿论》说："故肺热叶焦，则皮毛虚弱急薄，著则生痿躄也；心气热，则下脉厥而上，上则下脉虚，虚则生脉痿，枢折挈，胫纵而不任地也；肝气热，则胆泄口苦，筋膜干，筋膜干则筋急而挛，发为筋痿；脾气热，则胃干而渴，肌肉不仁，发为肉痿；肾气热，则腰脊不举，骨枯而髓减，发为骨痿。"其描述与本病的临床表现颇为相似。

【发病机制】

1. 中医病因病机　本病的形成，一方面因先天禀赋不足，五脏柔弱，肾气亏虚，肝血失养，津液不足所致；另一方面多因摄生不慎，服用丹石，加之小儿肾气未充，脾胃虚弱，摄食不当，致精血不足；或恣食炙煿之品，燥热化生，壮火食气，燔灼营血，伤津耗液，肾水不足所致。属于本虚标实，虚实夹杂之证，发病与脾肾关系密切，涉及肺、胃、肝等脏腑，多因气血阴精亏损而致。

（1）肾乃先天之本，父母体质虚弱，或胎儿在母体孕育时营养不足或母体受邪，以致先天肾气亏损。肾气不足则生长发育迟缓，可见"五迟""五软"；肾气不足，开阖失司，人体的气化功能异常，使水津与精微物质的输送、敷布、分清泌浊以及水液出入等不能循其常道，而诸疾变生。肾内寄元阴元阳，人体五脏六腑之阴阳均源于肾，肾气虚弱，可直接导致其他脏器的虚损。肾阴不足，水不涵木，可致肝血不足，肝血亏虚不能制阳，则产生肝风内动诸证。肾藏精主骨，为作强之官，肝藏血主筋，为罢极之官。肝肾同源，若肝肾不足，精血亏虚，筋骨经脉不得先天精血之灌溉，可有手足无力瘫软或搐搦等症。

（2）脾乃后天之本，主运化，为气血生化之源。饮食不节，或嗜欲偏食，或误服有毒药物等，皆可伤及脾胃，脾失健运，水谷精微不能化生，水津不布，精微物质外泄，导致肾精不足。脾主四肢，脾气不足则四肢无力，形体羸瘦。脾失健运，亦可导致水湿内生或湿浊中阻而导致恶心、呕吐。

（3）由于久病失治，或迁延难愈，伤及肾脏，耗伤正气，导致脾肾亏虚，阴损及阳，进而导致阴阳两虚。

由此可见,本病病机以本虚为主,因正虚而邪气易于乘虚而入,临床常常兼夹水湿或湿热之邪而表现出本虚标实、虚实夹杂之候。

2. 西医发病机制

(1)远端肾小管酸中毒(distal renal tubular acidosis, dRTA):亦称典型性 RTA,dRTA 的病因有原发性和继发性。①原发性常见肾小管先天功能缺陷,多为常染色体显性遗传,亦有隐性遗传或特发性病例。②继发性可继发于两性霉素 B 中毒、重金属盐中毒、维生素 D 中毒、小管间质性肾炎、高球蛋白血症、甲状旁腺功能亢进症、慢性活动性肝炎、海绵肾、肾移植后、某些自身免疫性疾病(如干燥综合征)、髓质囊性变等。本病发病机制为编码相关转运通道蛋白基因突变所致,有常染色体显性遗传、常染色体隐性遗传不伴耳聋及隐性遗传伴有耳聋 3 种遗传方式。前两者与阴离子交换蛋白 -1(AE-1)基因(SLC4Al)突变有关。由于原发性或继发性原因导致远端肾小管排泌 H^+ 和维持 H^+ 梯度的功能下降,致使尿液不能被酸化(尿液呈碱性),而机体代谢的酸性产物储积于体内。由于 H^+ 的储积,致使体内的 HCO_3^- 储备下降,血液中 Cl^- 代偿性增高,因而发生高氯性酸中毒。又由于肾远端小管排泌 H^+ 的障碍,大量的 K^+、Na^+ 被排出体外,因而造成低钾、低钠血症。患者由于长期处于酸中毒的内环境中,致使骨质脱钙,骨骼软化而变形。从骨质中游离出来大量钙离子在肾小管的碱性环境下发生沉积,导致肾钙化或尿路结石。

(2)近端肾小管性酸中毒(proximal renal tubular acidosis, PRTA):为 RTA-Ⅱ,其病因也可分为原发性和继发性。①原发性多为常染色体显性遗传,亦可为性连锁隐性遗传,多见于男性,也有部分为散发病例。本病与编码近端小管底外侧膜 Na^+/HCO_3^- 共转运离子通道基因(SLC4A4)突变有关。②继发性可继发于重金属盐中毒、过期四环素中毒、甲状旁腺功能亢进、高球蛋白血症、半乳糖血症、胱氨酸尿症、肝豆状核变性、肾淀粉样变、髓质囊性变等。RTA-Ⅱ的主要缺陷在于肾近端肾小管对 HCO_3^- 的阈值低于正常人(21~25mmol/L)时,即使患儿血液 HCO_3^- 的浓度低于 21mmol/L,亦有大量的 HCO_3^- 由尿中丢失,此时患儿产生酸中毒而其尿液却呈碱性。由于远端肾小管的排泌 H^+ 功能正常,当患儿血浆的 HCO_3^- 下降至 15~18mmol/L 时,由肾小球滤过的 HCO_3^- 可完全被重吸收,其尿液 pH 值可低于 5.5 以下。当血浆 HCO_3^- 浓度升高时,其尿液 pH 值即上升至 6 以上。由于大量 HCO_3^- 流入远端肾小管,促使 K^+ 的排泌增加,可出现低钾血症,溶骨现象和高尿钙较轻,一般不发生肾钙化和严重骨骼畸形,但如伴有高磷酸尿和低磷血症,甲状旁腺功能亢进和维生素 D 缺乏时,则可产生骨软化和佝偻病。目前认为 RTA-Ⅱ的可能机制有下列三种:①近端小管管腔中碳酸酐酶活性低下,从而影响小管内碳酸的形成与 H^+ 的交换;②氢离子分泌泵障碍,常伴有葡萄糖、氨基酸、磷酸盐及尿酸排出过多等重吸收异常,提示 H^+ 排泌泵也可能有异常;③近端小管 H^+ 排泌的调节机制异常,部分低血钙、高尿磷及血 PTH 增高者,在纠正低血钙、高血磷,降低血 PTH 后,尿中 HCO_3^- 排泄量亦降低,提示与 H^+ 分泌的调控有关。

(3)混合型肾小管酸中毒(RTA-Ⅲ):指Ⅰ、Ⅱ两型 RTA 混合存在,临床症状较重。常与在近端及远端小管均有分布的碳酸酐酶Ⅱ(CA2)相关基因突变有关,为隐性遗传。患者也兼有Ⅰ、Ⅱ两型的临床表见,其远端小管的酸化功能障碍较Ⅰ型为重,尿中漏出 HCO_3^- 也多,达到滤过量的 5%~10%,故酸中毒程度比Ⅰ、Ⅱ型为重。

(4)高钾性肾小管酸中毒(hyperkalemia renal tubular acidosis, RTA-Ⅳ):往往是由于伴有肾实质损害如肾小管间质病变等导致肾小球滤过功能下降所致,是因缺乏醛固酮或肾小管对醛固酮反应减弱所致,后者主要与肾脏先天缺陷有关,又可称为假性醛固酮减少症。患者的血钾常高于 5.5mmol/L,具有多尿性肾病和肾小管间质性疾病的特征,高血钾程度与醛固酮缺乏或低肾素血症有关,RTA-Ⅳ患儿如有肾实质钙化或尿路结石梗阻常导致肾小球滤过功能损害,产生高钾、氯性酸中毒。

【诊断与鉴别诊断】

1. 远端肾小管酸中毒

(1)临床表现

1)原发性病例可在生后即有临床表现。

2)由于酸中毒和电解质紊乱,患儿多有厌食、恶心、呕吐、腹泻或便秘而导致严重的生长发育落后。

3)由于低血钾和 / 或肾钙化以致尿浓缩功能障碍可造成患儿多饮、多尿表现。而低血钾患儿可出现肌肉软弱无力或瘫痪。

4)由于低血钙和低血磷而致骨质软化,骨骼严重畸形,出牙延迟或牙齿早脱,给予维生素 D 治疗无效。

5)由于大量排钙及尿偏碱性可造成肾钙化、肾结石,患儿可有血尿、尿痛或尿砂石。

6)长期不明原因的酸中毒。

7)早期肾小球功能正常而表现为肾小管浓缩功能障碍,晚期肾小球功能可受损甚至出现尿毒症。

(2)实验室检查

1)血生化检查 CO_2CP 下降,血氯升高,血钠、血钾降低,但血液中阴离子间隙正常。

2)尿液偏碱性,血液虽为严重酸中毒,但患者的尿液 pH 值不低于 6。

3)骨骼 X 线显示严重佝偻病征象或严重畸形;肾脏和尿路 X 线可发现肾钙化或结石的改变。

4)氯化铵负荷试验,氯化铵 0.1g/kg,一次口服,6~8 小时内检查尿 pH 值,如尿液 pH 值仍 >5.5,为阳性,有助于远端肾小管性酸中毒的诊断。

5)碳酸氢钠负荷试验,静脉注射 1mmol/L 的 $NaHCO_3$ 3ml/min,然后每 15~30 分钟直立位排尿一次,测定尿 pH 值及 PCO_2,当连续 3 次尿 pH 值 >7.8 时,于两次排尿中间取血测 PCO_2。正常人尿 PCO_2 比血 PCO_2 应高 2.67kPa(20mmHg)。如 <2.67kPa,则为阳性。

(3)诊断要点:当患儿具有上述临床表现 1~2 项时应怀疑本病的可能;当患儿有持续性代谢性高氯性酸中毒而其尿 pH 值 >6 时即可确诊为本症。

(4)鉴别诊断:在不典型病例,本病应与下列疾病鉴别:

1)尿崩症:虽有多饮、多尿,但尿比密低而恒定,一般没有酸中毒和电解质紊乱,也无严重的骨骼畸形,垂体加压素试验有助于鉴别。

2)维生素 D 缺乏性佝偻病:虽有骨骼软化和畸形,但没有酸中毒和低血钾、低血钠和高氯血症,维生素 D 治疗有效。

3)肾性佝偻病:如低血磷性抗 D 佝偻病或维生素 D 依赖性佝偻病,虽常规维生素 D 治疗效果欠佳,但无酸中毒和电解质紊乱。

4)Fanconi 综合征:与 RTA 患儿有许多表现相似,但应有尿糖和氨基酸尿。

5)泌尿系结石症:多伴有血尿、尿痛、尿石的表现,除了由于梗阻导致肾衰竭外,早期无酸中毒和电解质紊乱,而 RTA-Ⅰ 主要表现为肾实质钙化。

2. 近端肾小管性酸中毒

（1）临床表现：原发性 RTA-Ⅱ的临床表现大致与 RTA-Ⅰ相似，但一般症状较 RTA-Ⅰ轻，突出表现于生长发落后，高氯性代谢性酸中毒，可有低血钾表现，多无严重骨畸形，亦不会出现肾钙化。

（2）实验室检查：表现为高氯性酸中毒，尿 HCO_3^- >10mmol/L。

（3）诊断要点：当患儿存在低血钾、高氯性代谢性酸中毒，而尿 pH 值却偏碱性时，则应高度怀疑本病的可能，尤其当缺乏肾钙化、肾结石和严重的骨骼损害，尿 HCO_3^- 高于正常时，更应考虑为 RTA-Ⅱ的诊断。对不典型者，可测定 HCO_3^- 排泄率，口服 $NaHCO_3$ 2~10mmol/（kg·d），每天逐渐加量直至酸中毒纠正时，测定血和尿中 HCO_3^- 和肌酐，按下列公式计算：

$$尿 HCO_3^- 排泄率（\%）= \frac{尿 HCO_3^- mmol/L \times 血肌酐 mmol/L}{血浆 HCO_3^- \times 血肌酐 mmol/L} \times 100\%$$

正常值为零，Ⅱ型 RTA>15%，Ⅰ型 RTA<5%。

3. 混合型肾小管酸中毒 TA-Ⅲ是指Ⅰ、Ⅱ两型 RTA 混合存在，临床症状较重，兼有Ⅰ、Ⅱ两型的临床表见，其远端小管的酸化功能障碍较Ⅰ型为重，酸中毒程度比Ⅰ、Ⅱ型为重。

4. 高钾性肾小管酸中毒

（1）临床表现：常表现为高氯性酸中毒及持续性高钾血症，伴不同程度肾功能不全，酸中毒及高钾血症与肾小球滤过率不成比例，尿可呈酸性（pH 值 <5.5），尿 NH_4^+ 排出减少，尿钾减少。

（2）诊断要点：凡代谢性酸中毒伴持续性高钾血症，不能以肾功能不全及其他原因解释者，应考虑本病。结合尿 HCO_3^- 排量增多，尿 NH_4^+ 排出减少，血阴离子间隙正常及醛固酮低可诊断本病。

5. 中医辨证要点 本病为本虚标实，虚实夹杂之证，中医辨证首当明辨标本虚实。先天者多见婴幼儿，以肝肾两虚，正虚为主，须辨析肝虚、肾虚之偏颇；继发者多见于成人，以脾肾两虚、肝血不足，兼有湿热为主，当明确脏腑气虚、阴虚之偏颇，正虚与邪实之偏重。若病程久延，出现脱水，烦躁不安，昏迷谵妄，惊厥抽搐，癫痫发作，多属肾气衰败，湿浊毒邪猖獗，病情危重。

【治疗】

1. 中医治疗

（1）治疗原则：本病病机为本虚标实，虚实夹杂，治疗上当扶正祛邪，标本兼顾，攻补适当。疾病早期以湿浊为主，重在调理脾胃，健脾燥湿；若邪毒与燥湿互结，则当急下之，以祛邪安正为要；若脾肾阳虚，肝血不足，又当健脾益肾，养血柔肝。禀赋不足者，始终以补肾为主。治疗中要注意补虚当顾其实，治实勿忘其虚，一般不主张用收涩之品，以免闭门留寇。

（2）分证论治

1）禀赋不足证

证候：全身乏力，发育迟缓，甚至"五迟""五软"，形体矮小，口干，多尿，手足搐搦，或四肢疼痛、麻木。舌质淡，或舌红少津，苔薄，脉细无力。

治法：培补脾肾。

主方：扶元散《医宗金鉴》加减。

常用药：太子参、炒白术、茯苓、黄芪、川芎、当归、熟地黄、白芍、紫河车粉（冲服）、酸枣仁、炙甘草等。

2）脾虚湿困证

证候：脘闷腹胀，恶心呕吐，纳差便溏，倦怠乏力，面色无华，舌淡胖有齿痕，舌苔白厚腻，脉沉滑。

治法：健脾化湿，和胃降逆。

主方：香砂六君子汤《医方集解》加味。

常用药：人参、白术、茯苓、陈皮、半夏、木香、砂仁、生姜等。

3）肝风内动证

证候：头晕头痛，眼睛干涩，视物模糊，眩晕耳鸣，口干不欲饮，四肢麻木，肢体软瘫，或惊厥抽搐，肌肉疼痛，形体消瘦，舌质红，苔少，脉细弦。

治法：养血柔肝，息风止痉。

主方：三甲复脉汤《温病条辨》加减。

常用药：生地黄、白芍、麦冬、阿胶（烊化）、火麻仁、炙龟甲、炙鳖甲、龙骨、牡蛎、当归、续断等。

4）肾虚湿热证

证候：头晕乏力，腰膝酸软，五心烦热，尿频尿急，尿热涩痛，尿黄，舌质红，苔少，脉细数。

治法：滋阴补肾，清热利湿。

主方：猪苓汤《伤寒论》加味。

常用药：猪苓、茯苓、泽泻、阿胶（烊化）、滑石、知母、黄柏、生地黄、山茱萸、泽兰等。

5）脾肾阳虚证

证候：面色㿠白或面色无华，腰膝酸软，畏寒肢冷，倦怠嗜睡，下肢水肿，大便稀溏，小便清长，舌质淡，苔薄白，脉沉细。

治法：温肾健脾。

主方：防己黄芪汤《金匮要略》合肾气丸《金匮要略》加减。

常用药：防己、黄芪、白术、炙甘草、生姜、大枣、茯苓、车前子、炮附子、肉桂、茯苓等。

2. 西医治疗

（1）远端肾小管酸中毒

RTA-Ⅰ治疗的目标是：以足够剂量的碱性药物维持患儿血浆碳酸氢盐浓度在正常范围内，纠正电解质紊乱，特别是低钾血症，防止和治疗骨骼软化和畸形，防止肾钙化和尿路结石的形成，治疗是长期的。

1）纠正代谢性酸中毒：在 RTA-Ⅰ儿童有 6%~15% 的碳酸氢盐从肾脏丢失（在成人仅为 1%~3%），故儿童 RTA-Ⅰ所需的碱性药物剂量较大，每天需要 2.5~7mmol/（kg·d），常用的药物如 $NaHCO_3$、枸橼酸钠或 Shohl 合剂（枸橼酸合剂，1 000ml 水中加枸橼酸 140g，枸橼酸钠 98g，每 1ml 相当于 1mmol 碳酸氢钠），Shohl 合剂除纠正酸中毒外，还能使肠道偏酸性，促进钙盐的吸收，而且尿中的枸橼酸钙盐可溶性大，可减少肾钙化及肾结石的形成。

2）补充钾盐：用上述药物治疗，酸中毒可迅速得到纠正，低血钾和低钠症也得到纠正。若低血钾纠正不理想，可用枸橼酸钾 0.5~1mmol/（kg·d）口服，不宜用氯化钾，以免加重高氯血症。

3）随着酸中毒的纠正，骨骼软化症好转，有些患儿可加用维生素 D 治疗。

4）RTA-Ⅰ的早期治疗可预防肾钙化。

（2）近端肾小管性酸中毒

1）纠正酸中毒：因儿童肾 HCO_3^- 阈值比成人低，故 RTA-Ⅱ患儿从尿中损失的 HCO_3^- 则更多，治疗所需的碱性药物较 RTA-Ⅰ为大，剂量约 10~15mmol/（kg·d）才能维持正常血浆 HCO_3^- 水平，可用碳酸氢钠口服。

2）补充钾盐：由于补充 HCO_3^- 后，H^+ 的排泌增加，必须同时补充钾盐。

3）重症者可给予低钠饮食，并加用氢氯噻嗪以降低血容量，有利于 HCO_3^- 的重吸收，减少碱性药物的用量，但应注意补钾。

4）有骨损害者给予维生素 D 及磷酸盐。

（3）混合性肾小管酸中毒：参照 RTA-Ⅰ、RTA-Ⅱ的治疗方案。

（4）高钾性肾小管酸中毒

1）纠正酸中毒：碳酸氢钠 1.5~2.0mmol/（kg·d），也有助于减轻高血钾。

2）限制钾盐摄入，口服阳离子交换树脂及袢利尿剂呋塞米或氢氯噻嗪，同时可刺激醛固酮的分泌。多巴胺拮抗剂甲氧氯普胺也能刺激醛固酮分泌。

3）低肾素低醛固酮患者可使用盐皮质激素如 9-a- 氟氢可的松。

4）限钠饮食虽可刺激肾素醛固酮的释放，但常加重高钾性酸中毒，故应避免长期限钠饮食。

【预后与预防】

1. 预后　原发性 RTA-Ⅰ如能早期发现和坚持长期治疗，可防止肾钙化的形成，防止骨骼畸形，预后较好，甚至可达到正常的生长发育水平。如果诊断和治疗不及时，可导致肾钙化和骨骼畸形。继发性 RTA-Ⅰ的预后则视其原发病而定。RTA-Ⅱ的预后较好，部分患儿可自行缓解。

2. 预防

（1）积极治疗原发病：对于继发性肾小管酸中毒，应积极治疗原发病，防止肾小管的进一步损伤，延缓肾衰竭的进程。

（2）早诊断，早治疗：肾小管酸中毒的治疗目前仍无特效药物，主要以对症治疗为主。晚期治疗疗效差，临床常进展为慢性肾功能不全，而原发性肾小管酸中毒，在早期治疗疗效较好。

【中西医结合临床思路】

肾小管性酸中毒的临床表现多样而不典型，且常常继发于其他疾病，所以在临床中经常被漏诊或误诊。西医在临床诊断肾小管性酸中毒主要依靠尿液的 pH 值、碳酸氢根、碳酸氢根排泄率、可滴定酸以及血液的电解质、pH 值、碳酸根浓度等的实验室检查，在此基础上分型治疗。在治疗上主要以原发病治疗和对症治疗为主，强调早期诊断、早期治疗。而中医治疗重在整体调节，常常以患者的年龄、饮食习惯及四诊情况作为辨证依据，以患者标本虚实的特点进行辨证论治。本病中医病机以肝、脾、肾虚损为主，兼有胃热湿滞中焦，或湿热内蕴，治疗以扶正为主，兼以祛邪，标本兼顾，并注意补虚当顾其实，治实勿忘其虚。从临床实践来看，中医辨证治疗肾小管性酸中毒不但能改善患者的临床症状和生活质量，也能改善患者的实验室检测指标。

（丘余良　魏金花）

第六节 范科尼综合征

范科尼综合征（Fanconi syndrome, FS）是遗传性或获得性肾脏近端小管非选择性功能缺陷,对多种物质吸收障碍的一组综合征。临床表现为肾性糖尿、氨基酸尿、低分子蛋白尿、磷酸盐尿、尿酸尿、碳酸氢盐尿、高氯性代谢性酸中毒和各种因肾脏转运障碍而引起的电解质紊乱如低钾血症、低钙血症、低磷血症及低尿酸血症、碱性磷酸酶增高及由此产生的某些并发症,如严重的生长发育落后以及骨骼病变。国内 2000 年报道 18 岁以下非成年人该综合征占 33%,40 岁以上占 20%,男女比例为 4∶2,原发性与继发性各占 50%。

中医学虽无范科尼综合征病名的记载,但根据临床表现可归属于中医"五软""五迟""胎怯""胎毒"等范畴。

【发病机制】

1. 中医病因病机

（1）病因

1）先天因素:多由父精不足,母血气虚,先天禀赋不足;或母孕时患病、药物受害等不利因素遗患胎儿,以致早产、难产,生子多弱,先天精气未充,髓脑未满,脏气虚弱,筋骨肌肉失养而成。

2）后天因素:小儿出生之后,由于护理不当,或哺养失调,乳食不足,或体弱多病,或大病之后失于调养,以致脾胃亏损,气血虚弱,筋骨肌肉失于滋养所致。

（2）病机:可概括为正虚和邪实两个方面。正虚是因五脏不足,气血虚弱,精髓不充,导致生长发育障碍;邪实常为产伤、外伤所致,痰瘀阻滞心脉脑络,导致心脑神明失主。肾主骨,肝主筋,脾主肌肉,人能站立行走,需要筋骨肌肉的协调运动。若肝肾脾不足,则筋骨肌肉失养,可出现立迟、行迟;头项软而无力,不能抬举;手软无力下垂,不能握举;足软无力,难于行走。齿为骨之余,若肾精不足,可见牙齿迟出。发为血之余、肾之苗,若肾气不充,血虚失养,可见发迟或发稀而枯。言为心声,脑为髓海,若心气不足,肾精不充,髓海不足,则见言语迟缓,智力不聪。脾开窍于口,又主肌肉,若脾气不足,则可见口软乏力,咀嚼困难,肌肉软弱,松弛无力。

2. 西医发病机制 本病可分为原发性与继发性两类。原发性 Fanconi 综合征分为婴儿型、成人型和刷状缘缺失型三种类型。继发性 Fanconi 综合征包括继发于遗传性疾病与继发于后天获得性疾病,继发于遗传性疾病为常染色体隐性遗传、常染色体显性遗传或 X 性连锁遗传,常见的如胱氨酸贮积症、酪氨酸血症 Ⅰ 型、糖原贮积病 Ⅰ 型、半乳糖血症、遗传性果糖不耐受、细胞色素 C 氧化酶缺乏症、Wilson 病、Lowe 综合征、遗传性成骨不全、Alport 综合征、先天性肾病综合征、维生素 D 依赖性佝偻病等;继发于后天获得性疾病的常见于肾病综合征、移植肾、急性或慢性间质性肾炎、多发性骨髓瘤肾病、舍格伦综合征、肾淀粉样变性、重金属中毒、药物（四环素、氨基糖苷类抗生素、6-巯基嘌呤、顺铂等）引起的肾损害、低钾性肾病、甲状旁腺功能亢进以及肿瘤相关性肾病等。小儿多数与遗传有关,成人常继发于免疫病、金属中毒或肾脏病。

FS 的病理生理机制目前尚未完全阐明。有关研究认为,由于细胞膜刷状缘多种载体的钠结合位点异常或近端小管侧膜 Na^+-K^+-ATP 酶亚基的异常导致肾小管上皮细胞中 ATP 生成和转运障碍,因而无足够能量来维持钠共同转运通路,导致近端小管对多种物质转运异常,使尿中过多丢失氨基酸、糖、磷酸盐、碳酸氢盐、尿酸及低分子蛋白,引起肾性糖尿、氨基酸尿、低磷酸血症、低尿酸血症及高氯性代谢性酸中毒等,常伴有低钾血症、低钙血症。其机制尚不完全明了,可能与下列机制有关:①从管腔向组织内流减少,称为刷状缘缺失型;②从细胞内反流入管腔增加,称为马来酸中毒型;③细胞内经基膜外流减少,称 Fanconi-Bickel 型;④由血液流入细胞内增加,能量产生或传递异常;⑤细胞间连接区反流管腔增多,最终影响近端肾小管对氨基酸、葡萄糖、磷酸盐、碳酸氢盐等物质的重吸收。

【诊断及鉴别诊断】

1. 临床表现 新生儿期发病主要有难以纠正的酸中毒,儿童患儿常见生长缓慢、软弱无力、多尿、烦渴、食欲较差、消瘦、呕吐、便秘、发热等,可表现为营养不良、发育障碍、经维生素 D 常规量治疗仍呈活动性低磷性佝偻病等。

由于病因不同,临床表现各异。

(1)成人型 Fanconi 综合征:起病缓慢,多在 10~20 岁以后起病,表现为肾小管功能障碍,如全氨基酸尿、葡萄糖尿、磷酸盐尿、高血氯性酸中毒、低钾血症等,以软骨病为突出表现。

(2)婴儿型 Fanconi 综合征:起病较早,多于 6~12 个月发病,急性者表现为多尿、烦渴、脱水、便秘、无力、拒食、呕吐、发热等,慢性者表现为生长发育迟缓和抗维生素 D 佝偻病及严重营养不良现象。实验室检查呈低血钾、低血磷、低血钙及碱性磷酸酶增高、高氯性代谢性酸中毒、尿中 NH_4 可减少,尿糖微量,血糖正常。

(3)特发性刷状缘缺失型 Fanconi 综合征:1984 年 Manz 等首次报道 1 例小儿由于近曲小管刷状缘完全缺失而引起 Fanconi 综合征,因为葡萄糖及各种氨基酸载运系统完全丧失,故这些物质的清除率近于肾小球滤过率。

(4)胱氨酸贮积症:又称为 Lignac-Fanconi 综合征,是小儿 Fanconi 综合征最常见的病因,为常染色体隐性遗传病,由于胱氨酸转运载体缺陷,使胱氨酸在溶酶体中储积,包括肾小管上皮细胞,从而抑制某些疏基酶的作用,影响细胞功能。急性型多见于 6 个月 ~1 岁发病,表现为拒食、呕吐、多尿、无力、烦渴、脱水、便秘、生长发育迟缓和抗维生素 D 佝偻病。慢性型多在 2 岁后发病,症状较轻,表现为侏儒症和抗维生素 D 佝偻病。

(5)Lowe 综合征:亦称为眼 - 脑 - 肾综合征,为性染色体隐性遗传,多见男性发病。临床表现为:①眼部症状:如先天性白内障伴先天性青光眼、视力严重障碍、眼球震颤及畏光;②脑部症状:如严重智力发育迟缓、肌张力低、腱反射减弱或消失;③肾小管功能障碍:如多组氨基酸尿、磷酸盐尿、碳酸氢盐尿、尿酸化功能差,尿中排出赖氨酸、酪氨酸为多。还可有肾小管性蛋白尿、后期可发生慢性肾功能不全。按自然发展可分为 3 期:婴儿期以眼脑症状为主,表现为头颅畸形(长头,前额高出,鞍鼻,高腭弓等);儿童期出现不完全 Fanconi 综合征,有肾小管性蛋白尿,严重磷酸盐尿可引起抗维生素 D 佝偻病或骨质疏松,常有脐疝、隐睾畸形及特殊的手指小关节炎;成人期表现为肾小管病症状消退,出现肾功能不全或营养不良,常合并肺炎而死亡。

2. 实验室检查 本病实验室检查显示为氨基酸尿、肾性糖尿、低分子蛋白尿、磷酸盐尿、低钾血症、低磷血症、低尿酸血症、碱性磷酸酶增高及近端肾小管性酸中毒等改变。肾活检表现包括:部分肾小球硬化、肾间质细胞浸润或间质纤维化、小管扩张、萎缩、上皮细胞空泡变性。电镜上线粒体膨胀,多核,小管上皮细胞破坏,肾小球及小管周围基底膜增厚等。

3. 诊断要点

（1）严重生长发育落后。

（2）佝偻病或软骨的骨骼改变。

（3）高氯性酸中毒。

（4）尿糖增加。

（5）蛋白尿（主要为氨基酸所致）。

（4）和（5）两条具有确诊意义。

4. 鉴别诊断

（1）低血磷性抗维生素 D 性佝偻病：本病由于肾小管重吸收磷酸盐减少，造成血磷下降、尿磷增多、钙磷乘积下降，骨质不能钙化。遗传学表现为 X 性联显性遗传。单纯口服磷替代治疗不能完全改善骨病，必须同时用 1, 25（OH）$_2$D$_3$ 治疗才能纠正骨软化。

（2）维生素 D 依赖性佝偻病：多为染色体隐性遗传病，发病时间从生后数月起，常伴有肌无力，早期可出现手足搐搦症。由于缺乏 1- 羟化酶，不能合成 1, 25（OH）$_2$D$_3$，以低血磷、低血钙及氨基酸尿为特征。对维生素 D$_2$、维生素 D$_3$ 均有抵抗，治疗需加大维生素 D$_2$ 剂量至生理剂量 1 000 倍才能有效。

（3）肾小管性酸中毒：本病缺乏糖尿和氨基酸尿以资鉴别。

【治疗】

1. 中医治疗

（1）治疗原则：本病病机以脏腑虚损为主，治疗上以补虚为要。脾肾两虚者治以健脾益肾；脾胃气虚者治以健脾理气；肾精亏虚者治以滋水涵木，补脑填髓。

（2）分证论治

1）脾肾两亏证

证候：头项软弱，难以抬举，口软唇弛，吸吮或咀嚼困难，或手足弛缓活动无力，肌肉松软，按压失于弹性，发育较差，神乏无欲，面色白，舌淡，苔薄白。

治法：健脾补肾。

主方：参苓白术散《太平惠民和剂局方》合六味地黄丸《小儿药证直诀》加减。

常用药：太子参、炒白术、茯苓、扁豆、山药、生地黄、山茱萸、牡丹皮、苍术、炒麦芽、炒谷芽等。

2）脾胃气虚证

证候：常见年龄较大儿童，起病较缓，五软之候逐渐加重，头项乏力，挺而不坚，口唇松软，舌舒缓动，手握无力，坐不持久，起立艰难，肌肉萎缩，喜卧少动，面色不华，舌淡，苔少，脉缓无力。

治法：健脾益气，养血柔肝。

主方：补中益气汤《脾胃论》加减。

常用药：太子参、炒白术、茯苓、黄芪、当归、陈皮、升麻、柴胡、生姜、大枣、炙甘草等。

3）气血虚惫证

证候：常见病情危重阶段，五软病久，肌萎肤糙，精神萎靡，面色苍白，发育落后，喜卧身蜷，饮食难进，夜卧不安，大便秘结或稀溏，小便少，舌淡无苔。

治法：益气养血，健脾补肾。

主方：八珍汤《正体内要》加减。

常用药：太子参、炒白术、茯苓、川芎、当归、熟地黄、芍药、炙甘草等。

2. 西医治疗 对于继发性 Fanconi 综合征，首先治疗原发病。对于原发性 Fanconi 综合征，由于病因不明，主要是对症处理，目的是延缓生命，控制佝偻病，预防骨骼畸形，促进生活自理。

（1）纠正酸中毒，给予碱性药物，如碳酸氢钠或枸橼酸钠-枸橼酸钾合剂（Shohl 合剂）治疗，有助于改善肾功能和防止肾功能进行性减退；

（2）纠正电解质紊乱，对于低钾血症、低磷血症的患者分别给予枸橼酸钾和磷酸盐制剂口服；

（3）补充大量维生素 D 控制骨病，一般选择活性维生素 D_3 治疗；

（4）调节水入量，对水肿患者应当限制水、钠的摄入，对多尿患者每昼夜水的入量一般不多于每昼夜的尿量，以控制多尿症状；

（5）禁用磺胺类药物，避免用四环素，以防重金属中毒，积极防治尿路感染。

【预后与预防】

本病是遗传性疾病者，对其发病无特效预防办法，对继发性或已确诊本病的患者应积极对症治疗，以预防并发症的发生和延缓肾衰竭的进程。早期治疗，虽然可以改善临床症状，但是难以治愈，最后常出现肾衰竭。发病年龄越早，预后越差。

（丘余良　魏金花）

第七节　巴特综合征

巴特综合征（Bartter syndrome，BS）又称为先天性醛固酮增多症、血管紧张素反应缺乏症、肾小球旁器增生症、肾小球球旁器细胞瘤、弥漫性肾小球旁器细胞增生症、先天性低钾血症等。被认为是低钾性代谢性碱中毒、高醛固酮血症、对血管紧张素Ⅱ的加压反应减弱、血压正常及肾小球旁器增生等特征的一组疾病。巴特综合征可分为先天性和后天性两类。前者为常染色体显性或隐性遗传，后者见于慢性肾脏疾患如失盐性肾炎、间质性肾炎、肾盂肾炎和服用过期四环素等。先天性者以幼儿、少年多见；后天性者多为中年以上的成人。50% 患者在 5 岁以前起病，成人发病较少见。儿童以男性为多（66.7%），成人则以女性为多（82.3%）。3/4 患儿在青少年期发育迟缓或伴矮小症（约 85%），可有智力发育障碍，先天性巴特综合征的发病率约为 1.7/10 万。

【发病机制】

本病为常染色体隐性遗传病，其发病机制与髓袢升支粗段及远曲肾小管离子通道功能障碍有关。目前发现，至少有 6 个突变基因证实是 Batter 综合征的致病基因。根据致病基因不同及分子遗传学角度可分为 6 个亚型，即Ⅰ~Ⅴ型 Batter 综合征和 Gitelman 综合征。Ⅰ型 Batter 综合征属于新生儿 Batter 综合征，由 SLC12A1 基因突变所致，其基因编码为 NKCC2 蛋白，即 $K^+-Na^+-CL^-$ 共同转运体，在髓袢升支粗段肾小管上皮细胞的管腔上表达，经肾小球滤过的钠约有 30% 经该转运体重吸收。Ⅱ型 Batter 综合征也属于新生儿 Batter 综合征，是由 KCNJI 基因突变所致，该基因有 5 个转录变种，编码内流性电压依从性 K^+ 通道 ROMK 蛋白。ROMK 蛋白在髓袢升支粗段和皮质集合小管上皮细胞的管腔膜上均有表达，将进入小管上皮细胞内的 K^+ 转运回小管腔内，维持小管腔内 K^+ 的浓度，以确保 NKCC2

功能的正常发挥。Ⅲ型Batter综合征即经典Batter综合征,是由于CLCNKB基因突变所致。该基因编码Cl⁻通道蛋白CLC-kb,在髓袢升支粗段和皮质集合小管上皮细胞的基底外侧膜上均有表达,对于Cl⁻在肾小管的跨膜转运起着十分重要的作用。Ⅳ型Batter综合征即伴有感音性耳聋的新生儿Batter综合征,是由BSND基因突变所致。BSND基因有4个外显子,编码的蛋白为"Barttin",在髓袢升支粗段、细段肾小管上皮细胞及耳蜗的血管纹边缘细胞的基底外侧膜上表达。Barttin是CLC-kb和CLC-ka(另一个Cl⁻通道蛋白在肾脏和耳蜗均有表达)的β亚单位。Ⅴ型Batter综合征即伴有常染色体显性遗传性低钙血症的Batter综合征,是由CASR基因的激活突变所致。CASR基因的激活突变可以抑制ROMK蛋白的表达,导致Ⅱ型Batter综合征,同时使血钙降低、尿钙升高。以上各种离子通道蛋白缺陷,可导致K⁺、Na⁺、Cl⁻、水等重吸收障碍而表现为多尿、多饮、低钾、低钠、低氯、碱中毒等症状,并进一步刺激肾素-血管紧张素-醛固酮系统分泌增加。Gitelman综合征,是由于NCCT基因(位于16号染色体上)变异所致,为常染色体隐性遗传。

【诊断与鉴别诊断】

1. 临床表现 Batter综合征是一组临床表现为低钾血症和代谢性碱中毒的遗传性肾小管疾病,临床上分为3型。

(1)新生儿Batter综合征:患儿多为早产儿,早期的特征之一是母亲不明原因的羊水过多,常常容易导致在27~35周之间早产。出生后表现为明显的多尿、低渗尿和体重减轻,有时出现严重的脱水危及生命。出生后第一周,可发生低钾性代谢性碱中毒,尿比密低,尿中钠、氯、钙升高,而钾在正常范围内。1~3周后,随着近端小管和远端小管发育成熟以及在升高的醛固酮作用下,尿钾逐步升高超过正常,而尿钠较前减少。这些患儿有严重的特征性的高钙尿症和肾钙沉着症,可因肾钙沉着导致肾衰竭。

(2)经典型Batter综合征:典型症状为在6岁前起病,多数患者有肌无力,甚至抽搐;多尿、多饮、呕吐、便秘、喜盐、易脱水等;可有生长发育迟缓及轻重不一的智力发育障碍。虽然血钾低,但由此引起的心电图改变及心律失常不常见。母亲妊娠时可有羊水过多及早产史。与新生儿Batter综合征相似,也存在有低血钾、低氯性碱中毒、高血浆肾素、高醛固酮以及血、尿PGE₂增高,血压正常,尿钙轻度增加,较少伴有肾钙质沉着症,早期肾功能多正常。

(3)变异性Batter综合征,又称Gitelman综合征,是由于NCCT基因(位于16号染色体上)变异所致,为常染色体隐性遗传。发病年龄较晚,通常在20岁以后,以经典型Batter综合征最为常见,表现较新生儿Batter综合征为轻,可无症状而由常规的实验室检查发现;或表现为间歇性的疲乏、肌无力、痉挛等,无或仅轻度生长发育迟缓;还可发生软骨钙质沉着症,多由低镁血症引起。母亲多无妊娠时羊水过多、早产及多尿史。

2. 实验室检查 Batter综合征和Gitelman综合征具有一些共同特征,如低钾血症,代谢性碱中毒,失盐,血浆肾素、醛固酮水平升高而血压正常或偏低,对远端氯的重吸收均明显降低。Batter综合征患者的尿液浓缩酸化功能受损,尿钙正常或升高,尿中前列腺素及舒血管素大多升高,血浆中PGE₂和PGF₂基本正常。肾活检可见肾小球旁器的增生。

3. 诊断要点 临床表现为低钾血症、高肾素及高醛固酮血症是诊断的关键,肾组织活检发现球旁器过度增生肥大可确诊。对于临床及病理表现不典型者,进行离子通道突变基因的筛选。一般认为有以下八项诊断指标:①低氯、低钾性碱中毒;②血浆肾素活性增高;③继发性醛固酮血症;④血和尿中前列腺素水平增高;⑤血管对内、外源性血管紧张素Ⅱ反应低下;⑥血压正常或偏低;⑦无组织水肿;⑧肾活检证实肾小球旁器增生肥大。

4. **鉴别诊断** 本病须与下列疾病鉴别：

（1）肾小管性酸中毒：虽然有多饮、多尿、低血钾及生长发育延迟等，但高血氯性酸中毒为其特征，临床不难鉴别。

（2）原发性醛固酮增多症：有高血压，但肾素活性降低，临床容易鉴别。

（3）假性巴特综合征：由于慢性呕吐、腹泻，或长期服用甘草、缓泻剂及利尿剂所致的失钾、失氯，两者的临床表现、主要实验室检查及组织学变化均相似，但假性巴特综合征尿氯低，与巴特综合征尿氯高容易鉴别，如单纯补钾可使血钾保持正常水平者，可排除巴特综合征的可能性。

（4）Liddle 综合征：有多饮、多尿、低血钾、低血氯及代谢性碱中毒，但高血压为突出特征。

【治疗】

Batter 综合征的治疗目标是纠正低钾血症及代谢性碱中毒，保护肾功能。

1. **替代疗法** 持续补钾，剂量个体化是主要的治疗措施。

2. **贮钾治疗** 因单纯大量补钾可进一步增加醛固酮合成而促使钾从肾脏丢失，因此有必要同时应用抗醛固酮类药物如螺内酯、氨苯蝶啶等。此外，血管紧张素转化酶抑制剂如卡托普利、依那普利等均有抑制 RAAS 活性和抗醛固酮作用，但 β 受体拮抗药不能降低所有 Batter 综合征患者血浆肾素和醛固酮水平，不能改善低钾血症，并可能通过降血压作用引起异常的肾素和醛固酮的升高，故临床不推荐使用。

3. **对因治疗** 前列腺素合成酶抑制剂如吲哚美辛（消炎痛）、阿司匹林、布洛芬等已成为治疗经典型巴特综合征的有效药物，能改善多尿、低钾血症以及前列腺素增高带来的全身症状，并能够提高患儿的生长率，但不能取代氯化钾。

【预后】

病例大部分经相关补钾、贮钾等对症支持治疗后预后较好。

（余自华 艾 斯）

第八节 特发性高钙尿症

特发性高钙尿症（idiopathic hypercalciuria, IH）是由于各种原因使尿钙排出量明显增高［尿钙 >4mg/（kg·d）］而血钙正常的一组疾病，临床以肉眼血尿或镜下血尿、肾结石、排尿困难、遗尿、尿频和/或尿急、多尿、佝偻病、肾绞痛、无菌性脓尿及身材矮小等为特征。根据其发病机制可分为与肾小管重吸收钙的功能发生障碍有关的肾漏型 IH 和与肠道吸收钙功能亢进有关的肠吸收型 IH。国内调查发现在尿路结石高发地区，IH 有明显家族丛集倾向。国外报道肠吸收型 IH 的部分患者呈常染色体隐性遗传，并在儿童期已有症状。儿童期尿路结石的发生率低，但儿童尿路结石患者中有 30%~80% 是 IH，IH 是泌尿系结石形成的独立危险因素。

本病属于中医"淋证"等范畴。

【发病机制】

1. **中医病因病机** 肾主水，司膀胱气化，两者互为表里。饮入于胃，水入小肠，下泌于肾而输入于膀胱，行于阴，为小便。若伤于外感，入里化热，客热稽留，下迫膀胱，膀胱开阖失司,发为淋证;或感受湿热之邪,湿热内蕴,下迫膀胱而发为淋证;或饮食、七情所伤,饮食不节,伤及脾胃,或疲劳过度,伤及脾气,脾失健运,湿热内生,迫于膀胱,发为是症;或情志不畅,肝郁气滞,湿热内蕴,下迫膀胱,发为淋证;或先天禀赋不足,或久病及肾,封藏失司,导致精微物质外泄,肾精不能荣骨,骨失所养;或病久气滞血瘀,伤及血络,血失流畅,脉络瘀阻,导致肾虚膀胱热而发为是症。

可见本病病机以肾虚膀胱热为主,肾虚为本,湿热为标,病位主要在肾与膀胱,涉及心、肝、脾。

2. 西医发病机制 特发性高钙尿症的病因不明,有尿钙增高而无高血钙及其他已知高钙尿症的原因,部分有家族性,可能为常染色体显性遗传。在无症状血尿小儿中特发性高钙尿症占 2.2%~6.4%。其主要发病机制如下:

(1)肠道钙吸收增加(吸收型):其原因目前尚不清楚,可能与维生素 D 合成增多及调节功能障碍所致。由于肠道吸收钙增加,空肠对钙选择性吸收过多,使血钙短暂升高;肾小球滤钙增加及甲状旁腺分泌受到抑制,肾小管重吸收钙减少,从而引起尿钙排出量增加并维持血钙正常。也有人认为与原发性肾失磷,$1,25(OH)_2D_3$ 合成速率增加,导致血清 $1,25(OH)_2D_3$ 水平升高,从而引起肠道对钙的吸收增加,进而导致尿钙排泄增多。

(2)肾漏出钙过多(肾漏型):肾小管重吸收钙功能缺陷使尿钙漏出过多,从而刺激甲状旁腺分泌甲状旁腺素,同时 $1,25(OH)_2D_3$ 的合成也增多,引起继发性肠钙吸收增加并维持血钙正常。

(3)骨质再吸收增加:高水平的 $VDR-1,25(OH)_2D_3$ 复合体和肠道吸收的钙能刺激 RANKL 过度表达,并抑制甲状旁腺素(PTH)的作用,减少转化生长因子 -β1(transforming growth factor-β1,TGF-β1)的表达,降低 TGF-β1 对 RANKL 的抑制,从而放大 RANKL 的作用,使破骨细胞作用增强,增加骨吸收,从而降低骨密度,而骨骼保护因子(osteoprotegerin,OPG)的增加则是继发于 RANKL 过表达的一种补偿机制。

(4)病理:小儿肾改变较成人轻,可有间质性肾炎样改变及肾钙化。早期髓质肾小管上皮细胞灶状变性肿胀、坏死及钙化沉着,肾小管基膜结构破坏,坏死的肾小管上皮细胞造成堵塞,管型形成及钙质沉着,病变区皮质区萎缩,并逐渐累及到肾小球部分,造成不完全玻璃样变,伴肾小球周围纤维化,最终肾硬化。

【诊断与鉴别诊断】

1. 临床表现

(1)血尿:主要为镜下血尿,肉眼血尿可仅出现 1 次,也可持续多日或反复发作多年。血尿多为非肾小球源性,常表现为无症状性血尿,其原因可能与钙盐结晶引起尿路损伤所致。

(2)尿路结石:小儿肾结石中仅 2%~5% 系由本病引起。

(3)泌尿系统症状:少数病例有尿频、尿急、尿痛、排尿困难、遗尿、腹部疼痛或耻骨上痛、腰痛等,易并发尿路感染,部分病例可见多饮、多尿。

(4)其他:少数患者身材矮小、体重不增、肌无力、骨质稀疏等。肾活检多正常,偶可见局灶性肾间质炎症或钙沉积。

2. 实验室检查

(1)尿检:多为镜下血尿,无蛋白尿或轻微蛋白尿,若蛋白尿明显(成人 >2g/d),多有其他肾脏疾病存在。尿沉渣可见白细胞增多(无菌性脓尿),可见草酸钙结晶,有尿浓缩功能受损,尿钙显著升高,每日尿钙总量超过 300mg;尿磷正常或偏高。

（2）血检:血钙正常,血磷偏低或正常;甲状旁腺素含量正常。

（3）影像学检查:X 线表现包括普遍性骨质疏松、软化。负重部位的骨骼如脊柱和下肢有轻、重不一的弯曲畸形,并可能有多发假性骨折线。此外常有膝和 / 或髋内或外翻畸形。部分病例肾超声检查和 X 线检查可发现肾结石或肾钙化。

3. 诊断要点

（1）对不明原因的血尿、脓尿而不伴有显著蛋白尿者,或有家族尿路结石病史,应考虑本病。取早餐后 2~4 小时内随意尿标本测尿钙 / 尿肌酐（尿 Ca/Cr）比值:<0.12 为正常;0.12~0.18 为界限值;成人 >0.18,再测 24 小时尿钙定量 >4mg（kg·24h）而血钙正常者可确诊为本病。

（2）钙负荷试验可区别特发性高钙尿症的型别。予低钙饮食（停食乳品及钙剂,钙 <250mg/d×7 日）,试验前夜晚餐后禁食,于晚 9 点午夜各饮水 5~10ml/kg。试验日清晨上午 9 点排尿弃去,再饮等量水,收集上午 7~9 时尿测空腹尿 Ca/Cr 比值。上午 9 时服钙 1g/1.73m²,收集上午 9 时 ~ 下午 1 时的 4 小时尿,再测尿 Ca/Cr。吸收型:若空腹尿 Ca/Cr<0.21。钙负荷后 >0.28 为吸收型;肾漏型:不受限钙的影响,空腹尿 Ca/Cr>0.21。也有人提出清晨及下午各测一次尿 Ca/Cr,可初步鉴别两型。吸收型清晨尿 Ca/Cr 低,肾漏型测 2 次无差异。

4. 鉴别诊断 本病鉴别诊断应注意排除已知病因引起的继发性高钙尿症。如:①原发性甲状旁腺功能亢进等高血钙疾病;②肾小管酸中毒、Fanconi 综合征、髓质海绵肾、肝豆状核变性、糖尿病及其他肾小管功能障碍性疾病。

【治疗】

1. 中医治疗

（1）治疗原则:本病病机为肾虚膀胱热,治疗上应以益肾清热为基本原则。益肾以补肾养骨为主;清热又有滋阴清热和清利湿热之别。

（2）分证论治

1）湿热蕴阻证

证候:腰腹绞痛,尿血,烦渴,或尿涩不通畅,有灼热感,舌红绛,苔黄腻,脉弦数。

治法:通淋排石,清利湿热。

主方:八正散（《太平惠民和剂局方》）加减。

常用药:瞿麦、萹蓄、栀子、车前子、灯心草、滑石、甘草等。

2）热盛伤阴证

证候:多尿,口渴引饮,高热,甚或恶心呕吐,神昏,舌质红绛,苔薄黄,脉细数。

治法:滋阴清热。

主方:玉女煎（《景岳全书》）加减。

常用药:石膏、生地黄、麦冬、知母、牛膝等。

3）肾精不足证

证候:容易骨折,关节疼痛软弱无力,有时可见蛋白尿,多尿。舌体瘦小,尺脉无力。

治法:补肾培元。

主方:大补元煎（《景岳全书》）加减。

常用药:人参、熟地黄、杜仲、当归、山茱萸、枸杞子、炙甘草等。

2. 西医治疗

（1）一般治疗：应多饮水，限制高钠及高草酸饮食，吸收型伴严重血尿或结石者应给予低钙饮食。但小儿因生长发育需要，每天供钙不应低于基础需要量 1mg/（kg·d）。

（2）药物治疗：

1）噻嗪类利尿剂：对肾漏型 IH 可促进远端肾小管重吸收钙，使尿钙恢复正常，并调节甲状旁腺素及 1,25-（OH）$_2$D$_3$ 至正常水平，使肠钙吸收正常。适用于持续或频发的肉眼血尿、结石和/或有排尿异常者（尿频、尿急、尿痛甚至排尿困难）。一般用氢氯噻嗪 1~2mg（kg·d），病程一般短于 4 个月。苄氟噻嗪能减少尿钙，而不影响肠道钙吸收。成人剂量 5~10mg/d。服药期间应监测血钾，以预防低血钾发生。

2）磷酸纤维素钠：是一种不被肠道吸收的离子交换树脂，口服后食物中的钙和肠道分泌物的钙与磷酸纤维素的钠交换，钙与磷结合成不吸收的混合物随大便排出，故能减少肠道吸收钙，从而减少尿钙排出，对吸收型有效，成人剂量 15~30g/d，分三次餐后或餐时服用，与利尿剂合用，疗效将更好，且可以减少药物的剂量。副用为影响肠道对镁的重吸收，可致血镁降低，应注意镁的补充。此制剂在小儿中尚无用药经验。

3）正磷酸盐：可影响尿钙排出量，而不改变血钙浓度及钙磷乘积。常用磷酸盐缓冲液（甲液为 10.4% Na$_2$HPO$_4$·12H$_2$O，60ml，乙液为 23.8% NaH$_2$PO$_4$·2H$_2$O，40ml）成人剂量 80~100ml/d，分 3~4 次冲服。

4）口服锌或铁剂可减少钙的吸收而降低尿钙，适用于低锌血症或缺血性贫血患儿。

5）有报道用未加工的麦麸治疗影响肠钙吸收，适合肠吸收钙过多者。

【预防与调护】

特发性高钙尿症的预后主要取决于尿钙排出量的控制程度及结石形成的情况而定。如能有效控制尿钙正常，尿路无新结石形成，一般预后良好。如结石反复复发，反复并发感染，则预后较差。

特发性尿钙增多的本质性预防方法研究较少，主要针对其临床表现为结石的患者，因此，对那些易反复形成结石的患者，可参考本预防与调护方法。

1. 药物预防　车前草 15g，金钱草 30g，泡茶服，每日 1 剂，1 个月为 1 个疗程，有较好的降低尿钙作用。

2. 饮食调护

（1）低钙饮食。

（2）限制草酸盐的摄入，如避免食用深绿色纤维素蔬菜，如菠菜等。

（3）限制动物蛋白的摄入，如鸡蛋、乳制品等。

（丘余良）

第十一章　儿童特殊类型的肾脏病

第一节　IgA 肾病

　　IgA 肾病（IgA nephropathy，IgAN）是一组由多种病因引起的具有相同免疫病理学特征的慢性肾小球疾病，以 IgA 或 IgA 为主的免疫球蛋白弥漫沉积于肾小球系膜区及毛细血管祥为特征而引起的一系列临床症状及病理改变，是临床中最常见的系膜增生性肾小球肾炎，目前已成为全球最为常见的肾小球疾病。1968 年首次由法国人 Berger 和 Hinglais 报道，故也称之为 Berger 病。IgAN 分为原发和继发，只有排除了其他继发性 IgAN 后，才能确诊原发性 IgAN。本节重点介绍原发性 IgAN，原发性 IgAN 是世界范围内最常见的原发性肾小球疾病，在我国占原发性肾小球疾病的 35%~55%。IgAN 多呈慢性进行性发展，每 10 年有 5%~25% 的患者进入终末期肾脏病（ESRD），为慢性肾衰竭的主要原因之一，是我国慢性维持性血液透析的首位原发病。原发性 IgAN 多见于年长儿和青年，男女比例约为 2∶1，起病前多有上呼吸道感染等诱因。临床表现类型多样，以发作性肉眼血尿和持续性镜下血尿最为常见，可伴不同程度的蛋白尿；部分患儿表现为肾病综合征、急性肾炎综合征，甚至急进性肾炎综合征，可合并高血压及肾功能减退。由于 IgAN 具有多样的临床表现、复杂的病理改变和不同的预后，越来越多的学者认为 IgAN 不是单一的疾病，而是一个综合征。

　　IgAN 多归属于中医学的"血尿""水肿""腰痛""肾风""虚劳"等范畴。例如《素问·气厥论》曰"胞移热于膀胱，则癃溺血"，《金匮要略·五脏风寒积聚病脉证并治》云"热在下焦者，则尿血"。

【发病机制】

　　1. 中医病因病机　IgAN 的发生，多由于人体御邪能力不足之时外感风热之邪，或由于饮食不节、思虑劳倦过度而损伤脾肾诸脏。因此，外感风热、饮食劳倦为发病的主要原因，而禀赋不足、体虚感邪则是发病的内在条件。

　　IgAN 的主要病变脏腑在于脾肾，常见临床证候乃气阴两虚，主要病理产物为湿热血瘀，常见诱发因素为风热外袭。IgAN 的基本病机就在于这几方面之间的相互联系、相互作用、先后因果、轻重缓急，导致本病的不同表现和不同阶段。因此，临证时只要抓住这几个方面的关系，就掌握了 IgAN 的基本病机，便可执简御繁，纲举目张，有效地指导临床辨证用药。

　　（1）IgAN 之本——脾肾气虚：素体脾肾不足，后天失养，加之外邪、饮食、劳倦所伤，脾肾受损，导致脾肾气虚，是本病的基本病机和主要病变脏腑。临证时也以脾肾气虚证候最为常见，日久亦可出现脾肾阳虚、肝肾阴虚等变证。脾肾的盛衰亦系本病预后转归、良恶逆顺的关键所在。

（2）IgAN之发——风热外袭：素体肺气不足，卫外不固，易感外邪。六淫之中，风热毒邪最为多见，外邪入里，与湿互结，形成湿热，湿热伤肾，发为本病。风热外感是本病起病、复发、加重的最主要原因。

（3）IgAN所伤——气阴两虚：素体肺、脾、肾气虚，感受风热毒邪，入里化热伤阴，而成气阴不足之证，也是本病基本病机。气阴两虚也是临证时的常见证候，迁延日久也可阴损及阳，出现阴阳俱虚之候。

（4）IgAN之标——湿热瘀阻：外感邪热，内伤饮食，入里生热；脾肾不足，运化失职，水湿内停，湿热互结。或素体气虚，血行无力；或久病入络，久病必瘀；或湿热阻滞，经脉不利，均可致血行不畅，瘀血内阻。形成湿、热、瘀互结之势是本病最主要的病理产物，同时湿热瘀阻又是本病发展、变化、转归的致病因素（二次病因），它可以进一步耗阴伤气，损伤脾肾，形成脾肾不足、气阴两虚、湿热瘀阻的本虚标实、正虚邪实的恶性循环。即正愈虚，邪愈盛；邪愈盛，正愈伤，致使本病反复发作，缠绵难愈，预后不良。此乃本病发展、变化、加重的基本病机。

IgAN病位主要在脾肾，与肺肝密切相关；病理性质总属本虚标实、虚实错杂：本虚多为脾虚、肾虚、气阴两虚，标实多为风热、湿热、瘀血，阴虚常兼湿热，气虚可伴血瘀。急性发作期一般多为风热犯肺，或湿热壅盛，致络伤血溢，以邪实为主，病位在肺脾，与肾相关。慢性持续阶段一般多因脾肾气虚，或肝肾阴虚，或气阴亏虚，或因虚致瘀，以致阴络损伤，以正虚为主，或虚中夹实，病位在脾肾肝。病延日久或反复发作，正虚邪盛互为因果，使病机变化错综难辨，病情呈缓慢进展过程，病机转为五脏俱损，脏腑气化不利，机体阴阳气血俱虚。

总之，IgA肾病的中医核心病机为正虚邪实；中医辨证的流程为：首辨分期（急性发作期、慢性持续期），再辨主证、次证；先辨正虚，再辨邪实。

2. 西医发病机制　关于原发性IgAN的病因和发病机制仍未阐明，大量动物实验和临床观察均证明IgAN系IgA免疫复合物介导的肾小球肾炎，有多种机制参与其发病。

研究证实，系膜区IgA沉积物主要以多聚IgA1为主，多聚IgA1在肾小球系膜区沉积，触发炎症反应，引起IgAN的发生和发展。目前认为，IgA1分子的糖基化异常可造成IgA1易于自身聚集或被IgG或IgA识别形成免疫复合物，这一过程可能是IgAN发病的始动因素，而遗传因素可能参与或调节上述发病或进展的各个环节。IgA1分子合成、释放及其在外周血中的持续存在，与系膜细胞的结合及沉积，以及触发的炎症反应这三个环节是IgAN"特异"的致病过程。

（1）免疫功能异常：IgAN是免疫复合物引起的肾小球疾病，其核心是IgA在肾小球系膜区的沉积，并导致肾小球系膜细胞的增殖和系膜基质增多。从抗原穿越黏膜引起抗原抗体反应，到IgA-IC的系膜沉积，有多种机制单独或同时参与了IgAN的发生。IgA免疫复合物的形成有以下几个原因：

1）黏膜免疫缺陷：IgAN患者血中升高的IgA成分主要是pIgA1，而mIgA1和IgA2大多正常。这种致病的pIgA1在血中升高以及容易在肾小球系膜区沉积，可能与IgA分子的结构异常有关。IgA1的结构异常，尤其是IgA1铰链区的O-糖基化异常可能在IgA沉积到肾小球系膜中起着重要的作用。IgA结构异常使其转变成自身抗原，诱导抗体产生，形成抗原-抗体复合物，沉积在肾小球系膜上。但这个假说存在许多不能解释的现象：

①30%~50%IgAN 患者血清 IgA 升高,且升高的 IgA 主要是骨髓产生的 IgA1,并非黏膜分泌的 IgA2;②沉积在肾小球中的 IgA 已经公认为聚合 IgA1(pIgA1),不含分泌片段;③血清中很少检测到含 IgA2 的循环免疫复合物。

2)免疫清除功能受损:尽管系膜区 IgA 的沉积是 IgAN 的标志,但并不是所有 IgA 沉积均与肾小球肾炎的进展有关。系膜可以清除一定量的 IgA,IgA 在系膜区的积累是由于其沉积的速率超过了被清除的速率。IgA 清除的主要途径是通过受体介导的内吞作用及 IgA 沉积物的代谢。系膜细胞有受体介导的内吞、清除 IgA 的能力。但具体是什么受体以及如何清除,其细节还不很清楚。有研究报道 IgAN 患者 RBC 表面的 CR_1 减少,所以 IgA-IC 不易被 RBC 结合,肝脏对 IgA 的清除障碍。

3)肾脏系膜功能缺陷:肾小球系膜具有摄取、处理和运转大分子物质的作用,在系膜细胞表面存在着一种特殊的 IgA 受体,通过与其受体结合 IgA 能直接沉积于系膜细胞表面,导致系膜细胞损伤和激活,同时系膜细胞能吸收和降解 IgA,成为 IgAN 病理改变的基础。IgAN 系免疫复合物介导的肾小球肾炎,有多种机制参与其发病过程。系膜沉积的 IgA 是否引起 IgAN 取决于以下几个因素,它们的相互作用决定是否诱发 IgAN 和严重程度、进展速度及预后:①体内合成、释放与系膜有亲和力的 pIgA1 的能力及 pIgA1 在循环中持续的时间;②系膜对异物沉积的易感性;③系膜接触沉积物后触发炎症反应的能力;④肾脏对局部炎症性损害的反应,是对其进一步放大还是自限其作用,不致小球硬化、小管萎缩及间质纤维化等。系膜尤其是系膜细胞对沉积在系膜区 IgA 反应能力的强弱是导致 IgAN 发病的关键。若排除体质因素,IgA 沉积可能为良性过程,很少触发肾炎。然而,如有遗传因素,血液循环 IgA 更易在系膜区沉积,而系膜对 IgA 的反应性随之会引发一些临床综合征,但病情较为隐匿。如触发因素持续存在,会致病情持续进展,进入终末期肾脏疾病(ESRD)。

4)IgA 糖基化与 IgA 肾病:IgAN 患者血清中 IgA1 铰链区糖基化的改变一方面降低肝细胞表面脱涎酸糖蛋白受体(ASGP-R)与 IgA1 结合力,减少肝脏对血清中 IgA1 清除,导致血清中 IgA1 浓度升高,另一方面促进单体 IgA1 聚合为大分子多聚 IgA1,加强 IgA1 与肾小球系膜细胞、细胞外基质的结合,从而引起炎症反应。

5)补体:在 IgAN 中,IgA 的沉积并不是典型抗原 - 抗体反应的结果,可能是通过旁路途径激活补体,使补体活化形成包括膜攻击复合物在内的各种活化产物,在 IgAN 肾小球炎症损伤和血尿发生过程中起着重要作用。虽然补体级联反应并不在 IgAN 的进展中起重要作用,但局部的补体激活可影响肾小球损伤的程度。

IgA 免疫复合物在肾脏不断沉积损伤肾小球,并通过旁路途径使补体活化,白细胞聚集,炎症细胞激活或肾小球固有细胞活化,释放炎症因子、细胞因子至肾小球损伤加重。虽然补体的级联反应不是发生 IgA 肾病的必要的过程,但有证据证实局部的补体激活能影响肾小球损伤的程度。

(2)细胞因子及炎症介质对肾小球的损害:IgAN 的一个重要组织病理学特征是炎症细胞如多形核白细胞和巨噬细胞在间质和肾小球区的浸润,而巨噬细胞是细胞新月体的重要成分,同时巨噬细胞又易产生各种细胞因子,在 MCP-1 的诱导下细胞因子活化和巨噬细胞浸润,活化的细胞因子又以自分泌或旁分泌的形式作用于肾小球固有细胞,使系膜增殖和合成过量的细胞外基质,也是引起肾小球损伤的机制之一。研究证实,许多细胞因子及炎症介质(如 IL-1、IL-6、TNF-α、TGF-β、PDGF、ICAM-Ⅰ、VLA-5 等)在本病的肾小球系膜增生、炎症细胞聚集、肾小球硬化和间质纤维化过程中起了重要的作用。

（3）IgA Fc受体与IgAN：免疫球蛋白Fc受体（FcR）广泛分布在免疫细胞和其他组织细胞表面，通过介导免疫球蛋白和效应细胞发挥免疫效应，包括各种局部免疫、炎症和过敏反应。目前已经明确的IgA FcR受体有四种：即$FcaR_1$（CD_{89}）、脱涎酸糖蛋白受体（ASGP-R）、多聚免疫球蛋白受体（也称分泌片段，pIgR）和甘露糖受体（MR）。IgAN时，IgA1可能与可溶性CD_{89}形成复合物沉积在肾小球系膜区，引发系膜细胞炎症反应。ASGP-R是体内清除IgA1的一条重要途径，沉积于肾小球的IgA很可能是通过系膜细胞的ASGP-R途径被清除的，这一途径影响着IgA的沉积数量。pIgR可与多聚IgA或IgM分子上"J"链结合，介导多聚免疫球蛋白，尤其是多聚IgA的跨上皮细胞转运和分泌，发挥IgA在黏膜屏障中局部清除病原体和毒素的作用。MR可以通过内吞作用发挥清除多种致病微生物和有害糖蛋白的作用。IgA1是通过Fc段与肾小球系膜细胞上具有受体性质的Fc结合蛋白或Fc受体直接作用，发挥受体-配体结合效应而产生病理生理作用。

（4）遗传因素：IgAN的发病及其肾衰竭进程均与遗传因素有关，虽然大多数IgA肾病为散发，但多年观察发现有家族聚集性发病的现象。美国报道有家族史者占3%~20%。在我国，北京大学第一医院报道有8.7%的IgA肾病患者呈家族聚集性发病。家族性IgA肾病患者一般病情较重，多数肾脏生存率较差，特别提示其发病机制和临床表现受遗传因素影响。2000年意大利和美国对30个家系150人进行全基因组范围的定位筛查，发现其中60%与第6号染色体长臂（6q22~6q23）的致病基因位点连锁命名为（IgAN1）有关，表现为常染色体显性遗传的方式。北京大学第一医院和中山大学附属第一医院的研究证实，Uteroglobin G38A基因多态性与IgAN的进展有关。Hsu及陈香美等研究认为IgA肾病与HLA BW35、HLA BW5、HLA DR4等有关；并发现IgAN的进展及预后与血管紧张素转化酶基因多态性有关。新近发现定位在HgA位点的等位基因与IgA肾病病情进展密切相关，等位B基因频率在伴有肾衰竭患者中明显增高，在病情恶化中起明显作用，而A等位基因对稳定病情有显著意义。遗传性IgAN动物模型的成功制作提示遗传因素在本病发病中的作用。

（5）肾小球血流动力学异常：根据在本病时常有球旁器增生和小动脉的损害来看，局部血流动力学因素可能也起一定作用。系膜细胞有血管紧张素Ⅱ受体，血管紧张素Ⅱ可使系膜细胞收缩、肾小球毛细血管表面积和滤过减少，且可增加系膜对大分子物质的摄取。此外，肾小球内凝血系统激活所致的血流动力学改变可加剧肾小球损伤。故有学者提出，肾小球血流动力学异常对本病的发病有与免疫机制同样重要的作用。

【临床表现】

IgAN的临床表现多种多样，缺乏特征性，不同病例临床进程及预后差异很大。参照《小儿原发性肾小球疾病临床分类标准》（2000年珠海会议修订稿）的诊断标准，根据临床表现分为7型：孤立性血尿型（55.61%）、孤立性蛋白尿型（1.91%）、血尿和蛋白尿型（20.78%）、急性肾炎型（10.14%）、肾病综合征型（20.77%）、急进性肾炎型（1.25%）及慢性肾炎型（1%）7型。

【病理表现】

IgAN的病理损害多样化，既有肾小球固有细胞的改变，也有基底膜、内皮细胞及肾小管间质的病变，同时还可见到各种炎性细胞浸润。

光镜：肾小球病理变化多种多样，肾小球与肾小球之间病变程度不一是其特点，肾小球周围常出现灶性炎性细胞浸润,肾小球系膜细胞及基质增生是 IgAN 的最基本的病变。肾小管萎缩、炎性细胞浸润及斑片状纤维化。

电镜:可见不同程度的系膜细胞及基质增生,伴有团块状电子致密沉积物。常见到上皮下沉积和肾小球基底膜(GBM)的溶解,GBM 塌陷、分裂或虫蚀样改变,GBM 变薄,部分可呈弥漫性足突融合。

免疫荧光:在肾小球系膜区和 / 或肾小球毛细血管袢出现单纯 IgA 或以 IgA 为主的免疫球蛋白弥漫性沉积,可伴有 IgG、IgM 沉积。在肾小球系膜区可见到 C3 及备解素的沉积,但经典途径的补体成分(C1q、C4)沉积很少出现。

【诊断与鉴别诊断】

1. 诊断标准 IgA 肾病是免疫病理诊断名称,其免疫荧光特征为在肾小球系膜区和 / 或毛细血管袢有以 IgA 为主的免疫球蛋白沉积,并排除过敏性紫癜、系统性红斑狼疮、慢性肝病等疾病所致 IgA 在肾组织沉积者。

2. 临床分型 国际上没有明确的临床分型建议。鉴于本症临床表现的多样性,为便于临床实践中结合临床特点进行治疗和随访,参照中华医学会儿科学分会肾脏病学组 2010 年修订的原发性 IgA 肾病诊断治疗指南,建议将其分为以下 7 种类型:

(1)孤立性血尿型(包括复发性肉眼血尿型和孤立性镜下血尿型)。

(2)孤立性蛋白尿型(24 小时尿蛋白定量 <50mg/kg)。

(3)血尿和蛋白尿型(24 小时尿蛋白定量 <50mg/kg)。

(4)急性肾炎型。

(5)肾病综合征型。

(6)急进性肾炎型。

(7)慢性肾炎型。

3. 病理分型 目前国际上有多种版本的 IgA 肾病病理分级的标准:1982 年 Lee 等倡导的五型分级,1997 年 Haas 提出病理学分级以及 1997 年 WHO 公布的病理分级标准,其中以 1982 年 Lee 分级系统采用最为普遍。1982 年 Lee 分级标准具有着重肾小球急性损伤程度、有利于选择治疗方法的特点。

Ⅰ级:绝大多数肾小球正常,偶见轻度系膜增宽(节段)伴 / 不伴细胞增殖;

Ⅱ级:半数以下肾小球局灶节段性系膜增殖或硬化,罕见小的新月体;

Ⅲ级:轻至中度弥漫性系膜细胞增殖和系膜基质增宽,偶见小新月体和球囊粘连;

Ⅳ级:重度弥漫性系膜细胞增殖和基质硬化,部分或全部肾小球硬化,可见新月体(<45%);

Ⅴ级:病变性质类似Ⅳ级,但更严重,>45% 肾小球伴新月体形成。

4. 鉴别诊断

(1)急性链球菌感染后肾小球肾炎:一般有链球菌感染的前驱病史,经 1~2 周的无症状间歇期急性起病,主要表现为水肿、血尿和高血压。有 ASO 及抗 DNA 酶 B 增高,血清 C3 降低后 4~8 周可恢复正常,无反复发作的病史。

(2)家族性良性血尿:多有家族史,以持续性镜下血尿为主,少数伴有间歇性发作。肾活检免疫荧光检查阴性,电镜见基底膜弥漫变薄。

【治疗】

1. 中医治疗

（1）治疗原则：根据"虚则补之""实则泻之""急则治标"的原则,初起或急性发作者,表现为实证或标实为主者,治疗上以祛邪治标为原则,可采用宣肺、清热、利湿等治法,并根据病情配合凉血止血、活血止血之法;病久或处于恢复期者,因反复或持续出现血尿,易致阴阳气血俱虚、摄纳无权,致尿血经久不愈,治疗上以扶正兼祛邪为原则,可采用益气养阴、滋补肝肾、健脾固肾等治法,并根据病情配合益气养血、收敛止血、温阳摄血之法,可适当加入固涩收敛之药以增强止血效果。

（2）分证论治

1）急性发作期

①外感风热证

证候：发热或微恶风寒,咳嗽,头痛,咽喉肿痛,小便红赤或镜下血尿,泡沫尿,舌红或舌边尖红,苔薄黄,脉浮数。

治法：疏风清热,凉血止血。

主方：银翘散(《温病条辨》)加减。

常用药：金银花、连翘、竹叶、牛蒡子、薄荷、淡豆豉、芦根、桔梗、白茅根、蒲黄、大蓟、甘草。

②下焦湿热证

证候：小便短赤或镜下血尿,小便频数灼热,口干、口苦,脘腹胀闷,大便腥臭稀溏。舌红,苔黄腻,脉滑数。

治法：清热利湿,凉血止血。

主方：小蓟饮子(《济生方》)加减。

常用药：生地黄、小蓟、滑石、生蒲黄、藕节、栀子、淡竹叶、甘草、苍术、白术、萹蓄、车前子、大蓟、白茅根。

2）慢性持续期

①肺脾气虚证

证候：镜下血尿或伴见蛋白尿,面色苍白或萎黄,神疲懒言,纳少,腹胀,颜面或肢体水肿,易感冒,口淡不渴,自汗,大便溏薄。舌淡红,质胖大边有齿痕,苔薄白,脉细弱。

治法：健脾益气,活血止血。

主方：人参五味子汤(《幼幼集成》)合玉屏风散(《丹溪心法》)加减。

常用药：党参、白术、茯苓、北五味子、杭麦冬、炙甘草、防风、黄芪、当归、桃仁、红花、牡丹皮。

②气阴两虚证

证候：镜下血尿或伴见蛋白尿,气短乏力,盗汗、自汗,腰膝酸软,手足心热,口干、神疲。舌淡或淡红,质胖大边有齿痕,少苔偏干,脉沉细或细数而无力。

治法：益气养阴,摄血止血。

主方：参芪地黄汤(《杂病源流犀烛》)加减。

常用药：太子参、黄芪、生地黄、茯苓、山茱萸、泽泻、牡丹皮、大蓟、仙鹤草、山药、白茅根等。

③肝肾阴虚证

证候：镜下血尿或伴见蛋白尿，目睛干涩或视物模糊、耳鸣、腰痛、头目眩晕，潮热盗汗，五心烦热，口干、口苦，失眠多梦。舌红，苔薄黄而干或少苔偏干，脉细数或细弦数。

治法：滋阴清热，凉血止血。

主方：知柏地黄丸（《医宗金鉴》）合二至丸（《医方集解》）加减。

常用药：知母、黄柏、牡丹皮、山茱萸、茯苓、泽泻、生地黄、白茅根、小蓟、女贞子、蒲黄炭、地骨皮、墨旱莲等。

④脾肾阳虚证

证候：镜下血尿或伴见蛋白尿，面色㿠白或黧黑，神疲乏力，畏寒肢冷，肢体水肿，口淡不渴、或喜热饮，纳少，腹胀，小便清长或尿少，大便溏薄。舌淡，质胖边有齿痕，苔薄白，脉沉弱或沉细。

治法：温脾补肾，凉血止血。

主方：肾气丸（《金匮要略》）加减。

常用药：熟地黄、山药、山茱萸、茯苓、牡丹皮、泽泻、桂枝、制附子、牛膝、车前子。

2. 西医治疗 目前，原发性 IgA 肾病发病机制尚未完全清楚，尚无特异性治疗。由于 IgA 肾病的预后主要与大量蛋白尿、高血压、肾功能受损、肾小球硬化、间质纤维化以及肾小球动脉硬化有关，因此 IgA 肾病的治疗应根据这些指标的有无及程度区别对待，重点在于减少蛋白尿、控制血压、延缓 IgA 肾病的进展，临床多采用多药联合（即"鸡尾酒式治疗"）、低毒性、长疗程（一般 1 年以上）的治疗原则。常用的治疗方法包括：类固醇激素、免疫抑制剂、血管紧张素转换酶抑制剂（ACEI）、血管紧张素受体拮抗剂（ARB）、抗凝、抗血小板聚集及促纤溶药、鱼油、中药的应用以及扁桃体摘除术等，旨在抑制异常的免疫反应、清除免疫复合物、修复肾脏损伤、延缓慢性进展。

（1）以血尿为主要表现的原发性 IgA 肾病的治疗

1）持续性镜下血尿：目前多数观点认为孤立性镜下血尿、肾脏病理Ⅰ级或Ⅱ级无需特殊治疗，但要定期随访，如随访中出现病情变化（如合并蛋白尿、持续性肉眼血尿、高血压等）应重新评价。有学者认为对这些患者行扁桃体摘除、加上 ACEI 或 ARB 以及抗凝促纤溶治疗，也可应用中医药辨证治疗，有利于患者完全缓解。

2）肉眼血尿：对与扁桃体感染密切相关的反复发作性肉眼血尿，可酌情行扁桃体摘除术，对临床持续 2~4 周以上的肉眼血尿者，专家建议可试用甲泼尼龙（MP）冲击治疗 1~2 疗程。

（2）合并蛋白尿时原发性 IgA 肾病的治疗

1）轻度蛋白尿：指 24 小时蛋白尿定量 <25mg/kg，以及肾脏病理Ⅰ级、Ⅱ级可以考虑应用 ACEI 药物和中医药辨证治疗。

2）中度蛋白尿：指 24 小时尿蛋白定量 25~50mg/（kg·d），或肾脏病理仅显示中度以下系膜增生，建议应用 ACEI 类药物降低尿蛋白，也可以联合应用 ACEI 和 ARB 以增加降低蛋白尿的疗效。

3）肾病综合征型或伴肾病水平蛋白尿：指 24 小时尿蛋白定量 >50mg/kg 体重，或肾脏病理显示中度以上系膜增生，在应用 ACEI 和 / 或 ARB 基础上，采用长程激素联合免疫抑制剂治疗。关于免疫抑制剂的应用问题，首选环磷酰胺（CTX）；也可以采用多种药物联合治疗：硫唑嘌呤（AZA）或联合糖皮质激素、肝素、华法林、双嘧达莫，其疗效显著优于单独应用糖皮质激素的疗效。激素为泼尼松口服 4 周后可改为隔日给药并逐渐减量，总疗程 1~2 年。

但是,有学者认为除了组织学表现改变很小的 IgA 肾病患者,不推荐将肾上腺糖皮质激素用于肾病综合征性 IgA 肾病的治疗。

(3)伴新月体形成的原发性 IgA 肾病的治疗:当新月体肾炎或肾脏病理中新月体形成累及肾小球数 >25%~30% 时,可以考虑首选大剂量甲泼尼龙冲击治疗,并每月予以 CTX 冲击共 6 个月;也可试用 CTX(冲击治疗或每日口服 1.5mg/kg)联合小剂量泼尼松龙(0.8mg/kg)治疗。

(4)对于血管炎表现者,首选麦考酚酸酯,可合用甲泼尼龙冲击疗法或泼尼松口服治疗。

(5)以高血压表现的 IgA 肾病患者,排除肾动脉狭窄和严重肾衰竭后,首选 ACEI 或 / 和 ARB,力求将血压降至 125/75mmHg。如果降压效果不好,需加用长效的钙通道阻滞药、利尿剂或 β 受体拮抗药、α 受体拮抗药,从而延缓肾衰竭进展。

(6)对于 IgA 肾病合并肾衰竭的患者,宜首先明确肾衰竭的原因,针对原因进行治疗。合并恶性高血压的,积极控制血压;细胞增殖明显的,使用免疫抑制剂。对 Lee 氏分级Ⅲ级以上、有明显细胞增殖和纤维蛋白沉积的中重度 IgA 肾病患者,给予 ACEI 联合尿激酶治疗,取得了减少蛋白尿、延缓肾功能恶化的良好效果。

(7)IgA 肾病治疗中常用的有关激素、免疫抑制剂和 ACEI/ARB 的治疗原则推荐:①对于低危组患者,即尿蛋白 <1g/d、肾功能正常时,ACEI/ARB 可以作为 IgA 肾病的首选治疗;当 ACEI 不能控制尿蛋白或出现肾功能进展时,则考虑加用激素或细胞毒药物,但是目前尚缺乏足够的证据证明激素治疗可使患者获得额外的好处。②相对高危组患者,即尿蛋白定量 1~3.5g/d、肾功能正常、病理分级轻到中度的患者,接受 6 个月激素治疗能减少尿蛋白和保护肾功能;而 ACEI 类药物亦可起到同样的作用,目前也缺乏足够的证据证明激素治疗优于 ACEI 类药物;对于肾病综合征、病理类型轻的患者首选激素治疗,其临床缓解率较高。③进展性 IgA 肾病、病理以活动性病变为主、血肌酐 <250μmol/L 的患者激素联合细胞毒药物能明显防止终末肾衰的发生;而进展性 IgA 肾病、病理以慢性病变为主,接受细胞毒药物或 / 和激素治疗可延缓肾功能进展的速度,但是治疗的毒副作用应予以足够重视。④对于血管炎和新月体性 IgA 肾病,激素联合细胞毒药物可改善病理、稳定肾功能。

以上治疗方案都可应用中医药辨证治疗,以提高疗效,减少药物的不良反应。

【预后判断】

目前包括我国在内的一些地区,IgA 肾病是导致终末期肾病(ESRD)的主要原因。据统计,仅约 4% 的 IgA 肾病患者可以完全自发缓解;多数患者病程呈缓慢进展性,约 33% 的患者几年后可临床缓解,40% 的患者出现肾功能异常且其中的 50% 在 10~20 年后发展为慢性肾衰竭;部分患者预后恶劣,短期内肾功能急剧恶化,在确诊后不久即进展到 ESRD。

IgA 肾病的病程与肾功能损害的进展速度差异较大,预后与临床表现及病理改变相关。无症状尿检异常型患者一般预后较好,肾功能可望较长期地维持在正常范围;肾病综合征型 / 大量蛋白尿型患者如蛋白尿长期得不到控制,预后较差,常进展至慢性肾衰竭;急进性肾炎综合征型患者预后差,多数患者肾功能不能恢复;突发性肉眼血尿的发作有可能预示急性肾衰竭的开始,但反复肉眼血尿的发作对病程的进展和预后并无明显意义。此外,40 岁以上起病的男性患者预后较差,高尿酸血症与肾脏病理分级程度、肾功能损害等预后因素密切相关。

提示预后较好的因素有:①临床特点:反复发作性血尿、少量或无蛋白尿儿童患者;②组织学特点:病理显示肾小球、肾小管无病变。提示预后不良的因素有:①临床特点:初次发病或肾活检时已有肾功能不全（血肌酐≥133μmol/L）、持续性蛋白尿>1.0g/24h（蛋白尿是本病进展的独立危险因素）、高血压（难以控制的持续的中重度高血压）而无肉眼血尿发作史、持续性镜下血尿伴蛋白尿、持续性透明管型；②组织学特点：病理改变示肾小球硬化、球囊粘连及节段硬化、肾小管萎缩、间质炎症细胞浸润（尤其巨噬细胞及 T 淋巴细胞的浸润）、间质纤维化、肾小球毛细血管壁增厚、新月体形成。

关于 IgA 肾病进展的危险因素，学术界意见比较一致的是肾小球硬化、肾间质纤维化、高血压、大量蛋白尿和肾功能损害。Emancipator 将公认的影响 IgA 肾病预后的临床和病理指标归纳为以下几点：①大量蛋白尿；②高血压；③肾功能受损；④肉眼血尿；⑤球性肾小球硬化；⑥肾间质纤维化程度；⑦肾小球动脉硬化；⑧肾小管萎缩；⑨间质炎细胞浸润；⑩球囊粘连；⑪新月体形成；⑫毛细血管袢 IgA 沉积；⑬合并 IgM 沉积；⑭老年人。

另外，影响 IgA 肾病预后可逆和不可逆也是相对的。影响 IgA 肾病预后的因素很多，除临床和病理指标以外，还有遗传和治疗的因素。因此，在推测和判断 IgA 肾病的预后时，需要综合考虑。

【中西医结合临床思路】

目前西医治疗 IgA 肾病仍处于缓解症状及经验性治疗阶段，而中药辨证施治，扶正祛邪，整体调节，作用缓慢持久，可长期服用。中西医有机结合，取长补短，可提高疗效，缓解病情，缩短病程，延缓或阻止肾衰的进程。

临床上应根据 IgA 肾病不同的临床类型采用不同的中西医结合方法治疗。①西医对尿血者无特异性治疗方法，故一般尽可能根据辨证来首先应用中医药治疗。有上呼吸道感染或扁桃体炎者，治疗上一要清利咽喉、肃降肺气，二要清利湿热、凉血止血，同时注意顾护正气，勿使宣泄、苦寒过度。扶正药仅一二味，点到即止。对久病尿血者，除加强活血化瘀之品外，应注意加强健脾固肾、益气养阴。对于病久阳气不足、反复出现感冒加重病情者，不必拘泥于"温药动血""出血忌桂附"之说，可适当加入黄芪、附片、红参、仙茅、艾叶、淫羊藿之类以固表防寒、温摄止血。②对于轻度蛋白尿患者的治疗，可酌情口服雷公藤多苷片配合中医辨证论治，辨证上可结合患者的实际情况灵活选用补肺、健脾、固肾、清热利湿、活血化瘀、祛风、温阳等法，可酌情选加生黄芪、白花蛇舌草、芡实等。表现为肾病综合征或高血压者，无论高血压的程度如何，选择 ACEI 类、ARB 类、钙通道阻滞药（CCB）类为主的降压药对减少蛋白尿、抑制肾小球硬化有利。严重蛋白尿病例应尽量有肾穿刺活检结果参考，特别在初发病例足量正规使用皮质激素、免疫抑制剂、雷公藤多苷片，可参照肾病综合征的治疗方法；在用药的不同阶段配合中药治疗以提高疗效并减轻副作用。③肾功能不全者，无论是否伴有高血压，治疗重点应该放在保护肾功能以延缓肾功能恶化，中医治疗则以健脾补肾、活血和络为主。

IgA 肾病是一种必须经过肾穿刺活检进行免疫病理检查才能确诊的肾小球疾病，临床有时无症可见、无症可辨，在中医学中属于"潜证"范围。因此，对本病的中医认识与治疗单靠中医辨证是不够的，必须建立在西医病理学（肾脏病理、免疫病理）的基础上。已有许多医家通过肾穿刺活检病理与中医辨证分型的相关性研究，探讨 IgA 肾病的中医辨证及治疗。研究表明：系膜细胞增生性肾炎多属外感初起、风湿热毒浸淫，治宜清热解毒为主；局灶节段性肾小球硬化多夹虚夹瘀，治疗重在活血化瘀；对病程较长，持续镜下血尿或兼有蛋白尿者，以气虚夹瘀型多见，治宜补气活血。此外，也有学者采用宏观辨证结合微观辨证的方法，研究 IgA 肾病的中医辨证分型与西医病理变化的内在联系与规律。研究发现：以 IgA+C3 沉积的 IgA 肾病,临床上常有明显阵发性血尿或伴高血压,中医辨证常为阴虚型,可选用滋阴药物;而以 IgA+IgM+C3 沉积的 IgA 肾病,临床上常见较多蛋白尿、浮肿,中医辨证常为气虚型,可选用益气药物;至于 IgA+IgM+IgG+C3 和 IgA+ IgG+C3 沉积的 IgA 肾病,临床中医辨证与免疫病理无明显相关性。上述研究结果为中医治疗本病的理法方药的确定提供了新的思路和新的方法。

目前中西医结合研究 IgA 肾病尚处于萌芽时期,还没有一套系统的理论和方法,存在许多需要解决的问题。因此,今后需加强以下几个方面的工作,以提高研究效果及临床疗效:①加强辨证论治的系统化、标准化和规范化研究;②加强临床治疗的大样本的前瞻性研究;③加强实验研究以建立属于中医不同证型的动物模型;④加强中西医结合治疗的系统方案研究。

(艾斯 郑健)

第二节 IgM 肾病

IgM 肾病(IgM nephropathy,IgMN)系指以 IgM 或 IgM 为主的免疫球蛋白呈弥漫颗粒状沉积于肾小球系膜区为特征的原发性系膜增殖性肾小球肾炎。肾小球系膜区 IgM 沉积首次于 1974 年由 Van de Putte 等描述。1978 年 Bhasin 等描述了 11 例系膜增生性肾小球肾炎在系膜区均有 IgM 沉积,认为系膜区 IgM 沉积是系膜增殖性肾炎的重要特征。同年 Cohen 等亦报道了 12 例系膜区有 IgM 和 / 或 C3 弥漫颗粒状沉积的系膜增殖性肾小球肾炎,并根据这种特殊的免疫病理改变将其正式命名为系膜 IgM 肾病。目前认为 IgMN 作为一独立疾病仍有争议。

IgMN 的发病率,根据肾活检资料统计占肾活检患者的 2%~11%,可发生于各个年龄,以儿童及青年多见;男性患者居多,男女比例 1∶1~2∶1。IgM 肾病为一免疫病理学诊断,临床表现多样,但以肾病综合征为主要表现,少数表现为蛋白尿、单纯血尿或蛋白尿合并血尿。50% 的患儿对肾上腺糖皮质激素治疗敏感,但易频繁复发和激素依赖。

【发病机制】

IgMN 的发病机制目前尚不明确,多种因素参与其发生和发展。目前认为 IgMN 可能是以 IgM 为主的免疫球蛋白与抗原形成免疫复合物,沉积在肾小球系膜区所导致的免疫复合物性肾小球肾炎。多数学者认为,IgM 肾病患者可能存在 T 细胞功能异常及系膜细胞免疫清除功能失调,抑制性 T 淋巴细胞功能受到抑制,影响 IgM 向 IgG 转换,导致血 IgM 升高、IgG 降低,进而导致 IgM 或者 IgM 复合物在肾小球系膜区沉积,引起局部炎症反应。并且研究发现,血 IgM 水平升高可以激活抑制性 T 淋巴细胞,导致其分泌的细胞因子增多,进而引起毛细血管通透性升高并直接损害肾组织。

另外,在少数 IgMN 家系研究中发现了免疫遗传学背景,提示遗传因素可能在本病发病中也起一定的作用。

【临床表现】

IgMN 大多以肾病综合征起病(约占 60%),少数表现为蛋白尿(约占 20%)、蛋白尿合并血尿(约占 10%)或单纯血尿(大约 10%)。早期的研究认为,绝大多数 IgMN 临床表现为肾病综合征;随后的研究发现,有相当部分患者可表现为孤立的蛋白尿和 / 或血尿。有研究对

IgMN 患者随访 5~15 年后发现,高血压比例可升至 50%~56%。IgMN 活检时肾功能不全发生率为 2%~6%。

【病理特点】

1. **光镜**　IgMN 光镜下肾小球显示可以基本正常,也可以有轻度的系膜增生及基质扩张,严重的系膜增生比较少见,部分有轻度的小管间质病变。病变较重者可伴有不同程度的局灶节段性肾小球硬化、鲍曼囊粘连或新月体形成,肾小管萎缩、间质纤维化和炎症细胞的浸润。

2. **免疫荧光**　IgM 呈弥漫颗粒状沉积于肾小球系膜区,10%~20% 的患者同时伴有 IgA 及 IgG 沉积,其中 IgA 及 IgG 免疫荧光强度均弱于 IgM。系膜区同时伴 C3 沉积比例为 8%~92%,多数报道为 30%~50%(高于无 IgM 沉积的系膜增殖性肾炎)。C1q 及 C4 沉积亦较常见,为 13%~20%,有报道高达 57%。

3. **电镜**　6%~80% 的 IgMN 电镜下可见肾小球系膜区有电子致密物沉积,与免疫荧光不符,可能与小的电子致密物不易被发现有关。多数患者的上皮细胞胞质呈空泡样变性,足突有不同程度的消失、融合和微绒毛化。

【实验室检查】

1. **循环免疫复合物(CIC)水平**　Cohen 等报道,7 例 IgMN 患者中 5 例检测出 CIC,检出率为 70%。而 Helin 等用 3 种检测方法,在 26 例 IgMN 患者中 10 例检测出 CIC,检出率为 40%。提示系膜区免疫复合物可能系 CIC 沉积所致。

2. **血 IgM 水平**　血 IgM 升高,IgG、IgA 降低。

3. **血 C3 水平**　部分 IgMN 患者血 C3 水平显著升高,而且在非肾病综合征型 IgMN 中可能可作为肾脏病变进展的独立危险因素。

【诊断与鉴别诊断】

IgMN 的诊断以免疫荧光为主,是以肾小球系膜区仅有 IgM 沉积或以 IgM 为主的免疫球蛋白弥漫性颗粒状沉积为主要特点,IgM 是唯一或最主要的免疫球蛋白。诊断标准如下:

1. IgM 荧光强度≥(+),由于该病的诊断存在争议,因此也有文献报道只要 IgM 荧光阳性即可诊断为 IgMN。

2. 如同时伴有其他免疫球蛋白或补体沉积,要求其荧光强度必须小于 IgM。

3. 还要除外其他伴有 IgM 沉积的肾小球疾病,如新月体性肾小球肾炎、急性链球菌感染后肾小球肾炎等。

4. 除外其他系统性疾病,如系统性红斑狼疮、ANCA 相关性血管炎、类风湿关节炎、糖尿病、紫癜性肾炎、副蛋白血症、Alport 综合征等。

5. 除外表现为 MCD 或 FSGS 的其他病理类型者。

【治疗】

IgMN 是以免疫病理组织学定义的,是一个免疫病理诊断,但由于其病因和发病机制尚未明确,暂无特定的治疗药物。

1. 临床表现为肾病综合征型时,治疗可参考原发性肾病综合征。25%~55% 的患儿对肾上腺糖皮质激素治疗敏感,但易频繁复发和激素依赖。

2. 表现为单纯性蛋白尿、血尿及蛋白尿合并血尿者,可用血管紧张素转换酶抑制剂(ACEI)和血管紧张素受体拮抗剂(ARB)治疗,部分病例可用激素治疗,但多数出现激素依赖或耐药。

【预后】

经研究发现,IgMN 患者中 7%~39% 发展为肾功能不全,6%~36% 进展为终末期肾病(ESRD)。因此,对 IgMN 患者延长随访时间非常必要。IgMN 发展为 FSGS 的概率目前尚不确定,其预后不一定是良好的。高血压、蛋白尿、持续性血尿、血清高水平 C3、血 IgG/C3 降低、严重的系膜增殖、肾小球球性硬化以及肾小管间质纤维化都是 IgM 肾病患者预后不良的独立危险因素。

(艾 斯　郑 健)

第三节　IgG4 相关性肾病

IgG4 相关性疾病(IgG4-related disease,IgG4-RD)是近年来新认识的一种累及多器官或组织的系统性炎症纤维化疾病,以血清中 IgG4 升高和多器官 IgG4 阳性细胞浸润并最终导致组织硬化和纤维化为特征。IgG4-RD 可累及泪腺、腮腺、甲状腺、肺脏、胰腺、肝脏、胆管、消化道、中枢神经系统、肾脏、前列腺、腹膜后组织等。

2003 年 Kamisawa 首次提出 IgG4 相关系统性疾病。IgG4-RD 累及肾脏时被称为 IgG4 相关性肾病(IgG4-related kidney disease,IgG4-RKD)。IgG4-RKD 患者大多数是男性老年人,目前确切的人群患病率和发病率尚不清楚。

IgG4-RKD 常见的表现形式包括:间质性肾炎,为肾脏受累最常见的类型 III;肾小球疾病,以膜性肾病最常见。腹膜后纤维化或输尿管炎性假瘤导致的肾后性梗阻。IgG4-RD 的泌尿系统损害可导致急性肾损伤(AKI),乃至进展为慢性肾功能不全(CRI)。部分患者尿 β_2- 微球蛋白升高,提示肾小管功能损害,偶有镜下血尿。另一部分患者主要表现为影像学上肾实质损害,如肿块或结节样改变。

【发病机制】

目前尚无 IgG4-RKD 发病机制的研究报道。但自身免疫性胰腺炎发病机制的研究较深入并且具有代表性。自身免疫性胰腺炎患者外周血及胰腺组织中均可发现人类白细胞抗原 DR(HLA-DR)激活的 CD4 阳性 T 细胞及 CD8 阳性 T 细胞表达增多。HLA-DR 抗原在胰腺及 CD4 阳性 T 细胞上均有表达,提示炎症反应中有自身免疫机制参与。CD4 阳性 T 细胞分为 Th1 及 Th2。Th1 细胞可产生白细胞介素 2(Interleukin,IL-2)、肿瘤坏死因子 α(tumor necrosis factor-α,TNF-α)及干扰素 γ(Interferon-γ,IFN-γ),介导细胞免疫,参与诱发自身免疫性胰腺炎发病。Th2 产生 IL-2、IL-4、IL-5、IL-6 及 IL-10,促进体液免疫和变态反应,可能与疾病进展有关。Okazaki 等对 17 例自身免疫性胰腺炎患者进行研究发现,多数患者出现非特异性抗核抗体,血清内可出现抗乳铁蛋白抗体和抗碳酸苷酶抗体阳性,这些抗体的存在可能与 IgG4 的发病相关。患者血清中出现调节性 T 细胞升高,特异性转录因子过表达,Th2 细胞或调节性 T 细胞产生的 IL-10 引起 B 细胞产生大量的 IgG4,导致病变组织中出现大量 IgG4 阳性浆细胞浸润,而调节性 T 细胞及巨噬细胞产生的转化生长因子(TGF)-8 有可能参与其纤维化的病理改变。IgG4-RKD 是否也存在相似的免疫反应及自身抗原目前尚无针对性的研究,但多数学者仍认可其是一种自身免疫性疾病。

【实验室检查】

1. **IgG4**　是 IgG4-RKD 的重要血清学指标,对于 IgG4 正常上限的设定,各国研究机构不尽相同,但多在 130~140mg/dl,日本人设定为 135mg/dl。在一组研究中约 80% 的患者血清学检测 IgG4 或 IgG 总水平升高,需注意的是单独的 IgG4 升高本身并非仅见于 IgG4-RKD 患者,5% 的正常人和 10% 的胰腺癌患者血清 IgG4 水平也会升高。

2. 补体 C3、C4 56%~78% 的患者血清补体 C3、C4 降低,33%~48% 的患者外周血嗜酸性粒细胞升高,30% 的患者抗核抗体阳性,但多为低滴度。

3. 影像学检查 IgG4-RKD 的肾脏损害影像学表现形式多样,通常双侧受累,主要累及肾实质。螺旋增强 CT 是公认的最有价值的检查方法,按表现形式不同可分为以下几类:外周皮质的小结节状改变,圆形或楔形损害,孤立的较大肿块或肾实质弥漫斑片状受损。但需注意与转移性肿瘤、淋巴瘤、肾盂肾炎等鉴别,为明确病变性质,通常需要行增强 CT 检查,但对于肾功能不全的患者需充分评价其安全性,因为对比剂可能加重肾功能损害,必要时可考虑行 MRI 或 PET 检查协助诊断。超声检查可发现肾脏显著增大。

4. 病理学特点 IgG4-RKD 经皮肾组织穿刺活检的病理通常表现为小管间质性肾炎。光镜下显示肾皮质广泛、多灶性或局灶性小管间质性炎症,浸润细胞以单核细胞及浆细胞为主,有时可见嗜酸性粒细胞。炎性细胞浸润区域肾小管萎缩,部分肾小管毁损,仅残留基膜结构,肾小管因免疫复合物沉积致肾小管基底膜增厚,间质大量炎性细胞浸润、肌成纤维细胞活化,导致细胞外基质过度堆积,间质显著增宽,残存肾小管间距增大。80% 以上病例基底膜有免疫复合物沉积,免疫荧光显示 IgG、C3、κ 及 λ 链沿基底膜颗粒样沉积,少见 IgM 及 C1q。电镜则可见与之一致的局灶无定型电子致密物沉积,主要分布于间质炎性细胞浸润部位。肾小球一般正常或伴有轻度的系膜基质增厚或细胞增生,肾功能不全者可见较多球性硬化,但小管间质性肾炎合并膜性肾病、膜增生性肾小球肾炎的病例偶见报道。

【诊断与鉴别诊断】

目前国际上尚未对 IgG4-RKD 的诊断标准达成一致意见。

1. 基于 IgG4-RD 的特征及肾脏受累的特殊表现,美国的 Raissian 等于 2011 年提出 IgG4 小管间质性肾炎的诊断标准如下:

(1)肾小管间质内大量浆细胞浸润,浆细胞密集区 IgG4 阳性细胞 >10 个 /HP。

(2)肾小管基底膜增厚,电镜、免疫组化或免疫荧光可见免疫复合物沉积其上。

(3)影像学检查,双肾皮质区可见小灶性、楔形甚至是弥漫性低密度影,严重时可累及整个肾脏。

(4)血清学 IgG4 或 IgG 升高。

(5)其他脏器受累,如自身免疫性胰腺炎、硬化性胆管炎、唾液腺炎、大动脉炎、腹膜后纤维化或任何脏器内的炎性假瘤。

诊断必须符合(1)及(3)、(4)、(5)其中一项,(2)仅作为支持性诊断。

2. 日本 Kawano 等于同年提出 IgG4-RKD 的建议诊断标准。

(1)肾脏损害伴血清 IgG 水平升高或低补体血症或 IgE 水平升高。

(2)肾脏影像学检查异常,即增强 CT 上多个低密度病灶,弥漫性肾肿大,少血供的孤立肿块,肾盂表面不规则或增厚。

(3)血清 IgG4 水平超过 135mg/dl。

(4)肾组织学显示两个异常发现:①浆细胞密集区 IgG4 阳性细胞 >10 个 /HP 和 / 或 IgG4 与 IgG 阳性浆细胞比例大于 40%。②淋巴细胞和浆细胞密集区周围特征性的席纹状纤维化。

（5）肾外组织学检查显示浆细胞密集区 IgG4 阳性细胞 >10 个 /HP 和 / 或 IgG4 与 IgG 阳性浆细胞比例大于 40%。

以上条件组合诊断为确诊、很可能诊断及可能诊断三个级别。其中（1）+（3）+（4）ab，（2）+（3）+（4）ab，（2）+（3）+（5），（1）+（3）+（4）a+（5）均为确诊标准；（1）+（4）ab，（2）+（4）ab，（2）+（5），（3）+（4）ab 为很可能诊断标准；（1）+（3），（2）+（3），（1）+（4）a，（2）+（4）a 为可能诊断标准，其准确率达 95.1%。

【治疗】

IgG4-RD 目前认为是一种自身免疫性疾病，首选糖皮质激素治疗。根据自身免疫性胰腺炎的治疗经验，典型患者对于糖皮质激素反应敏感，但复发率较高。目前对于 IgG4-RKD 的治疗反应报道相对较少。Yamaguchi 等发现糖皮质激素治疗后重复肾活检 IgG4 阳性的细胞浸润明显减少，为该治疗方案提供依据。有学者建议泼尼松起始剂量为 30~40mg/d，每 1~2 周减量 5mg，直至 5mg/d 维持；若病情反复，则泼尼松恢复至起始剂量并可加用其他免疫抑制剂，利妥昔单抗可能对激素抵抗或依赖患者有效。Cornell 报道 12 例伴血清肌酐升高的 IgG4 相关性肾小管间质性肾炎（IgG4-TIN）患者中 11 例对激素治疗有一定反应，另 1 例则对霉酚酸酯有反应，而 2 例未治疗的患者表现为持续的血清肌酐升高。Saeki 等研究显示 23 例患者中 19 例应用泼尼松治疗（起始剂量 10~60mg/d），18 例患者在 4 周后的随访中肾功能、补体成分和影像学异常均得到改善。Raissian 等的研究结果类似，而且值得注意的是，即使是血清肌酐明显升高者或肾活检病理上表现为广泛纤维化的患者，应用激素治疗同样能够获益。

（艾 斯 郑 健）

第四节 C3 肾小球病

C3 肾小球病（C3 glomerulopathy，C3G）是 2010 年由 Fakhouri 等提出的肾小球疾病新分型，是以病理学特征命名的原发性肾小球炎症性疾病，即肾脏病理免疫荧光下见明显的 C3 沉积，很少或无免疫球蛋白的沉积，而不论电子致密物的沉积部位如何，包括 C3 肾小球肾炎（C3 glomerulonephritis，C3GN）、致密物沉积病（dense deposit disease，DDD）、家族性Ⅲ型膜增生性肾小球肾炎（membrano proliferative glomerulonephritis，MPGN）、单纯补体 C3 沉积的Ⅰ型 MPGN 及补体 H 因子相关蛋白 5（CFHR5）肾病。2013 年国际上制定了 C3 肾小球病的专家共识，新分类将 C3 肾小球病分为 DDD 和 C3GN。

Medjeral-Thomas NR 等回顾分析英国和爱尔兰 1992—2012 年 NHS 资料库，发现 80 例符合 C3 肾小球病诊断，其中 21 例为 DDD，59 例为 C3GN，占肾活检病例数 1.34%，推算经肾穿刺证实 C3 肾小球患者群发病率为 1/100 万人年。目前亚洲地区 C3G 报道较少，国内只有北京报道了 3 例儿童患者，南京和北京分别报道了 54 例和 12 例成年人 C3G，其他均为个案报道。法国 100 例 C3G 的队列研究和塞浦路斯肾病队列研究发现，男女比例差异无统计学意义。

【发病机制】

本病的病因及发病机制尚未完全清楚，但根据其肾脏病理免疫荧光下见肾小球毛细

血管袢和 / 或系膜区有明显的 C3 沉积,而几无免疫球蛋白及 C1q、C4 这些补体经典途径及甘露聚糖结合凝集素途径激活成分的沉积,而临床观察发现在 C3G 患者中存在多种血浆补体成分的异常,提示补体系统过度活化尤其是补体旁路过度活化在本病中发挥重要的作用。

目前研究均证实,补体旁路的活化蛋白(如 B 因子)或 / 和调节蛋白(如 H、I 因子)先天性或获得性缺陷,或 C3 肾炎因子(C3NeF)产生,导致补体旁路途径过度激活而致病。其中 C3 经旁路途径过度激活是 C3G 发病的关键环节,C3 持续低水平水解成 C3H20,C3H20结合 B 因子并在 D 因子的作用下生成 C3H20Bb;C3H20Bb 分解 C3 生成 C3a 和 C3b,C3b可再结合 B 因子并在 D 因子作用下生成 C3bBb(旁路 C3 转化酶),继续分解更多的 C3,由此形成一个正反馈。C3bBb 再结合 1 个 C3b 形成 C3bBbC3b(C5 转化酶),降解 C5 形成 C5a和 C5b,此后开始补体活化的共同通路。C5a 是一种强致炎因子,具有趋化炎性细胞、增加血管通透性、活化内皮细胞及促进氧自由基释放等作用。C5b 结合 C6、C7 形成 C5b-7,插入细胞膜,结合 C8、poly-C9,最终形成膜攻击复合物(membrane attack complex, MAC),可溶性MAC 可以通过激活 caspase 途径导致细胞凋亡,并能促进跨内皮细胞的白细胞迁移,发挥补体的溶细胞作用和调理作用,以抵御外来致病微生物入侵和清除破损组织或细胞。补体 H因子和 I 因子是旁路活化的主要调节分子,H 因子主要通过与 C3b 结合后抑制旁路途径 C3转化酶形成、促其衰变及作为 I 因子的辅助因子降解 C3b 成 iC3b。补体旁路激活后主要通过 C3 沉积、C5a 和 MAC 来发挥作用。

【临床表现】

C3G 是以病理表现为主要诊断依据,其临床表现缺乏特征性,不同亚型临床表现及预后差异较大。C3G 临床常表现为蛋白尿、血尿、高血压、肾功能损害及持续低补体血症,预后较差。100% 患者有蛋白尿,20%~40% 呈现大量蛋白尿,60%~90% 有血尿,10%~20% 有肉眼血尿,40%~60% 有高血压,25%~75% 出现肾功能不全。可呈现肾病综合征或肾炎综合征。40%~80% 血清补体 C3 下降,无补体 C4 下降。DDD 患者通常年龄较小,易出现低补体 C3血症和形成新月体,预后不一。而 C3GN 患者通常年龄较大,有严重的小动脉、肾小球硬化以及肾间质纤维化。C3G 总体进展快速,年龄≥16 岁、DDD、新月体形成和肾功能损害是终末期肾脏病(ESRD)的高危因素。

【实验室检查】

1. 补体血清学检测

(1)补体旁路途径异常激活:补体 C3 水平下降、C4 表达正常、B 因子水平降低。

(2)C3 分解产物如 C3d 升高。

(3)可溶性 C5b-9 和 C5a 的升高。

(4)C3NeF 阳性,抗 B 因子抗体阳性,抗 H 因子抗体阳性。这三者使机体对补体旁路途径活化的抑制能力下降,导致补体旁路途径异常激活而引起 C3 肾小球病。

2. 补体相关基因检测 H 因子相关基因包括 CFHR1、CFHR2、CFHR3、CFHR4 和 CFHR5。其中 CFHR5 基因的内在重复序列发生在家族性 C3G 的 CFHR5 肾病。CFHR3 杂合基因的重排发生在家族性 C3G 的 MPGN Ⅲ型中。CFHR2-CFHR5 杂合基因的重排发生在家族性 DDD,以及 CFHR1 基因的内在重复序列发生在 DDD 及非 Cyprus 家族的 CF-HR5 肾病。

【病理表现】

1. 光镜 可表现多样化,如系膜细胞增生、毛细血管内增生及毛细血管内壁重塑;少数可见新月体,极少数可见肾小球正常或轻微病变。

2. **电镜**　典型的 DDD 在肾小球基底膜致密层呈均质飘带状或腊肠状的嗜锇电子致密物的沉积,有时系膜、肾小囊、肾小管基底膜甚至内皮下区域也可见。C3GN 是以内皮下 / 上皮下沉积或和 / 或系膜区见电子致密物沉积为特征,而无基底膜的沉积。

3. **免疫荧光**　C3G 可见肾小球毛细血管袢和 / 或系膜区有明显的 C3 沉积,(免疫荧光强度较其他免疫分子沉积强度≥2+),而免疫球蛋白阴性或很少量沉积。C5b-9 作为补体终末激活的产物也可被检测到。少量的免疫球蛋白主要局限于硬化部位或以小滴状聚集在足突。

【诊断和鉴别诊断】

Matthew C.Pickering 等发表在 2013 年 International Society of Nephrology 的专家共识如下:

1. 以肾脏免疫荧光见明显的 C3c 沉积,C3c 的沉积较其他免疫分子沉积强度≥2+。

2. 临床可以为血尿和 / 或蛋白尿或肾炎综合征或肾病综合征,肾功能正常或下降。

3. 临床除外其他可以引起 C3 沉积为主的疾病。其中免疫荧光所见为其特征性表现,也是诊断所必需的。

4. 如果有条件可进行补体评估,以检出补体替代途径的异常。替代途径的初始评估包括血清补体水平 C3、C4 和血清膜攻击复合物在白细胞膜的表达及测定,以及补体调节蛋白H 因子、I 因子、MCP 及 B 因子等的分析,进一步可以进行补体因子突变与等位基因变异体的基因分析及抗补体调节蛋白自身抗体的检测,包括 C3 肾炎因子、H 因子抗体水平,以及编码补体蛋白等的基因分析。

绝大多数 DDD 患者以肾病综合征或急性肾炎综合征起病,儿童患者远期预后差,约50% 患者 10 年内进展至 ESRD,且行肾移植后几乎 100% 复发。其特征性改变为电镜下GBM 致密层见均质飘带状强嗜锇性电子致密物沉积。免疫荧光仅见 C3 沿肾小球毛细血管袢沉积,不伴或仅伴少量免疫球蛋白沉积。光镜表现多种多样,25.0%~43.8% 表现为 MPGN样改变,其余可表现为系膜增生性肾小球肾炎、毛细血管内增生性肾小球肾炎和新月体性肾小球肾炎。

C3GN 免疫荧光仅见 C3 沉积,而免疫球蛋白和 C1q 阴性;电镜下见内皮下和 / 或系膜区见电子致密物沉积,而无基底膜的沉积。

C3G 诊断时需排除急性链球菌感染肾小球肾炎,病理检查显示仅有 C3 而无免疫球蛋白沉积并不罕见,因而诊断疾病时需关注患者的临床病程和血清学检查结果。若不遵循典型感染后肾小球肾炎(PIGN)的进程(低血清 C3 水平在 8~12 周内恢复),应重新考虑 C3G。

【治疗】

目前对 C3 肾小球病治疗方式的研究主要局限于病例研究和队列研究等,缺少随机对照试验研究。相关治疗方法多结合发病机制并基于既往经验,包括一般治疗和特异治疗。一般治疗的原则类似于其他肾小球疾病,包括控制血压、使用肾素 - 血管紧张素转换酶抑制剂和控制脂代谢紊乱等。特异治疗主要从补体旁路调节异常的发病机制出发,包括免疫抑制治疗、血浆疗法、抗补体治疗等。

1. **免疫抑制治疗**　KDIGO 临床指南建议:特发性 MPGN 伴肾病综合征、肾功能逐步下降的成人和儿童患者可口服环磷酰胺或霉酚酸酯(MMF)联合小剂量每日或隔日皮质类固醇治疗,初始治疗小于 6 个月。关于 MMF 或利妥昔单抗的疗效目前仍有争议,已有研究发现 MMF 或利妥昔单抗可降低 C3NeF,但没有改善肾小球病变及功能。总体而言,免疫抑制治疗效果并不乐观。

2. 血浆疗法　尚无证据支持 C3GN 可采用血浆治疗。但有病例研究报道,1 对患有 DDD 和 H 因子不足的兄弟输注血浆治疗有效,且 DDD 导致的急性肾损伤患者采用血浆置换肾功能得以恢复。亦有一些报道表明血浆置换尽管能去除 C3NeF,但也不能有效治疗 DDD。基于长期以来治疗手段缺乏的现状和血浆疗法一定的临床效果,该治疗手段仍在 C3 肾小球病中得以应用。

3. 抗补体治疗　随着对 C3 肾小球病与补体旁路途径调节异常之间关系认识日益深入,抗 C5 治疗成为了 C3 肾小球病又一重要治疗手段。抗 C5 治疗虽然尚未获得批准应用于 C3 肾小球病,但临床已经开始使用。依库株单抗是一种直接作用于补体蛋白 C5 的单克隆抗体,研究显示其已在 3 个病例报告中被证实有效。而在另一个依库株单抗治疗 C3 肾小球病的试验中,3 名 DDD 患者(其中 1 例为肾移植)和 3 名 C3GN 患者(其中 2 例为肾移植),每隔 1 周使用依库株单抗。开始试验时所有患者都有蛋白尿 >1g/d 和 / 或急性肾损伤,其中 1 例有 CFH 和 CD46 突变,3 例有 C3NeF 阳性。治疗 1 年后,两组有显著的血清肌酐下降,1 例 DDD 患者蛋白尿明显减少,1 例 C3GN 患者组织学改善。依库株单抗并非对所有的患者有效,sC5b-9 是否升高是判断治疗反应的一个重要标准。

4. 肾脏移植　对肾移植后 C3 肾小球病复发风险的研究来自小样本临床数据库。在一项研究中,DDD 的复发率为 11/18(约 61%),且与 MPGN Ⅰ 型或 Ⅲ 型的肾移植相比,DDD 更易复发。在最近的研究中,C3GN 的复发率(6/10,即 60%)和 DDD(6/11,约 54.5%)相近。部分患者肾移植后会出现血栓性微血管病。

(艾斯　郑健)

第五节　肥胖相关性肾病

肥胖相关性肾病(obesity-related glomerulopathy,ORG)是指由肥胖导致的以蛋白尿伴或不伴镜下血尿为主的肾脏病。1974 年 Weisinger 等首次报道了严重肥胖成人患者出现肾性蛋白尿,此后病理研究也证实肥胖可引起肾脏损害。肥胖作为一种代谢性疾病引起肾脏损害而导致 ORG,并可缓慢发展为 ESRD。因此,由肥胖引起的肾小球疾病近年已日益受到重视。儿童、成人及老年人肥胖症患者均可发生 ORG,男性多于女性。目前尚无确切的 ORG 发病率资料。ORG 发病有种族差异,高加索人群发生率最高,其次为非洲裔美国人、西班牙裔人。

中医无肥胖相关性肾病的病名和论述,根据后期临床表现可归属于"肥胖""水肿""虚劳""溺毒""关格"等范畴。

【发病机制】

1. 中医病因病机　本病为本虚标实之证,先天禀赋失常,脾肾两虚,脾虚则运化脂质能力受限;肾虚则气化失司,不能化气消脂,导致痰湿脂浊停滞,是疾病发生和发展之关键,脾肾两虚是病之本;而痰湿脂浊内停,浸淫于肌肤脉络,瘀阻于血脉、停滞于脏腑是病之标。

(1)脾肾两虚为本:随着现代生活水平的提高,生活节奏的加快,人们的饮食结构发生了较大变化。经云:"脾为生痰之源""脾主肌肉"。若过食肥甘厚味饮食,从而易使脾胃受损,运化失常,清阳不升,浊阴不降,饮食不化精微,化为脂浊,聚湿生痰,痰湿壅结于肌肤、脏腑、经络而致肥胖。如张志聪所指:"中焦之气,蒸津化液化其精微……溢于外则皮肉膏肥,余于内则膏肓丰满。"《临证指南医案》曰:"湿从内生者,必其人膏粱酒醴过度。"现代人相对缺乏运动,若长期喜卧好坐,劳逸失当,则气血运行不畅,脾胃呆滞,则运化失司,水谷精微失于输布,化为膏脂痰浊,亦可致肥胖。正如王孟英《温热经纬》所述:"过逸则脾滞,脾气滞而少健运,则饮停湿聚矣。"脂浊内停,浸淫于肌肤脉络,流注或瘀阻于血脉,障碍脏腑气化,导致肾脏气化失司,肾关开阖启闭失常,精微失于封藏而外泄则为蛋白尿。疾病久延,则导致痰浊瘀血浸淫肾脏,可致肾小球硬化,以致肾气衰败,溺浊内留,导致关格、溺毒等证。故而,"脾虚"为肥胖病之本,而病久必将及肾。

(2)痰瘀互患为标:肥胖患者基本上存在血脂异常,肥胖相关性肾病则常与"痰浊"相关。相关调查研究发现,对187例患者,其中痰浊型达108例,可以认为血脂水平与痰浊密切相关。血脂实乃水谷饮食经脾胃运化而成的精微物质,一旦脏腑功能失调,水津停而成饮,凝聚成痰,精化为浊,痰浊水湿内聚,就会出现血脂升高,过量的血脂则形成"痰浊"。其发病与脾肾功能失调密切相关,如《不居集·痰证扼要》所述:"虚损之痰,总不离脾肺肾三经之不足也……故痰之来者,无不在于肺,而痰之化者,无不在于脾,若论痰之本,又无不在于肾。"另外,痰性黏滞,易阻遏血脉,导致血液停滞而为瘀血,故痰邪易致瘀,痰瘀多互病。

可见,ORG患者为本虚标实之证,本虚以脾虚或脾肾两虚为主,标实以痰浊瘀血为主,因虚致实,虚实夹杂。

2. 西医发病机制 ORC的发病机制目前尚不十分清楚。一般认为与以下因素有关:

(1)肾脏血流动力学改变:肥胖患儿常伴有肾血管血流量的增加,肾小球的高灌注、高滤过及高血压。一方面导致肾小球毛细血管壁张力的增高,引起内皮细胞、上皮细胞及系膜细胞的损伤;另一方面激活肾素-血管紧张素-醛固酮(reninan-giotensin-aldosterone system,RAAS)系统。上述结构的改变又反作用导致肾小球滤过腔狭窄,滤过面积减少,进一步加重肾脏的损害。

(2)高胰岛素血症及胰岛素抵抗:肥胖患儿常伴有高胰岛素血症及胰岛素抵抗,胰岛素可直接扩张入球小动脉,同时刺激多种细胞因子如胰岛素样生长因子(IGF,包括IGF-1和IGF-2两种)等的产生,协同扩张入球小动脉,导致肾小球"三高"状态,促使肾小球肥大。高胰岛素血症还可导致高脂血症、高尿酸血症、血液高凝状态,均可加重血管病变。胰岛素抵抗引起出球小动脉收缩,跨毛细血管压梯度增加,最终导致ORG的产生。

(3)脂肪细胞因子(瘦素、脂联素、抵抗素)的作用:肥胖患儿体内血清瘦素水平明显增高,在肾小球内皮细胞中,瘦素刺激细胞增殖,增加转化生长因子β(TGF-β)和Ⅳ型胶原的合成。在肾小球系膜细胞中,瘦素通过磷脂酰肌醇-3激酶(PI3K)通路增加TGF-β2型受体及促进Ⅰ型胶原的合成,但不促进增殖。瘦素刺激Ⅰ型和Ⅳ型胶原的合成可能导致肾小球系膜细胞外基质沉积、肾小球硬化和蛋白尿。瘦素对足细胞的影响目前还不清楚。脂联素水平与肾脏功能、BMI和瘦素水平成反比,研究显示脂联素可促进足细胞修复。

(4)肾内交感神经及肾素-血管紧张素-醛固酮系统(RAAS)的不适当激活:肥胖患儿内脏脂肪组织中RAAS被激活,导致血管紧张素Ⅱ(Ang Ⅱ)增加,Ang Ⅱ水平的升高使入球小动脉扩张,出球小动脉收缩,肾脏内分泌和旁分泌功能失调,同时引起肾内和全身的RAAS改变、血脂紊乱以及胰岛素抵抗和高血压,进而导致肾血流动力学改变,造成肾小球

"三高"状态,进展为局灶性肾小球硬化。

（5）炎性细胞因子和黏附分子:肿瘤坏死因子 a（TNF-a）、白细胞介素（IL）-6 在肥胖人群中升高,在胰岛素抵抗中发挥至关重要的作用。巨噬细胞、白细胞介素（IL）-lB 及 TNF-a 可通过 PI3K/Akt 通路,诱发足细胞功能障碍。实验表明:细胞间黏附分子 -1（ICAM-1）,血管细胞黏附分子 -1、P- 选择素和 E- 选择素等血清黏附分子在肥胖相关肾病患者中有所增加。

ORG 的发生、发展是多因素综合作用的结果,肥胖患儿肾脏结构改变、高血压、高血糖、脂代谢紊乱、高氧化应激水平也受到密切关注。

【临床表现】

此类患者有肥胖病史,通常起病隐匿,病程在 1.5~20 年。蛋白尿是 ORG 患者最典型的临床表现,发生率几乎为 100%,早期常常仅出现微量白蛋白尿,随着病情的进展逐渐出现以中分子蛋白尿为主的显性蛋白尿,一般表现为少至中等量蛋白尿以及肾病综合征范围的蛋白尿,即使出现肾病性蛋白尿,临床上也很少出现低蛋白血症、高胆固醇血症及水肿。少部分患者可出现镜下血尿,但迄今为止尚无肉眼血尿的报道。ORG 起病隐匿,进展缓慢,从出现蛋白尿进展到肾功能不全发展缓慢,约 14.6% 患者就诊时可出现肾功能不全。

ORG 患者常并发睡眠呼吸暂停综合征、高血压、高尿酸血症、高脂血症及糖代谢异常等代谢紊乱综合征。

【实验室检查】

1. 尿液检查　主要表现为不同程度的蛋白尿,伴或不伴有镜下血尿。部分患儿可见尿 NAG 酶和视黄醇结合蛋白升高,尿渗透压下降。

2. 血脂检查　主要表现为甘油三酯水平升高,LDL 升高,HDL 降低,可伴有胆固醇增高,但甘油三酯增高常较胆固醇增高明显。

3. 血糖　空腹血糖、糖耐量试验正常,血胰岛素明显升高。

4. 肝肾功能检查　肝酶可升高,但低蛋白血症多不明显,肾功能不全者出现血清肌酐增高等改变。

【病理表现】

ORG 的肾脏病理形态学主要分为两种类型:一种表现为单纯性肾小球肥大,称之为"肥胖相关性肾小球肥大症"（obesity-associated glomerulomegaly, OB-GM）,另一种表现为肾小球肥大及局灶节段性肾小球硬化（focal and segmental glomeruloselerosis, FSGS）,称之为"肥胖相关性局灶节段性肾小球硬化症"（obesity associated focal and segmental glomeruloselerosis, OB-FSGS）,OB-FSGS 占 60%~80%,两种病理类型患儿的临床表现无明显差别。ORG 典型形态学特征包括肾小球一致性肥大,各种类型的 FSGS,电镜下相对轻微的足突融合。OB-FSGS 患者肾脏病理组织学改变应注意与特发性局灶节段性肾小球硬化症（I-FSGS）相鉴别。ORG 肾组织免疫荧光染色无特征性,最常见的免疫球蛋白和补体是 IgM 和 C3,出现在节段硬化区域或沿肾小球毛细血管袢分布。ORG 超微结构改变主要表现为足突细胞肿胀和节段融合,少量微绒毛化,内皮细胞和足突细胞均可见脂质吞饮和空泡变性。另外尚可见到较多内皮细胞肿胀和增生性病变,部分细胞呈"连拱状"。近年对于 ORG 肾脏超微结构的研究发现,ORG 患者肾小球足细胞损伤是发生蛋白尿的病理基础,常表现为足细胞相对密度的下降和绝对数目的减少,但是其广泛的足突融合及微绒毛样改变少见。

【诊断与鉴别诊断】

1. 诊断要点 ORG 目前尚无统一的诊断标准,需结合临床资料、肾脏病理综合分析,尤其强调在诊断 ORG 时,必须排除其他肾脏疾病后方可诊断。目前比较认同的诊断标准如下:①BMI ≥28kg/m²;②少到中等量蛋白尿或微量蛋白尿,可有大量蛋白尿,但无明显低蛋白血症、水肿,伴或不伴镜下血尿、肾功能不全;③肾脏增大;④肾脏病理表现为肾小球体积明显增大,伴或不伴 FSGS;⑤排除其他肾脏疾病。

2. 鉴别诊断

(1)原发性 FSGS(I-FSGS):临床上常有大量蛋白尿、低蛋白血症、水肿及高脂血症,较 ORG 更快进展至肾功能不全;病理上 I-FSGS 较少(10%)表现出肾小球肥大,常存在肾小球大小不一,节段病变明显,病变最先见于皮髓交界处。

(2)糖尿病肾病(DN):DN 早期常具有与 ORG 相似的临床和病理改变,如肾脏增大、肾小球滤过率(GFR)增高、微量清蛋白尿等;肾脏病理表现为肾小球肥大、系膜区基质增加、肾小球及肾小管基膜增厚。后者有其相应的临床表现和实验室检查特点,检测空腹血糖、餐后血糖、糖化血红蛋白的水平,糖耐量试验以及眼底变化有助于鉴别。

(3)原发性高血压肾小动脉硬化症:临床表现可有蛋白尿,肾脏病理可表现为继发性 FSGS,但高血压肾硬化常发生于中老年,出现蛋白尿前常一般已有 5 年以上的高血压病史,由于肾小管功能损害先于肾小球损害,常出现夜尿增多,也常有心、脑、眼底等其他靶器官损害表现,肾穿刺可以鉴别诊断。

(4)其他继发性 FSGS:肾单位减少(如肾单位稀少巨大症、肾脏发育不良、反流性肾病、孤立肾等)、镰状细胞病、HIV 或海洛因相关性肾病等均可引起 FSGS,根据原发病的特征可以做出鉴别。

【治疗】

1. 中医治疗

(1)中医治疗原则:本病的治疗要重视健脾以助运化,补肾以益气化,从而绝其痰浊脂瘀生成之源。同时,辅以祛湿化痰、消脂逐瘀之法以治病之标,如此标本兼治,治本为主,方能克病制胜,以收全功。可采用健脾益气、调补肺肾、利湿降浊、活血化瘀等方法。

(2)分证论治

1)脾肾气虚,失于固涩证

证候:形体肥胖,面色虚浮,神疲乏力,气短懒言,腰酸,尿多,余沥不尽,男子滑精早泄,女子带下清稀,疲劳则蛋白尿增多,舌淡胖,苔白滑,脉细。

治法:健脾补肾,收敛固摄。

主方:补中益气汤(《脾胃论》)合五子衍宗丸(《摄生众妙方》)加减。前方益气升清,后方主补肾益精,旨在收涩固肾。两方合用增强温补脾肾之阳、益气收涩之力。

常用药:菟丝子、五味子、枸杞子、覆盆子、车前子、金樱子、白果、芡实、莲子、人参、黄芪、白术、升麻、柴胡。

2)脾肾阳虚,痰浊内蕴证

证候:肥胖臃肿,面色苍白,四肢欠温,蛋白尿增多,苔白腻,脉沉细。

治法:温肾健脾化湿。

主方:真武汤(《伤寒论》)合温胆汤(《三因极一病证方论》)加减。前方温补肾阳利水,后方健脾利湿,温阳化饮。两方合用共奏温补脾、温肾利水化湿之功。

常用药：附子、干姜、人参、茯苓、白术、甘草、生姜。

3）痰湿内盛，膀胱湿热证

证候：形盛体胖，身体重着，肢体困倦，痰涎壅盛，头晕目眩，口干而不欲饮，嗜食肥甘醇酒，神疲嗜卧，小便短赤灼热，尿中有泡沫，苔黄腻，脉滑数。

治法：清热燥湿化痰。

主方：导痰汤（《校注妇人良方》）加减。本方燥湿化痰，清热利湿。

常用药：半夏、制天南星、生姜、橘红、枳实、冬瓜皮、泽泻、栀子、大黄。

2. 降低体重和改变生活方式　减轻体重量是儿童 ORG 最重要的治疗措施，也有助于减轻或延缓与肥胖相关的各种并发症，目标体质量为 BMI<25kg/m^2，减肥的具体措施包括饮食控制、适量运动以及培养良好的生活方式，儿童不主张使用减肥药物。

3. 西医治疗

（1）改善胰岛素抵抗及提高机体胰岛素敏感性：这是 ORG 治疗的重要环节。可选用降糖药物如噻唑烷二酮类及二甲双胍。但其在儿童中使用的有效性和安全性都有待进一步评估。

（2）应用血管紧张素转化酶抑制剂（ACEI）或血管紧张素 Ⅱ 型受体拮抗剂（ARB）：ACEI 和 ARB 可以减少蛋白尿的排出及改善肾脏的高血流动力学状况，但是否能改善肾小球硬化及阻止终末期肾病的发生还需要长期的临床观察。

（3）他汀类调脂药及抗瘦素受体抗体也可在临床上酌情使用。

（白海涛　邱彩霞）

第六节　肿瘤相关性肾病

随着儿科疾病谱的改变，肿瘤的发病在儿科有所增加。肿瘤相关性肾病是指一类继发于全身各个器官的肿瘤所致的肾脏损害性疾病，可由于肾本身肿瘤或肾外肿瘤引起。临床表现以蛋白尿或肾病综合征为主，其在肿瘤患者中的发生率为 7%~34%。1922 年，Galloway 等首次报道了肾外肿瘤与肾病综合征的关系。

引起肾损害的肿瘤大多为恶性肿瘤，据报道恶性肿瘤包括：血液系统肿瘤，常见有各种类型的白血病、多发性骨髓瘤、霍奇金淋巴瘤等。脏器和躯体肿瘤，以肺癌多见，此外还有乳腺、生殖系统、胃肠道、泌尿系统、神经、皮肤等的恶性肿瘤。肿瘤合并肾脏损害，多数肿瘤发病在先，但有些患者肿瘤也可发生于肾脏损害之后数月或数年，两者也可同时发生。

【发病机制】

肿瘤引起肾损害的机制如下：

1. 肿瘤细胞直接浸润和影响　肿瘤细胞直接浸润肾实质或通过血行、淋巴途径转移至肾脏或肾盂输尿管。各种肿瘤中以白血病和淋巴瘤最常见，分别有 50% 和 30% 可累及肾脏。一般常双侧肾脏受累，可累及肾实质、肾血管、肾间质、输尿管及肾周围组织，病变可呈弥漫型或结节型。

2. 免疫机制所致肾损害

（1）免疫复合物形成：肿瘤可释放可溶性抗原，激活、产生相应抗体，肿瘤协同抗原或癌胚抗原与相应之抗体形成循环免疫复合物或原位免疫复合物沉积于毛细血管内皮、肾间质或肾小球基底膜,引起肾小球损害。

（2）病毒抗原抗体复合物致病:多见于淋巴增生性肿瘤如 Burkitt 淋巴瘤时,血中测得免疫复合物、肾小球内有 EB 病毒抗体。

（3）自身免疫机制:可能由坏死肿瘤细胞释放出 DNA,机体产生 DNA 抗体形成免疫复合物,发生无器官特异性的自身免疫性肾损伤。

（4）肿瘤细胞或浸润细胞释放血管通透因子引起肾小球滤过膜通透性改变。

3. 代谢异常

（1）大量肿瘤细胞坏死引起核酸释放增加,血尿酸生成增加,形成高尿酸血症,可沉积在肾小管形成尿酸管型或结石引起机械性梗阻;尿酸也可沉积在肾实质,对上皮细胞和内皮细胞产生直接毒性作用,并激活免疫反应而致肾损害。

（2）少数肿瘤患者可出现高钙血症,原因可能为白血病细胞浸润骨骼引起骨质破坏,或肿瘤细胞旁分泌甲状旁腺激素相关蛋白导致过多钙释放入血。持续的血钙升高引起尿钙增加,钙在肾小管上皮细胞以及肾小管基底膜周围沉积,引起炎症细胞浸润、肾小管坏死及肾间质纤维化。高血钙还可引起肾钙化,进而影响肾功能水平。

（3）肿瘤伴促肾上腺皮质激素、肾素、醛固酮分泌增多,尿排钾增多,可致低钾血症,持续性低血钾可致肾小管上皮细胞空泡变性和肾间质损害。

4. 梗阻性肾病　肿瘤时可发生肾外或肾内梗阻性肾病。

（1）肾外梗阻:盆腔器官、泌尿系及腹膜后之肿物可由于肿瘤本身、肿大的淋巴结、或腹膜后纤维而使上或下尿路梗阻,发生梗阻性肾病。两侧完全性梗阻者可发生无尿,偶可伴高血压及 IV 型肾小管酸中毒（高血氯、高血钾）,进行性氮质血症。梗阻缓解后患者大量利尿,但肾功能损伤（如重吸收钠、酸化尿液及浓缩力差）仍持续较长时间。

（2）肾内梗阻:常见于尿酸肾病,此外多发性骨髓瘤时的本周蛋白（Bence Jones 蛋白）以及胰腺肿瘤时的黏蛋白也可发生肾内梗阻。

5. 肿瘤治疗过程中的肾损伤　肿瘤的放疗、化疗治疗对肾脏的影响。某些化疗药物（如阿霉素、甲氨蝶呤、顺铂）可致肾小管间质损伤,环磷酰胺可诱发膀胱癌和肾盂癌。某些后腹膜淋巴瘤,盆腔肿瘤予肾区照射治疗后可致放射性肾炎,进一步出现肾功能的损害。

【临床表现】

由于肿瘤合并肾损害病因复杂,故而其临床表现也呈多样性,可为原发肿瘤表现,也可表现为肾炎综合征、肾病综合征、梗阻性肾病、肾小管间质病变、急性肾衰竭、慢性肾衰竭、高尿酸血症等。

1. 亚临床型　生前有肾损害,但无受累的临床表现、X 线和生化检查的改变,尸检时才发现。

2. 尿路感染症状　生前提示有肾脏疾病,但完全可以用肾脏侵犯以外的其他损害来解释,如尿路感染、肾盂积水等。

3. 肾实质受累症状　临床表现、X 线及生化检查反映出肾实质受损,可见肾区钝痛、高血压、水肿、肉眼血尿等。根据临床表现可分为肾小球肾炎型和肾病综合征型。

（1）肾小球肾炎型:表现为水肿、血尿、高血压等肾小球肾炎的症状,甚至可发展为急进性肾炎和肾衰竭。

（2）肾病综合征型:表现为大量蛋白尿、高度水肿、低蛋白血症和高胆固醇血症等。

4. 肾间质和肾小管受损　病因不同而临床表现各异,常因高钙、低钾、高尿酸血症及冷球蛋白血症引起肾间质及小管损害,表现为多尿、糖尿、碱性尿,甚至出现尿崩症、肾衰竭等。

【实验室检查】

1. 尿液检查 镜检红细胞增多,部分有肉眼血尿,尿蛋白(++)以上,可有管型,尿酸、尿钙增高。

2. 血常规检查 可有不同程度的贫血,血涂片可找到癌细胞。

3. 血生化 血浆白蛋白降低,胆固醇增高,血钾降低,血钙升高,血尿酸升高。肾功能不全者可见血尿素氮升高,肌酐清除率降低。

4. B 超、CT 除诊断原位肿瘤外,还可发现肾转移、肾钙化、肾结石及肾脏受压征象。

【诊断与鉴别诊断】

肾外肿瘤患儿出现以下异常者可考虑肿瘤相关性肾病:

1. 尿检查异常,有蛋白尿或血尿。

2. B 超、静脉肾盂造影、CT 检查可见双肾肿大或变形。

3. 肾功能不全不能用其他原因解释的。

【治疗】

治疗的关键是去除原发病,尽早切除肿瘤,不能及时切除者亦尽早化疗或放疗,但应注意化疗药物与放疗对肾脏的损伤,尽量选择肾毒性小的药物。

(1)治疗原发病:恶性肿瘤成功的治疗,可使大部分的肾脏损害得到缓解,如尿蛋白减少、肾功能改善、组织学改变消退等。但是,化疗、放疗也可以引起肾脏损害或加重肾损害。

(2)维持水、电解质、酸碱平衡:防止低钾、低钠、高钙和酸碱失衡的发生,对治疗有一定的帮助。

(3)对于肿瘤合并肾病综合征,提倡钠盐、水分的控制和利尿剂的使用。但糖皮质激素和免疫抑制剂的选用值得慎重考虑。

(4)溶瘤综合征的治疗:别嘌呤醇预防性的使用、水化、碱化尿液对溶瘤综合征有一定的预防作用。拉布立酶是基因重组的尿酸氧化酶,可以促使尿酸转化为可溶性的尿囊素经肾脏排泄,静脉使用后可以迅速起效(用药 4h 内),降低尿酸水平。

(5)肾脏替代疗法:如出现急性或慢性肾衰竭者应予以肾脏替代疗法。

(6)针对其他并发症以及合并症的对症处理。

【常见肿瘤相关性肾病】

1. 白血病相关性肾病 肾是髓外(extramedullary)常见的浸润部位(尸检中见于 63%),浸润发生率高与胚胎期肾属于造血组织有关。其临床表现多为原发病所掩盖,也可蛋白尿、镜下血尿,偶有急性肾损伤(acute kidney injury, AKI)、急性肾衰竭(acute renal failure, ARF),以对称性双肾大为首发表现。

(1)临床特点

1)梗阻性肾病:梗阻性肾病为白血病引起肾损害的主要表现,大多由尿酸盐结晶或结石引起,少数由甲氨蝶呤治疗所造成。尿酸性肾病常出现单侧性腰痛,有时表现为肾绞痛。尿镜检有红细胞,有时呈肉眼血尿,尿中可检出大量尿酸盐结晶,有时可有尿酸结石排出。急性肾衰竭时常表现为少尿或无尿。

根据尿酸沉积部位不同,梗阻性肾病分为肾内梗阻和肾外梗阻性尿酸肾病。肾内梗阻性肾病主要由急性白血病,尤其是淋巴母细胞性白血病引起,血尿酸显著增高,尿酸快速沉积于肾小管,引起急性肾内梗阻性尿酸肾病,表现为急性少尿或尿闭型急性肾衰竭。而慢性白血病,血尿酸轻度缓慢增高,尿酸逐渐沉积于尿路,形成结石并引起肾外梗阻,长期可产生肾外梗阻性肾病。上述两型可同时并存。

2)肾炎综合征:白血病细胞浸润肾实质或通过免疫反应引起血尿、蛋白尿、高血压等表现,甚至可呈急进性肾炎综合征表现,在短时期内引起少尿或无尿和肾衰竭。

3)肾病综合征:部分患者因免疫功能失调,造成肾小球损害,出现大量蛋白尿(大于3.5g/24h),血浆白蛋白低(小于30g/L),血脂高和水肿。

4)肾小管-间质病变:临床表现为多尿、糖尿、碱性尿,严重者出现急性肾衰竭,偶有表现为肾性尿崩症。其发生原因是白血病细胞浸润肾小管和间质、电解质紊乱、大量溶菌酶生成、或化疗药物而引起。

5)尿毒症:随着化疗药物治疗的进展,白血病患者存活时间明显延长,白血病的并发症随之增加,特别是肾脏受累,发生慢性肾功能不全,血肌酐上升,肌酐清除率下降,酸中毒,双肾缩小,直至尿毒症等。

6)并发症:常见的并发症有泌尿系结石、尿毒症及急性或慢性肾衰竭等。

(2)实验室检查

1)血液检查:除白血病的临床实验室检查结果外,肾损害时可有血浆白蛋白低(小于30g/L),血脂升高。血肌酐上升,肌酐清除率下降,血尿酸高于773.24μmol/L(13mg%)以上,酸中毒直至尿毒症等改变。

2)尿液检查:尿镜检有大量红细胞(有时呈肉眼血尿),尿中可检出大量尿酸盐结晶,(有时可有尿酸结石排出)。除血尿外可见蛋白尿,肾病综合征时可出现大量蛋白尿(大于3.5g/24h),另有糖尿、碱性尿,严重者出现急性肾衰竭改变,偶尔有肾性尿崩症的表现。

3)骨髓检查:具有特异诊断的意义。在疾病初期,骨髓改变可帮助白血病的诊断。

4)X线检查:常见尿酸沉积于尿路形成的结石,并有肾外梗阻表现。

5)B超检查:肾脏B超检查,可以发现肾外梗阻和尿路结石及肾脏形态改变。

6)病理检查:肾脏重量明显增加,肾小管有钙质沉着,有时肾小球亦有钙质沉着。白血病细胞浸润病变为主时,受累肾脏的病理改变可呈弥漫浸润型和结节型两种。①弥漫浸润型:肾脏肿大,颜色变白,切面上髓放线纹理不清,镜下见肾单位被浸润的白血病细胞分成间隔。见于急性或慢性白血病肾损害。②结节型:可见数毫米到数厘米大小不等的结节,通常分布于皮质,多见于急性白血病。白血病细胞浸润肾脏,以急性淋巴细胞白血病最严重,单核细胞型白血病次之,粒细胞型白血病最轻。

临床表现为肾病综合征者,肾小球病理可为微小病变性肾病,也可能为膜性肾病和系膜毛细血管性病变。某些患者的肾小管、肾盏、肾盂有尿酸盐结晶沉积,甚至形成尿酸结石,同时发现肾小管扩张及损害等梗阻性肾病组织学改变。肾间质呈间质性肾炎的病理改变。但以微小病变居多。

高尿酸血症时在肾间质-肾小管内可见尿酸盐沉积,晚期肾间质纤维化。

(3)诊断:鉴于白血病的肾脏受损多无明显临床表现,故在白血病诊治工作中必须密切观察,一旦出现尿异常、高血压、肾区疼痛或肿块时应进一步检查,以确定诊断。在白血病化疗前及疗程中检查血尿酸、尿尿酸、尿量、尿常规及肾功能等,应注意早期发现尿酸肾病,通过做肾脏B超和X线检查,以发现肾外梗阻和尿路结石。

符合以下标准,即可诊断白血病并发尿酸性肾病:①白血病患者如发生急性肾衰竭而无其他原因可查者；②有镜检血尿或肉眼血尿者；③尿中发现尿酸结晶；④血尿酸高于773.24μmol/L 以上者。

2. 副肿瘤综合征（paraneoplastic syndrome）　神经母细胞瘤和小细胞肺癌是使儿童和成人都容易发生副肿瘤综合征的典型代表。副肿瘤综合征是肿瘤产物（包括异位激素的产生）异常的免疫反应（包括交叉免疫、自身免疫和免疫复合物沉着等）或其他不明原因引起内分泌、神经、消化、造血、骨关节、肾脏及皮肤等系统发生病变，出现相应的临床表现。

（1）副肿瘤肾小球疾病：副肿瘤肾小球疾病的概念由英国学者 Galloway 1922 年首次提出，这种肾小球疾病是由肿瘤细胞分泌的产物（如细胞因子、激素、生长因子和肿瘤抗原等）通过不同作用机制（如免疫调节途径、肿瘤抗原抗体沉积途径和血管途径等）引起，而与肿瘤侵犯、转移或肿瘤负荷无关。典型肾小球病以膜性肾病（membranous nephropathy，MN）更多见，其他还有微小病变型肾病、IgA 肾病、局灶节段性肾小球硬化（focal segmental glomerulosclerosis，FSGS）、膜增生性肾小球肾炎（membranoproliferative glomerulonephritis，MPGN）等。

诊断标准：①排除肿瘤以外其他引起肾小球疾病的病因；②肿瘤与肾小球疾病的发生存在一定的时间关系；③肿瘤经治疗缓解后，肾小球疾病也能得以缓解；④肿瘤复发伴随着肾脏病的复发；⑤肾组织中找到肿瘤抗原或抗体的存在。

但严格来说以上几条均不是诊断副肿瘤肾小球疾病的金标准。有学者认为尽管肿瘤已被切除或化疗后缓解，但因为先前已经破坏的肾脏结构仍然存在，蛋白尿在肿瘤缓解后仍然会持续。肿瘤复发伴随着肾脏病的复发对于副肿瘤肾小球疾病的诊断很重要。但也有研究者认为当所谓的"复发肿瘤"为另一种新的原发性肿瘤，抑或是复发肿瘤不再表达引起肾小球病变的特殊抗原时，蛋白尿等肾脏病表现也可能不再出现；在肾组织中找到肿瘤抗原或抗体表面上看来是诊断副肿瘤性肾小球疾病的直接证据，但也有学者认为肾小球中检测到肿瘤抗原/抗体并不能肯定地说明它们具有致病性，或许只是一种被动的肾脏沉积，某些肿瘤患者肾活检时虽然检测到了肿瘤抗原或免疫球蛋白沉积，但确实没有出现蛋白尿等肾脏损伤的临床表现。所以，以上诊断副肿瘤肾小球疾病的标准都存在一定局限性，需要寻找更特异的诊断或排除指标。

（2）神经系统病变

1）中枢神经系统病变：如副肿瘤性小脑变性、副肿瘤性边缘叶脑炎、进行性多灶性白质脑病、弥漫性灰质脑病、脑干脑炎、斜视性眼肌阵挛 - 肌阵挛。

2）脊髓病变：如运动神经元病（又称亚急性运动神经元病）、亚急性坏死性脊髓病、癌性脊髓后侧索变性。

3）周围神经系统：如亚急性感觉神经元、多发性末梢神经改变、急性多发性神经根神经病、自主神经病。

4）累及神经肌肉接头：如癌性肌无力综合征。

5）累及肌肉：如皮肌炎、多发性肌炎。

（3）肺源性骨关节增生（HPO）

（4）弥散性血管内凝血（DIC）

（5）皮肤色素沉着

（6）男性乳房发育

3. 肿瘤溶解综合征（tumor lysis syndrome, TLS）　肿瘤溶解综合征是一组严重代谢紊乱性疾病，儿童最常见于 Burkitt 淋巴瘤、淋巴细胞性白血病治疗过程中肿瘤细胞大量破坏的情况，少数情况下由肿瘤细胞自动裂解而引起。Cohen 等于 1980 年首次提出该病，一般在治疗后 1~5 天发生，偶自发，一般无非特异性症状，可有乏力、纳差等消化道症状，电解质紊乱主要表现为高尿酸血症（尿酸≥467μmol/L 或较基值增加 25%）、高钾血症（钾≥6mmol/L 或较基值增加 25%）、低钙血症（钙≤1.75mmol/L 或较基值降低 25%）和高磷血症（血磷儿童≥2.1mmol/L 或较基值增加 25%，成人≥1.45mmol/L 或较基值增加 25%），易并发急性肾衰竭（ARF），病死率较高。

4. 放射性肾病（Radiation nephropathy）　放射性肾病是指肾经电离辐射后肾实质和血管受损，临床表现为蛋白尿、血尿、氮质血症、贫血、高血压，若不治疗，最终导致肾衰竭。临床上放射性肾病常被分为急性放射性肾病、慢性放射性肾病、血栓性微血管病（溶血性尿毒综合征 / 血栓性血小板减少性紫癜）。放射性肾病引起的慢性肾衰竭存活率很低。

病理改变：肾放疗后肾实质呈时间和剂量依赖性改变，早期出现不同程度的毛细血管袢增厚、上皮细胞肿胀和基膜双轨形成，继而引起肾小球硬化和肾间质纤维化，明显的系膜病变包括系膜细胞溶解、系膜基质与上皮细胞粘连，最终导致毛细血管袢塌陷和系膜硬化。肾小管间质亦可受损，肾小管基膜不规则增厚，肾小管逐渐萎缩，球囊下肾小管损伤明显加重。可出现内膜增厚、中膜增生。

5. 药物治疗引起的肾损伤　如顺铂可引起肾小管间质损害，可导致急性肾衰竭（Acute Renal Failure, ARF）；碳铂、卡铂可影响造血系统；烷化类如环磷酰胺、异环磷酰胺引起出血性膀胱炎，膀胱纤维化；抗代谢药如甲氨蝶呤、阿糖胞苷可影响肾功能；干扰素 α 可引起蛋白尿；干扰素 γ 可引起急性肾小管坏死；造血干细胞移植后常见的并发症之一是急性肾损伤（AKI），亦可进展为慢性肾衰竭。

【中西医结合临床思路】

西医重在攻邪，无论手术还是放化疗，均以杀灭肿瘤细胞，消除肿瘤病灶为主要目标，杀死杀伤癌细胞的能力较强，虽然近期疗效较好，但不良反应也比较大。中医治疗恶性肿瘤可有效地发挥其灵活、实用的特点，提高疗效，降低化疗放疗的不良反应，减轻患者痛苦。

肿瘤患者的病理改变中医在临床上以"湿、毒、痰、瘀（滞）、虚"最为多见，中医将肿瘤的病机主要归纳为：毒热蕴结、痰湿阻滞、气滞血瘀、脏腑阴阳失调等几个方面。中医学对于疾病治疗有长久的历史和丰富的经验积累。

根据中医急则治其标、缓则治其本的治疗原则，凡癌症早中期邪气盛，应采用手术放疗化疗等西医的治疗手段，以消除肿瘤病灶，控制肿瘤发展势头，辅以中药治疗，以增强体质、减少药物不良反应。以争取较好的临床疗效；对中晚期癌症正气已虚，可采用小剂量放化疗或姑息性放化疗，或动脉介入，再辅以中医疗法，攻补兼施；至于癌症晚期，机体衰弱，正不胜邪，或年龄大体质差或重要脏器功能受损者，应以中医药扶正抑瘤为主，以提高患者的生存质量和延长生存时间为主要目标，所以治疗原则是早期以手术和放化疗为佳，中期以中西医结合较好，晚期以中医药治疗为主。

（艾斯　郑健）

第七节　肾囊性病变

肾囊性病变（cystic kidney disease）是指在肾组织中出现单个或多个内含液体的一组疾病。囊性肾病的囊肿不是一个封闭式的囊肿，实为肾小管集合管壁节段性扩张而成，多数与小管腔交通。囊肿发生的部位依据不同的囊肿性疾病而有所不同，应用 B 超、CT 或肾脏 MR 检查可以早期发现。

肾囊性病变种类繁多，病因相异，预后不同。根据遗传与否分为遗传性肾囊性病变和非遗传性肾囊性病变。遗传性肾囊性病变按照遗传方式分为常染色体显性遗传（常染色体显性遗传多囊肾病、髓质囊性肾病、Von Hippel-Lindau 病、结节硬化症等）、常染色体隐性遗传（常染色体隐性遗传多囊肾病、肾单位肾痨、性幼稚 - 色素性视网膜炎 - 多指畸形综合征、Joubert 综合征及相关疾病、Edward 综合征、Ⅳ型口 - 面 - 指（趾）综合征 BOR 综合征等）及 X- 连锁遗传（口 - 面 - 指综合征Ⅰ型）。非遗传性肾囊性病变可分为先天性发育异常（如髓质海绵肾、囊肿性肾发育不良）和获得性肾囊性病变（如单纯性肾囊肿、低钾血症相关性肾囊肿、晚期肾衰竭相关性肾囊肿）。此外，还有其他合并囊肿性肾病的综合征，如 Zellweger 综合征、Ehlers-Danlos 综合征、Papillon-Ljage-Psaume 综合征、Perlman 综合征、软骨发育不良（hypochondroplasia）、肢端 - 胼胝体综合征（acrocallosal syndrome，ACLS）等。

【发病机制】

1. 中医发病机制　中医认为本病的发生与脏腑气血的亏损及痰瘀水浊停留体内有密切关系，其病理实质为痰与饮。病机为素体脾肾两虚，脾虚不能运化水湿，水湿停滞、痰浊内生；肾虚不能气化膀胱，温化水湿，则水湿痰浊内停。水湿痰浊停滞，则气机不畅，气滞则血行不畅，滞而成瘀，痰浊瘀血互结。气滞痰瘀互为因果，互相影响，导致癥块日渐增大；气血不畅，瘀血及痰浊湿热搏结于肾，胶着不散，不通则痛；痰瘀日久，郁而化热、损伤络脉，则为尿血。

2. 西医发病机制

（1）遗传性囊肿性肾脏病：主要原因由基因突变导致，目前已确认涉及 70 多种基因突变。多数为单基因遗传，各突变基因有相应的表型，及存在基因型 - 表型关系。此外，同一基因突变的表型也受突变方式和突变类型影响，具有相同突变的患者表型存在差异，推测存在修饰基因和环境因素的影响。

1）纤毛学说：目前研究认为，遗传性囊肿性肾脏病相关突变基因产物均为参与编码纤毛 - 中心团复合体形成的蛋白。纤毛是存在于大多数细胞表面的一种细长的管状结构，按结构和功能分为初级纤毛（primary cilia）和运动纤毛（motile cilia）两种。初级存在于多种小管上皮细胞表面（如肾小管），感知外界多种信号途径，如 Hedgehog、Wnt、Notch、PCP、β-catenin 信号途径以及生长发育相关的信号传导途径。目前常见的几种遗传性囊性肾病相关基因在纤毛的定位及所涉及相应的信号途径。

肾脏纤毛结构及功能异常或相关基因表达蛋白异常，均可导致肾脏囊肿发生。

2）"二次打击"学说：多囊肾病小管上皮细胞遗传了父代的 PKD 突变基因，此时并不引起多囊肾病，只有在有感染、中毒等后天因素作用下，杂合子的正常等位基因发生了突变（体细胞突变），丢失了正常单倍体，个体才发生多囊肾病。换言之，第 2 次基因突变发生的时间和部位决定了肾囊肿发生的时间和部位。

3）"螺旋区 - 螺旋区"相互作用学说：多囊肾中，PC 分布于细胞膜表面，细胞外区有与海胆精子的卵胶受体（REJ）同源的区域，激活该区域后发生顶体反应，调节离子通道转运活性；PC2 分布于内质网和细胞膜，两者通过 C 端的螺旋区，发生螺旋区 - 螺旋区相互作用，作为受体共同感知保外配体的刺激，以阳离子作为第二信使将信号通过共同途径传至细胞核，调节细胞的增值、分化和迁移，保证产生和维持正常的肾小管形态，两种多囊蛋白中的任何一种发生突变，都会导致信号产生及传导通路异常。

（2）非遗传囊肿性肾病：单纯性肾囊肿通常由扁平立方上皮细胞组成的光滑的囊壁，内部充满草绿色囊液，其发病机制目前还不完全清楚。

【治疗】

目前无特殊治疗方式，以对症治疗为主，部分外科手术治疗，以缓解临床症状。吴燕燕认为囊性疾病多属瘀与饮，故其治疗当活瘀化饮消癥。提出以桂枝茯苓丸为基础方加减，方药组成：由桂枝、茯苓、牡丹皮、桃仁、赤芍。肝郁者合柴胡、郁金；肾虚者合山药、菟丝子；湿热带下者伍以苍术、黄柏、白花蛇舌草；合有外邪者加防风、荆芥；气虚者加黄芪；质地坚硬，恐化瘀之力不足，伍以三棱、莪术、穿山甲，同时加软坚之品浙贝母、牡蛎、昆布等；病在下者加牛膝，病在上者加川芎。

【常见肾囊性病变】

1. 多囊肾病　多囊肾病（polycystic kidney disease, PKD）是一种常见的遗传性肾脏病，主要表现为双侧肾脏出现多个大小不一的囊肿，囊肿进行性增大，最终破坏肾脏结构和功能，导致终末期肾脏功能衰竭。根据遗传方式不同，分为常染色体显性遗传多囊肾病和常染色体隐性遗传多囊肾病。

（1）常染色体隐性遗传多囊肾病（autosomal recessive polycystic kidney disease, ARPKD）：是一种严重的遗传性肝肾疾病，多数在婴儿期发病，表现较为典型，既往又称之为"婴儿型多囊肾"，其发病率在 $1:20\,000$，人群携带者为 $1:70$。但也可以发生于儿童及成人，故"婴儿型"现已废用。ARPKD 在我国相关病例报道较少。

1）发病机制：ARPKD 致病基因 *PKHD1* 位于 6p21.1-p12，是迄今所知最大的人类基因之一，主要分布于肾脏皮质和髓质集合管、升支粗段肾小管上皮细胞和胆管上皮细胞。目前，突变数据库中已有报道突变数已达 730 多个基因突变。主要的突变类型有错义突变、截断突变。大多数 PKHD1 基因突变具有家族特异性，且多数都是复合杂合突变。

2）临床表型：发病年龄不同，临床表型有较大差异。1971 年 Blyth 和 Ockenden 根据临床表现和起病年龄将常染色体隐性多囊肾病分为 4 型：

①围生期型：肾脏病变最严重，约 90% 集合管受累，以巨肾、严重肾衰竭及呼吸功能受损为特点，患儿存活不超过 1 周；30%~50% 的患病胎儿因羊水过少导致肺发育不全而在围产期死亡，影像学检查主要表现为双肾收集管的非梗阻性梭形膨大，回声增强，呈陶土样"Potter"羊水过少症。

②新生儿型：约 60% 集合管扩张，患儿一般在 1 个月内出现临床症状，1 年内死于肾衰竭。主要表现为肾损害及肺发育不全。严重者肾脏体积增大如成人肾，表面光滑，内部有 1~2mm 囊肿，切面可见从肾盂到皮质呈放射排列的薄壁管。镜下可见这些管是扩张的集合管或囊肿形成，组织间水肿严重。因肺发育不全，引致呼吸困难，由于抢救常造成纵隔积气及气胸。

③婴幼儿型：约 25% 集合管受累，如果渡过新生儿期，肾脏体积减小，集合管扩张减轻，存留的囊肿呈球形。另外有不同程度的皮质小管萎缩，基底膜增厚及基质纤维化，及慢性进行性肾功能损害、肾衰竭、肝病、严重高血压，继之有生长迟滞及充血性心力衰竭。生长迟滞不与肾衰及肝病紧密相关。患儿出生后 3~6 个月即可出现肾衰竭和门静脉高压症，多于儿童期因肾衰竭死亡。

④青少年型：约 10% 集合管受累，肾脏损害程度较轻，主要表现为肝损害（肝小叶间导管的增生和扩张）和肝门纤维化等，表现为肝大且硬，表面呈颗粒状。镜下肝小叶间胆管增多、扩张，肝被叶间及门脉周围的纤维带分隔，但固有肝小叶不受影响，肝细胞正常。肝脏门脉区严重纤维变性，多于 13~19 岁出现门静脉高压症，如不死于肾囊性病变，则可能死于肝病。

3）实验室检查：可证实有肾功能损害，血清尿素氮、肌酐升高，小儿有酸中毒及中度以上贫血，尿比密低及轻度蛋白尿，大部分患儿 B 超等影像学检测可见小囊肿。

4）诊断标准：ARPKD 早期及非创伤性诊断主要依靠影像学检查，超声检查为首选，超声显示肾实质呈弥漫性强回声及双肾多发囊肿形成。CT 敏感度更高，磁共振则可直接显示扩张的充满液体的集合管。静脉肾盂造影表现为肾盏、肾盂及输尿管显影迟缓，造影剂聚集在扩张集合管内使肾脏呈放射条纹状改变，这种改变可在注射造影剂后持续 24 小时。

5）鉴别诊断

①遗传性肾囊肿性疾病主要与常染色体显性遗传性多囊肾病、结节性硬化症等相鉴别。

②非遗传性肾囊性疾病主要与多囊性肾发育不良、多房性囊肿、髓质海绵肾、单纯性肾囊肿、获得性肾囊肿等相鉴别。

6）治疗：ARPKD 无法治愈，只是对症处理，如注意呼吸道管理，治疗高血压、充血性心力衰竭、延缓肾衰竭进展及处理肾功能不全并发症。肝胆疾病的治疗主要是防治门静脉系统血管曲张破裂出血，可行血管硬化疗法或门静脉分流术，脾功能亢进时可行脾脏切除术，胆管炎和由此产生的肝脓肿和脓毒症，应予抗生素治疗及外科引流。当进入终末期肾衰竭时，可行肝肾联合移植。

7）预后：肾脏病变越重，预后越差。肾脏病变严重的患儿常在新生儿期死亡。肾脏病变轻而度过新生儿的患儿，在几年至数十年内逐渐发展为肾功能不全或衰竭，成人 ARPKD 肾衰竭进展较缓慢，少数患者的肾功能可保持正常。

（2）常染色体显性遗传多囊肾病（ADPKD）：是一种常见的单基因显性遗传性肾病，无明显的年龄和性别差异。发病年龄多在 30~50 岁，故既往又称之为"成人型多囊肾病"，实际上该病可发生于任何年龄，甚至胎儿。ADPKD 除累积肾脏外，与 ARPKD 类似，常伴有肝囊肿、胰腺囊肿、颅内动脉瘤、心脏瓣膜异常。世界性发病率为 1/1 000~1/400，为人类发病率最高的重要遗传病之一。

1）发病机制：本病为常染色体显性遗传，父母一方患病，子代患病概率为 50%，但约有 40% 患儿无家族史，可能为患者自身基因突变所致。目前已知引起常染色体显性遗传多囊肾病的突变基因主要有两个，按照发现先后分别命名为 *PKD1* 和 *PKD2*。*PKD1* 位于 16p13.3，编码蛋白多囊蛋白 -1（polycystin 1，PC1），是一种分布于细胞膜的糖蛋白；*PKD2* 位于 4q22~23，编码蛋白多囊蛋白 -2（polycystin 2，PC2），主要分布于内质网膜及细胞膜。无 *PKD1* 及 *PKD2* 基因突变的 ADPKD 患儿可能存在第 3 个基因突变导致，但尚未在染色体上定位和克隆。

2）临床表现：本病为多系统受累，具有肾脏表现、肾外表现及相应并发症。

①肾脏表现：幼时肾大小形态正常或略大，随年龄增长囊肿数目及大小逐渐不断地增多和增大，主要表现为两侧肾肿大（肾脏皮、髓质有多个液性囊肿形成）、肾区疼痛（钝痛、胀痛、刀割样或针刺样痛）、血尿（可伴有白细胞尿及少量蛋白尿）及高血压等。可缓慢发展为肾功能不全至肾衰竭。

②肾外表现：肝脏囊肿是 ADPKD 最常见的肾外表现，大多数患者无症状，少数可表现为疼痛、囊肿感染和出血。合并神经系统部分组织的囊肿形成，如颅内动脉瘤、蛛网膜囊肿、松果体囊肿、脑室脉络丛囊肿等。偶见合并有卵巢囊肿、睾丸囊肿、精囊囊肿的表现。

3）诊断与鉴别诊断：主要依据家族遗传史、临床表现、影像学检查及分子诊断。

①家族遗传史：常染色体显性遗传，外显率为 100%，但仅有 60% 的患者有明确的家族史。

②ADPKD 诊断标准

主要标准：肾脏皮质、髓质弥漫散布充满液体的囊肿；明确的多囊肾家族遗传病史。

次要标准：多囊肝；肾衰竭；腹壁疝气；心脏瓣膜病；胰腺囊肿；脑动脉瘤；精囊腺囊肿；眼睑下垂。

如果具有两项主要标准及 1 项次要标准，临床可确诊 ADPKD。如仅有第 1 项主要标准，无家族遗传史，则要有 3 项以上的次要标准，才能确诊 ADPKD。

③影像学检查：B 超是首选辅助检查方法。表现为肾脏体积增大，肾内多个大小不等的囊肿与肾实质回声增强。肾脏各囊壁间有花色血流，分布杂乱，肾血流量减少，阻力指数升高。CT 和磁共振诊断精确度较 B 超高，可检测出更小的囊肿。

④基因诊断：目前基因连锁分析、微卫星 DNA 检测、直接基因检测突变、变性高效液相色谱分析直接检测 *PKD1* 及 *PKD2* 基因突变，可从分子层面对 ADPKD 进行确诊。

本病晚期诊断无困难，早期需要与肾肿瘤、肾积水、Von-Hippel-Lindau 病及肾盂肾炎鉴别。

4）治疗

①中医治疗：中医认为多囊肾是淤积所致，治疗主要通过补肾、健脾，辅以清热、降浊、利湿、解毒等法。早期存在气滞血阻、肾气不固、下焦湿热；中期则瘀血内积、肝阳上亢、精血不足、湿热下注；末期则以正虚瘀结、肝风内动、湿毒关络为主。早期治疗可用水蛭粉、皂角攻邪，六味地黄汤滋阴补肾；中期用五味消毒饮、土茯苓清热解毒，赤芍、牡丹皮活血化瘀，蒲公英、车前子清热利水；晚期则以扶正为主。

②西医治疗：目前暂无有效的治疗方法，主要是控制并发症如疼痛、高血压、感染等，延缓疾病进展。

大多数患者早期无需改变生活方式或限制体力活动，当囊肿较大时，应避免剧烈的体力活动和腹部受创。出血时除积极治疗出血产生的原因外，卧床休息十分重要，常用的止血药物作用不大，甚至会形成血块，导致尿路梗阻或诱发感染。极少数出血量大的患者需要输血治疗，内科治疗无效时可慎重考虑手术治疗。高血压患儿可使用降压药物包括血管紧张素转化酶抑制剂（ACEI）、血管紧张素 II 受体拮抗剂（ARB）、钙通道阻滞药、β 受体拮抗药、中枢性降压药、利尿剂等。尿路感染最常见，其他感染包括胆管感染、肠道憩室炎症，一般水溶性抗生素通过肾小球滤过、近曲小管分泌，脂溶性抗生素通过囊壁弥散入囊肿，治疗肾囊肿感染应联合应用水溶性和脂溶性抗生素，疗程 2 周以上。

肝囊肿外科治疗指征：①即使无症状的先天性肝囊肿，直径大于 8.0cm 时应积极治疗；②无论囊肿大小，只要有相应临床症状存在，都应该治疗；③对于直径小于 8.0cm 且无临床症状的肝囊肿，可定期观察，无需特殊治疗。保守治疗无效者可采用手术治疗去除增大的肾囊肿、超声引导下囊肿穿刺抽液减压术或高选择性肾血管内栓塞术。

2. 肾单位肾痨　肾单位肾痨（nephronophthisis，NPHP）属常染色体隐性遗传囊肿性肾病，是 30 岁前青少年儿童肾衰竭的主要遗传性因素。NPHP 致病基因有多种，目前发现与 NPHP 发病相关的基因有 20 种，分别是 *NPHP1~NPHP18*、*NPHP1L/XPNPEP3*、*NPHP2L/SLC41A1*。临床起病隐匿，表现缺乏特异性，基因检测是确诊的主要手段。

（1）临床表现：为多系统受累的疾病，具有肾脏表现、肾外表现。

1）肾脏表现：早期可有多饮多尿、夜间遗尿、低渗尿病史，以及生长发育迟缓、贫血等非特异性表现，B 超或 MRI 等影像学检查可表现为双肾慢性病变，实质回声或密度增强，双肾大小多数正常，皮髓质分界不清，皮髓质部位多发囊肿或单发囊肿；病理检测表现为皮髓质肾小管（可累及肾小球球囊）囊肿性扩张、小管基膜混乱中断或不规则增厚、间质广泛纤维化伴单核细胞浸润的特征性"三联征"表现，疾病后期进展为终末期肾病。

2）肾脏外表现：10%~15% 的患者同时存在肾外异常表现，有些患者还以肾外表现伴有或不伴有肾单位痨而就诊。与遗传异质性有关，病变多累及眼、肝、脑、骨骼等，常见由几种表征共同出现，表现为一组临床综合征，如 Joubert 综合征、西尼尔 - 勒肯综合征（Senior-Loken syndrome）、先天性黑矇症；脑 - 眼 - 肾综合征、性幼稚 - 色素性视网膜炎 - 多指畸形综合征等。

（2）基因型 - 临床表型关系：各基因突变所致 NPHP 的临床表型上存在一定的相关关系，婴儿型 NPHP 主要突变基因是 *NPHP2*、*NPHP3*、*NPHP9*；少年型 NPHP 主要致病突变基因是 *NPHP1*、*NPHP3~NPHP8* 等；以及 *NPHP3*、*NPHP1*、*NPHP4* 是青年型 NPHP 的主要致病基因。肾脏外表现上，合并视网膜病变（早发型视网膜病变、迟发型的视网膜色素变性的 Senior-Loken syndrome）主要突变基因包括 *NPHP5*、*NPHP6*、*NPHP1*；NPHP 合并脑部发育异常的 Joubert-syndrome 最常见于 *NPHP1*、*NPHP3*、*NPHP6*、*NPHP8*、*NPHP11* 基因突变，NPHP 合并肝脏纤维化最常见于 *NPHP3*、*NPHP4*、*NPHP11* 和 *ANK6* 等。

（3）辅助检查

1）实验室检查：发病早期尿检无明显异常或仅存在轻微的低比重尿、尿渗透压降低（晨尿 <400mOsm/kg）。肝肾功能检查及血常规、出凝血无明显异常，在疾病中后期可出现蛋白尿和管型尿，血尿少见，肾衰竭时出现 BUN、Cr 升高，贫血等。

2）眼科检查：检眼镜检或视网膜电图可见视网膜炎或色素退行性变；视野检查可见视野缺损；部分患者可有动眼障碍等。

3）影像学：肾脏 B 超可见 1cm 以上的囊肿，双肾回声增强，肾脏大小正常或稍缩小，未见囊肿者可进一步进行肾脏 MR 检测，可以辅助发现小囊肿；肝脏 B 超可见回声增强，肝胆管扩张，或囊肿形成。骨骼 X 线片示骨骼发育障碍，骨骺异常。双侧小脑半球间可见"裂隙"样脑脊液填充，小脑上脚增厚、延长，上抬并几乎垂直于桥脑背侧，脚间池变深在脑 MRI 上呈现"臼齿征"。

4）肾活检：典型者表现为皮髓质交界处多发肾小管（可累及肾小球）囊肿、小管基膜混乱中断、小管间质广泛纤维化和肾小球周围纤维化的特征性表现，简称"三联征"。

5）基因检测：是确诊的金标准。

（4）诊断与鉴别诊断

1）阳性家族史。

2）有多饮、多尿、继发性遗尿史及生长发育落后病史。

3）肾功能不全的一般症状。

4）实验室无明显异常，或见血尿素氮、肌酐升高。

5）肾脏 B 超皮质 - 髓质交界处多发囊肿。

对有上述表现者，临床可疑诊为 NPHP，并做进一步详细检查：①完善体格检查—神经系统功能、眼、肝脏、骨骼和四肢情况。②完善眼科检查，肝脏 B 超、骨骼 X 线，有共济失调或智能低下的行脑 MRI 检查。最后根据现有临床表现，推测突变基因，做遗传学检测。检测到突变基因即可确诊；未检测到突变基因不能排除，因为近 70% 的患者目前尚未能明确致病基因，此时再行肾脏病理学检查，有助于诊断。

（5）治疗及预后：迄今尚未有特异性治疗方法，治疗原则是降低患病个体出生率及支持、对症治疗：控制并发症，保护肾功能，延缓肾衰竭进展；注意足量的热卡、氨基酸、水分和盐分的补充；纠正酸中毒、钙剂和维生素 D 治疗骨病。定期检测同胞尿浓缩能力，及早诊断；对进入终末期肾脏病患者及时采取肾透析或肾移植改善和维持生命治疗。

3. 肾髓质囊性病 肾髓质囊性病（medullary cystic kidney disease，MSK）又名髓质海绵肾、肾小管特发性扩张、非尿毒症性髓质囊性病等，指在肾髓质出现的所谓囊性病变，属先天性发育异常性疾病。多为双侧发病，病理特征是乳头部集合管扩张形成肾髓质无数大小不等的囊腔，偶可发现胚胎组织，有时候可合并其他先天性泌尿系统异常。大体标本外观似海绵，多数小囊与肾小管或肾盂相通。由于尿液滞留在扩张的小管内，可继发感染、出血及微小结石形成。此种囊性病变有两种类型，即髓质海绵肾和幼年性肾痨髓质囊性病。主要在儿童及青年中发病，男性多见，其发病率在 1/5 000~1/2 000。

（1）病因：与常染色体隐性遗传病或常染色体显性遗传有关，也有其他不明因素。分别由 2 个基因突变导致：*MCKD1* 和 *MCKD2*，分别坐落于染色体 1 及染色体 16。

（2）临床症状

1）髓质海绵肾：本病出生时就存在，但无症状，尿液检查及肾功能正常。临床表现主要由并发症引起，如肾结石和肾感染。囊性病变广泛者可出现尿浓缩功能和酸化功能减退，尿钙排泄增加，预后良好，罕有发生肾衰竭。

2）幼年性肾痨髓质囊性病：多数在儿童或青年期起病，临床以尿浓缩功能减退在肾衰竭之前出现，烦渴、多饮、多尿及遗尿为特征性早期表现。尿液除低渗之外可无异常，生长发育滞缓伴有贫血。肾保钠功能差，常发生低钠血症及血容量不足，尿钙排泄增加，导致低血钙及手足抽搐，可继发甲状旁腺功能亢进及肾性骨营养不良。发病后 5~10 年逐渐发展到肾衰竭。此型是儿童和青年导致终末期肾病的常见原因，可能是一组联合病，除肾病变外，患者或家系成员有色素性视网膜炎、白内障、黄斑变性、近视或眼球震颤等。

（3）实验室检查

1）尿液检查：多数患者尿检可见红细胞和白细胞。晚期可见蛋白尿、管型尿，尿比密下降在 1.010 以下，并发感染时可见脓尿、血尿。

2）血生化检查：晚期常有肾功能不全，血清尿素氮、肌酐升高。

3）X 线检查

①尿路 X 线平片：肾小盏外侧乳头部肾髓质内显示大小不等数目不定的小结石，多为

粟粒状,呈多发性、簇状或放射状排列。腹部X线平片可见两侧肾脏体积大小改变明显,且有囊肿样或钙化阴影。

②静脉尿路造影:肾椎体及肾小盏周围可见被造影剂充盈的梭形小囊肿,多数囊肿排列成扇形、葡萄串样或花束样;肾小盏增宽,杯口扩大。

③逆行肾盂造影:显示肾盏杯口扩大。

4)CT和MRI检查:CT和MRI一般不作为初始检查方法,但其优点是能显示组织不同密度,详细提供解剖结构情况,且更能清晰显示各组织密度,明确梗阻病因和病变性质。

5)超声波检查:对诊断肾囊性变有高度敏感性,亦适用于多囊肾的检查。可见肾体积改变、肾盂肾盏变形,另有囊肿壁较厚或不同程度的钙化和梗阻。

(4)诊断与鉴别诊断

1)诊断要点

①有阳性家族史。

②往往有排出微小结石的病史。

③临床表现常无症状,病变多为双侧,男性多见,有时可有以下表现:血尿多为无症状镜下血尿,结石排出时可为肉眼血尿。可反复出现;持续性腰部隐痛不适为病变肾小管内尿液滞留,内压增高所致,排石时刺激肾集合系统造成发作性肾绞痛;继发感染时可有镜下或肉眼脓尿;病变发展的晚期常出现贫血、水肿、血清肌酐升高等慢性肾功能不全表现。

2)鉴别诊断:本病须与多囊肾、单纯性肾囊肿、孤立性多房囊肿等多发性单纯囊肿、肾结核、肝或肾棘球蚴病、肾肿瘤、肾盂积水、慢性肾炎、肾盂肾炎以及腹腔内其他器官囊肿等鉴别。

(5)治疗:本病以对症处理为主,尤其是补钠以纠正低钠血症和低血容量,可改善肾功能,延缓肾衰竭的进程。无症状或无并发症者一般无需治疗。如有尿路感染则按肾盂肾炎正规给予抗菌治疗。并发结石者应多饮水,使每天尿量保持在2 000ml以上,试用排石和消石药;高钙尿者加服噻嗪类利尿药,若病变局限于一侧肾的部分,可考虑病侧肾或病变部位肾切除术。

4. 其他遗传性肾囊性病 有些遗传性病变有多发肾皮质囊肿形成,但不是多囊肾。绝大多数囊肿小,没有症状,对肾功能影响小,如Zellweger脑肝肾综合征、窒息性胸部发育异常。这些囊肿是遗传综合征的构成部分或是继发于遗传代谢毒素对肾的影响尚无定论。这些囊肿无论在形态或分布上都不同于多囊肾。

(1)结节性硬化症(tuberous sclerosis complex,TSC):又称bourneville病,是一种以神经系统表现和累及多器官错构瘤为主要特征的神经皮肤综合征,本病为常染色体显性遗传,突变基因为TSC1和TSC2。TSC1、TSC2分别编码Hamartin蛋白(130KD)及tuberin蛋白(200KD);tuberin蛋白与Hamartin蛋白在胞内形成功能复合物(TSC1-TSC2 complex),通过tuberin蛋白GTP酶激活蛋白决定域[GTPase activating protein(GAP)domain]调节哺乳动物雷帕霉素靶蛋白(mammalian target of rapamycin complex,mTOR)复合体信号转导通路,进而影响细胞的增殖、分化、迁移及营养代谢等多种生物学功能。TSC1或TSC2基因突变均可引起TSC1-TSC2复合体功能丧失,mTOR信号转导通路持续异常活化,从而导致TSC的发生。临床表型复杂且缺少特异性,癫痫、智能障碍、自闭症谱系病及皮肤损害是其主要表现,其他器官包括肾脏、肺、心脏、骨骼、视网膜及内分泌腺等均可受累。一般囊肿较小,但也可多而大,可引起高血压及慢性肾功能不全。临床上有惊厥、反应迟钝,据此可与多囊肾鉴别。

（2）Von Hippel-Lindau 氏病:常染色体显性遗传,双肾多发囊肿,常伴有肾脏实体瘤（如肾细胞癌、嗜铬细胞瘤）、视神经和中枢神经肿瘤。

（3）肾小球囊性病:见于多种肾脏病,包括早期成人型多囊肾、染色体畸形综合征、耳面指综合征,肾发育异常及尿路梗阻。其中Ⅰ型口 - 面 - 指综合征是常见的 X- 连锁显性疾病。男性不能存活,女性患者肾脏表现与常染色体显性多囊肾很难区分,但身外表现可供鉴别。Ⅰ型口 - 面 - 指综合征患儿有口腔异常:舌带增宽、舌裂、腭裂、唇裂、牙齿排列紊乱,面部异常如鼻根部增宽、鼻窦、颧骨发育不良以及手指异常。

5. 非遗传性囊性肾病

（1）单纯性肾囊肿:单纯性肾囊肿为肾脏出现单个或多个囊肿,囊肿间肾脏组织正常,除非有特大囊肿形成,肾脏大小及形态基本正常,是最常见的囊肿性肾脏病。本病发病原因不明,多见于成年人,极少见于儿童或幼儿,若儿童期出现单个或多个肾脏囊肿,在后期随访过程中出现囊肿数量增多则不能排除多囊肾可能。肾囊肿的发病率随着年龄的增加逐年升高,且有肾囊肿患者的平均年龄均大于没有肾囊肿患者的平均年龄;而在同类人群中,男性的发病率亦高于女性。此外肾结石、血肌酐、吸烟等是单纯性肾囊肿发生率的危险因素。

1）临床表现:单纯性肾囊肿一般无临床症状,不影响肾功能,但肾囊肿可引起腹痛及发现腹部包块、高血压等,如囊肿破入肾盂肾盏系统可有血尿,囊肿亦可导致肾盂肾盏梗阻症状。囊肿很大时可产生疼痛或肾区不适感。大的囊肿（直径 >5cm）可压迫周围正常肾组织,使局部血流减少,肾素分泌增加,出现高血压,但肾功能检查一般在正常范围。

2）实验室检查:尿液检查,如合并感染可有脓尿、血尿,但一般无肾功能不全。本病虽然很少发生慢性肾衰竭,但是在肾功能范围内仍有较高的血肌酐水平、较低的肌酐清除率。

3）影像学检查:B 超为首选检查,典型 B 超表现为病变区无回声,囊壁光滑,边界清楚,当囊壁显示不规则回声或有局限性回声增强时,应警惕恶性病变;继发感染时囊壁增厚,病变区内有细回声;伴血性液体时回声增强。CT 对 B 超检查不能确定者有价值,囊肿伴出血或感染时,呈现不均质性,CT 值增加,当 CT 显示为囊肿特征时,可不必再作诊断性穿刺。IVU 能显示囊肿压迫肾实质或输尿管的程度。MRI 能帮助确定囊液性质。

4）囊肿穿刺和囊液检查:当 B 超、CT 等不能确诊或疑有恶性病变时,可在 B 超引导下行囊肿穿刺,抽取囊液化验。囊肿继发肿瘤时,囊液为血性或暗褐色,脂肪及其他成分明显增加,细胞学阳性,肿瘤标记物 CA50 水平增高;合并感染时囊液呈暗色混浊,脂肪及蛋白含量中度增加,淀粉酶和 LDH 显著增高,细胞学检查有炎性细胞,囊液培养可确定病原菌。抽出囊液后,注入造影剂和 / 或气体能显示囊壁情况,若囊壁光滑表示无肿瘤存在。

5）诊断与鉴别诊断

①诊断要点:根据临床表现高血压,肾盏梗阻引起的继发性尿路感染,以及 B 超、CT 和 MRI、肾囊肿内液体检查,并在排除其他类型的肾囊性疾病后,可作出本病诊断,本病诊断主要依靠 B 型超声或 CT 检查。

②鉴别诊断:本病需与多囊肾、肿瘤性肾囊肿、囊性腺瘤或囊性肿瘤等相鉴别。对诊断可疑者应细心观察 B 型超声或 CT 检查的成像,必要时做囊肿穿刺。

6）治疗：单纯性肾囊肿的治疗，必须综合考虑囊肿对肾脏和全身的影响，并视囊肿的发展而定。若上述情况并不明显，无损害肾脏，患者年龄较大，在治疗方面趋于保守，宜密切随访观察，不必急于治疗。

①中医治疗：中医认为尿素氮、血肌酐等是湿浊、湿热一类的浊毒，影响着疾病的发生、发展及转归，以益气养阴为治疗大法，在治疗过程中适当加入一些清热利湿、通腑降浊、活血祛瘀之品，如大黄、蒲公英等，清除机体内毒素（如尿素氮、肌酐、尿酸等），进而保护肾功能，延缓疾病进展。

②西医治疗：无肾实质或肾盂肾盏明显受压，无感染、恶变、高血压或上述症状不明显时，即使囊肿较大，亦不主张手术，应采取B超检查密切随访。当继发感染时，可首先采用抗生素治疗和超声引导下穿刺引流。如囊肿位于肾门处压迫肾动脉或引起肾盏梗阻，并出现高血压和囊肿较大（直径 <5cm）且有症状者，应考虑穿刺抽除囊液，以消除高血压和梗阻。囊肿直径大于 4cm 时可行穿刺和硬化剂治疗。当上述处理无效，症状或囊肿感染明显时，可行囊肿去顶术或肾部分切除术。如因囊肿导致患肾严重感染，肾功能已严重受损而对侧肾功能正常时，可做肾切除术。

（2）多囊性肾发育不良：多囊性肾发育不良是婴儿最常见的肾脏囊肿性疾病。双侧病变的婴儿不能存活，存活者多为单侧病变。发育不良的一侧肾脏布满囊肿，无泌尿功能，对侧肾脏无囊肿，常代谢性肥大或因输尿管梗阻而出现肾盂积水。

（3）多房性囊肿：多房性囊肿是一种罕见的单侧受累疾病，在正常肾脏组织中孤立存在、被分隔为多房的囊肿，有恶变可能。其特征为肾内局限性大而具有被膜的囊肿，压迫了周围的肾组织。囊有大小，内含清或黄液；囊壁的间隔含不成熟肾组织，囊肿被分割为多个超声可透过的房隔。临床上表现为腹部不适、肿物、囊肿疝入肾盂可有血尿并造成肾盂输尿管连接部梗阻。诊断依靠静脉尿路造影、B超及CT，与囊性肾胚胎瘤相似，只有肾切除后肾病理证实。治疗为肾切除，未见有复发或转移的报道，也无恶性瘤先兆的证据。

（余自华）

第八节　肾小管间质性肾炎 - 葡萄膜炎综合征

特发性肾小管间质性肾炎（idiopathic renal tubular interstitial nephritis）是指具有典型间质性肾炎临床病理特征，而无明确病因可循的一类肾小管间质性疾病，因常合并有眼葡萄膜炎，又称为特发性肾小管间质性肾炎 - 葡萄膜炎综合征（tubulointerstitial nephritis and uveitis syndrome, TINU）。1975 年 Dobrin 首次报道，至 2006 年全球累计报道近 200 例，儿童急性间质性肾炎约 14.3% 最终表现为 TINU，在葡萄膜炎患者中约 2% 的成人和 8% 的儿童为 TINU。常见于青少年和年轻妇女，女性与男性患病比例为 3∶1。通常全身表现在肾脏症状前 1 个月左右出现，如体重下降、纳差、倦怠、发热等，可持续数周或数月。肾脏受损表现以急性、非少尿型肾衰竭和肾小管功能障碍为特征，水肿和高血压常不明显，肾小管功能障碍常呈多发性近（远）端小管功能障碍表现。

【发病机制】

TINU 的病因及发病机制尚不清楚，目前认为与机体免疫紊乱相关，故又称为"特发性免疫介导肾小管间质性肾炎"。与遗传背景有关,感染或少数药物可以诱发。

目前认为 TINU 的发病机制主要与 T 细胞介导的机体免疫功能紊乱有关。主要依据有:①肾间质中有大量炎性细胞浸润,且主要为 CD4、CD8 T 淋巴细胞。以 CD4 细胞为主,CD4/CD8 比值增加,推测与迟发型超敏反应有关。②外周血中 T 细胞亚群异常,CD4、CD8 及 CD4/CD8 比值降低。③TINU 患者的皮试反映能力降低,T 细胞相关的淋巴因子,如 IL-2、TNF 等呈低水平。此外,在 YINU 患者肾组织中已测到抗肾小管上皮细胞抗体成分,常存在多克隆高丙种球蛋白血症,尤以血 IgG 水平升高明显。少数患者还可检测出抗心磷脂抗体、类风湿因子、抗中性粒细胞胞质抗体、抗核抗体等免疫复合物或自身抗体,而且还可合并有其他自身免疫性疾病,如葡萄膜炎等。

此外,遗传性因素可能在 TINU 发生中有一定相关性。有报道称,单卵双生兄弟或同胞姐妹以及母亲和儿子相隔几年确诊为 TINU,显示出本症具有遗传背景。有研究证实,在活检组织中 TINU 与人类白细胞抗原(HLA)的单倍型(HLA-DRB1*01、HLA-DRB1*05[6]和 HLADQA1*01)是高度相关的,特别是 HLA-DRB1*0102 表达明显增强。

因此,TINU 可能是在遗传易感性体质的基础上由机体免疫功能紊乱介导的全身系统性疾病,其免疫功能紊乱环节包括细胞免疫、体液免疫、自身免疫、感染引起免疫介导等。

【临床表现】

1. 全身表现 常见为一些非特异性症状,包括发热、消瘦、乏力、厌食、体重减轻、腰腹部疼痛、关节痛、肌肉痛、头痛、多尿、夜尿等表现。一般不出现皮疹、水肿,肉眼血尿少见。全身症状通常在急性间质性肾炎前 1 个月出现,或持续数周或数月。

2. 眼部表现 TINU 综合征葡萄膜炎通常是双侧发病(80%),且大部分是前部,眼部表现通常迟于全身表现,往往间隔 1 年左右。主要为眼痛、红肿(80%)。视物模糊、畏光比较少见。有 3% 的葡萄膜炎患者是无症状的。体征有睫状充血、尘状角膜后沉着物、房水闪光、睫状体平坦部渗出、前部玻璃体细胞浸润、黄斑囊样水肿、局灶性或多灶性脉络膜炎、视盘水肿、视网膜血管鞘、视网膜内出血、脉络膜视网膜色素瘢痕等。有 20% 的患者可能引起严重并发症,最常见的是虹膜后粘连(70%)、视盘肿胀、白内障、继发性青光眼,永久性视力严重损失尚未见报道。

3. 肾脏损害 以急性肾损伤和肾小管功能障碍为典型表现。急性肾损伤多为非少尿型,水肿、高血压常不明显。肾小管功能障碍常见多发性近(远)端肾小管功能障碍表现,可见多尿、低比重尿、蛋白尿、血尿、管型尿、糖尿、多氨基酸尿,Fanconi 综合征者不乏报道。其蛋白尿水平与肾脏损害程度不成正比。如果有持续肾功能不全(血肌酐上升超过 3 天)或者出现急性肾损伤表现,可行肾脏活检。肾脏活检通常显示为间质性肾炎,在肾间质中可见单核细胞,包括淋巴细胞、浆细胞和巨噬细胞炎性浸润,嗜酸性粒细胞和中性粒细胞也可存在。

4. 并发症 常并发其他自身免疫性疾病,如甲状腺功能减退症、甲状腺功能亢进症、IgG4 相关的自身免疫性疾病、类风湿关节炎以及桥本甲状腺炎等。

TINU 综合征典型临床表现的出现时间顺序为:在肾损害症状出现之前 1 个月左右出现一般性全身症状,接着出现以急性非少尿型肾衰竭和肾小管功能障碍为特征的肾受损表现,然后在 8 个月内出现眼葡萄膜炎症状。

【实验室检查】

1. 尿液检查 轻度蛋白尿(24 小时尿蛋白定量常 <1g,偶可达 2g/24h)、血尿、无菌脓尿

（尿中含嗜酸性粒细胞）、管型尿。尿中 β_2- 微球蛋白为 TINU 特异性指标,大多数 TINU 患者可见尿 β_2- 微球蛋白升高,且升高程度与肾脏损伤程度相关,故该指标常作为 TINU 肾损害早期监测指标,并用于临床治疗效果评价。

2. **血液检查** 血常规常见非溶血性正色素性贫血,白细胞升高,部分有嗜酸细胞分类增加;促红细胞生成素降低、红细胞沉降率加快、CRP 升高、抗链球菌溶血素 "O" 滴度增高;肾功能异常（血肌酐、尿素氮升高,内生肌酐清除率降低）;大部分患者自身抗体、CMV、HBV、HCV、结核、弓浆虫及螺旋体抗体等阴性,体液免疫和循环免疫复合物正常,仅有一些 TINU 综合征患者被发现有自身抗体的血清学证据,包括抗核抗体、抗 DNA 抗体、抗心磷脂抗体（ACA）、抗中性粒细胞胞质抗体（cANCA）、抗基底膜抗体（AGBMA）、循环免疫复合物（CIC）和类风湿因子阳性以及 C3 降低。

3. **肾脏病理** 间质性肾炎是其确诊的依据,肾间质可见单核细胞、淋巴细胞、嗜酸性粒细胞、中性粒细胞、巨噬细胞、浆细胞浸润。免疫组化研究显示细胞亚型为 CD3+、CD4+、CD8+T 细胞,表明 T 细胞在其发病中占重要作用。其他病理改变包括有肾小管上皮细胞变性、萎缩和坏死,可见微脓肿,肾小球及小血管基本正常或轻微病变。

4. **影像学检查** 肾脏超声常提示髓质回声增强,并与肾脏长度相关联,但这些结果是非特异性的。核素镓闪烁扫描检查,显示同位素在肾脏局部沉积对急性间质性肾炎具有辅助诊断价值,可以早期识别间质性肾炎,并判断治疗效果。

【诊断与鉴别诊断】

1. **诊断要点** 目前尚无统一的诊断标准,以下几点有助于诊断:

（1）间质性肾炎:多见非少尿型急性肾损伤,合并肾小管功能障碍,肾活检病理证实为急性间质性肾炎。

（2）前葡萄膜炎或全葡萄膜炎。

（3）间质性肾炎和葡萄膜炎发生时间间隔多在 1 年以上。

（4）免疫炎性指标异常:外周血白细胞升高、C 反应蛋白增高、血沉加快、高丙种球蛋白血症、血和尿嗜酸性粒细胞成分增加。

（5）对糖皮质激素治疗敏感。

2. **鉴别诊断** TINU 的诊断主要由眼科和肾内科医师做出,由于该病病例较少,临床医师对本症认识不足,故而造成漏诊、误诊等。故应注意与结节病、白塞病、干燥综合征、系统性红斑狼疮、类风湿关节炎、韦格纳肉芽肿、高 IgG4 疾病以及 IgG4 阳性多器官淋巴增殖综合征等鉴别。

【治疗】

1. **眼部治疗** 常给予患者局部低剂量激素治疗,通常时间长达 1 年左右。Mndeville 等对 133 例 TINU 综合征患者的数据进行分析,有 21% 的患者眼部症状出现在全身症状之前,在全身性激素和免疫抑制剂药物治疗的情况下,有 56% 的患者眼部病变复发或转为慢性,并持续数年。Vohra 等对 35 例 TINU 青少年患者进行回顾性分析,35 例患者中,26 例接受全身皮质类固醇治疗,其中有 13 例患者葡萄膜炎复发。Goda 等报道,葡萄膜炎患者中有 50% 的患者复发。Takemura 等回顾研究表明,眼部症状一般病程为 1~2 个月,但有 10 例患者在给予局部或全身使用激素治疗后在 6 个月之内复发;有至少 2 年的随访病例研究表明,葡萄膜炎复发率为 54%。因此,眼部疾病需要低剂量长时间维持治疗,也有报道表明玻璃体腔注射贝伐单抗可作为潜在治疗方案。

2. 肾脏治疗 一般认为肾脏疾病有自限性,肾功能常常很快恢复正常。糖皮质激素治疗通常在肾损害无好转或继续加重情况下使用,一般泼尼松 1mg/(kg·d),80% 的患者在全身性糖皮质激素治疗下通常可以在 1~2 个月内控制肾脏和眼部症状,血肌酐恢复正常;其中泼尼松初始剂量通常给予 40~60mg/(m²·d),2~4 周后逐渐减量,疗程 1~4 个月。有少数病例表现为长期或复发性间质性肾炎,可加用其他免疫抑制剂如霉酚酸酯、甲氨蝶呤或环孢素 A。均有报道称上述免疫抑制剂能使肾功能得到改善,并有报道表明短疗程环磷酰胺治疗可减少复发。有个案报道证实在 TINU 患者中重复行肾脏组织活检,在首诊肾活检病理中,其组织学表现为急性炎症改变,在首诊后给予全身泼尼松治疗 6~9 个月,在后来活检中可见瘢痕形成。此外已有报道显示,患者有特发性间质性肾炎,没有给予全身激素治疗,最终发展为终末期肾病。即使组织变化可能只是微乎其微,但从长期病程看来任何残留的组织损伤均有可能导致高血压、蛋白尿、慢性肾脏疾病。故对于有血肌酐升高、出现肾功能异常者,应给予全身性糖皮质激素治疗,尤其对于严重急性肾衰竭者,可给予甲基泼尼松龙冲击治疗。

(艾斯 郑健)

第十二章 尿路感染

第一节 中医对尿路感染的认识

尿路感染（urinary tract infection，UTI）是指病原体直接侵入尿路，在尿液中生长繁殖，并侵犯尿路黏膜或组织而引起损伤的感染性疾病。感染可累及上、下泌尿道，因其定位困难，故统称为尿路感染。根据有无临床症状，分为症状性尿路感染（symptomatic urinary tract infection）和无症状菌尿症（asymptomatic bacteriuria）。本病可发生于小儿时期任何年龄，但以2岁以下婴幼儿较为多见，女孩发病是男孩的3~4倍，新生儿期男孩发病较高，可能与血行感染及尿路畸形有关。

本病归属于中医学的"淋证""尿频"等范畴。淋证之名首见于《黄帝内经》，记载有"淋""淋溲""淋满"等名称。多数医家将淋证分为石淋、热淋、劳淋、膏淋、气淋、血淋6种，而尿路感染多归属于热淋、血淋的范畴。

【中医病因病机】

1. 中医病因 本病的病因分为外因和内因，外因多为感受湿热之邪，内因多由阴虚、气虚所致。病位在肾与膀胱，主要病机为膀胱失约。

（1）膀胱湿热：小儿寒热不知调摄，易感外邪。外感湿热，内侵于里，下注膀胱，则产生尿频、尿急、尿痛之症。或因小儿卫生不洁，坐地戏玩，湿热邪毒由尿道外部感染上侵，刺激膀胱，导致尿频。或因小儿脾胃虚弱，运化不足，伤于饮食，积滞内蕴，化为湿热，湿热内蕴，下注膀胱。湿热之邪客于肾与膀胱，湿阻热郁，气化不利，开合失司，膀胱失约而致淋证。

（2）心火炽盛：调护失宜，喂养不当，嗜食辛热甘腻，热留心脾，或素体热盛，心火亢盛，热移于下焦，客于膀胱，膀胱失约而致淋证。

（3）脾肾气虚：小儿先天不足，素体虚弱，或病后失调，导致脾肾气虚。肾主闭藏而司二便，肾气虚则下元不固，气化不利，开阖失司；脾主运化而制水，脾气虚则中气下陷，运化失常，水失制约，而致排尿异常。

（4）肝肾阴虚：湿热久恋不去，伤及肝肾；或脾肾阳虚，日久阳损及阴，而致肝失滋养，肾阴不足；或初为阳虚而过用辛温之品，损伤肾阴；或素为阴虚体质，肾不足，虚热内生，虚火客于膀胱，膀胱失约而致淋证。

（5）气阴两虚：久病不愈或反复发作，湿热留恋，伤阴耗气，或素体虚弱，气虚不能敛阴，阴亏虚火内炽，客于膀胱，膀胱失约而致淋证。

2. 发病机制 《诸病源候论·淋病诸候·诸淋候》云："诸淋者，由肾虚膀胱热故也。"明确提出淋证的病位在肾和膀胱，并论述了两者之间的关系，阐述了症状发生的机制。进一步提出："膀胱与肾为表里，俱主水，水入小肠，下于胞，行于阴，为溲便也。肾气通于阴，阴，津液下流之道。若饮食不节,喜怒不时,虚实不调,则脏腑不和,致肾虚而膀胱热也……肾虚则小便数,膀胱热则水下涩。数而且涩,则淋沥不宣,故谓之为淋。"认为本病的发病机制为本虚标实,虚实夹杂,病位在肾和膀胱,乃肾虚而膀胱生热,湿热蕴结膀胱所致。若心肾水火不交,致使阴阳浑浊不分,体内清浊蓄于下焦,下输膀胱,表现为小便欲出不出,淋沥不畅的症状。《丹溪心法·淋》提出心及小肠病变与淋证之间的关系,"大凡小肠有气则小便胀,小肠有血则小便涩,小肠有热则小便痛,痛者为血淋,不痛者为尿血。败精结者为沙,精结散者为膏,金石结者为石,小便涩常有余沥者为气,揣本揆原,各从其类也",把血淋和尿血简单区分开来。王肯堂认为"淋病必由热甚生湿,湿生则水液浑,凝结而为淋"。《景岳全书·淋浊》提出淋证初起,都是因为有热,但是随着治疗及病情的变化,其证型可在热、寒、虚之间相互转变,在临证时必须以脉候证,以免误治。因此,本病以肾虚为本,膀胱湿热为标,病位在肾与膀胱,与肝脾有关,病机以湿热蕴结下焦,导致膀胱失约所致。其主要发病机制如下:

(1)湿热下注:产生湿热下注的病理状态主要有两方面,一是外感湿热之邪,或六淫外邪由口鼻而入,入里化热,湿热内蕴;或因卫生不洁、坐地嬉戏,由下部(尿道)感染湿热邪毒而上侵;二是内生湿热之邪,多因小儿脾胃虚弱,运化力差,伤于饮食,积滞内蕴,化为湿热,或嗜食辛热甘腻,热留心脾,心热移于小肠;或情志不畅,气郁化火,郁滞下焦,气不化津且与热相结合,湿热留滞。两者均可导致湿热内蕴,下注膀胱(肾)。湿热之邪客于肾与膀胱,湿阻热郁,气化不利,开阖失司,膀胱失约而致。

(2)脾肾气虚:小儿先天不足,素体虚弱,或病后失调,导致脾肾气虚。肾主闭藏而司二便,肾气虚则下元不固,气化不利,开阖失司;脾主运化而制水,脾气虚则中气下陷,运化失常,水失制约,而致排尿异常。

(3)阴虚内热:湿热久恋不去,伤及肾阴;或脾肾阳虚,日久阳损及阴,而致肾阴不足;或初为阳虚而过用辛温之品,损伤肾阴;或素为阴虚体质,肾阴不足,虚热内生,虚火客于膀胱,膀胱失约而致淋证。

【治疗】

朱丹溪提出淋证的治疗原则为"执剂之法,并用流行滞气,疏利小便,清解邪热。其于调平心火,又三者之纲领焉。心清则小便自利,心平则血不妄行",并有治淋忌补之说,研发出二神散、五淋散、车前子散等治淋之方。王肯堂认为"初起之热邪不一,其因皆得传于膀胱而成淋,若不先治其所起之本,止从末流胞中之热施治,未为善也"。主张淋证的治疗应该随病本不同而异治的辨证施治原则。张介宾在治疗上主张"凡热者宜清,涩者宜利,下陷者宜升提,虚者宜补,阳气不固者,宜温补命门"的学术思想。黄元御重视脾胃,"而其寒热之机,悉由于太阴之湿。湿则土陷而木遏,疏泄不行,淋痢皆作"。黄氏还批判那些一见淋家下热就用大黄、芒硝的人,认为下热不在脾胃,而是乙木下郁化热者,加栀子、黄柏即可。张锡纯认为淋证以肾虚为本,热积为标。治疗上以扶正祛邪、利尿通淋为主,破"淋家忌补"之说,用药上均用山药、黄芪之类,且辅以滋阴清热、利尿通淋之药,扶正气,邪自小便出。此外根据症状不同,或佐以固涩滑脱之药。《金匮要略》提出"淋家不可发汗"的原则,虽未提出淋证的处方,但对小便不利的治疗记载选用茯苓、瞿麦、滑石等清利湿热为主的药物。李东垣治淋强调"分在气在血而治之"。

1. 辨证思路 急性尿路感染多表现为实证、热证,多因外感湿热邪毒或环境潮湿、粪便污染等引起,病程短,一般在6个月内,起病较急,临床表现为小便频数,尿道口微红,灼热疼痛,伴畏寒发热,烦躁易怒,睡眠不安,舌质红,苔黄,脉滑数有力等症,为湿热下注所致,治以利尿通淋,清热利湿为基本治法。慢性尿路感染常因先天禀赋不足或后天失养或久病伤正,导致脾肾亏虚为主,病程长,一般在6个月以上,起病缓慢,临床表现除尿频外,多无尿热、尿痛之感,常伴有面色萎黄,形神疲惫,多静少动,汗多纳少,便溏溲清,甚则畏寒怕冷,腰膝酸软,舌淡,脉弱等症,治宜益气补肾,升提固摄。若病程日久或反复发作者,多为本虚标实、虚实夹杂之证,治宜标本兼顾,攻补兼施。

中医治以清热利湿通淋为基本原则。病程初期,正盛邪实,正邪搏结,治疗以清热利湿为主。若病程迁延难愈,则易致正气不足,气阴两伤或脾肾气虚,形成虚实兼杂之证,治以益气养阴或健脾补肾,佐以祛邪化湿。但要注意正邪孰轻孰重,做到祛邪不伤正、养阴不助湿。本病还常结合其他治法,如中成药、针灸法、洗浴法等。

2. 分证论治

（1）急性期

①膀胱湿热证

证候:起病较急,小便频数短赤,尿道灼热疼痛,尿液淋沥混浊,小腹坠胀,腰部酸痛,婴儿则时时啼哭不安,常伴有畏寒发热、烦躁口渴、头痛身痛、恶心呕吐,舌质红,苔薄腻微黄或黄腻,脉数有力。

治法:清热利湿,通利膀胱。

主方:八正散《太平惠民和剂局方》加减。

常用药:萹蓄、瞿麦、滑石、车前子、金钱草、栀子、大黄、地锦草、甘草。

②心火炽盛证

证候:起病较急,小便频急,灼热刺痛,尿色黄赤甚则尿血,少腹拘急,口舌生疮,心烦失眠,面色红赤,口渴欲饮冷,大便秘结,舌尖红、苔黄,脉滑数,指纹紫。

治法:清心泻火,导赤通淋。

主方:导赤散《小儿药证直诀》加减。

常用药:生地黄、木通、淡竹叶、加石韦、萹蓄、瞿麦、车前草。

（2）慢性期

①脾肾气虚证

证候:疾病日久,小便频数,淋沥不尽,尿清或尿液不清,精神倦怠,面色苍黄,饮食不振,甚则形寒怕冷,手足不温,大便稀溏,眼睑微浮,舌质淡或有齿痕,舌苔薄腻或薄白,脉细弱。

治法:益气补肾,升提固摄。

主方:缩泉丸《妇人良方》加减。

常用药:益智仁、山药、白术、薏苡仁、淫羊藿、乌药等。

②肝肾阴虚证

证候:病程迁延日久,小便频数或短赤,五心烦热,咽干口渴,伴有低热、盗汗,唇干舌红,舌苔少,脉细数。

治法:滋阴清热。

主方:知柏地黄丸《医宗金鉴》加减。

常用药:生地黄、女贞子、山茱萸、泽泻、茯苓、知母、黄柏、牡丹皮。

③气阴两虚证

证候:病势缠绵,时轻时重,尿频淋漓,腰膝酸痛,面色苍白,神疲乏力,气短懒言,五心烦热,失眠,潮热,盗汗,咽部暗红,舌淡、苔少,脉细数,指纹淡。

治法：益气养阴，利湿通淋。

主方：六味地黄丸《小儿药证直诀》合四君子汤《太平惠民和剂局方》加减。

常用药：生地黄、山茱萸、泽泻、茯苓、牡丹皮、山药、太子参、白术、赤芍、滑石。

3. 中医其他疗法

（1）中药成药

1）济生肾气丸：每服 3g，每日 2~3 次，用于脾肾气虚证。

2）知柏地黄丸：每服 3g，每日 2~3 次，用于肾阴不足证兼有膀胱湿热者。

3）六味地黄丸：每服 3g，每日 2~3 次，用于肾阴不足证。

（2）药物外治：金银花 30g，蒲公英 30g，地肤子 30g，艾叶 30g，赤芍 15g，生姜 15g，通草 6g，水煎坐浴。每日 1~2 次，每次 30 分钟。用于尿频、尿急、尿痛者。

（3）推拿疗法：每日下午揉丹田 200 次，摩腹 20 分钟，揉龟尾 30 次。较大儿童可用擦法，横擦肾俞、八髎，以热为度，用于脾肾气虚证。

（4）针灸疗法：取委中、下髎、阴陵泉、束骨。热重加曲池；尿血加血海、三阴交；少腹胀痛加曲泉；寒热往来加内关；腰痛取耳穴肾、腰骶区。

（艾斯 郑健）

第二节 非特异性尿路感染

尿路感染（urinary tract infection，UTI）是指病原体直接侵入尿路，在尿液中生长繁殖，并侵犯尿路黏膜或组织而引起损伤的感染性疾病。尿路感染可根据致病微生物种类分为特异性和非特异性尿路感染。前者是指由真菌、病毒、结核分枝杆菌、淋病奈瑟菌、支原体、衣原体及寄生虫等所致的感染；后者是由一般细菌所引起的尿路感染。本文讨论的是非特异性尿路感染。感染可累及上、下泌尿路，肾盂肾炎又称为上尿路感染，膀胱炎和尿道炎合称为下尿路感染。由于儿童时期感染局限在尿路某一部位者较少，且临床上又难以准确定位，故统称为尿路感染。根据有无临床症状，分为症状性尿路感染（symptomatic urinary tract infection）和无症状菌尿症（asymptomatic bacteriuria）。尿路感染是儿科常见病、多发病，是婴幼儿期不明原因发热的一个重要病因。据报道 3%~5% 女性儿童及男性儿童得过 1 次尿路感染。我国 1982 年全国 105 家医院儿童住院患者调查显示，UTI 占泌尿系统疾病的 8.5%；1987 年全国 21 省市儿童尿过筛检查统计，尿路感染占儿科泌尿系统疾病的 12.5%。本病可发生于小儿时期任何年龄，以 2 岁以下婴幼儿较为多见，女孩发病较多，为男孩的 3~4 倍，但新生儿期男孩发病较高，可能与血行感染及尿路畸形有关。

【病因及发病机制】

1. 小儿易发生尿路感染的原因

（1）生理特点：婴儿用尿布时尿道口常受粪便污染，而小儿泌尿道局部防卫能力较差，容易引起上行感染。女孩尿道短，穿开裆裤更容易感染。此外，小儿输尿管长而弯曲，管壁肌肉弹力纤维发育不全易于扩张而发生尿潴留及感染。

（2）先天畸形及尿路梗阻：如肾盂输尿管连接处狭窄、肾盂积水、后尿道瓣膜、多囊肾均可使尿引流不畅而继发感染。神经性膀胱、结石、肿瘤等引起的梗阻，引起尿流不畅，细菌可逆流到肾、肾盂、肾小管引起肾内感染并形成瘢痕。由于梗阻使肾组织压力增高，肾内血流减少,肾组织抵抗力降低,有利于感染的发生和细菌繁殖。如梗阻不解除,可使感染反复发作,迁延不愈。

（3）膀胱输尿管反流（vesicoureteral reflux,VUR）:原发性 VUR 由先天性的输尿管膀胱连接部先天发育异常,包括先天性膀胱黏膜下输尿管过短或水平位、输尿管开口异常、膀胱三角肌组织变薄、无力、Waldeyer 鞘先天异常等,当膀胱收缩时尿液反流入输尿管。继发性 VUR 是反流继发于膀胱尿道病变,如神经性膀胱、膀胱出口梗阻、尿道瓣膜等。由于炎症或先天发育缺陷造成瓣膜机制失去正常功能,使部分尿液逆流至输尿管;扩张时逆流的尿液又回入膀胱,使膀胱尿液不能完全排空,导致排尿功能异常。患 UTI 的患儿有 20%~40% 经检查发现合并有 VUR。

（4）原有肾脏疾病:如肾小球肾炎、结石等易致感染,近年人们注意到小儿肾病综合征在激素治疗过程中较易发生尿路感染,且合并感染时多缺乏典型尿路感染的症状,易被忽视,影响激素治疗效果。因此,在肾病复发或疗效欠佳时应注意有无尿路感染存在,必要时应做尿液培养以明确诊断。

2. 致病菌　健康人尿道内常有少量细菌存在,但多数为非致病菌。引起尿路感染的细菌多为会阴部及肠道内常见的菌株,80%~90% 由肠道杆菌致病。在原发性尿路感染的首发病例中最常见的是大肠埃希菌,其他革兰氏阴性杆菌如变形杆菌、克雷伯菌、铜绿假单胞菌等也占一定比例,但在泌尿系畸形的患儿中非大肠埃希菌的培养阳性比例增高。近年来,革兰氏阳性球菌感染有上升趋势,特别是在新生儿中,B 族链球菌所致的尿路感染明显高于其他年龄组。随着抗生素的应用及医疗操作的增多,由大肠埃希菌、肠球菌、肠杆菌以及假单胞菌等所致的院内感染也越来越引起人们的重视。从急性肾盂肾炎的儿童分离出的大肠埃希菌 90% 以上是伞状菌株,具有黏着性,其作用较强,当吸附在尿路上皮细胞表面后,可促进细菌内毒素（内含大肠埃希菌 O 抗原）作用于输尿管平滑肌,使其蠕动降低发生输尿管梗阻或膀胱输尿管反流,并可引起肾乳头变形。当输尿管内尿流速度降低时,细菌可逆流而上,并在肾内反流区与肾小管上皮细胞的受体结合而破坏肾小管。此外,细菌内毒素还可通过激活补体,引起白细胞趋化,并释放溶菌酶损伤肾小管上皮细胞,最终导致肾内瘢痕形成。

3. 感染途径

（1）上行感染:即细菌自尿道进入膀胱、经输尿管上行至肾脏而致病。这是女孩最重要而常见的感染途径,多数由大肠埃希菌引起。

（2）血行感染:即细菌通过血液循环到达肾脏使肾脏发生感染。血行感染多发生在新生儿及小婴儿,常继发于脓疱病、肺炎、败血症病程中,主要致病菌为金黄色葡萄球菌。

（3）淋巴感染:肠道与肾、泌尿道之间有淋巴通路,肠道感染时可致尿路感染,但较少见。盆腔感染可经输尿管周围淋巴管扩散至肾脏或膀胱。

（4）尿路器械检查和直接蔓延:如导尿、膀胱镜检查、下尿路逆行造影等均可将细菌带入而致病。肾脏邻近器官或组织的感染可直接蔓延至肾脏。

4. 宿主内在因素　①尿道周围菌种改变及尿液性状变化,为致病菌入侵和繁殖创造条件。②细菌黏附于尿路上皮细胞（定植）是其在泌尿道增殖引起尿路感染的先决条件。③尿路感染患者分泌型 IgA 的产生存在缺陷,使尿中分泌型 IgA 浓度减低,增加发生尿路感染的机会。④先天性或获得性尿路畸形,增加尿路感染的危险性。⑤新生儿和小婴儿抗感染能力差,易患尿路感染。尿布、尿道口常受细菌污染,且局部防卫能力差,易致上行感染。⑥高钙血症、慢性肾脏疾病、镰刀状细胞贫血及长期使用糖皮质激素或免疫抑制剂的患儿,其尿路感染的发病率可增高。

5. 细菌毒力   宿主无特殊易感染内在因素,如泌尿系结构异常者,微生物的毒力是决定细菌能否引起上行性感染的主要因素。

【诊断与鉴别诊断】

1. 临床表现

(1)急性尿路感染(acute urinary tract infection):指病程在 6 个月内,症状因年龄及感染累及部位而异。年长儿与成人相似,年龄越小全身症状越明显,局部排尿刺激症状多较轻或易被忽视。

1)新生儿期:以血源性感染为主,临床症状极不典型,从败血症到无症状菌尿症,症状轻重不一,但以全身症状为主,可见发热或体温不升、拒奶或呕吐、腹泻腹胀、哭闹、嗜睡、喂养困难等非特异性表现,可有生长发育迟缓、体重增长缓慢,部分病儿有烦躁、嗜睡或抽搐等中枢神经系统症状,有时可见黄疸,而一般尿路刺激症状多不明显,30% 的患儿血和尿培养出的致病菌相一致。

2)婴幼儿期:全身症状严重,局部症状轻微或缺如。表现为发热,精神不振,烦躁不安,食欲减退,腹痛腹泻,呕吐,可有嗜睡、惊厥、排尿时哭闹,尿频,尿布有臭味或顽固性尿布疹或红斑,夜间原无遗尿而出现遗尿。

3)儿童期:常表现为下尿路感染(急性膀胱炎),与成人相近。临床表现为尿频、尿急、尿痛、排尿困难等尿路刺激状,尿液混浊,有时可有终末血尿及遗尿而全身症状多不明显。但上尿路感染(急性肾盂肾炎)时除尿路刺激症状外全身症状多较明显,表现为发热,寒战,腹痛,全身不适,可伴腰痛及肾区叩击痛。尿路感染全身症状明显,发热,寒战,周身不适,可伴腰痛,肾区叩击痛。部分患儿有血尿、少量蛋白尿。

(2)慢性尿路感染(chronic urinary tract infection):是指病程 6 个月以上,病情迁延者。症状轻重不等,可以无明显症状直至肾衰竭。反复发作可表现为间歇性发热、腰酸、乏力、消瘦、进行性贫血等。局部尿路刺激症状可无或间歇出现。脓尿或细菌尿可有或不明显。患儿多合并尿反流或先天性尿路结构异常,B 超检查或静脉肾盂造影可见肾瘢痕或畸形。

(3)无症状菌尿症:在常规的尿过筛检查中,可以发现健康儿童存在着有意义的菌尿,但无任何尿路感染的症状,这种现象可见于各年龄组,在儿童中以学龄期女孩较为常见。

(4)复发与再感染:复发指菌尿经治疗后暂时转阴,停药后短期内(一般 <6 周)原有致病菌又死灰复燃,症状再现,多见于慢性感染或有解剖结构异常者。再感染指一次感染经治疗已愈,停药后较长时间后(通常 >6 周)由另一种致病菌侵入尿路引起。

2. 实验室检查

(1)尿液分析

1)尿常规检查:清洁中段尿离心沉渣检查白细胞≥5 个 /HP,即可怀疑。血尿也很常见,急性肾盂肾炎(APN)患儿还可出现中等蛋白尿、白细胞管型尿及晨尿的比重和渗透压减低。

2)试纸条亚硝酸盐试验和尿白细胞酯酶检测:试纸条亚硝酸盐试验对诊断 UTI 的特异度高(75.6%~100%)而敏感度较低(16.2%~88.1%),若采用晨尿进行检测可提高其阳性率。尿白细胞酯酶检测对诊断 UTI 的特异度和敏感度分别为 69.3%~97.8% 和 37.5%~100%。两者联合检测对诊断 UTI 的特异度和敏感度分别为 89.2%~100% 和 30.0%~89.2%。

(2)尿培养细菌学检查:尿细菌培养及菌落计数是诊断 UTI 的主要依据,而尿细菌培养结果的诊断意义与恰当的尿液标本收集方法密切相关。通常认为清洁中段尿培养菌落数 $>10^5$/ml 可确诊，10^4~10^5/ml 为可疑，$<10^4$/ml 系污染。但结果分析应结合患儿性别、尿液收集方法、细菌种类及繁殖力综合评价其临床意义，见表 12-2-1。对临床高度怀疑 UTI 而尿普通细菌培养阴性者，应作 L- 型细菌和厌氧菌培养。

表 12-2-1 尿液标本收集方法与菌落计数判断标准

尿液标本收集方法	菌落计数	感染的可能性
耻骨上膀胱穿刺	G^- 细菌任何数量	>99%
	G^+ 细菌 $>10^3$	>99%
导尿管收集尿液	$>10^5$	95%
	10^4~10^5	可能
	10^3~10^4	可疑，重复尿检
	$<10^3$	无
清洁尿		
男童	$>10^4$	可能诊断
女童	3 次 $>10^5$	95%
	2 次 $>10^5$	90%
	1 次 $>10^5$	80%
	5×10^4~1×10^5	可疑，重复尿检
	1×10^4~5×10^5	症状性：可疑，重复尿检
		非症状性：无
	$<10^4$	无

3. 影像学检查

（1）B 超：建议伴有发热症状的 UTI 者均行 B 超检查。B 超检查主要是发现和诊断泌尿系统发育畸形。

（2）核素肾静态扫描（^{99m}Tc-DMSA）：此方法是诊断 APN 的金标准：APN 时由于肾实质局部缺血及肾小管功能障碍致对二巯丁二酸（DMSA）摄取减少。典型表现呈肾单个或多个局灶放射性减低或缺损，但无容量丢失，也可呈弥漫的放射性稀疏伴外形肿大。其诊断该病的敏感性与特异性分别为 96% 和 98%。

（3）排泄性膀胱尿路造影（MCU）：是确诊 VUR 的基本方法及分级的金标准。

4. 病理

（1）急性肾盂肾炎：以肾小管和间质为主，肾小球一般不受累。肉眼可见肾脏肿胀和水肿，光镜下主要为多核白细胞浸润，肾小管腔和肾间质脓性分泌物，小管上皮坏死脱落，肾实质炎症广泛时可出血，较大病灶可遗留瘢痕。

（2）慢性肾盂肾炎：肉眼可见肾盂肾盏黏膜和乳头部瘢痕形成，以及瘢痕收缩而造成的肾盂肾盏变钝或变形狭窄。镜下可见肾盂肿胀，肾小管上皮萎缩退化，肾小球周围白细胞浸润和程度不一的纤维增生，病变常局限而不规则。

（3）急性膀胱炎：可见黏膜充血、水肿、白细胞浸润和片状出血,黏膜表面可见分泌物和浅表溃疡。

5. 诊断标准

（1）临床有尿路感染症状或清洁尿沉渣白细胞 >10 个 /HP,其清洁中段尿细菌定量培养菌落数≥10^5/ml;

（2）无症状者,2 次清洁中段尿细菌定量培养菌落数均为 10^5/ml,并为同一菌种;

（3）膀胱穿刺尿培养细菌阳性。

完整的 UTI 诊断除证实真性细菌尿外,还应进一步明确:①UTI 系初发、复发或再感染;②确定致病菌的类型并做药敏试验;③有无尿路畸形等复杂性 UTI 的存在;④UTI 的定位。

6. 尿路感染的定位诊断

（1）膀胱冲洗法:APN 者有细菌生长,下尿路感染无细菌生长。

（2）肾功能检查:尿浓缩功能障碍可作为肾盂肾炎的定位诊断。

（3）血清大肠埃希菌凝聚试验:滴定度 1∶320 为上尿路感染。

（4）血沉、C 反应蛋白和四唑氮蓝试验:APN 呈阳性改变,膀胱炎则无变化。

（5）尿 N- 乙酰 -B-D- 氨基葡萄糖苷酶（NAG）:APN 呈阳性。

（6）尿酶:APN 呈阳性改变,膀胱炎则无变化。

（7）尿抗体包裹细菌（ACB）:APN 呈阳性改变,膀胱炎则无变化。

（8）尿 β_2 微球蛋白（β_2-MG）:APN 呈阳性改变,膀胱炎则无变化。

1985 年标准（肾内科）:具备下列情况者提示肾盂肾炎:①ACB 检查阳性;②膀胱灭菌后的尿标本细菌培养阳性者;③临床有发热 >38℃或腰痛、肾区叩击痛或尿出现白细胞管型;④UTI 治疗后症状消失但又复发者;⑤UTI 治疗后仍有肾功能损害表现,除外其他原因但影像学检查显示肾脏结构有异常改变者。

7. 鉴别诊断

（1）急性肾小球肾炎:早期有轻微的尿路刺激症状,但有前驱感染,临床表现为浮肿、血尿、少量蛋白尿和高血压等症状,尿培养阴性可资鉴别。

（2）急性尿道综合征:患儿有尿路刺激症状。但多次尿细菌培养检查为无意性菌尿或无细菌生长。

（3）肾结核:多见于年长儿,常有尿路刺激症状和脓尿。但患者有结核接触史,或既往有结核病史及结核感染中毒症状,结核菌素试验阳性或体内可找到结核病灶。如病变累及膀胱,可出现血尿、脓尿及尿路刺激症状,尿中可检出结核杆菌,静脉肾盂造影可见肾盂肾盏破坏性病变。

（4）白天尿频综合征（即神经性尿频）:多发生在婴幼儿时期,醒时尿频,次数增多,甚至数分钟一次,入睡消失。反复发作,精神、饮食正常,尿常规检查正常,无其他痛苦。

【治疗】

治疗原则是改善临床症状,根除病原体,去除诱发因素,防止再发及肾损害的发生发展。

1. 一般处理　急性期需卧床休息,鼓励患儿多饮水以增加尿量,女童还应注意外阴部的清洁卫生。鼓励患儿进食,供给足够的热卡、丰富的蛋白质和维生素,并改善便秘症状。

2. 抗生素治疗

（1）抗生素治疗原则:①对急性肾盂肾炎应选择血浓度高的药物,对膀胱炎应选择尿浓度高的药物;②选择对肾功能损害小的药物;③根据尿培养及药敏试验结果,同时结合临床疗效选用抗生素；④药物在肾组织、尿液、血液中都应有较高的浓度；⑤选用的药物抗菌能力强，抗菌谱广，最好能用强效杀菌剂，且不易使细菌产生耐药菌株；⑥若没有药敏试验结果，对急性肾盂肾炎推荐使用二代以上头孢菌素、氨苄青霉素、棒酸盐复合物等。

（2）抗菌药物选择：临床应根据细菌培养阳性结果及药敏试验调整用药，但如患儿有尿路感染的典型临床表现，即可在细菌培养结果出来前给予经验性用药，待培养结果出来后再调整用药；如经试验治疗后，临床症状好转，不必一定依据药敏结果调整抗生素。儿童尿路感染临床表现多种多样，从中段尿培养结果来看，临床仍以革兰氏阴性杆菌为主，球菌比例有上升，如葡萄球菌属、肠球菌属等。临床常用的药物为复方磺胺制剂、呋喃妥因、阿莫西林、头孢噻肟钠等。但近年来，随着耐药菌的增多，以前用的抗菌药物如阿莫西林、磺胺嘧啶、呋喃妥因有多重耐药性，对青霉素类耐药性增加明显，临床不宜选用。对第二代、第三代头孢类抗菌药物比较敏感，此外万古霉素、亚胺培南等亦被列为选择之列。

（3）治疗方法

1）上尿路感染/急性肾盂肾炎的治疗：≤3月龄婴儿全程静脉敏感抗生素治疗10~14天。>3月龄患儿，若有中毒、脱水等症状或不能耐受口服抗生素治疗，可先静脉使用敏感抗生素治疗2~4天后改用口服敏感抗生素治疗，总疗程10~14天。静脉抗生素治疗后继用口服抗生素治疗与全程应用静脉抗生素治疗相比同样有效和安全，两组在退热时间、复发率等方面均没有差别。在抗生素治疗48小时后需评估治疗效果，包括临床症状、尿检指标等。若抗生素治疗48小时后未能达到预期的治疗效果，需重新留取尿液进行尿培养细菌学检查。如影像学相关检查尚未完成，在足量抗生素治疗疗程结束后仍需继续予以小剂量（1/3~1/4治疗量）的抗生素口服治疗，直至影像学检查显示无VUR等尿路畸形。

2）下尿路感染/膀胱炎的治疗：口服抗生素治疗7~14天（标准疗程），或短疗程方法，口服抗生素2~4天。在抗生素治疗48小时后需评估治疗效果，包括临床症状、尿检指标等。若抗生素治疗48小时后未能达到预期的治疗效果，需重新留取尿液进行尿培养细菌学检查。

3）预防性应用抗生素：由于持续的感染状态会破坏肾脏，逐渐出现肾瘢痕，因此预防性应用抗生素是为了抑制细菌生长，保持尿液的无菌状态，减少肾损害的发生。研究认为在以下几种情况下须预防应用抗生素：对于首次发病的新生儿或小婴儿，在急性期治疗后，更换抗生素继续预防性应用至完成全面影像学检查以除外可能存在泌尿系畸形为止；在有膀胱输尿管反流、免疫耐受、不全尿路梗阻等病史时，应预防应用抗生素至这些诱因消失，从而减少尿路感染的危险性；对不伴尿路功能和解剖异常的反复尿路感染的患儿，也应该预防性应用抗生素。在预防用药从2个月到长达6年的随访研究中，已经证明预防性应用抗生素可以有效地减少反复尿路感染的发生，从而减少并发症的发生。预防性应用的抗生素，应首选口服利用度高、可在尿中达到有效的抗菌浓度、胃肠道不良反应较小、患儿耐受良好的药物。

（4）积极矫治尿路畸形。

（5）尿路感染的局部治疗：常采用膀胱内药液灌注的治疗，主要用于经全身给药治疗无效的顽固性慢性膀胱炎患者。

【预后】

尿路感染的长期管理和随访：NICE指南对于尿路感染患儿的长期管理给予很好的建议。对于符合以下条件患儿需要长期随访：①有双侧肾脏畸形；②有肾功能损伤；③有血压升高或者蛋白尿。尽管尿路感染后，发生终末期肾病的患儿比例不高，但是研究已表明，上尿路感染后出现肾瘢痕的比例可高达 10%~30%,可逐渐发展为高血压,极少数人最终可发展到透析或肾移植。因此,应该加强长期随访,以便及时发现高血压及肾功能不全的征象,尤其对存在膀胱输尿管反流、梗阻性尿路畸形、反复尿路感染以及治疗不规范等易导致肾瘢痕的危险因素的人群。

（艾 斯　郑 健）

第三节　真菌性尿路感染

真菌性尿路感染（fungal urinary tract infection）是尿路感染的特殊类型,近年来,随着广谱抗生素的广泛应用、免疫抑制剂的使用及尿道插管留置,发病率逐步增高。

【病因及发病机制】

真菌性尿路感染多为继发性感染,常因基础疾病或医源性因素所致。重症监护室（ICU）患者继发真菌感染的发生率一直呈上升趋势,已成为重要的并发症之一。儿童泌尿系统真菌感染的常见原因:①一些原发性免疫缺陷病,尤其是细胞免疫缺陷者;②各种继发性免疫功能低下如长期皮质激素、免疫抑制剂的使用以及肿瘤患者行化疗、放射治疗等,艾滋病患者免疫功能障碍;③应用抗生素治疗引起正常菌群失调,尤其是长期大量使用广谱抗生素;④留置导尿管、各种造瘘、膀胱输尿管反流、尿路畸形等尿路局部抵抗力下降;⑤慢性严重疾病致使体质极度虚弱;⑥念珠菌生长的适宜 pH 值是 5.1~6.4,正常尿液呈酸性时有利于念珠菌的生长。

真菌在自然界中分布广泛,种类繁多,引起侵袭性真菌感染的病原体分为两类:真性致病菌和条件致病菌。前者仅由少数致病菌组成,主要包括组织胞浆菌和球孢子菌,它们可侵入正常宿主,也常在免疫功能低下的患者中引起疾病。在免疫功能受损的患者中,由真性致病菌所致的感染常为致命性的。条件致病菌主要包括念珠菌和曲霉菌,多侵犯免疫功能受损的宿主。泌尿道真菌感染最常见致病菌为念珠菌种,为人类的正常共生菌,可从口腔、胃肠道、阴道和损伤的皮肤中找到该菌。常见的致病性念珠菌（假丝酵母菌）有白念珠菌、热带念珠菌、近平滑念珠菌、光滑念珠菌、克柔念珠菌、季也蒙念珠菌和葡萄牙念珠菌。以往认为白念珠菌是泌尿系统真菌感染最常见的致病菌,但近年发现念珠菌尿的微生物学正发生改变,大于 50% 的念珠菌尿为非白念珠菌所致。

本病感染途径为上行性和血源性,局限于尿路的真菌感染常为上行性,全身性真菌感染侵及尿路则为血源性。所有的致病真菌（如新型隐球菌、曲霉菌种、毛霉菌种、组织胞浆菌、芽生菌、球孢子菌）均可作为全身性或播散性真菌感染的一部分感染肾脏。在新生儿尤其是早产儿大多数念珠菌尿反映念珠菌血症和尿道的血行感染。

白念珠菌除对人体组织具有黏附作用外,也可通过释放高分子的强力毒素和低分子毒素而致病,且能阻断机体内吞噬细胞的杀菌作用,并产生一些水解酶类,引起组织损伤。白念珠菌主要通过上行性途径引起尿路感染,血源性少见,前者多见于长期接受抗菌治疗并行尿路保留插管的患者,后者则属于全身念珠菌病的一部分。

【诊断与鉴别诊断】

1. 临床表现

（1）上行性感染者,早期即可见尿频、尿急、尿痛和排尿困难等尿路刺激症状,尿中常排出假菌丝。上行感染时输尿管和肾盂内脱落的酵母孢子和假菌丝体可产生真菌球堵塞输尿管,这些团块常与血尿的发生有关,导致尿路梗阻,引起肾绞痛,双肾受累时可导致少尿、无尿、肾衰竭;有时会发生乳头坏死,形成肾内和肾周脓肿。

(2)血源性感染者,早期侵犯肾脏时症状可不明显,严重时也可出现尿路刺激症状,但常同时伴有其他内脏器官如心、肺、肝、脾等受侵袭时的相应症状和体征。

(3)肾脓肿形成广泛者,则肾功能减退,临床出现氮质血症。

(4)临床上还可见到部分行尿路保留插管并长期应用抗生素治疗的患者,中段尿培养有白念珠菌生长,而无任何临床表现,称无症状念珠菌尿,多是真菌仅在尿中群集繁殖而无组织损伤之故。

2. 实验室检查

(1)尿液分析和显微镜检查:尿白细胞增多,尿沉渣男性白细胞 >5 个/HP,女性 >10 个/HP。对于未留置导尿管的患者,如果尿液中只发现酵母菌而无细菌,脓尿是真菌性尿路感染的一个有意义指标;同样,如果尿液中只发现酵母菌而无细菌,血尿和蛋白尿是真菌性尿路感染的一个支持依据。真菌感染的第一个线索可能是显微镜下找到真菌。离心尿革兰氏染色,白念珠菌和其他少见的菌种如近平滑念珠菌、热带念珠菌将显示为直径 4~10μm 的芽孢菌,常有菌丝;直径 2~4μm 没有菌丝的小的芽孢菌可能是光滑假丝酵母菌。

(2)中段尿培养:目前仍采用中段尿培养菌落计数来辅助诊断。以下情况可诊断泌尿系真菌感染:①未留置尿管情况下,连续两份尿样培养呈酵母菌阳性;②直接导尿术获得的尿样培养呈酵母菌阳性(念珠菌尿 >10^{5}CFU/ml);③更换尿管前后两次获得的两份尿样培养呈酵母菌阳性(念珠菌尿 >10^{5}CFU/ml)。

(3)血清沉淀素试验:此方法可测定患者血中念珠菌抗体,其阳性率达 83%,症状性念珠菌尿路感染者常阳性,无症状菌尿症阴性。

(4)影像学检查

1)超声检查:念珠菌肾盂肾炎超声显示局灶节段低回声肾损伤;对肾积水患儿显示中央肾回声分离及肾盏、肾盂扩张。真菌性尿路感染的 ICU 住院婴儿常可见真菌球。

2)X 线排泄性尿路造影:可显示肾积水,但现在几乎被 CT 取代。

3)CT 尿路造影:对鉴定肾盂肾炎和肾周脓肿优于 X 线和超声。由于 CT 增高的敏感性,更易发现肾周积液、组织积气和导致尿路梗阻真菌球。

4)磁共振(MR):MR 增强扫描对儿童发热性肾盂肾炎的诊断有参考价值。

5)肾皮质放射性核素扫描:应用 ^{99}锝标记的葡庚糖酸盐或二巯丁二酸(DMSA)行肾皮质放射性核素扫描,对肾盂肾炎诊断的敏感性优于 X 线排泄性尿路造影和超声检查。肾皮质放射性核素扫描能证明肾功能受损。

病理表现:急性念珠菌病表现为局部以中性粒细胞渗出为主的炎性病变,并迅速形成脓肿;慢性病变还可形成巨细胞肉芽肿性组织反应,为本病主要病理所见。肾脏损伤可位于皮质和髓质,以灰白色微小脓肿常见,病灶内可找到孢子和假菌丝,外周有中性粒细胞和组织细胞浸润,偶见由真菌孢子和菌丝组成的乳头部块状物形成,引起肾盂输尿管梗阻。

【治疗】

治疗依赖于病变类型和严重程度。

1. 无症状菌尿症者,只要及时去除诱发因素,常在数周后菌尿即可自行消失,通常不需要特殊治疗。如能适当碱化尿液,则能加速真菌从尿中清除。

2. 有症状的念珠菌膀胱炎,氟康唑有较好的疗效,氟康唑是三唑类抗真菌药物,此药在尿中有较高的浓度,对大多数念珠菌尤其是白念珠菌有较高的抗菌活性,并且有较好的耐受性。可静脉或口服,剂量 3~6mg/(kg·d),每天 1 次。疗程 7~14 天。对难治性的膀胱感染,可用氟胞嘧啶 50~150mg/(kg·d),分 2~4 次口服,氟胞嘧啶在尿中浓度高,但其对骨髓的潜在毒性作用为其缺点。两性霉素 B 脱氧胆酸盐静脉用药是第三个选择,因此药在尿中排泄时间长,是有效的抗真菌药,疗程 1~7 天。

3. 念珠菌肾盂肾炎或全身念珠菌病患者,要用两性霉素 B 0.5~1mg/(kg·d)静脉滴注,或氟康唑 6mg/(kg·d),抗深部真菌感染治疗,疗程 14 天。同时上尿路引流是必需的。用新的引流管替代现有引流管及手术移除真菌球是最重要的处理措施。当存在肾功能不全时,导致抗真菌药物在尿中浓度降低,应常规从肾盂引流管局部给予高剂量两性霉素 B 或氟康唑。

4. 积极治疗原发病变,合理应用抗生素、激素和免疫抑制剂,加强支持疗法,如增加营养,给予高蛋白、高维生素饮食,特别是维生素 B 和维生素 K,改善卫生条件,提高抵抗力,也是减少发病率、提高治愈率的重要环节。

(艾斯 郑健)

第四节 膀胱输尿管反流

膀胱输尿管反流(vesicoureteral reflux, VUR)是指尿液从膀胱反流至输尿管和肾盂。反流性肾病(reflux nephropathy, RN)是由于 VUR 和肾内反流(intrarenal reflux, IRR)伴反复尿路感染(urinary tract infection, UTI),导致肾脏形成瘢痕、萎缩、肾功能异常的综合征。儿童的输尿管随着年龄的增长,膀胱内段逐渐延长,弥补其长度不足,可以使原发性反流的膀胱输尿管连接部转变成无反流连接部,这是儿童逐渐发育完善的过程。70%~80% 的轻度反流可自行消失,如无 UTI 者约 65% 反流于 5~6 年内消失。但是,任何病理过程中若破坏了连接部的解剖结构或正常功能时可引起继发性 VUR,若不及时治疗可引起 RN。VUR 不仅发生在小儿,而且在反复 UTI 基础上持续到成年,如不及时治疗可发展为慢性肾衰竭。大量资料表明 RN 是终末期肾衰的重要原因之一。

【病因及发病机制】

导致 VUR 的主要原因是膀胱输尿管连接部异常。按发生原因可分为原发性和继发性两种类型。原发性 VUR 为先天性膀胱输尿管瓣膜机制不全,包括先天性膀胱黏膜下输尿管过短或水平位、输尿管开口异常、膀胱三角肌组织变薄和无力、Waldeyer 鞘先天异常等,部分病例为膀胱逼尿肌功能异常所致。继发性 VUR 是反流继发于膀胱尿道病变,如神经性膀胱、膀胱出口梗阻、尿道瓣膜等。

VUR 引起肾损害可能是多因素所致。

1. VUR 的尿流动力学因素 不稳定性膀胱和非神经源性膀胱是小儿 VUR 的根本原因,前者在膀胱充盈期,后者在排尿期产生的逼尿肌收缩亢进,使膀胱内压升高,形成了反流。随着膀胱功能的完善,无抑制收缩消退,功能性梗阻解除,反流自然中止。

2. 反流、膀胱高压、感染及炎症共同促进了肾瘢痕的形成 膀胱高压和排空不完全,导致膀胱黏膜屏障的完整性损伤并使黏膜血流受阻,反流尿液中的细菌、Tamm-Horsfal 蛋白可能诱发免疫损伤,导致间质及血管炎症或纤维化,进一步引起间质性肾炎、继发性高血压及肾小球局灶性硬化。

3. 遗传因素 有人认为 VUR 的发病 10%~20% 与遗传有关,易感家族中 40% 的一级亲属存在反流。携带 HLAW$_{19}$ 和 AW$_{29}$ 抗原者是本病的高危人群。

【临床表现】

RN 最常见的临床表现为反复发作的 UTI。膀胱刺激症状仅在 UTI 急性期出现,原发性反流的存在常是 UTI 反复和迁延不愈的重要因素,而 UTI 的持续必然进一步加重连接部的解剖结构异常,以致反流持续和加重,若合并尿路畸形,则后果更为严重,UTI 有 1/3~1/4 患儿伴有先天性尿路畸形。

1. 临床表现

(1)由于 VUR 患者远曲小管功能最先受到影响,尿浓缩功能异常,表现为夜尿、多尿,儿童常以遗尿为首发症状。

(2)尿淋沥:由于炎症或先天发育缺陷造成单向瓣膜机制失去正常功能,使部分尿液逆流至输尿管,扩张时逆流的尿液又回到膀胱,使膀胱尿液不能完全排空,导致排尿功能异常。

(3)蛋白尿:可为 RN 的首发症状,亦可在严重瘢痕形成数年后才出现,随着肾功能的减退,蛋白尿增加,少数患者可出现大量蛋白尿。蛋白尿出现,提示 VUR 导致肾小球病变。

(4)高血压:为 RN 的常见后期并发症,也是儿童恶性高血压最常见病因。约 20% 的 RN 患儿发展为高血压,高血压可加速肾功能恶化。

(5)胎儿及婴儿时临床表现,许多患儿在胎儿期作 B 超常规检查时可被发现,表现为肾盂积水、上尿路扩张或巨大膀胱。脊柱裂也是 VUR 高发因素之一。出生后 B 超及排尿性膀胱造影术可进一步证实,而 UTI 可能是败血症的一部分,往往被全身症状所掩盖。

(6)其他:临床还可表现为反复发热、腰痛、腹痛、发育不良、尿路结石、肾衰竭及肉眼血尿等,个别患者可有肾小管酸中毒。

2. 实验室检查 由于 VUR 及 RN 缺乏特异性临床表现,所以影像学检查就显得非常重要。最基本的检查方法是 MCU 和静脉肾盂造影,近年已被超声及放射性同位素扫描所补充,有时被后者取代。但各有其优缺点,可依具体情况和目的选择不同的检查来诊断。

(1)超声检查:通过 B 超可估计膀胱输尿管连接部功能,观察输尿管扩张、蠕动及膀胱基底部的连续性,观察肾盂、肾脏形态及实质改变情。VUR 的 B 超征象可见扩张的肾盂肾盏,扩张扭曲的上/下输尿管,两侧肾脏大小不一,肾皮质变薄,弥漫性肾实质回声增强等。有人在 B 超时插入导尿管,注入气泡(如 CO$_2$ 气),若气泡进入输尿管则 VUR 可以诊断。还可用彩色多普勒超声观测连接部功能及输尿管开口位置。但 B 超对上极瘢痕探测有局限性,对 VUR 不能作分级。B 超诊断 RN 有 16% 的假阴性率和 5% 的假阳性率。

(2)X 线检查

1)排泄性膀胱尿路造影(MCU):目前 MCU 仍是 VUR 检测及分级的"金标准"。国际反流委员会提出的五级分类法:Ⅰ级为尿反流只限于输尿管;Ⅱ级为尿反流至输尿管、肾盂,但无扩张,肾盏穹隆正常;Ⅲ级为输尿管轻、中度扩张和/或扭曲,肾盂中度扩张,穹隆无(或)轻度变钝;Ⅳ级为输尿管中度扩张和扭曲,肾盂、肾盏中度扩张,穹隆完全消失,大多数肾盏保持乳头压迹;Ⅴ级为输尿管严重扩张和扭曲,肾盂、肾盏严重扩张,大多数肾盏不显乳头压迹。

2）膀胱输尿管反流的国际分级

根据输尿管膀胱瓣功能异常分级如下：

Ⅰ级：尿液仅反流至输尿管，无输尿管扩张。

Ⅱ级：尿液反流至输尿管和肾盂，但无扩张，肾盏正常。

Ⅲ级：尿液反流至输尿管和肾盂伴轻度扩张，肾盏正常或稍变钝。

Ⅳ级：输尿管、肾盂和肾盏中度扩张及扭曲，大部分肾盏变钝。

Ⅴ级：输尿管、肾盂、肾盏高度扩张和弯曲，大部分肾盏无乳头压迹。

3）静脉肾盂造影（IVP）：能进一步确诊有无肾萎缩及肾瘢痕形成。RN 有两种不同的放射学影像：①肾盏杯改变，皮质萎缩及对应局部全层瘢痕是 RN 的最常见表现；②偶然也可出现与梗阻后萎缩相似的 RN，即肾实质普遍变薄及复合乳头改变。近年学者们认为大剂量静脉肾盂造影加 X 线断层照片更能显示瘢痕。

（3）放射性核素检查

1）放射性核素膀胱显像：分直接测定法和间接测定法，用于测定 VUR。

①直接测定法：能观察膀胱输尿管逆流情况，还可通过排尿量和排尿前后膀胱区放射性活度计算出膀胱内残余尿量（残余尿量 = 排尿量 × 排尿后计数率之差）。此外，还可同时观察到膀胱充盈时与排尿时尿反流影像。

②间接测定法：与肾动态显像相似。本法无须导尿，在肾动态检查同时可检测有无反流存在。缺点是要求受检者有正常肾功能，否则膀胱内难以充盈足够的放射性活度而影响结果的准确性。要求受检者配合，控制排尿时间，这对年龄较小患儿并不合适。

2）DMSA 扫描技术：有学者认为 DMSA 扫描摄影用于尿无菌的患者，对诊断儿童 RN 是唯一的"金标准"，特别是在 5 岁以下儿童。Coldraich 根据 DMSA 扫描摄影征象将肾瘢痕分成四级。Ⅰ级：一处或两处瘢痕；Ⅱ级：两处以上的瘢痕，但瘢痕之间肾实质正常；Ⅲ级：整个肾脏弥漫性损害，类似梗阻性肾病表现，即全肾萎缩，肾轮廓有或无瘢痕；Ⅳ级：终末期、萎缩肾，几乎无或根本无 DMSA 摄取（小于全肾功能的 10%）。

3）利尿肾显像：不仅能对梗阻程度进行定性定量观察，而且能对梗阻、非梗阻肾盂、输尿管扩大进行鉴别诊断。通常所有正常肾脏和大多数无梗阻的肾盂积水，利尿肾显像引流通畅，半排空时间 <10 分钟；机械性梗阻者则 >20 分钟，在 10~20 分钟者为可疑，常见于已解除梗阻的肾脏中。缺点：存在明显输尿管反流和肾功能不良时，该试验无效。事前难以预料受检肾脏在应用利尿剂后是否增加尿流，如尿流不增加，梗阻与非梗阻性扩大之间的鉴别则很难。另外尚需患儿配合检查，这在儿童应用受限。

（4）尿 β_2-M 测定：β_2-M 是一种分子量为 1 900 的低分子蛋白质，从肾小球滤过后几乎全部在近曲肾小管被重吸收，故在尿中常为阴性。如果肾小管损伤破坏，重吸收发生障碍，尿中可出现 β_2-M 增高，故尿 β_2-M 检测能够反映肾小管有无损伤，尿中 β_2-M 对 RN 和其他因素引起的肾小管损伤特别敏感，但 β_2-M 在尿液 pH 值 <6 时破坏较快，容易出现假阴性，而发热或脱水时容易引起 β_2-M 分泌增多。尿中 β_2-M 检测对婴幼儿 RN 的早期诊断有重要意义。

（5）病理：有反流的乳头管、集合管明显扩张，管壁周围间质充血水肿，淋巴细胞及中性粒细胞浸润，继之肾小管萎缩，局灶性及肾小球周围纤维化。肾盏、肾盂扩张、肾实质变薄，重度 VUR 伴反复 UTI 者瘢痕广泛，一般肾上、下极突出（即极性分布倾向）。小动脉可有增厚狭窄。

【诊断与鉴别诊断】

1. 诊断要点　下列情况应考虑反流存在的可能性：

（1）反复复发和迁延的尿路感染（UTI）。

（2）长期尿频、尿淋漓或遗尿。

（3）UTI 长期药物治疗无效。

（4）年龄较小（<2 岁）和 / 或男孩的 UTI。

（5）中段尿培养持续阳性。

（6）UTI 伴尿路畸形。

（7）家族中一级亲属有 VUR、RN 患者。

（8）胎儿或婴儿期肾盂积水。

2. 检查手段选择　若有上述疑点出现，可根据不同年龄选择有关检查手段。

（1）小于 2 岁：首选 MCU 和超声检查。如果这两项检查不正常，再选择 DMSA 扫描和 / 或 IVP。

（2）2~5 岁，首选 DMSA 扫描和 / 或超声检查或 IVP。如果这些检查中有一项不正常或反复的 UTI 成为主要问题时，再查 MCU。因为年龄组多数患儿检查 MCU 时难以合作而受限，所以很可能有许多明显的 VUR 病例得不到及时诊断。

（3）大于 5 岁，超声检查异常时，为进一步确诊，必要时可供选择的有：①IVP；②DMSA 扫描；③MCU。这些影像学检查的选择有赖于超声检查的结果。

3. RN 的诊断　确诊依赖影像学检查，临床表现有助诊断。

（1）IVP 及 DMSA 扫描可见肾瘢痕形成及肾萎缩的影像特点。

（2）MCU、放射性核素膀胱显像、超声发现 VUR 的征象。

（3）临床表现为反复发作的 UTI，具有肾小管间质性肾炎的临床特点及蛋白尿、高血压。

（4）排除继发性 VUR。

4. 鉴别诊断　本症应注意原发性和继发性反流的鉴别，原发性为先天性膀胱输尿管功能异常所致；继发性与尿路感染、创伤、膀胱颈及下尿路梗阻、妊娠等有关，注意病史和相关临床表现以助鉴别。本症临床常表现为反复发热、腹痛、发育不良及肉眼血尿等，应与其他原因引起的感染、腹痛、发育不良和血尿等疾病相鉴别。

【治疗】

VUR 的防治最主要是制止尿液反流和控制感染，防止肾功能进一步损害。临床根据具体情况选择内科治疗和外科治疗。

1. 内科治疗

（1）摄入充足的水分使膀胱经常排尿。

（2）睡前培养患儿排尿 2 次，以减轻膀胱压力。

（3）长期小剂量每晚睡前 1 次服药，以便药物在膀胱内保持较长时间，常用磺胺甲基异噁唑 1~2mg/kg 或呋喃妥因 2mg/kg，也可选用阿莫西林克拉维酸钾或头孢克洛类药物口服，维持服药 1 年以减少感染复发。

（4）长期随访观察尿细菌培养和血压。自 3 个月至青春期，应用复方磺胺甲噁唑片 15mg/kg 睡前 1 次口服，2~3 个月复查 MCU1 次，并同时作尿常规及中段尿培养。

有人认为 VUR 与膀胱的不稳定性有关，给抗胆碱药物治疗 VUR。

2. 外科治疗 根据欧洲、美国泌尿协会指南及我国小儿外科教材指南,将以下情况作为 VUR 手术治疗的适应证:内科治疗不能控制反复发作的 UTI、重度的 4 级或 5 级反流、肾小球滤过率下降者、显著的肾生长抑制、进行性肾瘢痕形成或新瘢痕形成、较大的输尿管旁憩室或输尿管开口于膀胱憩室内、异位输尿管开口、反流和梗阻同时存在、异常形态的输尿管开口和反流一直存在的近青春期女性。

(艾斯 郑健)

第五节 肾 结 核

肾结核(renal tuberculosis)是全身结核病的一部分,常进一步侵犯至输尿管、膀胱和生殖系,统称为泌尿生殖系结核(genitourinary tuberculosis)。病原菌多是通过血源途径播散至肾皮质,感染的原发病灶主要在肺,也可能在骨、关节、肠道或淋巴结。肾结核目前的发病率国内尚未见报道。国外统计,25%~50% 的结核患者的致病菌途径经血路进入肾脏,2%~9% 进一步发展为肾结核。英国 Maskell 报道,2~4/(50 万人 / 年),而儿童肾结核甚为罕见。

肾结核属于中医的"肾痨""痨瘵""血尿""淋证""腰痛"等范畴。《备急千金要方》曰:"小便黄赤,兼有余沥,腰痛,耳鸣,夜多梦,此为肾痨。"《诸病源候论·虚劳病诸候·虚劳候》云:"肾痨者,背难以俯仰,小便不利,色赤黄而有余沥,茎内痛。"此乃真元失养,精血亏虚,瘵虫(结核菌)传播侵袭所致。

【病因及发病机制】

1. 中医病因病机 本病的病因病机主要是正气虚弱,感受瘵虫,病情迁延日久,正虚邪恋,阴精亏损所致。患儿久患肺痨,瘵虫内侵,伤及肺阴,母病及子,耗伤肾精,阴精亏损而致本病;或饮食不节,伤及脾胃,生化无源,或先天失养,正气不足,则肾虚瘵虫乘虚而入,形成是疾;或五志过极,肝郁化火,子病及母,伤于肾,瘵虫内侵,耗伤肾阴,形成本病。病机关键为瘵虫侵袭和阴精亏损,病位主要在肺与肾,常涉及脾、肝,临床表现为本虚标实,虚实夹杂。

2. 现代医学病因及发病机制 结核的致病菌是结核分枝杆菌。我国感染的结核患者以人型结核分枝杆菌感染为主。国外 Scotland 报道,544 例肾结核患者除 19 例为牛型结核分枝杆菌感染,其余均为人型结核菌感染。

肾结核主要由血行播散而来。其原发病灶主要在肺,其次是肠道。结核分枝杆菌可以通过血行感染、尿流感染、淋巴感染和直接蔓延 4 种途径从原发灶侵入肾脏,其中血行感染是其主要途径,尿流感染实际上是在血行感染基础上结核分枝杆菌通过尿流的继续蔓延,淋巴感染和直接蔓延在特定的解剖条件下才能发生。

结核分枝杆菌自肾外结核病灶经血路侵入肾脏后,位于肾小球毛细血管丛中,最初的损伤仅表现为粟粒状皮质结核结节,但由于肾皮质血液循环丰富,抵抗力和修复力较强,多数都能自行愈合,临床上不表现任何症状,X 线尿路造影也无任何改变,仅尿中可查出结核分枝杆菌,故称为病理性肾结核,这种肾皮质的早期结核病变一般同时存在于双侧肾脏。如果全身或局部抵抗力降低,病变则会进一步发展,常表现为一侧病变自行愈合,而另一侧结核病灶向髓质扩展,并经肾小管、淋巴管或直接蔓延至肾乳头,小的结核结节不断增大、干酪化,最终融合成大片干酪灶,直至溃破入相邻的肾盂、肾盏,导致结核性肾盂肾炎并引发临床症状,此时 X 线肾盂造影可见各种不同的病变,称为临床型肾结核。从结核分枝杆菌感染肺部至肾结核的发生常需一定的时间,间隔期大约在 2~20 年,平均 8 年,此时肺内结核病变早已愈合或消失。

【诊断与鉴别诊断】

1. 临床表现　肾结核约半数患者常有明显的既往肾外结核感染史,主要为肺结核,并多已痊愈。肾结核好发于男性,男女之比为 2∶1。本病早期常无明显症状,肾盂造影也无异常,尿液中仅发现有少量红细胞、脓细胞或结核分枝杆菌。临床上约 90% 为单侧病变,10% 为双侧。随着病变的慢性进展,可表现出以下临床症状:

(1)尿频、尿痛、尿急:75%~80% 的患者因此症状而就诊,以尿频最为常见。开始夜间尿频明显,其后白天也频繁。其原因,早期与含有结核菌的脓尿刺激膀胱黏膜有关,以后随着结核病变直接侵袭膀胱,而呈进行性加剧,并伴有尿痛、尿急。

(2)血尿:常见尿频之后,且多为终末血尿,由膀胱三角区结核溃疡出血所致。肾结核病变侵入肾脏血管时,常表现为全程血尿,可不伴有尿路刺激症状。

(3)脓尿:因病变肾脏不断排出干酪样坏死脓性物质,尿液表现为不同程度的浑浊,严重时呈米汤样,镜检可见有大量脓细胞。

(4)肾区疼痛及肿块:肾结核患者一般腰痛不明显,但如输尿管被血凝块或干酪样物质堵塞以及继发性感染时,可发生钝痛和绞痛,少数肾结核患者腰部触诊可及肿块,可能与肾脏积脓或肾积水肿胀有关。

(5)全身症状:肾结核患者早期全身症状不明显,晚期或伴有肾外器官活动性结核。

2. 实验室检查

(1)尿液检查:多呈酸性,可见尿蛋白、白细胞、红细胞。约 2/3 患儿尿沉渣抗酸染色可找到结核分枝杆菌,尿结核分枝杆菌培养阳性率高达 90%。尿中找到结核分枝杆菌对诊断肾结核有重要诊断价值。

(2)影像学检查:当临床表现不典型时,影像学特征性表现是诊断的主要依据。

1)腹部平片:是评价本病最简单的手段,可显示肾脏的大小及肾脏、输尿管、膀胱和其他泌尿系统器官的钙化,还可以观察脊柱结核。

2)B 超:早期肾结核超声表现为肾实质内出现边缘欠清晰的低回声区,内有散在细小光点。随着病变的发展,浸润和坏死的范围扩大而侵入肾内层,多在乳头处破溃,并蔓延至肾盏、肾盂甚至全肾,发生干酪样变和溃疡,干酪样物崩解排入肾盂而形成干酪性空洞,超声表现为内壁不规则的无回声区,同时在肾盂内可见细光点与絮状物的无回声区,其内透声性差。病变侵犯肾盂黏膜,使漏斗部狭窄,或病变侵犯输尿管,使管壁不规则增厚,造成肾盂肾盏积水,超声表现为肾盂肾盏内无回声区的积水图像。肾结核晚期,肾实质内发生大量纤维组织增生和钙化,超声表现为肾脏缩小,形状规则,内有大小不等的强光团、后伴声影。但是,肾结核超声图像缺乏特异性,当积水较严重时不易区分肾盏与肾盂。对肾积水与肾结核脓肾、肾结石与肾结核钙化、肾囊肿合并感染与肾结核脓肿等的鉴别有一定困难,也不能评价肾脏的功能。因此,B 超异常时应结合其临床表现,进一步行静脉肾盂造影、腹部 CT 等检查,予以综合判断。

3)静脉肾盂造影(IVP):早期肾结核行 IVP 无异常改变。中期则表现为由于肾乳头坏死造成的肾盏模糊、虫蚀样改变,肾盏可以变形,有时对比剂可以通过肾盏进入肾髓质内的干酪样病灶内。随着病变进一步发展,肾盏可以扩大,呈空洞表现,局部的纤维化可造成肾盏不显影,而输尿管增粗、扭曲、僵直,失去正常柔软迂曲的形态。晚期由于广泛纤维化和尿路梗阻产生自截肾,可使整个肾脏不显影。

4)排泄性膀胱输尿管造影(VCUG):对肾结核诊断无特异性,但可观察是否存在膀胱输尿管反流及反流程度,对观察疗效、选择手术治疗方式有指导作用。

5)腹部CT:能清楚显示整个肾脏的横断面图像,有很高的分辨率,对肾实质及肾盂、肾盏的形态结构一目了然。平扫可见肾脏外形及大小的改变、肾盂肾盏扩张积水、肾盂输尿管壁的增厚及不规则钙化等。增强扫描能更清楚地显示结核脓肿,在肾实质内可见不规则低密度区,并有轻至中度强化。如果再结合增强延迟扫描还可以观察肾功能的改变和积水的程度等。但CT扫描包括的范围往往受限,不可能全面显示尿路受累情况,所以对肾结核的诊断应结合腹部平片和IVP进行全面评价,并紧密结合临床表现及其他实验室检查。

6)磁共振尿路成像:是诊断尿路疾病的新方法,具有非侵袭性、无需造影剂、无肾功能依赖性,能较好地显示上尿路解剖结构等优点。磁共振成像可清楚显示积水全貌,并能区别积水与积脓。肾结核的病理特点是尿路不同部位破坏、溃疡,形成空洞与纤维化修复,造成尿路狭窄、瘢痕并存。磁共振尿路成像可反映这种病理特征,不但可用于诊断,还可帮助选择治疗方案,并能显示钙化灶,能明确显示肾功能状况。

7)膀胱镜检查:是诊断膀胱结核的最主要方法。镜下可见结核结节、膀胱充血、患侧输尿管闭锁等变化。肾结核术前病理学诊断主要依靠膀胱镜检查。对有明显尿路刺激征而临床怀疑肾结核者,膀胱镜检查为不可缺少的手段。

3. 诊断要点

(1)临床主要表现为顽固性尿频、尿痛、尿急伴血尿、脓尿。

(2)结核分枝杆菌感染的表现及依据,如结核接触史、结核中毒症状、肾外结核表现、结核菌素试验阳性、尿沉渣中找到结核分枝杆菌等。

(3)肾影像学检查即可明确诊断。

小儿肾结核诊断应注意以下三点:①有无肾结核的病灶存在;②是单侧病变还是双侧;③病变的范围、程度和两侧肾功能的情况。

4. 鉴别诊断

(1)慢性肾盂肾炎:起病慢,病程迁延,多数大于6个月,可有尿路刺激症状、血尿、脓尿和蛋白尿等,一般营养情况较差。其临床表现与肾结核极其相似,而且肾结核合并细菌感染时可同时有尿普通细菌培养阳性。因此,肾结核易被误诊为尿路感染或慢性肾盂肾炎。但本病症状呈间歇性发作或加重,尿路刺激症状不突出;尿普通培养可发现致病菌;肾功能损害主要表现为肾小管功能持续减退;IVP示肾盂肾盏变形、缩窄,而肾实质无虫蚀样破坏性病变;抗生素治疗无显效等可与肾结核鉴别。尤其有肾外结核依据时,应高度警惕肾结核。

(2)急性肾小球肾炎:肾结核有以单纯血尿起病者,易与急性肾小球肾炎混淆。急性肾炎除血尿外,常伴有少尿、水肿、高血压,尿中有颗粒管型。

(3)肾结石:绞痛、血尿、尿路感染是泌尿系结石的临床特点。当肾结核出血多时血凝块可致肾绞痛,酷似肾结石;而且肾结核钙化灶在超声检查时常被误认为肾结石。因此,当疑诊肾结石,却伴难解释的顽固性膀胱刺激症状及肾盂积水、输尿管病变时,应进一步检查除外肾结核。

(4)肾囊肿:肾盂肾盏边缘的肾结核空洞时易与肾囊肿混淆。单纯的肾囊肿无膀胱刺激症状及尿液性状异常,但继发感染时也可有脓尿、血尿,应积极寻找结核感染依据以资鉴别。

【治疗】

1. 中医治疗

（1）治疗原则:本病的病机关键是痨虫侵袭和阴精亏损,阴虚和痨虫感染是肾结核的发病基础,所以治疗当以补虚培元和治痨杀虫为原则,但尤需重视补虚培元,增强正气,以提高抗病能力。朱丹溪云:"阴常不足,阳常有余,宜常养其阴,阴与阳济,则水能制火。"初期邪盛正虚时,当以祛邪为主;日久正虚邪扰,阴精亏损,无力抗邪时当以扶正为主。

（2）分证论治

1）肾阴亏耗,阴虚火旺证

证候:尿频急痛,甚或血尿淋漓,夹血丝、瘀块,腰膝酸软,眩晕耳鸣,夜寐遗精盗汗,午后潮热,咽干口燥,舌红苔少,脉细数或细弦。

治法:滋阴降火,清热解毒。

主方:大补阴丸(《丹溪心法》)合二至丸(《医方集解》)加减。

常用药:黄柏、生地黄、炙龟甲、女贞子、墨旱莲、山萸肉、丹参、黑栀子、小蓟、土牛膝、百部等。

2）精气亏损,气不摄血证

证候:尿频量少,或小便失禁,尿血不止,稍劳即甚,腰酸困痛,面色无华,神疲倦怠,纳呆便溏,心悸气短,舌淡苔白,脉细弱。

治法:补气摄血,扶元固本。

主方:龟鹿二仙胶(《医方考》)合归脾汤(《济生方》)加减。

常用药:党参、山药、当归、熟地黄、山萸肉、龟甲胶、鹿角胶、菟丝子、炙甘草等。

3）膀胱湿热,毒邪下注证

证候:尿频急痛,尿液混浊或如米泔败絮,或有血尿或脓尿,腰酸痛,发热无力,舌尖红,苔黄腻,脉濡数。

治法:清热解毒,利水除湿。

主方:四妙丸(《成方便读》)合导赤散(《小儿药证直诀》)加减。

常用药:黄柏、苍术、土茯苓、薏苡仁、通草、赤小豆、泽泻、生地黄、小蓟、竹叶等。

2. 西医治疗　根据全身及局部情况,可采用一般支持治疗、药物治疗及手术治疗。

（1）一般治疗:加强营养,注意休息,保持生活规律,呼吸户外新鲜空气,以利康复。

（2）药物治疗

1）抗结核药物治疗:应用抗结核药物治疗肾结核是目前最重要的手段。早期肾结核,肾盂造影显示病变较轻或范围较局限,或虽已发生空洞、破溃,但病变不超过 1~2 个肾盏,且无输尿管梗阻者可采用单纯药物治疗,多数能够痊愈。当药物治疗无效、肾脏破坏严重或泌尿系统有严重并发症时,才需要实施手术治疗。可采用 6 个月短程疗法,最初 2 个月的强化阶段多采用异烟肼(INH)、利福平(RFP)、吡嗪酰胺(PZA)、乙胺丁醇(EB)或链霉素(SM)4 种联用的方法。后 4 个月用异烟肼和利福平。药物剂量同活动性肺结核。因链霉素可引起纤维化并导致输尿管狭窄,且毒性大易致耳聋等合并症,目前已较少使用。有人主张用环丝氨酸代替 SM,剂量 5~10mg/（kg·d）,分 2 次口服。对肾功能不全的患儿,利福平、异烟肼、吡嗪酰胺、乙硫异烟胺和丙硫异烟胺等,因不经肾脏排泄可按正常剂量服用;而链霉素或其他氨基糖苷类药物、乙胺丁醇等完全通过肾脏排泄的药物则应慎用。

为防止手术促成结核分枝杆核菌播散,手术前必须应用抗结核药物,一般用药 2~4 周,手术后继续用抗结核药物治疗 8~12 个月。

2）激素治疗:在有效化疗及医疗监护下,对输尿管梗阻严重结核性膀胱炎患儿,可酌情加用激素治疗。疗程 4~12 周。

（3）手术治疗:根据病变范围,肾结核的手术治疗有病灶清除术、部分肾切除术、肾切除术、输尿管窄整形或膀胱挛缩扩大术、尿流改道或复道手术。

【预后】

在抗结核药物问世以前,有临床症状的肾结核患者,其 5 年的存活率不足 30%,10 年的存活率不足 10%;双肾结核者,5 年的病死率竟高达 80%。随着抗结核治疗在临床上的广泛应用,肾结核的预后大为改观,双肾结核者的病死率已低于 8%;单侧肾结核患者,经合理治疗,一般预后较好,肾功能损伤较轻或完全正常;双侧肾结核或单侧肾结核已侵犯至输尿管膀胱者,其预后较差,肾功能都存在不同程度的损害或丧失。

决定预后的因素有以下几方面:①全身状况及有无泌尿系外结核;②对侧肾脏的功能;③膀胱结核病变的程度;④治疗时期和方案的合理性;⑤年龄,24 岁前治疗效果好。

（艾 斯 郑 健）

第六节　中西医结合临床思路

尿路感染是一种常见病、多发病。目前临床治疗存在用药前不做必要的病原学检查、盲目使用抗生素、不能坚持用药、治疗不彻底等问题。中西医结合可以取长补短,提高临床疗效,并能缩短疗程,减少抗生素的毒副作用和耐药性,防止复发和并发症的发生。

急性膀胱炎、急性肾盂肾炎、慢性肾盂肾炎急性发作应以控制症状、抗菌治疗为主,根据病原学检查结果,有针对性地选择抗生素,并配合使用清热解毒和清热利湿中药治疗,或在病原学检查尚未出来前先用中药治疗,如八正散、导赤散等,以提高疗效,缩短疗程。《诸病源候论·淋病诸候·诸淋候》云:"诸淋者,由肾虚而膀胱热故也。" 故尿路感染的部位在肾与膀胱,其病邪以湿热为主。肾虚而感受湿热之邪是发生尿路感染的根本原因,在急性阶段以湿热实邪为主,日久湿热之邪耗伤气阴,出现肾虚证候,可选用黄芪、党参、白术、熟地黄、枸杞子、山萸肉等补肾中药,并可在补虚治本的基础上加清热解毒中药,如半枝莲、白花蛇舌草、土茯苓、败酱草、蒲公英等,以达到缩短疗程,巩固疗效,避免西药毒副作用和耐药性的目的。对于一些病情复杂的患者,往往在原发病上又继发尿路感染（如前列腺肥大）,也有尿路感染又继发其他疾病,或同时合并多种疾病者,可采用中西药并用的治疗方法,发挥各自优势作用,如西药抗炎治疗,中药益肾培本,调理机体;或健脾和胃,调理饮食:或益气固表,增强免疫等。同时可以结合中药高位结肠灌注法、穴位外敷法、脐疗法等,均能起到良好的互补作用。

尿路感染急性发作时主要是细菌入侵,临床主要表现为湿热证,多用清热解毒利湿中药治疗。其病理过程是充血、水肿、炎性细胞浸润、纤维组织增生、瘢痕形成,与中医的血瘀证有其相似之处,而活血化瘀中药具有抗凝、抗炎、促进纤维组织吸收的作用,临床常用桃红四物汤加减等。尿路感染反复发作者,常与正气不足、气阴两虚、抗邪无力密切相关,用补益中药能提高机体的抗病能力和免疫功能,如补中益气汤、六味地黄丸、知柏地黄丸等。

　　总之,泌尿系统感染的治疗思路可考虑在西药抗菌药物治疗的同时,结合中医分型论治,临床常分为湿热、阴虚、气阴两虚等型,分别治以清热利湿、滋补肾阴和益气养阴等治法。也可按病程分期论治,以急则治其标,缓则治其本为治疗原则。西药抗菌治疗对控制病情,缓解症状疗效确切,但复发率较高,且容易产生细菌耐药性。中医辨证论治具有改善临床症状,调整机体状态的作用,还可以减轻抗生素的毒副作用和耐药性,且疗效持久而稳定。中西医结合可以扬长避短,提高疗效,减少复发,缩短疗程,减轻不良反应。

　　抗结核治疗是肾结核病的主要方法,疗效确切。但是由于长期服药,一些抗结核药对肝肾功能及神经系统的毒副作用也不容忽视,而且久用容易产生耐药菌株。采用中西医结合的方法,在应用抗结核西药治疗的同时,配合中药辨证论治,不仅可以提高临床疗效,缩短疗程,减少复发和并发症,还可以减少耐药菌株,降低西药的毒副作用。目前中西医结合治疗肾结核的方案有:①中西药同用,协同增效;②西药控制,中药巩固,中西药结合可缩短疗程,减少复发;③中西并用,各有分工,以西药为主抗结核治疗,以中药纠偏,保护好肾功能,减轻神经损害,避免西药的毒副作用和药源性疾病的发生,能起到积极的作用。将中医的"扶正"与"祛邪"理论灵活运用于中西医结合治疗肾结核的各个阶段。扶正则有助于祛邪,祛邪亦有助于安正,两者相辅相成,一般"正虚邪扰"阶段,应以扶正为主,相应祛除余邪;"邪实正虚"阶段,应以祛邪为主,适当扶助正气。中西医结合治疗肾结核具有提高临床疗效、缩短疗程、减少复发和降低毒副作用等优势。

(艾斯　郑健)

第十三章　肾脏血管性疾病

第一节　肾血管性高血压

　　肾血管性高血压又分为肾实质性高血压和肾血管性高血压两大类,是由于肾脏实质性病变和肾动脉病变引起的血压升高。肾实质性高血压约占所有继发性高血压的80%,肾血管性高血压约占继发性高血压的12%,其中以肾动脉狭窄最常见。几乎每一种肾实质疾病都可以引起高血压。各种肾脏病引起高血压的机会与其病变的性质和对肾小球功能的影响以及造成肾实质缺血的程度及病变的范围等有关。各型肾小球肾炎,可出现一定比例的高血压。

　　根据其临床表现属于中医学"眩晕""头痛""水肿""尿浊"等范畴。

【发病机制】

1. 中医病因病机

　　本病病因可归纳为肺脾肝肾和阴阳气血失调,以及风、火、痰、瘀、浊毒等致病因素互患为病。病位主要在肾,属于本虚标实,虚实夹杂之证。

　　(1)阴虚阳亢:素体阴虚或湿热蕴结伤阴,导致肝肾阴虚,肝阳上亢;或久病不愈,肝失条达,气郁化火,致使肝阴暗耗,肝阳上亢,风阳升动,上扰清空;或肝郁气滞,伤津耗液,血气不足,运行无力而郁滞;或肝阳上亢,下汲肾阴,肾阴亏虚,封藏失职,精气流失而出现蛋白尿。

　　(2)痰瘀交阻:素有痰饮,或饮食不节,过食肥甘厚味,损伤脾胃,脾失健运,水谷不化,聚湿生痰,湿浊内阻,蒙蔽清窍;或痰浊壅阻,气机不畅,湿浊内留,阻滞中焦,或气滞血瘀或久病瘀血阻络,湿瘀交阻,上犯清窍。

　　(3)气阴两虚:久病气阴两虚,气虚则血瘀,阴虚易生热,热邪与水湿蕴结,两者互为因果,相互影响,从而形成恶性循环,导致脾肾衰败,阴阳气血俱虚,湿浊壅盛,瘀血内阻贯穿于病程始终;正虚邪实交争,湿浊上泛,甚则动风。

　　本病以气阴两虚、痰瘀蕴结为主要病机,早期以标实为主,表现为痰浊瘀血,或肾阴亏虚,肝阳上亢,临床表现为头痛、眩晕、心悸等症;晚期以肾虚为主,表现为脾肾功能衰退,阴阳逆乱,气血匮乏,甚至肝阳暴亢,夹痰浊瘀血上犯巅顶,扰乱神明而出现中风、昏迷等症。

2. 现代医学发病机制

肾血管性高血压是由于肾动脉的狭窄或闭塞,肾脏血流量不足,肾缺血,肾内血压下降,可刺激肾脏球旁细胞分泌大量肾素,引起血管紧张素Ⅱ生成增多,该物质可使全身血管收缩,血压升高;另一方面,醛固酮分泌增多,钠与水潴留,导致血压升高。肾缺血时肾内抗高血压物质,如缓激肽、前列腺素生成减少,反过来,高血压又可引起肾细小动脉病变,加重肾缺血,这样相互影响,就使血压持续升高。

肾性高血压主要表现为细胞外液容量调节障碍和肾素及血管紧张素Ⅰ促使醛固酮分泌异常,还存在其他肾脏内分泌激素和细胞因子水平异常,如容量依赖型高血压和肾素依赖型高血压及肾脏其他内分泌激素和细胞因子也可以促成的高血压。

【诊断与鉴别诊断】

1. 临床表现　肾性高血压临床表现多较隐匿,可有乏力、食欲缺乏等非特异表现,部分短期内血压升高程度较大或程度过高者,可能出现头晕、注意力和记忆力下降、烦躁、头痛、心慌,甚至出现高血压脑病或心力衰竭。但是血压水平与心、脑、肾靶器官损害程度之间密切相关,近期发现血压的升高可加剧肾脏疾病进展,并且延缓其恢复,收缩压升高对慢性肾病的损害较明显。正常小儿夜间血压下降比例不低于 10%,而肾性高血压小儿此昼夜间节律消失,昼夜节律消失和夜间血压偏高对慢性肾病的损害更为明显。

2. 诊断要点　肾性高血压诊断要点,必须在肾实质病变或肾血管性疾病基础上,伴随有血压的持续升高。肾实质病变需要借助临床症状和体征、尿和血液成分检查,以明确内环境异常变化和肾脏功能变化,进一步需要进行免疫学、肾脏 B 超、肾脏病理、静脉肾盂造影、逆行性肾盂造影、放射性核素肾图、CT 和磁共振检查,必要时可以进行 CT 肾血管三维重建。观察肾性高血压对肾小球和肾小管的损伤检测多采用尿微量蛋白检测,尤其对于疾病早期、恢复期有利于观察高血压对肾损伤的作用,利于对血压控制的指导。

目前小儿高血压尚无统一的标准,国内儿肾专业以学龄前小儿血压持续 >120/80mmHg（16/11kPa）、学龄儿童 >130/90mmHg（17/12kPa）者,即为高血压的诊断标准。肾血管性高血压重症较多,收缩压大多 >140~150mmHg（19~20kPa）,舒张压 >90mmHg（12~13kPa）。

3. 鉴别诊断

（1）嗜铬细胞瘤:肿瘤多位于肾上腺髓质,也可见于交感神经节及体内其他部位的嗜铬组织。除持续性高血压外,常有交感神经兴奋表现,尿常规无异常,尿邻苯二酚胺或 3 甲氧基 -4 羟基苦杏仁酸（VMA）测定呈阳性,腹部平片可见肾上腺区有钙化点,腹部 B 超可见肿瘤。

（2）原发性醛固酮增多症:血清钾低,血钠增高,血中醛固酮增高,血浆肾素活性多降低,血醛固酮增高不能为盐负荷试验抑制。

（3）主动脉狭窄:上肢血压高,下肢血压低,选择性主动脉造影或 DSA 检查可显示主动脉狭窄的部位、范围、程度及外形而确诊。

（4）先天性肾上腺皮质增生:临床上两型常出现高血压:①17α- 羟化酶缺乏,因缺乏此酶使皮质激素及性激素分泌减少,反馈性使促肾上腺皮质激素合成增多,水钠潴留而致高血压。同时有低钾性碱中毒。第二性征缺如。②11- 羟化酶缺乏,此酶缺乏使糖及盐皮质激素合成障碍,继而促肾上腺皮质激素增多而致高血压。还有多毛、低钾、PRA 及醛固酮下降,男孩有性早熟,女孩有假两性畸形。

（5）甲状腺功能亢进:可有高血压,但主要为收缩压增高,舒张压反而较低,脉压差大。伴有突眼、甲状腺肿、心动过速等。

【治疗】

1. 中医治疗

（1）治疗原则:遵循"急则治其标,缓则治其本"的原则,本为虚证,以脾肾气虚,肝肾阴虚为主,标为实证,以痰浊、瘀血、水湿、阳亢为常见。临证治疗以补虚泻实、调和阴阳为要,补虚以益肾养阴为主,泻实以清热利湿、化痰祛瘀、平肝潜阳为要,而活血化瘀法贯穿始终。

（2）分证论治

1）阴虚阳亢证

证候：眩晕耳鸣，头痛且胀，腰膝酸软，神疲乏力，面色潮红，两目干涩，烦躁易怒，手足心热，舌质暗红，苔薄，脉弦细。

治法：平肝补肾，活血清利。

主方：杞菊地黄丸（《医级》）加减。

常用药：枸杞子、菊花、生地黄、山茱萸、茯苓、泽泻、牡丹皮、栀子、黄芩、天麻、钩藤、石决明等。

2）痰瘀互结证

证候：头昏目眩，动则加剧，劳累则发，畏寒而手足心热，口干而不欲饮水，大便先干后稀，或伴见肢体浮肿，舌质暗，苔白腻或黄腻，脉弦细。

治法：理气化痰，活血祛瘀。

主方：温胆汤（《三因极一病证方论》）合桃红四物汤（《医宗金鉴》）加减。

常用药：陈皮、半夏、茯苓、枳壳、竹茹、桃仁、红花、生地黄、川芎、当归、赤芍、黄芪等。

3）脾肾阳虚证

证候：纳少腹胀，恶心呕吐，身重困倦，形寒肢冷，面色苍白，腰膝酸冷，面浮肢肿，舌淡胖有齿印，苔白厚腻，脉沉迟。

治法：温补脾肾。

主方：实脾饮（《重订严氏济生方》）加减。

常用药：白术、茯苓、党参、木香、草果、干姜、巴戟天、淫羊藿等。

2. 西医治疗　高血压是造成肾脏损害的主要原因之一，降低血压是防止肾脏损害、减轻或阻止肾脏病变慢性进展的有力措施。

（1）一般治疗

1）休息：血压中重度升高时要卧床休息，轻度高血压患儿日常生活学习要有规律，适当活动。保持心情愉快，充足的睡眠。

2）饮食：应减少盐的摄入，以 1~3g/d 为宜，多食富含钙、钾的食物等。

（2）药物治疗：当血压超过该年龄组第 95 个百分位数时（三次测量结果），非药物治疗不能控制血压，应开始应用抗高血压药物治疗，并结合上述治疗措施。但是患者如有下述家族史时可适当放宽指征：①家庭成员中有早期高血压并发症、肾衰竭等；②心脏疾病、视网膜血管病变等；③高脂血症等。

1）利尿剂

①氢氯噻嗪：主要用于"容量依赖型"肾性高血压，降血压作用温和，中重度肾衰竭患儿无效。

②螺内酯：主要用于伴醛固酮增高及低钾的肾性高血压患儿，应避免用于高钾血症及肾衰竭患儿。

③呋塞米：一般用于肾功能尚可的患者，特别是伴血容量增加的高血压者。严重肾衰竭患儿应避免大剂量的使用。

2）β 受体拮抗药：儿童常用的 β 受体拮抗药有普萘洛尔、美托洛尔和阿替洛尔。其中普萘洛尔是唯一被美国 FDA 批准用于儿童的 β 受体拮抗药。β 受体拮抗药禁用于依赖肾上腺能神经调节保持生命功能的患儿，包括支气管哮喘、充血性心力衰竭。在胰岛依赖性糖尿病患儿中，β 受体拮抗药应慎用。

3）血管扩张剂

①肼屈嗪：适用于轻中度肾性高血压、顽固性高血压及高血压危象。初始剂量 1~2mg/（kg·d），最大量 5~8mg/（kg·d），分次口服或注射。

②哌唑嗪：适用于轻、中度高血压，与 β 受体拮抗药或利尿剂合用可增加疗效，适用于肾功能不全患者。初始剂量 0.01mg/（kg·次），3~4 次 /d，以后增至 0.02~0.04mg/（kg·次），3~4 次 /d。

③二氮嗪：主要用于严重高血压、高血压危象。高血压危象者，2~10mg/（kg·次），快速静脉推注，数秒至 1~2 分钟起作用，2~3 分钟作用最强，作用持续 4~12 小时，必要时用药 30 分钟后可重复一次。

④米诺地尔：适用于重度、顽固性高血压及肾性高血压。初始剂量 0.05mg/（kg·次），2 次 /d，以后增至 0.1~0.2mg/（kg·次），2~3 次 /d。

⑤硝普钠：适用于高血压危象的紧急处理。将本品 5~10mg 加入 5% 或 10% 葡萄糖液 100ml 内缓慢滴入，开始每分钟 0.2μg/kg，以后每 5 分钟增加 0.1~0.2μg/kg，病情稳定后逐渐减量，平均量每分钟 3μg/kg，最大量小于每分钟 8μg/kg。

4）中枢性交感神经抑制剂

①甲基多巴：初始剂量 10mg/（kg·d），最大剂量 50mg/（kg·d），分 2~3 次口服。

②可乐定：0.005mg/（kg·d），最大剂量 0.03mg/（kg·d），分 2~3 次口服。

5）抗肾上腺素药

①酚妥拉明：主要适用于嗜铬细胞瘤高血压术前，其抗高血压的常规使用因其有严重副作用而受限制，有时亦用于重度高血压伴心功能不全者。0.01~0.02mg/（kg·次），静脉滴注。

②拉贝洛尔：适用于高血压急诊的治疗。1~3mg/（kg·h），静脉滴注。

6）钙通道阻滞药：硝苯地平，一般仅用于短暂高血压的降压，儿童高血压不主张长期服用。初始剂量 0.25mg/（kg·d），最大剂量 1mg/（kg·d），分 3 次口服。

7）血管紧张素转换酶抑制剂（ACEI）

①卡托普利：适用于各型高血压，尤其高肾素型高血压的治疗，与利尿剂合用可加强降压效果。初始剂量 0.3~0.5mg/（kg·d），最大剂量 5~6mg/（kg·d），口服，3 次 /d。

②依那普利：治疗各型高血压及充血性心力衰竭。0.05~0.2mg/（kg·次），口服，1 次 /d。

③盐酸贝那普利：用于常规治疗无效或因副作用过大而不适用的轻、中度高血压。肾功能不全者同样有效，但应适当减量。与噻嗪类利尿剂、β 受体拮抗药、钙通道阻滞药合用可增加降压效果。0.2mg/（kg·d），最大剂量 1mg/（kg·d），1 次 /d。

④雷米普利：适用于常规治疗无效或因副作用过大而不适用的轻、中度高血压。0.025mg/（kg·次），以后增至 0.05~0.1mg/（kg·次），1 次 /d，最大剂量 15mg/d。

⑤福辛普利：适用于其他药物治疗效果不理想或副作用过大的轻、中度高血压，对合并有心、肾功能不全的患者仍可使用。大于 12 岁儿童，初始剂量 10mg/d，每天 1 次，约 4 周后根据血压反应适当调整剂量。最大剂量 40mg/d。

8）血管紧张素Ⅱ受体拮抗剂：常用药物有氯沙坦、厄贝沙坦、依普沙坦、缬沙坦、替米沙坦等。适用于治疗各种类型高血压，特别是 ACEI 治疗过程中出现副作用被迫停用者，使用本品可避免 ACEI 上述副作用。对肾性高血压尤为适用，除抗高血压外，可能尚有抗细胞增生，延缓肾小球及肾间质纤维化的作用。成人起始和维持剂量为 50mg/d，每天 1 次。治疗

3~6周达到最大抗高血压效应。部分患者可增加到100mg/d。血容量不足患者剂量可考虑调整为25mg/d。尚无儿童推荐剂量。

（3）透析治疗：大部分肾功能不全、肾性高血压患者伴严重钠、水潴留，经透析超滤，适当脱水后，能有良好的降压效果，一般与药物治疗合用。

（4）外科治疗：在儿童有几种高血压有必要通过外科手术治疗，包括肾动脉狭窄、肾盂肾炎引起的单侧肾瘢痕、肾发育不全或受损肾脏仅有有限肾功能，可通过手术治疗如血管再造术，患侧肾切除或部分切除。透视下气囊血管造影术治疗肾血管性高血压，也有很好的效果。

【中西医结合临床思路】

中医治疗肾血管性高血压的处方原则是：中医辨证用药与西医辨病用药应有机地结合，传统中药理论与现代中药研究成果也应互相结合。即临床处方用药时，尽量使用经现代药理研究证明有降压作用的中药，尽量避免使用有升压作用的中药。此外，还强调肾血管性高血压患者往往存在瘀血内阻的情况，因此在各型中均宜加用活血化瘀的中药如三七、桃仁、红花等。如辨证为脾肾阳虚型，采用肾气丸温补肾阳；肝肾阴虚型，在六味地黄丸的基础上，选加平肝潜阳药及滋阴养血之类的药物。湿热证者治疗以解毒清热、化湿利水为主，方用四妙散加味。还有人提出肾虚血瘀的辨证观点，治疗上采用益肾活血等方法。

肾血管性高血压的最终治疗目的是达到降压的效果，中医药发挥了多靶点调整的治疗优势，很多研究集中在对单味中药及复方汤药有效成分、药效、药理机制等方面。从临床疗效中观察到中药治疗确实能改变高血压引起的症状，有利于控制病情发展，故中医药应用于肾血管性高血压的研究具有很大的潜能。

（陈　宁　艾　斯）

第二节　肾静脉血栓形成

肾静脉血栓形成（renal venous thrombosis，RVT）是指肾静脉主干和/或分支内血栓形成，导致肾静脉部分或全部阻塞而引起一系列病理改变和临床表现。根据血栓形成速度，分为急性RVT和慢性RVT。急性RVT临床表现为突然出现的严重腰、腹疼痛，血尿，蛋白尿，受累肾脏肿大、水肿和肾功能损害；慢性RVT常常起病隐匿而无任何不适。肾病综合征（尤其膜性肾病）患者5%~62%合并RVT，小儿RVT多见于新生儿，激素及利尿剂的应用会加重小儿肾病综合征的高凝状态。RVT发生与种族无关，男性易发，常常双侧同时受累，单侧受累以左侧为常见。

中医无肾静脉血栓的病名，但据其临床表现可归属于"脉痹""瘀血""瘀血流注"等范畴。《千金备急要方》曰："久劳，热气盛，为湿热所折，气结筋中。""气血瘀滞则痛，脉道阻塞则肿，久瘀而生热。"《血证论》认为"瘀血流注，四肢疼痛肿胀，宜化去瘀血，消利肿胀"，"有瘀血肿痛者，宜消瘀血"，"瘀血消散，则痛肿自除"。这些论述与肾静脉血栓形成有其相似之处，提出的"活血化瘀法"至今对临床的中医治疗仍有积极的指导作用。

【病因与发病机制】

1. 中医病因病机

肾病综合征患儿多为气血虚衰，络脉瘀阻，久病入络，必有瘀阻，气为血帅，气行则血行，气不畅则血行滞缓,而致瘀血阻于络道。脉络滞塞不通,不通则痛,故部分患儿出现突然腹痛;离经之血不循常道,从下焦而出,可见尿血;或肾虚封藏失司,精微外泄可见蛋白尿;若肾阳虚衰,血失温运,凝而成瘀。人体血液的运行有赖于脏腑气化,水为至阴,其本在肾,若肾病则水无所主,失于正常运行而停蓄于内,泛溢肌肤则为水肿;水湿壅盛,必然阻滞气机,气滞血瘀,即水能病血。或感受外邪,风邪寒热、疫毒内犯,客于血络,伤及于肾,瘀结为肿;若感受风热疫毒之邪,内陷营血,火毒内蕴,肾与膀胱脉络受阻而成瘀血。可见本病水能病血,血能病水;血不行则病水,血虚、浊能致水,水肿与瘀血互为因果。

2. 现代医学病因

（1）原发性:新生儿多数由于感染或胃肠道紊乱引起脱水,低血容量、败血症休克、窒息及镰状细胞贫血等。较易发生于妊娠中毒症、难产、产前缺氧及糖尿病母亲的患儿。也可见于小年龄组无明显诱因者。

（2）继发性:继发于肾病综合征,多见于小儿肾病复发转为难治性者,继发于下腔静脉血栓、下腔静脉因外部肿瘤压迫所致者如腹主动脉瘤、肾细胞瘤及淋巴网状瘤。

3. 现代医学发病机制　新生儿及婴儿细胞外液相对较多,而肾浓缩功能差,肾又有双重毛细血管循环,血运较慢,故在血液浓缩、脱水、高凝及高渗状态下易形成静脉血栓,特别是在围产期。在较大儿童及成人肾病综合征者与高凝状态有关。

（1）肾病综合征时大量蛋白质随尿液排出,而丢失的是小分子量蛋白质,包括抗凝血酶Ⅲ、抗凝血因子蛋白C、蛋白S、抗胰蛋白酶等,这些小分子量抗凝物质,造成抗凝活性下降。而凝血因子Ⅴ、Ⅶ、Ⅷ及凝血因子Ⅰ等均为大分子量蛋白质（20万~80万Da）,不易由肾脏排出却能随肝脏合成的代偿性增加而增多,使凝血活性增强。

（2）肾病综合征患儿纤溶酶原丢失过多（分子量小）,而纤溶酶抑制物（如α_2巨球蛋白等）因分子量大难以从尿中排出而使血浆浓度增高,纤溶酶的灭活增加,纤溶活性下降而易于形成血栓。

（3）肾病综合征患者血小板计数可增加或正常,部分患者表现为血小板聚集功能增强,此作用与血浆的蛋白含量下降和血脂增高有关。临床上利尿过度,血液黏稠度增大,加重高凝状态;长期大量皮质醇治疗,刺激血小板生成使某些凝血因子含量增高,使高凝状态加重。肾病综合征患者由于间质和细胞内水肿使血管内皮功能受损,内皮细胞内前列环素（prostacyclin,PGI_2）与血栓素A2（TXA_2）之间的平衡受破坏,有利于血栓的形成。大量蛋白质从尿中排出,部分患儿血容量减少,血流减慢,易于形成静脉血栓。

4. 病理　受累肾脏体积肿胀,光镜下可见肾内弓状静脉、小叶间静脉内血栓形成,肾小球毛细血管襻淤血扩张并有微血栓形成,中性粒细胞呈节段性聚集并黏附于毛细血管壁;肾小管间质高度水肿。长期不能解除的肾静脉血栓,可进展为肾间质纤维化及肾小管萎缩,晚期出现肾脏瘢痕。

【诊断与鉴别诊断】

1. 临床表现

（1）新生儿及婴儿主要特点:腰部出现一外形光滑、侧面坚硬的肿物伴肉眼血尿。可有发热、吐泻、脱水及代谢性酸中毒。常导致进行性肾衰竭、高渗状态及死亡。

（2）较大儿童继发于肾病者可因血栓形成的急缓、堵塞血管的大小而异。急性肾静脉大血栓常出现典型症状,慢性肾静脉小血栓常有侧支循环形成者常无临床症状。

（3）典型症状

1）突发性剧烈腰腹部疼痛或腰胁痛,肾区叩痛。

2）常有肉眼血尿,几乎均有镜下血尿。

3）单纯性肾病患儿可突然病情加重,出现大量蛋白尿。

4）肾功能突然恶化,肾小球滤过率下降,急性肾衰竭,尿素氮及肌酐升高,少尿或无尿。

5）患儿可有发热及感染症状。

6）病程较长患儿可有血压升高、糖尿病及远端肾小管酸中毒等表现。

2. 实验室检查

（1）血常规:可见白细胞计数升高,血小板数量和功能明显增加,凝血时间、凝血酶时间、凝血酶原时间和活性均明显缩短,血浆 D- 二聚体水平升高,凝血因子、纤维蛋白原活性升高。

（2）尿常规:可见血尿和中、重度蛋白尿,无菌性白细胞尿。

（3）急性肾衰竭时,肾功能检查可见血 BUN 及 SCr 升高。

（4）血浆乳酸脱氢酶升高多见于婴幼儿急性起病者。

3. 影像学检查

（1）B 超检查:病肾体积增大,在肾静脉内可见血栓回声。多普勒超声可见静脉内血流充盈缺损、紊乱或消失。

（2）肾盂静脉造影:病侧肾体积增大,显影延迟,肾盏、肾盂扩张及肾区假囊肿形成。

（3）肾静脉造影:主要表现为管腔内充盈缺损和管腔截断。

（4）CT 检查:借助于腹膜后和肾周围脂肪的对比,可显示肾静脉。增强 CT 更为清楚,肾静脉血栓时可见增大的肾脏延迟或持续显影,延长的皮髓质界限区分,延迟或不显示肾盂、肾盏,并可见肾静脉内低密度血栓影,肾静脉直径增大,尤其对肾静脉血栓诊断准确。

（5）磁共振检查:可避免造影剂的使用,肾静脉血栓时可见肾肿大,皮髓界限减低,并能极好地显示肾静脉,发现血栓。

（6）肾脏核素检查:肾静脉血栓时可表现为肾影像增大,但灌注和吸收功能减低,二乙烯三胺五乙酸（DTPA）在肾皮质内的滞留时间延长。肾静脉主干血栓形成时,可有近乎无灌注无功能的表现。

4. 诊断要点

（1）有引起本病的病因,如肾病综合征等。

（2）突发剧烈腰痛,血尿、蛋白尿突然增多。

（3）肾功能突然下降,肾体积增大。

（4）确诊有赖于各种影像学检查,尤其是肾静脉造影。

婴幼儿 RVT 需与肾脏肿瘤、肾盂积水、肾囊肿、外伤腹膜后出血等相鉴别。

【治疗】

1. 中医治疗 目前,大多数医家将该病分为湿热下注、血瘀湿重、痰瘀互结、脾肾阳虚等四型,可分别采用四妙勇安汤加味、活血通脉饮、少腹逐瘀汤、济生肾气丸等予以治疗。活血化瘀是治疗本病的关键,应贯穿于整个治疗过程,但不同时期,则应配合不同的方药。早期应用清热解毒利湿、活血化瘀药;而中期血瘀湿阻较甚,则加入破血逐瘀之品,如虻虫、地龙、水蛭、蜈蚣、三棱、莪术等;后期脾肾阳虚,气血两亏,应用活血化瘀、温补脾肾的附子、桂枝、黄芪等药,以温肾健脾利水。

2. 西医治疗 肾静脉血栓确诊后,应尽快给予抗凝或溶栓疗法以阻止血栓扩散,尽快促使静脉回流恢复。对于急性血栓形成患儿，溶栓治疗效果好，而对于慢性血栓形成者，长期抗凝治疗也能防止和减少血栓扩散和新的血栓形成，以改善肾功能和减少并发症发生，除抗凝、溶栓治疗外还需积极治疗原发病。

（1）一般治疗：注意保温、给氧及控制感染。肾病患儿适当活动，避免长期卧床。

（2）纠正水及电解质紊乱，纠正酸中毒，避免钠和水过多。

（3）积极治疗原发病。

（4）抗凝治疗

1）肝素：为首选药物，普通肝素钠 100U/（kg·次），每日 1~2 次，加入葡萄糖 100~200ml 中静脉滴注，每日 1~2 次，疗程 1~2 周。近年来，低分子肝素由于其生物利用度高、半衰期长、使用方便（皮下注射）、抗凝效果好等优点越来越多地应用于临床预防或抗凝治疗。

2）华法林：与肝素有同样抗凝作用。口服华法林宜从小剂量开始，常用剂量为 0.05~0.4mg/（kg·d），每日 1 次，并监测凝血酶原时间以保持在正常值的 1.5~2 倍。

（5）纤溶治疗

1）链激酶：为最早和最广泛用以溶解血栓的药，可以早期、大量、短期应用，但应注意副作用，如出血、过敏反应等。

2）尿激酶：剂量为 2 000~3 000U/kg，每日 2 次，静脉注射，疗程 7~15 日。急性溶栓治疗和局部溶栓治疗时可采用 4 000U/（kg·h）连续滴注 12 小时以上，但不宜超过 24~48 小时，局部溶栓治疗时还可在 10 分钟内按 15 000U/kg 一次性注入。

3）组织型纤溶酶原激活剂（tPA）：tPA 对纤维蛋白的亲和力高于纤溶酶原，能选择性地与血栓表面的纤维蛋白结合，形成的复合物对纤溶酶原亲和力较高，能将纤维溶酶原转化为纤溶酶，使血栓溶解。tPA 几乎不影响循环中的纤溶系统，不引起全身性纤维蛋白溶解，为天然的血栓选择性纤溶酶原激活剂。

（6）抗血小板凝聚药

1）抑制血小板花生四烯酸代谢的药物：如环氧化酶抑制剂阿司匹林、吲哚美辛、保泰松等，能使血栓素 TXA_2 生成减少和血小板聚集功能下降。

2）增加血小板环磷酸腺苷药物：如双嘧达莫、前列腺素 E、前列腺素等。通过抑制磷酸二酯酶和增加 cAMP，延长血小板寿命、抑制血小板凝聚而减少血栓形成。

3）作用于血小板膜的药物：如低分子右旋糖酐、肝素、β 肾上腺素受体抑制剂等。

（7）手术治疗：包括血栓摘除术和患侧肾切除，仅适用于急性肾静脉大血栓形成，尤其是双侧肾静脉栓塞或右肾静脉大血栓伴肾衰竭而保守治疗无效者。

附：左肾静脉压迫综合征

左肾静脉压迫综合征（left renal vein entrapment syndrome）又称胡桃夹现象（nut cracker phenomenon，NCP），是指走行于腹主动脉肠系膜上动脉之间的夹角处的左肾静脉受压而引起血尿和 / 或蛋白尿、腹痛等的一系列临床症状。多见于生长发育期瘦长体型的儿童，临床主要表现为：①左肾静脉受压引起左肾静脉系统淤血，淤积的静脉血在静脉窦与肾盏终端易于破裂，而形成左肾单侧血尿；②生殖静脉综合征，即因流入左肾静脉的睾丸静脉或卵巢静脉淤血而致腹痛，并于行走或立位时加重；③男性精索静脉曲张。本节内容主要介绍左肾静脉受压引起的血尿。NCP 是儿童血尿的病因之一，国内研究表明：儿童孤立性血尿在临床上主要表现为隐匿性肾炎和 / 或左肾静脉压迫综合征。在上海市儿童血尿的调查中，NCP

引起的血尿占镜下血尿的 44.4%,占总人群患病率的 0.26%。

根据其临床表现,中医学将其归为"血尿""蛋白尿"范畴。

【病因与发病机制】

1. 中医病因病机 本病的病位在肾,其主要的病机是热伤脉络及脾肾不固。正如《景岳全书·血证》中所说:"血本阴精,不宜动也,而动则为病;血主营气,不宜损也,而损则为病。盖动者多由于火,火盛则逼血妄行;损者多由于气,气伤则血无以存。"脾肾气虚中,以脾气虚为主。脾主运化,统摄精微。肾司开合,蓄精气而泄浊。肾为先天之本,主藏精,宜藏不宜泄,凡五脏六腑之精气皆藏于肾。《素问·六节藏象论》说:"肾者,主蛰,封藏之本,精之处也。"脾虚则运化乏力,难以统摄精微,输布水液;肾虚则开合失司,不能固摄精气,排泄湿浊。湿热之邪阻滞三焦,气机壅塞,升降失司,出入失常,精微下漏,而出现蛋白尿和血尿。本病患儿脉络受压,脉道受阻,血行不畅,滞而成瘀,进一步阻滞脉络,血不归经而溢于脉外。

肾乃人体阴阳之根本,对人体全身脏腑、组织起着滋养、濡润、温煦、气化作用。肾气不足,无以推动血液正常运行,则成气虚血瘀,"元气既虚,必不能达于血管,血管无气,必停留而瘀"(王清任《医林改错》);精血同源,肾精不足,血液生成匮乏其源,致"气血亏损,流通于周身者,必然迟缓,血即因之而瘀"(《医学衷中参西录》);血为气之母,气血相互化生,血不足则气亦虚;气血虚弱无以濡养肾脏,久致肾阳虚弱,无以温煦血脉,"阳虚则阴盛,阳虚则寒",寒滞经脉,血受寒则凝,则"阳虚血必凝,阴虚血必滞"(周学海《读医随笔》);阳虚日久累及肾阴或血不濡养致肾阴虚,《医林改错》曰"阴虚则阳盛,阴虚则热","血受热则煎熬成块";或热邪蒸着血分凝滞成瘀,热迫血行于脉外不能正常循行而成瘀。瘀血阻滞于脉络,则血运不畅,新血不生,脏腑经络无以濡养,进一步加重肾虚,甚至致脏器功能衰退。

2. 西医学的发病机制 解剖学上,下腔静脉位于腹主动脉右侧,右肾位置接近下腔静脉,右肾静脉直接汇入下腔静脉,其行程短而直;而左肾静脉较长,接近腹主动脉,需穿行于腹主动脉与肠系膜上动脉之间形成的夹角内、跨越腹主动脉后注入下腔静脉,正常情况下此夹角为 45°~60°,并被肠系膜脂肪、淋巴结、腹膜等充填,使左肾静脉不受挤压。但在某些情况下,如青春期身体生长过快、脊椎过度伸展、体型急剧变化、淋巴结肿大以及肿瘤压迫等因素,该夹角变小,左肾静脉受到挤压,回流受阻,内压增高,形成左肾淤血,淤血的静脉系统与尿收集系统间发生异常交通,或肾盏穹窿部静脉窦壁变薄破裂而引起相应的临床表现。因为左肾静脉被压,回流受阻,使许多静脉参与侧支循环,包括:①肾周静脉;②第 2 腰椎以上双侧精索静脉间的交通支;③精索静脉在腹股沟浅环处与腹壁下静脉、阴部内静脉、阴部外浅静脉及旋髂浅静脉间的吻合支。而且左肾生殖腺静脉和左输尿管周围静脉是左肾静脉的两个主要属支,临床上可出现血尿、蛋白尿、左精索静脉曲张(或左卵巢静脉曲张)等一系列临床表现。

NCP 常表现为非肾小球性血尿。左肾静脉受压导致压力增高,引起薄壁静脉破裂,血液流入尿收集系统是产生血尿的主要原因;而扩张的静脉窦与邻近的肾盏形成交通支也可产生血尿。NCP 引起的蛋白尿多与直立位有关。

【诊断与鉴别诊断】

1. 临床表现 国内报道年龄多在 5~14 岁,男、女都可见,表现为反复发作性的无症状性肉眼血尿或镜下血尿,部分患儿可出现少量蛋白尿,可在剧烈运动或直立体位时加重,有时伴左腹痛或腰痛,血尿程度与腹痛、精索静脉曲张等症状不平行。有时可伴有左精索静脉曲张,少数可见高血压、直立性调节障碍等。

第十四章　肾损伤与肾衰竭

第一节　中医学对肾衰竭的认识

一、对病名的认识

中医古代文献中虽无肾衰竭的记载,但有类似的论述、临床症状描述和治疗方法的记载,根据其临床表现、原发病、演变经过和预后情况可归属于中医文献中的"关格""水肿""癃闭""虚劳""呕吐""肾劳""肾风""溺毒""水毒"等范畴。

（一）关格

关格是由于气化功能不得升降而致水浊潴留、壅塞三焦的一类病证,临床表现以上有呕吐不止,下有小便不通为特点,并将气急短气为主的称为上逆,呕吐频作为主者称中格,小便闭塞为主者称下关。

关格一词,首见于《黄帝内经》,主要指的是脉象和病理。如《素问·六节藏象论》曰:"人迎与寸口俱盛四倍以上为关格,关格之脉赢,不能极于天地之精气,则死矣。"《灵枢·脉度》云:"阴气太盛,则阳气不能荣也,故曰关;阳气太盛,则阴气弗能荣也,故曰格;阴阳俱盛,不得相荣,故曰关格。关格者,不得尽期而死也。"从脉象及阴阳盛衰两个方面阐述了关格乃是阴阳离决危重证候的临床表现,疾病后期常致患者死亡,与西医学的慢性肾衰竭预后有其相似之处。汉代医家张仲景在《黄帝内经》的基础上指出:"寸口脉浮而大,浮为虚,大为实,在尺为关,在寸为格。关则不得小便,格则吐逆。"明确关格是以小便不通和呕吐并见的疾患,病机为邪气关闭三焦,而正气虚弱,不得通畅。此与慢性肾衰竭之本虚标实、气机升降失常而出现的少尿或无尿、恶心呕吐表现极为相似。

（二）水肿

水肿最早记载见于马王堆古墓出土的医书《五十二病方》,书中提到"肿囊"的症状和治疗。《黄帝内经》在总结先秦医家理论和经验的基础上,对水肿做了详细的描述。《灵枢·水胀》指出:"水肿始起也,目窠上微肿,如新卧起之状,其颈脉动,时咳,阴股间寒,足胫肿,腹乃大,其水已成矣。"《素问·宣明五气》说:"下焦溢为水。"水肿是因水而肿的病证,"水"是水肿病名的雏形。《素问·水热穴论》中提出"水病"病名:"帝曰:肾何以能聚水而生病?曰:肾者,胃之关也,关门不利,故聚水而从其类也。故水病下为胕肿大腹,上为喘呼不得卧者,标本俱病。"汉代张仲景首次提出"水气病"病名,并对水气病的分类、症状、脉象、治则、方药均有详细论述。隋代巢元方《诸病源候论·小儿杂病诸候·肿满候》曰:"小儿肿满……其挟水肿者,即皮薄如熟李之状也。"首次提出小儿水肿的病名。宋代《小儿卫生总微论方·肿病论》进一步明确小儿水肿是小儿肿病之一,曰:"小儿肿病有二,一者气肿……二者水肿,因上焦烦渴,饮水无度,脾胃虚而不能约制其水,肾反乘脾,土随水行,上附于肺。肺主皮肤,脾主四肢,故水流走于四肢皮肤而作肿也,甚则肾水浸浮于肺,则生大喘,为难治也。"至此,水肿作为中医病名一直沿用至今(详细内容可参阅第六章第一节水肿)。

(三)癃闭

癃闭主要是由于肾和膀胱气化失司而致的尿量减少、排尿困难,甚至小便闭塞不通为主症的病证。肾衰竭患者,尤其是进入终末期肾衰时,多数患儿临床表现为少尿甚至无尿的症状,这与中医学的癃闭一证有其相似之处。

癃闭的名称首见于《素问·六元正纪大论》等篇。《素问·五常论》称为癃闭,《灵枢·本输》篇称为闭癃,《素问·气厥论》等简称癃,《素问·举痛论》等简称闭,并对癃闭的病因病机、临床表现和治疗原则等均有记载。《素问·标本病传论》说:"膀胱病,小便闭。"《灵枢·本输》说:"三焦者……实则闭癃。"指癃闭的病位在膀胱与三焦。《素问·五常政大论》指出:"其病癃闭,邪伤肾也。"《景岳全书·杂证谟·癃闭》也指出:"小水不通,是为癃闭,此最危最急证也。水道不通,则上侵脾胃而为胀,外侵肌肉而为肿,泛及中焦则为呕,再及上焦则为喘,数日不通则奔迫难堪,必致危殆。"又说:"凡癃闭之证……惟是气闭之证,则尤为危候。然气闭之义有二焉,有气实而闭者,有气虚而闭者……必以真阳下竭,元海无根,水火不交,阴阳痞隔,所以气自气,而气不化水,水自水,而水不蓄行。气不化水,则水腑枯竭者有之,水蓄不行,则浸渍腐败者有之。气既不能化,而欲强为通利,果能行乎?……此治实者无难,而治虚必得其化,为不易也。"不仅从症状上指出了癃闭证的预后不良,而且说明了气虚而闭患者预后更差、治疗困难的特点,这些临床证候与西医学的慢性肾衰竭的表现极为相似。

(四)虚劳、肾劳、肾衰

虚劳是指因劳致虚,积虚成损的一类病证,其临床表现为气血阴阳不足,虚弱,动作少力,且病程缠绵不已。脾为后天之本,气血生化之源,肾为先天之本,而元阴元阳寓矣,故虚劳与脾肾虚弱关系密切。《金匮要略》论虚劳血痹有三条非常经典,一是虚劳腰痛,少腹拘急,小便不利的八味肾气丸证;二是虚劳诸不足,风气百疾的薯蓣丸证;三是五劳虚极羸瘦,内有干血、肌肤甲错的大黄䗪虫丸证,实际指的就是肾虚证、脾虚证,值得借鉴。

肾劳是指肾的元阴元阳及精血不足为主要病理改变的一类慢性虚弱或虚衰性疾病的总称,是五脏虚劳之一。《素问·评热论》篇有"劳风"的病名,王冰认为即指肾劳,曰:"劳,谓肾劳也。肾脉者,从肾上贯隔,入肺中,故肾劳风生,上居肺下也。"并指出劳风的成因乃是"肾气不足,阳气内攻,劳热相合,故恶风而振寒"。这些描述与慢性肾衰竭患者感受外来六淫邪气而致恶风发热寒战的临床表现十分相似。最早使用"肾劳"病名者应首推隋代巢元方的《诸病源候论》,将五劳分为肺劳、心劳、肝劳、脾劳、肾劳,并指出:"肾劳者,背难以俯仰,小便不利,色赤黄而有余沥,茎内痛,阴囊湿生小疮,小腹满急。"

肾衰是因为暴疾及肾,损伤肾气,或肾病日久,致肾气衰竭,气化失司,湿浊尿毒不得下泄,以急起少尿或无尿,继而多尿,或以精神萎靡,面色无华,口有尿味等为常见症状的脱病类疾病。肾衰之名见于清代程杏轩《医述·五脏外形》:"肾主骨,齿落则肾衰矣。"唐代《备急千金要方》中也有"肾衰"之记载。现国家标准《中医临床诊疗术语·疾病部分》取其"肾衰"之名,而赋予新的内涵,统一命名为"肾衰"。慢性肾衰指其中"病久正衰之肾衰",即将西医学的慢性肾衰竭这一疾病命名为"慢性肾衰"。

（五）肾风

《素问·风论》云："肾风之状，多汗恶风，面疣然浮肿，脊痛不能正立，其色炲，隐曲不利，诊在颐上，其色黑。"《素问·奇病论》指出："有病疣然如有水状，切其脉大紧，身无痛者，形不瘦，不能食，食少……病生在肾，名为肾风。肾风而不能食，善惊，惊已，心气痿者死。"这里所描述的肾风，是指以面部浮肿为主要表现，同时伴有腰背酸痛，身重尿少，肤色黧黑，纳呆甚则不能进食，进而出现惊悸等心气衰败之候，终致死亡的危重病证。从其表现及发展规律来看，颇似慢性肾炎水肿不断发展，导致肾衰竭并伴有消化系统，心血管系统以及水、电解质紊乱的多脏器衰竭表现，最后因心衰而致死的现象。

（六）溺毒

何廉臣在《重订广温热论·验方妙用》中指出："溺毒入血，血毒上脑之候，头痛而晕，视力蒙眬，耳鸣耳聋，恶心呕吐，呼吸带有溺臭，间或碎发癫痫状，其神昏惊厥，不省人事，循衣摸床撮空，舌苔起腐，间有黑点。"这里所述的溺毒，既是病因也是病证，从病因来讲，与西医学所述的"尿毒症毒素"十分相似；而其导致疾病所表现出的临床症状又与慢性肾衰竭尿毒症期相似，由于血中某些代谢产物蓄积而引起的神经系统损害，水、电解质以及酸碱平衡紊乱等诱发的神经精神症状基本一致，其中"呼吸带有溺臭"的描述，很可能就是慢性肾衰竭尿毒症期患者所表现出的口中有臭味，呼气有氨味等症状。

从以上所述可以看出，中医历代医家的有关论述，为我们认识和治疗肾衰病提供了一定的理论基础。

二、对病因病机认识

肾衰是由风热、水湿、湿毒之邪外侵肌腠，内侵脏腑，致使脏腑功能失常，肺失通调，治节无权，脾失健运，水无所制，肾失开阖，气化失司，水精输布失常，水邪壅塞三焦，泛溢肌肤，发为水肿之症。或因禀赋素弱，或因劳累过度，或因饮食失节，或因复感外邪，或因久治不愈，渐致正气日衰，脏腑虚损，肾用失司，湿毒内停，正虚邪实，寒热错杂，诸症丛生。脾虚则健运无权，水谷不归正化，血液乏于滋生，则见神疲乏力，面色少华，舌淡脉细；气虚血少，筋脉失养，故见四肢麻木；肾阳不足，命火衰微，温煦无权，则见形寒畏冷，腰膝酸软，骨弱无力。"肾者胃之关也，关门不利，故聚水而从其类也"。水湿泛溢肌肤，故发为肿；肾失开阖，分清泌浊无权，气化不及州都，可致尿少癃闭。湿毒壅塞三焦，脾胃升降失常，清气不升，浊阴不降，湿浊上逆，则见恶心呕吐，厌食，腹胀；湿毒外泄肌肤，皮肤瘙痒无度；久病入络，肾络瘀阻，络瘀外溢发为鼻衄、齿衄；邪毒不得外解，势必内溃，尿毒入血，清窍被蒙，肾虚风动，神志昏迷，抽搐惊厥，危象显露；水气凌心，喘促骤生，终以心肾俱败，阴阳离决而告终。

三、中医治疗

（一）治疗原则

在治疗肾衰病的中药复方制剂中，有的以活血为主，有的以补肾为主，有的则偏重泄浊。多数医家对于治疗慢性肾衰竭的论述中，认为早期多以虚为主，晚期则虚实夹杂，本虚更甚，邪实更重，寒热交错，故治疗上以本虚和标实确立治则。具体而言，本虚以健脾温中，理气和胃；温阳补肾，化气利气；益气养阴，清热通降。标实以温化痰饮，肃肺理脾；开窍醒神，凉血解毒；和胃降逆，化浊通腑等。在选方用药方面，治疗慢性肾衰竭应药性平和，不可峻补，亦不可强攻。药性不宜大寒，关键在于以平为期。久病入络者，必有瘀血内停，且肾络瘀血是病程中的一个重要环节,因此活血化瘀法贯穿治疗始终。

（二）常用治疗方法

1. 内治法

（1）补肾助阳法:《素问·逆调论》云:"肾者水脏,主津液。"肾的气化作用正常,则开阖有度,分清泌浊,能使水液之清者上升,水液之浊者下降,维持人体内环境的稳定,而肾对水液的气化作用是靠肾阳与肾气来完成的,如肾之阳气亏虚,则温化推动无力,久致湿毒内蕴。正如《素问·生气通天论》所言:"阳不胜其阴,则五脏气争,九窍不通。"

（2）活血通络法:"久病入络必致瘀",血液循经而行,环流不息,全赖一身之阳气,肾病既久,肾阳必衰,一使水肿益甚,二致血瘀下焦,即所谓"水阴则血瘀","血不行则病水",两者互为因果。肾络瘀血,可使疾病缠绵不愈,很多肾小球疾病,特别是慢性肾衰竭中存在一定程度血液高黏状态,肾动脉及肾小动脉粥样硬化与间质损害,微血栓形成。临床选用活血化瘀药治疗效果较好,同时也常佐以虫类药如水蛭、蜈蚣、全蝎、土鳖虫、蝉蜕等活血逐瘀通络之品,配以赤芍活血散瘀,诸药合用,共奏邪去正复之功。

（3）养阴清热利湿法:对于肾衰病既有阴虚所致的虚热,又有湿热内蕴的实热者,治以养阴清热,利湿祛风之法,可采用牡丹皮、白芍、茯苓、泽泻、墨旱莲、女贞子、蒲公英等养阴清虚热而不留湿,清热利湿祛风而不伤阴。

（4）通腑泄浊法:"大肠者,传导之官,变化出焉",能将糟粕化为粪便,是胃的降浊功能的延伸。有"大肠之所以能传导者,以其为肺之腑,肺气下达,故能传导"。是以对浊邪在体内蓄积、邪无出路者,治以通腑泄浊之法。如徐俊业宗《黄帝内经》"急则治其标""去宛陈莝"之旨,且参详"留得一分阳气,便有一分生机"之意,以温下之祖方大黄附子汤治疗慢性肾衰竭,方中大黄泻下通便,同时兼有活血化瘀之功。大黄性虽苦寒,但与附子、细辛大热之品为伍,则寒性减而走泄之性存,故能共奏温下郁结之功。三药配伍正与慢性肾衰竭之肾阳虚衰,气化不行,浊湿蕴结的病机相吻合,通过"去宛陈莝",温下郁积,温阳化气,使肾与膀胱的气化功能得以改善。

（5）和解法:肾衰患者多由脏腑功能失调,脾肾衰败,气阴两虚,湿毒内壅,气机升降失常所致,故治疗应以调和阴阳,扶正祛邪为主。小柴胡汤本为和解少阳之主方,主治伤寒少阳证,而慢性肾衰竭后期主要表现呕恶、纳差、尿少、尿闭、浮肿、神疲等,可选用小柴胡汤为基本方,同时针对其病机特点及正虚邪实,配合益气养阴、排毒泄浊药等,以扶正祛邪,调整机体阴阳平衡。方中柴胡轻捷升散,重在升清;黄芩苦寒降火;半夏和胃降逆,配大黄降泄浊邪,开启脾胃升降之枢;人参、太子参益气养阴;丹参、益母草活血化瘀,车前草、茯苓淡渗利尿,诸药合用,共奏益气扶正、利湿化浊、调和阴阳之功。长期服用以改善症状,延长生存期,提高生活质量,减慢肾衰竭的进展速度。

（6）调理脾胃法:肾衰患儿调理脾胃极为重要。因消化系统症状在慢性肾衰竭中最为常见,晚期患儿几乎都有某些诱发因素导致肾功能进一步减退,恶心呕吐症状加剧,干扰营养素的吸收,加剧水电解质、酸碱平衡和能量代谢的紊乱,反过来又促进肾功能的进一步减退。因此,临床上要重视调理脾胃,可选用通腑泄浊、和胃降逆、温运脾阳等方法,常用方剂有温脾汤、紫苏黄连汤、黄连温胆汤等。

2. 外治法

（1）保留灌肠法:中药保留灌肠,一方面可以清除血中代谢产物,同时将中药有效成分吸收;另一方面中药的直接泻下作用,可起到缓解机体水钠潴留等作用。灌肠方多含大黄、牡蛎、蒲公英、赤芍、丹参、六月雪等,并可根据辨证进行加减。

（2）中药药浴法：中医学认为采用熏蒸药浴法治疗能开宣肺气,使水湿之邪从皮毛排出,和解表里,疏上源而利下流。从西医学角度看人体皮肤上布满汗腺,可以作为天然的透析膜,故而中医药浴熏蒸有一定的疗效。熏蒸药方常选用桂枝、大黄、当归、地肤子、麻黄、藿香、苍术、蝉蜕、金银花等。

（3）中药外敷：外敷为中医特色治疗之一,通过"经皮给药"使药物渗透吸收而发挥作用。具有操作简便、副作用小等优点。常用益母草、川芎、透骨草等。

总之,外治法不经胃肠道吸收,简便易行,更好地体现了攻邪不伤正的原则,可以弥补内服攻下药损伤正气的缺点,外治法为综合治疗的有效方法之一。

（丘余良 魏金花）

第二节 急性肾损伤与急性肾衰竭

急性肾衰竭（acute renal failure, ARF）是指由多种原因导致肾小球滤过率突然和持续性下降,尿素氮和其他代谢产物在血液中蓄积而出现的临床综合征,临床表现为水电解质紊乱、酸中毒和氮质血症等,少尿、无尿及氮质血症是急性肾衰竭的两个主要表现。大量临床研究显示,肾功能轻度损伤即可导致 ARF 发病率及病死率的增加。近年来国际肾脏病和急救医学界趋向于用急性肾损伤（acute kidney injury, AKI）来取代 ARF 的概念。AKI 是指不超过 3 个月的肾脏功能或结构方面的异常,包括血、尿、肾脏病理组织学检测或影像方面的肾损伤标志物异常。重新命名能更贴切地反映疾病的基本性质,可将这一综合征的临床诊断提前,对于早期诊断、早期治疗和降低病死率具有更积极的临床意义。目前国内外尚缺乏大规模、多中心的儿童 AKI 流行病学研究。患者的年龄段不同,AKI 的病因也不同。新生儿 AKI 主要为肾前性 AKI,婴幼儿期主要为肾后性 AKI,学龄前及学龄儿童主要为肾性 AKI。2008 年,国内 14 所省市级儿童医院和 13 所三级甲等综合性医院儿科中≤18 周岁住院患儿 388 736 例进行筛选,其中 AKI 患者 1 257 例,占住院患病率 0.32%,男女比例为 1.7∶1。泌尿系统结石（22.35%）、急性肾小球肾炎（10.10%）、重度脱水（7.48%）为 AKI 最常见的原发病,脓毒症是 AKI 最常见的死亡原因（34.9%）,肾性 AKI 病死率最高（5.4%）。

中医学虽无"急性肾衰竭"名称,但据其临床表现可归属于中医"肾衰""水肿""呕吐""腹泻""癃闭""关格"等范畴。

【病因与发病机制】

1. 中医病因病机

本病的形成多由外感六淫疫毒、内伤饮食情志,以及失血失液、中毒虫咬、意外伤害等不内外因,形成火热、湿毒、瘀浊之邪,壅塞三焦,决渎失司,而成癃闭。如热毒上壅于肺,肺失清肃,水道不利;湿热中遏于脾,正气不得升降,运化失调,水不能下渗膀胱,而致无尿;浊邪下阻于肾,开阖失司,而致癃闭;失血失液,阴津耗竭,水无化源所致。本病起病急,来势凶猛,变化迅速。病位在肾,涉及肺、脾胃、三焦、膀胱,以水湿浊瘀不能排出体外为主要发病机制,故本病的病理性质总属标实本虚。一般初期多为火热湿毒瘀浊之邪壅塞三焦,影响其通调水道的功能,以实热为主;病至后期,以脏腑虚损、气血亏虚为主。

2. 现代医学病因与发病机制

（1）肾前性肾衰竭：任何原因引起的有效循环量急剧降低，导致肾血流量下降，出现少尿或无尿的疾病。多见于低血容量性休克、肾病综合征、严重脱水、呕吐、腹泻、外科手术大出血、烧伤等。肾脏血流量的急剧减少，一方面可以造成肾小球滤过率急剧减少，另一方面可导致急性肾小管缺血、坏死，是急性肾衰竭发病机制的重要因素。

（2）肾实质性肾衰竭：是儿科最常见的急性肾衰竭原因，由肾实质损害所致。肾小球疾患常见于：急性链球菌感染后肾炎、急进性肾炎、继发于全身性疾病如狼疮性肾炎、紫癜性肾炎、溶血尿毒综合征等。肾小管疾患多见于：由于手术、大出血、休克持续时间较长、肾动脉特别是肾小动脉痉挛引起肾脏缺血、发生急性肾小管坏死；中毒性病变系毒性物质直接作用于肾脏，如氨基糖苷类抗生素、重金属（汞剂，砷剂）、磺胺及大剂量造影剂等。不同的病因其发病机制不同，肾小管堵塞使肾小管压力升高，导致肾小球滤过减少；化学毒性物质直接损害肾实质细胞或通过促进免疫或炎症反应而恶化潜在的肾脏疾病造成急性肾衰竭。急性链球菌感染后肾小球肾炎可引起广泛的肾小球毛细血管壁损害导致肾小球滤过减少；肾血管病变可直接影响肾脏血流灌注、肾小球、肾小管功能而导致肾衰。

（3）肾后性肾衰竭：任何原因引起的尿路梗阻都可引起肾后性急性肾衰竭。先天性尿路畸形如双侧输尿管连接部狭窄、肾结石，特别是孤立肾的肾结石突然嵌入输尿管、肾结核、肿瘤压迫输尿管，磺胺结晶等。急性泌尿道梗阻时，肾小管腔内压力增高使肾小球滤过降低及水钠重吸收增加，从而使尿量减少，内环境失衡而出现肾衰竭。

【诊断与鉴别诊断】

1. 临床表现 根据尿量是否减少，急性肾衰竭可分为少尿型和非少尿型。非少尿型肾衰竭多由氨基糖苷类抗生素及（或）造影剂所致，而少尿型肾衰多由于手术、休克、肾脏缺血、缺氧所致。常见少尿型急性肾衰竭临床分为以下三期：

（1）少尿期：少尿期持续时间越长，肾损害越重。一般持续1~2周，长者可达4~6周。少尿持续2周以上或在病程中少尿与无尿间断出现者预后不良。少尿期主要表现如下：

①水钠潴留：患儿可表现为全身浮肿、高血压、胸腹水，严重者可发生心力衰竭、肺水肿、脑水肿，是此期死亡的重要原因。有时因水潴留可出现稀释性低钠血症。

②电解质紊乱：常见高钾、低钠、低钙、高镁、高磷和低氯血症。

③代谢性酸中毒：表现为恶心、呕吐、萎靡、乏力、嗜睡、呼吸深快、食欲不振，甚至昏迷，血pH值降低。

④氮质血症：蛋白质代谢产物及细胞分解产物蓄积体内可引起全身各系统中毒症状。高热感染、严重组织损伤可加重氮质血症。病情轻重与血中尿素氮及肌酐增高的浓度相一致。首先出现消化系统症状，如食欲减退、恶心、呕吐及腹部不适等症状，10%~40%患者可有消化道出血或黄疸，而消化道出血又可加重氮质血症；中枢神经系统受累可出现意识障碍、躁动、谵语、抽搐、昏迷和自主神经功能紊乱如多汗或皮肤干燥，还可表现为意识、行为、记忆、感觉、情感等多种功能障碍；血液系统表现为贫血、出血倾向。贫血为正细胞正色素性贫血，贫血随肾功能恶化而加重。出血多因血小板减少、血小板功能异常和DIC引起。急性肾衰竭早期白细胞总数常增高，中性粒细胞比例也增高。

⑤心血管系统：主要因水钠潴留所致，表现为高血压和心力衰竭，还可发生心律失常、心包炎等。

⑥易合并感染：感染是 ARF 最常见的并发症，以呼吸道及尿路感染多见，致病菌以金黄色葡萄球菌和革兰氏阴性杆菌最多见。约 1/3 急性肾衰竭患者死于感染，病程中积极预防和治疗感染是非常重要的。

（2）多尿期：当 ARF 患儿少尿期后尿量逐渐增多，水肿逐渐减轻，一般 5~6 天后尿量可达利尿高峰，表明肾功能有所好转，排出体内积存水分，但也可能是肾小管重吸收原尿的功能下降而发生多尿，因此不能放松警惕。多尿期持续时间不等，多为 1~2 周，部分患者可长达 1~2 个月。此时入量以尿量 2/3 为宜，否则会延长多尿期。此期由于大量排尿，可出现脱水、低钠和低钾血症。早期氮质血症持续甚至加重，后期肾功能逐渐恢复。

（3）恢复期：多尿期后肾功能逐渐改善，尿量逐渐恢复正常，血尿素氮及肌酐亦逐渐恢复正常。一般肾小球滤过功能恢复很快，而肾小管浓缩功能恢复很慢，常需数月。少数患者可遗留下不同程度肾功能损害或转为慢性。此期患儿可表现为虚弱无力、消瘦、营养不良、贫血和免疫功能低下等。

2. 实验室检查

（1）肾功能检查：进行性的氮质血症。在无并发症且治疗正确的病例，每日血尿素氮上升速度较慢，为 3.1~7.1mmol/L，血肌酐上升仅为 44.2~88.4μmol/L；但在高分解代谢时，如伴有广泛组织创伤、败血症等，每日尿素氮可升高 10.1mmol/L 或以上，血肌酐每日升高 176.8μmol/L 或以上。

（2）尿液检查：有助于鉴别肾前性 ARF 和肾实质性（肾性）ARF。

（3）电解质：少尿期可出现高钾血症，可伴有低钠血症及高磷血症；多尿期可出现低钾血症、低钠血症等。

（4）酸碱平衡：可出现酸中毒，血二氧化碳结合力下降。

（5）肾活检病理检查：对不明原因的 ARF，肾活检病理是可靠的诊断手段。光镜见肾小管上皮细胞变性、脱落，管腔内充满坏死细胞、管型和渗出物，部分肾小管腔内可见细胞碎片或颗粒管型堵塞。电镜表现为损伤肾小管上皮细胞线粒体和内质网肿胀，溶酶体增多，吞噬空泡增多，微绒毛脱落，坏死细胞的结构可消失。

3. 诊断要点

（1）AKI 的分期标准（表 14-2-1）

表 14-2-1　AKI 的分期标准

分期	血清肌酐标准	尿量标准
1 期	升高 >26.5μmol/L（0.3mg/dl）或增加 >50%	<0.5ml/（kg·h）（时间 >6h）
2 期	升高 200%~300%	<0.5ml/（kg·h）（时间 >12h）
3 期	增加 >300% 或 >353.6μmol/L［急性升高 44.2μmol/L（0.5mg/dl）］	少尿［<0.3ml/（kg·h）]24h 或无尿 >12h

（2）急性肾衰竭的诊断要点

1）常有能引起急性肾衰竭的原发病的临床表现。

2）少尿是确诊急性肾衰竭的关键。尿量显著减少，出现少尿（每天尿量 <250ml/m^2）或无尿（每天尿量 <50ml/m^2）。

3）氮质血症,血清肌酐≥176μmol/L,BUN≥15mmol/L,或血清肌酐每天增加≥44μmol/L,BUN增加≥3.57mmol/L。血尿素氮及肌酐值对确诊肾衰竭、估计其严重程度及预后极有价值。不过,尿素氮及肌酐常在少尿或无尿持续一段时间以后才升高,因此对于早期诊断并无很大帮助。

4）有酸中毒、水电解质紊乱等表现。高血钾是急性肾衰竭的主要表现之一,常在少尿或无尿持续一段时间之后才出现,如有高血钾存在,对诊断肾衰竭、判断其严重程度、预后以及指导治疗都有重要意义。但如血钾正常,并不能除外肾衰竭。

5）肾前性、肾性肾衰竭的鉴别诊断见表14-2-2。

表14-2-2 肾前性ARF和肾性ARF的鉴别

指标	肾前性ARF	肾性ARF
尿沉渣	偶见透明管型、细颗粒管型	粗颗粒管型和红细胞管型
尿比重	常>1.020	常<1.010
尿渗透压	>500mOsm/L	<350mOsm/L
尿肌酐/血肌酐	>40	<20(常≤5)
肾衰指数*	<1	>1(可达4~10)
尿钠	<20mmol/L	>40mmol/L
滤过钠排泄分数**	<1%	>1%
中心静脉压	<50mmH₂O	正常或增高
补液试验⁺	尿量增多	无变化

* 肾衰指数 $= \dfrac{尿钠（mmol/L）\times 血浆肌酐}{尿肌酐（mg/dl）}$

** 滤过钠排泄分数（FENa）$= \dfrac{尿钠（mmol/L）\times 血肌酐（\mu mol/L）}{血钠（mmol/L）\times 尿肌酐（\mu mol/L）}\times 100\%$

（3）新生儿ARF诊断

1）出生后48小时内无排尿或出生后少尿（每小时<1ml/kg）或无尿（每小时<0.5ml/kg）。

2）氮质血症,血清肌酐≥88~142μmol/L,BUN≥7.5~11mmol/L,或血清肌酐每天增加≥44μmol/L,BUN增加≥3.57mmol/L。

3）常伴有酸中毒、水电解质紊乱、心力衰竭、惊厥、拒奶、吐奶等表现。

（4）抗利尿激素分泌异常综合征:可由机械通气时静脉回心血量减少引起,也可由颅内高压、颅内出血或药物引起。这类患儿尿量显著减少,但血BUN及肌酐正常。血清钠、血浆渗透压非常低,而尿钠、尿渗透压明显增高。

（5）腹内压增加引起的少尿或无尿:Thorington等曾在犬实验中证明:当腹压在15mmHg（2kPa）时可引起少尿,在30mmHg（4kPa）时可引起无尿,腹压升高所引起的少尿或无尿是由于下腔静脉压升高而非下尿路梗阻。临床上腹内出血、腹带约束过紧、新生儿脐裂修补术、巨大脐疝还纳术后等,都可引起腹内压的急剧升高而造成少尿或无尿。

【治疗】

1. 中医治疗

（1）治疗原则：急性肾衰竭由于致病原因众多，因而治疗方法也多样。治疗中要重视辨病辨证相结合的临床思维，既要重视辨病论治，根据每种病的不同病因选取相应的治疗法则；也要重视辨证论治，根据急性肾衰竭的不同阶段，有不同临床表现；患者体质不同，机体反应性不同，表现的临床症状也不尽相同，因而治疗中就要根据辨证进行论治，强调治疗措施的个体化。紧扣"急则治其标，缓则治其本"的原则，以宣肺、利水、清热、利湿、泻火、活血化瘀、降浊等祛邪之法以治其标；以益肾助阳、养阴清热、调理脾胃等以固其本。

（2）分证论治

1）少尿期

①热毒炽盛证

证候：尿量急骤减少，甚至闭塞不通，发热不退，口干欲饮，头痛身痛，烦躁不安，舌红绛，苔黄干，脉数。

治法：泻火解毒。

主方：黄连解毒汤（《外台秘要》）加减。

常用药：黄连、黄芩、黄柏、栀子、大黄、玄参、牡丹皮等。

②火毒瘀滞证

证候：尿点滴难出，或尿血、尿闭，高热谵语，吐血，衄血，斑疹紫黑或鲜红，舌质绛紫，苔焦黄或芒刺遍起，脉细数。

治法：清热解毒，活血化瘀。

主方：清瘟败毒饮（《疫疹一得》）加减。

常用药：黄芩、生石膏、生地黄、水牛角、黄连、栀子、知母、赤芍、玄参、牡丹皮、竹叶等。

③湿热蕴结证

证候：尿少尿闭，恶心呕吐，口中尿臭，发热口干而不欲饮，头痛烦躁，严重者可神昏抽搐，舌苔黄腻，脉滑数。

治法：清热利湿，降逆泄浊。

主方：黄连温胆汤（《六因条辨》）加减。

常用药：黄连、陈皮、半夏、茯苓、枳壳、竹茹等。

④气脱津伤证

证候：尿少或无尿，汗出黏冷，气微欲绝，或喘咳息促，唇黑甲青，脉细数或沉伏。多见于吐泻失水或失血之后。

治法：益气养阴，回阳固脱。

主方：生脉饮（《内外伤辨惑论》）合参附汤（《正体类要》）加减。

常用药：人参、附子、麦冬、五味子、干姜等。

2）多尿期

①气阴两虚证

证候：全身疲乏，咽干欲饮，尿多清长，舌红少津，脉细。

治法：益气养阴。

主方：参芪地黄汤（《杂病源流犀烛》）加减。

常用药：太子参、黄芪、生地黄、山药、山茱萸、牡丹皮、茯苓、泽泻等。

②肾阴亏损证

证候:腰酸膝软,尿多不禁,口干欲饮,舌红苔少,脉细。

治法:滋补肾阴。

主方:六味地黄丸《小儿药证直诀》加减。

常用药:生地黄、山药、山茱萸、牡丹皮、茯苓、泽泻等。

2. 西医治疗 治疗原则是去除病因,积极治疗原发病,减轻症状,改善肾功能,防止并发症的发生。

(1)少尿期治疗

1)控制水摄入,坚持"量出为入",严格限制水摄入,有透析支持者可适当放宽液体入量。每日补液量 = 尿量 + 显性失水(呕吐、大便、引流量)+ 不显性失水 – 内生水。无发热患儿不显性失水按 300ml/(m^2·d)或婴儿 20ml/(kg·d),幼儿 15ml/(kg·d),儿童 10ml/(kg·d)。体温每升高 1℃,不显性失水增加 75ml/(m^2·d)。内生水在非高分解代谢状态为 250~350ml/m^2。所用液体均为非电解质液。要根据出入量、血电解质浓度及体重不断调整输液量及输液速度。每天体重减轻 0.5%~1% 表示液体控制较好,体重不减甚或增加表示有液体潴留。

2)饮食和营养:早期只给碳水化合物,供给葡萄糖 3~5g/(kg·d),静脉滴注可减少机体自身蛋白质分解和酮体产生。情况好转能口服时应及早给予基础代谢热卡[儿童 30cal/(kg·d),婴儿 50cal/(kg·d),饮食可给低蛋白、高糖、富含维生素的食物。蛋白质应限制在 0.5~1.0g/(kg·d)为宜,应以优质蛋白为主,脂肪占总热量 30%~40%。

3)纠正代谢性酸中毒:代谢性酸中毒轻症多不需治疗。当血 HCO_3^-<12mmol/L 或动脉血 pH 值 <7.2 时,应给予碳酸氢钠。5% 碳酸氢钠 1ml/kg 可提高 HCO_3^- 1mmol/L,给碱性液可使血容量扩大,同时应注意防止诱发低钙抽搐。

4)纠正电解质紊乱:包括高钾血症、低钠血症、低钙血症和高磷血症的处理。

5)透析治疗:凡上述保守治疗无效者,均应尽早进行透析。透析指征:①严重水钠潴留,有肺水肿、脑水肿倾向;②血钾≥6.5mmol/L;③血生化指标 BUN>28.6mmol/L,或 Cr>707.2μmol/L;④严重酸中毒血,血浆 HCO_3^-<12mmol/L,或动脉血 pH 值 <7.2;⑤化学毒物或药物中毒。透析方法包括腹膜透析、血液透析和连续动静脉血液滤过,儿童、婴幼儿以腹膜透析为常用。

(2)多尿期治疗:伴随着多尿,可出现低钾和低钠血症等电解质紊乱,故应注意监测尿量、电解质和血压变化,及时纠正水、电解质紊乱,当血浆肌酐接近正常水平时,应增加饮食中蛋白质的摄入量。

(3)恢复期治疗:此期肾功能日趋恢复正常,但可遗留营养不良、贫血和免疫功能低下,少数患者遗留不可逆性肾功能损害,应注意休息和加强营养,防治感染。

改善全球肾脏病预后组织(Kidney Disease Improving Global Outcome, KDIGO)在 2011 年 12 月制定了 AKI 的指南,对 AKI 的治疗制定了详细的推荐和建议。

【预后与预防】

1. 转归判定

(1)痊愈:临床症状与体征完全消失,尿量恢复正常,在普通饮食条件下,血尿素氮小于 7.14mmol/L,血肌酐小于 176.8μmol/L。

(2)显效:临床症状与体征消失,尿量恢复正常,血尿素氮、血肌酐明显下降,肾功能改善Ⅰ度以上,尚未完全恢复正常。

（3）有效：临床症状与体征基本消失,每日尿量大于400ml,血尿素氮、血肌酐有一定下降,肾功能有一定改善。

（4）无效：各项指标无改善有恶化者。

2. 预后判断 ARF的预后与原发病的性质、肾脏损害程度、少尿持续时间长短、正规诊治早晚、有无并发症等相关。肾性急性肾衰竭患儿中以急性肾小球肾炎预后最好,学龄儿童中以急进性肾炎预后差;非少尿型急性肾衰竭预后较少尿型好;年龄愈小预后愈差,尤其合并泌尿系统严重畸形或先天性心脏病患者。

3. 预防与调护

（1）预防：急性肾衰竭的预防主要是积极防治原发病,避免和祛除诱发因素是预防之根本,因此,要注意以下三点：

1）调养五脏：平素起居、饮食有节,讲究卫生,避免外邪侵袭,尤其在传染病流行的季节和地区更应加强预防。不过食辛辣厚味,以免滋生湿热;调畅情志,保持精神愉快;加强体育锻炼,提高机体防御能力。

2）防止中毒：有关资料表明,20%~50%的急性肾衰竭是由药物引起,因此,应尽量避免使用和接触对肾脏有毒害的药物或毒物。

3）防治及时：一旦有诱发急性肾衰竭的原发病发生,应及早治疗。

（2）调护：保护皮肤清爽,瘙痒者应用温水擦洗,不用肥皂或乙醇,切忌抓破,以防邪毒入里。调摄起居,谨防感冒,一旦发生感冒者,及时处理,否则可导致病情恶化。

【中西医结合临床思路】

急性肾衰竭可发生在原来无肾脏病的患者,也可发生在原来稳定的慢性肾脏病患者,突然出现肾功能急剧恶化,导致多系统并发症,病情重,预后差,病死率较高。西医在调节水、电解质、酸碱平衡紊乱、抗感染等对症处理、救治休克、心衰等严重并发症方面具有优势,中医中药通过辨证施治、整体调节,可改善患者临床症状,促进肾功能恢复,特别是口服中药配合保留中药灌肠、中药静脉制剂的综合应用,可以提高抢救成功率,促进肾功能恢复,提高疗效,降低病死率。对于原有基础肾脏病患者,病情相对稳定后积极寻求中医药参与,通过扶正调理,可增强体质,提高机体抗病能力,延缓肾脏病进展,提高患儿生活质量。

（丘余良　魏金花）

第三节　慢性肾脏病与慢性肾衰竭

慢性肾脏病（chronic kidney disease,CKD）是指肾损害≥3个月,表现为病理或血、尿、电解质、pH值异常或影像学检查异常;肾小球滤过率（GFR）<60ml/（min·1.73m²）≥3个月,有或无肾损害。CKD严重危害儿童和青少年健康,但临床流行病学资料极其有限,由于CKD早期没有特异的临床症状,所以临床诊断率很低,主要原因在于缺乏确切的病史资料以及对病情严重性的分期不明确。

儿童慢性肾衰竭（chronic renal failure,CRF）是由多种肾脏疾病引起的慢性持久性肾功能减退,属于CKD的NKF-K/DOQI分期的第五期,是危及患儿生命的重要疾病状态之一。起病可急可缓,临床表现复杂,症状涉及全身多个系统、多种泌尿系统疾病进行性发展、肾功能逐步减退的结果,最终都将进展为终末期肾病,具有不可逆性和进行性。因此,早期发现、早期诊断与采用综合治疗措施,防治原发病,延缓或终止CRF进一步恶化,避免发生终末期肾病是儿童肾科医师的一项重要任务。

CRF在小儿的发生率国外报道为每百万人口中1~5人,其中半数发生于11~16岁,在1岁以下婴儿中1~2/百万。德国一回顾性报道,包括1972—1977年26所医学院医院、40所儿童医院、245所综合医院儿科的材料,0~16岁小儿终末期肾病为5人/百万,各年龄组0~5岁、5~10岁、10~16岁分别为1.6、4.0和8.1人/百万。英国统计14岁以下小儿中每百万每年3~5人死于终末期肾衰。我国尚无类似报道,但在2004年全国儿童血尿暨慢性肾衰竭专题讨论会上中华医学会儿科学分会肾脏病学组的调查报告中提到:首次在全国范围内对1990—2002年0~14岁住院儿童CRF临床、病理及诊治进行的全面回顾性调查,共有4个直辖市、13个省及2个自治区的99家医院参与此项调查,其结果显示:13年间共确诊1 268例,约5.02人/百万名住院儿童,占住院各种泌尿系统疾病的4%,且以年平均13.67%的速度逐年增长。男女比例为1.5∶1,2/3的患儿来自农村。

中医学虽无"慢性肾衰竭"病名,但据其临床表现多属于"水肿""关格""癃闭""肾劳""溺毒"等范畴,现亦称"慢性肾衰"。

【病因与发病机制】

1. 中医病因病机 中医学认为,导致慢性肾衰的病因大致分为三个方面:外邪侵袭(包括风、寒、湿、热邪),或素体正虚,复因外感触发;或饮食、劳倦、内伤,导致脾肾亏损,湿浊内干;或药物损害肾脏。其病机可概括为"虚、浊、瘀、毒"四个字,其中虚是主要病机,虚证以肾虚为主,涉及肝脾肺。随着病情的进展,肾病既久,肾阳衰微,真阴亏耗,致使肾脏本身功能日益衰退,气血阴阳虚惫,脾、肺、肝、心为之虚损,可致阴损及阳,或阳损及阴,临床出现肾、脾、肺、肝气阴两虚及脾肾阳气虚衰等临床表现。无论气阴两虚或脾肾阳虚,皆可导致肾脏的阴阳失衡,三焦气化失司,饮食不能化生津液精微,反而转为湿浊,且因升降开阖失司,当升不升,当降不降,当藏不藏,当泄不泄,精微不摄而漏出,水浊不泄而滞留,病理产物遂成致病因素。也可由于病程较长,气机失畅,血脉瘀滞,即所谓久病入络而络阻血瘀也。因肾之泄浊、脾之运化功能障碍,导致水湿停积,湿浊蕴滞,阻遏三焦,水道不利而及血,即水病及血,血病及水,两者互为因果。因虚不胜邪,邪留又可生毒,肾气虚则易招外邪,加重正虚而致邪羁酿毒。总之,本病证属本虚标实,虚实夹杂,正虚为本,邪实为标,虚、浊、瘀、毒四大因素相互影响,互为因果,形成恶性循环。

2. 现代医学的病因和发病机制

(1)病因:儿童CRF的病因统计各国有所不同。欧美发达国家统计资料显示,导致儿童CRF的原发病主要是肾脏或尿路发育异常、畸形以及遗传性肾脏疾病,其病因因年龄而异。一般而言<5岁者常以解剖异常(如肾发育不全、发育不良、梗阻、畸形)为主,5岁以后则多为后天获得性疾患(如肾小球肾炎、溶血尿毒综合征)或遗传性疾病(如Alport综合征、囊性病)所致。以学龄期儿童居多,6岁以下儿童CRF起病例数随年龄降低而递减;肾小球疾病所致CRF发病年龄显著高于遗传性肾脏病、先天畸形、尿路梗阻及肾结石者;遗传性肾脏病、先天畸形、尿路梗阻和肾结石等各疾病发病年龄无明显差异。根据1982年发表的欧洲透析和移植组登记的3 342例终末期肾衰竭患儿的病因构成比见表14-3-1。我国2004年中华医学会儿科学分会肾脏病学组发表的91所医院1990—2002年小儿慢性肾衰竭1 268例调查报告提示:我国儿童CRF的原发病因以后天获得性肾小球疾病为主(70%),

表 14-3-1　3 342 例儿童终末期肾衰竭的病因构成比

诊断	<15 岁的全部儿童（3 342 例）	<5 岁儿童（263 例）
肾小球肾炎	32.3%	20.9%
肾盂肾炎 / 间质肾炎	22.5%	15.2%
梗阻性肾病	6.2%	6.1%
反流肾病	6.9%	3.4%
其他	9.4%	5.7%
遗传性疾病	16.2%	13.7%
肾髓质囊性病	6.1%	4.1%
Alport 综合征	1.9%	3.8%
胱氨酸贮积症	1.5%	0%
草酸盐沉积症	1.2%	1.9%
其他	2.7%	3.2%
肾发育不全	12.1%	12.1%
血管病	1.5%	4.2%
系统性疾病	7.0%	13.5%
过敏性紫癜	2.4%	0.3%
溶血尿毒综合征	3.1%	10.2%
其他	1.5%	3.0%
其他疾病	5.7%	14.7%
不详	3.7%	5.7%

主要为慢性肾炎和肾病综合征（占 52.7%）；先天遗传性疾病（24.2%）主要为肾发育异常和肾囊性病（占 17.7%）。造成这种差别的原因除了与种族、经济发展水平、生活的自然环境等有关外，更主要的原因可能是肾小球疾病防治存在不足（表 14-3-2）。

（2）发病机制：有关儿童 CRF 的发病机制，历年来先后提出过"健存肾单位学说""尿毒症毒素学说""矫枉失衡学说""肾小球高滤过学说""脂肪代谢紊乱学说""肾小管高代谢学说"等，以后又有人提出"蛋白尿学说""慢性酸中毒学说"以及高蛋白饮食、肾内低氧对肾功能的影响等。加强 CRF 发病机制研究，重视延缓 CRF 病程进展已成为当今众多学者的重要研究课题。

1）健存肾单位的血流动力学改变：大部分肾单位受损或失用后，残余健全的小部分肾单位经过一系列适应性改变即负担起全肾功能性代偿以及小球、小管各部间的适应，部分健存肾单位功能高于正常，引起单个肾单位的肾小球滤过率增高，肾小球毛细血管压力增加，内皮细胞增生，系膜区基质增多，小球体积增大，逐步出现肾小球硬化。随着疾病的进展，健存肾单位日益减少，当肾小球滤过率降至 25% 左右时，血中尿素氮和肌酐显著增加，肾小球滤过率进一步下降至 5%~10%，机体将会出现尿毒症表现。

表 14-3-2　1 268 例儿童 CRF 的原发疾病例数及构成比

临床诊断	例数	构成比 /%	临床诊断	例数	构成比 /%
先天 / 遗传性		（24.2）	溶血尿毒综合征	20	1.6
肾发育不良或不全	122	9.6	肾结石	20	1.6
多囊肾	66	5.2	急进性肾炎	13	1.0
髓质囊性病 / 青少年肾痨	37	2.9	肾小管疾病	12	0.9
尿路梗阻性肾病	30	2.4	急性链球菌感染后肾炎	10	0.8
Alport 综合征	23	1.8	药物或毒物肾损伤	10	0.8
反流性肾病	21	1.7	急性非链感后肾炎	7	0.6
先天性肾病	5	0.4	血管炎肾损伤	7	0.6
海绵肾	3	0.2	肺出血 - 肾炎综合征	6	0.5
后天获得性		（70.0）	迁延性肾炎	4	0.3
慢性肾炎	473	37.3	糖尿病性肾病	3	0.2
肾病综合征	195	15.4	恶性高血压	2	0.2
狼疮性肾炎	54	4.3	其他 *	9	0.7
紫癜性肾炎	28	2.2	未知	66	5.2
肾盂或间质性肾炎	22	1.7			

注：*Wilms 瘤 3 例，胱氨酸病 2 例，神经母细胞瘤 1 例，肝豆状核变性 1 例，高草酸尿症 1 例，Dent 病 1 例。

2）矫枉失衡学说：认为 CRF 时体内某些物质的积聚，并非全部由于肾清除减少所致，而是机体为了纠正代谢失调的一种平衡适应，其结果又导致新的不平衡，如此周而复始，造成了肾脏进行性损害，成为 CRF 患者病情进展的重要原因之一。CRF 时甲状旁腺素升高造成的危害是本学说的最好证据。随着 GRF 降低，尿磷排泄量减少，当肾衰竭进入晚期（GFR<20ml/min）时，引起高磷血症。由于血清中钙磷乘积的升高，一方面使无机盐包括肾脏在内的各器官中沉积，出现软组织钙化；另一方面，低钙血症又刺激了甲状旁腺素的合成和分泌，代偿性促进尿磷排泄，并升高血钙。CRF 时肾脏对甲状旁腺素的降解作用障碍，同时对甲状旁腺的持续性刺激则又导致甲状旁腺的增生及继发性甲状腺功能亢进，从而累及骨骼、心血管及造血系统等，随之出现骨质脱钙、软组织钙化、肾性骨病以及心血管系统损害、神经病变、皮肤病变等多器官、多系统损害表现。

3）尿毒症毒素学说：当 CRF 进行性加重时，体液中有两百多种物质的浓度比正常增高，一般认为尿毒症毒素的物质，必须同时具备下述条件：①正常情况下该物质必须从尿中排泄，尿毒症时该物质浓度比正常增高，并与特异性尿毒症某些症状有关；②在尿毒症患者体内，该物质浓度必须能进行化学鉴定及定量测定；③随着该物质浓度降低，尿毒症的某些症状亦随之缓解；④动物或体外实验证实该物质浓度与尿毒症患者体内浓度相似时可出现类似的毒性作用。由于尿毒症症状复杂，涉及体内各个方面，至今不能用一种或一组"毒性"物质在体内积聚来解释尿毒症的所有症状。目前已知的尿素、多胺类、胍类、中分子物质、甲状旁腺素等在尿毒症期血浓度都增高。它们对心脏、促红细胞生成素、Na-K-ATP 酶、神经、肌肉、血小板聚积代谢等均有一定毒性作用。

4）肾小管间质损伤学说：CRF 时肾小管间质病变的发生可能先于肾小球病变，或与肾小球损伤同步进展。这种肾小管间质形态学上的变化，如肾小管萎缩、肾间质细胞浸润及间质纤维化一旦发生后，则进一步通过小管内阻力增加、正常的管球反馈功能丧失、不能维持正常的渗透梯度等功能改变，加剧肾功能恶化。

5）饮食影响：膳食中高蛋白摄入可使入球小动脉扩张，加剧肾小球的高灌注损伤，并可加剧蛋白尿；而膳食中盐过高除影响全身血压外，还可以通过非血压依赖机制促进肾功能不全进展。在肾小球疾病、次全肾切除、同种异体移植等不同肾病模型中，研究者观察到高盐摄入促进肾脏损伤恶化。有研究表明，高盐会导致尿蛋白排泄增多，使透析患者血容量增加，包括氧化应激与肾脏病变慢性化因子转化生长 β 表达上调，还可致肾小球容积加大和硬化。

6）肾素 - 血管紧张素系统：在肾脏病进展中，血管紧张素 II 作为一种血管活性物质优先收缩肾小球出球小动脉，引起肾小球高滤过损伤；系膜细胞收缩影响肾小球超滤系数，促进水盐重吸收和兴奋肾交感神经；作为促肾生长因子，除使系膜细胞增生肥大外，还能刺激其他血管活性物质及细胞因子产生（如 TGF-β），导致细胞外基质进行性积聚，抑制细胞外基质的降解，引起肾小球高滤过而加重蛋白尿；还可促进肾小管上皮细胞氨的产生，后者又通过激活补体引起肾损伤，促进肾小管上皮细胞钠的重吸收，增加肾组织氧耗，引起肾组织氧供相对不足而加重肾损害。

目前已知不论肾脏损伤的起因如何，一旦肾功能恶化达到一关键水平，其发展将不可避免地进行性恶化，直至终末期肾病。导致这种肾功能进行性恶化的确切机制尚不清楚，但下列因素起到重要作用：持续进行性的免疫损伤、在存活的肾小球中由于血流动力学改变而致的高灌注、高滤过、高压力以及肾小管间质的病变、饮食中蛋白及磷的摄入、持续性蛋白尿和全身性高血压等。

慢性肾衰竭的发病机制目前尚未完全清楚。多数学者认为，当肾单位破坏至一定数量，剩下的"健存"肾单位的代谢废物排泄负荷增加，以维持机体正常的需要。因而代偿性发生肾小球毛细血管的高灌注、高压力和高滤过（肾小球内"三高"）。而肾小球内"三高"可引起：①肾小球上皮细胞足突融合，系膜细胞和基质显著增生，肾小球肥大，继而发生硬化；②肾小球内皮细胞损伤，诱发血小板聚集，导致微血栓形成，损害肾小球而促进硬化；③肾小球通透性增加，使蛋白尿增加而损伤肾小管间质。上述过程不断进行，形成恶性循环，使肾功能不断进一步恶化。

【诊断与鉴别诊断】

1. 临床表现　由于肾脏有相当的代偿能力，故早期除原发病表现外，临床症状不明显，常为潜隐起病，且多呈非特异表现，如乏力、纳差、头痛、生长迟缓等，有时临床可询及口渴、夜尿表现。随病之进展终至氮质血症或尿毒症时出现多系统受累表现。

（1）水代谢障碍：早期 CRF 患儿可出现口渴、乏力、尿量减少的症状。肾功能进一步恶化，肾小管浓缩及稀释功能进一步减退，尿比密可固定在 1.010~1.020，出现等渗尿。晚期 CRF 极度下降，尿量日趋减少，血尿素氮、肌酐迅速上升，患者烦渴多饮，容易出现严重的水潴留。如此时补液不当或摄盐过多，甚至可致水中毒及急性左心衰竭。

（2）电解质、酸碱紊乱：低钠可加重 CRF 患儿出现尿毒症症状，患者常感疲乏无力、头晕、体位性低血压、肌肉抽搐、脉细而速，严重者可发生休克；反之，如钠摄入过多，则会潴留体内，引起水肿、高血压，严重者可发生心力衰竭。CRF 患儿常出现低钾血症，临床表现为四肢无力、腹胀、心律失常和腱反射迟钝等。当尿毒症患者并发感染、酸中毒或长期服用保钾利尿剂、输含钾多的库存血或严重少尿时均可致高钾血症，其临床表现是心律失常甚至心搏骤停以及四肢肌肉无力、手足感觉异常等。轻度代谢性酸中毒，一般无明显症状，当 $CO_2CP<13mmol/L$ 时，才会出现明显症状，如呼吸深大而长、食欲缺乏、恶心、呕吐、疲乏、头痛、躁动不安，严重者可发生昏迷。严重的酸中毒可导致呼吸中枢和血管运动中枢麻痹，是尿毒症患者最常见的死因之一。

（3）中枢神经系统表现：可出现注意力减退、容易疲劳、记忆力下降等表现。随着肾功能的进一步恶化，可以出现意识障碍、嗜睡、呆滞、幻觉、共济失调等。尿毒症期则可出现尿毒症性脑病，主要表现为嗜睡、谵妄、扑翼样震颤甚至昏迷。

（4）心血管系统表现：80%~90% 的终末期肾衰竭患儿伴有高血压。尿毒症患者常可并发急性肺水肿，轻度发作时表现为活动时呼吸困难，重度时表现为端坐呼吸、咯血咳痰。尿毒症性心肌病主要表现为心脏扩大、舒张前期奔马律、低血压及心律不齐等。尿毒症患者突发胸痛应注意尿毒症性心包炎，临床上可表现发热、胸痛、低血压、心包摩擦音及心影扩大，该病主要与尿毒素及出血倾向有关。长期透析存活的尿毒症患者中动脉粥样硬化的发生率较高，是长期透析患者的主要死亡原因之一。

（5）呼吸系统表现：尿毒症时可以出现低氧血症、肺水肿，出现"尿毒症肺"，即在双肺门周围出现蝶状分布的浸润灶。尿毒症患者常于肺泡隔上出现转移性钙化灶，可能与甲状旁腺功能亢进、高钙血症及碱中毒有一定的关系，肺的纤维化与钙化有关。另外，充血性心力衰竭及肺部感染常可引起胸膜腔积液。

（6）消化系统表现：早期即可出现食欲缺乏、味觉障碍，在尿毒症期可出现恶心、呕吐、腹泻、呕血、便血等严重并发症。CRF 患儿容易发生胃肠道炎症及溃疡。

（7）血液系统表现：尿毒症期患者容易出现鼻出血、齿龈出血、消化道出血，严重者甚至可有脑出血及硬膜下出血。

（8）代谢及内分泌系统表现：可出现糖耐量异常、甲状旁腺功能亢进、肾性骨病等。临床可表现为低体温、黏液样水肿、基础代谢率低下等。肾性骨病包括骨软化症、囊性纤维性骨炎、骨质疏松症等。

（9）免疫系统异常表现：尿毒症患者的细胞免疫及体液免疫功能明显受损，主要表现为 T 辅助细胞明显减少，CD4/CD8 比例下降，NK 细胞功能减退，IL-2 产生减少；B 淋巴细胞数也明显降低，故尿毒症患者容易出现感染，如易患流行性感冒、结核及病毒性肝炎等；其恶性肿瘤的发生率亦明显高于一般人群。另外，尿毒症患者对疫苗接种反应和移植排斥反应均明显下降。

此外，CRF 患儿临床还可表现为生长迟缓、青春期发育延迟等。

2. 实验室检查

（1）尿检查：尿比密固定于 1.010 左右，尿中有不等量的蛋白、红细胞、白细胞及管型（除颗粒管型外，有时可检到蜡样管型及宽大的肾衰管型）等。

（2）血液检查：血常规检查可见小细胞低色素性贫血，部分可出现血小板减少，白细胞计数一般正常。出凝血时间可延长。血生化检查见尿素氮、肌酐增高，血钙下降，血磷增高，血镁增高,血钠一般低下,血钾至后期尿量减少时常增高,血 pH 值下降,二氧化碳结合力下降,尿液浓缩功能下降,肌酐清除率下降。

（3）X 线检查:胸片可见心影扩大及循环充血表现。肾性骨病时骨改变明显,尤以快速增长区显著,可呈佝偻病样改变,骨质脱钙、骨变形、纤维性骨炎;骨骺分离等改变。显著甲状旁腺功能亢进者有时可见骨外软组织（皮下）钙化。

（4）B 超检查:对心功能及心包炎有诊断价值。终末期肾病患者肾 B 超常见肾影缩小,但由于梗阻性肾病、多囊性肾脏病、骨髓瘤或淀粉样变所致者,肾影可不缩小。

3. 诊断标准

（1）根据长期慢性肾脏病史,临床显示有生长发育迟缓或停滞、乏力、纳差、恶心、呕吐、多尿、夜尿、高血压、贫血、出血倾向,检验尿比密低,固定于 1.010 左右,尿常规异常,血生化呈氮质血症,内生肌酐清除率（Ccr）<80ml/min;血肌酐（Scr）>133μmol/L,即可做出临床诊断。

（2）慢性肾脏病（CKD）分期:各种原因引起的慢性肾脏结构和功能障碍（肾脏损害病史大于 3 个月）,包括肾 GFR 正常和不正常的病理损伤、血液或尿液成分异常,及影像学检查异常,或不明原因 GFR 下降（<60ml/min·1.73m^2）超过 3 个月,即为慢性肾脏病（CKD）。美国肾脏病基金会 K/DOQI 专家组对 CKD 的分期方法提出了新的建议,以加强对早期 CKD 的认知,如表 14-3-3 所示。

表 14-3-3　慢性肾脏病分期

分期	描述	GFR/[ml/(min·1.73m^2)]	说明
1	肾损伤指标（+）,GFR 正常	>90	GFR 无异常,重点诊治原发病
2	肾损伤指标（+）,GFR 轻度降低	60~89	减慢 CKD 进展,降低心血管病风险
3	GFR 中度下降	30~59	减慢 CKD 进展,评估治疗并发症
4	GFR 重度下降	15~29	综合治疗,治疗并发症
5	肾衰竭	<15 或透析	透析前准备及透析治疗

4. 鉴别诊断

（1）中医类证鉴别:根据临床证候的不同与相类似病证相鉴别。

1）水肿与臌胀:臌胀是因腹部臌胀如鼓而命名,以腹部胀大、皮色苍黄、腹部青筋暴露为特征,肢体水肿不明显或较轻;水肿则不同,其肿主要表现为颜面、四肢、腰骶部,重者遍及全身。

2）癃闭与淋证:淋证以小便频急涩痛为特征,其小便量少,排尿困难与癃闭相似,但淋证为每次尿少,但每天排出的小便总量一般正常;而癃闭则为小便淋漓不畅,甚至点滴难下为特征,每天小便总量减少。

3）关格与转胞:转胞是以小便不通或有呕吐为主证,与关格相似。但是转胞是因尿潴留于膀胱引起的小便不通,水气上逆引起呕吐,气迫于胞则小腹急痛;关格是因水肿、淋证、癃闭病等逐步发展到脾肾虚衰、浊邪壅滞、三焦气化功能失常,气血津液不得升降所致,往往少尿或无尿。

（2）西医鉴别诊断：尽量明确 CRF 的原发病，因某些原发病（如狼疮肾炎）仍具有某些特异治疗方法，且其中少数经治疗有可能得到部分恢复。同时需要注意下述两种情况：

1）原患有某些肾脏病，当伴发脱水、高分解状态、感染、发热、消化道出血、皮质激素应用而尿量减少致发生暂时急性肾前性氮质血症。

2）原已有慢性肾功能不全，但处于较稳定的代偿期，在某些诱因作用下，病情迅速恶化进入尿毒症期；常见的诱因有感染（全身性感染或尿路感染）、尿路梗阻（如结石）、有效循环量的突然下降和水电解质紊乱（如呕吐、腹泻、利尿剂的不恰当应用、失血等）、肾毒性药物的应用（常见的是氨基糖苷类抗生素和造影剂）、心力衰竭或严重高血压、骤然的过度高蛋白饮食等。

儿童 CRF 临床表现涉及多系统且多样，常呈非特异症状，如贫血、生长发育差、高血压、代谢性酸中毒等，临床上常易误诊为其他系统疾病。贫血、高血压和胃肠道表现患儿，应行尿液检查和肾功能检查、肾脏超声检查帮助诊断有无 CRF；少尿为突出表现者，应注意与急性肾衰竭鉴别，尤其是小年龄组患儿，需注意有无急性泌尿系统梗阻（如结石等）所致肾衰竭；临床上病程短或病程不明确者，无明显贫血、肾脏超声检查肾脏无缩小常为急性肾衰竭表现；对于鉴别困难者，应行肾活检病理检查以明确病因。

【治疗】

1. 中医治疗

（1）治疗原则：由于病变迁延日久，脏腑功能虚损，临床表现为正虚邪实、虚实夹杂证候，病机以脾肾虚衰，浊毒潴留为关键，治疗应以扶正、祛邪、攻补兼施为其原则。

（2）分证论治

1）本证

①脾肾气虚证

证候：倦怠乏力，腰膝酸软，纳呆食少，气短懒言。伴有脘腹胀满，大便不实，口淡不渴，面色无华，舌淡有齿痕，脉象沉细。

治法：补脾益肾。

主方：香砂六君子汤（《医方集解》）加减。

常用药：木香、砂仁、太子参、白术、茯苓、黄芪、甘草等。

②脾肾阳虚证

证候：畏寒肢冷，倦怠乏力，腰膝酸软，纳呆食少，气短懒言。伴有腰部冷痛，脘腹胀满，大便不实，口淡不渴，夜尿频多，舌淡有齿痕，脉沉弱。

治法：温补脾肾。

主方：实脾饮（《重订严氏济生方》）合肾气丸《金匮要略》加减。

常用药：生地黄、山药、山茱萸、牡丹皮、茯苓、泽泻、白术、附子、干姜、木香、桂枝等。

③肝肾阴虚证

证候：头晕耳鸣，腰膝酸软，口干咽燥，五心烦热。伴有便干尿黄，目睛干涩，时有盗汗，面色萎黄，舌质淡红体瘦少苔，脉沉细或弦细。

治法：滋养肝肾。

主方：一贯煎（《柳州医话》）合杞菊地黄汤（《医级》）加减。

常用药:枸杞子、菊花、生地黄、山药、山茱萸、牡丹皮、茯苓、泽泻、沙参、麦冬、当归等。

④气阴两虚证

证候:倦怠乏力,腰膝酸软,口干咽燥,五心烦热。伴有夜尿清长,舌淡有齿痕,脉沉细。

治法:益气养阴,健脾补肾。

主方:参芪地黄汤(《杂病源流犀烛》)加减。

常用药:生地黄、山药、山茱萸、牡丹皮、茯苓、泽泻、太子参、黄芪等。

⑤阴阳两虚证

证候:畏寒肢冷,五心烦热,腰酸膝软,口干咽燥。伴有夜尿清长,大便干结,舌淡有齿痕,脉沉细。

治法:阴阳双补。

主方:肾气丸(《金匮要略》)合二至丸(《医方集解》)加减。

常用药:墨旱莲、女贞子、生地黄、山药、山茱萸、牡丹皮、茯苓、泽泻、附子、桂枝等。

2)标证

①湿浊中阻证

证候:恶心呕吐,身重困倦,腹胀纳呆。伴有口中黏腻或有异味,舌苔厚腻,脉濡。

治法:健脾化湿,和中降逆。

主方:用小半夏加茯苓汤(《金匮要略》)加减。

常用药:半夏、生姜、茯苓、苍术、陈皮、竹茹、藿香等。

②肝阳上亢证

证候:眩晕头痛,烦躁耳鸣,手足抽搐,或肌肉瞤动。伴有口干而苦,舌红少苔,脉弦。

治法:平肝潜阳息风。

主方:镇肝熄风汤(《医学衷中参西录》)合天麻钩藤饮(《杂病证治新义》)加减。

常用药:牛膝、生赭石、生龙骨、生牡蛎、白芍、玄参、天冬等。

③水气证

证候:水肿,胸腔积液,腹水。

治法:利水消肿。

主方:五皮饮(《华氏中藏经》)或五苓散(《伤寒论》)加减。

常用药:桑白皮、茯苓皮、大腹皮、陈皮、生姜皮、茯苓、桂枝、泽泻、白术等。

④血瘀证

证候:面色晦暗,腰痛,肌肤甲错,肢体麻木,舌质紫暗或有瘀点瘀斑,脉涩或细涩。

治法:活血化瘀。

主方:桃红四物汤(《医宗金鉴》)加减。

常用药:桃仁、红花、当归、川芎、生地黄、赤芍等。

2. 西医治疗　儿童CRF保守治疗的原则是尽可能针对病因治疗,去除CRF进展的风险因素、延缓其慢性进展、纠正内环境失调、加强营养支持、防治并发症等。对已发展至终末期肾衰则以透析维持生命,争取行肾移植术。

(1)一般治疗:主要包括休息、营养、对症处理等措施。

恰当的休息可减低机体的能量消耗、降低肾脏的代谢负荷,尤其在慢性肾衰竭急性加重,合并感染、急性心衰、恶性高血压、脱水时,应注意休息。

CRF患儿的营养治疗是非透析治疗中最基本和有效的措施。临床研究与动物实验均已证明,低蛋白饮食加必需氨基酸治疗可使大多数慢性肾衰竭患者的病程得到延缓。儿童处于生长发育阶段,对于各种蛋白质、氨基酸、微量元素等的需求较高,而疾病本身又限制了某些营养物质的摄入,故需要制定合理的饮食谱,平衡疾病治疗与生理需要及生长发育的关系。要考虑年龄、临床症状及肾功能减退程度等因素,根据肾小球滤过率调整蛋白质摄入量。国内学者将 CRF 营养疗法的原则概括为"两低、两高、两适当、一限制",即低蛋白、低磷(<800mg/d)、高热量、高生物价蛋白、适当矿物质及适当微量元素、限制植物蛋白。内生肌酐清除率(Ccr)在 55ml/min 左右时就应开始低蛋白饮食,同时供给足够的热量;当 Ccr< 55ml/min 时,其蛋白供给量不应低于每天 0.6g/kg,热量不低于 30kcal/kg。在低蛋白饮食治疗过程中,以优质蛋白为主,能量摄入以糖类为主(约 70%),并定期监测患者的营养状况,包括体重、精神状态、血浆白蛋白、转铁蛋白等指标,并尽可能保证血浆白蛋白 >40g/L,转铁蛋白 >29/L,否则应加大蛋白质的摄入量。一般应在低蛋白饮食 2 周后给予必需氨基酸。多数学者认为 α- 酮酸具有比必需氨基酸更多的优点,尤其是无明显的致肾小球滤过率增高的作用,使用方法和必需氨基酸的使用方法及剂量相似。尿毒症时因恶心、呕吐等胃肠功能下降而导致营养摄入不足或不能经胃肠摄入营养,可考虑静脉营养疗法。

要积极控制高血压、高血脂及蛋白尿等。

(2)治疗原发病:在应用各种方案治疗 CRF 的同时要积极治疗患儿存在的感染,在抗感染中要综合考虑感染性质、肾功能情况及药理特点合理用药。

(3)去除风险因素:最常见的风险因素如蛋白尿程度、血压高低、有无高脂血症或高凝状态或高代谢综合征、是否伴有感染(全身性感染、某些病灶的感染、泌尿系本身的感染)、尿路梗阻、脱水(如吐泻、过度利尿)、心搏出量的下降(如充血性心力衰竭、严重的心律失常、出血、体液转入第三间隙而有效循环量下降)、水电解质的紊乱、未能控制的高血压、高分解状态、肾毒性药物的应用(特别是氨基糖苷类抗生素、造影剂)、肾静脉血栓形成等。上述这些诱因的及时去除或控制,有助于恢复到急性恶化前的肾功能相对稳定状态。

(4)水、电解质、酸碱失衡的治疗:无水肿及高血压者一般不严格限钠,但一般儿童每日不超过 2g 氯化钠。因患儿肾浓缩功能差,常有多尿,故一般不必限制水之摄入,而以患儿口渴感为准;但有水肿、高血压、少尿者则应按不显性失水加尿量计算。

高钾血症者应限制含钾高的食品摄入(如橘子、香蕉、干果、蘑菇等),当血钾 >5.8mmol/L 时则采用药物治疗(如离子交换树脂、胰岛素与葡萄糖输注、钙或碳酸氢钠等)。少数病儿可有低钾血症,则给以口服补充,并行血钾测定及心电图监测。

慢性肾衰竭时经常存在有代谢性酸中毒,只有当有临床表现(如恶心、呕吐、乏力、呼吸加速等)、血 HCO_3^- <15mmol/L 时应予纠正。通常用碳酸氢钠,一般给 2~3mmol/kg,视临床反应决定是否继续使用或维持治疗。

(5)肾性骨病的治疗:主要治疗措施包括根据 GFR 控制饮食中磷的摄入,适当补充钙剂及应用活性维生素 D 制剂,并治疗继发性甲状旁腺功能亢进。给予低磷饮食,应用磷结合剂如碳酸钙等,不仅可以降低血磷水平,而且可以同时补充钙剂。治疗甲状旁腺功能亢进应适时给予活性维生素 D_3,如骨化三醇。治疗中如果 PTH 低反应时,应禁用活性维生素 D_3。在应用过程中应注意监测 PTH 水平,并据此调整活性维生素 D_3 的剂量。对有显著甲旁激素增高、纤维性骨炎者有时需行甲状旁腺切除。

(6)贫血的治疗:肾性贫血会导致组织缺氧,引起心排量增大、心肌肥厚,内分泌紊乱,延缓儿童生长发育。慢性肾衰竭时的贫血主要与循环中促红细胞生成素低下有关。目前已有重组促红细胞生成素（EPO）供临床应用。EPO 治疗的靶目标是血红蛋白（Hb）在 110~129g/L、红细胞压积（HCT）33%~36%。但当血红蛋白 <60g/L 或红细胞比容 <20%，有脑缺氧症状，或伴发感染或出血时应输注新鲜血,最好输注红细胞,以免加重循环负荷。

（7）生长障碍的治疗:生长障碍是 CRF 患儿的常见问题,当身高低于同龄儿童的 3 个标准差时,可注射生长激素。

（8）透析和肾移植治疗:无可逆因素的 CRF 患儿,经过非透析治疗无效时,应采用透析疗法或肾移植术。透析多采用持续不卧床腹膜透析治疗,主要适用于:①在肾小球滤过率 <10ml（min·1.73m²）时、严重的内科保守治疗无效的水、电解质及酸碱平衡紊乱（如严重的循环充血、酸中毒、高血钾等）、充血性心力衰竭（因循环充血、高血压、尿毒症性心肌病致成者）、尿毒症性心包炎、脑病时应给予透析治疗。②等待肾移植手术期。③原有肾功能呈代偿不全,又因某些诱因（如感染）而肾功能急剧恶化时,有时可经短暂透析度过急性恶化期而恢复其恶化前的状态。终末期肾衰只能依赖透析维持生命,肾移植则为较好的肾脏替代疗法。

【预后与预防】

1. 转归判定

（1）显效:①临床症状积分减少≥60%;②内生肌酐清除率增加≥20%;③血肌酐降低≥20%。以上①必备,②、③具备 1 项,即可判定。

（2）有效:①临床症状积分减少≥30%;②内生肌酐清除率增加≥10%;③血肌酐降低≥10%;④治疗前后以血肌酐的对数或倒数,用直线回归方程分析,其斜率有明显意义者。以上①必备,其他具备 1 项,即可判定。

（3）稳定:①临床症状积分减少 <30%;②内生肌酐清除率增加 <10%;③血肌酐降低 <10%。以上①必备,②、③具备 1 项,即可判定。

（4）无效:①临床症状无改善或加重;②内生肌酐清除率降低;③血肌酐降低增加。以上①必备,②、③具备 1 项,即可判定。

2. 预后判断 本病起病常潜隐,待已出现症状时多属肾功能不全失代偿期改变,且病变将持续进展,而以不可逆的终末期肾衰为结局、预后差。

3. 预防与调护

（1）预防:"防"为延缓肾病慢性进展的重点。总体上,慢性肾病的防治可从三个方面进行,一级预防以增进肾脏的健康为目的,需关注环境因素、营养、卫生教育;二级预防在于早期正确的诊断,并对肾脏病进行适当的治疗,特别是那些有肾衰风险疾病的儿童:如阻塞性尿路病、膀胱输尿管反流等。三级预防主要是对于已有肾衰的患者,延缓肾功能恶化。包括风险指标的监测、一般治疗、限制磷的摄入,营养治疗及药物治疗高脂血症等。

（2）调护:①饮食调配得当:选择淀粉多、易消化食品,如粉丝、白薯淀粉类食品。保证适量的优质蛋白,如蛋、鱼,忌食豆类等植物蛋白含量多的食物。保证足够的维生素、矿物质和充足的热量。多食蔬菜水果。选择多样化食谱,在限制钠盐饮食的条件下,尽可能多地根据条件和爱好选择多样化的食谱,以促进食欲,改善营养,提高机体抵抗力。②慎起居:慢性肾衰患儿宜起居有常,顺应自然气候变化,起居要与自然界的"春生,夏长,秋收,冬藏"规律相一致,避风、寒、湿、热等邪气。睡眠是人体阴阳平衡不可缺少的环节。要保持足够睡眠,保证睡眠质量,切勿过度玩耍劳累。

【中西医结合研究思路】

中西医结合治疗慢性肾衰竭可以取长补短,优势互补。借助现代技术手段进行实验室及相关检查,是对中医四诊的延伸,有助于中医对疾病更深一步的认识。探讨肾小球疾病不同病理变化是作为中医望诊的延伸,是其从宏观走向微观的重要一环,如:表现为肾小球基底膜增厚,毛细血管腔狭窄或闭塞,管腔内微血栓形成等肾脏病理改变,类似于中医学的肾络瘀阻病机;从肾脏病理入手较之肾脏病的中医宏观辨证,更能直窥肾脏病的本质变化,有助于制定既体现出中医对肾小球疾病微观病理变化为要素的局部治疗,又有宏观辨证为依据的整体调节,达到了局部与整体,辨病与辨证治疗的结合。在治疗方面,两者彼此优势互补,扬长避短,有助于临床急救及疗效的提高。如在急性肾衰竭、急性重症心衰、高钾血症时及时应用肾脏替代治疗可以及时挽救生命;在长远疗效来看,中医强调整体观,治疗慢性肾衰不是仅以西医的客观指标为标准,而是重视中医的证候特点与微观指标有机的结合。不能只注意到严格限制蛋白摄入以防肌酐、尿素氮上升,导致营养状态差,周身不适,纳差疲乏等得不到改善。中医擅长辨证论治,治病求本,这时候要根据患者辨证特点或治以调补脾肾、气血双补,或通络化瘀、泄浊解毒等,两者结合综合治疗,可以控制症状,提高疗效,延缓慢性肾病的进展,减少透析量或延长透析间歇期,从而改善患儿的生存质量。

(丘余良　魏金花)

第十五章 透析与移植

第一节 腹膜透析

腹膜透析(peritoneal dialysis,PD)是利用患儿自身腹膜的半透膜特性,通过弥散、对流和超滤,清除体内潴留的代谢产物,纠正电解质和酸碱失衡,超滤过多水分的肾脏替代治疗方法。并可进行腹腔给药,补充营养。与血液透析相比具有操作简便、不需复杂设备、不使用抗凝剂、血流动力学稳定、不需要严格限制液体入量、不影响儿童上学等优点,更符合小儿生长发育特点,国内外大部分医院都将儿童病例首选腹膜透析,日益应用广泛。

【适应证】

1. 急性或慢性肾功能不全,少尿或者无尿 3 日以上。
2. 严重的水钠潴留,出现急性左心功能衰竭、肺水肿、难以用药物控制的高血压等。
3. 血清钾浓度达到或者超过 6.5mmol/L,伴或不伴有心电图表现。
4. 婴儿血尿素氮(BUN)≥12~18mmol/L,青少年 BUN≥54mmol/L。
5. 严重的代谢性酸中毒,pH 值≤7.0,血 HCO_3^-≤10mmol/L。
6. 尿毒症脑病,尤其伴癫痫发作者。
7. 尿毒症心包炎。
8. 肿瘤化疗后引起的严重高尿酸血症。
9. 严重先天性或后天性代谢异常导致酸中毒或高氨血症。
10. 多种外源性药物或毒物中毒等。

【禁忌证】

1. 腹壁感染、腹腔有炎症或疑有腹内脏器外伤。
2. 腹部手术后 3 天内。
3. 广泛腹膜粘连或出现肠麻痹。
4. 各种疝气。
5. 肚脐膨出,腹部有畸形。
6. 膀胱外翻。
7. 腹膜腔缺失或腹膜无功能。

【材料与方法】

1. 腹膜透析管 各种类型腹膜透析管如 Tenckhoff(曲管、直管),Swan-neck 管和 Toronto-Western 管等都有专门对新生儿和儿童设计的规格,一般有单涤纶套(cuff)和双 cuff 两种类型。儿童应首选单 cuff 的 Tenckhoff 曲管,通过一个直行的皮下隧道,皮肤出口位于手术切口侧面。北美儿童肾脏移植协助组研究发现儿童采用单 cuff 透析管优于双 cuff 透析管，皮肤出口位于手术切口侧面较手术切口下方腹膜炎发生率低。原先急性透析时采用的临时性腹膜透析管质地硬，容易损伤肠管，现已被质地柔软的新型腹膜透析管所取代。尽管新型急性腹膜透析管可使渗漏及感染的发生率大幅下降，但绝大多数腹膜透析中心仍然更倾向于在急性腹膜透析患儿植入慢性腹膜透析管。

2. **连接管**　许多型号的腹膜透析机为儿童配备了专门的连接管，可以有效减小死腔而提高透析效率，更适合婴幼儿留腹容量小的特点。当留腹容量低于 200ml 时选择合适的连接管显得尤为重要。急诊透析时当腹膜透析机不能提供低于 200ml 留腹容量时，可以通过一个简易装置来实现对婴幼儿低容量、连续的腹膜透析：首先将大袋的腹膜透析液连接一个无菌密闭的刻度容器，然后通过一个简单的三通活塞或 Y 型管连接腹膜透析管，引流管连接三通或 Y 型管另一出口，最后周期性地将腹膜透析液放入刻度容器中并注入腹腔，再经 Y 型管另一出口收集测量流出液进行腹膜透析。

3. **透析管植入**　儿童腹膜透析管一般在全麻下进行手术植入，由有经验的外科医生在腹腔镜下手术也是安全可行的。技术要点如下：多选择旁正中切口，导管周围的腹膜应采用荷包缝合防止渗漏，并固定于 cuff 上；皮肤出口处位置应位于腹膜透析管自然走向的尾端，以减少出口处感染的发生；腹直肌后鞘也采用荷包缝合并固定于 cuff 上端防止渗漏和移位；施行部分网膜切除术防止腹膜透析管阻塞；术中检查有无腹壁缺损 / 疝气及未闭合鞘膜腔，如果发现可行手术闭合。一般于术后 2 周开始行腹膜透析，急诊透析或慢性肾衰竭病情恶化也可在置管后即刻开始透析，但腹膜透析液渗漏风险明显增加，宜采用小剂量开始，选择卧位下治疗可以防止腹膜透析液渗漏。急诊腹膜透析管植入术最好在腹腔预充一定量的腹膜透析液后进行。

4. **透析液**　持续不卧床腹膜透析（CAPD）和自动腹膜透析（APD）目前使用最多的仍是乳酸盐透析液，市场上现有不同规格袋装透析液可供儿童选择，其成分与成人相同，Ca^{2+} 浓度为 1.25mmol/L 和 1.75mmol/L，可根据超滤要求选择含 1.5%、2.5% 及 4.25% 葡萄糖的腹膜透析液。乳酸盐透析液对腹膜刺激相对较小，但不适用于有肝损害者。近年来一些新型的腹膜透析液也开始在儿童中应用，比如氨基酸透析液具有很好的耐受性，但临床上是否可作为一种儿童营养补充的途径尚不清楚，婴幼儿目前还是主要靠鼻饲法补充营养。艾考糊精腹膜透析液可以较长时间维持渗透梯度，超滤不佳的患儿可采用。pH 值中性的碳酸氢盐腹膜透析液或碳酸氢盐 / 乳酸盐腹膜透析液对于儿童使用也很安全，并且具有潜在的腹膜保护功能。这些新型的腹膜透析液对儿童酸碱平衡和营养状况的长期影响尚不清楚。

【方式选择】

1. **间歇性腹膜透析（intermittent peritoneal dialysis，IPD）**　急性肾衰竭或慢性肾衰竭刚开始透析时常采用较小的留腹容量和较短的留腹时间，1~2 小时透析一次，可连续进行，透析间期保持干腹。IPD 可以较快地清除小分子毒素和多余水分，减少早期透析带来的腹膜透析液渗漏和疝气等并发症的发生率。但需要特别注意即使采用 1.5% 的腹膜透析液，频繁地快速交换也会带来大量液体超滤，一旦发生血容量不足反而会加重肾功能损害。因此 IPD 时应重视容量平衡，必要时通过肠道和静脉补充液体。

2. **持续不卧床腹膜透析（continuous ambulatory peritoneal dialysis，CAPD）**　临床治疗慢性肾衰竭以 CAPD 使用最为广泛，疗效确切，操作简便（操作方法同成人）。患儿可自由活动,自我感觉良好,可恢复正常的学习和生活,维持生长发育和身高体重的逐渐增长。

3. 自动腹膜透析(automated peritoneal dialysis,APD)　按白天是否留腹又可分夜间间歇性腹膜透析(nightly intermittent peritoneal dialysis,NIPD)和连续环式腹膜透析(continuous cycling peritoneal dialysis,CCPD)。NIPD 只在夜间进行自动腹膜透析机透析,白天保持干腹,可以改善营养,并防止疝气发生,适用于腹膜平衡试验(PET)示高转运、高平均转运或者有残余肾功能的患儿。而 CCPD 在夜间进行自动腹膜透析机透析,白天给予一袋腹膜透析液留腹,如果溶质及液体清除仍不足,可在白天更换一次腹膜透析液。白天留腹可以增加尿毒症毒素尤其是中分子物质的清除,但高转运患儿往往会吸收大量液体引起负超滤,因此 CCPD 更适合低转运、低平均转运或者无残余肾功能的患儿。

4. 潮式腹膜透析(tidal peritoneal dialysis,TPD)　潮式腹膜透析是自动腹膜透析的一种形式,是指在腹膜透析治疗开始时,首先向腹腔内注入一定的总灌入量,然后周期性地只引流腹腔内部分透析液(25%~50%),并以新鲜透析液替换。所以潮式腹膜透析方式患者腹腔内始终保持着一定容量的透析液能与腹膜充分接触,直到透析治疗结束后再将腹腔内所有的液体尽可能引流出来。当 CAPD 患儿 Kt/V 未达标并处于临界值时可以选择 TPD 加强毒素清除。部分患儿每次腹膜透析液排空时会出现腹痛,采用 TPD 可以减少腹痛,提高患儿的治疗依从性。

【透析处方】

1. 透析剂量　儿童相对于腹膜面积高于成人,溶质清除效率高于成人,PET 试验通常表现为高转运和高平均转运,但快速的葡萄糖吸收使得腹腔与血浆中渗透梯度很快达到平衡,不利于超滤和长期留腹。CAPD 患儿一般每日 4 次可维持充分的超滤和毒素清除,部分患儿需要增加透析次数。CAPD 留腹容量主要取决于患儿的耐受性,腹膜透析管出口愈合后多数患儿都可以耐受每次 40ml/kg 或 800~1 000ml/m² 体表面积,不会发生腹膜透析液渗漏等并发症。为了保证充分的毒素清除,美国肾脏病基金会(NKF)2006 年 KDOQI 指南推荐患者耐受情况下的最佳留腹容量为 1 000~1 200ml/m²(最大 1 400ml/m²),腹膜透析液葡萄糖浓度应根据超滤量(即液体入量 - 尿量 - 隐性失水量)选择。APD 时应根据 PET 结果选择夜间交换次数和时间,一般每晚交换为 4~8 次,每次 45 分钟 ~2 小时,CCPD 患儿可以适当减少夜间治疗时间。

2. 透析充分性　腹膜透析一直采用基于尿素和肌酐清除率计算 Kt/V 的动力模型,但至今尚无一个评价清除率充分性的理想指标。NKF 2006 年 KDOQI 指南推荐儿童每周尿素 Kt/V 应达到 1.8 以上。大部分年幼、PET 为高转运和高平均转运及有残余肾功能的患儿均可达标。但应注意定期收集尿量加以评价计算,以防止残余肾功能下降带来的透析不充分。PET 为低平均转运、无残余肾功能的患儿可通过增加透析剂量,如增加 CAPD 透析次数和 CCPD 白天交换次数,以争取达标。无法收集尿液的患儿应按无残余肾功能处理。由于治疗依从性差引起透析次数减少也是影响儿童腹膜透析充分性的重要因素。

小儿透析与成人透析相比也有其自身的特点:其一,小儿的体重变化很大,因此必须慎重操作;其二,透析的适应证及并发症均有独特之处;其三,儿童处于生长发育阶段,其营养、代谢和心理状况均应被考虑在护理工作范围之内,以力争达到完全康复的目的。由于缺乏相关研究,目前对于儿童透析溶质清除率、尿素动力学模型、透析充分性的评价主要还是借鉴了成人的计算方法。

【腹膜透析并发症】

1. **插管并发症**　同成人,可见局部出血、腹腔少量血性液体、透析液外漏、隧道内透析管扭曲、透析液引流不畅、透析管堵塞移位等。

2. **腹膜炎**　是腹膜透析最常见的并发症,儿童发生率较成人高,包括细菌性、真菌性及化学性腹膜炎。对于腹膜炎,强调早期诊断、早期治疗,重在预防。应严格执行消毒隔离和无菌操作。研究发现成人通过抗生素清除鼻腔常居的金黄色葡萄球菌可减少出口处感染和腹膜炎的发生率,但在腹膜透析患儿中未发现此项治疗的益处。

3. **代谢并发症**　患儿由于葡萄糖过度吸收可引起肥胖、高脂血症,加重心血管疾病的风险。另还有部分患儿会发生低清蛋白血症,尤其是使用高渗透析液或反复发生腹膜炎的患儿,但其对于患儿身高体重增长的影响尚不清楚。

4. **膈肌先天性缺陷**　部分患儿存在膈肌先天性缺陷引起腹腔和胸腔相通,CAPD可影响呼吸功能。此类患儿可改为APD,并且选择白天不留腹,可继续腹膜透析治疗。

5. **家庭及心理问题**　小儿患者尤其是青少年患儿本身的治疗依从性差,加之长年的腹膜透析治疗会给患儿和家长带来心理上的疲劳和厌倦,因此很容易由于治疗问题引发家庭内部矛盾和冲突。故针对患儿及其家庭成员的心理治疗和社会关爱非常重要应当引起医务工作者和全社会的重视和关注。

(林曰勇)

第二节　血液透析

小儿血液透析(hemodialysis,HD)是利用半透膜原理,将患儿血液与透析液同时引进透析器,在透析膜两侧呈反方向流动,凭借半透膜两侧的溶质梯度、渗透梯度和水压梯度,通过弥散清除毒素,通过超滤清除体内多余的水分,同时补充需要的物质,纠正电解质和酸碱平衡紊乱。血液透析适应证与腹膜透析基本相同,存在腹膜透析禁忌证的患儿可采用血液透析。血液透析与腹膜透析相比最大的优点在于溶质及液体清除较为迅速,因此,在严重氮质血症、高钾血症及急性肺水肿并且需要在短时间内缓解症状时应选择血液透析。脑室腹腔分流术后的患儿腹膜透析容易引起逆行神经系统感染,输尿管、肾盂、回肠袢造口术后的患儿腹膜透析出口处感染及腹膜炎发生率高,这两类特殊类型的患儿首选血液透析。

【适应证】

血液透析的适应证包括急性肾衰竭、慢性肾衰竭、急性中毒及其他疾病等。

1. **急性透析指征**　出现以下症状,应该急诊血液透析治疗:①严重水潴留或有充血性心力衰竭、肺水肿和脑水肿;②血尿素氮(BUN)增长速度每日大于9mmol/L,肌酐增长速度每日大于$44.2\sim88.4\mu mol/L$;③血钾 >6.5mmol/L;④急性中毒,可以通过透析膜清除的药物或毒物;⑤难以纠正的酸中毒($HCO_3^-<13mmol/L$);⑥少尿或无尿2天以上;⑦出现尿毒症症状,尤其是神经精神症状。

2. **慢性透析指征**　患儿肌酐清除率(Ccr)降至$10ml/(min\cdot1.73m^2)$时,即使临床症状不明显,也应开始维持性血液透析治疗,以防发生营养不良和尽可能保证小儿正常生长,其他特征有：①BUN>35.7mmol/L，Cr>620μmol/L；②高血钾（血钾>6.5mmol/L）；③临床恶心、呕吐、纳差等症状明显；④严重高血压、肾性骨病、水潴留和心包炎；⑤贫血（Hb<60g/L）、严重酸中毒（HCO_3^-<10mmol/L）、高磷酸血症（血磷>3.2mmol/L）。

【禁忌证】

血液透析并没有绝对禁忌证，只有相对的禁忌证。

1. 休克或血压过低、生命体征不稳定者。

2. 有严重脑出血或出血倾向者。

3. 严重心肺功能不全包括心律失常、心肌功能不全或严重冠心病者。

4. 无法建立血管通路。

5. 晚期恶性肿瘤患者。

6. 有精神症状不合作或者家属及本人不同意血液透析的患者。

【血管通路】

1. 导管　幼儿至青少年儿童根据年龄不等可以选择7~12F的双腔导管，此类规格暂时性静脉导管和永久性静脉导管目前都有市售，见表15-2-1。为保证良好的效果，颈内静脉导管尖应送至上腔静脉及右心房连接处。较小的婴儿和新生儿血管很细，最好选择单腔导管。新生儿如果脐血管仍然开放可通过脐血管将导管送至腔静脉。暂时性静脉导管可保留数周。

表 15-2-1　儿科常用的血液净化治疗导管

儿童体重	导管规格	导管位置
新生儿	UVC-5.0F	脐静脉
	UAC-3.5F/UAC-5.0F	脐动脉
	5.0F 单腔	股静脉
	6.5F/7.0F 双腔	股静脉
3~15kg	6.5F/7.0F 双腔	股静脉/锁骨下静脉
16~30kg	7.0F/9.0F 双腔	股静脉/颈内静脉/锁骨下静脉
>30kg	9.0F/11.5F 双腔	股静脉/颈内静脉/锁骨下静脉

注：UVC 为脐静脉导管；UAC 为脐动脉导管。

2. 动静脉内瘘　一般选择桡动脉头静脉端侧吻合这一经典途径做内瘘成形术，由于血管细，手术难度大，现多用于年长儿。

3. 人造血管　当血管细小难以建立成熟瘘管时，可用聚四氟乙烯人造血管连接远端肢体的动脉和静脉建立血管通路。脊髓脊膜突出的患儿由于局部感觉缺失可以将人造血管植入大腿，优点在于既避免穿刺带来的疼痛，又使患儿双手解放出来，便于透析过程中娱乐和学习，缺点在于可能会引起下肢水肿。

【设备与耗材】

1. 血液透析机　小儿血液透析需要专门型号的透析装置，透析机应提供精确的容量控制，数百毫升的超滤误差在儿童就会导致症状性低血压和容量负荷过重。体外循环血容量及血流速度是决定小儿 HD 血流动力学稳定的关键条件，在成人 HD 时血流速度一般为200~300ml/min，小儿血流量为 3~5ml/（kg·min），因而要求小儿透析机的泵头能精确地控制血流速度为 3~20ml/min。

2. 透析液　多采用碳酸氢盐透析液,具有较好的血流动力学稳定性,透析不良反应发生率低。较小婴儿在透析时,透析液在进入透析管路前适当加热,体外循环总量超过患儿血液总量 10%(>8ml/kg)时,需给予加热的血液或清蛋白液进行预充,以防止透析过程中突然发生血流动力学不稳定。

3. 透析器　小儿血容量约为体重的 8%,因此透析器及血管通路内的血量应不超过患儿循环血容量的 1/10(<8ml/kg),否则易引起低血压及循环血容量不足。此外所选型号透析器必须能对毒素进行有效的清除及保证足够的超滤量。国内目前多使用小型空心纤维透析器,对血液阻力小,预充量小,透析过程中血容量较稳定,见表 15-2-2。

表 15-2-2　儿科常用的低容量透析器

透析器	预充量/ml	表面积/m^2	尿素清除率/(ml·min^{-1})(Q$_B$=200)	B$_{12}$清除率/(ml·min^{-1})	KoA	透析膜
Polyflux 6H	52	0.6	50(Q$_B$=50) 97(Q$_B$=100) 136(Q$_B$=150) 167(Q$_B$=200)	90	465	Polyflux(聚芳醚砜,聚乙烯吡咯烷,聚酰胺)
CA50	35	0.5	128(147Q$_B$=300)	27	243	醋酸纤维素膜
CA70	45	0.7	153(175Q$_B$=300)	36	333	醋酸纤维素膜
CA90	60	0.9	166(199Q$_B$=300)	45	435	醋酸纤维素膜
CA-HP90	60	0.9	213(Q$_B$=300)	59	512	醋酸纤维素膜
F3	28	0.4	125	20	231	聚砜膜
F4	42	0.7	155(183Q$_B$=300)	34	364	聚砜膜
F5	63	1.0	170(206Q$_B$=300)	47	472	聚砜膜
F40	42	0.7	165(200Q$_B$=300)	86	440	聚砜膜
B$_1$0.6	46	0.6	139	49	266	PMMA
B$_1$0.8	55	0.8	152	56	330	PMMA
B$_2$0.5	35	0.5	123	35	205	PMMA
B$_3$0.5	35	0.5	137	45	265	PMMA
B$_3$0.8	49	0.8	163	61	404	PMMA

PMMA:聚甲基丙烯酸甲酯。

4. 血液透析管路　目前市售的有多种容量规格,新生儿管路容积为 20ml,婴儿管路容积为 40ml 和幼儿管路容积为 70ml,必须保证选定的管路与透析机相配套,血泵方可准确控制流速。

【透析处方】

1. 血流量　理想血流量应根据透析器的尿素清除率来设定,诱导透析时血流量不宜过大。年幼儿童的血管较细,常限制其血流量。一般年幼儿童的血流量为 50~200ml/min,而年长儿童则为 200~350ml/min。较小的导管动脉端流量有限,血流量仅能达到 25~100ml/min。

2. 抗凝　婴儿及儿童透析肝素抗凝方法与成人相同,普通肝素抗凝目标值是使得活化凝血时间(ACT)延长至基础值的 150%,而低分子肝素抗凝目标值则是使得 ACT 值延长至基础值的 125%。普通肝素初始剂量为 10~20U/kg,体重小于 15kg 的婴幼儿剂量应适当增加。肝素维持量为 0.3~0.5U/(kg·min),30 分钟后应根据 ACT 值调整肝素用量。慢性透析患儿也可采用低分子肝素抗凝。肝素抗凝最常见的副作用是出血,肝素诱发的血小板减少症在儿童中亦有报道。此外,其他抗凝剂如达那肝素钠、水蛭素、阿加曲班儿童也可以使用,但临床应用有限。年长患儿也可以选择无肝素透析。年幼患儿由于血流量低很容易凝血,生理盐水间断冲洗透析器和透析管道需要增加超滤量,可能会引起低血压,因此不宜选择无肝素透析。

3. 透析充分性　血液透析采用的尿素动力学模型除了可评价透析效率外还可以通过尿素氮生成率评估透析间期饮食蛋白的摄入。儿童饮食蛋白的摄入量明显高于成人,如果长期的摄入不足会对患儿的生长和神经系统发育带来不利的影响。小儿血液透析的效率较高(相对高 KT/V),但透析结束的尿素反跳往往更加明显,因此采用单室可变容积的尿素动力学模型往往会过高估计透析效率和尿素氮生成率。NKF 2006 年 KDOQI 指南推荐成人血液透析最低剂量 spKt/V≥1.2,儿童可能需要更多的透析剂量。因此,将最低剂量设为 spKt/V≥1.4~1.5 更为合适。临床上大部分患儿都可以达到这一最低透析剂量。残余肾功能对小儿血液透析充分性有重要影响,应注意定期评价。无法收集尿液的患儿应按无残余肾功能处理,以防止残余肾功能下降带来的透析不充分。

【并发症】

小儿由于各年龄段生理特点及有效血容量均不同,加之小儿的心理和体能的承受力较弱,透析治疗中配合程度较差,并发症相对,因而在血透过程中应对小儿特别关心及注意。

1. 平衡综合征　婴幼儿全身血量小,血液透析对溶质的清除快速有效,很容易引起颅内渗透压的改变。轻者恶心、呕吐、头痛,严重者可抽搐、昏迷,婴幼儿可表现为癫痫发作,发生率明显高于成人。诱导透析时要注意限制血流量及治疗时间,避免过快地清除毒素,一般将尿素清除率设定为 3ml/(kg·min)较合适。此外,将透析液的 Na^+ 浓度调至略高于血浆中水平,透析时预防性使用甘露醇(0.5~1.0g/kg)也能起到一定的保护作用。

2. 低血压　是血液透析最常见的并发症。发生于开始透析后的 30 分钟,主要原因为血液在短时间内进入透析器和血液管道以及超滤过多、过快等。因此对于年幼患儿应预先输血或予肝素生理盐水预充。儿童本身血压低于成人,血压调节能力有限,对透析间期限制液体摄入的依从性差,超滤量超过体重的 5% 时很容易发生透析中低血压和四肢痉挛。婴幼儿往往在无先兆情况下突然发生低血压,并且无法和医护人员进行沟通,应特别警惕。单纯超滤及低温透析可以增加患儿对大量液体清除的耐受性,低蛋白血症的患儿可给予白蛋白输注(0.5~1.5g/kg)减少低血压发生。为了保证安全有效的液体清除和血压控制,很多患儿需要给予每周 3 次以上透析。

3. 高血压　多与透析时液体排出量不足或液体摄入量限制不严格有关。其他因素可能有高血钠、高血浆肾素活性及干体重偏高等。小儿血透出现高血压时,可伴有明显头痛,烦躁不安,可行胸片、人体成分分析仪检测或腹部 B 超检查,重新评估干体重,指导脱水,避免干体重过高。慢性维持性透析患儿(5~6 岁以上),可考虑每 1~2 周增加一次血液滤过,以清除血管活性物质及中分子毒素。

4. 肌肉痉挛　多因干体重掌握不准确、超滤过快、低钠、低钙血症等因素引起。处理应临时停止超滤,透析液钠浓度调到 140~145mmol,快速注入生理盐水 50~150ml,或 50% 葡萄糖 +10% 葡萄糖酸钙 10~20ml 静脉推注。

5. 恶心、呕吐　多因电解质紊乱、重度代谢性酸中毒、重度的氮质血症、透析中低血压、失衡综合征等因素引起。可给予 50% 葡萄糖静脉推注,烦躁不安者可酌情给予地西泮镇静。

6. 低体温　多见于单超治疗患儿,主要是由于血液在体外循环时常发生热量丢失,单超治疗不发生血液与加温透析液之间的热交换,所以会导致患儿中心体温下降。此类患儿应加强透析过程中的体温监测。

【小儿血液透析中的特殊情况】

1. 当体外循环血量达到血容量的 10% 时,要使用全血或血浆预充管路和透析器,以防止循环血容量不足。采取预充体外循环管路的方法,透析器及血路管容积可适度增大,血流速度可适度增快,但要注意在预充透析器和管道过程中要防止血液或血浆凝固。

2. 小儿单位体重的饮食摄取量、水分摄取量比较多,透析与透析间期发生的水肿、高尿素氮、高钾高磷血症等是主要问题。要注意评估患儿的透析充分性。

3. 体重不足 30kg 的患儿,进行每周 3 次,每次 4 小时的血液透析,因超滤速度相对过快,即在超滤速度大于 10ml/(kg·h)时,65% 的病例容易出现循环衰竭、腹痛、恶心、呕吐等症状,特别是无尿的病例,在充分摄取能量的情况下,需要 10ml/(kg·h)以上的超滤量,进行慢性维持性透析治疗就比较困难,可考虑相对延长透析时间。体重在 30kg 以上的患儿,只有 20% 的病例出现循环衰竭、腹痛,恶心、呕吐等症状。

4. 体重不足 30kg 的患儿,即使是限制蛋白质的摄入,蛋白质的摄入量也在 1.5g/(kg·d) 以上,在行每周 3 次的透析治疗时,间歇期间的 BUN、K^+ 浓度的上升不容易管理。因此,当体重不足 30kg 时,特别是无尿的情况下,腹膜透析为第一选择。

5. 体重在 30kg 以上的患儿,可根据患者的愿望、血管通路情况及家庭环境等,决定选择腹膜透析或者血液透析。

(林曰勇)

第三节　血液灌流

血液灌流(hemoperfusion,HP)是血液借助体外循环,通过血液灌流器中具有特殊吸附功能的吸附剂,吸附血液中的有毒物质,然后将净化后的血液回输体内的一种治疗过程,以达到去除患儿血液中内源性或外源性毒物或致病物质的目的,是目前抢救重度药物或毒物中毒最可靠和比较理想的首选方式。目前已知有 30 多种药物中毒通过血流灌流比血液透析能更快地从血液中清除,如巴比妥类、水合氯醛、阿司匹林、氯氮平、地西泮、氯霉素、地高辛、洋地黄中毒等。

血液灌流分为全血灌流和血浆灌流(或血浆吸附)两种。灌流器有碳罐和树脂罐两种,能对多种化合物有很强的亲和及吸附作用,具有广谱解毒的功能,可应用于治疗中等和大分子质量的毒物和药物中毒的治疗,尤其适用于脂溶性高、体内分布容量大、易与蛋白结合的药物或毒物的中毒。血液灌流设备要求及操作简单,应用血液灌流机或单泵即可完成治疗。

【血液灌流的适应证及临床应用】

1. 中毒 血液灌流是抢救多数中毒的首选血液净化的一种方法。在已知灌流器对引起中毒的药物或毒物有吸附作用的前提下,尤其是医疗单位受条件限制不能检测毒物浓度时,临床根据患儿情况紧急抢救,只要具备以下指征之一,在没有绝对禁忌证时,应争取尽早血液净化治疗:①临床中毒症状严重,出现抽搐、昏迷等神经系统症状或多器官损伤;②经积极对症处理和常规解毒措施无效或无解毒药,病情仍有进行性加重;③伴有肝肾等解毒脏器的功能障碍;④已知产生延迟性毒性的毒物中毒如百草枯,尚未出现临床中毒症状;⑤根据中毒物毒性大小及既往经验,对毒性大、预后差的毒物中毒如毒伞素、鹅膏菌素、敌草快等,即使浓度低也应考虑 HP 治疗。

2. 尿毒症 血液灌流能有效清除尿毒症血液中的尿酸、酚、吲哚、肽类及多种中分子物质,并对一些与中大分子毒素有关症状,如尿毒症周围神经炎、心包炎等起到治疗作用,组合型人工肾(HP+HD)的使用能更好地提高尿毒症患儿的生存质量。但由于 HP 不能清除尿毒、水和电解质,因而临床不能单独用于尿毒症的治疗。

3. 肝性脑病 用阴离子胆红素吸附柱或中大分子肝毒性物质吸附柱行 HP 后血浆中氨、假性神经传导递质、芳香族氨基酸等浓度明显下降,使支链氨基酸与芳香族氨基酸的比例增加,同时血浆 Na^+-K^+-ATP 酶的抑制物减少,胆红素水平下降,体内的内毒素、肿瘤坏死因子、白介素等炎症介质降低,这是 HP 治疗肝性脑病的基础,但临床效果仍不显著,可能与其只能清除毒素,而不具备代谢和解毒功能有关。

4. 脓毒血症 有研究表明将多黏菌素 B 和 / 或抗内毒素抗体固定在吸附剂上治疗脓毒症休克,可明显提高抢救成功率。

5. 风湿、免疫性疾病 如系统性红斑狼疮、风湿性关节炎、变态反应性脉管炎等通过用 DNA 免疫吸附剂 HP 直接去除疾病的自身抗体、免疫复合物,并起到调节免疫的作用,使单核巨噬细胞系统清除功能恢复正常,淋巴细胞功能恢复正常,而达到血液净化和治疗目的。通过特异性的吸附柱技术还可用于治疗高脂血症、格林 - 巴利综合征、重症胰腺炎、重症肌无力、重金属中毒、透析相关性骨病、银屑病、重型破伤风等。

【治疗时机及剂量】

HD 和 / 或 HP 治疗时机以服药后 3~16 小时内治疗效果最佳,此时血中药物或毒物浓度达高峰,且多以游离状态存在,因此清除的效能最高。治疗开始越早,脏器损害等指标恢复越快,而且并发症少,预后良好。因为 HP 能直接从血液中清除毒物,迅速降低血液和内脏的毒物浓度,可防止体内重要脏器的继续摄取毒物。所以,血液净化治疗时间早晚对预后有着重要的影响,但是,即便是错过最佳治疗时机,仍需积极行 HP 治疗。对于药物或毒物可能有继续再吸收,持续昏迷不醒及原有肝肾功能不全致药物及毒物排泄能力降低的患儿,多次的 HD 和 / 或 HP 非常必要。

【抗凝方法】

肝素在肝脏中被肝素酶代谢,少量由肾脏排泄,肝肾功能不全者其半衰期延长。在临床中,大多数中毒儿童并发肝肾功能损害,凝血机制常常受到影响,且活性炭或者树脂吸附部分血小板和某些凝血因子,这些因素都可能加重出血趋向。因此,肝素用量应谨慎。儿童活性炭或者树脂吸附治疗时肝素用量应小于成人的剂量,首次肝素剂量在 0.5~0.7mg/kg,30 分钟后追加 0.2~0.3mg/kg。灌流过程中每隔 0.5~1 小时测一次凝血时间,使体外循环凝血时间保持在 45~60 分钟,必要时在治疗结束后用同等量的鱼精蛋白中和肝素。

【并发症及其处理】

1. **寒战、发热**　HP 前及开始治疗后 1 小时检测白细胞及血小板计数。如在开始治疗后 0.5~1.0 小时患者出现寒战、发热及血小板、白细胞下降,提示吸附剂生物相容性差或热原反应的出现,可静脉推注地塞米松,一般不中断灌流,若反应很严重,出现低血压、休克等应立即中断治疗。

2. **胸闷及呼吸困难**　若患者出现明显胸闷、呼吸困难,应注意是否有炭粒脱落并栓塞。由于目前活性炭均采用微囊包裹技术,而且灌流前又经过大量的生理盐水冲洗,炭粒脱落造成栓塞可能性很小,但如滤网破损,炭粒随血流进入体内,也有导致栓塞的可能。一旦出现栓塞,应立即停止灌流,并给患者吸氧及采取其他一些相应的抢救措施。

3. **出血、凝血、血小板减少**　活性炭也能够吸附某些凝血因子(如纤维蛋白原)和纤维蛋白,可吸附部分血小板,血小板减少一般发生于灌流开始后的 2 小时内,以 0.5~1 小时最为显著,血小板计数可降低到灌流前的 30%~40%,如有必要可以于治疗结束后输入血小板或血浆。

4. **空气栓塞**　多由于操作不规范造成,如发生空气栓塞,应及时丢弃剩余血液,给予吸氧及相应抢救措施。

5. **血钙、血糖的降低**　HP 可吸附循环中的氨基酸、激素(甲状腺激素、胰岛素及生长激素等)、微量元素等,导致低血糖反应和低钙抽搐等,需要及时补充。

6. **体温下降**　HP 过程中体温下降可能与体外循环未用加温装置有关,成人 HP 治疗不用加热,小儿可能因体温调节中枢功能较差,容易出现体温下降,可应用设备的加温装置,适当在管路上加热保温即可。

（林曰勇）

第四节　血浆置换

血浆置换(plasma exchange,PE)是一种常用的血液净化方法。经典的血浆置换是将患者的血液经体外循环管路输出,经血浆分离器将血浆和血液中的血液成分分离,弃去血浆,携带血浆中异常成分(如抗体、免疫复合物、异常高浓度的血浆球蛋白、高黏物质、毒物及与血浆蛋白结合的药物等),再把细胞成分与所需补充的白蛋白、血浆及平衡液等混合后一起回输体内,以达到清除致病介质、进一步提高疗效、减少并发症的目的。

【适应证】

1. 抗肾小球基膜抗体型肾小球肾炎。

2. 非抗肾小球基膜抗体型新月体肾炎。

3. 各种结缔组织疾病、重症系统性红斑狼疮等。

4. 甲状腺危象。

5. 急性格林巴利综合征、重症肌无力。

6. 自身免疫性溶血性贫血、溶血尿毒综合征、冷球蛋白血症和血栓性血小板减少性紫癜。

7. 急性或慢性肝衰竭。

8. 重症胰腺炎。

9. 家族性高胆固醇血症。

10. 中毒。

11. 天疱疮、大疱性类天疱疮等慢性自身免疫性皮肤病。

12. 肾移植后急性排斥反应等。

血浆置换可分为非选择性血浆置换和选择性血浆置换,后者可选择性去除血浆中的病理性因子,大大减少置换液量并可减少不良反应。

【PE 设备及临床应用】

1. 常采用膜式血浆分离装置。膜式滤器多为空心纤维型,采用不同的合成膜,最大截留相对分子质量为 3×10^6 Da。全血通过滤器微孔膜时血浆就被分离出来。整个置换系统类似滤过装置,分离方式可分为单膜滤过或双膜滤过。

2. 血流量常为 3~5ml/(kg·min)。血浆滤过器的跨膜压力应保持在 <100mmHg (13.3kPa),>13.3kPa 时易引起溶血,轻度降低跨膜压仍可继续治疗,不需要更换血浆过滤器。每次置换量要根据患儿的体重和病情决定。常用的置换液为含 4%~5% 人体白蛋白复方氯化钠注射液(林格注射液),从静脉回路等量输入。有凝血功能障碍的患儿可选用新鲜冷冻血浆。为减少费用也可部分使用代血浆(如右旋糖酐),但不能超过置换血浆总量的 20%。治疗时间一般为每周 3~4 次,亦有每天 1 次,共 3~5 次后改为隔天或每周 2 次,或隔 2 天 1 次。

3. 血浆置换技术在儿科的应用尚无统一的治疗方案及治疗剂量,目前仍参照成人治疗原则结合患儿病情及生理特点制订方案。为便于穿刺、固定及具有稳定的血流量,儿童血管通路多首选股静脉置入双腔静脉管路。

4. 儿童血浆置换估算方法按体重的 4%~5% 即 40~50ml/kg 为一个血浆置换量,儿童根据病情按每次 1~1.5 个血浆容量进行置换。两次治疗间隔 24~48 小时,可与 HP 及连续性肾脏替代治疗(CRRT)治疗交替进行。疗程根据原发病不同及治疗效果制定,多 3~5 次为 1 个疗程。治疗前要充分考虑儿童血流动力学不稳定、滤器和管路性能及型号等因素,在治疗中尽量减少体外循环血容量,与患者连接前管路用生理盐水或血浆预充,治疗开始时同时给予静脉滴注生理盐水或胶体液,血泵速度从低速开始,逐渐增加。这些措施能有效预防低血压、休克的发生。

【抗凝方法】

血浆置换时抗凝剂用量较常规血液透析大,为常规血液透析的 2 倍,肝素按成人体重比例用量,对于低出血倾向的患者,推荐首剂肝素 40~60U/kg,维持量 1 000U/h。在儿科患者由于管路细且血流速较慢更易发生凝血栓塞等事件,注意患者凝血功能情况,对有出血倾向的患者应用小剂量肝素抗凝。

【并发症及其防治】

常见并发症有:①过敏反应;②低血压;③发热;④低钙血症;⑤低球蛋白血症;⑥溶血;⑦易诱发感染以及肝素引起的不良反应等。

为预防血浆过敏反应及治疗后出现肺水肿、脑水肿、失衡综合征等,提倡治疗前给予地塞米松,治疗结束时给予呋塞米或 20% 甘露醇静脉滴注。注意置换过程中血浆出入平衡,以防低血压或高血压、心力衰竭等发生。应用血浆进行交换,其中的枸橼酸盐抗凝剂会结合患儿体内的钙离子导致低钙血症,需及时补充钙剂。大量血浆进入身体有引起感染及传染病的风险。

（林曰勇）

第五节 连续性血液净化治疗

连续性肾脏替代治疗（CRRT）因其不仅仅是单纯的肾脏替代治疗,而且具有多器官功能的支持作用,国际上近年来较公认地称为连续性血液净化（CBP）,已在包括早产儿在内的儿童透析中得到应用,其基本原则和治疗方式与成人相同,主要包括连续性静脉-静脉血液滤过/血液透析滤过（CVVH/CVVHDF）、连续性动静脉血液滤过/血液透析滤过（CAVH/CAVHDF）和缓慢连续性超滤（SCUF）。由于患儿全身血容量小,CBP清除效率往往很高,可替代大部分原有肾功能,而且CBP对于磷的清除也优于间歇性血液透析和腹膜透析。

【适应证】

主要是血流动力学不稳定而又不适合作腹膜透析或血液透析,以及有严重分解代谢而需要静脉高营养治疗的肾衰竭患儿。包括:①体内液体负荷过重;②急性肾衰竭的少尿、无尿期,伴有严重电解质紊乱或酸碱失衡者;③顽固性心力衰竭,并发急性肺水肿及其他原因的高血容量血症;④败血症,休克;⑤多脏器衰竭;⑥经血液透析效果不佳或合并严重高血压、低血压、心血管功能不全、高脂血症、高磷血症、继发性甲状旁腺功能亢进和儿童营养发育严重障碍等的慢性肾衰竭;⑦在膜肺治疗中出现水负荷过重或急性肾衰竭患儿;⑧其他如烧伤,药物中毒等。

【透析方案与设备要求】

1. 透析设备 小儿连续性血液净化和小儿透析一样,要求透析机的泵头能在 3~5ml/min 范围内精确地控制血流速度。有良好的平衡装置,保证超滤液的进出平衡,有精确的温控装置,能安装专用的小儿血滤管路,能推到床旁进行治疗等。现有设备基本能做到实际治疗剂量与设定值之间保持一致,保证了该项治疗技术在危重婴幼儿抢救中的成功应用。

2. 血液滤过器 婴幼儿使用的滤器要求预充量要低,滤器血室容量小,通透性高,需特制的小面积中空纤维滤过器。儿童常用的血液滤过器见表 15-5-1。

表 15-5-1 儿科常用的血液滤过器

血液滤过器	预充量 /ml	表面积 /m²	超滤率（Q_B=100）/ml·min⁻¹	透析膜
Minifilter Plus	15	0.07	1~8	聚砜膜
RenafloⅡHF 400	28	0.3	20~35	聚砜膜
RenafloⅡHF 700	53	0.7	35~45	聚砜膜
Miniflow 10	3.5	0.04	4.2	AN69
Multiflow 60	48	0.6	38	AN69
PAN-03	33	0.3	15~28	PAN

续表

血液滤过器	预充量 /ml	表面积 /m²	超滤率（ Q_B=100 ）/ml·min⁻¹	透析膜
PAN-06	63	0.6	28~43	PAN
PRISMA M10 set	50	0.04	4.2（ Q_B=20 ）	AN69
PRISMA M60 set	84	0.6	38	AN69

AN69：丙烯腈甲代烯丙基磺酸钠；PAN：聚丙烯腈。

3. 血管通路 婴幼儿 CBP 治疗最大的制约因素就是如何建立能维持理想血流量的血管通路，应根据患儿大小、血管的条件和插管部位选择不同的导管。

4. 透析液和置换液配方相同，根据患儿内环境酸碱平衡状态和电解质水平进行调整（表 15-5-2）。

表 15-5-2　婴幼儿 CBP 治疗时置换液与透析液配方

配方	置换液	透析液
Na⁺/mmol·L⁻¹	140	140
Cl⁻/mmol·L⁻¹	100	100
Ca²⁺/mmol·L⁻¹	2.0	2.0
Mg²⁺/mmol·L⁻¹	0.75	0.75
HCO₃⁻/mmol·L⁻¹	35~45	35~45
K⁺/mmol·L⁻¹	0~4	0~4
葡萄糖 /mmol·L⁻¹	83.3	0

5. 血流速度及置换速度 一般血流速度达 3~5ml/（kg·min），置换率是血流速度的 1/3~1/2。如同小儿血液透析一样，如果在管路和滤过器预充全血或血浆时，在保证体循环平衡的基础上血流量可以加到 5~8ml/（kg·min）。小儿超滤量少，对精度及超滤速度要求更加精确，特别是对年小及婴幼儿，可将患儿直接放在高精度的电子秤上，监控超滤。

【抗凝方法】

因相当一部分接受 CBP 治疗的患儿同时存在出血倾向，患儿行 CBP 治疗前应监测试管法出凝血时间和活化部分凝血酶时间。治疗期间监测活化部分凝血酶时间（APTT），使其较基础值延长 1.5~2.0 倍，以达到满意的抗凝效果。

小儿抗凝特点：①不同婴幼儿个体之间，肝素代谢不平衡，所以肝素的需求量相差较大，应个体化调整；②婴儿肝素代谢很快，常常于 1 小时后试管法凝血时间和 APTT 恢复正常；③也可以定期用等渗盐水冲洗体外循环管路和透析器，以判断有无血凝块及抗凝效果，冲洗时应采用三通管阻断体外循环与血液循环，避免冲洗液快速进入体内，导致急性容量负荷增加；④对于高危出血的患者，可仅用前列环素抗凝，或前列环素联合小剂量肝素 5~20mg/（kg·h）；⑤患儿治疗过程中需要定期更换滤器和管道。

【常见并发症及处理】

1. 高血容量或低血容量 滤器或管路过大，超滤量估算不准确或超滤精度不够可引起容量失衡。因小儿循环血量少，血容量轻微的波动都会对患儿产生很大的影响。对体重轻的患儿应使用带电子秤的床,时刻监测超滤量,并结合胸片、B 超及心率、血压等生命体征进行判断。

2. 凝血或出血 抗凝剂使用不恰当,引起管路中血液凝固或者体内脏器出血,以胃肠道出血常见,因此在治疗过程中要不时监测血常规、出凝血时间,肝素用量要个性化。深静脉留置导管也会引起血栓形成。

3. 失血 由于治疗过程压力低,婴幼儿 CBP 治疗因中空纤维破裂引起的失血极少发生,若发现也能很快得到解决。

4. 置换液成分不合理 应用不恰当的置换液配方,引起新的电解质、酸碱失衡,治疗过程中应及时监测电解质并调整置换液配方。

5. 空气栓塞 因小儿 CBP 血流缓慢,发生空气栓塞的概率较小,但要防止操作失误导致空气栓塞,特别是在脐血管作为血管通路及 CVVH 和 CVVHDF 应用血泵时容易发生。

6. 耗竭综合征 非特异性地丢失维生素、氨基酸和激素等,长时间 CBP 可导致低磷血症。治疗过程中给予注意胃肠外营养支持,可以避免。

7. 脱管和血液渗漏 婴幼儿治疗依从性较差,常有不自觉行为,要当心患儿将透析导管自行拔除引起出血,还有患儿皮肤松弛,深静脉置管处容易渗血,特别是在红蓝接口反接的情况下更容易引起出血。

8. 穿刺部位和全身感染 由于透析患儿普遍营养不良、免疫功能低下等,容易并发感染,如细菌感染(血管通路感染、尿路感染、呼吸道感染等)、结核感染(由于患儿免疫力低下,结核感染常表现得不那么典型)、病毒感染(主要是肝炎病毒的传播,血源性感染)。

【小儿及婴幼儿 CBP 治疗时应注意的问题】

由于小儿的生理和病理生理不同于成年人,且血流动力学不稳定,治疗过程中应特别注意。

1. 小儿及婴幼儿 CBP 治疗时应注意的问题是监测生命体征(如心率、动脉压、呼吸等),控制体温,避免危险性低温,必要时体外循环应配备加热系统。治疗过程中要注意患儿的保温,婴儿则可以放置在温控床中实施治疗。

2. 应采用微量标本检测法对生化指标进行动态监测,以及对置换液速率和成分及时调整,同时避免反复抽血导致的医源性贫血及医源性电解质紊乱。

3. 对于婴幼儿的 CBP 治疗,应配备重量刻度床,及时评估和监控超滤,维持体液平衡,以防止高血容量或低血压及休克的发生。

4. 每治疗 4 小时,或当超滤率小于起始超滤率的 60%~70% 时,应更换滤器。行 CBP 治疗的患儿若合并有 ARF,其临床用药剂量应根据理想的血药浓度、药物分子质量及蛋白结合率等进行调整。

5. 若发现血凝块可用 50~100ml 肝素等渗盐水冲洗,必要时更换滤器。

6. 婴幼儿 CBP 治疗时,置换液均要用前稀释法输入,以增加超滤率,降低滤器内稠度,增加溶质的清除效率。

7. 由于婴幼儿生理条件限制,血液净化治疗时血流量小,滤器内容易合并凝血,毒素清除率低,特别是氮质血症及高分解代谢患儿的代谢紊乱较难纠正,行 CBP 治疗血流动力学稳定,临床耐受性好,可保证足够的营养支持及临床输液需要,可维持内环境稳定。

（林曰勇）

第六节 透析患儿的管理

【营养】

由于儿童尚处于生长发育期,营养问题尤为突出,营养不良是慢性肾脏病患儿死亡的直接危险因素。国外资料显示,儿童慢性肾脏病终末期患者营养不良的发生率在26%~85%。充分的营养对于终末期肾病患儿的生长和体格发育是非常重要的,透析患儿推荐的热量摄入量应和相同年龄的正常儿童相同。一般来讲,婴儿的热量摄入量约100kcal/(kg·d),正常饮食一般难以达到如此高的热量摄入,因此需要在夜间持续腹膜透析过程中通过口服和鼻饲法额外补充营养。较大儿童的热量摄入以40~70kcal/(kg·d)为宜,具体取决于患儿年龄及活动量。热量摄入过量并不能促进生长发育,反而会导致肥胖。患儿体重增加不足往往提示热量摄入不足,应适当增加热量摄入。

透析患儿推荐的蛋白摄入量取决于年龄,并且超过成人。血液透析患儿一般蛋白的摄入量应比同年龄推荐值高0.4g/(kg·d)。腹膜透析患儿由于蛋白丢失量较大,应较推荐值多摄入0.7~0.8/(kg·d),并且定期监测患儿体内蛋白质的储备是否充分。针对个别患者有将氨基酸加入腹膜透析液中以改善营养的疗法,并已历时1年以上,但目前经验不足以得出结论。

腹膜透析患儿可适当摄入水溶性维生素及微量元素,脂溶性维生素不需常规补充。肾衰竭患儿对脂溶性维生素如维生素A的清除率下降,血中脂溶性维生素水平往往是升高的。腹膜透析患儿不需要严格限制钠、钾、磷及液体入量。血液透析患者则需根据残余尿量调整钠、钾及液体入量,尤其是婴儿需要精确计算其液体量,既保证其营养摄入,又防止容量过多。无尿的婴儿一般24小时摄入液量应限制在400~500ml/m²,多尿的婴儿需适当增加钠盐及液体摄入量,以保证血容量平衡和满足生长需要。透析幼儿的肠道营养不能采用常用配方,而应采用低磷低钾的婴幼儿特殊配方,国外已经有很多此类产品(包括去磷牛奶)上市。

【高血压】

高血压大大增加了慢性肾衰竭心血管疾病的发生率,治疗上主要是控制患儿的容量负荷以维持血压于各年龄段正常水平。腹膜透析患儿高血压的原因主要是对含不同浓度葡萄糖的腹膜透析液选择不当,以及钠盐及液体摄入过多,因此需要加强饮食咨询、父母教育及家庭监测血压和体重变化。血液透析患儿高血压发生原因主要是液体清除不足及儿童对水钠摄入限制的依从性差有关。治疗可延长透析时间,增加超滤量,低温透析及单纯超滤可增加患儿对超滤的耐受性。如果以上措施仍不能控制血压,应当给予药物治疗。成人使用的降压药物儿童可根据实际情况合理选择使用,但要注意药物剂量应从小量开始,逐步增加直至将血压控制在正常水平,同时应根据患儿血压水平定期调整药物剂量。

【贫血】

血液透析患儿贫血的发生率较成人高,且重组人促红细胞生成素(EPO)治疗效果不如成人理想。EPO的使用指征、方法及副作用同成人,年幼儿童使用EPO的剂量较成人大,150~300U/(kg·w)。缺铁、反复发生的腹膜炎及儿童依从性差是造成EPO疗效不佳的主要原因,大多数透析患儿需要静脉或口服补铁,对于较小患儿来讲,通过透析管路失血是造成缺铁的主要原因。由于雄激素可导致骨骺提前闭合,青春期前患儿禁用。

【生长发育】

透析方式对儿童生长发育的影响目前缺乏长期、大样本的对照研究,但已经有研究显示 CAPD 和 APD 可能更有利于儿童的生长发育。其原因主要是腹膜透析在改善继发性甲状旁腺功能亢进症和增加营养摄入等方面优于血液透析。

使用人重组生长激素(rhGH)治疗可促进透析患儿生长发育,但疗效不及早期慢性肾衰竭儿童。常用剂量为 0.05mg/(kg·d)或 30u/(m^2·w),晚上皮下注射。但是生长激素本身可以加重代谢性骨病,因此在治疗开始前应较好地控制继发性甲状旁腺功能亢进,肾移植后是否使用也是存在争议,有研究发现使用后会增加移植后排斥反应的发生率。慢性肾病患儿发生代谢性酸中毒很常见,尤其见于血液透析患儿。慢性酸中毒可通过抑制生长激素-胰岛素样生长因子-1轴而影响骨的矿化和生长发育。此类患儿可予长期口服碳酸氢钠或采用高浓度碳酸盐透析液以保持 HCO_3^- 浓度不低于 22mmo/L。

【肾性骨营养不良】

CAPD 或 CCPD 治疗可有效预防肾性骨营养不良的发生,但需要定期监测血清钙、磷、甲状旁腺素(PTH)及碱性磷酸酶的浓度。甲状旁腺功能亢进和肾性骨病除给予活性维生素 D 治疗外还要注意纠正高磷血症,饮食控制及磷结合剂是主要的治疗方法。透析患儿生长发育需要保证足量的蛋白质摄入,因此限制磷的摄入量较为困难,目前主要通过低磷婴儿配方及饮用无磷牛奶来减少磷的摄入。一般来说,磷的摄入量婴儿限制在 3.2~8.9mmol/d(100~275mg/d),儿童和青少年限制在 16~40mmol/d(500~1 250mg/d),合并高磷血症和继发性甲状旁腺功能亢进的患儿应限制在更低的水平。碳酸钙和醋酸钙是最常用的磷结合剂,目前仍是婴幼儿首选治疗药物。年长的儿童和青少年除了含钙的磷结合剂外还可以选择一类新的磷结合剂司维拉姆,其对青少年的早期心脏钙化有较好的疗效。含铝磷结合剂对骨骼及神经系统有潜在毒性,应尽量避免使用,镧剂磷结合剂尚无儿童使用报道。

(林曰勇)

第七节 儿童肾移植

儿童肾移植(renal transplantation)一般指受者年龄在 18 岁以下的移植。自 1954 年第一次肾移植成功以来,肾移植是肾衰竭患者最好的治疗方法。肾移植是我国实体器官移植中数量最多的移植种类,每年为 5 000~10 000 例。其中,绝大多数移植受者为成年人,大量的临床经验也来自于成人肾移植。以前儿童肾移植常因技术上的、免疫学的和后续管理等方面的问题而复杂化,比起成人,这些问题更引发了患儿移植物及病情恶化。儿童肾移植数量较少,但其具有自身的特点,在临床处理及随访的诸多环节中,不能完全等同于成人肾移植。最近 15 年,许多治疗进展改善了儿童肾移植患者和移植物的生存率。

一些临床肾移植的特点在儿童和成人是相似的,包括:免疫抑制药物及其管理、血清标志物肌酐、按照"排斥反应分类的 Banff 准则"急性排斥反应首选活检确定、移植肾的排斥反应机制。不同的地方在于:常与泌尿道问题有关的免疫因子、导致肾衰的原发肾病、移植前需要的免疫接种、死者捐赠肾的分配政策、儿童的手术技巧及药物代谢特点以及儿童肾移植后首发病毒感染概率比成人更高。

除此以外,儿童处在生长发育时期以至于其线性身高生长需要最优化、神经感知发展需要促进,接受移植的儿童需要准备适应转变为成人后的不同护理。肾移植儿童和成人的诸多不同,因这些不同而造就了儿童肾移植方面的各种创新和重大进展。

与成人肾移植相比,儿童肾移植存在的问题较多,主要有:①随着受者年龄的减少,外科手术技术的难度逐渐增大,2岁以下受者的肾移植最为困难,术后病死率较高;②儿童肾衰竭的原因多为泌尿系统先天性畸形,在移植前或移植的同时要处理好患儿的泌尿系统畸形问题;③如使用成人供肾,要解决大肾脏小腹腔问题(即移植肾安放部位);④婴幼儿肾移植术后的护理较困难;⑤肾移植的费用较高,移植后需终身服药,因此父母家庭的经济状况也很重要。

由于存在以上各种原因和问题,儿童肾移植的开展明显晚于成人,从20世纪80年代中期开始,并且开展例数远远不如成人,主要以欧美国家为主,我国更缺乏系统资料。2014年6月,四川大学华西医院成功实施了国内年龄最小(2岁4个月)的儿童自体肾移植手术。

【适应证和禁忌证】

1. 适应证 原则上任何肾脏疾病引起的终末期肾衰竭都可考虑进行肾移植。

2. 禁忌证 ①恶性肿瘤;②慢性感染:结核病需要全程治疗,并观察1年了解有无复发。泌尿系统感染、腹膜炎、骨髓炎等感染都要在肾移植前接受正规治疗;③严重的肾外疾病,如严重的慢性肝病、不能纠正的心脏病等;④治疗不依从者及严重的精神病患儿。

【移植前和术中需要考虑的问题】

1. 患儿的病因问题 小儿终末期肾病的发病率较成人低,在美国0~19岁终末期肾病的发病率为11/10万,其中15~18岁年龄段发病率最高。儿童终末期肾病的常见原因包括:各种原发性肾小球肾炎(约30%),先天性、遗传性或囊性肾疾病(约26%),间质性肾疾病(约9%),胶原血管性疾病(约9%)以及高血压性肾损害(约5%)。一般小于5岁者常为先天性泌尿系统疾病,5岁以后则多为获得性疾患或遗传性疾病。肾结石引起尿毒症者少见。

2. 泌尿道问题 在儿童中,反常膀胱功能可能伴随肾衰竭。在有后尿道瓣膜的患者,开放性膀胱造口术可能需要在生命早期进行。一个开放性的膀胱造口术可在肾移植数月后开展。膀胱容量小的儿童可受益于膀胱的扩充,用回肠、胃或阑尾段创建一个永久的导尿皮管,使其可以自主地进行干净的间歇性导尿术。比起其他导致终末期肾病的原发病,患梗阻性尿路疾病的儿童在移植后有较高的尿路感染率,这可能迫使其需要终身预防性使用抗生素。

3. 免疫接种 在儿童早期,需要多次接种疫苗,以防止患可预防的传染病。然而,如果使用到免疫系统受损的患者,疫苗可能不会有效。因此,移植前积极努力使儿童疫苗接种完全是至关重要的。由于患终末期肾病的儿童往往有一个次优的免疫反应和免疫力持续时间的降低,这就可能需要较高初始剂量、超剂量和抗体效价监测下加强剂量的疫苗。移植后,活疫苗的给予通常是避免的,但其他的免疫接种可在免疫抑制药物达到了低维持水平时给予,经典的是在移植后6~12个月。应每年注射流感疫苗。

4. 受者选择 由于小儿对尿毒症的耐受较成人差,故适应证的化验指标较成人适当放宽。但实际工作中应参考年龄、原发病种、供肾等多方面具体情况而定。

5. 供体选择 由于儿童免疫状态较活跃,因此配型要求更高,尤其是 DR 位点的匹配。供者年龄和供体体积的要求也较成人严格。供体来源包括亲属供肾和尸体供肾。活体供肾在儿童肾移植中所占比例较成人肾移植高,约占供肾来源的 46.8%,其中 40% 由父母供给(母亲供肾 56%、父亲供肾 44%)。多个儿科中心的研究表明接受小于 6 岁供者尸体肾移植存活率较低。比较理想的供者年龄为 13~20 岁,年龄过小(0~5 岁)或年龄过大(>55 岁)的供者肾移植,肾 1 年存活率较低。北美的资料显示供者的年龄越小,肾移植的失败率越高,供者年龄为 0~5 岁、6~10 及 10 岁以上各组肾移植的失败率分别为 41%、34.4% 及 27.6%。活体供者最适合的年龄为 18~50 岁,一般而言,活体供肾的效果以同卵孪生同胞间最佳,其次,依次为异卵孪生、兄弟姐妹、父母及血缘相关的亲属。

6. 移植前透析治疗 在移植术前不进行透析治疗而直接行肾移植具有诸多优点,如患儿生活质量较高、不延误生长发育、避免了透析及由此引起的并发症。但当患儿有难治性高血压、严重蛋白尿或难以控制的尿路感染时,需切除原病肾,这些患儿需透析等待供肾来源;某些少尿型的肾衰竭患儿需立即行透析治疗;还有一些特殊的原发病在肾移植前需要一定阶段的透析治疗作为准备。

7. 肾移植手术 儿童应用成人供肾,宜选择较大血管吻合,以保证开放后移植肾有充足的血流供应。移植肾动静脉吻合于受体的部位主要有腹主动脉 / 静脉、髂总动脉 / 静脉、髂外动脉 / 静脉及髂内动脉 / 静脉。移植肾动脉与受者髂内动脉吻合存在随受者血管的生长出现远期吻合口狭窄的可能,采用与髂外动脉端侧吻合的方式可能更为适宜。手术入路有经腹腔以及经腹膜外 2 种。供肾动静脉分别与受体的腹主动脉和下腔静脉吻合,移植肾置于腹腔内或腹膜后间隙,输尿管的吻合与成人相同,主要应用于低年龄患儿。随着受者年龄减小,外科手术技术的难度逐渐加大,2 岁以下受者的肾移植最为困难,术后病死率较高。如肾衰竭的原因为泌尿系统先天性畸形,在移植前或移植的同时要处理好泌尿系统畸形,以恢复正常的尿道解剖和功能状态。相关的方法包括输尿管再植以纠正反流和膀胱扩大或改建等。下尿路畸形不是移植的禁忌证,对于如神经源性膀胱、膀胱协同失调、尿道狭窄等应尽量及时发现和处理。

儿童有效血容量相对较少,而供肾体积和容量相对较大,术中开放血流后,可能突然因血容量不足发生血流动力学改变,出现低血压并导致移植物功能恢复延迟。婴幼儿接受成人供肾时,在开放循环后大量血液流入相对较大的移植肾内,会突然发生血容量不足,引起血压下降,甚至休克、心搏骤停。开放血流前应进行血流动力学监测,可适当预先补充晶体和胶体。在术后早期的多尿期,补液治疗需要更为精细,控制出入量的平衡。体重超过 30kg 的患儿基本与成人类似。

【移植后需要考虑的问题】

1. 移植物的存活 随着时间的推移,无论移植物是来自存活还是死亡的捐赠者,受助儿童移植肾存活率得到了大幅提升。儿童急性排斥反应的总发生率有所下降。从活体供者接受移植的受者在 1 年内的急性排斥反应发生率从 20 世纪 80 年代末的 55% 下降到最近的 10%~15%。虽然发展中国家移植率比发达国家低,且获取新的捐献资源有限,免疫抑制剂也更昂贵,但急性排斥反应的发生率也有相似的下降。

肾脏移植到 5 岁或以下的儿童都表现出最显著的疗效。不幸的是,目前青少年的远期移植物存活率在所有儿童受助者中是最差的,并具有最高风险。推测有许多原因导致这一结果,其中药物治疗依从性差被认为是一个主要原因。

儿童肾移植受助者的早期病死率很低,死因多数是感染和肿瘤;而成人移植后的病死率要高得多,死因主要是心血管疾病。

2. 免疫抑制治疗 儿童免疫系统富含初始 T 细胞,细胞免疫防御功能更强,更易发生急性排斥。儿童肝细胞色素 P450 酶代谢活跃,药物代谢迅速,对药物治疗敏感。移植后的免疫抑制治疗需要考虑这些特点。

钙调神经抑制剂(CNI)是移植后一线和基础用药,包括他克莫司(FK506)和环孢素(CsA)2 种。FK506 能迅速达到治疗窗浓度、肝肾毒性相对较小、对难治性排斥疗效显著,可作为首选。以 FK506 为核心的抗排斥治疗可显著减少牙龈增生、多毛症、生长迟滞及其他影响治疗顺应性的并发症,尤其适合对规律服药和医疗监督的必要性缺乏认识的患儿。CsA 最主要的不良反应是肾毒性和高血压,但其他不良反应如多毛、齿龈增生、皮肤粗糙等外观改变更为突出。对青少年,尤其女孩,可引起严重情感压抑,甚至严重不依从。换用 FK506 可能改善这些不良反应。两种药物引起的肾毒性反应无明显差异。

目前还没有儿童使用西罗莫司的安全性和有效性的报道。使用 OKT3 或抗胸腺细胞球蛋白行免疫诱导治疗,对儿童和成人无明显差异。抗 CD25 单克隆抗体效果好,使用方便,更适合儿童。在儿童尸源肾移植中,使用抗体诱导者,移植物 5 年存活率升高 10%,急性排斥反应减少 30%,并出现较晚。

长期服用激素将引发高血压、无菌性骨坏死和骨质疏松等副反应。在使用 CNI+MMF 等强效免疫抑制剂组合的情况下,激素在维持治疗中的重要性已降低。儿童肾移植术后是否完全停用激素,迄今仍存在较大争议。但一般认为,可根据治疗方案及儿童受者的反应采取加快减少激素用量,低维持剂量用药甚至完全停药等措施。

3. 病毒感染 机会性病毒感染已成为肾移植后临床管理的巨大的挑战,可能与目前所用的免疫抑制方案有关。

自 20 世纪 90 年代中期以来,EB 病毒(Epstein-Barr virus,EBV)诱发的被称为移植后淋巴组织增生紊乱(PTLD)的癌症发病率显著增加,并且 BK 病毒已成为新的感染原因。这两个病毒通常在生命早期感染人类,即在其具有免疫活性并潜伏在网状上皮或尿路上皮下时。由于儿童移植肾一般来源于成人捐赠者,这会有较大的概率将血清阳性(有潜伏病毒)的供体肾脏移植给血清阴性的受体。因此,与成人相比,儿童会有更高的由巨细胞病毒、EB 病毒或 BK 病毒导致严重疾病、并发症、移植失败和死亡风险。在不同的结果中,移植医师在患者感染时的第一反应通常是减少免疫抑制。更昔洛韦一般在预防对抗和治疗巨细胞病毒感染中都是有效的,并且预防性抗病毒治疗可降低 PTLD 的发生率。对于 BK 病毒感染,没有抗病毒治疗策略已被证实有效,但西多福韦和来氟米特已在成人和儿童中使用。在移植后的 12 个月内,许多儿童肾移植中心运用聚合酶链反应(PCR)检测方法开展病毒血清监测,以便及早地发现感染。

4. 生长的顾虑 儿童正处于生长活跃的状态。慢性肾衰竭可导致严重生长障碍,均有不同程度的延缓,因此肾移植后小儿的生长发育问题是儿童肾移植需要特别考虑。大量的研究表明成功的肾移植虽然可以使患儿的生长速度加快,但却难以达到正常人的身高,大部分儿童肾移植受者在成人身高仍低于正常人。肾衰儿童在移植时,其实际身高为该年龄预期身高的 2.5 个标准差以下。移植前改善营养和积极运用人重组生长激素可减少、但无法消除这个身高缺陷。

肾移植通常可以提高线性增长,但无法完全恢复正常的生长。最年幼的儿童生长恢复最多,而青少年恢复最少。移植后避免或停用糖皮质激和使用生长激素可能会进一步促进生长恢复。肾移植后患儿生长发育的改善情况可与受者的年龄有关,受者年龄越小,移植后生长发育的改善越明显,6岁以上的受者生长发育的改善不明显。

【肾移植合并症】

肾移植术后的合并症有三类:①与外科手术有关的合并症;②排斥反应;③与免疫抑制治疗有关的合并症。儿童肾移植的合并症多数与成人相同,此处仅就儿童肾移植中有特点的合并症做简要介绍。

1. 高血压　儿童肾移植后高血压较常见,据报道80%尸体供肾移植受者及61%活体亲属供肾移植受者在移植后1个月血压增高,随着时间的推移,部分患者的高血压可自行缓解,因此在移植术后2年,高血压的发生率分别降至65%与53%。在肾移植后早期,体内液体负荷较多、急性排斥反应是高血压的主要原因。肾移植后血压持续增高的原因分别为慢性排斥反应(59%)、肾动脉狭窄(20.5%)、原病肾引起(4.5%)、原发病复发(4.5%)、移植肾未存活(1.5%)及原因不清(10%)。

目前肾移植术后高血压的主要原因是使用CsA,大剂量的皮质类固醇激素亦可导致高血压,泼尼松剂量<10mg/d不致造成血压升高。造成肾移植术后高血压的外科技术原因主要是移植肾动脉狭窄,诊断需根据肾动脉造影,治疗包括手术纠正、血管腔内成形及抗高血压药物。原病肾亦可能在肾移植术后高血压的发病中起一定作用,可以考虑切除原病肾或栓塞。

2. 恶性肿瘤　肾移植后接受免疫抑制治疗的患者并发恶性肿瘤的机会增多。在儿童肾移植受者最常见的肿瘤为淋巴瘤,其他常见肿瘤还有皮肤癌、肝癌、肉瘤、甲状腺癌、Kaposi肉瘤、子宫颈癌、头颈部癌、肾癌等。

3. 无菌性骨坏死　据报道儿童肾移植受者中有6%~12%会发生无菌性骨坏死。最常累及的骨为股骨头及股骨髁,部分病例会出现多发性骨坏死,临床表现为相应部位的疼痛。无菌性骨坏死的确切原因不明,但皮质类固醇治疗与继发性甲状旁腺功能亢进在骨坏死发病中起到很重要的作用。

【肾移植的预后及未来的治疗发展方向】

现阶段,儿童与成年人肾移植的短期与长期生存率已相差不大,公认肾移植为治疗儿童终末期肾病的最佳途径之一。总的来说,儿童肾移植的长期存活率高于成人,亲属活体供肾移植肾长期存活率优于尸体供肾。目前活体亲属供肾移植5年肾存活率为75.5%、尸体供肾为59.1%,造成儿童肾移植失败的最常见原因是慢性排斥反应(27.1%),其次是急性排斥反应(18.6%),其他原因还有移植肾血管血栓形成(12.9%),移植肾功能正常但患儿死于其他并发症(10.9%),原发疾病复发(6.8%)等。长期存活的儿童肾移植受者的生活质量及康复情况是令人满意的。

儿童试验群体中的研究进展促进了治疗的显著改善,比如,现在所有年龄组中的青少年,包括成人移植肾存活时间更长在未来的5~10年,一些更高效低毒的免疫抑制剂有望被开发并应用于临床;不含激素及CNI的免疫抑制方案有望在肾移植患儿中推广使用。干细胞移植调控免疫反应和修复移植肾损伤也展现出很好的应用前景。

(林曰勇)

第八节　中医药在透析与移植中的应用

腹膜透析、血液透析和肾移植成为临床上有效治疗终末期肾病的三大方法。维持性透析已使一些严重的 CRF 病者得以生存,部分患者可以恢复一定的劳动力,获得较高的生活质量,并为肾移植创造了条件。但是,透析所带来的一系列并发症,如血液透析过程中和透析后出现的慢性炎症状态、心肌病、心衰、同型半胱氨酸血症、高血压、营养不良、低蛋白血症等各种并发症,腹膜透析导管感染、便秘等并发症,以及肾移植后出现的各种排斥、感染、免疫抑制剂等不良反应问题,影响着 CRF 患者的生存率和生活质量。应用中医中药治疗,有利于机体阴阳平衡的调节,增强机体的抵抗力,改善透析与肾移植患儿的临床症状,防治并发症,提高生存质量等,具有良好的临床疗效。

一、中医药在腹膜透析中的应用

（一）改善临床症状

1. 低蛋白血症　由于患儿腹透前较长时间出现消化道症状,如恶心、呕吐、厌食、腹泻等,加上 CAPD 治疗,由于腹膜透析的特殊性,从腹透液中丢失大量的蛋白质和其他营养物质,如若摄入不足,食欲较差,甚至恶心呕吐,极易导致低蛋白血症和营养不良。临床表现为腰酸、乏力、头晕目眩、精神疲惫、面色萎黄,舌淡苔少,脉濡细或沉细。证属脾肾两虚,气血不足,治宜健脾补肾,调养气血,常用方剂为加减人参养营汤。也可用艾灸双足三里,以达健脾开胃、改善食欲、提高机体抵抗力的作用。

2. 皮肤瘙痒　CRF 患儿可出现全身皮肤干燥瘙痒,烦躁不安,面色萎黄无华,舌淡苔薄黄,脉细或数。证属精血衰少,血虚生燥,血燥生风。治宜养血润燥,常用方剂为滋燥养营汤加减。

3. 上呼吸道感染　CRF 患儿免疫功能低下,肺、脾、肾俱虚,极易发生呼吸道感染。证属脾肾俱虚,感受外邪,易于入里化热,湿浊热毒内盛。临床表现为咳嗽痰多、喷嚏流涕,或有发热,口干口苦,大便秘结,舌红苔黄腻,脉滑数。治宜急则治标,以辛凉解表、清热解毒为主,可按温病辨证,常用方剂为桑菊饮、连翘散等,缓则治本,以玉屏风散或人参平肺散益气固表,扶正祛邪。

4. 肺部感染　CRF 晚期常常合并有肺部感染,少数可伴有胸腔积液。临床表现为神疲乏力、形寒腰酸,咳喘痰多,甚至难以平卧,舌淡苔白腻,脉细滑。证属脾肾两虚,感受外邪,肺失肃降,水饮内停,治宜温阳化水,涤痰泄浊。常用方剂为葶苈大枣泻肺汤加减。

5. 鼻衄齿衄　CRF 常伴有鼻衄、齿衄等出血症状,证属阴虚火旺者治宜滋阴清热降火,方选玉女煎加减;证属脾虚不统血者治宜健脾摄血,方选归脾汤加减。

（二）防治腹透的并发症

1. 腹腔感染　腹腔感染是腹透中最常见的并发症之一,在抗生素治疗的基础配合中医辨证施治。临床表现为发热,腹痛拒按,透析液混浊,或出血或见脓性分泌物,舌质红,苔黄腻,脉滑数。证属热毒内壅,气血瘀阻,治宜清热解毒,活血化瘀,常用方剂为犀角地黄汤合桃红四物汤加减(现犀角已禁用,多用水牛角代)。也有学者应用鱼腥草注射液加入腹透液中进行治疗者,取得满意疗效。

2. 透析管阻塞 透析管阻塞时有发生,尤其腹膜炎时,其中以纤维蛋白阻塞最为常见。西医处理多用肝素或尿激酶冲管。中医认为证属腑气不通,可用承气汤加味口服,常用药物:大黄、芒硝、枳实、木香、莱菔子,泻后即停服。或用中药制剂20~30ml加入温生理盐水做灌肠治疗。腹膜透析管堵塞或引流不畅时也可让患儿适当活动,如爬楼梯、打太极拳等。

3. 腹痛腹胀 腹透中引起腹痛腹胀的原因较多,除积极寻找病因对症处理外,患儿常表现为腹痛腹胀,喜热喜按,舌质淡红,苔薄腻,脉濡细。证属脾胃虚寒,湿阻气滞,治宜健脾散寒,行气止痛,常用方剂为香砂六君丸加减。还可配合针灸足三里、内关、合谷等穴位。

4. 透析性骨病 症见周身骨骼隐痛,消瘦,步履无力,腰酸神疲,面色无华,舌质淡,苔腻,脉濡细。证属肝肾不足,津液亏损,经络气血凝滞。治以补益肝肾,活血通络,可用独活寄生汤加减治疗。

二、中医药在血液透析中的应用

维持性血液透析患儿常见的并发症有出血、低血压、高血压、透析失衡综合征、皮肤瘙痒、食欲不振、肾性骨病、营养不良、发育迟缓等。2013年全国儿童常见肾脏病诊治现状调研工作组报告,中华医学会儿科学分会肾脏病学组自2007年1月1日—2011年12月31日对全国28所医院儿童CRF者380例接受血液透析治疗患儿调查发现,高血压的发生占血液透析急性并发症发生例次的30.8%,低血压占15.8%,透析失衡综合征占8.3%。肾性贫血占血液透析慢性并发症的45.4%,肾性骨病占7.6%,营养不良占6.7%,生长发育迟缓占6.7%。

（一）防治出血

由于尿毒症患者本身原因及透析过程中使用肝素,常易造成患者齿、鼻、胃肠道出血甚至脑出血。中医辨证主要为阴血亏虚,脾气不足,治宜益气养血,滋阴泻火。常用药物:党参、白术、生地黄、当归、阿胶、知母、牡丹皮、熟大黄、茜草、侧柏叶炭。

（二）防治高血压

血液透析中高血压是常见并发症。有学者对成人采用针灸治疗,穴选百会、印堂、神门用补法,曲池、合谷、太冲、降压沟、三阴交用平补平泻法,有养血安神,补肾潜阳之功效,一般针刺10分钟后血压缓慢下降。30分钟降至正常即可起针。对于在透析中屡发高血压的患者,用新鲜侧柏叶做药枕在透析中枕用,可取得良好的预防效果。但在儿童患者中临床报道资料尚少。

（三）防治低血压

血液透析过程中,低血压是最常见的并发症。血透引起低血压的原因很多,常见有以下几种:有效血容量减少,自主神经病变和血管收缩降低,内分泌性因素,长期使用碳酸氢钠或醋酸盐透析可使周围血管扩张、阻力下降、血容量降低等。临床表现为四肢不温,心慌气短,出冷汗,口干欲饮,舌苔薄白,舌质偏红,脉细弱。证属气虚血亏,津液外泄,治以益气补血,养阴生津,可配合应用生脉注射液、参脉注射液,或独参汤、参附汤灌服。如刘旭生等对25例维持性血透患者出现的860人次的血透并发低血压,在减慢血流,降低负压,停止或减少超滤的同时,予以参麦液20~80ml加入50%葡萄糖20~40ml中静脉推注,发现显效21例(856人次),认为该药通过益心气固脱可减少血透并发低血压的发生。另外,还有学者认为血液透析中低血压发生时的临床表现属于中医"厥脱证"范畴,临床应用无烟灸疗与口服生脉胶囊联合防治透析低血压,认为有益气养阴、回阳固脱之效。

(四)透析失衡综合征

在诱导透析过程中常发生各种各样的不适症状,总称为失衡综合征,分脑性和全身性。脑性失衡综合征是由于血液透析时,留在血液内的尿素被快速清除,造成脑组织、脑脊液中尿素浓度与血液内尿素浓度之间产生差异,结果水分从血液中反方向向脑脊液中移动,使脑压上升而产生各种中枢神经系统症状。全身失衡综合征是由于透析清除渗透性有害物质,使血浆与末梢组织间产生溶质浓度差而出现的一系列症状。对容易发生本症的患者采用降低血流量、予较小面积透析器、缓慢地循序渐进地透析、采用高钠透析液等方法降低发病率,同时根据中医辨证分型予以中医治疗。①脾肾虚寒,痰湿阻滞:伴头痛,眩晕,恶心,呕吐,烦躁不安,面色无华,舌苔白腻,脉滑。治宜温阳健脾,燥湿化痰。方选半夏白术天麻汤合五苓散在透析时口服。②肾精不足,肝风内动:伴眩晕耳鸣,腰膝酸软,精神疲乏,手足蠕动,舌淡,脉弦细。治宜滋养肝肾,平肝息风。方选大定风珠。③脾肾阳虚:伴四肢厥冷,面色苍白,汗出息微,舌淡,脉沉微。治宜温阳泻法,醒神开窍。方选五苓散合苏合香丸。

(五)肾性贫血

CRF患儿常伴有贫血的主要原因有:促红素生成减少,血液中毒性物质如甲基胍、造血抑制因子致红细胞破坏速度加快,铁的再利用障碍,出血。长期贫血会影响心血管功能及生活质量。除予促红素2 000U皮下注射每周3次,以及铁剂、叶酸、维生素B_{12}口服外,根据中医辨证(久病失养、脾肾气虚、精血化源不足、耗损太过致面色灰暗、口唇爪甲苍白、心悸气短)治予健脾补肾,补益气血,予参芪地黄汤,每日1剂,在透析时口服,可明显改善贫血症状,减少促红素用量。

另外,血透患儿的肾性骨病以中药补肾壮骨,营养不良以中药健脾和胃,皮肤瘙痒症用茵陈蒿汤洗浴或口服等,都有一定的效果。合理的中医药治疗可增加透析的充分性,保护残存的肾功能,从而对经济困难的患者可减少透析的次数,减轻其经济负担。中医药的介入,也有助于调节机体免疫功能,增加机体的抵抗力,防止血透相关并发症的发生,对提高维持性血透患者的生存质量有良好的效果。

三、中医药在肾移植中的应用

肾移植是目前公认治疗终末期肾脏疾病最有效的方法,国内外已广泛开展,儿童肾移植一般指受者年龄在18岁以下的移植,近年来,已逐渐成为儿童终末期肾病(ESRD)最有效的治疗方法,随着强有力的免疫抑制药物的应用及手术技术更趋成熟,儿童肾移植的近远期疗效不断提高。但是,由于缺血-再灌注损伤与排斥反应的存在,使移植肾的存活时间、移植后肾功能以及受体的生存时间均不尽如人意。我国自20世纪70年代后期开始,不少医家探索中医中药在肾移植中的应用,取得较好的效果。

中医认为肾移植术后的主要病机可概括为本虚标实,本虚以肾气虚弱、气血两虚为主,标实以湿热未净、血瘀内蕴为要。临床辨证主要分为:脾肾两虚、气血两虚、湿热内盛、血瘀型等。而最常用的治则治法是补肾养阴、益气活血等。

（一）脾肾两虚证

肾病日久则脾肾衰败,气化乏源,服药日久,药毒伤肾,导致肾亏阴损,气血两虚。与中医学"肾以系胞""护胎者气也"有相似之处,胎儿在母体内生长发育靠的是肾的功能和气血的营养,肾虚则胎儿不固,气虚则不能护胎养胎。将安胎法应用于肾移植以达到补肾益气、抗肾移植排斥反应的作用,肾气充则能固摄,使得移植肾像胎儿一样受到肾气保护。可采用扶正安胎法(药用黄芪、党参、续断等)、安胎活血法(药用丹参、当归、生地黄等);叶任高教授也曾对益气补肾抗排斥法做了深入阐释,泰山磐石饮是其中较常用的方剂。

（二）气血两虚证

肾病日久则脾肾两虚,气血生化乏源;加之久病耗伤气血,食欲不振,营养匮乏则气血易虚,症见神疲乏力、面色萎黄、纳差、足膝无力等症,舌质淡白,苔薄白,脉细,治宜益气养血,常用方为十全大补汤加减。

（三）瘀血内阻证

脾肾气血亏虚,运化无力,则因虚致瘀,加之肾虚引起血溢脉外未散亦可致瘀;湿热久蕴,煎熬血液,凝结成瘀。证属气虚血瘀,治宜益气活血,行气化瘀,常用方剂为桃红四物汤加减(黄芪、太子参、桃仁、红花、赤芍、当归、川芎、牛膝、牡丹皮等)。

（四）湿热内蕴证

尿毒症晚期,脾肾亏虚,水谷运化失职,津液气化失司,水湿内停则生湿,郁久化热则致湿热内蕴。治以清热利湿、解毒化瘀法,方选茵陈蒿汤合茵陈五苓散等。

另外,一些单味中药如冬虫夏草、雷公藤等,均有一定的免疫抑制作用,因其具有选择性免疫调控作用,故较西药免疫抑制剂副作用少。有研究表明,冬虫夏草既能提高小鼠体内单核巨噬细胞功能,又对二硝基氟苯(DNFB)所致小鼠迟发性过敏反应有抑制作用;而雷公藤的免疫抑制作用已被证实是通过抑制辅助性 T 淋巴细胞实现的。另有人参、川芎、葛根、丹参等亦有人研究对保护移植肾,对抗肾移植排斥反应有一定作用。

四、中西医结合研究思路

透析与肾移植是西医学的新近产物,在古代中医药中没有相关论述。透析是大多数终末期肾病患儿的最终选择,目的是维持生命的延续,根本上仍是尿毒症患者,所以仍然存在一系列肾衰末期的合并症与并发症问题,同时又因此而带来由透析导致的一系列问题,在这些问题的处理上加用中医药辅助治疗,能够使得患儿改善生活质量,增强社会存在及被认同感。肾移植是摆脱尿毒症的根本治疗方法,但由于肾源不足等多方面原因,只能极少部分患儿接受移植。但同时也会产生新的系列问题:第一,肾移植术后机体对外来器官会有强烈的排斥作用,会使移植肾无法适应和生存于新的环境,所以肾移植术后,临床上必须使用免疫抑制剂,以减少术后急性或慢性排斥反应发生率及严重程度。随着强有力的免疫抑制药物如环孢素、他克莫司、激素类、硫唑嘌呤、吗替麦酚酯等的应用,肾移植患者的存活率得到大幅度提高。但大多数药物免疫抑制作用缺乏选择性和特异性,常同时影响机体正常免疫应答,导致机体免疫功能降低;患者机体免疫力的降低会随之导致由细菌、病毒引起的感染性疾病大大增加;有研究认为中药的选择性调控作用在抗肾移植排斥反应中弥补了西药免疫抑制剂选择性差、且有明显毒副作用的缺陷。主要体现在:中医药配合细胞毒药物使用能提高疗效,如在使用细胞毒性药物时配合滋补肾阴、温补肾阳、利水消肿类中药,对于移植肾的排异能取得较单独使用细胞毒药物更好的疗效。第二,消除或减轻免疫抑制剂毒副作用,以保证抗排异治疗能够长期进行,也是中西结合优势互补的一个重要方面。长期大剂量使用肾上腺皮质激素易致阴虚阳亢之证,可用生地黄、知母、甘草等滋阴降火;长期大剂量联合使用免疫抑制剂者,机体内环境紊乱,机体抵抗力明显降低、易发生各类感染者,可辨证使用中药经方如黄连解毒汤之类。中西医结合扬长避短,优势互补,以达到提高临床疗效、降低不良反应,提高生存质量的目的。

(丘余良　魏金花)

第十六章 儿童肾脏病中西医结合研究的常用方法及评价

第一节 实验性肾病动物模型及临床应用的研究

实验性肾病模型的成功复制,为研究肾脏病发病过程、发病机制、病理特征、临床表现、药物治疗机制和疗效、阻止或延缓肾脏疾病进展等构建了重要的实验研究平台,越来越受到研究者的重视。

一、抗肾小球基底膜肾炎模型

抗肾小球基底膜(glomerular basement membrane,GBM)肾炎模型是利用免疫损伤原理,将抗基底膜抗体靶向定置在基底膜形成免疫复合物,激活补体系统,造成基底膜损伤,引起肾小球基底膜结构及功能破坏,形成类似人类新月体性肾小球肾炎病理及临床表现。已有研究发现,抗GBM肾炎免疫损伤一般可分为两个时相,第一时相为异种抗体相或称异相阶段(异源抗GBM抗体作用于GBM,主要表现为补体激活和中性粒细胞介导的增生性肾炎,免疫损伤相对轻微,一般持续3~6天);第二时相为自身抗体相或称自相阶段(出现于注射抗血清7~10天后,免疫损伤严重,进展为系膜毛细血管性肾炎,最终可致肾小球硬化。动物表现为血尿、大量蛋白尿和肾功能损害。多数逐渐进展到尿毒症,极少数可自愈恢复,时间约数周)。目前,抗基底膜肾炎模型主要有两类:肾毒血清性肾炎和自身抗肾抗体性肾炎。

(一)材料与方法

选择SD成年大鼠,3~4月龄,雌雄不限,体重约为200g。或新西兰白兔,雄性,体重2.5~3kg。主要试剂为胶原酶、羊抗兔IgG荧光抗体、羊抗鼠IgG荧光抗体和完全弗氏佐剂。

造模方法:①GMB抗原的提取及鉴定:试验大鼠适应性饲养2周后,10%水合氯醛300mg/kg腹腔注射或者3%戊巴比妥钠(50mg/kg)麻醉大鼠。常规消毒铺孔巾,选择腹正中线切口,依次切开皮肤至腹腔,无菌条件下取出大鼠双肾。剥离肾包膜,剪取肾皮质,称重。将肾皮质切碎后放入50目不锈钢筛网中研磨,取滤液,再放入250目不锈钢筛网中研磨,取滤渣,即为不溶性GBM。滤渣收集后洗涤3次后取沉淀。将沉淀置于超声粉碎机上爆破后,加入胶原酶(肾皮质干重0.185 4g加入8mg胶原酶)消化溶解,置37℃孵温箱24小时,再置60℃水浴箱2小时,即得到可溶性GBM。②兔抗鼠GBM抗血清制备:参照相关文献,根据兔体重,首次予免疫抗原10mg。将提取的鼠GBM抗原计入等量不完全佐剂,充分乳化后在雄性新西兰白兔背部皮肤进行多点皮内注射。第3周再用相同剂量抗原,加强免疫一次。第5周进行第三次加强,予抗原2mg,不加佐剂,选择兔耳缘静脉注射。第3次加强后1周,从兔耳缘静脉采血测定抗体效价,待抗GBM抗体效价为 1:320 时收获血清,–30℃保存备用。③大鼠抗 GBM 肾炎模型诱导建立:试验大鼠于代谢笼中适应性饲养 2 周后。实验前收集 24 小时尿液并检测 24 小时尿液蛋白总量,眼静脉采血测血肌酐、尿素氮含量,判断大鼠无基础肾脏疾病。取健康大鼠,尾静脉注射兔抗鼠 GBM 血清,剂量 0.5ml/kg 体重。在注射后第 4 天、14 天及 21 天,随机取鼠,留取血、尿标本进行生化检测,并取大鼠肾皮质标本,分别进行光镜、免疫荧光和电镜检测。

（二）评价及结果

1. 实验指标检测 造模后第 4 天可观察到模型大鼠 24 小时尿蛋白定量、血清肌酐水平、尿毒氮水平即开始上升,并随时间推移呈上升趋势。

2. 肾脏病理检测 处死大鼠取肾脏经固定、包埋等处理后,切成 3μm 石蜡切片,进行常规苏木精 - 伊红染色（hematoxylin and eosin staining,HE staining）、马松染色（Masson's trichrome stain）、六胺银染（periodic acid-silver methenamine,PASM）和过碘酸希夫反应（periodic acid Schiff reaction,PAS reaction）,观察肾脏病理学改变。

（1）光镜检查:取 3μm 石蜡切片,常规 HE 染色。发现造模后第 4 天开始,光镜下模型组肾小球内细胞数开始增多,毛细血管基底膜增厚,系膜基质增多。随时间推移,至第 14 天、21 天,肾小球逐渐出现部分肾小球局灶节段性硬化,肾小球囊壁层上皮细胞增生,可见细胞性新月体形成。部分肾小管管腔内可见蛋白管型,上皮细胞颗粒变性,间质炎症细胞浸润,可见间质散在纤维化。

（2）免疫荧光观察:肾皮质标本常规包埋后切成 4μm 冷冻切片,直接免疫荧光染色。发现造模后第 4 天开始肾小球毛细血管壁可见兔 IgG 呈点线沉积,荧光强度（++）~（+++）,随时间推移,至第 14 天、21 天,兔 IgG 呈线性沉积,荧光强度（+++）~（++++）。

（3）电镜检测:取肾皮质经戊二醛固定和 1% 锇酸固定,包埋后制成 60nm 超薄切片。发现造模后第 4 天开始,基底膜出现电子密度增加,基底膜节段性不规则增厚,上皮细胞足突开始出现融合。至第 14 天、21 天,GBM 电子密度持续增加,且在上皮侧出现不规则团块状 IgG 沉积,整个 GBM 厚度增加更加明显。上皮细胞足突广泛融合,内皮细胞肿胀严重。

二、阿霉素肾病模型

阿霉素肾病模型分为急性肾病模型及慢性肾病模型。急性肾病表现为典型肾病综合征表现,慢性肾病模型肾脏病理则表现为肾小球硬化。

（一）急性阿霉素肾病模型

1. 材料与方法 选择 SD 系成年大鼠,8 周龄,体重为 300g 左右。试验大鼠适应性饲养 2 周后开始造模,采用一次性尾静脉注射法。阿霉素 5mg/kg,用生理盐水稀释至 3ml,一次性尾静脉注射。注射后第 3 小时、3 天、14 天、28 天、42 天及 56 天处死大鼠。处死前,将大鼠置于代谢笼中（禁食,不禁水）,收集 24 小时尿液测量尿量。处死时可经动脉（股动脉或腹主动脉）采血标本,用于后续实验室指标检测。肾脏标本 4% 多聚甲醛固定,石蜡包埋。

2. 评价及结果

（1）实验指标检测:实验观察到注射阿霉素第 6 天后出现蛋白尿,并随时间推移逐渐加重,第 28 天时最明显,后缓慢下降,可一直延续至术后第 56 天。尿蛋白的单峰变化可能与肾脏病理转型有关（由微小病变向其他类型肾炎转变,如膜性肾病、局灶节段硬化）。血清白蛋白在注射药物第 14 天开始降低,第 28 天起出现严重低蛋白血症。血清胆固醇在注射药物后第 14 天已显著升高,以第 56 天时最高。尿素氮从注射药物后开始明显升高,并随时间推移加重。血肌酐仅在第 42 天和第 56 天轻度升高。

（2）肾脏病理检测:处死大鼠取肾脏进行肾脏病理检测,常规 HE、Masson、PASM、PAS 染色,观察肾脏病理学改变。光镜下观察到第 14~56 天可见肾小管管腔可见少量蛋白管型,余未见明显病理改变。电镜可见注射药物 3 天后出现肾小球脏层上皮细胞足突轻度融合,并随时间推移加重。第 14 天可见大部分足突显著肿胀、扁平、融合,并可见微绒毛形成、裂孔消失。此外,尚可见肾囊腔变窄,甚至消失,系膜基质轻度增多,肾小球基底膜呈灶型增生,未发现电子致密度沉积。

（二）慢性阿霉素肾病模型

1. 材料与方法 选择 SD 成年大鼠,8 周龄,体重为 300g 左右。将试验大鼠适应性饲养 2 周,将 10% 水合氯醛 300mg/kg 腹腔注射或者 3% 戊巴比妥钠（50mg/kg）麻醉大鼠,剖腹暴露并钝性分离肾及肾蒂,行左肾摘除,术后第 7 天给予阿霉素 5mg/kg 尾静脉注射,再于术后第 28 天重复注射阿霉素 3mg/kg。于第一次静注阿霉素第 4 周、8 周、12 周处死大鼠。处死前,将大鼠置于代谢笼中（禁食,不禁水）,收集 24 小时尿液测量尿量。处死时可经动脉（股动脉或腹主动脉）采血标本,用于后续实验室指标检测。肾脏标本 4% 多聚甲醛固定,石蜡包埋。

2. 评价及结果

（1）实验指标检测:注射阿霉素后第 4 周大鼠 24 小时尿蛋白、血尿素氮、血肌酐水平较术前均显著增加,并随时间推移逐渐加重,提示随着实验进展,肾功能进行性恶化。

（2）肾脏病理检测:处死大鼠取肾脏进行肾脏病理检测,常规 HE、Masson、PASM、PAS 染色,观察肾脏病理学改变。观察到第 4 周实验组大鼠系膜细胞、系膜基质轻度增生,第 8 周系膜细胞和系膜基质增生较第 4 周加重,部分肾小球出现节段硬化,第 12 周肾小球平均截面积和平均体积显著增大,系膜基质增生明显,血管扩张,球囊壁粘连,60% 肾小球有节段硬化,少数可呈球性硬化。模型大鼠第 4 周电镜观察可见肾小球脏层上皮细胞足突部分融合,且随着观察时间的延长而逐步加重,到第 12 周可见肾小球脏层上皮细胞足突广泛融合甚至消失,肾小球毛细血管基底膜增厚。

（三）阿霉素肾病肾虚血瘀证模型

该动物模型的建立,常采用以下动物品系:SD 系大鼠、Wistar 系大鼠、Lewis 系大鼠、BALB/c 系小鼠、129/Sv 系小鼠、SCID 系小鼠、裸鼠。建立阿霉素肾病模型多采用静脉注射的给药方法,方法同上。实验中可观察到造模成功大鼠表现为反应降低,活动减少,聚堆明显,身体蜷缩,肢尾浮肿,中医辨证属肾虚水停,阿霉素微小病变肾病大鼠模型存在高脂血症和高凝状态,中医辨证应属血瘀。我们采取益肾活血法治疗可明显改善上述临床症状和实验指标。1 周后,温阳活血组灌服中药制附子、肉桂、鹿角胶、红花等每天 1 次,养阴活血组灌服中药熟地黄、枸杞子、山茱萸、红花等每天 1 次,泼尼松组按 12mg/d 灌服泼尼松混悬液 3ml。4 周后,采集血清及肾组织标本,行客观指标检测。可见阿霉素肾病模型的临床表现和实验指标学改变类似于中医的肾虚血瘀证。

三、嘌呤霉素肾病模型

嘌呤霉素氨基核苷（puromycin aminonucleoside, PAN）诱发的实验性肾病综合征大鼠模型其表现和病理改变与人类肾病相似。典型者能够出现大量蛋白尿、低蛋白血症、水肿和高脂血症。肾脏病理则表现为微小病变或局灶性肾小球硬化。

（一）材料与方法

选用 SD 雄性成年大鼠，体重范围 40~260g，以 150~200g 最佳。试验大鼠适应性饲养 2 周后开始造模，用 10% 水合氯醛 300mg/kg 腹腔注射或者 3% 戊巴比妥钠（50mg/kg）麻醉大鼠。成功后，仰卧位固定，颈部备皮，75% 乙醇消毒。颈静脉给药行颈静脉插管术缓慢推注 PAN 生理盐水溶液 40mg/kg。追加给药法在颈静脉插管给药的基础上，于术后第 13、16、19 天分别尾静脉追加 PAN 生理盐水溶液 5mg/kg。

（二）评价及结果

1. 实验指标检测 一次性颈静脉注射 PAN 模型，自注射之日算起，第 3 天开始尿蛋白排泄量开始增加，第 5~7 天明显增高，第 10~14 天达到高峰，随后出现下降趋势，在第 12 周尿蛋白水平下降至最低值。第 13 周起，尿蛋白水平在此回升。尿蛋白排泄量与肾脏病恶化程度相关，且尿蛋白排泄量越多肾衰进展越快。

2. 肾脏病理检测 处死大鼠取肾脏经固定、包埋等处理后，切成 3μm 石蜡切边，进行常规 HE、Masson、PASM、PAS 染色，观察肾脏病理学改变。一次性 PAN 肾炎模型鼠 10 天后可见肾小球内细胞轻度增生，以内皮细胞为主，部分系膜细胞增殖。第 2、3 周明显，第 4 周后开始减少。电镜检查 4 天后出现上皮细胞空泡形成，少数上皮细胞足突消失或融合成片；第 4 周后减轻。免疫荧光检测可见肾小球系膜区 IgG 呈颗粒状或局灶阶段性沉积。

3. 评价方法

（1）肾小球硬化指数（glomerulosclerosis index，GSI）：每张切片在光学显微镜 400 倍下随机观察 40 个肾小球，对肾小球局灶节段硬化的程度进行半定量评分，正常记为 0 分，肾小球硬化面积占整个肾小球面积的 0~25% 计为 1 分，26%~50% 计为 2 分，51%~75% 计为 3 分，76%~100% 计为 4 分，每张切片的得分按照以下公式计算：肾小球硬化指数 =（1 × a+2 × b+3 × e+4 × d）÷ 40 × 100。

（2）肾小管间质损伤评分：按照文献描述方法，半定量小管间质的病变。200 倍光镜下，每张切片随机选择 10 个不含肾小球视野，肾小管间质病变有三个参数判定：蛋白管型和肾小管扩展；肾间质炎性细胞浸润和肾间质纤维化程度。每个参数按照 0~3 分评定（0= 正常；1= 轻度受损；2= 中度受损；3= 重度受损），每个样本小管间质评分 0~9 分。

不同 PAN 剂量、给药次数可诱发出不同病理类型的肾病模型，研究者可根据不同的研究目的进行选择。微小病变肾病综合征是儿童常见的病理类，大剂量单次注射可导致该病理类型，故可作为儿童肾病综合征的首选。多次小剂量给药诱发典型的肾小球局灶节段硬化模型，适宜用于慢性肾病的研究。

有研究者采用益肾活血方治疗嘌呤霉素氨基核苷肾病大鼠，取得显著疗效，益肾活血方具有补气、活血、利尿的作用，研究发现可抑制尿蛋白排泄，改善血脂代谢，减轻肾脏病理损伤。因此认为嘌呤霉素氨基核苷肾病大鼠亦有中医肾虚血瘀证的表现。

四、同型免疫复合物肾炎动物模型

原位免疫复合物肾炎动物模型是由抗原物质在肾小球形成原位免疫复合物，并激活补体引起的肾脏病理损害模型，原位免疫复合物肾炎动物模型的发病机制、病理表现与人类膜性肾病（membranous nephropathy，MN）类似，长期作为研究人类 MN 的常用模型。该类常用动物模型包括 Heymann 肾炎、凝集素及其抗体诱导肾炎、阳离子化牛血清白蛋白肾炎等。Heymann 肾炎模型又可分为主动型（active Heymann nephritis，AHN）和被动型（passive Heymann nephritis，PHN）两种。ANH 是指用近端肾小管刷状缘成分免疫大鼠，引起类似于人类 MN 的肾炎表现；PHN 是直接给大鼠注射抗刷状缘抗体（Fx1A）而成，该类模型的出现也证实了 HN 的免疫复合物系肾小球原位沉积。AHN 模型的制备所需时间较 PHN 短，通常为 1 个月左右，PHN 则需要 2~3 个月。但 PHN 所需要的抗原总量较 AHN 少，且模型成功后大鼠的尿蛋白往往比前者更为明显。

（一）材料与方法

1. **AHN**　选择清洁级 SD 成年大鼠，雄性，体重 200g 左右。将 10% 水合氯醛 300mg/kg 腹腔注射或者 3% 戊巴比妥钠（50mg/kg）麻醉大鼠，常规消毒铺孔巾，选择腹正中线切口，依次切开皮肤至腹腔，处死后无菌条件下摘取两侧肾脏。用生理盐水反复冲洗至发白，切取肾皮质碾成匀浆与完全弗氏佐剂混匀（5g 肾皮质加完全弗氏佐剂混匀成 10ml），加 2 倍量生理盐水混匀后，−10℃冷藏备用。腹腔注射上述肾皮质完全弗氏佐剂悬液（2ml）进行免疫，每 2 周 1 次，共 6 次。大鼠在注射肾皮质 + 完全弗氏佐剂悬液 4 周后用尿蛋白试纸检查大鼠尿液，以大鼠尿蛋白呈阳性为肾炎形成的指标。

2. **PHN**　①首先制备 Fraction1A（Fx1A）抗原，是大鼠肾脏近端肾小管上皮细胞刷状缘提取物，大多以 10 或 50mmol/L 甘露醇 -2mmol/L·Tris-HCl（pH 值在 7.0 左右）缓冲液作为组织匀浆液，利用其低渗溶解作用使得组织细胞破碎，并加入 2 价阳离子盐（$MgCl_2$ 或 $CaCl_2$）促进沉降，最后通过差速离心抽提出抗原沉淀，即 Fx1A。②以兔作为制备抗血清的中介动物，将适量的 Fx1A 与佐剂充分乳化，并通过多次免疫使兔子产生抗 Fx1A 抗血清。通常 Fx1A 抗原溶解液浓度在 5~10mg/ml，并按照 1∶1 的比例与弗氏佐剂乳化。首次注射时需与弗氏完全佐剂乳化，之后加强免疫时可与不完全佐剂乳化。每只兔子每次注射抗原 10mg 左右，间隔时间为 1~2 周，可采用背部多点注射、腘窝淋巴结注射或上述两者结合，免疫 3 次之后可以开始抽血进行效价检测，前者效价在 1∶32 以上，后者在 1∶32 000 以上提示抗血清制备成功。③抗血清检测达标后可以尾静脉一次性注射或腹腔注射（0.6~1.0ml/100g）的形式完成造模。此外，亦可将制备好的抗血清冻干后得到相应抗体，溶解后再注射给大鼠。

（二）评价及结果

1. **实验指标检测**　造模后第 6 周模型大鼠 24 小时尿蛋白定量已明显增加，免疫第 10 周 24 小时尿蛋白定量值显著增高；后尿蛋白水平进入平台期。血清尿素氮第 6 周开始水平即开始上升，并随时间推移呈上升趋势。血肌酐第 10 周开始水平开始轻微上升。

2. **肾脏病理检测**　处死大鼠取肾脏经固定、包埋等处理后，切成 3μm 石蜡切片，进行常规 HE、Masson、PASM、PAS 染色，观察肾脏病理学改变。成模后光镜下大鼠肾脏可见肾小球基底膜增厚，肾小球细胞数增多，系膜细胞轻度增生，系膜基质增宽，炎性细胞浸润。近曲小管上皮空泡变性，有的小管上皮脱落，间质有局灶性炎性细胞浸润，肾小管萎缩或扩张，可见蛋白管型，有的间质区域扩张。PAS 染色可见局部肾小球 GBM 轻度增厚，钉突形成及部分基底膜空泡。Masson 染色可见 GBM 外侧有细颗粒状嗜复红蛋白即免疫复合物沉积。免疫组化检测 Col Ⅳ除表达于肾脏基底，在扩张的间质区域亦可有表达；α-SMA 除主要表达于小血管肌层外，在远曲及近曲小管表达显著增加。免疫荧光检测抗鼠 IgG、抗鼠 C3 均沿基底膜呈点线沉积,荧光强度(++)~(+++)。电镜检测可见大鼠肾小球在 GBM 靠足细胞侧有大量电子致密物沉积,毛细血管 GBM 不规则增厚边宽,局部有钉突形成,足细胞损伤明显,排列乱,足突融合、增宽、裂孔膜消失,毛细血管内皮细胞肿胀,管壁不规则。

五、抗 Thy-1 抗体肾炎动物模型

Thy-1 为鼠类胸腺细胞表面糖蛋白,与大鼠系膜细胞有交叉抗原性,抗 Thy-1 抗体能诱导肾小球系膜细胞病变,早期为系膜细胞变性甚至坏死,继而增生,产生细胞外基质增多,形成系膜增生性肾炎。目前国际上普遍采用抗 Thy-1 诱导的肾炎模型来模拟和研究人类系膜增生性肾小球肾炎(mesangial proliferative glomerulonephritis, MPGN)的病变。抗 Thy-1 抗体肾炎模型采用多克隆抗体或单克隆抗体经静脉注射大鼠而建立。

（一）材料与方法

1. **动物**　SD 成年大鼠,3~4 月龄,雌雄不限,体重 200g 左右。新西兰白兔,雄性,体重 2 500~3 000g。

2. **大鼠胸腺细胞悬液制备**　选择 SD 大鼠一只,10% 水合氯醛 300mg/kg 腹腔注射或者 3% 戊巴比妥钠(50mg/kg)麻醉大鼠。常规消毒铺孔巾,取胸腺,剪碎后放入无菌尼龙网过滤,除去混杂组织,滤液即为胸腺细胞混悬液。离心后取沉渣,用无菌磷酸盐缓冲液(phosphate belanced solution, PBS)重悬,计数调整细胞密度至 10^{11}/L。

3. **抗鼠 Thy-1 血清制备**　选择雄性新西兰白兔,卡介苗预致敏,14 天后两侧腘窝淋巴结肿大,胸腺细胞与完全福氏佐剂相混合,皮下注射。初次免疫后每隔 2 周加强 3 次,最后一次免疫 1 周后,免疫荧光法测定抗血清效价达 1∶160~1∶320 时,麻醉后将兔行心脏采血处死,留血清,即为抗 Thy-1 血清。血清经大鼠肝细胞吸附后,-20℃保存,使用时 56℃水浴灭活补体备用。

4. **大鼠 Thy-1 肾炎模型制作**　选择雄性 SD 大鼠于代谢笼适应性饲养 2 周后。实验前收集 24 小时尿液并检测 24 小时尿液蛋白总量,眼静脉采血测血肌酐、尿素氮含量,判断大鼠无基础肾脏疾病。取健康大鼠,尾静脉注射兔抗鼠抗 Thy-1 血清(5ml/kg),每周 1 次,连续 4 周。分别于注射后 1 天、3 天、5 天、7 天、2 周、3 周、4 周、5 周处死大鼠。留取血、尿标本进行生化检测,并取大鼠肾皮质标本,分别进行光镜、免疫荧光和电镜检测。

（二）评价及结果

1. **实验指标检测**　造模后第 7 天模型大鼠 24 小时尿蛋白定量水平即开始上升,并随时间推移呈上升趋势。部分大鼠可出现镜下血尿。

2. **肾脏病理检测**　病变肾小球体积增大造模后第 1 天开始,光镜下模型组肾小球系膜区开始溶解,肾小球细胞数量减少,部分毛细血管扩展。第 3 天细胞开始增生,第 4 周、第 5 周细胞增生的同时伴系膜基质明显增多。肾小管内可见蛋白管型。

按照上述方法复制 MPGN 模型,可表现出中医"气虚血瘀"证的临床症状。根据气为血帅,气行则血行,气虚则血瘀及过度劳倦有伤形体的理论来造模。在实验第 2 周时,大鼠行游泳疲劳试验,连续 2 周。有研究者采用通脉口服液 0.45ml/100g(由黄芪、三七等组成)给大鼠灌胃治疗每日 1 次,共 4 周。通脉口服液组的大鼠肾脏系膜区 IgG 沉积、系膜细胞与系膜基质增生均有减轻。

六、IgA 肾病模型

目前关于 IgA 肾病（IgA nephropathy, IgAN）的动物模型方法颇多。国外所用的自发性 IgA 肾病模型所采用的是具有血清高浓度 IgA 的 ddY 小鼠选择性交配而衍生的具有自发性 IgAN 倾向的 HIGA 鼠系。此种方法动物模型尿蛋白含量不高，且从未出现血尿。另外，费用昂贵，成功率低，且重复性差。国内常用的 IgA 肾病动物模型主要有口服免疫引起的 IgA 肾病模型和继发于肝脏病变的 IgA 肾病模型。具体方法有：①口服免疫原＋肝脏切除＋免疫佐剂；②葡萄球菌肠毒素＋口服免疫原＋免疫佐剂；③腹腔注射四氯化碳（CCl₄）引发的 IgA 肾病模型。

（一）材料与方法

1. Dextran 诱导的 IgAN 模型 以昆明种小鼠为造模对象，采用 DextranG-200（2mg/ml）进行预免疫，分别于实验第 1、7、10 天等体积混合弗氏完全佐剂（2mg/ml）皮下注射，每次 0.2ml/ 只，第 2 周后每周 1 次静脉注射相同抗原，共 20 周。

2. 大肠埃希菌 OMPs 诱导的 IgAN 模型 用 IgAN 患者尿液培养大肠埃希菌，提取大肠埃希菌 OMPs。皮下注射大肠埃希菌 OMPs 与弗氏佐剂，每周 1 次，连续 3 周，3 周后将昆明种小鼠经尾静脉注射大肠埃希菌 OMPs 抗原（1mg/ml），注射到 20 周，每周 1 次，每次 0.1ml/ 只。

3. 20PADsA 组诱导的 IgAN 模型 以雄性 BALB/c 种小鼠为造模对象，首先构建 20 肽基因工程菌，收集和裂解菌体，利用亲和层析法纯化蛋白，用纯化 MBP 融合蛋白和热变性 MBP 融合蛋白常规免疫家兔，用饱和硫酸铵法沉淀 IgG 并透析纯化，用蛋白 A 层析柱亲和层析，间接 ELISA 法测定抗血清抗体滴度，用表达的 MBP 融合蛋白、变性的 MBP 融合蛋白、生物合成的 20 肽与 MBP 融合蛋白制作的多克隆抗体进行 western 印迹杂交，以验证其抗原性。BALB/c 种小鼠隔日口服 BSA，每次 0.8ml，至第 16 周末。模型组用 0.1%BSA 盐酸酸化水隔日给小鼠灌胃，每次 0.8ml。第 4 周起每 2 周尾静脉注射纯化的 MBP 融合蛋白 0.2ml，共注射 4 次。

4. 脂多糖牛血清白蛋白诱导的 IgAN 模型 牛血清白蛋白（bovine serum albumin, BSA）＋脂多糖（lipopolysaccharide, LPS）＋四氯化碳（carbon tetrachloride, CCl₄）方法复制 IgAN 模型，雄性 SD 大鼠口服免疫原 BSA 剂量 400mg/kg，隔天灌胃，持续 6 周，CCl₄ 皮下注射（皮下注射蓖麻油 0.5ml+CCl₄ 0.10ml，每周 1 次，持续 9 周），并联合运用 LPS（分别于第 6、第 8 周以 LPS 0.05mg 尾静脉注射）。处死时可经动脉（股动脉或腹主动脉）采血标本，用于后续实验室指标检测。肾脏标本分为两部分：一部分常规 40% 多聚甲醛固定，石蜡包埋，另一部分冷冻切片行免疫荧光检测。

（二）评价及结果

1. 实验指标检测 模型成功后 24 小时尿蛋白总量显著增高，且可见到血尿（大部分为镜下血尿，少数可见肉眼血尿）；血尿素氮、血肌酐水平均显著增高；模型成功后大鼠均出现肝功能受损，表现为谷草转氨酶、谷丙转氨酶升高。

2. 肾脏病理检测 处死大鼠取肾脏进行肾脏病理检测，常规 HE、Masson、PASM、PAS 染色，观察肾脏病理学改变。采用免疫荧光检测方法，检测肾小球内免疫复合物沉积情况。模型成功后光镜下可见肾小球内细胞数增多，系膜区增宽，系膜基质增多。部分肾小管管腔内可见蛋白管型。免疫荧光检测肾小球系膜区可见免疫复合物呈点线或团块状沉积，荧光强度（2+）~（4+）。

七、狼疮性肾炎模型

（一）材料与方法

1. 慢性移植物抗宿主病（graft versus host disease，GVHD）狼疮样肾炎　慢性 GVHD 狼疮样肾炎小鼠模型是 1988 年建立的国际公认的狼疮样肾炎小鼠模型，一般在诱导后 12 周就可出现典型的肾脏病理改变，其病变类似人类狼疮样肾炎的典型表现。无菌分离一周龄雌性 DBA/2 小鼠脾、胸腺、淋巴结淋巴细胞，剪碎，过 80 目筛，用淋巴细胞分离液分离细胞，D-Hanks 液制成单细胞悬液，其中脾、胸腺及淋巴结细胞的比例为 6∶4∶2。第 1 次注射日设为 0d，于 0、3、7、10d 静脉注射于 8~10 周龄雌性（C_5BL/10×DBA/2）F1 杂交鼠，每次给予 $50×10^6$ 个活细胞。

2. 降植烷诱导 C57BL/J6 狼疮样肾炎小鼠模型　以 8 周龄雌性 C57BL/J6 小鼠为造模对象，一次性腹腔注射降植烷 0.5ml 诱导 C57BL/J6 狼疮样肾炎小鼠模型。

3. 腹腔注射细菌脂多糖诱导狼疮样肾炎模型　将纯系昆明小鼠腹腔注射细菌脂多糖（LPS），LPS 使用前用生理盐水配制成 0.25g/L 浓度备用，腹腔注射 LPS 2.5mg/kg，诱导狼疮样肾炎模型。

4. 同种异体淋巴细胞诱导狼疮肾炎小鼠模型　以Ⅱ级封闭型雌性昆明小鼠为造模对象，每周皮下注射经 lectin（10mg/L）刺激的同种异体淋巴细胞至第 5 周，每 2 周注射一次淋巴细胞，共两次。

5. NZM2328 诱导狼疮样肾炎小鼠模型　在 NZB/W 派生的新西兰混合（NZM）系小鼠中，只有 NZM/Aeg2410（NZM2410）已经被研究者所了解。与 NZM2410 相比，NZM2328 小鼠产生自身抗体和急剧严重的慢性肾小球肾炎在雌性占优势和 NZB/WFl 以及人类系统性红斑狼疮相同。模型中有四个 SLE 易感性基因间隔被确定。NZM 品系和 C57L/J 与 C57BL/6 等不同易感基因位点的确定对研究 SLE 的发病机制以及小鼠模型和人的相似基因位点研究有重要意义。

（二）评价及结果

1. 实验指标检测　模型小鼠于首次淋巴细胞注射后第 8 周开始出现尿蛋白，第 12 周达到高峰，一直持续至 16 周。模型小鼠于第 12、16 周可见尿红细胞。模型小鼠首次淋巴细胞注射后第 12 周时血胆固醇、甘油三酯显著增高，血清总蛋白及白蛋白显著降低。第 16 周时血尿素氮、肌酐增高。模型小鼠第 8、12、16 周血清抗双链 DNA（double-stranded deoxyribonucleic acid，ds-DNA）抗体显著增高。模型小鼠于首次淋巴细胞注射后第 8 周体重明显增加，至第 12 周达高峰，腹部明显增大。之后体重逐渐下降。分阶段处死小鼠，肉眼观察可见第 12 周时模型鼠有腹水及胸腔积液形成，肾脏明显增大，颜色苍白。血清呈乳糜样，脾脏、胸腺淋巴结均明显增大。第 16 周时血清乳糜状改变消失，肾脏较第 12 周时缩小，颜色更苍白。研究还发现，注射降植烷 3 个月后 30% 的小鼠血清可检测到 ANA，4 个月后约 80% 的小鼠血清可检测到抗核抗体（antinuclear antibodies，ANA），核型可见斑点型、核仁型和均质型。降植烷注射 4 个月后抗 dsDNA 抗体阳性率为 89%。注射降植烷 4 个月后部分小鼠开始出现蛋白尿，7 个月时约 78% 的小鼠出现蛋白尿，随着时间的推移，蛋白尿的阳性率和尿蛋白定量均有所增加。

2. 肾脏病理检测　首次淋巴细胞注射 8 周后，光镜下可见部分肾小球体积增大，肾小球系膜细胞明显增生,细胞数量明显增多,近曲小管上皮细胞肿胀明显,管腔狭窄,可见颗粒样变性,提示肾小球上皮细胞增生,部分肾小管上皮样细胞可见水肿样变性,间质散在淋巴细胞浸润,纤维组织增生。注射第 16 周时肾小球全球硬化、肾小管管腔有大量蛋白管型、小管细胞脱落、间质大量单核 - 巨噬细胞浸润并有基质沉积。电镜观察到肾小球系膜细胞增多,系膜呈轻中度增生,上皮细胞足突部分融合,内皮细胞下有部分致密物沉积。荧光检查见注射后第 8 周时 C3、IgG 沿肾小球毛细血管壁呈细颗粒状沉积,第 12 周时则呈粗颗粒状及团块状沉积。IgM 主要沉积于系膜区。电镜显示模型动物第 8 周时部分足突融合,系膜区基底膜上皮下及内皮下有电子致密物沉积。

八、单侧输尿管结扎法梗阻性肾病大鼠模型

单侧输尿管结扎法(unilateral ureter obstruction, UUO)梗阻性肾病模型是目前研究肾小管间质进行性纤维化较为成熟的一种实验动物模型。伴随肾间质纤维化病变逐渐加重,最终导致整个肾脏结构破坏。其可能发病机制包括以下几点:①输尿管结扎后肾小囊内压力增加,导致肾小球有效滤过率下降,肾脏有效灌注下降,引起肾脏缺血改变,肾小管上皮细胞萎缩、坏死,机体内尿毒素增加。②肾小囊内压力增加,原尿反流至肾间质,肾间质炎性细胞浸润,而且原尿成分(如白蛋白等)引起肾小管上皮细胞、系膜细胞等肾间质细胞出现转分化,形成成纤维细胞,进而进一步加重肾脏纤维化。

(一)材料与方法

动物选用 SD 成年大鼠,8 周龄,体重为 200g 左右。试验大鼠适应性饲养 2 周后开始造模。将 10% 水合氯醛 300mg/kg 腹腔注射或者 3% 戊巴比妥钠(50mg/kg)麻醉大鼠。常规消毒铺孔巾,选择腹正中线切口,依次切开皮肤至腹腔,并钝性分离游离、双线结扎右侧输尿管(亦可输尿管结扎 2 次,并在两组结扎线之间剪断输尿管)后再缝合皮肤。建模后第 3、7、14、21 和 28 天处死大鼠。处死前,将大鼠置于代谢笼中(禁食,不禁水),收集 24 小时尿液测量尿量。处死时可经股动脉采血标本,用于后续实验室指标检测。肾脏标本 4% 多聚甲醛固定,石蜡包埋。

(二)评价及结果

1. 实验指标检测　术后第 7~14 天大鼠可出现血尿素氮、肌酐值升高,提示模型复制成功。随着时间的推移至第 21~28 天,血尿素氮、肌酐值出现下降的趋势,提示 UUO 模型造成梗阻后,健侧肾脏代偿功能为渐进性过程。

2. 肾脏病理检测　处死大鼠取肾脏经固定、包埋等处理后,切成 $3\mu m$ 石蜡切边,进行常规 HE、Masson、PASM、PAS 染色,观察肾脏病理学改变。梗阻以后间质成纤维细胞增殖和单核细胞浸润,4 小时开始,12 小时达高峰。梗阻后第 7 天时扩张的集合管就有些萎缩和坏死,第 14 天时近曲小管萎缩,第 28 天时肾髓质厚度减少 1/2。肾小球梗阻第 28 天以后才有病理改变。免疫组织化学显示,UUO 术后 3 天肾间质纤维连接蛋白(FN)及 α-SMA 表达增加,提示成纤维细胞激活,且持续至术后 28 天,参与肾间质纤维化形成过程。此外,肾小管上皮细胞也出现 α-SMA 表达,提示肾小管上皮细胞可能出现上皮 - 间质转分化现象,直接或间接参与肾间质纤维化过程。

3. 肾小管间质损伤评分　按照文献描述方法,半定量肾小管间质的病变。200 倍光镜下,每张切片随机选择 10 个不含肾小球视野,肾小管间质病变有三个参数判定:蛋白管型和肾小管扩展;肾间质炎性细胞浸润和肾间质纤维化程度。每个参数按照 0~3 分评定(0= 正

常；1= 轻度受损；2= 中度受损；3= 重度受损），每个样本小管间质评分 0~9 分。

4. 肾小管间质炎性细胞浸润计数 按照文献描述方法，400 倍光镜下观察，每张切片随机选择 10 个不含肾小球视野，计数肾间质内浸润的炎性细胞数量（单核巨噬细胞、淋巴细胞、中性粒细胞）。结果以炎性细胞数目 /HP × 400 表示。

九、5/6 肾切除慢性肾脏病模型

动物实验学家已研究出多种慢性肾衰竭造模方法，如肾动脉结扎术、肾脏切除术、肾脏皮质功能灭活（冰冻、电凝、药物毒性）等方法，上述方法通过减少肾单位，使之出现残余肾单位代偿性肥大，肾小球出现高过滤、高灌注和囊内高压，尿蛋白排泄增加，继之出现肾小球硬化、肾小球毛细血管塌陷、肾小管萎缩、肾间质炎性细胞浸润和肾间质纤维化，最终发展为慢性肾衰竭。本文以肾间质纤维化伴肾小球硬化为主要病理表现的 5/6 肾切除慢性肾病动物模型为例简介如下：

（一）材料与方法

选用动物 SD 成年大鼠，8 周龄，体重为 200 ± 20g。将试验大鼠适应性饲养 2 周后开始造模，将 10% 水合氯醛 300mg/kg 腹腔注射或者 3% 戊巴比妥钠（50mg/kg）麻醉大鼠，剖腹暴露并钝性分离左肾及肾蒂，暴露左肾，剥离肾包膜时，要从下极往上剥（以免损伤肾上腺）。游离肾周围脂肪囊后，弧行切除靠近上下极的部分，保留肾门部分（以免影响血供）。用明胶海绵压迫止血 1 分钟，复位肾脏，逐层关腹（肌层一定要缝紧，以免组织暴露在外，引发鼠吃鼠的现象）。1 期手术后 4 天行 2 期手术，同样方法麻醉、剖腹，暴露右肾，结扎肾蒂，摘除右肾；两次手术共切除肾脏 5/6。建模后第 12 周留取尿液标本，并处死动物，取得血液和肾脏标本。

（二）评价及结果

在试验大鼠第一次手术前 1 天、第二次手术后第 12 周测体重、血红蛋白、尿素氮、血肌酐，尿液检查包括尿渗透压检测和尿量检测。代谢笼饲可留取 24 小时尿液。取肾脏进行肾脏病理检测，常规 HE、Masson、PASM、PAS 染色。观察肾脏病理学改变。实验的第 12 周，慢性肾衰竭大鼠血肌酐、尿素氮水平显著升高。光镜下，慢性肾衰竭大鼠肾小球大多数呈重度甚至完全硬化，还可见残余肾小球出入球小动脉关闭明显增厚，肾小管萎缩，间质见较多炎细胞浸润和纤维化。

十、血清病肾炎动物模型

循环免疫复合物沉积是肾炎主要发病机制之一，血清病肾炎模型是这种经典肾炎发病机制学说的代表性动物模型，它与临床常见的肾小球肾炎有着较为相似的发病机制和病理改变，被广泛应用于研究肾炎发生进展机制及观察药物疗效等实验。

（一）材料与方法

选用雄性 Wistar 大鼠，体重为 130~150g。将试验大鼠适应性饲养 2 周后开始造模。实验前收集 24 小时尿液并检测 24 小时尿蛋白定量，眼静脉采血检测血肌酐、尿素氮，判断实验大鼠无基础肾脏疾病。将 10% 水合氯醛 300mg/kg 腹腔注射或者 3% 戊巴比妥钠（50mg/kg）麻醉大鼠，常规消毒铺孔巾，切除右侧肾脏。2 周后开始足垫注射完全弗氏佐剂 0.1ml，内含牛血清白蛋白（bovine serum albumin，BSA）3mg。此后，每隔 2 周皮下注射 1 次。足垫注射后 2 周开始隔日饮饲含 0.1% BSA 的 6mmol/L 的盐酸酸化水。BSA 免疫注射 3 次

后内眦取血,测定血清抗 BSA 抗体浓度。抗体浓度达到 1∶16 后,每天腹腔注射 3mgBSA。3 周后腹腔注射 100μg 的 LPS 1 次。4 周后杀鼠。取大鼠肾皮质标本,分别进行光镜、电镜及免疫荧光检测。

血清病肾炎模型可分为急性血清病肾炎模型和慢性血清病肾炎模型。急性血清病肾炎模型采用牛血清白蛋白 250mg/kg 一次性注入兔静脉,注入 2 周后可诱导肾小球系膜区免疫复合物和补体沉积,病理特征类似于人类毛细血管增生性肾小球肾炎;慢性血清病肾炎模型采用牛血清白蛋白 10~15mg/d,给兔作静脉注射,连续 1~6 个月,可诱导肾小球毛细血管基底膜内免疫复合物沉积,类似于人类膜性肾病。但是,上述模型稳定性较差。

（二）评价及结果

1. 实验指标检测 腹腔注射 BSA 2 周、3 周、4 周后大鼠 24 小时尿蛋白定量即开始上升,并随时间推移呈上升趋势。部分大鼠可出现血尿。造模后大鼠的尿素氮、肌酐、血清甘油三酯、胆固醇水平逐渐升高,血清总蛋白、白蛋白水平逐渐下降。

2. 肾脏病理检测 造模成功后病理表现为弥漫性渗出性炎症,病变肾小球体积增大,球内细胞数增多,中性粒细胞浸润,系膜基质增多,系膜区面积增宽,部分肾小球毛细血管管腔受压变窄,血管消失,球囊壁增厚,部分肾小球基膜断裂。肾小管扩张,可见蛋白管型。上皮细胞呈颗粒及空泡变性,肾间质有单核细胞、淋巴细胞等炎性细胞浸润。免疫荧光检测可见肾小球内 IgG、IgA 和补体 C3 的团块状沉积,沉积部位在系膜区及毛细血管袢,荧光强度（2+）~（4+）。

（艾 斯 郑 健）

第二节　细胞生物学技术在肾脏病中的应用

细胞生物学是从 20 世纪 60 年代迅速发展起来的一门新兴学科,通过对细胞核以及细胞质内的各种超微结构及其功能更为直观的认识,是研究细胞发生、发展、衰老和死亡的生命活动规律,成为研究生命科学的重要技术,以阐明疾病发病机制和防治为首要任务。

一、细胞生物学技术在肾脏病研究中的概况

细胞生物学技术在肾脏病中的应用范围十分广泛（如细胞形态学、生理学及生物化学等细胞基础生物学研究、细胞病理学研究及细胞工程学研究等）。参与肾脏病致病的细胞,既有循环炎症细胞（如中性粒细胞、单核细胞及血小板等）,又有肾脏固有细胞。

早期肾脏细胞生物学研究聚焦体外细胞的培养方法及鉴定方法。如 1969 年 Bernick 首先将肾小球在体外培养存活;1970 年 Quadracci 及 Striker 首先用光学及电子显微镜证实体外培养的肾小球细胞可生长出三种细胞。但是,又经过了数年至十余年,才分别于体外将这三种肾小球细胞单独培养成功。1975 年 Fish 等培养肾小球系膜细胞成功;1975 年 Foidart-Willems 等及 1978 年 Kreisberg 等培养肾小球上皮细胞成功;1984 年 Striker 等及 1989 年 Barbara 等培养肾小球内皮细胞成功。20 世纪 70 年代末至 80 年代初,不同节段的肾小管上皮细胞（近、远端肾小管细胞,及皮、髓质集合管细胞等）也先后培养成功。除了原培养及亚培养肾细胞获得成功外,其后,一些能连续传代的肾细胞株也陆续出现。随着分子生物学技术的进展,利用基因转染技术还制成了某些特殊肾细胞株。各种细胞及细胞株的培养成功

为深入进行肾脏细胞生物学研究奠定了基础。

二、细胞生物学技术在肾脏病研究中的应用

肾脏固有细胞可分为肾小球内固有细胞和肾小管 - 间质细胞两部分。肾小球内固有细胞主要包括肾小球系膜细胞、毛细血管袢内皮细胞、脏层上皮细胞（足细胞）及壁层上皮细胞。肾小管 - 间质细胞主要包括肾小管上皮细胞及肾间质成纤维细胞。

肾脏固有细胞在肾脏病中不仅是被动受害者，也是直接参与者，其在特定的生理、病理情况下会发生形态、结构与功能改变，并通过自身代谢而直接影响疾病过程。通常在急性病变或慢性病变初期，表型转化的细胞通过增殖和分泌细胞外基质等代偿反应进行必要的组织修复，对机体是有利的；但在慢性病变的进展过程中，由于致病因素的持续作用，细胞的表型转化常失去调控而导致细胞过度增殖或肥大，分泌及降解细胞外基质的能力失衡，并产生细胞因子、炎症趋化因子、细胞黏附分子或致硬化因子等，有些细胞甚至可以完全转化为另一类细胞表型，这些细胞将主动参与、促进或放大病变的进程。

1. 肾小球系膜细胞 肾小球系膜细胞是肾小球内主要固有细胞之一，占肾小球细胞总数的 30%~40%。20 世纪 80 年代初，Johnson 等首先在 Thy1.1 肾炎模型的研究中发现，注射抗体后大鼠系膜细胞出现活跃增殖，并伴有细胞内 α- 平滑肌肌动蛋白（α-smooth muscle actin，α-SMA）mRNA 及蛋白表达量明显增加；去除补体或血小板在抑制系膜细胞增殖的同时也抑制了 α-SMA 的表达。此后，在其他以引起系膜细胞增殖为主要病变的动物模型中也观察到了类似现象。由此推论，α-SMA 是系膜细胞被激活、由静止表型向增殖表型转化的标志。

Ando 等报道，在 IgA 肾病时肾小球系膜区钙调结合蛋白表达增加，与系膜细胞表型转化、表达 α-SMA 一致，与临床病情进展相关，可被激素及肝素治疗逆转。这些结果均表明系膜细胞受损后返回至胚胎时活跃增殖 / 分泌的状态，而系膜细胞异常增殖及分泌大量细胞外基质则在肾小球硬化过程中起到重要作用。

转化生长因子 -β1（transforming growth factor-β1，TGF-β1）是促进肾脏纤维化的重要因子之一，其与肾小球系膜细胞表面的 TGF-β1 受体结合后，可激活由 Smads 蛋白家族介导的信号转导通路，导致细胞外基质（extracellular matrix，ECM）合成增多、ECM 降解减少、整合素基质黏附分子上调等，导致肾间质纤维化。Chockmann 等发现低浓度 TGF-β1 还具有促进肾小球系膜细胞增生的作用，TGF-β1 可以诱导肾小管上皮细胞自我吞噬及促进肾小管上皮细胞的凋亡，进而引起肾小管的损伤。Schnaper 等通过实验证实了 TGF-β1 参与尿蛋白的形成，导致肾小球硬化。TGF-β1 调节多种类型细胞的增殖和分化，同时具有强大的免疫抑制作用。Ning 等通过可行的条件基因敲除小鼠模型发现，层粘连蛋白 α1（recombinant laminin alpha 1，LAMA1）的缺失可以使肾脏系膜细胞增殖和基质沉积，其作用是通过 TGF/Smads 信号转导通路实现。

Jiang 等发现，抗 Thy1 肾炎大鼠肾小球系膜细胞结缔组织生长因子（connective tissue growth factor，CTGF）及 TGF-β1 表达均明显高于正常大鼠，存在 TGF-β1-CTGF 通路，CTGF 与 TGF-β1 相互作用，在肾脏疾病的进程中共同发挥着重要作用。然而，CTGF 表现出与 TGF-β1 不同的生物学活性，作用比较单一，主要介导 TGF-β1 的促纤维化作用，并且只在间质细胞中表达，其作用也只局限于结缔组织。因此，靶向 CTGF 的抗肾纤维化治疗不影响 TGF-β1 抗炎和调节免疫功能，是一个比阻断 TGF-β1 更有效和特异的靶点。

系膜增生性肾小球肾炎大鼠的系膜细胞处于激活状态，可持续产生大量的白细胞介

素 -1（interleukin-1，IL-1），大量 IL-1 刺激系膜细胞增殖，如此恶性循环反复刺激，促进肾炎病变的发展及慢性化过程，最终导致肾小球硬化。IL-1 可以上调系膜细胞纤维连接蛋白（fibronectin，FN）mRNA 及蛋白质的表达。Mao 等在对肾炎患者和健康志愿者的试验中发现，IL-1 可以通过调节中性粒细胞明胶酶相关脂质运载蛋白（neutrophil gelatinase-associated lipocalin，NGAL）mRNA 的表达来刺激肾脏，使系膜不断增殖，细胞外基质不断增加，促进病变进展。IL-6 作为肾小球系膜细胞分泌的细胞因子，能刺激系膜细胞增殖，并释放血小板活化因子、血栓素 B2 和超氧阴离子等炎症介质，在肾小球肾炎的免疫病理损害中发挥重要作用。

此外，还有多种细胞因子如血小板衍生生长因子（platelet-derived growth factor，PDGF）、肿瘤坏死因子（tumor necrosis factor，TNF-α）、核因子 κB（NF-κB）、巨噬细胞迁移抑制因子（macrophage migration inhibitory factor，MMIF）、巨噬细胞集落刺激因子（macrophage colony-stimulating factor，M-CSF）及粒 - 巨噬细胞集落刺激因子（granulocyte-macrophage colony-stimulating factor，GM-CSF）等，可通过自分泌或旁分泌的方式作用于系膜细胞及其邻近细胞，调控其生物学功能，进一步促进并放大炎症的进程。

2. 足细胞 足细胞即肾小球脏层上皮细胞属于终末分化细胞，附着于肾小球基底膜（GBM）的最外层，参与肾小球毛细血管袢滤过屏障的构成，并与内皮细胞和系膜细胞一起共同维持着肾小球的结构和功能。足细胞已被认为是多种肾小球疾病进展的关键细胞，近年来越来越多的研究表明，足细胞损伤与肾小球硬化的发生发展密切相关。

Reiser 等提出裂孔隔膜的分子模型，即裂孔隔膜为一种可修饰的黏附连接（adherent junction），位于裂孔隔膜上的分子有 nephrin、CD2AP、podocin、ZO-1、P-cadherin、FAT，还可能包括 Neph1、Filtrin，这些蛋白分子对维持裂孔隔膜和足细胞形态是必不可少的。Simons 等研究发现裂孔隔膜含有脂筏（lipid raft），这是一种位于细胞膜上与信号转导密切相关的微区域。业已证实 nephrin 和 podocin 均为脂筏相关蛋白。大鼠尾静脉注射 27A IgG（一种特异性针对足细胞表面 GD3 酰神经节苷脂的抗体），nephrin 胞内区的酪氨酸残基磷酸化。Podocin 是具有发夹结构的整合蛋白，是 stomatin 家族成员之一，通过其羧基端与 CD2AP 和 nephrin 作用。ZO-1 位于裂孔隔膜的胞质侧，它能和肌动蛋白细胞骨架相互作用，并可能通过酪氨酸磷酸化介导信号转导。P-cadherin 和 FAT 是 cadherin 超家族成员，对于这种高度分化的细胞 - 细胞连接可能起支持作用。Nephl 与 nephrin 具有同源性，属于免疫球蛋白超家族成员，是最近发现的一种广泛表达于小鼠足突内的跨膜蛋白，其编码基因突变导致足突融合，产生蛋白尿。Barletta 等发现 Nephl 的胞外区和胞内区可分别与 nephrin 的胞外区和胞内区相互作用。Ihalmo 等报道发现了一个新的 nephrin 样基因 NLGl，该基因编码蛋白 Filtrin 与 nephrin 序列高度同源，推测 Filrin、Nephl 和 Nephrin 可能共同形成蛋白复合体，维持肾小球的滤过屏障功能。

目前的研究证实，足细胞的细胞骨架主要依靠两大复合体调节足突黏附于 GBM：①整合蛋白复合体，由 vinculin、paxillin、talin 及 α3β1 整合蛋白二聚体组成。α3β1 整合蛋白二聚体与Ⅳ型胶原 α3、α4、α5 链以及层粘连蛋白 11 相连。②蛋白聚糖复合体，由胞质部分的连接蛋白 utrophin、跨膜蛋白聚糖 β、胞外基质结合蛋白聚糖 α 构成。可见，足突与 GBM 之间的细胞基质联系可能对于维持两者的正常结构起关键作用。

Sasaki 等培育了携带鼠类巨噬细胞游走抑制因子（macrophage migration inhibitory factor，MIF）cDNA 转基因鼠，MIFcDNA 表达由巨细胞病毒增强子和 β 肌动蛋白 /β 珠蛋白启动子驱动,这一杂合启动子在足细胞内反式激活后,转基因鼠肾内足细胞表达 MIF 显著上调,足细胞的超微结构不断发生特征性变化,如细胞扁平足突融合诱导自身损伤,因此加快了肾小球疾病的进程而导致终末期肾脏病,同时 MIF 转基因鼠系膜区细胞外基质进行性增加,Ⅳ型胶原聚积。MIF 通过诱导并活化单核巨噬细胞,引起免疫细胞介导的肾脏组织损伤可能是非 IgA 系膜增生性肾小球肾炎进展的重要环节之一。

目前认为,引起足细胞损伤的四个主要原因:①裂孔隔膜复合体及脂筏的异常;②GBM或足细胞 -GBM 相互作用的破坏;③肌动蛋白细胞骨架相关蛋白的破坏;④带负电荷顶膜区域的破坏。

3. 肾小球毛细血管内皮细胞 肾小球内皮细胞是高度分化的细胞,表面有"细胞衣"覆盖,也称为多糖 - 蛋白质复合物,由富含负电荷的蛋白多糖、糖胺多糖以及血清类黏蛋白组成。这些多糖蛋白复合物不仅构成了肾小球滤过的主要电荷屏障,而且在一定程度上也是肾小球分子选择屏障。另外,肾小球内皮细胞间紧密连接也是肾小球滤过屏障的重要结构。内皮细胞在血液和组织间具有高度特异而主动的生理作用,可以维持血管张力,抗血栓形成,选择细胞及蛋白质的通透性及内吞低密度脂蛋白等。内皮细胞还可通过分泌血管扩张物质如一氧化氮、前列环素及缩血管物质内皮素等,作用于邻近的系膜细胞。

血管内皮生长因子(vascular endothelial growth factor, VEGF)又称血管通透性因子或血管调理素,具有增加血管通透性、促进内皮细胞分裂增殖转移和血管生成等作用。通过对内皮细胞超微结构分析,研究人员认为,VEGF 通过一种小泡囊状细胞器而引起内皮细胞窗孔开放并维持这种状态,从而导致血管通透性增加。有研究显示,降低或抑制 VEGF 受体 2(VEGFR-2)的表达可起到抑制血管内皮通透性的作用。VEGF 通过跨细胞途径不仅可以直接导致内皮细胞通透性增高,而且可以直接或间接地影响细胞间紧密连接蛋白 Claudin-1 和黏附连接蛋白 VE-cadherin 的表达,通过细胞旁途径来调节血管内皮通透性。

近来研究表明,血管活性物质[如一氧化氮(nitric oxide, NO)、内皮素(endothelin, ET)、血管紧张素Ⅱ(angiotensin Ⅱ, AngⅡ)、缓激肽(bradykinin, BK)、前列环素(prostacyclin, PG)、血栓素 A_2(thromboxin A_2, TXA_2)等]对血管内皮细胞的功能调节产生重要影响,其中 ET 和 NO 是近年来发现的一组强大的相互拮抗的血管活性物质,两者互相平衡,共同调节肾血管张力和肾脏功能。在病理状态下,机体产生大量的 TXA_2,打破了 PGI_2/TXA_2 的动态平衡,大量的 TXA_2 可相对收缩出球小动脉,使肾小球囊内压增高,导致肾小球高灌注、高滤过状态,进而导致肾小球毛细血管切流压增加,引起内皮细胞损害,正常的滤过屏障被破坏,蛋白滤过增加。BK 是一个强有力的血管扩张剂,可以通过引起内皮释放 NO、PGI_2 及内皮源性极化因子而发挥扩张血管作用。内皮功能障碍是慢性肾脏疾病发病过程中的根本机制之一,内皮细胞功能损伤会致血管活性物质之间的平衡失调,使舒血管物质 NO、BK 和 PG 等生成减少,肾脏局部 RAAS 系统激活,Ang Ⅱ、ET-1 等缩血管物质生成增加,加剧了肾间质纤维化(renal interstitial fibrosis, RIF)的进展。

4. 肾小管上皮细胞 肾小管上皮细胞属于被覆上皮细胞,起源于中胚层。成熟的肾小管上皮细胞表达上皮细胞标志物——细胞角蛋白。但在发育过程中,肾小管上皮细胞还可表达波形蛋白,后者是细胞骨架蛋白的一种,是间质来源细胞的标志蛋白。随着发育的进展,肾小管细胞内波形蛋白的表达逐渐减弱并消失,而出现角蛋白的表达,呈现上皮细胞的表型。

肾小管上皮细胞具有免疫调节作用,其生物学功能十分活跃,是肾小管间质的主要细胞。正常小管上皮细胞具有旺盛的代谢活性和潜在的增殖能力,并分泌多种细胞因子。疾病状态下,肾小管上皮细胞极易发生结构和功能损伤,损伤后的小管间质结构破坏,运动、迁移、分泌功能显著增强,同时产生大量的化学趋化因子、致炎因子、促纤维形成因子和基质蛋白。肾小管上皮细胞损伤不仅是引起急性肾衰竭的直接原因,而且由肾小管上皮细胞损伤致肾小管萎缩引起的 RIF,还是导致慢性肾衰竭、贫血、肾性骨病等不可逆的终末期肾病的主要原因和共同病理过程。

蛋白尿不仅是慢性肾脏病的主要临床表现之一,还能引起小管间质的损伤。蛋白尿的严重程度与肾小管间质病变程度密切相关。周宏久等通过提取局灶性节段性肾小球硬化症(focal segmental glomerulosclerosis, FSGS)患者的蛋白尿成分,观察其对体外培养肾小管上皮细胞的影响,发现 FSGS 尿蛋白可以促进肾小管上皮细胞转分化,并呈剂量依赖性。在蛋白尿的作用下,肾小管上皮细胞发生活化、增殖、分泌多种炎症因子、趋化因子和血管活性因子进入间质,造成多种炎症细胞浸润,引起肾间质炎症反应和纤维化。

在肾脏损伤过程中,肾小管上皮细胞可通过表达天然免疫分子和共刺激信号分子行使抗原呈递细胞功能。抗原呈递细胞表达的协同刺激分子和受体主要有 B7-1(CD80)、B7-2(CD86)与 CD28,细胞毒 T 细胞相关抗原 4(CTLA4,即 CD152),CD40 与 CD40L(CD154),细胞间黏附分子(intercellular adhesion molecule, ICAM),血管细胞黏附分子 -1(vascular cell adhesion molecule-1, VCAM-1)与极迟抗原 -4(very late antigen-4, VLA-4),淋巴细胞功能相关抗原 LFA-1,LFA-2,LFA-3(CD58)等。肾小管上皮细胞损伤能激活多种促纤维化因子如 TGF-β1、结缔组织生长因子(connective tissue growth factor, CTGF)、Ang Ⅱ 等,这些因子均能诱导上皮 - 间充质转化(epithelial-mesenchymal transformation, EMT)发生,在 RIF 进程中发挥重要作用。

5. 肾间质成纤维细胞 肾间质成纤维细胞是纤维形成的主要效应细胞,其大量增殖、活化是产生过量 ECM 的先导,在增加 ECM 成分合成中发挥重要作用。正常情况下成纤维细胞处于静息状态,是一类低代谢、非激活状态的细胞。当成纤维细胞受到刺激后,从静息型转化为增殖和过度产生基质的细胞,称为成纤维细胞活化。活化的成纤维细胞发生功能和表型改变,转变为 α-SMA 的肌成纤维细胞(myofibroblast, MFB),后者合成 ECM 的能力显著增强。成纤维细胞是 MFB 的主要来源,在一定的条件下肾间质 MFB 也可由肾小管上皮细胞转化而来。MFB 是合成 TGF-β1 的主要细胞,其数量与肾间质纤维化程度密切相关,是肾脏疾病预后不良的重要指标之一。MFB 首先分泌纤维连接蛋白(fibronectin, FN),为其他 ECM 的成分沉积和胶原纤维的形成提供支架,进而分泌胶原成分(主要是Ⅰ型和Ⅲ型胶原)、层粘连蛋白(laminin, LN)和蛋白聚糖等。ECM 持续大量在肾间质中沉积,最终可导致肾间质纤维化。

细胞因子与 RIF 密切相关,其中 TGF-β、重组人结缔组织生长因子(recombinant human connective tissue growth factor, CTGF)和 AngⅡ、ET-1 为促纤维化因子;而肝细胞生长因子(hepatocyte growth factor, HGF)、骨形成蛋白 -7(bone morphogenetic protein-7, BMP-7)、干扰素 -γ(interferon-γ, IFN-γ)等可阻止间质纤维化。此外,内源性肝细胞生长因子(hepatocyte growth factor, HGF)是一种多效性、多肽性的细胞因子,在正常人体器官中不仅可以抑制 TGF-β1 表达,阻断 TGF-β1/Smad 信号的传导,还能减少 TGF-β1 介导的 CTGF 增长。HGF 能抑制 RIF 的发生和发展中的多个病理过程,主要表现在:抑制静息状态下肾间质成纤维细胞的活化,防止肾小球系膜细胞激活,拮抗肾脏炎症反应的发生和发展。

此外,体细胞核移植、干细胞定向诱导分化、细胞重编程(特别是诱导性多潜能干细胞技术)等分析细胞生物学技术为我们制备体外疾病模型、研究疾病发生机制、寻求细胞及组织移植的新材料方面提供了重要的技术支撑。2012 年英国发育生物学家 John B. Gurdon 和日本 iPS 细胞研究专家山中伸弥获得诺贝尔生理学或医学奖,他们在细胞核重新编程研究领域做出杰出贡献。细胞核重新编程能够使已经分化发育的体细胞,甚至是衰老个体分离得到的细胞重新回到类似于胚胎干细胞的状态,从而使细胞的功能发生逆转。表观遗传学研究领域方面,包括 DNA 甲基化以及非编码 RNA(包括 microRNA、LncRNA 等)均是近年来分子细胞生物学的研究热点,尤其是 microRNA 对基因表达的调控被认为是与转录因子同等重要的基因表达调控体系,每个 microRNA 可以通过调控下游多达上百个靶基因,从而在生长发育、细胞组织分化、疾病发生、发展、转归中发挥重要作用。

细胞生物学技术深入研究肾脏固有细胞及循环炎症细胞的细胞生物学意义及其细胞内调控机制,对认识肾脏病进展规律及寻找阻断病变进程的切入点具有重要意义。

(艾斯　郑健)

第三节　分子生物学技术在肾脏病中的应用

分子生物学广义上讲是一门在分子水平上解析生命规律的科学。近几十年来,其突飞猛进的发展及其成就,将其推向生命科学领域中的带头学科。狭义上讲是对生命基本物质(指基因和蛋白)的人工操纵,所采用的手段即构成分子生物学常用技术。更为形象地说,就是在分子水平上,在结构和功能之间搭起一座桥梁,赋予每一种功能以结构基础,赋予每一种结构以功能含义。

分子生物学作为一种技术手段已被广泛应用于各个领域。应用分子生物学技术研究肾脏病取得丰硕成果,对肾脏病的发生发展机制、肾脏病治疗及预防等研究取得突飞猛进的进展。

一、分子生物学研究的常用方法

(一)重组 DNA 技术

重组 DNA 技术(recombinant DNA technique)是指按照人们意愿,在体外对 DNA 分子进行重组,再将重组分子导入受体细胞,使其在细胞中扩增和繁殖,以获得该 DNA 的大量拷贝。在 20 世纪 60 年代,重组 DNA 技术的理论基础已经具备,但人们还无法自如地得到基因,更无法随心所欲地移动和改造基因。直到 20 世纪 70 年代中期,几项关键性实验技术问世,才诞生了体外 DNA 重组技术,才有可能做 DNA 结构分析等研究。重组 DNA 技术的四大要素包括:①外源基因;②载体;③工具酶;④受体细胞。

1. DNA 分子的切割与连接技术　限制性核酸内切酶和连接酶的陆续发现,使分子生物学家有了进行 DNA 操作的基本工具。1970 年 Smith 发现第一个Ⅱ型限制性核酸内切酶 HinfI 可对 DNA 分子进行体外切割。1972 年美国斯坦福大学 P.Berg 博士领导的研究小组用限制性核酸内切酶 EcoRI 在体外对猿猴病毒 SV40 的 DNA 和 λ 噬菌体的 DNA 分别进行酶切消化,然后用 T4-DNA 连接酶将两种消化片段连接起来,结果获得了包括 SV40 和 λ 噬菌体 DNA 的重组杂种 DNA 分子,率先完成了世界上第一次成功的 DNA 体外重组实验,并因此与 W.Gilbert、F.Sanger 分享了 1980 年度的诺贝尔化学奖。

2. 载体构建和大肠埃希菌转化体系的建立 在体外得到异源重组 DNA 片段只是第一步,因为大多数的 DNA 片段无自我复制能力,必须回到宿主细胞中进行繁殖,这就需要有一种载体(克隆载体)来充当这样的角色。现在噬菌体、质粒和病毒已被改建成克隆载体。早期使用的克隆载体都是在大肠埃希菌中增殖的复制子。

3. Southern 杂交、DNA 序列分析和聚合酶链反应 1975 年 Southern 发明了 Southern 印迹杂交技术,他先用限制性核酸内切酶对 DNA 分子进行酶切,然后经琼脂糖凝胶电泳将所得 DNA 片段按分子量大小分离,再将 DNA 片段的琼脂糖凝胶变性,并将其中的单链 DNA 片段转移到硝酸纤维素膜或其他固相支持物上。这种滤膜可用于下一步的杂交反应。杂交双方是待测核酸序列和用于检测的已知核酸片段的探针。由于核酸分子杂交的高度特异性及检测方法的高度灵敏性,被广泛应用于基因克隆的筛选、酶切图谱制作、基因组中特定基因序列的定性、定量检测和疾病诊断等方面,其应用大大推进了分子生物学的发展。

(二)DNA 操作技术

1. 细菌转化 细菌转化是一种细菌菌种由于捕获了外源 DNA 而导致性状特征发生遗传改变的生命过程,是根据噬菌体颗粒能够有效地将 DNA 注入到寄主细胞中这一特点而发明的。经包装的基因工程噬菌体颗粒能够借助细菌表面的噬菌体接受器位点将 DNA 注入受体细菌,并在这些细胞中得到繁殖和表达。

2. 聚合酶链反应(polymerase chain reaction,PCR)技术 PCR 技术是体外快速扩增特定基因或 DNA 序列的最常用方法。近几年常采用实时荧光定量 PCR(quantitative real-time PCR)法,这是一种在 DNA 扩增反应中,以荧光化学物质测每次 PCR 循环后产物总量,通过内参或者外参法对待测样品中的特定 DNA 序列进行定量分析的方法。real-time PCR 是在 PCR 扩增过程中,通过荧光信号,对 PCR 进程进行实时检测。由于在 PCR 扩增的指数时期、模板的 Ct 值和该模板的起始拷贝数存在线性关系,所以成为定量的依据。

3. cDNA 噬菌粒文库 cDNA 文库是以特定的组织或细胞 mRNA 为模板,逆转录形成的互补 DNA(cDNA)与适当载体(常用噬菌体或质粒载体)连接后转化受体菌而形成重组 DNA 克隆群,这样包含着细胞全部 mRNA 信息的 cDNA 克隆集合称为该组织或细胞的 cDNA 文库。cDNA 文库特异地反映某种组织或细胞中,在特定发育阶段表达的蛋白质的编码基因,因此 cDNA 文库具有组织或细胞特异性。cDNA 文库在研究具体某类特定细胞中基因组的表达状态及表达基因的功能鉴定方便具有特殊的优势,从而使其在个体发育、细胞分化、细胞周期调控、细胞衰老和死亡调控等生命现象的研究中具有更为广泛的应用价值,是研究工作中最常使用到的基因文库。

4. SNP 技术及应用 SNP(single nucleotidepolymorphism)是指在基因组上单个核苷酸的变异而形成的遗传标记,其数量很多,多态性丰富。基因组上单个核苷酸的变异包括置换、颠换、缺失和插入。SNP 在基因组中分布相当广泛,通过 SNP 发现疾病相关基因突变要比通过家系来得容易;有些 SNP 并不直接导致疾病基因的表达,但由于它与某些疾病基因相邻,而成为重要的标记。SNP 在基础研究中也发挥巨大的作用,近年来对 Y 染色体 SNP 的分析,使得在人类进化、人类种群的演化和迁徙领域取得一系列重要成果。基因分型是指利用数据库中已有的 SNP 进行特定人群的序列和发生频率的研究,主要包括基因芯片技术、Taqman 技术、分子信标技术和焦磷酸测序法等。SNP 可用于人类基因单体型图的绘制、

SNP 与疾病易感基因的相关性分析、指导与药物设计等。

5. 基因敲除技术 基因敲除（gene knockout）是指一种遗传工程技术,针对某个序列已知但功能未知的序列,改变生物的遗传基因,令特定的基因功能丧失作用,从而使部分功能被屏障,并可进一步对生物体造成影响,进而推测出该基因的生物学功能。通常意义上的基因敲除主要是应用 DNA 同源重组原理,用设计的同源片段替代靶基因片段,从而达到基因敲除的目的。随着基因敲除技术的发展,除同源重组外,新的原理和技术也逐渐被应用,比较成功的有基因的插入突变和 iRNA,同样可以达到基因敲除的目的。

（三）基因克隆技术

基因克隆技术包括了一系列技术,大约建立于 20 世纪 70 年代初期。美国斯坦福大学的伯格（P.Berg）等人于 1972 年把一种猿猴病毒的 DNA 与 λ 噬菌体 DNA 用同一种限制性内切酶切割后,再用 DNA 连接酶把这两种 DNA 分子连接起来,于是产生了一种新的重组 DNA 分子,从此产生了基因克隆技术。1973 年,科恩（S.Cohen）等人把一段外源 DNA 片段与质粒 DNA 连接起来,构成了一个重组质粒,并将该重组质粒转入大肠埃希菌,第一次完整地建立起了基因克隆体系。

一般来说,基因克隆技术包括把来自不同生物的基因同有自主复制能力的载体 DNA 在体外人工连接,构建成新的重组 DNA,然后送入受体生物中去表达,从而产生遗传物质和状态的转移和重新组合。因此基因克隆技术又称为分子克隆、基因的无性繁殖、基因操作、重组 DNA 技术以及基因工程等。

采用重组 DNA 技术,将不同来源的 DNA 分子在体外进行特异切割,重新连接,组装成一个新的杂合 DNA 分子。在此基础上,这个杂合分子能够在一定的宿主细胞中进行扩增,形成大量的子代分子,将此过程称为基因克隆。

（四）基因表达研究技术

基因表达研究技术可进一步了解生物体内各种生理过程,了解生物体生长发育的调节机制,了解疾病的发生、发展规律,提出控制、减缓甚至完全消除人类遗传疾病,是新时期生物学家所面临的主要问题。包括基因芯片技术（gene chip technology）、转录组测序技术、RNA 的选择性剪接技术、原位杂交技术、基因定点突变技术、蛋白质及 RNA 相互作用技术（酵母单杂交系统、酵母双杂交系统、蛋白质相互作用技术）等。

二、分子生物学技术在肾脏病研究中的应用

分子生物学作为一项新兴的技术已广泛应用于各项基础研究,随着分子生物学与临床医学的结合,在肾脏病研究中将起到巨大的推动作用。

（一）病因学研究的应用

肾脏疾病本身有多种临床表现,而各种肾脏疾病的发病原因尚不清楚,目前认为某些肾小球肾炎与病毒感染有关。利用分子杂交技术、PCR、免疫荧光等技术发现肾小球肾炎的发生与巨细胞病毒（cytomegalovirus, CMV）、乙型肝炎病毒（hepatitis B virus, HBV）、丙型肝炎病毒（hepatitis C virus, HCV）、EB 病毒感染等有关。Van Drop 在巨细胞病毒感染后培养的人肾内皮细胞及近曲小管上皮细胞发现 MHCⅡ类抗原及微球蛋白的基因表达增高。近年来研究发现 IgA 肾病患者血清巨细胞病毒 DNA 阳性率很高,提示巨细胞病毒可能与肾脏疾病的炎症反应有关。1971 年 combers 等首次发表了 1 例肾病理活检证实为乙型肝炎病毒相关性肾炎（HBV-glomerulonephritis, HBV-GN）的报道后,引起了国

内外对该病的重视。血清学联合肾组织的免疫荧光检测［包括乙肝表面抗原（hepatitis B surface antigen，HBsAg），乙肝核心抗原（HBcAg）和乙肝 e 抗原（hepatitis B core antigen，HBeAg）］可明确是否为 HBV-GN。流行病学资料显示，HCV 感染与肾脏疾病有关，多数研究认为是包含 HCV 抗原、抗体及补体的循环免疫复合物（circulating immune complex，CIC）沉积于肾小球内皮下及系膜区所致。对于在没有冷球蛋白血症情况下，HCV 抗原能否介导肾小球损伤，以及 HCV 是否可激活淋巴细胞 B，使其产生过多单克隆免疫球蛋白 IgM 并沉积于肾小球，导致肾小球损伤等观点尚有争论。最近研究发现，EB 病毒感染与儿童原发性肾病综合征（primary nephrotic syndrome，PNS）可能存在一定的关联性，有研究者将 PNS 患儿血液和肾组织标本进行 EB 病毒 DNA 和 EB 病毒壳抗原抗体 VCA-IgM 及 VCA-IgG，结果显示 PNS 患儿血 VCA-IgM 及 VCA-IgG 的阳性率高于正常对照组。与单纯型 PNS 相对比，肾炎型 PNS 患儿血 VCA-IgM 及 VCA-IgG 的阳性率更高，且肾炎型 PNS 患儿血液、肾组织均有 EB 病毒 DNA 表达者的阳性率高于单纯型 PNS 患儿，故认为儿童肾炎型 PNS 与 EB 病毒感染相关更为密切。

1971 年 Gardner 等在 1 例肾移植术后发生肾衰竭和输尿管狭窄受者的尿液和输尿管上皮细胞中分离出一种新型的病毒，他们将患者的姓名首字母缩写命名为 BK 病毒。此后不断有学者报道 BK 病毒会对肾脏功能造成损害，尤其是在人体免疫功能低下的状态时较易发生，严重者发展为 BK 病毒性肾病（BK virus nephropathy，BKVN），导致肾衰竭。BKVN 特异性诊断的金标准仍是肾组织活检，较常见方法是应用免疫组织化学法（SV40 或抗原染色）明确移植肾组织中是否有 BK 病毒存在，并联合是否存在肾小管间质性肾炎表现或是否合并血清肌酐值的升高等证据以明确 BKVN 的诊断。

（二）发病机制研究的应用

1. 生物因子 研究表明，在各种肾脏病的发生与发展过程中，不仅肾脏局部浸润的炎症细胞可以释放炎症介质，受刺激活化的肾脏固有细胞也可以通过自分泌或旁分泌等形式刺激邻近的细胞产生更多的炎症介质、细胞因子、生长因子等，促进炎症病变的持续进展。国内外研究 PNS 发病机制时，发现多种特有的生物因子，部分因子成为临床诊断 PNS 的潜在生物标志物。如膜抗原 CD80、脂质过氧化物、骨桥蛋白（osteopontin，OPN）、血管内皮生长因子受体 2（VEGFR-2）、半乳糖凝集素、胰岛素样生长因子结合蛋白（insulin-like growth factor binding protein，IGFBP）、转化生长因子（transforming growth factor，TGF）-β1、微小核糖核酸（microRNA，miRNA）及成纤维细胞特异蛋白（fibroblast specific protein，FSP）-1 等。

Eduardo 等研究发现，微小病变型（minimal change disease，MCD）活动期 NS 患儿的尿中 CD80 含量显著升高，远高于 MCD 缓解期及其他病理类型肾病患儿。CD80 在不同病理类型肾病患儿的血清中含量比较差异无统计学意义（$P>0.05$）。通过 Western 免疫印迹法检测证明，足细胞高表达导致 CD80 在尿中含量升高。Navarro-Munoz 等检测肾小球疾病患儿尿沉渣结果提示，FSGS 患儿而非 MCD 患儿尿沉渣中，CD80 mRNA 水平显著高于正常对照者。由此可见，尿沉渣中 CD80 mRNA 水平可有效区分 MCD 与 FSGS 的病理类型。

Nezhad 等通过研究糖尿病、肾病患儿血浆及尿液中丙二醛（malondialdehyde，MDA）含量指出，尿中及肾小球中 MDA 含量与肾脏受损程度呈显著正相关性。通过比较 FSGS 及 MCD 患儿与对照组受试者尿中 MDA 含量发现，在 FSGS 和 MCD 患儿中，MDA 含量均较对照组高，而且 FSGS 组患儿肾组织中 MDA 含量显著高于 MCD 组。

VEGFR-2 又称为 FLK-1，存在于血管和淋巴管内皮等处，可与血管内皮生长因子

（vascular endothelial growth factor, VEGF）-C 与 -D 结合,调节淋巴管内皮细胞和血管内皮细胞,促进淋巴管和血管生成,还有调节淋巴细胞迁移等作用。VEGF-C 是一种多向性分子,在骨髓造血细胞及发育肾组织神经纤维中均有表达。有学者认为,VEGF-C 可介导炎症因子产生,进而导致肾脏的病理性改变。有研究发现,VEGFR-C 广泛存在于基底膜及内皮细胞上,在足细胞中广泛表达,并且增加肾小球滤过屏障的滤过性作用。有学者认为尿液中 VEGF-C 含量越高,预示肾病预后越差,目前此结论尚存争议。

有研究发现,在小鼠急性系膜增生性肾小球肾炎模型中,半乳糖凝集素 -3 在远端肾小管、肾小球巨噬细胞、系膜细胞和近端肾小管中表达均显著增加,一方面半乳糖凝集素 -3 增高可抑制肾病中炎症反应,另一方面其增高可诱导肾小球发生重构导致 FSGS,造成预后不良。

Yildiz 等通过检测肾病患儿肾组织和尿液中胰岛素样生长因子结合蛋白 -1（insulin-like growth factor-binding protein-1, IGFBP-1）和 IGFBP-3 发现:肾小球微环境可被血流中通过血管屏障的 IGF 所影响,FSGS 活动期患儿尿液中 IGFBP-l 和 IGFBP-3 显著升高,在人足细胞中,可以通过 TGF-β 诱导,使 IGFBP-3 mRNA 表达上调,毛细血管内皮细胞对于缓激肽和 TGF-β mRNA 表达增加。由此可以初步推测,在肾小球足细胞和毛细血管内皮细胞中表达的 TGF-β 参与 FSGS 发病过程,并可作为临床诊断 MCD 与 FSGS 的一种非侵入性生物标志物。

TGF-β 是一种多功能蛋白质,可影响多种细胞生长、分化、凋亡及免疫调节等功能。Robert 等通过 ELISA 法检测激素敏感肾病患儿尿中 TGF-β1 排出情况发现,FSGS 患儿尿中 TGF-β1 含量显著高于 MCD 者;但也有研究者指出,应用 ACEI 及 ARB 类药物可降低血中 TGF-β1 含量,进而导致试验结果呈阴性。TGF-β1 的升高支持 T 细胞免疫功能异常导致 NS 的推论。

许多 miRNA 可在血清、血浆及尿液中被检出,一些 miRNA 分布具有组织特异性。在肾脏皮质中,miRNA-192、miRNA-205 特异性表达,与肾脏细胞发育具有十分密切关系。Cai 等研究指出,FGSG 患儿血清 miRNA-192、miRNA-205 水平较 MCD 患儿显著升高,并且 miRNA-192 水平与 FSGS 患儿间质纤维化水平存在相关性。故其推测 miRNA-192、miRNA-205 具有作为鉴别诊断 FSGS 和 MCD 两种病理类型的潜质。

S100A4 是一种具有 EF 双螺旋结构的 Ca^{2+} 结合蛋白,与其他 19 个成员共同成为 S100 家族,参与细胞内外信号传导、细胞增生和分化、细胞间黏附及细胞自身运动等多项生理过程。最新研究表明,足细胞在受损时发生上皮 - 间质改变,这一转变可使足细胞获得新间质信号,如成纤维细胞特异性蛋白 -1（fibroblast specific protein-1, FSP-1）。Kenichi 等发现,FSP-1 在 FSGS 与 MCD 患儿中均可表达,可具体到每个肾小球中足细胞 FSP-1 表达量,于 FSGS 患儿中其含量显著高于 MCD 患儿,并且每个肾小球硬化程度与 FSP-1 mRNA 水平存在显著正相关,即损伤程度越重,FSP-1 mRNA 含量越高。

2. 信号通路 多肽激素、生长因子与细胞因子的生物学效应必须借助于特定的受体或载体,通过特定的细胞内信号转导分子与相应的级联酶促反应体系得以实施。目前,国外许多研究发现并证实了如丝裂素活化蛋白激酶（mitogen-activated protein kinase, MAPKs）不同亚类信号途径包括胞外信号调节激酶（extracellular signal regulated kinase, ERK）、c-Jun 氨基末端激酶 1（c-Jun N-terminal kinase-1, JNK1）、p38 等,非受体酪氨酸激酶信号途径如 P13、酪氨酸激酶（Janus kinase, JAK）、信号转导子和转录激活子（signal transducer and activator of transcription, STAT)、肌醇磷脂、磷脂酶和鞘磷脂信号途径(PLC、PLA2、PLD、PKC、SPLs 等)以及环核苷酸信号途径(eAMP、cGMP 等)在不同细胞生物学反应中的作用。近年来,又陆续报道了如 Smads、Toll 样受体信号及 WnT 信号途径等。

3. 遗传学研究的应用 遗传性肾病的研究已广泛应用分子生物学技术。多囊肾病(PKD)主要分为两种类型:常染色体显性遗传性多囊肾病(autosomal dominant polycystic kidney disease, ADPKD)和常染色体隐性遗传性多囊肾病(autosomal recessive polycystic kidney disease, ARPKD)2 种。ARPKD 以隐性遗传方式遗传,杂合子携带率为 1:70,各人种和男女之间的患病率无明显差别。ARPKD 是由多囊肾/多囊肝病变 1 基因(polycystic kidney and hepatic disease 1, PKHD1)突变导致,该基因是目前所知的唯一的致病基因。RT-PCR 方法检测到 PKHD1 在小鼠的肾脏、肝脏、胰腺和肺组织中表达,在新生小鼠肾脏中表达最多,没有在小鼠的脑、心脏、脾脏、结肠、胸腺和骨骼肌组织中检测到。但采用原位杂交和免疫组化方法可检测到小鼠胚胎发育过程中,PKHD1 在神经管、消化道、细支气管和血管系统中有广泛表达,并且比在后肾原基和肝脏中的表达要早;同时还发现,体外培养的肾小管细胞 PKHD1 主要定位于极化上皮细胞的初级纤毛上,与由 PKD2 基因编码的多囊蛋白 2(polycystin-2)共同存在。PKHD1 也可与 PKD1 在基因水平上相互作用,PKD1 可编码多囊蛋白 1(polycystin-1),PKD1 和 PKD2 都是 ADPKD 的致病基因。

在蛋白水平,IgA1 分子的糖基化异常在 IgA 肾病发病机制中有较多研究,Andre 等首次报道 IgA 肾病患者血清 IgA1 分子铰链区糖链结构异常可能参与了 IgA 肾病的发生。Chen 等利用 B 细胞功能缺陷的进展型 IgA 肾病模型研究,发现短期诱导性受体 3(decoy receptor 3, DCR3)基因治疗可抑制 T 淋巴细胞的活化与增殖;下调血清中炎性因子;改善蛋白尿、肾功能和肾脏病理性改变;抑制 T 细胞和巨噬细胞的浸润;减少肾脏细胞的凋亡。DCR3 有希望成为 IgA 肾病治疗的新方法。目前关于 IgA 肾病的遗传因素研究较多,主要集中在人类白细胞抗原(human leucocyte antigen, HLA)-A、HLA-B、HLA-C、HLA-DR、HLA-DQ 抗原(class Ⅰ、Ⅱ抗原)和 HLA 偶联的补体蛋白的基因和表现型频率以及非 HLA 抗原的免疫球蛋白重链启动区限制性片段长度多态性(restricted fragment length polymorphism, RFLPS)的研究。HiKi 在日本人群中发现 DR4 与 IgA 肾病相关,对于中国人 IgA 肾病 HLA 分型有人用血清学方法发现 DR4 及 DRW14 与 IgA 肾病相关。

在 FSGS 发病机制研究中,以往有研究认为 NPHS2 基因(编码足细胞蛋白, Podocin)突变是足细胞相关肾病的保护性因素。Jungraithmayr 等对 83 例原发性 FSGS 患者肾移植术后随访中再次证实。WT1 基因突变通常与 Denys-Drash 综合征、Frasier 综合征弥漫性系膜硬化或 FSGS 的发生有关,关于其与散发性激素耐药型肾病综合征(steroid-resistant nephrotic syndrome, SRNS)关系的研究尚不多见。

有学者对低密度脂蛋白(low density lipoprotein, LDL)调节蛋白 ApoE 基因多态性与激素耐药的关系进行研究。Attila 等分析 107 例肾病综合征患儿 ApoE 基因的多态性,其中 87 例为激素敏感型肾病综合征(steroid-sensitive nephrotic syndrome, SSNS),20 例为 SRNS,结果发现 SRNS 患儿 $\varepsilon 2$ 等位基因频率和 $\varepsilon 2/3$ 基因型频率明显高于 SSNS 患儿和对照组,提示 $\varepsilon 2$ 等位基因与 $\varepsilon 2/3$ 基因型与激素耐药的易感性有关。近年来,有学者研究肾素血管紧张素系统与激素耐药的相关性,Hori 等研究了儿童患儿血管紧张素转换酶(ACE)的基因型,发现激素耐药型患儿等位基因频率明显高于对照组。

目前,基因治疗的研究已经扩大到包括肾脏病在内的广泛领域。基因治疗的关键是建立有效的基因转移方法,以使目的基因得到高效率及长时间的表达,同时,外源基因的表达能够得到必要的调控。鉴于临床治疗的安全性及治疗的伦理道德规范使得肾脏疾病基因治疗存在一定的争议。

(艾 斯 郑 健)

第四节 蛋白质组学技术在肾脏病中的应用

随着基因组学研究的深入,逐渐发现其存在的局限性。20 世纪 90 年代便产生了一门以蛋白质组为研究对象,在整体水平上研究细胞内蛋白质的组成及其活动规律的新兴学科——蛋白质组学。蛋白质组(proteome)是后基因组计划中一项重要的研究内容,蛋白质组学(proteomics)是作为功能基因组学的重要支柱,并已同基因组学(genomics)和生物信息学(bioinformatics)一起成为新世纪生命科学研究的前沿和热门领域。

蛋白质组(proteome)源于 protein 和 genome 两词的杂合,最早于 1995 年由 WILKINS 等提出,其定义为"一种基因组所表达的全部蛋白质"。因蛋白质组具有时空性和可调节性,蛋白质组的概念实际是指在特定时刻、特定环境和实验条件下基因组所表达的全部蛋白质。蛋白质组学的核心在于大规模地对蛋白质进行综合分析,通过对某种物种、个体、器官、组织或细胞的全部蛋白质性质(包括表达水平、结构、分布、功能、丰度变化、翻译后修饰、细胞内定位、蛋白质与蛋白质的相互作用、蛋白质与疾病的关联性)的研究,对蛋白功能做出精细和准确的阐述,其研究内容包括结构蛋白质组学和功能蛋白质组学。

一、蛋白质组学相关技术

蛋白质组学的研究流程大体可分为样品处理、蛋白质的分离、蛋白质丰度分析、蛋白质鉴定等步骤。由双向凝胶电泳、质谱技术、酵母双杂交系统、蛋白质微阵列技术、计算机系统和软件、软电离技术及生物信息学技术构成了蛋白质组学研究的主要技术体系。现阶段蛋白质组的研究可分为 3 个主要步骤:①应用双向凝胶电泳、"双向"高效柱层析分离蛋白质;②应用氨基酸组成分析、C2 或 N2 末端氨基酸序列分析及质谱分析鉴定所分离的蛋白质;③应用生物信息学数据库对鉴定结果进行存储、处理、对比和分析。

(一)分离技术

目前以双向凝胶电泳技术为主要的分离手段,采用双向聚丙烯酰胺凝胶电泳(two dimensional polyacrylamide gel electrophoresis, 2D-PAGE)对蛋白进行分离。双向高效液相层析(two dimensional high performance liquid chromatography, 2D-HPLC)也是一种很好的蛋白质分离纯化方法。亲和层析是利用分子生物学之间具有的专一性而设计的层析技术。毛细管电泳(capillary electrophoresis, CE)技术是在高电场强度作用下,对毛细管内径(5~10μm)中的样品按分子质量电荷、电泳迁移率等差异进行有效分离。

(二)鉴定技术

传统蛋白质鉴定技术包括 Edman 降解法测 N 端序列、氨基酸组成分析等。因质谱分析技术具有灵敏、准确、高通量、自动化等特点而成为当前蛋白质组学鉴定技术的支柱。根据蛋白质酶解后所得到的肽质量指纹图谱(peptide quality fingerprint, PMF)、肽序列标签(peptide sequence tag, PST)和肽阶梯序列(peptide ladder sequence, PLS)去检索蛋白质或核酸序列数据库,质谱技术可达到对蛋白质的快速鉴定和高通量筛选,包括基质辅助激光解吸离子化质谱(matrix assisted laser desorption ionization mass spectrometry,MALDI-MS)、电喷雾离子化质谱(electrospray ionization mass spectrometry,ESI-MS)、表面增强激光解吸离子化质谱(surface enhanced laser desorption ionization mass spectrometry,SELDI-MS)等。同位素标记亲和标签技术(isotope labeling affinity labeling technique,ICAT)采用同位素标记多肽或蛋白质的亲和标签技术,其灵敏度和准确性高,能分析低表达的蛋白质,是目前蛋白质组研究技术术中的核心技术之一,主要用于研究蛋白质组差异。ICAT的优点在于对混合样品的直接测试,能够快速定性和定量鉴定低丰度蛋白质,尤其是膜蛋白等疏水性蛋白等,还可以快速找出重要功能蛋白质(疾病相关蛋白质及生物标志分子),具有巨大的应用价值。iTRAQ™是一种多肽体外标记试剂,由于采用了4种同位素编码的标签,通过特异性标记多肽的氨基基团和串联质谱分析,可同时比较4种不同样品中蛋白质的相对水平,目前常与串联质谱联合应用。

此外,酵母双杂交系统(yeast two-hybrid system)、噬菌体展示技术(phage display)、GST Pull-down实验等可用于蛋白质相互作用的研究。

(三)生物信息学

蛋白质数据库自1996年开始逐步发展起来。目前应用于蛋白质组学研究的数据库主要有SMSS-PROT、BLOCKS、SMART、PROSITE、WORLD-2DPAGE、EMBL、GenBank、DDBJ、ProClass、PRINTS、MASCOT、PROTOMAP、DOMO、PDB、NCBI等。其中SWISS-PROT是真正的蛋白质序列数据库,也是目前界上最大、种类最多的蛋白质组数据库,而EMBL是收集自动从核酸翻译而来还没有进入SWISS-PROT的蛋白质序列,NCBI则包含了由GenBank中DNA翻译而来的以及PDB,SWISS-PROT和PIR数据库中蛋白质序列。

二、蛋白质组学在肾脏病研究中的应用

在肾脏疾病研究领域中,国内外研究者利用蛋白质组学方法,以血液、尿液以及肾脏组织作为研究对象,以阐述肾脏疾病的发病机制、疾病的生物标志物甚至药物的治疗靶点。

(一)蛋白质组学在原发性肾小球疾病中的应用

IgA肾病的无创性的诊断是目前研究的热点。国内外学者利用蛋白质组学技术,研究了IgA患者尿液成分的变化,希望在尿液中找到该疾病的生物标志物。Haubitz等利用毛细管电泳质谱(capillary electrophoresis mass spectrometry,CE-MS)技术,分析了健康人群、IgA肾病、膜性肾病尿液中蛋白的差异,发现可以区别IgA肾病的多肽组分。Park等用基质辅助激光解析电离飞行时间质谱(matrix-assisted laser desorption/ionization time-of-flight mass spectrometry,MALDI-TOF-MS)技术,将13例IgA肾病患者与健康人群的尿液进行蛋白质谱分析,发现IgA肾病患者尿液中存在82种特异性高表达和134低表达的蛋白质,并结合生物信息分析技术,首次绘出了二维的人类IgA肾病尿液蛋白质谱。Yokota等利用荧光差异双向电泳研究IgA患者和正常人的尿液成分区别,发现尿α1-微球蛋白与IgA肾病密切相关。Haubitz等对德国45例IgA肾病患者、57例正常对照及13例微小病变性肾病患者尿液蛋白质组进行对比分析,发现IgA肾病患者具有特异的尿液蛋白质图谱,根据这一特点诊断IgA肾病的敏感性和特异性均高达90%以上,并可诊断出尿蛋白在正常水平的IgA肾病患者。

黄艳军等成功地得到儿童微小病变型肾病综合征激素耐药的尿蛋白双向电泳图谱。肾

病综合征耐药型与激素敏感型的蛋白表达比较,发现有 30 个蛋白质斑点显著差异改变。对 14 个差异蛋白质斑点酶切,质谱分析结合蛋向数据库检索获得 12 个蛋白,分别为驱动蛋白家族成员 27、磷脂酰丝氨酸转移蛋白、大疱性类天疱疮抗原 1 异构体、α1 蛋白酶抑制剂、Zn-α2 糖蛋白、α1B 糖蛋白、血清白蛋白前体、结合珠蛋白前体、类驱动蛋白样动力蛋白、白介素 1 受体相关激酶 4、胞质动力蛋白、细胞角蛋白 9。与激素敏感蛋白图谱比较,在激素耐药蛋白图谱上蛋白酶抑制剂、α1B 糖蛋白、IRAK4 表达下调,其余 9 种蛋白表达上调。以上蛋白可作为激素耐药型肾病综合征的分子诊断标志物和药物治疗靶点。

阳梅等应用 SELDI-TOF-MS 蛋白质芯片技术筛选激素耐药型肾病综合征(SRNS)患儿尿液生物标志物,发现 SRNS 有明显差异的生物标志物 4 个,相对分子量分别为 6 703Da、7 212Da、11 820Da、14 356Da,其中分子量为 7 212Da、11 820Da、14 356Da 的差异表达蛋白质在 SRNS 呈高表达,在 SSNS 呈低表达,分子量为 6 703Da 差异表达蛋白质在 SSNS 高表达,在 SRNS 低表达,并且 4 个蛋白质峰 6 703、7 212、11 820、14 356(m/z)组合构建的诊断模型鉴别 SRNS 和 SSNS,灵敏度为 88.89%,特异度 93.75%。

Nazeer 等利用系膜增殖性大鼠模型 Thy-1 模型,使用双向电泳技术,分析系膜增殖性肾炎大鼠与正常鼠之间有 28 个差异蛋白质点,使用质谱技术鉴定出了 16 个蛋白质点。使用蛋白质印迹法(Western blotting, WB)验证了原肌球蛋白(tropomyosin, Tm)及其异构体。在 Thy-1 模型的发病早期,Tm6、Tm1、Tm2 和 Tm3 表达上调,而在增殖末期,Tm5a/5b、Tm6、Tm1 表达上调,Tm3 表达下调。说明 Tm 异构体丰度与肾小球系膜增殖性肾炎相关。Xu 等利用 5/6 肾切除大鼠模型制备局灶节段硬化性肾炎(FSGS)模型,使用激光微切割技术分离硬化和非硬化的肾小球,使用 MALDI-TOF 进行蛋白质的鉴定,发现胸腺肽 β4 在硬化的肾小球中表达明显增高,提示此蛋白质可能与肾小球硬化相关。

Sitek 等利用激光微切割技术从肾脏病理切片中分离出人的肾小球,用 DIGE 饱和标记技术标记切割肾小球中的蛋白质,使用双向电泳技术进行分析,共发现了 2 900 个蛋白质点。此方法采用人的肾组织标本进行肾小球疾病的研究可用于阐明疾病的发病机制。

(二)蛋白质组学在肾小管疾病中的应用

蛋白质组学应用于肾小管疾病的研究具有重要的临床价值,有助于理解生理病理学机制。Cutillas 等应用串联质谱技术分析范科尼综合征(Fanconi syndrome, FS)患者尿液,发现如 leukotactin-1、趋化因子 CC-3、抗微生物肽、色素上皮衍化因子等生物活性片段,这些片段可能成为诊断 FS 的标志物,有助于提高诊断的特异性。他们应用 3 种不同尿蛋白质组学技术检测了 Dent 病(FS 的一种由于 CLC5 突变引起)的蛋白质组,发现一些维生素和辅基载体蛋白在 Dent 病患者尿液中更多。与此相似,补体成分、载脂蛋白和一些细胞因子在 Dent 病的尿蛋白质成分中占更大比例,而肾脏起源的蛋白在正常人尿液中的比例更高。

(三)蛋白质组学在糖尿病肾病中的应用

糖尿病肾病是继发性肾小球疾病中常见的肾小球疾病,早期诊断有助于疾病的治疗。国内外学者利用尿液标本,探寻糖尿病肾病的诊断标志物。Jiang 等利用 DICE 技术,发现尿液中的 E- 钙黏蛋白与糖尿病肾病密切相关。Rossing 等利用 CE-MS 研究糖尿病肾病、糖尿病、健康人尿液中的差异多肽,并找到一些糖尿病肾病可能的标志物。Otu 等利用 SELDI-TOF-MS 技术分析糖尿病肾病尿液中多肽成分的变化。不同蛋白质组学方法的应用,有助于发现糖尿病肾病尿液中的生物标志物,为无创诊断糖尿病肾病建立实验基础。

Zhang 等应用蛋白质组学分析表明：HMG-CoA 合成酶 2（HMG-CoA synthetase2，HMGCS2）作为酮体产生的关键酶，在 2 型糖尿病模型大鼠肾脏的表达增加 4 倍，同时其活性和酮体 β-羟基丁酸酯（β-hydroxybutyrate，β-HB）的 24 小时尿排泄量明显增加。进一步的免疫组化、免疫荧光和 PCR 研究显示 HMGCS2 在糖尿病大鼠肾小球高表达，1mM 浓度的 β-HB 刺激肾脏近曲小管细胞后，引起 TGF-β1 表达，同时伴随有胶原 -1 的表达增高和波形蛋白表达增高，E-钙调素表达明显减少，提示 β-HB 促进肾小管细胞向成纤维细胞的转分化。

Kim 等采用双向电泳（two-dimensional electrophoresis，2-DE）和四极杆飞行时间串联质谱（electrospray ionization quadrupole-time of flight mass spectrometry，ESI-Q-TOF-MS/MS）技术对单纯 2 型糖尿病（T2DM 组）、合并微量蛋白尿（MA 组）及合并慢性肾功不全（CRF 组）患者的血清蛋白质组进行研究，提出谷胱甘肽过氧化物酶（extracellular glutathione peroxidase，eGPx）和载脂蛋白 E（apolipoprotein E，ApoE）可作为糖尿病肾病诊断的生物标志物，并对单纯 2 型糖尿病及合并微量蛋白尿患者血清谷胱甘肽过氧化物酶表达进行深入研究。

Dihazi 等则采用 SELDI-TOF-MS 技术对健康对照、单纯 2 型糖尿病、糖尿病肾病及非糖尿病性蛋白尿患者的尿蛋白质组学进行比较，发现 m/z 6 188 的蛋白质在健康对照组增高，m/z 4 766 的蛋白质在糖尿病肾病组增高。经鉴定 2 种蛋白均属泛酸，后者为 UbA52 蛋白，提示 m/z 6 188 缺乏可能在糖尿病肾病发病中起一定作用，而 UbA52 可作为糖尿病肾病早期诊断的生物标志物。

（四）蛋白质组学在狼疮性肾炎中的应用

氧化应激增加是自身免疫疾病系统性红斑狼疮（systemic lupus erythematosus，SLE）的标志，Morgan 等比较无肾损害和有肾损害 2 类 SLE 患者血清蛋白的氧化水平，2 类 SLE 疾病组和对照组均表现相似的结果，即蛋白质羧基增加和硫氢基减少。与对照组相比，无肾损害 SLE 疾病组有 6 种蛋白含量显著降低，包括致动脉粥样硬化载脂蛋白 CⅢ前体的一种亚型。通过 ELISA 法评估总载脂蛋白 CⅢ水平，结果表明有肾损害 SLE 疾病组的总载脂蛋白 CⅢ水平明显高于对照组或无肾损害 SLE 疾病组。因此，已氧化的蛋白质和载脂蛋白 CⅢ可作为 SLE 肾损害的生物标记。

（五）蛋白质组学在急性肾损伤中的应用

尿中溶酶体酶 N- 乙酰 -β-D- 氨基葡萄糖苷酶（N-acetyl-β-D-glucaminosidase，NAG）已报道在不同肾病中排泄增加，刷状缘酶如碱性磷酸酶、γ 谷氨酰转肽酶和丙氨酸氨基肽酶在急性肾损伤中增加。刷状缘和远曲小管上皮的标记物碱性磷酸酶和 π- 谷光苷肽 S 转移因子各自都在急性肾衰竭患者病情进展上有预示价值（灵敏度 100%，特异性 91%）。这些标记物主要的限制因素包括在轻微损伤还不一定导致急性肾衰竭时，小管上皮释放的标记物缺乏高度灵敏度。

Mishra 等观测 71 例心肺分流术患者，术后 2 小时中性粒细胞明胶酶相关脂质运载蛋白（NGAL）的排泄是急性肾损伤强有力的独立预测因子，研究表明 NGAL 灵敏度达 100%，特异性 98%，提示浸润性炎症细胞可作为生物标记图谱重要的一部分。

Bennett 等对心脏导管术患儿尿液进行蛋白质组学研究，造影剂急性肾损伤（contrast-induced acute kidney injury，CI-AKI）患儿术前出现一个增强蛋白峰（m/z 4 631 000），非 CI-AKI 患儿出现另一个增强蛋白峰（m/z 4 480 000，为 β 防御素 -1 变体），其血药浓度时间曲线下面积（area under the plasma concentration-time curve，AUC）分别为 0.89~0.99 和 0.84，

提示尿液生物标志物（m/z 4 631 000）和 / 或缺乏 β- 防御素 -1（m/z 4 480 000）可早期预测 CI-AKI。

Metzger 等应用 CE-MS 联用技术分析重症加强治疗病房（intensive care unit, ICU）30 例患者的尿液，确定了一个由 20 种多肽组成的标志物组可作为 AKI 的早期诊断模式，其敏感度为 92%，特异度为 90%，AUC 为 0.91。诊断模式多肽片段源于 β_2- 微球蛋白、白蛋白、α1- 抗胰蛋白酶、纤维蛋白原 -α、胶原蛋白 -1α（Ⅰ）和胶原蛋白 -1α（Ⅲ）6 种蛋白，前 3 种蛋白多肽片段在 AKI 患者尿液中增多，后 3 种蛋白减少。

AKI 与非 AKI 患者之间的差异蛋白可用于筛选出 AKI 新型生物学诊断标志物，具有较强的可行性与可操作性，是研究 AKI 诊断的关键技术，在未来 AKI 早期诊断及发病机制研究中具有较大的潜力。

（六）蛋白质组学在肾脏肿瘤中的应用

Satoru 选取囊肿相关的肾细胞癌囊液作为研究对象，应用蛋白质组学的技术方法来寻找肾癌的生物学标记物，研究发现 14-3-3 蛋白质 beta/alpha 在肾癌患者囊液中高度表达，进而他们采用 Western blotting 方法检测正常志愿者和肾癌患者的血液、尿液、组织和囊液中该蛋白质的表达情况，发现肾癌患者尿液中 14-3-3 蛋白质 beta/alpha 的表达水平明显高于正常志愿者，ROC 曲线面积为 0.881 3，提示 14-3-3 蛋白质 beta/alpha 可能是囊肿相关肾细胞癌早期诊断的生物学标志物。

Yang 以透明细胞肾细胞癌（clear-cell renal cell carcinoma, ccRCC）细胞株 RLC-310 和正常肾脏细胞株 HK-2 作为研究对象，采用双向电泳和 MALDI-TOF-MS 技术，结果鉴定出 31 种蛋白质。亲环蛋白 A（cyclophilin A, Cyp A）是 ccRCC 细胞中一种新鉴定的过度表达的蛋白质。RT-PCR 和 WB 分析再次证实 Cyp A 的过表达。免疫组化结果显示 Cyp A 过表达与肿瘤低分化以及不良预后有关，提示 Cyp A 可以作为 ccRCC 新的预后指标。

Rogers 等分析肾透明细胞癌和健康人以及其他泌尿道疾病患者的尿蛋白质组，发现肾癌患者尿液中激肽原水平提高，在肾切除后浓度下降。另有报道确定了一些膀胱癌的生物标志物：γ- 核蛋白（γ-synuclein），一个可溶解的儿茶酚甲基转移酶异构体，钙网织蛋白发现有 76.8% 的结合灵敏度和 77.4% 的特异性。

（七）蛋白质组学在肾移植急性排斥反应中的应用

肾移植急性排斥反应仍然是影响肾移植术后移植肾存活的高危因素，寻找非侵入性急性排斥反应的诊断学生物标志物显得非常重要。Sigdel 等应用液相二级质谱（LC-MS/MS）和酶联免疫吸附法（enzyme-linked immunosorbent assay, ELISA）方法分析急性排斥反应患者、肾功能稳定患者、肾病综合征患者和健康志愿者，鉴定出 1 446 种蛋白质。急性排斥反应患者尿蛋白中表达丰度相对增高的蛋白质包括 MHC 抗原、补体成分和细胞外基质蛋白、尿调节素（uromodulin）和 CD44。Sui 等采集急性排斥反应、慢性排斥反应、移植肾功能稳定和健康志愿者的血清标本，采用 MALDI-TOF-MS 分析，结果显示 18 个多肽峰可以作为急性排斥反应候选的生物学标记物，6 个多肽峰可以作为慢性排斥反应候选的生物学标记物。Sutherland 等在 15 例肾移植患儿中检测 5 056 种可能参与排斥反应的抗原指标，最终发现蛋白激酶 C 是一个肾移植后影响肾损伤的关键性标志物。Hampel 等通过 2DE 和 MALDI-TOF-MS 鉴定出与急性肾移植排斥反应相关的候选标志物，如 β_2- 微球蛋白、视黄醇结合蛋白（retinol-binding protein, RBP）和碳酸酐酶（carbonic anhydrase）在急性肾移植排斥反应患者尿中明显增高。

（八）蛋白质组学与中医药研究

中医药治疗是针对证候而调整机体的功能状态,主要强调药效组分在多靶点或多器官上发挥整体综合调节作用,不强调以药物直接对抗致病因子。利用功能蛋白质组技术,分析中药治疗前后组织、细胞或体液表达的蛋白质组的差异,鉴定其发生相应变化的蛋白质,揭示中药的作用机制,阐明内在的配伍规律,这是中医药走向现代化、走向世界的必经之路。1999 年我国中医药学家观察到两种补肾复方组能够降低大鼠的 T 细胞凋亡率,活血复方组以及未服药的对照组明显偏高。中药进入人体发挥作用的最终环节多数是药物分子与蛋白质的反应,利用化学蛋白质组学阐明中药单方或复方在分子水平的作用机制,通过化学小分子与生物体(组织、细胞或体液)蛋白质组的相互作用,或者针对靶酶(靶蛋白质)活性设计小分子来探测蛋白质组,最终获得生物体蛋白质组的差异性表达及翻译后修饰过程,这种研究模式为中药对机体的作用机制提供了研究平台。

蛋白质组学的研究已广泛深入到生命科学与医药学的各个领域,在人类疾病研究中蛋白质组带来了新的思维方式,并在肾病研究领域开拓了一个新的前景,创造了一些有价值的研究成果。

（艾斯　郑健）

第五节　基因组学技术在肾脏病中的应用

基因组(Genome)是 1924 年提出用于描述生物的全部基因和染色体组成的概念。1986 年由美国科学家 Thomas Roderick 提出的基因组学(Genomics)是指对所有基因进行基因组作图(包括遗传图谱、物理图谱、转录本图谱),核苷酸序列分析,基因定位和基因功能分析的一门科学。自从 1990 年人类基因组计划实施以来,基因组学发生了翻天覆地的变化,已发展成一门生命科学的前沿和热点领域。

一、基因组学研究内容及其方法

1. 基因组学研究的内容　包括两方面,以全基因组测序为目标的结构基因组学(structural genomics)和以基因功能鉴定为目标的功能基因组学(functional genomics)。结构基因组学代表基因组分析的早期阶段,以建立生物体高分辨率遗传、物理和转录图谱为主。功能基因组学代表基因分析的新阶段,是利用结构基因组学提供的信息系统地研究基因功能,以高通量、大规模实验方法以及统计与计算机分析为特征。随着 1990 年人类基因组计划(Human Genome Project, HGP)的实施并取得巨大的成就,模式生物(model organisms)基因组计划也在进行,并先后完成了几个物种的序列分析,研究重心从开始揭示生命的所有遗传信息转移到从分子整体水平对功能上的研究。

2. 基因组学的研究方法　获得一段 DNA 序列的功能信息的方法主要包括 3 个方面:①应用生物信息学的方法间接获取;②通过实验获取基因功能的直接证据;③从遗传学的角度进行分析。

3. 基因功能研究的实验依据　1998 年 Bouchez 和 Hofte 将获取基因功能信息所需要的实验证据归纳如下:

（1）基因表达的差异,即通过研究基因的时空表达模式确定其在细胞学或发育上的功能。如研究在不同细胞类型、不同发育阶段、不周环境条件下以及病原菌侵染过程中基因表达的差异。

（2）研究基因在亚细胞结构内的定位和蛋白质翻译后的调控。

（3）通过基因的过量表达（转基因）进行功能获得（gain of function）分析或利用基因敲除（gene knockout）技术进行功能丧失（loss-function）分析，进而研究目的基因与表型性状间的关系。

（4）通过比较研究自发或诱发的突变体与其野生型植株在特定环境条件下基因表达的差异来获取基因功能的可能信息。

二、基因组学在肾脏病基础研究中的应用

以往人们常用代表性差异分析、抑制性削减杂交和 DNA 芯片技术来研究肾脏基因在正常或疾病状态下的表达差异，不仅分析肾脏组织细胞已知基因表达改变，还克隆和鉴定许多新基因，为肾脏疾病的发病机制研究提供新的思路。

Holthtifer 等利用 DDRT-PCR 方法研究遗传性肾病综合征芬兰型（congenital nephrotic syndrome Finnish type，CNF）患者的肾小球基因表达，并与正常对照组进行比较分析，发现3 800~3 900 条 PCR 产物中有 12 条表达改变的基因，对其中 1 条片段进行克隆、鉴定后证实该基因与线粒体编码的细胞色素氧化酶 I 型具有同源性，在 CNF 肾小球的表达低于正常的70%。进一步研究显示线粒体编码的其他呼吸链复合物也有类似下调，而相应的核编码的复合物却无此改变，提示线粒体功能异常与 CNF 的发病有关。

陈珊等采用 Affymetrix 基因芯片建立糖尿病肾病（diabetic nephropathy，DN）患者肾小球基因表达谱，以生物信息学方法分析，用实时 PCR 技术验证基因芯片结果，借助 SOM 聚类分析，观察到差异表达的基因伴随 DN 患者蛋白尿的进展呈现不同的变化趋势，表达上调最显著的基因是趋化因子配体 18［chemokine（C-C motif）ligand 18，CCL18］；表达显著下调的基因包括转录调节因子肝核因子 4α（hepatocyte nuclear factor 4α，HNF4α）、肝白血病因子（hepatic leukemia factor，HLF）及一些核酸结合蛋白。伴随疾病组织病理学进展具有不同的变化趋势，以表达变化倍数筛选这些基因，发现表达上调最显著的基因也是 CCL18。另外在表达上调的基因中，与细胞结构和细胞外基质相关的分子表达改变显著，包括胶原三聚体螺旋重复域 1（collagen triple helix repeat containing 1，CTHRC 1）、细胞外连接域 1（extracellular link domain containing 1，XLKD 1）和 XV 胶原 α1（collagen，type XVα1，COL15A1）。表达下调最显著的是参与囊泡蛋白转运的 Sec1 家族结构域蛋白 2（Sec 1 family domain containing 2，SCFD2）。提示糖代谢和脂质代谢同时发生紊乱及继发的局部炎症反应都在 DN 进展中发挥重要作用。

Murphy 等用高浓度糖刺激培养的人肾小球系膜细胞，利用 SSH 技术得到了 16 条差异表达基因的 cDNA 片段，其中 15 条被 Northern 杂交所证实。在这些基因中，有已知与糖尿病肾病（DN）发病机制有关的，如纤连蛋白、钙调素结合蛋白（caldesmon）和血小板反应素（thrombospondin）等已知基因，也有已知的但未发现与 DN 有关的基因，如结缔组织生长因子和几个细胞骨架相关蛋白，还发现两个新基因，为糖尿病肾病的研究提供新的方法。

Zhang 等利用 RDA 技术在 5/6 肾切除模型小鼠克隆到一条仅在肾脏表达的新基因 *collectrin*，该基因 cDNA 约 1.8kb，与新近克隆的血管紧张素转化酶 2（angiotensin converting enzyme 2，ACE2）有部分同源性。实验还发现该基因于胚胎第 13 天开始在输尿管芽表达，

并在孕后期表达增强,出生后表达又减弱,成年后仅在集合管表达,可能与集合管的发育或肾脏疾病进展有关。

Hilgers 等采用 DDRT-PCR 技术从大鼠富含近端小管肾素表达的肾细胞分离中得到 1 个新的仅在肾脏表达的基因 *KS*,该基因 cDNA 全长 2 426bp,含 1 个编码 572 个氨基酸的蛋白质的开放阅读框,肽序列与高血压相关基因 SA 的产物有 70% 的同源性,与乙酰辅酶 A 有 50% 的相似性。该基因仅在肾脏表达,小管功能异常和自发性高血压时大鼠表达下调,提示该基因的表达对小管功能异常和自发性高血压有保护作用。Hubner 等采用 30 个大鼠重组自交系,在脂肪组织检测到 2 118 个表达数量性状基因座定位(expression quantitative trait loci,eQTL),在肾脏组织中检测到 2 490 个 eQTL,并在两种组织中分别检测到 1 个 eQTL 热点。

此外,人们也应用高通量基因差异表达技术在肾脏病领域对基因表达谱进行研究。Yano 等利用具有 18 326 个目的基因 DNA 芯片技术观察 17% 胎牛血清培养的人肾小球系膜细胞基因表达谱,检测出约 7 460 个在系膜细胞表达的基因,分析了正常培养情况下的基因表达谱,为研究病理条件下肾小球系膜细胞基因表达谱的改变提供基本数据。Takenaka 等用显微分割技术分离小鼠近端肾小管 18cm 和 20cm 的髓质集合管并直接测序,构建基因表达谱,定义 2 200 种独立转录的基因标签(tgene signature,GS),与其他组织细胞数据库相比,几种基因可以定性,一些是天冬氨酸蛋白酶 GS4059,定位在近端小管;此外还包括肾脏雄激素调节蛋白和 αB- 晶状体蛋白。

三、基因组学在肾脏病临床研究中的应用

诸多基因变异及基因多态性与肾病综合征的耐药、复发具有相关性,尤其是表现为难治性肾病的患者,包括激素耐性型、激素依赖型和频繁复发型肾病,如红细胞 *CR1* 密度相关基因、*MDR1* 基因、*POH1* 基因、*NPHS2* 基因、*WT1* 基因、*HLA-A*、*HLA-B*、*HLA-DRB1* 基因、环孢素亲环蛋白(Cyclophilin,CyP)基因、呼吸道病毒基因、载脂蛋白 E/B 基因多态性、血管紧张素I转换酶(ACE)基因多态性、血小板活化因子乙酰水解酶(platelet-activating factor-acetylhydrolase,PAF-AH)基因多态性、血管紧张素Ⅱ1 型受体(AT1R)基因多态性、β- 纤维蛋白原(Fg)-455G/A 基因多态性、甘露糖结合凝集素(mannose-binding lectin,MBL)基因多态性、细胞毒性 T 淋巴细胞相关抗原 -4(cytotoxic T lymphocyte-associated antigen-4,CTLA-4)基因启动子区 -318 位点基因多态性、糖皮质激素受体基因(NR3C1)的多态性。目前,与肾病中医证型相关性的基因组学研究为数甚少。

1. 红细胞 *CR1* 密度相关基因 原发性肾病综合征中医辨证分型与红细胞 *CR1* 密度相关基因的研究表明,56 例原发性肾病综合征(PNS)患者中肝肾阴虚型(9 例)、脾肾阳虚型(32 例)、阴阳两虚型(15 例),健康对照组的红细胞 *CR1* 密度相关基因高、中、低表达差异无统计学意义($P>0.05$)。健康对照组及 PNS 肝肾阴虚型、脾肾阳虚型、阴阳两虚型的红细胞 *CR1* 数量表达与黏附活性依次降低,健康对照组明显高于肝肾阴虚型、脾肾阳虚型、阴阳两虚型($P<0.01$,$P<0.05$);阴阳两虚型低于肝肾阴虚型和脾肾阳虚型($P<0.05$);肝肾阴虚型与脾肾阳虚型比较差异无统计学意义($P>0.05$)。因此,红细胞 *CR1* 数量表达与黏附活性与 PNS 中医辨证分型密切相关,可以作为判断虚证的一项量化指标。

2. *MDR1* 基因 PNS 患儿多耐药基因 *MDR1* 与激素效应关系的研究表明,采用激素(GC)治疗 47 例 PNS 患儿后外周血单核细胞(PBMC)的 *MDR1* mRNA 表达明显高于正常

对照组,而 GC 敏感(SSNS)组的 *MDR1* mRNA 表达高于 GC 耐药 SRNS 组;且频复发(FR)组和 GC 依赖(SD)组的 *MDR1* mRNA 表达高于非频反复(NFR)组;SSNS 患儿的 *MDR1* mRNA 表达与缓解时间、复发次数、病程呈正相关,尤其是 FR 和 SD 两组患儿的 *MDR1* mRNA 表达与其缓解时间呈正相关(r=0.796,P<0.01)。故认为 GC 治疗后 NS 患儿的 *MDR1* 高表达与 GC 耐药、GC 依赖和复发有关。

3. *POH1* 基因　PNS 多药耐药与 *POH1* 基因关系的研究表明,PNS 初发组的 *POH1* mRNA 表达明显低于健康对照组,初发组治疗有效的及多药耐药的患儿的 *POH1* 表达均明显高于治疗前;复诊组多药耐药患儿的 *POH1* mRNA 表达明显高于初发组治疗有效的患儿,但和初发组多药耐药患儿比较差异无统计学意义。提示 *POH1* 过度表达可能参与 PNS 继发性多药耐药的发生。

4. *NPHS2* 基因　原发性肾病综合征(NS)患儿 *NPHS2* 基因的突变和/或多态性与激素敏感效应的相关性研究表明,60 例 PNS 患儿中携带有 *NPHS2* 基因纯合错义突变(564G>T,外显子 5,E188D)1 例,携带有杂合错义突变(617G>T,外显子 5,$206I)2 例,携带新无义突变(709G>T,外显子 5,E237X)1 例,导致蛋白质翻译的提前终止,这 4 例患儿均为激素抵抗型;12 例携带有 *NPHS2* 基因多态现象,分别为 A318A 5 例,L346L 7 例,但病例组和对照组在基因型和等位基因频率上差异无统计学意义。因此,认为中国散发性 NS 患儿存在 *NPHS2* 基因突变及多态性,*NPHS2* 基因突变分析可能有助于预测 NS 患儿对激素治疗的敏感性及预后。

5. *WT1* 基因　肾病综合征激素耐药与 *WT1* 基因的相关性研究表明,3 例患儿表现为激素耐药型肾病伴泌尿生殖器异常,例 1 和例 3 为男性表型伴泌尿外生殖器异常,例 2 为女性表型,3 例患儿染色体核型均为(46,XY)。例 1 和例 2 肾脏病理表现为局灶节段性肾小球硬化(FSGS)。对 2 例肾活检患儿肾组织标本的分析显示足细胞分子表达均发生改变;例 1 *WT1* 无表达,例 2 *WT1* 在足细胞核内的分布与正常对照不同。*WT1* 基因分析示,*WT1* 基因序列中例 1 未发现突变,例 2 为 *IVS* 9 +5 G>A 杂合突变,例 3 为 *WT1* 外显子 91186 G>A 的杂合突变。故对于早发激素耐药肾病且病理为 FSGS 的女性患者或伴有泌尿生殖器异常的男性患者应行染色体核型和 *WT1* 基因分析,*WT1* 突变可引起足细胞分子表达发生改变。

6. *HLA-A*、*HLA-B*、*HLA-DRB1* 基因　山西汉族 SRNS 与 *HLA-A*、*HLA-B*、*HLA-DRB1* 位点基因的相关性研究表明,30 例 SRNS 组的 *HLA-B*15*、*B*44* 基因频率较正常对照组增高(P<0.05);成人 SRNS 组(22 例)的 *HLA-DRB1*07*、*B*44* 基因频率高于正常对照组(P<0.05),成人 SRNS 组的 *HLA-DRB1*15* 基因频率低于正常对照组(P<0.05);儿童 SRNS(8 例)组的 *HLA-DRB1*10* 基因频率高于正常对照组(P<0.05)。因此,SRNS 发病可能与 *HLA-B*15*、*B*44* 基因有关,成人 SRNS 发病可能与 *HLA-DRB1*07*、*B*44* 基因有关,*HLA-DRB1*15* 对成人 SRNS 发病可能有保护作用,儿童 SRNS 发病可能与 *HLA-DRB1*10* 基因有关;HLA 与 SRNS 的相关性不仅与人种、国家和地区有关,还可能与发病年龄有关。

7. 环孢素亲环蛋白(cyclophilin,CyP)基因　NS 患儿血白细胞的 CyP 基因表达相关研究表明,28 例 NS 患儿的 CyP 条带 408bp 与 β-Actin 条带 234bp 可清晰区分;激素依赖(7 例)、频繁复发(15 例)、激素耐药(6 例)患儿的 CyP mRNA 表达水平差异无统计学意义(P>0.05);NS 急性期的 CyP 基因表达明显高于恢复期及健康对照组。因此,在使用环孢素 A(CsA)治疗 NS 时,监测 CsA 血药浓度的同时测定 CyP 水平,可为 CsA 的合理应用提供依据,并判断其疗效。

8. 呼吸道病毒基因 呼吸道病毒感染与激素敏感型单纯性肾病综合征（SRSNS）发病的相关研究表明，42 例 SRSNS 患儿活动期组（24 例）外周血单核细胞（PBMC）呼吸道病毒基因、病毒抗原及血清病毒抗体检出率均明显高于 SRSNS 患儿缓解期组（18 例）、肾炎性肾病组（20 例）及正常对照组（19 例）（$P<0.05$）；SRSNS 患儿活动期组 PBMC 中呼吸道合胞病毒检出率最高，其次为流感病毒。因此，认为激素敏感型单纯性肾病活动期患儿 PBMC 中存在呼吸道感毒。

9. 载脂蛋白 E/B 基因多态性 载脂蛋白 E、B（ApoE，ApoB）基因多态性与 PNS 患儿高脂血症（HLP）的相关性研究结果表明：目前尚不能认为 ApoE 基因 HhaI 位点多态性对 PNS 患儿血脂代谢构成影响；ApoB 等位基因 X+ 可能是 PNS 患儿继发 HLP 的易患因子。

10. 血管紧张素 I 转换酶（ACE）基因和血小板活化因子乙酰水解酶（platelet activating factor acetylhydrolase，PAFAH）基因多态性 ACE 和 PAFAH 基因多态性与小儿 SSNS 复发的相关研究表明，42 例 SSNS 患儿和健康对照组的 ACE、PAFAH 各基因型的分布无显著性差异（$P>0.05$）；ACE 基因型别中 ID/DD 型患儿更易复发（$P<0.01$）；PAFAH 基因型别中，GT 型 SSNS 患儿更易复发，两组有显著性差异（$P<0.01$）。同时具有 ACE 基因 ID/DD 型和 PAFAH 基因 GT 型的激素敏感型 NS 患儿起病后第 1 年复发次数明显高于其他患儿，表明 ACE 基因多态性和 PAFAH 基因多态性协同作用可能对激素敏感型 NS 患儿的复发产生一定影响。

11. 血管紧张素II1 型受体（AT1R）基因多态性 AT1R A1166C 基因多态性与 PNS 相关性研究表明，46 例 PNS 肾病组和健康对照组的外周血 AT1R A1166C 基因型和基因分布频率以 AA 型最常见，CC 型未发现。两组的 AT1R 基因频率分布无显著性差异；在肾病组中比较不同 AT1R 基因型的生化结果，差异亦无显著性；表现为膜性肾病、局灶性节段性肾小球硬化等肾脏病理类型较重的患者以 AC 基因型多见，有显著性差异。提示 AT1R 基因多态性与 PNS 的发生无明确关联，但可能与 PNS 的进展及预后有关。

12. β- 纤维蛋白原（Fg）-455G/A 基因多态性 NS 患者 β-Fg-455G/A 基因多态性频率分布及其与血浆纤维蛋白单体聚合功能（fibrin monomer polymerization function，FMPF）的相关性研究表明，85 例 NS 患者与健康对照组（85 例）相比，血浆 Fg 和纤维蛋白单体聚合速率 / 最大吸光度（FMPV/Amax）显著增加（$P<0.01$）；NS 患者 β-Fg-455G/A 基因型和等位基因频率与健康对照组比较差异无统计学意义（$P>0.05$）；NS 患者 β-Fg-455G/A 基因型频率与 FMPF 无相关性（$P>0.05$）。因此，纤维蛋白单体聚合速率的检测可作为评价 NS 患者高凝状态的重要监测指标，β-Fg-455G/A 基因多态性与 NS 的高凝状态无相关性。

13. 甘露糖结合凝集素（MBL）基因多态性 MBL 基因多态性与儿童肾病综合征复发的相关性研究表明，63 例复发的儿童 NSMBL 基因单倍型与突变单倍型 LYB 呈正相关[$OR=3.66$，$95\%CI$：（$1.49\sim9.01$），$P<0.05$]。复发的 NS 患儿血清 MBL 浓度显著低于健康对照组（$P<0.05$）；复发的 NS 患儿高表达 MBL 基因型者血清 MBL 浓度均明显高于低表达 MBL 基因型者（$P<0.01$）。低表达 MBL 基因型的 NS 患儿复发时有感染史者显著多于高表达 MBL 基因型者（$P<0.01$）。提示 MBL 基因突变可引起血清 MBL 浓度降低，从而导致易感染，成为儿童肾病综合征复发的原因之一。

14. 细胞毒性 T 淋巴细胞相关抗原 -4（CTLA-4）基因启动子区 -318 位点基因多态性 CTLA-4 与 SRNS 系膜增生性肾小球肾炎（MPGN）的相关性研究表明，36 例 PNS 肾病组的 CTLA-4 基因启动子区 -318 位点基因型频率分别为 CC 型 38.9%、TC 型 61.1% 和 TT 型 0，等位基因频率为 C 等位越附 69.4%、T 等位基因 30.6%。肾病组各基因型及等化基因频率与对照组（30 例）相比差异均无统计学意义（$P>0.05$）。提示 CTLA-4 基因启动子区 -318 位点基因 C/T 双态性同 GC 耐药型 PNS-MPGN 患儿无相关性，该基点基因多态性可能不参与 GC 耐药型 PNS-MPGN 的发病机制及耐药机制。

15. 糖皮质激素受体基因（NR3C1）的多态性　糖皮质激素受体基因多态性与 SRNS 相关性研究表明，高效液相色谱仪分析此 170 份（SRNS39 例，SSNS67 例，健康对照组 64 例）基因组 DNA 样本中，发现 12 种多态性。另外，有 3 组多态性呈紧密连锁的单倍型（［198G>A+200G>A］，［1374A>G+IVSG-68_IVSG-63delAAAAAA+IVSH9C>G+2382C>T］，［1896C>T+2166C>T+2430T>C］）。后 2 种单倍型为首次报道，SRNS 组的基因型频率（10.3% 和 15.4%）明显高于 SSNS 组（1.5% 和 7.5%），2 种单倍型的 *OR* 值分别为 7.54 和 2.26。其余多态性在各组中出现频率相对较低。新发现的 2 种多位点紧密连锁的单倍型可能与肾病综合征患儿发生糖皮质激素耐药有关。

16. 活化蛋白 1（activated protein-1，AP-1）和糖皮质激素受体（glucocorticoid receptor，GR）的 DNA 活性　NS 患儿外周血单个核细胞（PBMC）AP-1、GR 的 DNA 结合活性的相关性研究表明：

（1）NS 组基础状态 AP-1 DNA 活性明显高于正常对照组（$P<0.01$）；佛波酯（12-O-tetradecanoylphorbol 13-acetate，TPA）刺激状态下 AP-1 DNA 活性亦显著增高（$P<0.01$）；经地塞米松作用后 NS 组 AP-1 的 DNA 活性与对照组比较差异无统计学意义（$P>0.05$）。

（2）NS 组基础状态 GR 的 DNA 活性明明低于正常对照组（$P<0.05$）；TPA 刺激状态 GR 的 DNA 活性低于对照组（$P<0.05$），经地塞米松作用后 GR 的 DNA 活性与对照组比较差异无统计学意义（$P>0.05$）。

（3）经泼尼松治疗尿蛋白转阴 1 周后，AP-1 DNA 活性明显低于治疗前（$P<0.05$）。治疗后 GR 的 DNA 活性明显高于治疗前（$P<0.05$）。提示 NS 患儿 AP-1 DNA 结合活性异常升高，而 GR DNA 结合活性降低；糖皮质激素可抑制 AP-1、增强 GR 的 DNA 结合活性。

17. *CYP3A4* 多态性　免疫抑制剂 FK506 代谢与 *CYP3A4* 多态性的相关性研究表明，高加索人群中 *CYP3A4*-392 A>G 与 FK506 的剂量相关。而另外一些研究则认为它们之间并不存在相关性。Wang 等研究发现 *CYP3A4 rs12333983* 多态性在高加索人群中与肾移植后服用 FK506 剂量相关。荷兰学者最近提出 *CYP3A4* 内含子 6［（C>T）*CYP3A4*22，*rs35599367C*>T］明显影响肾移植受者 FK506 的代谢，但 Wang 等纳入了 243 例高加索人以及 30 例非高加索人，发现该多态性只存在于高加索人群中，而在非高加索人群里并不存在突变，因而该多态性可能只在高加索人群中与 FK506 的代谢相关。在中国人群里，*CYP3A4* 多态性研究较少，候明明等研究 *CYP3A4*18B 基因型在肾移植患者中的药物与剂量关系，他们认为 *CYP3A4*18B 与 *CYP3A4* 酶活性相关，其突变会引起酶活性升高，导致血药浓度降低，因而野生型患者更易发生药物肾毒性等不良反应。目前，所有研究对 *CYP3A4* 与 FK506 代谢的相关性还不能给出一致性的结论，其与 FK506 药代动力学的关系仍需要大量临床试验数据证实。

虽然研究者们在基因组学中取得许多成果，并逐渐认识到把一种生物学功能与一种或几种基因相对应起来的研究方法，但是相关基因是通过相互作用实现生物学功能，孤立的研究并不能很好地阐明生物学功能内在的、真实的基因机制。所以大规模的基因表达信息，各种正常及病理条件下基因表达谱的积累不仅有利于理解那些在肾脏功能起重要作用的基因,而且也可以区分哪些基因与肾脏疾病起病或进展有关。这种通过分析动态基因的变化来观察细胞的复杂性,是通过观察单基因改变所不能达到的。对于肾脏病的基因组学研究数据库的基因数目在逐渐增加,但是正常肾脏每个肾单位所表达的基因还没有全部被鉴定、分离。人们正在努力建立全球共享的肾脏基因组数据库系统,以最终阐明肾脏病基因组的基因结构与功能,深入探索肾脏疾病发病机制的未知领域。

（艾斯　郑健）

第六节　代谢组学技术在肾脏病中的应用

代谢组学起源于 20 世纪 90 年代,是关于定量描述生物内源性代谢物质的整体及其对内因和外因变化应答规律的一门新兴组学技术,是对一个生物系统进行全面认识的不可或缺的一部分,是全局系统生物学的重要基础,与基因组学、转录组学、蛋白质组学共同组成"系统生物学"。代谢组学研究分为四个层次,第一个层次为靶标分析,是定量分析一个靶蛋白的底物和 / 或产物;第二个层次为代谢轮廓分析,采用针对性的分析技术,对特定代谢过程中的结构或性质相关的预设代谢物系列进行定量测定;第三个层次为代谢指纹 / 足印,定性并半定量分析细胞外 / 细胞内全部代谢物;第四个层次是代谢组学,定量分析一个生物系统全部代谢物,但目前还难以实现。代谢组学目前已被广泛应用于临床疾病诊断、新药研究开发、药物作用机制研究等领域。

肾脏病的发生发展受到机体内外各种因素的复杂影响,并可表现为各类代谢产物的改变。以往从基因编码到修饰转录再到蛋白表达这一自上而下的研究仍存在一定的局限性,其最大挑战是组学数据的生物功能解释及其与临床现象的联系。而作为一种与生物表型联系紧密且能够直观反映机体生理状况的组学平台,代谢组学技术的引入不仅是对基因组学、转录组学以及蛋白组学的重要补充,更提供了从系统生物学下游——代谢组出发开展研究的新思路和新希望。

一、代谢组学技术

1. 代谢组学样品的采集　代谢组学的研究对象包括生物体液(血液、尿液、脑脊液)、细胞(细胞提取物)、组织(心脏组织、肾脏组织、肝脏组织)中相对分子质量低于 1 000Da 的内源性小分子化合物。样品的采集与制备是代谢组学研究的关键步骤之一。采集过程中应该注意保证外界干扰因素(饮食、环境、药物)与受试者内在条件(性别、年龄、机体健康状态)的一致性,同时考虑样本的采集时间、采集部位等因素的统一性,以减少样本差异对研究结果所产生的影响。

2. 样品预处理　样品预处理是代谢组学研究中的重要内容。基于代谢组分析的系统性,整个样品处理和分析过程应尽可能保留和体现样品中完整的代谢物组分信息,所以样品的预处理就显得尤为重要。有研究者在尿液预处理时,加入叠氮化钠来防止细菌污染,采用尿素酶分解尿中含量很高的尿素,从而使一些被掩盖的信息表现出来;在气相色谱 - 质谱研究中,相转移催化技术(PTC)可以使分析物与离子对试剂形成离子对,利用其在有机相中溶解性好的特点以提高衍生化的效率。

3. 代谢组学分析技术　目前样品分析和数据采集主要采用磁共振(magnetic resonance,

MR）和质谱（mass spectrum, MS）两种方法。其中，核磁共振（nuclear magnetic resonance, NMR）技术，特别是新发展的高分辨魔角旋转、活体磁共振波谱和磁共振成像等技术使 NMR 成为代谢组学研究领域最主要的分析技术之一；而现代 MS 技术也以其高灵敏度和专属性的优势在代谢组学研究中备受青睐，包括气相色谱 - 质谱联用技术（gaschromatography-mass spectrometry, GC-MS）、液相色谱 - 质谱联用技术（liquid chromatography-mass spectrometry, LCMS）、电感耦合等离子质谱技术（inductively coupled plasma mass spectrometry, ICP-MS）、毛细管电色谱法（capillary electrochromatography, CEC）等。一些应用于代谢组学研究的新技术也出现在这些相关领域中。超高效液相色谱 / 高分辨飞行时间质谱（ultra performance liquid chromatography/time of flight mass spectrometry, UPLC/TOF-MS）技术及联机的 MarkerLynx 自动化数据处理软件的应用，为代谢组学研究提供了从样品分析到数据分析全过程的整体解决方案。傅里叶变换离子回旋共振质谱法（fourier transform ion cyclotron resonance mass spectrometry, FTICR-MS）具有超高分辨率和准确度，配备大气压化学电离（atmospheric pressure chemical ionization, APCI）、纳升级电喷雾（nano-ESI）和 MALDI 等各种离子源，在代谢组学研究，尤其是未知物确定上发挥很大作用；在代谢指纹的快速扫描中，直接输注质谱法的应用日趋广泛；电喷雾解吸电离（desorption electrospray ionization, DESI）的质谱技术（MS）基于多孔硅表面的解吸离子化技术（DIOS），突出特点是在常压下能将表面吸附的分析物进行解吸电离，这样避免了样品预处理和基质背景的干扰，实现 MS 对复杂样品进行原位、高通量、非破坏的分析，获得更直接和全面的样品信息。有研究者在飞行时间质谱（TOF-MS）的基础上发展了一套新分析技术，称为飞行距离质谱（DOF-MS），其分辨率可与四极杆和离子阱相媲美，而且还保持了 TOF-MS 的优点，并提高信噪比和动态学应用范围。在气相研究中，研究者创新性地运用纤维填充毛细管柱，其耐高温性能扩展了气相色谱的使用范围。

4. 代谢组学数据分析和处理技术 代谢组学的样品数量较为庞大，运用现代仪器分析手段将产生大量的数据集合。为了能全面分析数据中的信息，并将分析结果与生物体产生的生理或病理变化相关联，通常采用化学计量学与多元统计分析相结合的方法。化学计量学中的模式识别技术是代谢组学的主要分析技术之一，分为监督学习方法（supervised method）和无监督学习方法（unsupervised method）两类，其中监督学习方法包括偏最小二乘法（partial least square method, PLS）、偏最小二乘判别分析（partial least squares discriminant analysis, PLS-DA）、正交偏最小二乘判别分析（orthogonal PLS-DA, OPLS-DA）等；无监督学习方法包括主成分分析法（principal component analysis, PCA）、聚类分析（cluster analysis, CA）等。

二、代谢组学技术在肾脏病研究中的应用

1. 代谢组学在原发性肾小球疾病研究中的应用 Sui 等在尚未治疗的 IgA 肾病患者中采集血清样本，使用 MRI 监测分析方法，观察到 IgA 肾病与健康对照组相比具有更高水平的苯丙氨酸、肌醇、乳酸等和较低水平的 β- 葡萄糖、α- 葡萄糖、缬氨酸、酪氨酸、卵磷脂等，提示这些代谢物也许可以作为 IgA 肾病的潜在生物标志物，并为 IgA 肾病的诊断提供一种无创性、敏感的方法。

苏哲苓等采用 UPLC-MS 技术对慢性肾炎患者血液样品进行代谢产物检测，发现不同病理类型中都含有一些特征性代谢物，如系膜增生性肾炎组中的 2-（羟基亚氨基）- 丙酸；膜

性肾病组中的 3- 羟基十六酸、二羟基神经酰胺；局灶节段硬化性肾炎组中的喹啉酸、琥珀酸、2, 3- 二甲基 - 羟基戊二酸、十四酰基甘氨酸；IgA 肾病组中的 2- 吡咯烷酮、甲酰基甲酰苯甲酸等，提示慢性肾炎的代谢途径中脂质代谢障碍最严重，其次是氨基酸代谢，再次是三羧酸循环和嘌呤代谢等。

2. 代谢组学在药物性肾损伤研究中的应用 Boudonck 等用庆大霉素、顺铂、妥布霉素建立大鼠肾损伤模型，采集给药后 1、5、28 天后的尿液标本和肾脏组织，利用 LC-MS 和 GC-MS 进行代谢组学分析，经过严格筛选，尿中 38 种代谢产物和肾脏组织中 37 种代谢产物被认为是早期肾损伤的候选标志代谢产物。尿中最早期标志物包括有多胺、几种氨基酸、甘氨酰脯氨酸、葡萄糖胺、1, 5- 脱水葡萄糖醇、乙醇胺和磷酸盐，肾脏组织中最早期标志物包括有山梨醇、葡萄糖和 5- 甲基四氢叶酸盐。

Zhang 等研究中药马兜铃酸诱导的 Wista 大鼠亚急性肾毒性尿液的生化效应，发现尿液中氨基酸和葡萄糖等物质含量上升。梁琦等将经广防己干预的 Wistar 大鼠尿液采用代谢图谱成分分析，发现尿中柠檬酸、2- 酮戊二酸、马尿酸盐、葡萄糖含量降低，氧化三甲胺、肌酸 / 肌酐含量升高。Ni 等发现马兜铃酸导致大鼠能量和氨基酸代谢发生异常，无论口服给药还是静脉给药，雄性小鼠比雌性小鼠对马兜铃酸的敏感度都大 1 倍。刘霞等研究分析发现马兜铃酸导致的雌雄 C57BL/6J 小鼠尿液中柠檬酸、α- 酮戊二酸和琥珀酸大幅度降低；乳酸的含量均有上升的趋势；肌酸酐在雄性小鼠尿液中大幅度下降，但在雌性组中未见明显变化；马尿酸在雌性组尿液中上升，而雄性组中大幅度降低；葡萄糖在雄性组尿液中大量出现，氨基酸（亮氨酸、缬氨酸、谷氨酰胺）在雄性组尿液中含量增加，表明其肾小管的重吸收能力已经大幅度下降，这是肾小管发生损伤的重要标志。研究表明，马兜铃酸主要通过抑制三羧酸循环，降低机体的能量代谢导致急性肾毒性，雄性小鼠可能由于自身能量代谢较弱而对马兜铃酸的毒性效应更敏感，从而产生了肾小管和 / 或肾小球损伤和近端肾小管性酸中毒。

以上实验结果提示，不管是中药还是西药造成的药物性肾损伤，在尿液代谢产物中都能找到早期标志物，并在肾脏组织可找到某些特定的代谢产物。这一结果对某些药物肾脏损伤程度的早期诊断提供一种简便、无创的新方法。

3. 代谢组学在糖尿病肾病研究中的应用 糖尿病肾病是 2 型糖尿病最严重的微血管并发症之一，临床一旦出现持续蛋白尿，则病情呈进行性发展至终末期肾病，因此早期诊断与治疗至关重要。目前最常用的检测方法是尿微量白蛋白检测，由于受到肥胖、胰岛素抵抗等诸多因素的影响而存在一定的局限性。代谢组学技术正好可以弥补这方面的缺陷。近年来国内外学者对此开展相关的研究。

Zhang 等利用 LC-TOF-MS 技术观察链脲佐菌素（streptozotocin, STZ）糖尿病模型大鼠尿液，发现有 56 个化合物出现大于 2 倍上调或下调，其中 32 个化合物被有效鉴定，9 个化合物经罗格列酮治疗后恢复至基线水平。这些化合物可能是 DN 诊断、判断疗效和 DN 表型恢复的潜在生物标志物。利用 METLIN 数据库和 HMDB 数据库对上述化合物进行鉴别，发现其中包括辅酶 Q 和吲哚酚硫酸酯，这些分子可能参与引起 DN 的代谢通路，也可能在罗格列酮的保护效应中发挥作用。近期 Akiyoshi 等利用毛细管电泳 - 飞行时间 - 质谱（CE-TOF-MS）检测方法，对微量白蛋白尿的 DN 患者和糖尿病无白蛋白尿的患者进行 PLS-DA 分析，从 289 个化合物中鉴别出 19 个差异表达的代谢产物，包括肌酐、天门冬氨酸、γ- 丁酰甜菜碱、瓜氨酸、对称二甲基精氨酸、犬尿氨酸、壬二酸、半乳糖二酸，上述化合物与尿白蛋白 / 肌酐具有明显的相关性（$P<0.009$）。选取其中 5 个化合物（包括 γ- 丁酰甜菜碱、对称二甲

基精氨酸、壬二酸和两种未知化合物）进行多元回归分析，整体数据中对于诊断糖尿病肾病的 *AUC* 值为 0.927，在交叉验证分析中为 0.880。

Han 等利用 GC-MS 方法定量检测血浆饱和脂肪酸和不饱和脂肪酸的浓度，观察到血浆必需脂肪酸和非必需脂肪酸浓度随着不同 DN 分期而波动，这一发现提示在 DN 病程进展过程中，机体动态调整脂肪酸的代谢平衡，最终失衡，进展至终末期肾脏病（end stage renal disease，ESRD）。王旭方等利用 GC-TOF-MS 和 LC-TOF-MS 方法，观察糖尿病肾病患者血清和尿液代谢组学，发现不同组别 DN 患者的血清和尿液代谢产物水平呈现完全不同的分布，找到 DN 早期诊断的候选生物标志物，包括血清棕榈酸、尿磷脂酰胆碱和十八烷二酸；糖尿病肾病进展的生物标志物有血清左旋肉碱、鞘磷脂、磷脂酰胆碱、二酰基甘油、尿嘧啶二磷酸和溶血磷脂酰胆碱，上述生物标志物还需要进一步通过独立样本验证。

Kloet 等在糖尿病肾病的研究中发现，渐进性蛋白尿患者与非渐进性蛋白尿患者的代谢产物不同，这些代谢产物主要有酰基 - 肉碱、酰基甘氨酸及色氨酸代谢相关代谢产物，这些代谢产物可以帮助我们早期对糖尿病肾病渐进性和非渐进性蛋白尿进行区分，并指导临床用药。

4. 代谢组学在急性肾损伤（AKI）研究中的应用　AKI 的早期诊断有助于临床及时干预并改善患者的预后。代谢组学技术由于其高通量的检测能力以及高效的数据处理分析能力，为 AKI 的诊治和研究提供了新思路。

Sun 从 AKI 患者提取的血清中发现酰基肉碱和部分氨基酸含量升高，而精氨酸和一些溶血磷脂酰胆碱的含量降低，这些异常血清标志物的发现有助于 AKI 的诊断和预后判断。Serkova 在大鼠肾脏单纯缺血及缺血再灌注损伤模型中运用氢核磁共振（hydrogen nuclear magnetic resonance，H-NMR）方法进行检测，分别鉴定出肾组织中 30 余种及血液中 50 余种代谢产物，其中尿囊素、多不饱和脂肪酸、三甲胺氧化物（TMAO）等与肾缺血时间和疾病严重程度存在良好的相关性，提示这些代谢物构成的代谢轮廓改变能够较血肌酐更好地评估损伤的严重程度。Beger 等应用色谱质谱联用技术，对接受心肺旁路下心脏手术的小儿术前和术后不同时间点尿液标本进行检测，发现术后 12 小时尿中高香草酸硫酸盐（HVA-SO₄）能够作为小儿心肺旁路术后 AKI 早期诊断的生物学标志物，其灵敏度达到 0.90、特异度达到 0.95。这些生物标志物的联合检测才能更大范围、更加灵敏地评价急性肾损伤的程度。

5. 代谢组学在慢性肾衰竭（chronic renal failure，CRF）研究中的应用　CRF 是各种慢性肾脏疾病的最终发展结果，CRF 的早期诊断和早期干预显得极为重要。对比目前国际上最为全面的生物代谢物数据库 HMDB，当下广为认同的由欧洲尿毒症毒素研究小组 EUTox 给出的 92 种毒素中超过半数适用于代谢组学平台检测。

钱鹏等基于气 - 质联用（GC-MS）技术的尿液代谢组学预处理方法，发现肌醇、L(-)-阿卓糖、D- 呋喃木糖、己糖醇、核糖酸、2- 甲氧羰基 -3- 甲基 -3- 丁烯酸甲酯、丙酸、廿二烷等代谢物可能与 CRF 的发生发展有关，可作为 CRF 早期诊断的客观指标。在既往人类及尿毒症大鼠模型的研究中，血清代谢组学分析也已成功鉴定出了吲哚硫酸盐、苯硫酸盐、马尿酸以及对甲苯硫酸盐等异常积蓄的代谢产物。Godfrey 通过对透析废液的处理与分析，成功定性出假尿苷、马尿酸等尿毒症毒素。Zhao 等对 CRF 大鼠模型的尿液样本进行代谢组学分析，发现 CRF 大鼠尿液中植物鞘氨醇、肾上腺甾酮等 12 种代谢产物增加，提示 CRF 大鼠中存在氨基酸代谢、磷脂代谢、肌酐代谢的扰动。我们也许可以从这一方面进行干预以延缓 CRF 的进展，为 CRF 的治疗提供一种新的思路。

6. 代谢组学在肾脏癌症研究中的应用 肾细胞癌（renal cell carcinoma，RCC）常表现为无症状性进展和转移，需要一种早期诊断的检测方法以便早期干预。Kim 等研究发现，肾脏癌症患者和正常人的尿液羟基喹啉铜、4-羟基苯甲酸和龙胆表现出不同的水平，而且这些代谢产物所涉及的特定氨基酸和能量代谢，符合高肿瘤蛋白质分解、利用和沃伯格效应，有待于将来进一步扩大样本量以证实肾脏癌症的诊断及治疗的有效性。

7. 代谢组学在中医肾病证治中的应用 代谢组学具有中医"整体观"的特点、"司外揣内"的思维模式以及随疾病"动态"的变化，并且能够揭示"异病同治"与"同病异治"的现代科学内涵。尤其是肾病作为一个人体主要的代谢和排泄器官，其组织病理变化肯定会表现在代谢组学的变化。而对于探求相同肾病患者不同中医证型、不同肾病患者相同中医证型在代谢表型上的异同点，对于探讨中医肾病"证"的本质及中医药治疗效果的现代化研究意义深远。

代谢组学在肾病中医证治中相关的研究不多。董飞侠等运用代谢组学指纹谱方法发现，慢性肾病 3 期肾阳虚证患者尿液中代谢产物发生变化，包括丙氨酸、胺基丙二酸二乙酯、脯氨酸、柠檬酸、马尿酸和组胺等物质，能够很好地用于区分阳虚与非阳虚的差异性。Tao 研究发现"肾阳虚"证是一种以酪氨酸（升高）代谢紊乱为主；慢性心衰"肾阳虚"、慢性肾衰竭"肾阳虚"患者的尿液和腺嘌呤诱导模拟的"肾阳虚"大鼠的尿液的代谢组学结果中共同显著变化的代谢物为酪氨酸。李春雨等基于高分离度快速液相色谱-质谱研究发现中药大黄可使体内 D-谷氨酰胺、D-谷氨酸代谢和蛋氨酸循环恢复正常，从而发挥治疗慢性肾衰竭的作用。

三、展望

肾脏病是一种易累及全身各系统并造成机体内环境紊乱的疾病。代谢组学的出现不仅提供了一种新的技术平台，更提供了一种从"终点"出发开展系统生物学研究的可能。将代谢组学和肾脏病的研究相结合，可为肾病的诊断和治疗方案提供科学的新思路和依据，并进一步推动相关分子机制的深入研究和探讨。

目前代谢组学技术仍然存在一定的局限性，包括代谢产物在分子量、极性、丰度、易挥发性等属性上的悬殊差异，导致其无法完全覆盖所有代谢产物；而且对于代谢组学研究中海量原始数据的处理仍待提高改良，以便更有效率地剔除干扰信息并获得更多的物质信息。

代谢组学有助于中医药的现代化和中西医结合的深度结合，以代谢组学为核心探索肾脏病的中医辨证施治和药物作用机制与西医中深入探析出的分子生物学机制有机结合，充分发挥两者所长，取长补短，相互促进，或许能为肾脏病的中西医结合研究开辟一条成功之路。

（艾 斯 郑 健）

第七节 药物代谢动力学在肾脏病中的应用

一、药代动力学概述

药物代谢动力学（pharmacokinetics），简称为药代动力学，是应用动力学原理结合数学模型来研究药物的吸收、分布、代谢转化和排泄等体内过程的动态变化规律，特别是研究血药浓度随时间而变化的规律以及机体因素和其他物质对这些过程的影响。通过药代动力学的研究可以优化最佳给药方案,选择最适宜给药剂量、给药时间间隔和为预测药物的蓄积毒性提供依据。因此,药代动力学对于临床合理用药具有理论指导和临床实践意义。

1. 药物的体内过程 药物的体内过程包括吸收、分布、生物代谢转化和排泄四个主要环节,受到许多因素的影响和制约。

（1）吸收:药物的吸收是指药物从给药部位进入血液循环的过程。影响药物吸收的因素有药物所通过生物膜的性质、吸收部位的血流量、吸收面积、药物与吸收面接触时间及药物的理化性质（等电点、分子量、脂溶性等）。

（2）分布:药物吸收后主要分布于作用部位和储存药物的组织内。影响药物在体内分布的因素有药物与血浆蛋白结合、脂肪储存、屏障作用等。

（3）代谢:药物代谢的主要器官在肝脏,肝脏能对绝大多数的药物进行代谢转化,经代谢转化后的代谢产物大多数失去活性,而且解离度和水溶性增强,可迅速经肾脏排出体外。

（4）排泄:绝大多数的药物主要以原形或代谢产物形式经肾脏从尿中排出体外。肾脏排泄药物有两种方式——肾小球滤过和肾小管排泌。肾小球滤过属于膜孔扩散,肾小管排泌属于主动转运。药物经肾清除机制可通过测定下式比值的大小而确定,药物经肾清除率 / 菊糖清除率。

2. 药代动力学模型 药代动力学模型是对实验资料进行动力学过程分析的必须假设条件,通过抽象地将机体看成一个系统,再根据药物特征将其划分为一个或几个"房室",由房室模型模拟药物或其代谢产物在单一房室的动力学过程。

（1）房室模型:药代动力学模型是把机体看作一个系统,药物进入系统后向组织、器官渗透。若药物向各组织、器官渗透的速度相近,则可把这些组织、器官归为一个房室;若药物进入各组织、器官的能力不同,则可分为两个房室或多个房室。

（2）药时曲线:药物进入人体后,血中药物浓度随用药时间变化的曲线称为药时曲线,主要反映了药物在体内过程的动态变化规律。

3. 药代动力学过程 药物的体内过程在不同的时间内会发生量的变化,称为动力学过程,分为一级动力学过程、零级动力学过程和受酶活性限制的动力学过程三种。药物的吸收、分布、代谢及经肾清除均属于一级动力学过程。

4. 药代动力学参数 药代动力学参数需要根据假设的房室模型进行推导演算而得出,是体内药物转运的特征表现,根据参数值的大小可以阐明药物在体内过程的规律,预测药物的变化趋势,从而指导临床合理用药。

（1）血药浓度 - 时间曲线下面积（AUC）:是指血药浓度对时间作图所得的曲线下的面积。该参数表示一次给药后进入血液循环的药物总量,是衡量药物吸收程度好坏的指标。

（2）生物利用度（F）:反映药物被吸收进入血液循环的程度,包含药物吸收程度和吸收速率两个方面。生物利用度可通过比较静脉给药和口服给药的血药浓度来测定。

$$F=AUC_{口服}/AUC_{静脉} \times 100\%$$

（3）消除半衰期（$t_{1/2}$）:是指药物在体内分布完成后血中药物浓度降低一半所需的时间。它是衡量一个药物从体内清除快慢的指标,是临床制定给药方案的重要依据,有助于确定给药间隔、次数和剂量。半衰期可以从消除速率常数求得：

$$t_{1/2}=0.693/K（式中 K 为消除速率常数）$$

（4）清除率（CL）：是指单位时间内药物能从体内清除的体液容积。体内药物总清除率是能对药物清除作出正确估计的唯一参数，可按下式计算：

$$CL=D/AUC（D：吸收的药量；AUC：血药浓度时间曲线下面积）$$

（5）表观分布容积（Vol）：是指假定药物均匀地分布于各组织和体液中，其浓度与血药浓度相同，药物分布所占的容积即为表观分布容积。Vol 是衡量药物在体内分布范围大小的一个比例系数。

（6）达峰时间（T_{max}）：是指从给药开始到出现血药峰浓度的时间。

（7）血药峰浓度（C_{max}）：是指给药后血中所能达到的最大血药浓度。

（8）负荷剂量：负荷剂量是指首剂一次使血药浓度达稳态水平的治疗剂量，与稳态血药浓度和表观分布容积有关，按下式计算：

$$负荷剂量 = 需要的血药浓度（mg/L）\times V（L）$$

二、肾脏病时的药代动力学改变

1. 肾病综合征时的药代动力学改变 在肾病综合征时某些药物的药代动力学会发生改变，包括表观分布容积加大、结合率降低或发生抵抗等。

（1）低蛋白血症的影响：病综合征常因显著的低蛋白血症（血浆白蛋白 <30g/L）使得药物与蛋白的结合量减少，从而使游离型药物浓度显著增加，其临床意义有以下三种情况：①游离型药物浓度的显著增加，加大了药物中毒的概率，此时应及时调整剂量，如安妥明等。②游离型药物浓度的显著增加，也相应地增加了其在肝脏的代谢和经肾排出，从而抵消其浓度的升高，使得达到稳态时游离药物浓度并不显著改变，此时不需调整剂量，如苯妥英钠等。③由于蛋白结合型药物容易经肾小管排泌，在肾病综合征时药物与蛋白结合的下降，可引起药物经肾小管排泌延缓。

肾病综合征伴有肾功能不全时，既有肾衰竭时药物与蛋白的亲和力下降，又有低蛋白血症引起的蛋白结合下降，使得许多酸性药物（巴比妥类、磺胺类、苯妥英等）的游离型成分明显增加。

（2）严重水肿时的影响：病综合征时因严重的水肿及大量腹水使得高水溶性、高蛋白结合的药物表观分布容积升高，相应地使血浆药物浓度降低，达不到有效治疗的药物浓度，如氨基糖苷类抗生素。

（3）药物抵抗：肾病综合征时利尿剂常被用来治疗容量负荷性水肿，但其疗效会发生改变，这可能与肾病综合征时引起的药物抵抗相关。低蛋白血症引起游离型速尿剂的浓度显著增高，游离型速尿剂可迅速被肾小球滤过及近端肾小管排泌到原尿中，使血液循环中的药物浓度显著下降。但原尿中的游离型速尿剂会与肾小球滤过的大量尿蛋白结合，且此结合率会随尿蛋白量的增加而增加，使原尿中游离型速尿剂迅速减少，从而减弱了其对髓袢升支的作用，利尿效果明显下降。所以肾病综合征时利尿剂既有药效动力学的改变，也有药代动力学的变化。因此，治疗时应注意：①联合用药。由于肾病综合征时患者会出现利尿剂抵抗，治疗时在运用速尿剂的同时配合静脉输注白蛋白，这样利尿效果会明显优于单用速尿剂。②药物间的相互作用。众所周知，类固醇激素能抑制肝内微粒体酶而改变其他药物（如利尿剂、环孢素 A、硫唑嘌呤和降压药等）的代谢，从而影响这些药物疗效，故肾病综合征时应注意这些药物间的相互作用。

2. 肾功能不全时的药代动力学 肾功能不全时药代动力学的改变主要为药物清除排泄的降低。肾功能不全时引起体内代谢产物及毒素蓄积,水、电解质、酸碱平衡发生紊乱,使得各器官发生功能上或器质上的改变,导致药物的其他体内过程(如药物的吸收、蛋白结合、分布及代谢转化等)发生显著改变。

(1)对药物吸收的影响:慢性肾功能不全时药物的吸收减少,生物利用度降低。主要影响因素有:①肝脏降低了对某些药物摄取率使其首过效应改变,如普萘洛尔在尿毒症时首过效应显著降低,血药浓度明显增高;②胃肠道症状,如呕吐、恶心、腹泻,可减少药物在胃肠道内的滞留时间,从而影响到药物的生物利用度;③许多延长胃排空的因素,如糖尿病肾病合并的植物神经病变、腹膜透析患者的腹膜炎等,均可使药物肠道吸收变慢而影响治疗效果;④当胃酸增高而服用抗酸药物及胃内尿毒酶分解尿素产生氨,使弱酸类药物吸收减少,影响其生物利用度。

(2)对药物体内分布的影响:药物在体内的分布主要依赖于血浆蛋白结合率和自身的脂溶性。肾功能不全时许多药物的蛋白结合率下降,在体内只有游离型药物才具有药理活性作用,随着药物蛋白结合率的下降,体内的游离型药物浓度并不低,因此可能只需较低的总血药物浓度,即可达到治疗目的。此外,肾衰竭还会引起某些药物分布容积的改变,分布容积明显增加的为高蛋白结合率的药物,而低蛋白结合率的药物则基本保持不变。水肿、腹水也可能增加药物的表观分布容积,而脱水则减少药物分布容积。

(3)对药物清除排泄的影响:肾功能改变时对药代动力学的影响主要为原形药和代谢产物的清除排泄改变,随着肾功能降低,药物清除减少,消除半衰期延长。通常,经肾清除的药物消除半衰期与肌酐清除率或血肌酐水平相关,当肌酐清除率≥30ml/min 时,药物消除半衰期变化相对缓慢;当肌酐清除率 <30ml/min,药物消除半衰期则随其下降而显著延长。因此,根据肾功能指标的变化可调整给药剂量或给药时间间隔,指导临床用药,维持安全、有效的药物浓度。

(4)对药物代谢的影响:肾功能不全时肾脏的药物代谢功能下降,药物的代谢过程发生变化,表现为氧化速率加快(如苯妥英钠的氧化代谢速率明显增快),而还原、水解过程减慢(如外源性胰岛素的降解减少),乙酰化过程正常或降低(如奎尼丁的乙酰化反应减慢)。此外,由于肾脏排泄药物或药物代谢产物的作用减退,某些具有药理作用的药物或其代谢产物可在体内潴留(如普鲁卡因胺、别嘌醇等)。因此,临床上应根据肾功能不全时的药物代谢特点,进行相应的药物剂量和使用方法的调整。

三、肾脏病的用药调整方法

肾功能不全时用药受到多因素的影响,体内药物的代谢和排泄过程与常人不同。①药物经肾排泄速度变慢,与肌酐清降率下降相一致,但与蛋白相结合的药物则因低蛋白血症而致游离型药物增多使排泄增快。②药物分解代谢方面常表现为还原过程降低,氧化过程升高或正常,水解过程降低,乙酰化过程降低或正常。因此,临床上应根据肾功能的损害程度、药物与蛋白的结合率、药物的主要排泄途径和药物的肾毒性等因素来决定给药剂量及用法。具体给药剂量及间期,可直接检索《肾衰竭药物剂量调节表》来确定,也可应用减量法(药物初始量不变,维持量减少,两次用药间期也不变)、延长间期法(药物用量不变,延长用药间期)等下述方法粗略推算。

1. 按照肾功能损害程度,能粗略估计经肾排泄药物的用量(表 16-7-1)。

表 16-7-1 药物经肾排泄用量估计表

	Ccr/ml · min^{-1}	Scr/μmol · L^{-1}	Bun/mmol · L^{-1}	药物用量(正常量的百分比)/%
肾功能	40~60	177	7.1	75~100
损害	10~40	177~884	7.1~21.4	50~75
程度	<10	>884	>21.4	25~50

2. 应用患者血清肌酐值(Scr)推算的公式

(1)减量法的药物剂量计算公式

公式:
$$患者所需药物剂量 = \frac{正常人剂量}{患者 Scr}$$

推导:
$$\frac{患者剂量}{正常人剂量} = \frac{药物正常半衰期}{患者血中药物半衰期} \quad (式 16-7-1)$$

$$药物半衰期 = 血肌酐值 \times 3 \quad (式 16-7-2)$$

$$正常人的血肌酐值为 1mg/dl \quad (式 16-7-3)$$

将式 16-7-2、式 16-7-3 代入式 16-7-1,即可得:

$$患者所需药物剂量 = 正常人剂量 \times \frac{药物正常半衰期}{患者血中药物半衰期}$$

$$= 正常人剂量 \times \frac{1(mg/dl) \times 3}{患者 Scr(mg/dl) \times 3}$$

$$= \frac{正常人剂量}{患者 Scr}$$

(2)延长间期法的用药间期计算公式

公式:
$$患者用药间期 = 正常人用药间期 \times 患者血肌酐值$$

推导:
$$\frac{患者用药间期}{正常人用药间期} = \frac{患者血中药物半衰期}{药物正常半衰期} \quad (式 16-7-4)$$

将式 16-7-2、式 16-7-3 代入式 16-7-4,即可得:

$$患者用药间期 = 正常人用药间期 \times \frac{患者血中药物半衰期}{药物正常半衰期}$$

$$= 正常人用药间期 \times \frac{患者血清肌酐值(mg/dl) \times 3}{正常人血清肌酐值(mg/dl) \times 3}$$

$$= 正常人用药间期 \times 患者血清肌酐值$$

(3)减量 + 延长间期法(或"半量 $-1\frac{1}{2}$ 半衰期"给药法)因延长间期法在一天中保持有效血浓度时间往往比减量法短,会影响到危重患者的治疗,故可每 $1\frac{1}{2}$ 个药物半衰期(患者血肌酐值 $\times 3 \times 1\frac{1}{2}$)给药一次,每次为正常给药量的 $\frac{1}{2}$,以使血中药物浓度维持在高峰浓度与 $\frac{1}{2}$ 高峰浓度的范围之间而保证疗效。

3. 应用患者肌酐清除率（Ccr）来推算的公式　采用 Ccr 推算的公式须知道正常人药物排泄常数 K、正常药物半衰期 $t_{1/2}$ 与非肾与经肾排泄的分数 a、b（均可查表获得），具体计算方法如下：

（1）减量法的药物剂量计算公式

公式：　　　　　　$\text{患者的剂量} = \text{正常人的剂量} \times \dfrac{a+b\times\text{病人 Ccr}}{\text{正常人药物排泄常数 K}}$

推导：　　　　$\dfrac{\text{患者的剂量}}{\text{正常人的剂量}} = \dfrac{\text{正常药物半衰期}}{\text{病人药物半衰期}}$　　　　（式 16-7-5）

　　　　　　　药物半衰期 $= 0.693/K$　　　　　　　　　　　　（式 16-7-6）

　　　　　　　$K = a+b\times Ccr$　　　　　　　　　　　　　　　（式 16-7-7）

将式 16-7-6、式 16-7-7 代入式 16-7-5，即可得：

$$\text{患者的剂量} = \text{正常人的剂量} \times \dfrac{0.693/K}{0.693/(a+b\times\text{病人 Ccr})} = \dfrac{a+b\times\text{患者 Ccr}}{K}$$

（2）延长间期法的用药间期计算公式

① $\text{患者用药间期} = \text{正常人用药间期} \times \text{患者血中药物半衰期}$

　　　　　　　　　$= \text{正常人用药间期} \times \dfrac{0.693}{a+b\times Ccr}$

② $\text{患者用药间期} = \text{正常人用药间期} \times \dfrac{1}{6(K_f-1)+1}$

（式中，$K_f = $ 患者 Ccr/ 正常人 Ccr）

4. 应用《肾衰竭药物剂量调节表》调节用药　查阅附录 2 肾衰竭时药物剂量调整表直接调整用药剂量或用药间期。

（褚克丹　王英豪）

第十七章 肾脏病的中医微观辨证研究

第一节 微观辨证的研究概况

一、中医"证"的概念

1. 症 即症状,包括症状和体征,前者是患者自己感觉到的身体不适及异常变化,如头痛、咳嗽、胸闷等,后者是医生检查患者身体所发现的异常征象,如面色白、舌质红、脉弦滑等。症是通过中医四诊获得的最有价值的病情资料,是中医诊断病证的基本依据。

2. 证 从"证"被提出之日起,医学界对其定义便众说纷纭。从文献资料来看,近二十年中,诸位医家对于证概念的表述多达三十余种,大致可以总结为以下几种:

(1)证与候分论:秦伯未指出:"证在医学上只代表临床表现,一般对单独的证称为症状,由几个症状综合成一个病证时称为证候。"申维玺将证与证候进行分辨:"证是从证候出发,经过辨证思维而得出的结论。证源于证候,又高于证候。证候不仅是证的现象,而且是证候之生命候,是证本质的组成部分。"

(2)证候是疾病本质的反映:《中医学基础》(北京中医学院主编,1978年上海科学技术出版社出版)对于证的概念描述为:"证是机体在疾病发展过程中某一阶段的病理概括。由于它包括了病变的部位、原因、性质以及邪正关系,反映出疾病发展过程中某一阶段的病理变化的本质,因而它比症状更全面、更深刻、更正确地揭示了疾病的本质。"21世纪课程教材《中医诊断学》(季绍良,陈肇智主编,2002年人民卫生出版社出版)中也认为:证即证候,是疾病发生和演变过程中某一阶段病理本质的反映,它以一组相关的症状和体征为依据,不同程度地揭示出患者当前的病机(由病邪、病位、病性、病势等综合而成)。这是目前被普遍认可的对证候概念的理解和认识。

(3)证候是机体的反应状态:李致重提出证候是中医学的专用术语,即通过望、闻、问、切四诊所获知的疾病过程中表现在整体层次上的机体反应状态及其运动变化,简称证或者候。陆寿康认为证是疾病发展过程中有临床表现的一种机体反应状态,它可以部分地反应疾病发展变化的本质。

3. 病 即疾病,是在病因作用下,正邪斗争、阴阳失调所引起的具有自己特定发展规律的病变全过程,具体表现为若干特定的症状和不同阶段前后衔接的证候。例如,温病是以急性发热、口渴、尿黄等为临床特征的外感热性病,一般表现为由卫分证、气分证、营分证及血分证前后衔接组成的病变全过程。

4. 辨证 是在中医理论指导下,对四诊收集到的病情资料进行辨别、分析、综合、判断其证候类型的思维过程,即确定现阶段属于何证的思维加工过程。它是将患者周围环境、体质强弱与疾病规律综合考虑的一种诊断方法,具有整体、动态和个体的特色。在长期医疗实践中,历代医家创造了许多辨证方法,如八纲辨证、病因辨证、气血津液辨证、脏腑辨证、六经辨证、卫气营血辨证、三焦辨证、经络辨证等。

二、中医微观辨证

1. 微观辨证的概念　中医微观辨证学,是一门与时俱进的新兴学科。随着科学的发展,中医学以其特有的世界观科学地消化吸收和利用现代科技成果,并将其重新分拆、重构、整合、归位,揭示中医证候内在深层的微观规律,使中医辨证学由宏观走向微观。中医微观辨证与宏观辨证的结合将对中医临床疾病的诊治起到划时代的发展与创新;中医学的望、闻、问、切与现代的仪器检测有机地结合后,再对疾病做出更加科学的诊断与治疗,将会进一步提高中医学对疑难病、难治病治疗的优势和效率。"微观辨证"概念是沈自尹教授于1986年首次提出,指在中医基础理论指导下,运用现代医学的影像学检查、实验室检查、病理组织检查,甚至基因检查等科学检测技术,旨在从器官水平、细胞水平、分子水平等更深层次上进行微观辨证,为临床中医辨证施治提供客观依据。

尽管对微观辨证有诸多描述,各位学者对于微观辨证的理解大致认为:①微观辨证吸收了现代科学技术的检测手段,是中医宏观四诊的深化和扩展,对中医"证"的诊断起辅助作用。②微观辨证不可能独立于宏观辨证而存在,应该在中医基础理论的指导下进行。

2. 微观辨证的相关术语　近年来,随着微观辨证理论的逐渐成熟,与之相关术语如潜证、隐潜性证、隐症等也开始产生。

(1)潜证:罗金才认为由于目前中医四诊手段和各种辨证多数仍沿袭传统,"司外揣内""诊于外者,斯以知内"的方法,故在临床上常常出现这样的情况:一些传统四诊辨证看来完全是无病的正常人,如隐匿性糖尿病、血脂过高症等患者,并无明显临床表现,却为西医检查证实体内存在着某种病变而需要进行治疗;还有一些疾病后期无明显临床症状和体征者,在传统的诊治方法看来似已痊愈而不需治疗,然而西医检查却表明尚有某项重要指标异常,仍需进一步治疗等,如小儿肾病综合征在恢复期无临床表现,但尿常规检查显示尿蛋白阳性等,这些在传统的中医辨证过程中皆可看为是"无证(症)可辨"。罗金才指出这种无明显症状和体征,用传统的四诊方法不能发现的病变,称为潜证;反之为显证。

(2)隐潜性证:沈自尹首先通过临床和实验室观察发现并提出证"隐潜性变化",如隐性"肾阳虚证",发现"肾阳虚证"具有下丘脑-垂体-肾上腺皮质轴功能紊乱,证实了中医的"证"具有物质基础,并首先提出"肾阳虚证"具有神经内分泌系统的"隐潜性变化"。进一步发现"肾阳虚证",不仅具有肾上腺皮质轴的功能紊乱,还具有下丘脑-垂体-甲状腺轴及下丘脑-垂体-性腺轴,乃至多靶腺轴的不同环节或不同程度的隐潜性变化。同时在对哮喘患者内分泌变化的临床研究中发现哮喘患者即使无"肾虚"的临床表现,其肾上腺皮质也有类似"肾阳虚"的隐潜性变化,故其本质仍属"肾阳虚"范畴。而且用温阳片温补肾阳治疗哮喘患者均取得明显疗效,并纠正其内分泌和免疫功能的失衡,以药测证,可以认为是"隐性肾阳虚"者。

(3)隐症:杨毅玲提出隐症主要是指在一定致病因子作用下,在机体内部已经出现明显病理改变,但无明显相应症状和体征,只有通过现代医学检查手段(包括各种仪器检查及血液排泄物、分泌物等物理和化学的检查）才能辨识的病证。隐症是相对于外候而言的，而"外候"基本上指传统认识的四诊方法，即望、闻、问、切等手段所诊察出来的症状和体征。通过隐症与外候的结合进行辨证，较之传统的四诊辨证，应该更能反映疾病的客观和本质，是四诊诊法的延伸。

以上提出的"潜证""隐潜性证""隐症"，其内涵基本相同，指在临床上大量存在的，按照中医传统宏观辨证方法无症可辨的，而通过实验室微观检测可以证实的一类病证或者状态。

（邱彩霞　郑　健）

第二节　微观辨证在肾脏病研究中的应用

现代医学技术在肾病研究领域的应用，使我们看到了许多临床表现轻而病理表现重、病理改变严重性与多样化并存的病例。这种全身症状表现与肾病局部表现不一致的情况，使得相当一部分患者出现轻微的外在表现时而肾脏病已发展至晚期，失去了最佳的治疗时机，中医治疗肾病的优势也未能得到发挥。此时，微观辨证就显示出其在肾脏病研究中的重要作用。

一、微观辨证对肾脏病研究的重要性与优越性

1. 微观辨证的未病先防　有了微观辨证，我们就可以看到未形于外的病理改变，或可把其称作"潜证"，属于中医治未病的范畴。中医治未病包括未病先防和既病防变两个方面。现在国内许多中医肾病学专家从肾脏病理改变的微观入手，重新认识肾病的病因、病机并付诸临床。所以，将显微镜下的病理改变视为中医"望诊"的延伸并作为中医辨证的客观依据之一，利用先进技术手段为中医服务，对进一步提高中医药防治肾病的疗效具有深远的现实意义。

2. 微观辨证的时效性　通过微观辨证有助于将治疗的时间窗前移。在肾脏病早期，如慢性肾脏病（CKD）、IgA 肾病等早期，无证可辨的这种现象较为常见，但是常规的尿检查和生化检查却提示明显异常；再如隐匿性肾小球肾炎，健康体检时被发现存在蛋白尿和 / 或血尿；再如肾瘀血证，临床上经常可以见到肾穿刺病理检查证实存在不同程度肾小球硬化和 / 或肾小管间质纤维化的患者，常常缺乏传统意义上的瘀血表现。此时，及时根据检测指标提示，采用微观辨证可以弥补传统中医对这些无症状情况下诊治的不足。

3. 微观辨证的动态变化　大部分肾脏病病程冗长，却并不静寂，不同时期虚实变化复杂。尤其是免疫介导的原发或继发性肾炎，往往表现为肾组织急性炎性病变和慢性纤维化病变交替发展的临床过程。若每一次急性活动性病变的发生或加重不能有效地控制均可能是向慢性病变迈进一大步，因此，及时识别急性加重因素是延缓或阻遏慢性肾功能减退进程的关键。但发生在肾组织内的细微变化，难以从传统的中医证候中体现，借助肾脏病理所观察到的现象可以为微观辨证提供依据，如有学者将肾组织活动性病变：肾小球内弥漫性内皮和 / 或系膜细胞增生、细胞性新月体、肾间质炎症细胞浸润等归属于中医"风湿扰肾"证，从微观表象上来把握证候细微的动态变化。

二、微观辨证在肾脏病研究的应用

1. 肾本质的研究　1959 年始,上海第一医学院组成了脏象专题研究组,采用现代科学方法研究中医脏象理论的实质。辨证论治是中医诊疗体系的核心,藏象学说又为脏腑辨证论治的最基本理论之一,而五脏之中又以肾最为历代医家所重视,所以上海第一医学院藏象专题研究组把研究的具体目标首先定位在肾,开始对肾的本质做了有系统、有步骤的研究。首先,从大量的指标测试中筛选出不同病种的肾阳虚患者的 24 小时尿 17 羟皮质类固醇含量普遍低于正常值这一重要指标。其后,发现尿 17 羟测定与冷压试验在肾阴虚与肾阳虚患者因用药过偏有临床阴阳症状转化时,也有相应的转化,证明阴阳是有共同的物质基础,并由此开始对于慢性病中阴虚者可阴损及阳、阳虚者可阳损及阴的情况,调节肾中阴阳,采取阴阳互根观点进行研究,从而提高了疗效。最后,为更进一步了解肾阳虚的发病原理,采用了血 11 羟昼夜节律测定、Su-4885 试验、ACTH 试验,以全面观察下丘脑 - 垂体 - 肾上腺皮质轴系统,在正常人、肾阴虚、肾阳虚患者的全面检查比较中,证明肾阳虚患者确有下丘脑 - 垂体 - 肾上腺皮质轴不同环节(层次)、不同程度的功能紊乱。

2. 肾主水的研究　水溶液作为生物体的主要组成成分,约占人体重量的 70%,它们在细胞内外穿梭中实现细胞的多种功能,故水的跨膜转运对维持细胞正常代谢具有重要作用。水通道蛋白(AQP)是生物膜上特异性运水的整合蛋白,在机体的分布广泛,大多数选择性地分布在与体液吸收、分泌有关的上皮细胞中,以及可协同跨细胞转运的内皮细胞中,其主要生理功能是能显著增加细胞膜水通透性,介导水被动跨生物膜转运,参与水的分泌、吸收,对保持细胞内外环境的稳定平衡起着重要作用。水通道蛋白的发现使我们能够在分子水平研究水的运动,将阐明许多疾病的发病机制,并予以相应的干预,具有重要的临床指导意义。

既往研究表明,AQP1 分布在近曲小管的顶膜和基底膜,在近曲小管的液体重吸收过程中起重要作用,大部分从肾小球滤过的液体通过主动的近等渗转运机制重吸收。缺失 AQP1 的小鼠表现为中度多尿,尿渗透压明显降低。AQP2 在调节肾脏水平衡中起重要作用。AQP3 主要分布在皮质和外髓集合管,与肾脏尿浓缩能力密切相关,不仅允许水的通过,也允许甘油或尿素等小分子通过;AQP3 的缺失会导致小鼠多饮、多尿及肾萎缩等。集合管灌注检测表明 AQP4 缺失使内髓集合管水通透性降低 4 倍,尽管如此,AQP4 缺失只表现为最大尿浓缩能力的轻微降低。该结果支持水主要在集合管的皮质和外髓段被重吸收的理论。AQP6 仅分布于肾脏,且表达量有限。推测其功能与肾脏的水转运有关。AQP6 与其他水通道蛋白不同,是一个阴离子选择通道,有研究显示天冬酰胺在 AQP6 通道的开放关闭迅速转换间起重要作用。所以深入 AQPs 的研究,有可能很好地阐述"肾主水",也可能解释和补充水、湿、痰饮等病理变化的机制。

三、肾脏病临床研究的应用

1. IgA 肾病　IgA 肾病是一组以系膜区 IgA 沉积为特征的系膜增生性肾小球肾炎,故又称"系膜增生性 IgA 肾病",为一种免疫病理诊断的肾小球疾病,免疫荧光检查是诊断 IgA 肾病必需的决定性方法,表现为肾小球系膜区或伴有毛细血管壁的高强度、粗大颗粒状或团块状 IgA 沉积。单纯 IgA 沉积并不多见,大部分病例(80%)有补体 C3 沉积,无 C1 和 C4 沉积,说明为补体的旁路激活。活动性病变可见到 IgA 沿毛细血管壁沉积,同时多有纤维蛋白原在系膜区、毛细血管袢和新月体内沉积。然而，IgA 肾病临床表现轻、病理改变重、病理改变多样化等特点，使全身症状表现与肾脏局部病变严重程度不一致，相当一部分患者出现轻微的全身表现时，肾脏病变已近晚期。有很大一部分专家认为从肾脏病理改变的微观辨证入手重新认识肾脏疾病的病因病机是提高中医药防治肾脏疾病临床疗效的主要途径之一。肾小球细胞增生及新月体形成又与风、湿、热、毒有关；球囊粘连、肾小球硬化及肾小管萎缩、肾间质纤维化在病理上均属于慢性化的表现，具有迁延、缠绵、难治的特点，与痰、瘀、湿的致病特点相似；临床多表现为代谢产物的蓄积、多系统功能的紊乱，治疗多用温阳、泄浊、解毒之剂取效，故而我们认为在病机上必然存在阳虚内寒、浊毒内泛。运用取象比类法认识肾脏病理基本改变的纤维素样坏死与微血栓形成：纤维素样坏死与微血栓形成是血管壁破坏和血液运行障碍，符合瘀血致病特征，系瘀血闭阻肾络所致。

2. 慢性肾脏病　中医学对慢性肾脏病传统主证是肾虚证，表现为腰膝酸软、倦怠乏力等，在这一宏观表象下隐含着肾脏病理生理的改变，诸如有效肾单位逐步减少导致的肾功能进行性减退、肾性贫血，足细胞受损所致大量蛋白尿，精微物质流失导致的低蛋白血症等，均导致或加重了肾虚证。瘀血证的传统主证是面色黧黑、肌肤甲错、舌质紫暗等，这样典型的患者临床上实不多见，但慢性肾病瘀血的征象却比比皆是，诸如肾小球硬化、肾小球基底膜弥漫性增厚、肾小管间质纤维化，以及肾病综合征患者的血液高凝状态、长期的镜下血尿等，均是指导临床应用活血化瘀法治疗的指征。湿浊证在慢性肾病辨证中历来受到高度重视，除常见的水肿外，随着肾功能的减退和代谢产物在体内的堆积，血肌酐升高等均是湿浊证的微观指标，此时，绝大多数患者可能并没有纳呆、恶心、呕吐、苔黄腻等表现；风湿证是针对慢性肾病在其稳定病程中突然加重的临床现象，表现为骤然增多的蛋白尿、血尿、血肌酐进行性升高等，其证本质是肾组织的急性免疫炎性病变，如细胞新月体、系膜细胞 / 内皮细胞增生、肾间质炎性细胞浸润等。

3. 膜性肾病　陈以平教授长期致力于肾脏病理与中医辨证关系的研究，并通过对大量临床资料的整理与总结，深入分析了肾脏微观病理与中医辨证分型的关系。认识到两者之间存在着动态的联系，"既有其规律性的一面，但又有变动中的复杂性"。根据膜性肾病之"虚、湿、瘀、热"四大病机，结合膜性肾病的西医发病机制，陈教授删繁就简，大胆地将肾脏病理诊断引入中医辨证论治中。认为免疫复合物在上皮下沉积、基底膜增厚等病理变化当归于中医微观辨证之"瘀血"证；而补体活化、膜攻击复合物形成归属微观辨证之湿热或热毒之候。提出了"湿热胶着成瘀"这一中医病理过程是影响疾病发生、发展的关键。针对这一重要机制，陈教授通过系统的动物实验与临床研究，提出了健脾益气、清利湿热、活血化瘀之治疗大法。如：针对脾肾气虚之基本病机，应用黄芪、山药、白术等健脾益气，既补元气之虚，兼具调整免疫状态之功；针对湿瘀热互结，重用半枝莲、白花蛇舌草之辈以清利湿热，以水蛭、当归之类以活血化瘀。同时有助于消散免疫复合物的沉积。在此基础上，对于高度水肿者，加用黄芪注射液以加强益气消肿之功；对严重低蛋白血症者，选用黑料豆丸以强脾运、助升清。

4. 无症状性尿检异常性肾炎　在俞东容的无症状性尿检异常肾炎的 98 例临床研究中，通过微观辨证分析结果：98 例患者中 25 例单纯性血尿，10 例单纯性蛋白尿，63 例蛋白尿伴血尿。单纯性血尿患者肾虚血瘀证多见（9/25 例），单纯蛋白尿患者单纯肾虚证少见（1/10 例），更多以伴风湿证或血瘀证多见（9/10 例），蛋白尿伴血尿患者以肾虚血瘀风湿证多见（37/63 例）。98 例患者中医症状中，81 例患者出现腰酸乏力（82.7%），口干咽燥、气短懒言、易感冒的发病率分别为 51.0%、38.8%、35.7%,其余发生均在 30% 以下,且多以轻症表现,无重症表现。其中有 51 例进行肾病理检查,结果显示:IgA 肾病 45 例,膜性肾病(MN)1 例,系膜增生(MsPGN)5 例,IgA 肾病中 Lee 氏Ⅲ级以下 7 例,Lee 氏Ⅲ级及以上 38 例,提示多数病理不轻。本病临床缺乏脉络瘀阻的症状如肢体麻木、腰痛固定、舌下瘀斑等,但肾脏病理见到毛细血管袢闭塞、微血栓、肾小球球囊粘连、肾瘢痕形成等,都可以考虑为肾脏局部瘀血证,本研究中 10 例患者临床并没有明确血瘀证候,但参考微观辨证而诊断为血瘀证。同样,有 19 例患者临床泡沫尿不明显,也没有显著的腰困重、头身肌肉关节酸肿、皮肤湿疹、恶风等,但微观中可见明显的系膜细胞增生、炎细胞浸润、新月体等风湿证候。可见,尿常规检查和适时的肾穿刺并结合微观辨证无疑可以加深对本病证候特点的认识。

(邱彩霞 郑 健)

第十八章 肾脏血液循环障碍与中医活血化瘀法的应用研究

第一节 肾脏血液循环障碍

肾脏血液循环管障碍是肾脏疾病发生的主要病机之一,是引起肾脏疾病高凝状态、微血栓形成、肾单位坏死及水肿等现象的重要原因。现代病理学研究认为,血液循环障碍是除了免疫性炎症外肾小球疾病的另一个主要发病机制,几乎见于所有类型肾脏疾病,其程度与病变的严重程度和活动性是一致的。肾小球由丰富的毛细血管网组成,血液灌流量大。病理状态下,血流阻力增大,血流速度缓慢,血液黏度增高,使血液运行不畅,导致肾脏瘀阻络伤,形成肾脏血瘀证,产生或加重肾脏疾病。近年来肾脏血液循环障碍与活血化瘀法的相关研究日益受到重视,活血化瘀法能有效地改善肾脏血液循环障碍,其在临床研究和实验研究方面均取得显著进展。

一、高凝状态是肾脏病血液循环障碍的关键

高凝状态是一种凝血平衡的病理过程,表现为凝血成分活力增高,或抗凝血成分活力降低,或肾脏血液流变学的改变,是产生肾病血栓栓塞合并症的重要因素。血栓可局限于肾静脉主干,而通常累及大部分肾静脉分支,可发生在成人,亦可发生于婴幼儿。

1937 年 Rayer 首先报道了 NS 合并肾静脉血栓(RVT)形成。1956 年以前的 RVT 多数为尸体检查诊断,此后随着相差 X 线摄影技术及选择性血管造影技术的应用,尤其是近年数字减影血管造影的应用,使本病的诊断率大大提高。有关本病的发病率报道极不一致,从 2%~54%,多数在 20%~30%。Egli 报告,小儿 RVT 约占 NS 患儿的 1.8%(约 60/3 377 例),远较成人为少。最近国外报道,成人 NS 的 RVT 为 5%~62%,平均为 35%。国内报道为 46.5%。这一差别可能与受检肾脏病类型、临床情况及造影技术等有关。小儿 RVT 国内报道极少,但从 20 世纪 70 年代以来,我们发现从单纯性肾病转变为难治性肾病与其高凝状态、肾静脉或下肢静脉血栓形成有关。

Rager 及部分学者,近年来仍认为 RVT 为原发病导致的肾组织变化→尿蛋白→NS。但多数的实验和临床病理材料已证实 RVT 为 NS 的后果,这可能首先与 NS 时的高凝状态相关,而低蛋白血症、高胆固醇血症是肾脏病产生高凝状态的原因之一。近年来由于下列主要证据,已公认 RVT 是肾脏病的后果而不是原因:①实验性 RVT 只有轻度的蛋白尿,组织学及免疫荧光检查未发现与膜性肾病相似的改变。②无肾病的 RVT 在外科文献中已有报道,但在 RVT 的尸体检查中仅有极少数生前有肾病。③大多数 RVT 与肾病同时存在的患者,肾脏形态学改变与单独存在 NS 的病理类型相似。④近年的肾静脉造影表明,肾脏病发病

后第一次造影阴性,若干年后再造影却发现 RVT,表明 RVT 发生在肾病之后。⑤在肾病患者中存在着高凝状态。

呈肾脏病表现的各种病理类型肾小球疾病均可并发 RVT,其中以膜性肾病,膜增殖性肾小球肾炎为多,膜性肾病(MN)RVT 发生率最高,在 20%~60% 之间,非 MN 的 NS 患者仅为 10%~50%,而局灶性节段性肾小球硬化及微小病变肾病少见。继发者,狼疮性肾炎的发病率较高,故认为是患者发生的显著危险因素。据 20 世纪 70 年代初至 80 年代末国外的 10 篇报道,230 例膜性肾病患者中 RVT 发病率自 5%~62% 不等,其发病率高的原因不清,可能与存在着某些特殊免疫损伤有关。系膜毛细血管性肾小球肾炎也是发生 RVT 的常见病理类型,关于微小病变肾病及系膜增生性肾小球肾炎的 RVT 发生率据国外报道很低。继发性 NS,如狼疮性肾炎、肾淀粉样变性病、糖尿病肾病、紫癜性肾炎均可并发 RVT,尤其前两者常出现。

二、肾脏病微循环障碍的原因

肾病是免疫性炎症和血凝障碍、血管内皮损伤、血小板量与质的改变等为主要发病机制。当肾小球毛细血管内皮损伤,胶原纤维暴露,激活内源及/或外源凝血系统,促使纤维蛋白原形成纤维蛋白的单位增加,使纤维蛋白降解产物(FDP)增加。其次,由于大量蛋白从尿中排出,导致低蛋白血症,肝脏代偿合成蛋白质增加,其中以纤维蛋白原增加尤为明显,从而提高了血浆黏度。血管内皮受损可释放出Ⅷ相关抗原,而使血浆中水平较正常增高,促进血小板黏附于血管内膜,加重了肾小球毛细血管内微血栓形成。其主要原因如下:

1. 大量蛋白质随尿丢失的同时,凝血因子亦随之丢失。

2. 随着肝脏代偿性合成增加,使纤维蛋白原合成增加。

3. 高胆固醇血症引起血液黏稠度增加,促进血小板凝聚和释放凝血素增加,高胆固醇血症能沉积在血管内皮细胞上,造成细胞表面粗糙和其表面电荷增加,使带负电荷的血小板易于黏聚,增加了血小板的黏附、聚集功能。

4. 长期激素治疗,能刺激血小板生成增加,过度释放凝血因子Ⅳ、Ⅴ、Ⅷ,并抑制纤维蛋白溶解和肝素释放。

5. 肾脏病时有效血液循环量减少,血液量减少,血液浓缩,黏稠度增高,血流缓慢而致凝血。肾病高凝状态已被公认,在一定条件下易于血栓形成,而广泛持久的肾内微血栓形成,将导致肾小球病变持续发展和肾功能下降,其程度与肾病的病理严重性、活动性和血小板的改变相平行。

6. 感染是血栓形成的重要因素。

7. 股静脉穿刺可诱发静脉血栓形成。

三、肾脏病微循环障碍的发病机制

补体系统的激活是凝血障碍最初的变化。补体对凝血有触发作用,在抗原抗体复合物的刺激下,激活补体系统,介入免疫性炎症,尤其补体 C6 具有促进血液凝固的作用,使肾小球疾病在发病过程中形成纤维素沉着。由于机体免疫紊乱和障碍,包括体液免疫和细胞免疫不足,肾小球内出现非特异性炎症渗出、浸润、增生、纤维化、血小板聚积、凝血、纤维蛋白沉积等,这些变化与中医血瘀机制极为相似。

(一)凝血与抗凝血系统

凝血与抗凝血系统的功能正常和平衡稳态是机体血液正常运行的基础。在肾脏疾病中,机体的凝血与抗凝功能异常,临床上表现为高凝状态、出血倾向、血栓形成倾向等。

1. 凝血因子 肾病患者血中凝血因子 Ⅴ、Ⅶ、Ⅷ 及纤维蛋白原浓度增高,这些凝血因子的分子量均在 20 万 Da 以上,不易从尿中丢失,但能随肝脏代偿性合成蛋白质而增加,这可以由凝血因子的血浓度与血浆蛋白的降低呈负相关所证实。肾病时血中凝血因子 Ⅰ(纤维蛋白原)浓度显著升高,平均水平多数超过 600mg/dl,与血清白蛋白水平相关。Velden 等运用核素技术在转录水平证明肾病患者肝脏纤维蛋白原的绝对合成率明显增加,且与血浆纤维蛋白原浓度呈正相关,但与肾病患者血浆蛋白原池浓度的增加不成比例,说明纤维蛋白原尚存在部分分解率下降。

2. 抗凝血因子 抗凝血酶Ⅲ是机体内重要的抗凝物质,肾病时抗凝血因子,如抗凝血酶Ⅲ(6.8 万 Da)及 α_1 抗胰蛋白酶(5.4 万 Da),均为活化的 X 因子及凝血酶的抑制剂,因分子量小,尿中丢失超过肝脏合成致血浆浓度降低,尿中抗凝血酶Ⅲ丢失与尿蛋白程度呈正相关。导致血浆中抗凝血酶Ⅲ含量降低,血液呈高凝状态。血浆 α_2 巨球蛋白(84 万 Da)增高,抑制了纤溶酶原及纤溶酶,使纤溶系统处于迟缓状态,且与 AT-Ⅲ 下降呈明显的负相关。AT-Ⅲ 的下降可引起抗凝血功能下降。研究表明抗凝血酶Ⅲ降低水平与血浆低白蛋白水平呈正相关。抗凝血酶Ⅲ除抑制凝血酶外,对凝血系统所有活性丝氨酸蛋白酶均有抑制作用,因此肾病时其浓度的降低加重机体高凝状态。

最近报道,另外两种抗凝血因子蛋白 C(PC)及游离蛋白 S(FPS)在 NS 时血浆浓度也可能下降。蛋白 C 是一种由肝脏合成的依赖维生素 K 的蛋白质(分子量为 6.2 万 Da)。内皮细胞表面存在着血栓调理蛋白是凝血酶的受体。血栓形成过程中产生的凝血酶和血栓调理蛋白结合成复合物,激活蛋白 C,同时凝血酶本身被灭活。活化的蛋白 C 在蛋白 S 的辅助下能灭活因子 Ⅴ 及 Ⅷ,故而起显著的抗凝作用,蛋白 C 减少易发生血栓。蛋白 S 也是依赖维生素 K 的蛋白质,除主要由肝脏合成外,内皮细胞也能合成,分子量 6.9 万 Da,以两种形成存在于血浆,60% 与补体 C4b 结合形成复合物,40% 以游离形式(FPS)存在。蛋白 S 是激活的蛋白 C 的辅因子,实验证实蛋白 S 缺乏时激活的蛋白 C 的抗凝活性大为降低;向血浆加入蛋白 S,则激活的蛋白 C 抗凝活性又恢复。NS 时这二种蛋白质因尿中丢失超过肝脏合成可致血浆水平下降,而促进高凝状态。

现代药理学表明活血化瘀中药能够抗凝、促纤溶、抗血栓形成,改善肾脏血流量。黄文政在治疗慢性肾脏病中喜用虫类活血化瘀药,如全蝎、蜈蚣、水蛭、地龙等,每每奏验。现代研究认为,肾病综合征高凝状态与凝血酶原降低、凝血因子 Ⅴ 增高、血浆纤维蛋白原水平增高等有关。而活血化瘀中药可以阻止纤维蛋白形成、稳定血小板活性。

(二)纤溶系统

纤溶系统包括无活性的纤溶酶原及其转化生成的有活性的纤溶酶、纤溶酶原激活剂及其抑制物以及纤溶酶抑制剂。纤溶酶原在其激活剂作用下转变为纤溶酶,纤溶酶能水解凝血过程中生成的纤维蛋白,也能水解纤维蛋白原及凝血因子 Ⅴ、Ⅷ、Ⅸ 等。肾病时纤溶酶原(分子量较小的)也因从尿中丢失而致血浆浓度降低,引起纤溶酶产生不足,且纤溶酶抑制剂 α_2 抗胰蛋白酶及 α_2 抗纤溶酶的血浆浓度降低,纤溶酶原激活剂(PA)下降,而纤溶酶抑制剂 α_2 巨球蛋白却上升,这两者之间的相反作用使抗纤溶酶的活性变化不大,但有的患者如变化均朝着同一方向变动则有血栓形成。实际上肾病时这些增加的纤溶酶抑制剂因子作用常占优势,因此纤溶酶活性受抑制引起纤溶作用。肾病时由于小分子量的纤溶酶从尿液中丢失,而且大分子量的纤溶酶抑制剂 α_2 巨球蛋白在体内增加,使纤溶酶的含量和活性明显降低,加重血液高凝状态。同时血浆中纤维蛋白原明显升高,纤维蛋白分解率下降。研究还发现肾病患者血浆纤维蛋白凝胶结构紧密、坚固,导致纤维蛋白松解减慢,这些患者在增加白蛋白至40g/L后,可部分恢复正常纤维蛋白结构,纤溶率增加。此外,机体另一抗凝系统——蛋白C系统,在NS复发患者蛋白C的活性增强,而组织纤维蛋白溶酶原激活剂和抗血纤维蛋白酶下降,提示纤维蛋白溶解系统具有防止血栓形成的重要作用。

总之,以上凝血与纤溶一对矛盾在肾病及RVT时变化规律并不绝对,且与RVT形成时相(急性期或慢性期)及受试时患者状态有关。

(三)血小板数量及功能的变化

肾病患儿血小板数量正常或呈中度增加(50万~80万Da),偶可达到80万~100万Da,主要在于其功能变化。肾病时血小板功能明显亢进,表现在血小板数目、平均血小板体积、血小板比容均明显增加,及血小板对二磷酸腺苷及胶原的聚集功能增强,此高聚性与血浆白蛋白水平呈负相关,而与血脂水平呈正相关。另外,血小板黏附功能及释放功能(释放β-血小板球蛋白、血小板第3或第4因子)也增加,血小板更新加快(血小板伸展率下降),上述因素促进高凝,造成血栓倾向。研究表明,血小板的功能异常主要与低蛋白血症、高脂血症、高纤维蛋白原和血管性假性血友病因子(vWF)有关。高胆固醇血症可引起血小板数目增多;纤维蛋白原和vWF是血小板黏附所必需的血浆成分,当血管内皮受损时,vWF自内皮释放入血,随之与胶原纤维结合而变构,变构后的vWF与血小板膜上的糖蛋白结合,成为血小板黏附于血管内皮的"桥梁"。肾病患者的纤维蛋白原和vWF含量增高,血小板黏附因而增强;低蛋白血症有助于血小板合成血栓素A2;低密度脂蛋白升高可引起血小板自发性聚集。Sirolli等研究表明,NS患者血浆β2血小板球蛋白、P选择素、循环血小板暴露活性依赖抗原P选择素(CD62p)/溶酶体GP53(CD63)阳性血小板增加,18例患者中13例有血小板高聚集反应,可见NS时血小板显著激活。

(四)血液流变学和动力学的改变

肾脏病变特别是肾小球疾病时,血液的流量、流速和流态、血液的流动性和凝固性等特征发生改变,可出现全血黏度、血浆黏度、红细胞比积、红细胞沉降率、纤维蛋白原定量等指标的异常。研究表明,血流缓慢是血栓形成的重要因素。肾病时由于低白蛋白血症可以引起血容量下降、血浆胶体渗透压下降、高脂血症、高纤维蛋白原血症,再加上利尿剂治疗等因素,导致血容量下降,血液浓缩,红细胞比容增大,血液黏滞度增高,血流缓慢,从而使被激活的凝血因子和凝血酶能在局部达到凝血过程所必需的浓度。电镜下还发现血流缓慢,严重缺氧的内皮细胞会发生变性坏死,可以引起凝血障碍及微循环障碍加重,从而促进血栓形成。例如,小儿IgA肾病和紫癜性肾炎的血液流变学与正常儿童比较,部分指标(如全血黏度各切速)发生明显变化。活血化瘀法可以改善IgA患儿异常的血液流变学指标。翁端怡采用自拟中药益肾化瘀汤治疗IgA肾病,与治疗前相比,全血高切黏度、全血低切黏度、血浆黏度、红细胞聚集指数和红细胞刚性指数均明显降低。肾病综合征时,由于凝血系统活性增强,纤溶系统活性降低,加之高脂血症等引起血液浓缩、血液黏滞性增加。活血化瘀法能够降低血液黏滞度,防治血小板聚集。赵家坤等发现,与单独激素规范治疗相比,采用中医活血化瘀法联合激素治疗肾病综合征能有效降低全血黏度、血浆黏度以及纤维蛋白原含量等,改善肾脏血液循环障碍。

免疫和凝血功能紊乱,能使肾病的肾血流量明显减少,肾毛细血管通透性损伤,肾小球毛细血管痉挛,炎症细胞浸润及毛细血管凝血和血栓形成,还可引起毛细血管阻塞,肾血流受阻,肾小球滤过功能降低或丧失。

（五）脂质代谢的影响

高脂血症是肾脏病高凝状态的重要因素。1827年Bright首先报道了脂质代谢异常与肾功能的关系。1982年Moorhead等提出高脂血症是肾小球硬化发生发展的独立致病因素。脂质代谢异常导致肾损害的机制可能与单核巨噬细胞浸润、泡沫细胞形成、脂质刺激系膜细胞增殖和细胞外基质合成增加、炎症、脂质引起细胞因子异常分泌等因素有关。邓明华的研究显示,活血化瘀方药配合糖皮质激素可有效缓解肾病综合征的血液脂质代谢紊乱,与对照组比较差异显著。李慧采用当归、大黄两味中药组方,治疗高脂血症引起的肾脏损害大鼠,结果显示该方能明显降低大鼠血液甘油三酯和总胆固醇含量,且能不同程度减轻肾小球系膜细胞增生和细胞外基质增多的病理状态,使系膜基底膜面密度显著降低,预防肾小球硬化的发生。

此外,近年有提出活化的蛋白C抵抗(activated protein C resistance,APCR)是发生血栓的病因。特发性血栓30%~40%存在APCR,由于肾病患者普遍存在血液高凝状态,APCR可明显增加发生静脉血栓的危险因素,故认为APCR可能是患者反复发生RVT的原因。但尚无证据说明患者的普遍性与正常人群有何差异,所以是否是患者发生的危险因素尚不明确。另外,临床因素与逐步回归分析结果已经表明长期应用肾上腺皮质激素和连续使用强利尿剂确系形成血栓的重要影响因素之一。此外,患者由于长期卧床,血流缓慢及高度水肿压迫肾静脉,阻碍静脉回流,均可增加发生的风险。

内皮细胞有一系列防止血液凝固的功能,如果血管内皮完整无损,就不可能发生血小板和凝血因子的活化。肾病时体内的免疫复合物、自身抗体或其他因子引起血管内皮损伤,释放组织因子,启动外源性凝血途径,或内皮损伤后暴露胶原,激活Ⅻ因子,启动内源性凝血途径,促进血栓形成。近期发现肾病患儿组织因子途径抑制物(tissue factor pathway inhibitor,TFPI)明显升高,以激素抵抗者升高最为显著,提示外源性组织因子在肾病高凝状态形成过程中起重要作用。

肾脏的结构和功能的特殊性,决定了其对低灌注和缺血再灌注的敏感性。肾脏低灌注是指在各种因素的作用下,肾脏循环血液灌注降低,从而出现一系列临床症状。肾脏的缺血再灌注更是急性肾衰竭的主要原因之一,其发生机制与氧自由基的产生、细胞内钙超载、细胞凋亡基因的调控、炎症级联反应等密切相关。赤芍总苷是活血化瘀药赤芍的主要有效成分之一,具有抑制血小板聚集、防止血栓形成、抗脂质氧化、拮抗细胞内钙超载损伤等功能。吴明望等研究发现赤芍总苷可显著降低大鼠肾脏缺血再灌注损伤后丙二醛(MDA)水平,使超氧化物歧化酶(SOD)活性与谷胱甘肽过氧化物酶($GSH-P_x$)含量增高,对肾脏缺血再灌注损伤起到保护作用。此外,活血化瘀中药还能调节肾脏缺血再灌注损伤后ICAM-1与P-selectin等细胞因子的表达,可能与活血化瘀中药能清除氧自由基及减轻炎症反应有关。

四、病理变化

肾静脉血栓常开始于较小的肾静脉,如小叶间静脉、上行直血管及弓静脉,可扩延至主肾静脉及腔静脉,可单侧或双侧受累,肾脏可见出血性梗死或坏死,晚期可见瘢痕、分叶及挛缩,有时可误认为肾发育不全及慢性肾盂肾炎。合并RVT的肾脏体积肿胀,镜下可见肾间质高度水肿,肾小球毛细血管襻扩张瘀血,可有微血栓形成,有时可见中性白细胞呈节段性聚集并黏附于毛细血管壁,长期不能解除RVT的肾脏,则出现肾间质纤维化及肾小管萎缩。

国外病理分型：①无纤维素沉着（如微小病变）及膜性肾小球肾炎。②暂时性纤维素沉着（如急性链球菌感染后肾炎）。③反复性纤维素沉着（如血栓性微血管病变——溶血尿毒综合征）。④严重性纤维素沉着（如各种肾炎型肾病发展到肾衰竭）。⑤纤维素样坏死伴恶性高血压。RVT 在膜性肾病、狼疮性肾炎、膜增殖性肾炎中较为常见，原发性肾病高于继发性肾病。

五、临床表现

临床表现与血栓形成的急缓、堵塞血管的大小及血流中断的程度相关。急性主静脉大血栓常出现典型症状，而慢性的肾静脉小血栓，尤其是侧支循环形成较好者常无临床症状。国内外报道，经肾静脉造影确诊者临床多无症状。

典型症状：①剧烈腹痛或腰肋痛，可伴有肾区叩击痛，较大儿童常有剧烈腹痛伴有大量蛋白尿。②小婴儿可见腰部突然出现一外形光滑侧面而坚硬的肿物（肿大的肾脏）。③常有肉眼血尿，几乎全部都有镜下血尿，尿蛋白本已转阴者突然出现大量蛋白尿。④肾小球功能异常，GFR 功能下降，急性肾衰竭，少尿，BUN 增高。⑤急性 RVT 可伴有发热，新生儿可有呕吐、脱水及高渗状态，慢性 RVT 可伴有肾性糖尿及肾小管酸中毒等肾小管功能紊乱，甚至可引起范可尼氏综合征。

RVT 易并发肺血栓、栓塞，有时为 NS 患者的首发症状，严重者可致死。肺栓塞后可表现为呼吸困难、胸痛、咯血，通过胸片及肺同位素扫描证实病变存在。章友康等报道 NS 的肺血栓、栓塞发病率为 38%，以膜性肾病发病率（36%）居于首位。可见肺血栓、栓塞是 NS 常见的血栓、栓塞并发症，其中少数患者病情凶险，应及时诊断和积极治疗。

儿童 NS 血栓栓塞的发生率为 2%~4%。NS 高凝状态在无血栓形成时一般无临床症状，易被忽视。尤其在不常规做凝血项目检查时，高凝状态易被漏诊而延误治疗，待出现定位症状，则预示有血栓形成。NS 高凝状态可致各种动静脉血栓，血栓栓塞依据部位不同而具有不同的症状，肾静脉血栓栓塞最常见，典型的表现为：①剧烈的肋腹痛，肋脊角压痛；②蛋白尿突然加重；③肉眼血尿；④肾功能减退；也有患者症状轻微，如肾区隐痛，肿胀。临床上以不同部位血管血栓形成的亚临床型更为多见。可出现：①两侧肢体水肿程度差别固定，不随体位改变而变化，可能有下肢深静脉血栓形成。②皮肤突发紫癜并迅速扩大，阴囊水肿呈紫色，顽固性腹水，下肢疼痛伴足背动脉搏动消失等症状体征时，应考虑下肢动脉血栓形成。股动脉血栓形成是小儿 NS 并发症的急症之一，如不及时溶栓治疗可导致肢端坏死而需截肢。③不明原因的咳嗽、咯血或呼吸困难而无肺部阳性体征时应警惕肺栓塞，其半数可无临床症状。④突发偏瘫、面瘫、失语或意识改变等神经系统症状，在排除高血压脑病、颅内感染性疾病时，应考虑脑栓塞。

六、实验室检查

中国医科大学一院以 8 项检查作为高凝状态指标：①胆固醇增高（93.1%）。②α_2 球蛋白增高（96.4%）。③血纤溶酶下降（83.3%）。④纤维蛋白原增加（82.7%）。⑤血小板伸展率下降（82.7%）。⑥尿 FDP 升高（71.4%）。⑦血 AT-Ⅲ下降（31.1%）。⑧血小板计数升高（30%）。

有人认为尿 FDP>2.5μg/ml（血 FDP>10μg/ml），血小板计数增高，纤维蛋白酶原升高可作为抗凝治疗的依据。

NS 患儿的血纤维蛋白原显著增高,有静脉血栓形成者更为显著,血清白蛋白越低,则血纤维蛋白原越高,血纤维蛋白原的增加与血胆固醇的增高有显著的正相关。肾静脉血栓形成时Ⅷ相关抗原显著增高,故血纤维蛋白原和Ⅷ相关抗原的显著增加是 NS 患者血栓形成前状态的重要因素,血小板凝聚力增加也是肾静脉血栓形成的一个危险因素。

体外血栓形成仪(SDE-AⅢ型)测定是近年来国内开展的一项新技术,是判断肾病凝血机制障碍和抗凝疗法疗效评定的一种可靠方法,也为血瘀症的诊断提供了客观指标。

七、影像学检查

1. 非创伤性 CT、Mr、B 超及 Doppler 超声血流图、^{99m}TC-DTPA 肾核素扫描阳性均有助于诊断,但欠敏感,可用于肾外静脉主干大血栓的诊断。扩大的肾静脉内显示低密度血栓,肾周围静脉呈现蜘蛛网状侧支循环,是有确定诊断意义的征象。但对于危重患儿静脉造影有禁忌者用高分辨率的 B 超也可看出肾内静脉血栓形成。

2. 静脉肾盂造影(IVP) 急性 RVT 可见患儿肾脏增大,显影延迟;慢性 RVT 可见输尿管近端侧支循环压迹。

3. 血管造影 下腔静脉造影及肾动脉造影均缺乏敏感性和特异性,可见充盈缺损,或静脉分支不显影,如引流延迟可能为小血栓,数字减影血管造影(DSA)效果好,用药剂量小,浓度低,可用于肾功能下降者。

尽管肾静脉造影为一种比较安全、方便的确诊 RVT 的方法,但肾静脉造影可能造成某些严重的并发症。①肾静脉血栓脱落引起肺栓塞、肺梗死,预防的方法是操作尽量轻柔细致,动作必须规范,插管进入下腔静脉后,注入少许造影剂,当前方无血栓时再继续插管,以免触动血栓致脱落,避免导管在肾静脉内频繁插送或停留时间过长。②造影剂对肾脏的损害,严重者致肾小管坏死,引起少尿,甚至无尿、肾衰竭。因此在造影前后要大量饮水或输液,使肾小管得以充分冲刷,避免造影剂对肾脏的损害,对慢性肾脏病,特别是肾功能有损害者使用造影剂更应慎重。采用 DSA 可望减少这些损害。③穿刺部位血栓形成,NS 时在血液高凝状态的条件下,血管壁损伤易形成局部血栓,如肾静脉或下肢静脉血栓。预防的方法是尽可能减少血管内膜损伤,NS 有高凝状态时,做肾静脉造影后应常规进行抗凝治疗。

八、诊断与鉴别诊断

(一)肾静脉血栓的诊断

肾病患儿有高凝状态时突然出现腹痛,血尿、蛋白尿加重,肾功能减退及高血压时应考虑 RVT 的诊断。在此情况下如果发现微血管内溶血性贫血,血小板增加或进行性减少,血和尿 FDP 升高,血纤维蛋白原升高或进行性下降,应高度怀疑 RVT。腹部平片可显示肿大的肾脏及晚期钙化,B 超也可显示肿大的肾脏,尚可见到大血管的血栓,IVP 及肾扫描显示无功能的肾也可提示本病。确诊需要 DSA 或选择性肾静脉造影,同时应与肾胚胎瘤、肾盂积水、多发性肾囊肿及腹膜后出血相鉴别。

有人提出,NS 患儿有下述情况时应警惕 RVT 的可能,如肺栓塞和咯血,腹痛,下肢血栓性静脉炎,双侧下肢不对称性水肿,测尿 FDP>2.5μg/ml,凝血酶原时间、纤维蛋白原、抗凝血酶Ⅲ活力、血小板聚集试验等都提示高凝状态的存在,也可作为抗凝治疗的指征。左肾静脉 RVT 发病率高于右肾静脉,其原因可能是由于左肾静脉较右肾静脉细长,血液回流阻力增大,加上左精索静脉直接开口于左肾静脉主干,增加了左肾静脉血液回流阻力,血流缓慢,促进血栓形成。

对于慢性静脉小血栓，尤其是侧支循环形成良好者常无症状而极难识别。所以对于有下列情况，应考虑有肾静脉血栓形成的可能：①肾病综合征患者出现肺栓塞；②或／和急性腰、腹痛；③或／和难以解释的血尿及蛋白尿增加；④或／和急性肾功能损害伴肾体积增大。

患者发生缺少特异性症状，虽然部分急性患者可出现急性腰痛、浮肿、蛋白尿及血压升高等一系列症状表现。但相当多慢性患者并无局部临床表现，诊断相对困难，所以对有发生血栓高危因素的患者应考虑尽早选择适当的筛选检查。选择性肾静脉造影和肾动脉造影是目前最准确，也是最有价值的诊断方法，被作为金标准，但因其属于创伤性检查，具有一定危险性，包括注射造影剂后对肾功能的影响，且对于扩展入下腔静脉的属于绝对禁忌证，故不宜作为首选项目。近年来由于数字减影血管造影的发展，减少了对肾功能的损害，结果准确可靠。目前许多非创伤性诊断方法在临床上的应用逐渐增多。

（二）NS 高凝状态及血栓形成的诊断

对于 NS 高凝状态的诊断目前尚无确定的诊断标准，尤其是对用药时机尚无指导性实验室指标。许多医院仍采用 DIC 筛查作为参考。但 NS 的病理生理特点决定其高凝状态与 DIC 早期（高凝期）并不完全一致。有研究比较 NS 患者和 DIC 患者的血液指标发现，DIC 患者和 NS 患者纤溶酶 -α2 抗纤溶酶复合物（PIC）、凝血酶 2 抗凝血酶复合物（TAT）均明显升高，FDP 也高于正常，而纤维蛋白单体复合物仅在 DIC 患者血中升高，NS 患者则正常。因此通常认为 NS 患者如果出现出血倾向时，应考虑 DIC 诊断；NS 患者高凝状态时一般不会出现凝血因子的消耗，NS 患者凝血和纤溶系统的异常常较轻，一般介于 DIC 和正常人之间。国内学者认为当 NS 患者具有严重的低蛋白血症（白蛋白≤20g/L）和严重的高胆固醇血症（≥12mmol/L）时，多同时有高纤维蛋白原血症（纤维蛋白原>4g/L），提示高凝状态存在。同时结合下述辅助检查：凝血酶原时间缩短、血小板计数升高、抗凝血酶Ⅲ含量降低、纤维蛋白肽 A、D2 二聚体及 FDP 含量增高等。狼疮性肾病患者可检测其血浆中的狼疮抗凝物和／或抗磷脂抗体，有助于高凝状态的诊断。同时诊断血栓栓塞并发症需借助影像学检查。影像学检查包括 B 型超声及多普勒超声血流图、静脉肾盂造影（IVP）、下腔静脉造影及选择性肾静脉造影、数字减影血管造影等。必要时，需进一步做 CT、MR、磁共振血管影像（MRA）等检查确诊。行上述检查的原则是由简到繁、操作规范，对创伤性检查应严格掌握适应证。

九、治疗

早期治疗是本病的关键，对于疑有血栓形成可能的患者，应及早造影确诊。确诊后采取扩容、抗凝、纤溶、解聚等综合疗法，可能取得较为理想的疗效。抗凝治疗是内科治疗的主要首选方法，鉴于抗凝治疗的潜在出血危险，肾病患儿不应不加原则地一律抗凝治疗，有学者建议当肾病患者血浆白蛋白 <2g/dl 时或 NS 是由膜性肾病引起时应给予抗凝治疗，同时密切观察患者的出凝血情况。

（一）抗凝疗法

急性 RVT 者应及时抗凝治疗，能阻止血栓扩展，促进血栓沟通，改善肾功能，临床效果较好。慢性 RVT 抗凝治疗无明显疗效，但能减少新的血栓栓塞的发生。

1. 肝素 为首选药物，100U/（kg·次），每天 1~2 次，加入 10%GS 100~200ml 缓慢静脉滴注，应做凝血酶原时间监测，使其时间维持超过原有基础的 50%，疗程 2~4 周。一般多主张小剂量治疗,应避免大剂量静脉注射或快速静脉滴注,以免出现高峰抗凝而引起与抗凝有关的出血并发症。肝素为带高价阴电荷的酸性蛋白聚糖,结合到血管内皮表面可防止血栓形成,也可与 AT-III 结合,促其活化而抑制凝血酶及 Xa。抗凝血酶III是一种肝素依赖性抗凝物质,是一种肝脏制造的 α_2- 球蛋白,为凝血酶的抑制物,对某些激活的凝血因子如XIIa、XIa、IXa 和 Xa 也有抑制作用,故肝素是通过凝血过程的多个环节而发挥作用,其中以抑制凝血酶和 Xa 为主,肝素也可影响血小板聚集能力,从而阻止血栓形成。肝素的抗凝作用是抗凝血酶和抗血小板凝聚,并有抑制补体活性,消肿,利尿,消蛋白,通过改善微循环使肾功能好转。对于肾病综合征患者,其血浆中抗凝血酶III水平正常或降低,因而会影响肝素的疗效,故必要时配合输浓缩抗凝血酶III制剂或新鲜血浆。同时肝素在体内代谢较慢,需少量反复注射以维持血液循环中相对恒定浓度。低分子肝素(LMWH)的抗凝效果与普通肝素相似,有明显的抗凝血因子 Xa 活性和较低的抗凝血酶(ATIII)活性,对血小板功能和黏附性的影响弱于普通肝素,且 LMWH 使用方便,出血并发症低于普通肝素,故一般常用。

2. 双香豆素类 为间接抗凝药,和肝素有同样的抗凝作用,长期应用可溶解纤维蛋白,增加 ATIII 浓度,可用于需要长期抗凝治疗者。该药主要通过拮抗维生素 K 起作用,使凝血因子II、VII、IX、X合成受阻,抑制血液凝固。常用药物有华法林、双香豆素、新抗凝片。华法林成人初次用量为 5~10mg/d,2~3 天后改为 2.5mg/d,小儿酌减,疗程长短尚有争议,主要取决于肾病是否缓解,或用至缓解后 6 个月,一般多主张至少持续半年,若此后肾病仍未缓解或尿蛋白仍在肾病范围内,可考虑继续抗凝治疗半年以上或更长时间。

3. 纤溶疗法 纤溶治疗即激活纤溶酶原,促其转化为纤溶酶,以溶解纤维蛋白,致血栓溶解被吸收。纤溶治疗能及早促进血栓溶解并防止再发,避免肾脏损害。一般认为起病 3 天内给药可望获得溶栓效果,但应注意并发出血。

(1)纤溶酶原激活剂:是一种丝氨酸蛋白酶,对纤溶酶原有高度特异性,如尿激酶、链激酶、组织型纤溶酶原激活剂、单链尿激酶型纤溶酶原激活剂等。

1)链激酶:是在培养溶血性链球菌过程中产生的一种蛋白质,分子量为 47 000Da,它不直接激活纤溶酶原,而是先形成链激酶 - 纤溶酶原复合物,由该复合物激活纤溶酶,将其转化成活性纤溶酶。链激酶同时激活血浆内和血栓内纤溶酶原,然后才溶解血栓,前者引起短暂高纤溶血症。链激酶为最早和最广泛用以溶解血栓的药,但应注意其不良反应,如出血、过敏反应等。

2)尿激酶:由尿中提取,是肾脏制造的活性蛋白酶,分子量为 54 000Da 和 31 600Da 两种,前者为原形,后者为其活性片段。尿激酶直接将纤溶酶原转化为纤溶酶,血栓内浓度大于血浆,此药物无抗原性,无过敏反应,临床效果两者相似,尿激酶 2~6U 加入 5% 葡萄糖注射液 50~100ml 中静脉滴注,每天 1 次,14 天为 1 个疗程,必要时重复治疗。

3)组织型纤溶酶原激活剂(tPA):是位于血管内皮和组织的丝氨酸蛋白酶,为天然的血栓选择性纤溶酶原激活剂。tPA 对纤维蛋白的亲和力高于纤溶酶原,故能选择性地与血栓表面的纤维蛋白结合,结合后形成的复合物对纤溶酶原亲和力较高,能将纤维溶酶原转化为纤溶酶,使血栓溶解。tPA 注入血流后,几乎不影响循环中的纤溶系统,不引起全身性纤维蛋白溶解状态。NS 时血浆纤溶酶原减少常能降低上述药物的疗效,故必要时宜同时输浓缩的 AT-III 或新鲜血浆。

(2)去纤维蛋白酶:是从蛇毒中分离的蛋白水解酶。国内蛇毒制剂,如蝮蛇抗栓酶皆为去纤维蛋白酶。

对于 RVT 患者,介入治疗的目的主要是:①局部溶栓治疗;②导管取栓术;③置入永久性下腔静脉滤网,防止因血栓脱落而出现肺栓塞(PE)。下腔静脉滤网可采用经股静脉插管的方式放置在肾静脉于下腔静脉开口以上的下腔静脉段,可在局部溶栓治疗前先置入滤网以防止栓子脱落导致 PE。介入治疗时应注意避免损伤静脉壁,并防止血栓脱落。在放置滤网后需长期或永久抗凝治疗。抗凝药物主要为华法林,临床应用中需监测凝血功能,防止出血并发症。

溶栓治疗时应注意:①急性 RVT 予以溶栓剂,如尿激酶、链激酶,以肾动脉插管局部给药疗效最好,也可以静脉滴注。少数文献报道,插静脉导管至血栓部位,直接注入溶栓药物,溶解血栓,使血管再通。但因静脉端注药,很难在血栓处保证浓度,确切的效果有待于进一步更多病例证实。②尽早用药,因血栓溶解效果与其新鲜程度有关,一般血栓形成后 3~4 天内给药可望获得溶栓效果。③首次用药一般用负荷剂量(尤其链激酶),以中和体内可能存在的抗体和部分抗纤溶物质,使迅速达到一定水平的纤溶状态。④本疗法为短期突击治疗,急性血栓、栓塞一般用药 1~3 天,至多 1 周,故治疗结束后应给予抗血小板药物及抗凝药物以防血栓再发。⑤选用链激酶治疗时,为防止过敏反应,于治疗前可肌注盐酸异丙嗪或静脉注射氢化可的松 25~50mg。⑥治疗过程中应测定能敏感地反映纤溶和凝血状态的实验室指标,如纤维蛋白原水平、纤维蛋白降解产物、白陶土部分凝血酶时间和凝血酶原时间等。

4. 抗血小板凝聚药物　抗血小板凝聚药物能防止血栓形成和进展,按药物作用机制分为以下几类:

(1)抑制血小板花生四烯酸代谢的药物:如阿司匹林,为前列腺环氧化酶抑制剂,使 PG 内过氧化物 $PGH_2 \cdot G_2$ 转化为 TXA_2 受阻从而抑制血小板凝聚,用量应少,1~3mg/(kg·d),或 25mg/d,但不少人认为此药弊多利少,可引起钠潴留,影响利尿作用,并可发生间质性肾炎、肾乳头坏死等。消炎痛能防止血小板凝聚作用,也有消蛋白作用及抑制免疫炎症引起的白细胞趋化作用,但对病理变化无改变作用,而且不良反应发生率较高,容易反复,并能对抗前列腺素的形成。

(2)增加血小板的环磷酸腺苷的药物:如双嘧达莫,为血栓素 A_2(TXA_2)合成酶抑制剂,能抑制磷酸二酯酶,增加环磷酸腺苷,延长血小板寿命,抑制血小板凝聚,减少血栓形成,并有血管扩张作用,常和其他免疫抑制剂等一起应用,以提高疗效。常用剂量为 5~10mg/(kg·d),疗程 3~6 个月。

(3)作用于血小板膜的药物:①低分子右旋糖酐,能吸附于血小板表面,影响血小板功能。②肝素,作用同上。藻酸双酯钠(PSS)的疗效只是肝素的一半,但口服方便,具有肝素样的生理活性,但无肝素样的副作用,每次 25~50mg,每天 3 次。③β 受体拮抗药,如普萘洛尔能抑制血小板聚集。④其他药物,如噻氯匹定(ticlopidine)为新的强效抗血小板药,对二磷酸腺苷(ADP)诱导的血小板聚集有较强的抑制作用,常用剂量为 300~500mg/d。布洛芬和吲哚美辛作用相似,但对胃刺激较小,具有一定的消蛋白作用,每次 0.4g,每天 3 次,停药后易复发,可与双嘧达莫合用。唑嘧胺为一种血管扩张剂,具有抑制血小板凝聚作用。

5. 预防性抗凝治疗　预防性抗凝治疗可以降低血栓形成风险,避免血栓栓塞性事件的发生。目前虽然尚无前瞻性对照研究,但对于 MN,尤其大量蛋白尿以及血清白蛋白持续 <210g/dl 者,且有发生血栓之风险者(如原先有血栓事件、心衰、卧床、使用大剂量利尿剂、长期使用糖皮质激素),建议预防性抗凝治疗。对于无血栓高危因素的 NS 患者不推荐常规使用预防性抗凝治疗。LMWH 是最常用的预防性抗凝药物,尤其适合住院患者使用。

剂量为 5 000U,每日或隔日皮下注射,疗程一般 2~4 周,国外报道有安全使用半年以上者。Rostoker 等在一项前瞻性观察了 30 例 NS 患者(其中 14 例 MN,13 例局灶性节段性肾小球硬化),平均血清白蛋白 117g/dl,尿蛋白 9g/d;所有患者均接受 LMWH 治疗,中位治疗时间 13 个月,每 3 个月复查一次血管超声,未见血栓发生。预防性抗凝治疗也可选用华法林,但长期使用中应注意可能发生的出血并发症。

(二)手术治疗

手术治疗即手术切除血栓或患肾,主要用于下列患者:①肾静脉主干内急性 RVT 形成,经保守治疗无效者;②双肾静脉血栓;③反复发生肺动脉栓塞;④出现严重高血压、患肾感染或患肾衰竭的慢性 RVT 患者。手术曾是治疗 RVT 的首选方法,但在抗凝治疗出现以后,其应用已越来越少。Aguilera 等结合自己的研究认为:手术切除血栓无助于改善 RVT 患者的预后。Laville 等回顾性对比了抗凝、溶栓及手术方法在治疗 RVT 方面的应用,认为与抗凝及溶栓组相比,手术组预后最差。一般认为,手术主要用于药物治疗效果欠佳的患者,而儿童在 RVT 急性期不宜接受手术治疗,手术治疗的效果尚不肯定,仅适用于急性肾静脉大血栓保守治疗无效者,尤其双肾、孤立肾、或右肾大血栓(右肾不易建立侧支循环)伴肾功能损伤者。小儿急性期不宜手术,如 2 个月后肾功能仍不能改善或恶性高血压者可行手术治疗。

(三)原发病治疗

肾病患儿当 RVT 形成后,除上述治疗外,仍需积极治疗原发肾病,解除高凝状态,从根本上防止血栓、栓塞发生。治疗肾病时一定注意不应长期、大量盲目使用皮质激素,也不应该连续大剂量使用强力的利尿药,以免加重高凝状态,使 RVT 及其他血栓形成增加。

以上治疗虽然疗效较好,但副作用较大,尤其是出血倾向令人生畏。结合中医传统理论把辨病与辨证结合起来,以活血化瘀为主改善高凝状态越来越受到临床医生的关注。高凝状态属于中医的血瘀证范畴。按活血化瘀法治疗疗效显著。

(四)其他

对于肾病患者应采取低脂、低蛋白饮食,避免长期卧床,适当参加活动,控制体重等基本措施。此外,应积极治疗原发病,使其尽快缓解,解除高凝状态。由于糖皮质激素可加重肾病的高凝状态,并与 RVT 的发生有关,因此在应用糖皮质激素治疗时应充分权衡利弊。对于糖皮质激素疗效不佳的肾病患者不宜盲目加大、延长激素用量,以免加重高凝状态,促进血栓形成。肾病患者有效血容量较少,应避免大剂量使用利尿剂。对长期伴高脂血症不能缓解的 NS 患者,应给予降血脂药物治疗。

(吴博 郑健)

第二节 中医活血化瘀法在肾脏病循环障碍中的应用

活血化瘀法是治疗血瘀证的方法。血瘀证是指血脉运行不畅,甚至停滞凝聚,或离经之血积于体内所致的多种病证的总称。广义上讲,因各种病因致血液运行不畅,或积于脉内,或溢于脉外,以至血液相关系统异常,使血液功能、性质、成分等发生改变,都可称为瘀血;狭义的瘀血指血液运行不畅而停滞。因瘀血而出现的临床一系列表现,如面色黧黑或晦暗、腰痛固定或刺痛、肌肤甲错,或肢体麻木或出血、舌质紫暗或有瘀斑瘀点、脉涩等各种症状,上述症状称为血瘀证。中医的"瘀"及"血瘀"与西医讲的"淤积"（stasis）一词颇为接近，淤积是指任何液体在循环中停积，广义指在任何体液和组织液的停积，狭义指在循环中的血液停积。中医的"瘀血"概括了西医学所讲的静脉性淤血、出血、栓塞，动脉性缺血、出血、栓塞或微循环障碍。西医学认为，血淤主要是血液发生了"浓、黏、聚、凝"现象，可导致血液淤滞、血液循环和能量代谢紊乱。肾小球疾病普遍存在外周血流减慢、血液黏度增加、血小板凝聚等高凝状态；肾脏病理可出现肾小球系膜细胞系膜基质增生、微血栓形成、纤维素沉积、肾小球硬化等。这些病理改变与中医学"瘀血"相吻合，为血瘀证的存在提供了强有力的客观证据，为活血化瘀治法在肾脏病领域的应用提供了科学依据。

一、肾病瘀血证的中医病因病机

肾病属于中医水肿的范畴，中医学认为水能病血，血能病水；血不行则病水，血虚、浊能致水，水肿与瘀血互为因果。肾病患者多为气血虚衰，络脉瘀阻，久病入络，必有瘀阻，气为血帅，气行则血行，故益气结合化瘀，不仅可以祛瘀，还可改善肾脏微循环，扩张血管，增加血流量，以补气药来加强活血化瘀力量。现代医学亦证明：肾病时瘀血症的发生与下列因素有关：①免疫反应。②凝血亢进和纤溶低下。③血液流变学异常。④微循环障碍等。

1. 水湿壅盛，气滞血瘀　人体血液的运行有赖于脏腑气化。水为至阴，其本在肾，若肾病则水无所主，失于正常运行而停蓄于内，泛溢肌肤则为水肿；水湿壅盛，必然阻滞气机，气滞血瘀，即水能病血。

2. 感受外邪，血脉失和　风邪寒热、疫毒内犯，客于血络，伤及于肾，瘀结为肿。若为感受风热疫毒之邪，内陷营血，火毒内蕴，肾与膀胱脉络受阻而成瘀血。

3. 气机郁滞，血脉瘀阻　气为血帅，气行血行。气血瘀滞、水湿内留，阻滞气机，或久病伤及气血，均可导致肾络不通，瘀血内生，水道开阖不利，水气停滞，发为水肿。

4. 湿热下蕴，伤及阴络　湿热之邪既可受之于外，亦可由内而生，如外阴不洁，湿热侵犯膀胱；或过食辛热肥甘之品，脾失健运，积湿蕴热于膀胱。热伤阴络，血溢脉外。若湿热稽留日久，脉络为之阻滞，亦可形成瘀血之证。

5. 肾阳虚衰，血失温运　肾阳为一身之元阳，有温煦推动血液运行的功能，肾病日久，损伤阳气，阳气虚衰，无力推动血液运行，血行瘀阻；损伤肾之阳气，虚寒内生，血脉凝滞；肾阳不足，温煦无能，火不生土，导致脾阳不足，运化失常，水湿内停而致血脉瘀滞。

6. 久病缠绵，深入血络　肾病反复发作，病久不愈，既可伤气耗血，又可深入血脉，久病入络，而致脉络瘀阻。

肾与血在生理上密切相关，肾有藏血、运血的生理功能，肾藏精，为原气之所系，肾精是脏腑功能活动的物质基础，而原气是脏腑活动、气血运行的原动力。在病理上，肾病以水肿为主要表现，而水与血、气本不相离，水病可致血病，而血瘀亦可导致水肿，血、气、水三者相互影响，互为因果，而血瘀存在于肾病发生发展的全过程。即肾虚必兼血瘀，瘀血加重肾虚。若肾气不足，不能推动血行，血运迟缓，可致气虚血瘀；若肾精不足，血液、津液生成乏源，因"血为气之母"，气随之亦虚，气血亏虚，不能推动气血运行，血即因之而瘀，精不化气而化水，水停则气阻，气滞则血瘀；若肾气虚，气不摄血，血从下溢，离经之血留而不去而成瘀血；若肾阳虚，阳虚不能温煦血脉，无力推动血液运行，血行瘀阻；或脾肾阳虚，温煦无能，寒滞经脉，血受寒则凝，均可导致血瘀；若肾阴虚，阴虚生热，血受热则煎熬成瘀，或热迫血溢于脉外，亦可致瘀；阴虚津亏，热盛血耗，使血液浓稠，流行不畅而致瘀；或因虚或长期应用激素，致使卫外不固,易感外邪,外邪入侵,客于经络,使脉络不和,血涩不通,亦可成瘀。瘀血形成之后,阻滞于脉络,则血运不畅,新血不生,脏腑经络失于荣养,导致各脏器功能衰退,进一步加重肾虚。因此,肾病患儿存在中医辨证"肾虚血瘀"的病理改变,肾虚血瘀是导致本病发生发展的重要病理因素和基本发病机制,贯穿于疾病的始终,肾虚为本,血瘀是标,两者相互影响,互为因果。

二、血瘀证的诊断标准

参考国际血瘀证诊断指南[世界中医药,2022,17(1):31-35.]的诊断标准。

1. 主要标准

(1)舌质暗红、紫暗、青紫,或有瘀斑、瘀点,或舌下脉青紫、紫黑、曲张或粗胀。

(2)面部、口唇、齿龈、眼周或指(趾)端等部位暗红、紫暗或青紫。

(3)各部位的静脉曲张,或毛细血管扩张。

(4)离经之血(出血后引起的脏器、组织、皮下或浆膜腔内瘀血、积血)。

(5)腹部压痛抵抗感。

(6)月经暗黑,或色暗有血块。

(7)影像学显示血管闭塞或中重度狭窄(≥50%)。

(8)血栓形成,或梗死,或栓塞的客观证据。

2. 次要标准

(1)固定性疼痛,或刺痛,或疼痛入夜尤甚。

(2)肢体麻木或偏瘫,或关节肿大畸形。

(3)肌肤甲错(皮肤粗糙、肥厚、鳞屑增多)。

(4)脉涩,或脉结代,或无脉。

(5)病理性肿块,包括脏器肿大、新生物、炎性或非炎性包块、组织增生。

(6)影像学等检查显示血管轻度狭窄(<50%)。

(7)血流动力学、血液流变学、血小板功能、凝血功能、纤溶功能、微循环、X线胸片、超声等理化检测异常,提示循环障碍,或微血管结构功能异常,或血液呈浓、黏、凝、聚状态。

(8)近1个月有外伤、手术或流产,或久病不愈(病程≥10年)者。

判定标准:符合主要标准中的1条标准,或次要标准中的2条标准,即可诊断为血瘀证。

三、活血化瘀法对肾病瘀血证的作用

1. 免疫调节作用 北京医科大学应用血细胞移动抑制试验和免疫荧光检查,证实活血化瘀中药能抑制细胞及体液免疫,如丹参、红花、赤芍等中药可提高机体的环磷酸腺苷(cAMP)水平而起免疫促进和抑制作用(双向调节作用),使之达到免疫平衡,用其免疫激发作用,弥补了自身免疫疾病中存在的自身抗体和抑制T淋巴细胞的缺陷以及补体的缺陷,调节机体的免疫平衡,从而发挥治疗作用。

2. 抗变态反应,减轻免疫损害 活血化瘀中药能调整组胺,抑制或减弱变态反应性损害,改善肾小球毛细血管的通透性。

3. 抗凝作用 血液凝血机制紊乱对肾病患儿的发病及其进展起着重要作用。活血化瘀中药能抗凝血,改善血液高凝状态,如丹参能抑制血小板功能同时,增加血小板cAMP含量。益母草有较强的抗血栓形成作用,川芎、红花、赤芍均有抗凝血及抗血栓形成的作用。

4. 增强纤溶活性 肾病时纤溶活性降低可使纤维蛋白析出,刺激上皮细胞繁殖,单核细胞浸润,形成新月体,加重肾脏病变。活血化瘀中药可以增强纤溶活性,促进纤维蛋白溶解,减轻肾小球的纤维蛋白沉积,从而减轻肾小球损害,阻断新月体形成后的肾小球纤维化。

5. 改善血液流变学 活血化瘀中药能解除血液浓、黏状态,改善微循环。如当归、川芎、红花、益母草能降低胆固醇,改善血液黏稠度;赤芍能降低血液黏滞度;丹参可以保护红细胞黏膜,使红细胞变形能力增强,改善微循环。

6. 抗炎、抗感染作用 活血化瘀中药可以通过影响肾小球毛细血管的通透性,减轻肾脏炎症性渗出,改善局部血液循环,促进炎症性渗出的吸收,并抑制炎症肉芽肿的形成。

7. 抗肾炎介质的作用 肾小球上皮细胞产生的前列腺过氧化物——血栓氧丙烷(TXA_2)是引起肾脏炎症的重要介质。活血化瘀中药可以抑制 TXA_2 合成酶,使其含量减少,从而减轻肾脏的损害。

8. 对血管紧张素物质的影响 肾性高血压与前列腺素肾素和血管紧张素Ⅱ、环核苷酸呈正相关。活血化瘀中药可以加强改善肾脏的血液循环,促进了 PGA_2 和 PGF_1 的合成与释放,降低肾素的分泌。

9. 对肾脏血流的影响 活血化瘀中药可以扩张肾脏血管,提高肾血流量。如有学者报道用活血化瘀中药为主,加小剂量肝素治疗肾病,发现丹参、郁金、赤芍、川芎、三棱等可以使肾血流量增加 50% 或以上。

10. 促进受损肾单位逆转 活血化瘀中药可以促进肾脏纤维病变软化和吸收,促使废用的肾单位逆转。

四、活血化瘀的常用中药方剂

1. 血府逐瘀汤(《医林改错》) 桃仁、红花、当归、生地黄、川芎、赤芍、牛膝、桔梗、柴胡、枳壳、甘草。具有活血祛瘀、行气止痛的功效。

2. 少腹逐瘀汤(《医林改错》) 小茴香、干姜、延胡索、当归、川芎、官桂、赤芍、蒲黄、五灵脂。具有活血祛瘀、温经止痛的功效。

3. 膈下逐瘀汤(《医林改错》) 五灵脂、当归、川芎、桃仁、牡丹皮、赤芍、乌药、延胡索、甘草、香附、红花、枳壳。具有活血祛瘀、行气止痛的功效。

4. 通窍活血汤(《医林改错》) 赤芍、川芎、桃仁、红花、麝香、老葱、大枣、黄酒。具有活血通窍的功效。

5. 身痛逐瘀汤(《医林改错》) 秦艽、川芎、桃仁、红花、甘草、羌活、没药、当归、五灵脂、香附、牛膝、地龙。具有活血行气、祛瘀通络的功效。

6. 桃红四物汤(《医宗金鉴》) 桃仁、红花、熟地黄、当归、赤芍、川芎。具有养血、活血、祛瘀的功效。

7. 桂枝茯苓丸(《金匮要略》) 桂枝、茯苓、芍药、牡丹皮、桃仁。具有活血化瘀、缓消癥块的功效。

8. 丹参饮(《时方歌括》) 丹参、檀香、砂仁,具有养血、活血、行气的功效。

9. 桃核承气汤(《伤寒论》) 桃核、大黄、桂枝、芒硝、甘草。具有破血下瘀的功效。

10. 补阳还五汤(《医林改错》) 黄芪、当归尾、赤芍、川芎、桃仁、地龙、红花。具有补气、活血、通络的功效。

11. 四物汤(《太平惠民和剂局方》)　当归、白芍、川芎、熟黄地。具有补血调血的功效。

12. 桃红饮(《类证治裁》)　桃仁、红花、川芎、当归尾、威灵仙,具有化瘀通痹的功效。

五、活血化瘀的常用中药

1. 川芎

(1)来源:为伞形科植物川芎的干燥根茎。

(2)性能:辛,温。归肝、胆、心包经。

(3)功效:活血行气,祛风止痛。

(4)小儿肾脏病临床应用:本品辛香走窜,既能温通血脉、活血化瘀,又能行气通滞,为"血中气药",且兼具"旁通络脉",祛风通络止痛之功,临床常用治肾病综合征、慢性肾炎、慢性肾衰、蛋白尿持续难消,面色晦暗,舌暗或有瘀斑点等见血瘀气滞者。

(5)应用注意:本品辛温升散,凡阴虚火旺、舌红口干,多汗及出血性疾病,不宜应用。

2. 丹参

(1)来源:为唇形科植物丹参的干燥根及根茎。

(2)性能:苦,微寒。归心、肝经。

(3)功效:活血调经,祛瘀止痛,凉血消痈,除烦安神。

(4)小儿肾脏病临床应用

1)瘀血阻滞,瘀斑色暗:本品苦泄,入心肝血分,功擅活血化瘀,因作用平和,可祛瘀生新,祛瘀而不伤正,为治血瘀证的要药。治肾病综合征、慢性肾炎、慢性肾衰早中期患者病程日久,蛋白尿顽固不消,面色晦暗,舌暗或有瘀斑点等见瘀血阻滞者,常与桃仁、赤芍等药同用。

2)心悸失眠:本品性寒入心经,既有活血凉血、清心除烦之功,又有养血安神之效,治慢性肾衰,浊毒入营血,内扰心神,烦躁不寐,常与玄参、生地黄等同用,如《温病条辨》清营汤;治慢性肾炎,心血不足之心悸失眠,常与五味子、酸枣仁、柏子仁等同用,如《校注妇人良方》天王补心丹。

(5)应用注意:活血化瘀宜酒炙用。反藜芦。

3. 红花

(1)来源:为菊科植物红花的筒状花冠。

(2)性能:辛,温。归心、肝经。

(3)功效:活血祛瘀,通经止痛。

(4)小儿肾脏病临床应用:本品辛散温通,入心肝血分,长于活血化瘀,为治血瘀证之常用品。治肾病综合征、慢性肾炎有瘀血者,常与桃仁相须为用;因其活血通脉能达化瘀消斑之功,亦可用治瘀热郁滞之斑疹色暗,常与牛蒡子、当归、紫草等同用,如《麻科活人书》当归红花饮。

(5)应用注意:有出血倾向者慎用。

4. 桃仁

(1)来源:为蔷薇科植物桃的干燥成熟种子。

(2)性能:苦,甘,平;有小毒。归心、肝、大肠经。

（3）功效：活血祛瘀，润肠通便，止咳平喘。

（4）小儿肾脏病临床应用：本品味苦通泄，入心肝血分，善散血滞，活血化瘀力强，因其性平，故血瘀证无论寒热虚实皆可用之。治肾病综合征、急性肾衰竭、慢性肾盂肾炎兼见瘀血，蛋白尿顽固难消，舌暗或有瘀斑点者常用，伴入暮潮热、口干、舌苔少者，常与生地黄、赤芍、当归等同用，如《医林改错》血府逐瘀汤；伴形寒肢冷、小便不利，常与茯苓、桂枝、牡丹皮等同用，如桂枝茯苓丸（《金匮要略》）；伴瘀热互结，大便不通，常与大黄、桂枝等同用，如《伤寒论》桃核承气汤。

（5）应用注意：便溏者慎用。本品有毒，不可过量。

5. 益母草

（1）来源：为唇形科植物益母草的新鲜或干燥地上部分。

（2）性能：辛、苦，微寒。归心包、肝、膀胱经。

（3）功效：活血调经，利水消肿，清热解毒。

（4）小儿肾脏病临床应用：本品辛散苦泄，入血分，长于活血化瘀调经，因其兼能利尿消肿，故尤宜用水瘀互结之水肿。治肾炎水肿水瘀互结者，常配伍白茅根、泽兰等药物；治血热及瘀滞之血淋、尿血，可与车前子、石韦等同用。

（5）应用注意：无瘀滞及阴虚血少者忌用。

6. 当归

（1）来源：为伞形科植物当归的干燥根。

（2）性能：甘、辛、苦，温。归心、肝、脾经。

（3）功效：补血和血，调经止痛，润肠通便。

（4）小儿肾脏病临床应用：《本草经》曰："当归味甘而重，故专能补血，其气轻而辛，故能活血。补中有动，行中有补，诚血中之气药，亦血中之圣药也。"具有补血活血的作用，适用于血虚气滞而瘀的肾脏病患儿。

（5）应用注意：血虚偏热、有出血倾向、大便溏泄者慎用。

7. 赤芍

（1）来源：为毛茛科植物芍药或川赤芍的干燥根。

（2）性能：苦，微寒。入肝经。

（3）功效：清热凉血，活血祛瘀。

（4）小儿肾脏病临床应用：适用于血瘀偏热的肾病患儿。现代药理学研究证明赤芍具有抗凝血及抗血栓形成的作用。

（5）应用注意：血瘀偏寒、有出血倾向者慎用。

8. 牡丹皮

（1）来源：为毛茛科植物牡丹的干燥根皮。

（2）性能：辛、苦，微寒。归心、肝、肾经。

（3）功效：活血行瘀，凉血止血，清热退蒸。

（4）小儿肾脏病临床应用：本品既有活血行瘀的作用，又有凉血止血之功效，适用于血热有瘀血的肾病患儿。

（5）应用注意：阳虚或寒性瘀血的患儿慎用。

9. 三七

（1）来源：为五加科植物人参三七的干燥根。

（2）性能：甘,微苦,温。归肝胃两经。

（3）功效：止血散瘀定痛。

（4）小儿肾脏病临床应用：适用于瘀血阻滞的肾病患儿。

（5）应用注意：血虚无瘀者忌服。

10. 牛膝

（1）来源：为苋科植物牛膝（怀牛膝）和川牛膝（甜牛膝）的干燥根。

（2）性能：苦、甘、酸,平。归肝、肾经。

（3）功效：逐瘀通经,补益肝肾,强筋健骨,利水通淋,引火（血）下行。

（4）小儿肾脏病临床应用

1）腰膝酸痛、筋骨无力：本品味苦通泄,味甘缓补,入肝肾经,性善下行,能补肝肾、强筋骨,善治肝肾不足之证。治肝肾亏虚之腰膝酸软隐痛,常配伍杜仲、补骨脂、续断等药,如《扶寿精方》续断丸；治湿热成痿,足膝痿软,常与苍术、黄柏同用,如《医学正传》三妙丸。

2）淋证、水肿、小便不利：本品性善下行,具有利尿通淋之功,为下焦水湿潴留病症之常用药。治水肿、小便不利,常与地黄、车前子等同用,如《济生方》加味肾气丸；治血淋、热淋、砂淋,常与瞿麦、滑石、车前等配伍,如《世医得效方》牛膝汤。

3）齿痛口疮,头痛眩晕。本品味苦降泄,具有引血（热）下行之功,可用治气火上逆、火热上攻之证。肾炎患者常见口舌生疮、牙龈肿痛,若因肾阴亏虚、虚火上炎,可与知母、生地黄等同用,如《景岳全书》玉女煎；治慢性肾炎患者阴虚阳亢、头痛眩晕,常与生牡蛎、白芍、生地黄等同用,如《医学衷中参西录》镇肝熄风汤。

（5）应用注意：本品为动血之品,性专下行,孕妇月经过多者忌服；中气下陷,脾虚泄泻,下元不固,多梦遗精者慎用。

（吴博 郑健）

第十九章　儿童肾脏病常用方剂的临床应用研究

一、解表剂

1. 越婢汤

（1）来源：《金匮要略》。

（2）组成：麻黄_{六两（18g）}，石膏_{半斤（24g）}，生姜_{三两（9g）}，甘草_{二两（6g）}，大枣_{十五枚（5枚）}。

（3）功效：发汗利水。

（4）小儿肾脏病临床应用

1）主治：风水水肿。风水恶风，一身悉肿，脉浮不渴，续自汗出，无大热。

2）临证加减：若血尿者，加白茅根、小蓟、大蓟以清热凉血止血；若发热者，加柴胡、黄芩以解肌退热；若咽痛者，加金银花、连翘、牛蒡子以解毒利咽。

3）现代应用：多用于治疗急性肾炎或慢性肾炎感受外邪有上述见症者。

4）方解：方中重用麻黄，既能发汗解表、利水消肿，使肌表之水湿随汗而出，内停之水湿从下而去；又能开宣肺气，使肺之宣降复常，以利消除水湿。生姜辛温，助麻黄宣散水湿；石膏清肺胃郁热而除烦渴；大枣、甘草补益中气，使脾土健旺，以增强消退水肿之力。诸药合用，共奏发汗利水之功。

5）应用注意：小儿用量据病证酌情增减；患者卧床休息，低盐饮食。

2. 麻黄连翘赤小豆汤

（1）来源：《伤寒论》。

（2）组成：麻黄_{去节，二两（6g）}，连翘_{二两（6g）}，杏仁_{去皮尖，四十个（6g）}，赤小豆_{一升（15g）}，大枣_{擘，十二枚（4枚）}，生梓白皮_{切，一升（桑白皮15g）}，生姜_{二两（6g）}，甘草_{炙，二两（6g）}。

（3）功效：解表散邪，清热利湿。

（4）小儿肾脏病临床应用

1）主治：外感风寒，湿热内蕴证。发热，恶寒，无汗，或身目俱黄，小便短黄，或汗出不彻，浮肿喘满，苔薄白，脉浮。

2）临证加减：若体质虚弱者，加党参、生黄芪以益气健脾；若尿少肿甚者，加茯苓皮、大腹皮以利水消肿；若血尿明显者，加小蓟、白茅根以凉血止血。

3）现代应用：多用于治疗急性或慢性肾小球肾炎、肾盂肾炎、尿路感染、尿毒症、急性尿潴留及膀胱炎等，证属湿热壅积，膀胱气化失职兼表邪者。

（5）方解：方中麻黄、杏仁、生姜辛温宣发，解表散邪；连翘、赤小豆清热利湿；桑白皮清热利水，宣达肺气，使湿热之邪从小便而解；大枣、炙甘草健脾益气，使脾土健旺，制水有主。诸药相伍，共奏解表散邪、清热利湿之效。

（6）应用注意：服药期间宜低盐、低蛋白饮食，少活动。

二、清热剂

1. 芍药地黄汤

（1）来源：《外台秘要》。

（2）组成：生地黄_{八两（24g）}，芍药_{三两（12g）}，牡丹皮_{二两（9g）}，犀角_{一两（现用水牛角代，30g）}。

（3）功效：清热解毒，凉血散瘀。

（4）小儿肾脏病临床应用

1）主治：热入血分证。身热夜甚，神昏谵语，斑色紫黑，或吐血、衄血、尿血、便血，舌绛起刺，脉细数，或喜忘如狂，漱水不欲咽，大便色黑易解等。

2）临证加减：若见热迫血妄行之出血证，加小蓟、白茅根、侧柏炭以增强凉血止血之力；若蓄血见喜忘如狂者，加大黄、黄芩以清热逐瘀；若郁怒而夹肝火者，加栀子、柴胡、黄芩以清泻肝火。

3）现代应用：多用于治疗紫癜性肾炎、尿毒症及肾病患儿热伤血络而致的出血证。

（5）方解：方中犀角（现已禁用，用水牛角代）苦寒，入心肝血分，清热凉血，泻火解毒，使火平热降，毒解血宁，为君药。生地黄甘寒，清热凉血，养阴生津，既协君药清热凉血，又复已失之阴血，为臣药。芍药、牡丹皮清热凉血，活血散瘀，共为佐药。诸药合用，热清血宁而不动血，凉血止血又无留瘀，共奏清热解毒、凉血散瘀之功。

（6）应用注意：脾胃虚弱及阳虚失血者忌用。

2. 导赤散

（1）来源：《小儿药证直诀》。

（2）组成：生地黄、木通、生甘草梢_{各等分（各6g）}。

（3）功效：清心利水养阴。

（4）小儿肾脏病临床应用

1）主治：心经火热证。心胸烦热，口渴面赤，意欲饮冷，口舌生疮；或心热移于小肠，症见小溲赤涩刺痛，舌红，脉数。

2）临证加减：若现血淋涩痛，加小蓟、白茅根、墨旱莲以凉血止血通淋；若小便淋涩明显，加滑石、萹蓄、瞿麦以利尿通淋；若心火较盛，加黄连以清心泻火。

3）现代应用：多用于治疗尿潴留、尿路结石及急性尿路感染属心经之热移于小肠者。

（5）方解：方中木通性通利而清降，既清心经之火，又泄小肠之热，为君药。生地黄甘寒质润，清热凉血滋阴以制心火，为臣药。两药相伍，利水通淋而不伤阴，滋阴制火而不恋邪。竹叶同煎，清心除烦，导热下行。生甘草梢一可直达茎中而止淋痛，二可防君臣药寒凉伤胃，三能调和诸药，为佐使药。诸药合用，泻火而不伐胃、利水而不伤阴、滋阴而不恋邪，共奏清心利水养阴之功。

（6）应用注意：脾胃虚弱者慎用，且不宜多服久服。

3. 白头翁汤

（1）来源：《伤寒论》。

（2）组成：白头翁_{二两（15g）}，黄柏_{三两（12g）}，黄连_{三两（6g）}，秦皮_{三两（12g）}。

（3）功效：清热解毒，凉血止痢。

（4）小儿肾脏病临床应用

1）主治：热毒痢疾。腹痛，里急后重，肛门灼热，下痢脓血，赤多白少，渴欲饮水，舌红苔黄，脉弦数。

2）临证加减：若腹痛里急后重较甚，加槟榔、白芍、木香以行气消滞，缓急止痛；若血分热甚，脓血多者，加赤芍、牡丹皮、地榆以清热凉血；若兼表邪，恶寒发热者，加金银花、连翘、葛根以解表退热；若兼食滞，加枳实、焦山楂以消积导滞。

3）现代应用：经方新用，近年被引用于治疗尿路感染证属热毒炽盛、迫血妄行患儿。

（5）方解：方用白头翁苦寒降泄，清热解毒，凉血止痢，尤善清胃肠湿热和血分热毒，为君药。黄连大苦大寒，清热燥湿，泻火解毒，长于清泄大肠湿热，为治泻痢要药；黄柏苦寒沉降，长于清泄下焦湿热，同为臣药。二药相配，共助君药清热解毒，燥湿止痢。秦皮苦涩性寒，清热燥湿、收涩止痢，为佐使药。诸药同用，共奏清热解毒、凉血止痢之效。

三、泻下剂

1. 温脾汤

（1）来源：《备急千金要方》。

（2）组成：大黄五两（15g），当归、干姜各三两（各9g），附子、人参、芒硝、甘草各二两（各6g）。

（3）功效：攻下冷积，温补脾阳。

（4）小儿肾脏病临床应用

1）主治：阳虚冷积证。大便秘结，腹痛，脐下绞结，绕脐不止，手足欠温，苔白不渴，脉沉弦而迟。

2）临证加减：若腹痛较甚，加木香、厚朴、肉桂以温阳行气止痛；若积滞不化，加莱菔子、厚朴以消积下滞；若胃寒呕吐，加砂仁、半夏以和胃降逆止呕。

3）现代应用：多用于治疗各种原因所致的肾功能不全证属脾阳亏虚者。

（5）方解：方中附子大辛大热，温助脾阳，散寒止痛；大黄苦寒沉降，荡涤胃肠，推陈致新，同为君药。干姜温中散寒、健运脾阳，助附子祛寒温阳；芒硝泻下通便、润肠软坚，增大黄泻下攻积，俱为臣药。人参、当归补气养血，使攻下不伤正，同为药佐。甘草既助人参补脾益气，又可调和诸药，为佐使之用。诸药合用，温通、泻下与补益三法兼备，共奏攻下冷积、温补脾阳之功。

（6）应用注意：里实热结，津伤便秘者忌用。

2. 己椒苈黄丸

（1）来源：《金匮要略》。

（2）组成：防己、椒目、葶苈熬、大黄各一两（各30g）。

（3）功效：攻逐水饮，行气消胀。

（4）小儿肾脏病临床应用

1）主治：肠间水气证。肠鸣，腹胀纳呆，全身浮肿，二便不利，口干舌燥，舌苔黄腻，脉沉实微数。

2）临证加减：若口渴者，加芒硝以泄热润燥软坚。

3）现代应用：多用于治疗急性肾小球肾炎。

（5）方解：方中防己苦寒清热，利水消肿，善泄下焦湿热；椒目苦寒沉降，利水消肿；葶苈子清泄肺气之壅闭，通调水道，利水消肿，三药相配，导水饮下行，从小便而出。大黄苦寒沉降，泄热通便，使饮邪从魄门而除。以蜜为丸，味甘能缓，使其泻下而不伤正。诸药合用，前后分消,共奏攻逐水饮,行气消胀之力。

（6）应用注意:本方不宜久服,以免攻逐太过,耗伤正气。脾胃虚弱,水饮内停者应慎用。小儿用量据病证酌情增减。

四、祛湿剂

1. 八正散

（1）来源:《太平惠民和剂局方》。

（2）组成:车前子、瞿麦、萹蓄、滑石、栀子仁、甘草_炙、木通、大黄_{面裹煨,去面,切,焙,各一斤（各9g）}。

（3）功效:清热泻火,利水通淋。

（4）小儿肾脏病临床应用

1）主治:湿热淋证。尿频尿急,溺时涩痛,淋沥不畅,小便浑赤,甚则癃闭不通,小腹急满,口燥咽干,舌苔黄腻,脉滑数。

2）临证加减:若热毒炽盛,加金银花、蒲公英以清热解毒;石淋涩痛者,加金钱草、海金沙以化石通淋;血淋者,加白茅根、石韦、小蓟以凉血止血;膏淋小便浑浊,加萆薢、石菖蒲以分清利浊。

3）现代应用:多用于肾盂肾炎、急性肾小球肾炎、急性肾衰竭、急性膀胱炎、尿道炎、泌尿系结石等证属膀胱湿热者。

（5）方解:方中滑石性滑利窍,味寒清热,能清膀胱湿热而通利水道;木通利尿通淋,使湿热之邪下行从小便排出,同为君药。车前子、萹蓄、瞿麦善清利膀胱湿热,共为臣药。栀子能清下焦湿热,清热凉血,利尿通淋;大黄荡涤邪热,并能使湿热从大便而去,合诸药可令湿热由二便分消,同为佐药。甘草调和诸药,兼能清热、缓急止痛,为佐使药。诸药合用,泻火与利湿合法、利尿与通腑并行,共奏清热泻火、利水通淋之力。

（6）应用注意:本方为苦寒通利之剂,小儿多服易损伤阳气,耗伤阴津,引起虚弱证候,如头晕、胃纳欠佳、四肢无力等,故宜于实证,若虚弱者应慎用。

2. 五淋散

（1）来源:《太平惠民和剂局方》。

（2）组成:赤茯苓_{六两（9g）},当归_{去芦}、甘草_{生用,各五两（各7g）},赤芍、栀子_{各二十两（各15g）}。

（3）功效:清热凉血,利水通淋。

（4）小儿肾脏病临床应用

1）主治:热郁血淋。尿如豆汁,溺时涩痛,或溲如砂石,脐腹急痛。

2）临证加减:若出血明显者,加小蓟、大蓟、白茅根以凉血止血;石淋者,加海金沙、金钱草以化石通淋。

3）现代应用:多用于肾结石、膀胱结石、膀胱炎、尿道炎等属湿热下注,迫血妄行者。

（5）方解:方中栀子苦寒,清下焦湿热以治湿热下注,清热凉血以治血热妄行,为君药。赤茯苓利水渗湿,赤芍清热凉血,与君药相合,重在加强清热凉血、利水通淋之力,同为臣药。当归补血可防热伤阴血,活血行滞止痛可防瘀滞,为佐药。甘草调和诸药,泻火解毒,为使药。诸药合用,清热与利湿并行,凉血与行血相兼,共奏清热凉血、利水通淋之效。

（6）应用注意:遗沥日久,属虚寒病症者,不适合应用本方,以免耗伤正气。

3. 三仁汤

（1）来源:《温病条辨》。

（2）组成：杏仁$_{五钱（12g）}$，飞滑石$_{六钱（18g）}$，白通草$_{二钱（6g）}$，白蔻仁$_{二钱（6g）}$，竹叶$_{二钱（6g）}$，厚朴$_{二钱（6g）}$，生薏苡仁$_{六钱（18g）}$，半夏$_{五钱（10g）}$。

（3）功效：宣畅气机，清利湿热。

（4）小儿肾脏病临床应用

1）主治：小儿热淋之湿温初起或暑温夹湿证。小儿小便短赤而伴头痛恶寒，身重疼痛，肢体倦怠，午后身热，胸闷不饥，面色淡黄，口干不渴，舌苔白腻，脉弦细而濡。

2）临证加减：若温病初起，卫分症状明显者，加香薷、藿香、佩兰以化湿解表；若热重于湿，加黄芩、黄连、连翘以清热燥湿；若湿重于热，加苍术、草果、石菖蒲以芳香化湿；若夹秽浊，恶心呕吐者，加石菖蒲、佩兰，以化湿辟秽。

3）现代应用：多用于治疗肾小球肾炎、肾盂肾炎等证属湿热蕴结者。

（5）方解：方中杏仁宣利上焦肺气，"气化则湿亦化"（《温病条辨》）；白豆蔻芳香化湿，利气宽胸，畅中焦之脾气；薏苡仁淡渗甘补，渗湿利水而健脾，使湿邪从下而去。三药相伍，宣上、畅中、渗下并行，三焦湿热上下分消，同为君药。滑石性滑利窍，清热利湿而解暑；通草甘淡性寒，引热下降而利小便，又能通淋消肿；竹叶甘寒淡渗，清热泻火，共为臣药。半夏、厚朴行气化湿，消痞除满，是为佐药。诸药合用，寓理气于祛湿之中，纳清热于渗利之内，共奏宣畅气机、清利湿热之效。

（6）应用注意：本方有邪尽遂伤气阴之虞，故中病即止，不宜久服。小儿用量酌减。《温病条辨》中有三点告诫：一曰不可发汗，"汗之则神昏耳聋，甚则目瞑不欲言"；二曰不可攻下，"下之则洞泄"；三曰不可滋润，"润之则病深不解"。

4. 甘露消毒丹

（1）来源：录自《医效秘传》。

（2）组成：飞滑石$_{十五两（15g）}$，淡黄芩$_{十两（10g）}$，绵茵陈$_{十一两（11g）}$，石菖蒲$_{六两（6g）}$，川贝母、木通$_{各五两（5g）}$，藿香、连翘、白蔻仁、薄荷、射干$_{各四两（4g）}$。

（3）功效：利湿化浊，清热解毒。

（4）小儿肾脏病临床应用

1）主治：湿温时疫之湿热并重证。发热倦怠，肢酸咽肿，胸闷腹胀，颐肿口渴，或身目发黄，小便短赤，或泄泻淋浊，舌苔黄腻或白腻或干黄，脉濡数或滑数。

2）临证加减：若咽颐肿痛较甚者，加板蓝根、山豆根、牛蒡子以解毒利咽散结；若热淋，小便涩痛者，加萹蓄、石韦、白茅根以清热通淋；若黄疸明显者，加大黄、栀子、金钱草以利胆退黄。

3）现代应用：多用于治疗肾病综合征、肾盂肾炎等证属湿热并重者。

（5）方解：方中滑石甘淡而寒，利水渗湿，清热解暑；茵陈苦泄下降，清利湿热，利胆退黄；黄芩苦寒，清热燥湿，泻火解毒，三药重用，正合湿热并重之病机，同为君药。藿香、白豆蔻、石菖蒲芳香化湿，醒脾和中，助君药祛湿之力，俱为臣药；木通清热利湿通淋，助君药导湿热下行从小便排出；川贝母、射干、连翘、薄荷清热解毒，透邪散结，利咽消肿，助君药解毒之力，同为佐药。诸药合用，渗利芳化，清解并行，共奏利湿化浊、清热解毒之功。

（6）应用注意：本方清利湿热，易耗伤阴液，凡阴虚者不宜应用。小儿用量据病证酌情增减。

5. 防己黄芪汤

（1）来源：《金匮要略》。

（2）组成：防己$_{一两（12g）}$，黄芪$_{一两一分（15g）去芦}$，甘草$_{半两（6g）炒}$，白术$_{七钱半（9g）}$。

（3）功效：益气祛风，健脾利水。

（4）小儿肾脏病临床应用

1）主治：表虚之风水或风湿。汗出恶风，身重或肿，小便不利，舌淡苔白，脉浮。

2）临证加减：若肝脾不和见腹痛者，加白芍以柔肝缓急止痛；若气逆上冲见心悸者，加桂枝以平冲降逆；若肺气不宣而喘者，加少许麻黄以宣肺平喘；若风水较甚，全身浮肿较重，加茯苓、泽泻以利水退肿。

3）现代应用：多用于治疗急性或慢性肾小球肾炎、肾性水肿，肾盂积水等证属气虚不固，风湿郁滞者。

（5）方解：方中防己祛风利水消肿，黄芪补脾肺之气，益卫固表而止汗，两者相伍，祛风除湿而不伤正，益气固表而不恋邪，同为君药。白术甘温补虚、苦温燥湿，既助黄芪益气固表之功，又增防己祛湿行水之力，为臣药。煎时加姜、枣调和营卫，共为佐药。甘草益气和中，调和诸药，为佐使之用。诸药合用，祛邪而不伤正，固表而不留邪，共奏益气祛风、健脾利水之效。

（6）应用注意：水肿实证而兼有恶心、腹胀等症，不宜应用本方；若水湿壅盛，汗不出者，虽有脉浮恶风亦非本方所宜；小儿用量据病证酌情增减。

6. 五苓散

（1）来源：《伤寒论》。

（2）组成：猪苓十八铢，去皮（9g），泽泻一两六铢，白术十八铢（9g），茯苓十八铢（9g），桂枝半两，去皮（6g）。

（3）功效：利水渗湿，温阳化气。

（4）小儿肾脏病临床应用

1）主治：外有表证，内停水湿。头痛发热，烦渴欲饮，或水入即吐，小便不利，舌苔白，脉浮。或水湿内停，水肿，泄泻，小便不利，以及霍乱吐泻等证。

2）临证加减：若正气不足，脾虚体弱者，加苍术、黄芪以益气健脾；若肺失宣降，上气喘急，加麻黄、葶苈子以宣降肺气；若腹中胀满，加陈皮、半夏、大腹皮以健脾行气；小便少、水肿甚者加车前草、桑白皮以宣肺利水。

3）现代应用：用于肾脏病水肿证属脾虚水湿内停证患儿。

（5）方解：方中重用泽泻为君，取其甘淡性寒，直达膀胱，利水渗湿。臣以茯苓、猪苓之淡渗，增强利水蠲饮之功；加白术健脾气而运化水湿。佐以桂枝一药两用，既能外解太阳之表，又能内助膀胱气化。五药合用使水行气化，表解脾健，而蓄水留饮诸疾自除。

（6）应用注意：本方为渗湿之品，不宜久服。

7. 五皮散

（1）来源：《华氏中藏经》。

（2）组成：生姜皮、桑白皮、陈橘皮、大腹皮、茯苓皮各等分（各9g）。

（3）功效：利水消肿，理气健脾。

（4）小儿肾脏病临床应用

1）主治：水停气滞之皮水。一身悉肿，心腹胀满，肢体沉重，上气喘急，小便不利，苔白腻，脉沉缓。

2）临证加减：若正气不足，脾虚体弱者，加白术、黄芪以益气健脾；若肺失宣降，上气喘急，加麻黄、葶苈子以宣降肺气；若腹中胀满，加厚朴、莱菔子以消胀行气。

3）现代应用：多用于治疗急性或慢性肾小球肾炎等证属水停气滞者。

（5）方解：方中以茯苓皮味甘而淡，既可利水消肿，又可健脾渗湿，为君药。大腹皮行气导滞，行水消肿；陈橘皮理气和胃，醒脾燥湿，俱为臣药。桑白皮肃降肺气，通调水道而利水消肿；生姜皮散皮间水气以消肿，共为佐药。诸药合用，共奏利水消肿、理气健脾之效。

（6）应用注意：本方辛散渗利，不宜久服；服后忌食生冷、油腻之品。

8. 真武汤

（1）来源：《伤寒论》。

（2）组成：茯苓_三两（9g）_，芍药_三两（9g）_，白术_二两（6g）_，生姜_三两（9g）_，附子_炮去皮，一枚，破八片（9g）_。

（3）功效：温阳利水。

（4）小儿肾脏病临床应用

1）主治：脾肾阳虚，水气内停证。症见患儿小便不利，四肢沉重疼痛，甚则浮肿，下肢尤甚，腹痛下利，苔白滑，脉沉细。或太阳病，汗出不解，心下悸，头眩，身身瞤动，振振欲擗地。

2）临证加减：原书云："若咳者，加五味子、细辛、干姜；若小便利，去茯苓；若下利者，去芍药加干姜；若呕者，去附子加生姜，足前为半斤。"

3）现代应用：多用于治疗慢性肾炎、慢性肾衰、肾病综合征、肾结石、肾盂积水等证属阳虚水饮内停者。

（5）方解：方中附子大辛大热，下补肾阳以化气行水，中温脾阳以温运水湿，为君药。白术益气健脾，扶脾运化；茯苓利水渗湿，使湿邪从小便排出，二药俱为臣药。生姜温散水气，既助君药温阳散寒，又合臣药宣散水湿，为佐药。白芍亦为佐药，一则利小便以行水气、二则防止附子燥热伤阴、三则柔肝缓急以止腹痛。诸药合用，泻中有补，标本兼顾，共奏温肾散寒、健脾利水之功。

（6）应用注意：湿热内停之尿少身肿者忌用；小儿用量据病证酌情增减。

9. 实脾散

（1）来源：《重订严氏济生方》。

（2）组成：厚朴_去皮，姜制，炒_、白术、木瓜_去瓤_、木香_不见火_、草果仁、大腹子、附子_炮，去皮脐_、白茯苓_去皮_、干姜_炮，各一两（各6g）_，甘草_炙，半两（3g）_。

（3）功效：温阳健脾，行气利水。

（4）小儿肾脏病临床应用

1）主治：阳虚水肿证。症见患儿身半以下肿甚，手足不温，口中不渴，胸腹胀满，大便溏薄，舌苔白腻，脉沉弦而迟。

2）临证加减：若尿少肿甚，加泽泻、猪苓以利水渗湿；若脘腹胀甚，加陈皮、砂仁以行气消胀；若脾肺气虚见食少便溏，加黄芪、太子参以益气健脾。

3）现代应用：多用于治疗慢性肾小球肾炎、肾病综合征等证属脾肾阳虚，水停气滞者。

（5）方解：方中附子大辛大热，峻补元阳以化气行水；干姜辛热，温助脾阳而助运化以制水，二药合用，温肾暖脾，抑阴扶阳，俱为君药。茯苓、白术益气健脾、利水渗湿，使水湿从小便排出，共为臣药。木瓜化湿和胃；草果燥湿温中；厚朴、木香、大腹子行气导滞，化湿行水，令气化则湿化，气顺则胀消，共为佐药。甘草、生姜、大枣益脾和中，甘草又能调和诸药，生姜兼可温散水气，同为佐使。诸药合用，脾肾同治，行气与利水共行，共奏温阳健脾、行气利水之效。

（6）应用注意：本方温阳行气之力较强，阳水证忌用。

10. 石韦散

（1）来源：《证治汇补》。

（2）组成：石韦(12g)，瞿麦(9g)，冬葵子(9g)，车前子(12g)，滑石(15g)。

（3）功效：清热利湿，通淋排石。

（4）小儿肾脏病临床应用

1）主治：石淋。小便艰涩疼痛，淋沥不畅，少腹拘急，尿中或夹有砂石，或排尿突然中断。

2）临证加减：方中加金钱草、海金沙、鸡内金等，则化石通淋作用更佳。

3）现代应用：泌尿系结石等证属湿热蕴结下焦者。

（5）方解：方中石韦药性寒凉，清利膀胱而通淋，常用于湿热淋证；冬葵子、车前子甘寒滑利通窍，有清热利尿通淋之效；滑石质滑利窍，性寒清热，能清膀胱热结而通利水道；瞿麦苦寒泄降，能清心与小肠之火，有利尿通淋之功。诸药合用，功用相似，相得益彰，效增而力宏，使湿热去则砂石难以成聚，小便利则砂石难以停留，共奏清热利湿、通淋排石之力。

（6）应用注意：原方无用量，上述用量系参考《中医药学高级丛书·方剂学》中剂量。

五、理血剂

1. 桃核承气汤

（1）来源：《伤寒论》。

（2）组成：桃仁去皮尖，五十个(12g)，大黄四两(12g)，桂枝二两(6g)，甘草炙，二两(6g)，芒硝二两(6g)。

（3）功效：逐瘀泄热。

（4）小儿肾脏病临床应用

1）主治：下焦蓄血证。少腹急结，小便自利，甚则烦躁谵语，其人如狂，至夜发热，脉沉实而涩。

2）临证加减：若上部瘀热见面红目赤、吐血、衄血等，加牛膝、牡丹皮、栀子以清热凉血、导热下行；若兼气滞者，加木香、香附、乌药等以理气止痛；若跌打损伤，瘀血停留，疼痛不已者，加当归尾、三七、赤芍等以活血化瘀止痛。

3）现代应用：多用于治疗慢性肾盂肾炎、尿道综合征等证属下焦瘀热互结者。

（5）方解：方中桃仁味苦通泄，善泄血滞，化瘀力强；大黄苦寒沉降，既清瘀热，又下瘀血，二药并用，瘀热并治，俱为君药。芒硝泄热润燥软坚，协大黄泻下瘀热；桂枝通血脉、散寒凝，可助桃仁活血化瘀，又防大黄、芒硝寒凉凝血之弊，同为臣药。炙甘草调和药性，护胃安中，为佐使之用。诸药合用，瘀热同治，邪有出路，共奏逐瘀泄热之效。

（6）应用注意：体虚者慎用。

2. 小蓟饮子

（1）来源：《济生方》

（2）组成：生地黄洗，四两(30g)，小蓟半两(15g)，滑石半两(15g)，木通半两(6g)，蒲黄半两，炒(9g)，藕节半两(9g)，淡竹叶半两(9g)，当归酒浸，半两(6g)，栀子半两(9g)，炙甘草半两(6g)。

（3）功效：凉血止血，利水通淋。

（4）小儿肾脏病临床应用

1）主治：热结下焦之血淋、尿血。尿中带血，小便频数，赤涩热痛，舌红苔黄，脉数。

2）临证加减：若血量较多，加大蓟、白茅根以增强凉血止血；若瘀热盛，小便赤涩热痛甚者,加石韦、蒲公英、黄柏以清热利湿;若尿夹膏脂,加萆薢、石菖蒲以分清泌浊;若血淋尿道疼痛剧烈者,加琥珀、海金沙以通淋化瘀止痛。

3)现代应用:多用于急性肾小球肾炎、急性尿路感染等以血尿为主要表现者,证属下焦湿热。

(5)方解:方中小蓟味甘苦性凉入血分,善清血分之热而凉血止血,兼能利尿通淋,尤宜于血淋、尿血之症,为君药。生地黄清热凉血止血,养阴生津;蒲黄、藕节凉血止血,活血化瘀,可使血止而不留瘀,合而为臣。滑石、竹叶、木通清热利湿,利尿通淋;栀子清泄三焦火邪,导热下行;当归甘温之质润,既能补血活血,又有防诸药寒凉滞血之效,共为佐药。使以甘草缓急止痛,调和诸药。诸药合用,止血之中寓以化瘀,使血止而不留瘀,清利之中寓以养阴,使利水而不伤正,共成凉血止血为主、利水通淋为辅之方。

(6)应用注意:方中药物多属寒凉通利之品,不宜久服。若血淋、尿血日久正虚,非本方所宜。

3. 血府逐瘀汤

(1)来源:《医林改错》。

(2)组成:桃仁四钱(12g),红花三钱(9g),当归三钱(9g),生地黄三钱(9g),川芎一钱半(5g),赤芍二钱(6g),牛膝三钱(9g),桔梗一钱半(5g),柴胡一钱(3g),枳壳二钱(6g),甘草一钱(3g)。

(3)功效:活血祛瘀,行气止痛。

(4)小儿肾脏病临床应用

1)主治:胸中血瘀,血行不畅。胸痛,头痛日久不愈,痛如针刺而有定处,或呃逆日久不止,或饮水即呛,干呕,或内热瞀闷,或心悸怔忡,或夜不能寐,或急躁善怒,或入暮潮热,或舌质暗红,舌边有瘀斑、瘀点,脉涩或弦紧。

2)临证加减:兼气滞者,加木香、香附、乌药等以理气止痛;病久深入脉络,瘀血停留者,加当归尾、三七、赤芍等以活血化瘀止痛;血尿者,加大蓟、白茅根以凉血止血。

3)现代应用:适用于各种肾脏病证属实证的气滞血瘀患儿。

(5)方解:本方由桃红四物汤合四逆散加桔梗、牛膝而成。方中桃红四物汤活血化瘀而养血,四逆散行气和血而疏肝,桔梗开肺气,载药上行,合枳壳则升降上焦之气而宽胸,尤以牛膝通利血脉,引血下行,互相配合,使血活气行,瘀化热消而肝郁亦解,诸症自愈。

(6)应用注意:虚证、有出血倾向者慎用。

4. 桃红四物汤

(1)来源:《医宗金鉴》。

(2)组成:桃仁二钱(6g),红花一钱半(4.5g),熟地黄二钱(6g),当归二钱(6g),芍药二钱(6g),川芎二钱(6g)。

(3)功效:养血,活血,祛瘀。

(4)小儿肾脏病临床应用

1)主治:妇女经期超前,量多,色紫质黏稠,或有血块,腹痛腹胀者。

2)临证加减:肾气虚者,合肾气丸以补益肾气;肾阳虚者,加菟丝子、肉桂以温补脾肾;肾阴者,加知母、牡丹皮、鳖甲等以滋补肝肾之阴。

3)现代应用:经方新用,近年被广泛应用于各种肾脏病之病久入络,瘀血阻滞的患儿。

(5)方解:方以四物汤养血活血,加桃仁、红花并入血分而逐瘀行血。瘀血行则经水得以流通,而腹痛腹胀自消。

(6)应用注意:本方为逐瘀之剂,不宜久服。

5. 桂枝茯苓丸

（1）来源:《金匮要略》。

（2）组成:桂枝、茯苓、牡丹皮、桃仁_{去皮尖}、芍药_{各等分（各9g）}。

（3）功效:活血化瘀,缓消癥块。

（4）小儿肾脏病临床应用

1）主治:瘀血留滞胞宫。妊娠胎动不安,漏下不止,血色紫暗,腹痛拒按等。

2）临证加减:小便不利者,加泽泻、车前草以利水渗湿;血尿者,加小蓟、白茅根、仙鹤草以凉血止血。

3）现代应用:经方新用,近年被广泛应用于各种肾脏病之血瘀证患儿。

（5）方解:方中桂枝温通血脉;茯苓渗利下行而益心脾之气,既有助于行瘀血,亦有利于安胎元,共为君药。配伍牡丹皮、赤芍、桃仁以化瘀血,并清瘀热,共为臣药。丸以白蜜取其缓其药力作用,为使药。诸药合用共奏活血化瘀、缓消癥块之功效。

（6）应用注意:有出血倾向者慎用。

六、补益剂

1. 补中益气汤

（1）来源:《脾胃论》。

（2）组成:黄芪_{病甚劳役热甚者一钱（18g）}甘草_{炙,各五分（9g）}人参_{去芦,三分（6g）}当归_{酒焙干或晒干,二分（3g）}橘皮_{不去白,二分或三分（6g）},升麻_{二分或三分（6g）},柴胡_{二分或三分（6g）},白术_{三分（9g）}。

（3）功效:补中益气,升阳举陷。

（4）小儿肾脏病临床应用

1）主治:小儿遗尿脾胃气虚证。小儿遗尿,尿量不多,次数频发,伴有饮食减少,体倦肢软,少气懒言,面色㿠白,大便稀薄,脉虚软。

2）临证加减:若兼腹痛,加白芍、甘草以缓急止痛;若兼头痛,加川芎、蔓荆子,以升阳止痛;若小便淋溲,邪在少阳,加柴胡以疏散少阳之邪;若烦热较甚,加生地黄、黄柏,以泻下焦阴火。

3）现代应用:多用于治疗慢性肾盂肾炎、乳糜尿、泌尿系结石、血尿、尿道综合征及小便失禁等证属中气下陷、清阳不升者。

（5）方解:方中重用黄芪,其性甘温,入脾肺经,补中益气,固表止汗,升阳举陷,为君药。人参大补元气,炙甘草补脾和中,与君药合用,增强其补益中气之力,同为臣药。白术健脾益气,助脾运化,以资气血生化之源;当归补养营血,协黄芪、人参以补气养血;陈皮理气和胃,使诸药补而不滞,俱为佐药。升麻、柴胡升阳举陷,助黄芪、人参以升提下陷之阳气,为佐使之用。诸药合用,补气与升提并用,使气虚得补,气陷得升,共奏补中益气、升阳举陷之效。

（6）应用注意:湿热等所致膀胱失约之患儿遗尿,本方不宜。阴虚火旺及内热炽盛者忌用。下元虚惫者亦不可服用本方。

2. 十全大补汤

（1）来源:《太平惠民和剂局方》。

（2）组成:人参_{（6g）},肉桂_{去粗皮（3g）},川芎_{（6g）}地黄_{洗,酒蒸,焙（12g）},茯苓_{（9g）},白术_{焙（9g）},甘草_{炙（3g）},黄芪_{去芦（12g）},川当归_{洗,去芦（9g）},白芍药_{（9g）}。

（3）功效:温补气血。

（4）小儿肾脏病临床应用

1）主治：气血两虚证。症见患儿发育迟缓，饮食减少，面色萎黄，头晕目眩，脚膝无力，精神倦怠，舌淡，脉细弱。

2）临证加减：若心悸怔忡者，加酸枣仁、五味子以养心安神；若自汗不止者，加煅牡蛎、煅龙骨以敛汗固表。

3）现代应用：多用于治疗肾性贫血、各种肾脏病证属气血亏虚者。

（5）方解：本方为四物汤合四君子汤加黄芪、肉桂合方而成。四物汤和四君子汤分别为补血、补气之要方，二方相合，共成益气补血之效。黄芪甘温，入脾胃经，补益后天之气，与四君子汤相配，增强本方补益之力；肉桂辛甘大热，可温运阳气以鼓舞气血生长，与补气养血诸药同用，则本方补益虚损之力益著，诸药合用，共奏大补气血之功。

（6）应用注意：本方偏于温补，阴虚内热者不宜应用。小儿用量据病证酌情增减。

3. 六味地黄丸

（1）来源：《小儿药证直诀》。

（2）组成：熟地黄 $_{八钱（24g）}$，山萸肉、干山药 $_{各四钱（各12g）}$，泽泻、牡丹皮、茯苓 $_{去皮，各三钱（各9g）}$。

（3）功效：滋阴补肾。

（4）小儿肾脏病临床应用

1）主治：肾阴虚证。腰膝酸软，头晕目眩，耳聋耳鸣，盗汗，或虚火上炎而致骨蒸潮热，手足心热，或舌燥咽痛，或虚火牙痛，舌红少苔，脉沉细数。

2）临证加减：若阴虚火旺者，加黄柏、知母、玄参以清热降火；若阴虚肠燥者，加火麻仁、玄参以滋阴润肠通便；若兼纳差腹胀者，加陈皮、砂仁、白术以理气健脾。

3）现代应用：多用于治疗慢性肾炎、急性肾小球肾炎恢复期、慢性肾衰、肾结核、肾病综合征等证属肾阴不足者。

（5）方解：方中重用熟地黄，甘温质润，长于滋阴补肾，益精填髓，为君药。山茱萸补益肝肾，又能固精，于补益之中兼具封藏之功；山药气阴双补，脾肺肾兼治，既能补肾固精，又能补益脾肺以助后天生化之源，同为臣药。泽泻利湿泄浊，兼防君药之滋腻；茯苓渗湿健脾，协山药健脾而助运化；牡丹皮清泄相火，又制山茱萸之温涩，共为佐药。诸药相配，三补三泻，共奏滋阴补肾之功。

（6）应用注意：脾虚食少便溏者慎用。

4. 知柏地黄丸

（1）来源：《医宗金鉴》。

（2）组成：熟地黄 $_{八钱（24g）}$，山萸肉、干山药 $_{各四钱（各12g）}$，泽泻、牡丹皮、茯苓 $_{去皮，各三钱（各9g）}$，知母 $_{盐炒}$、黄柏 $_{盐炒，各二钱（各6g）}$。

（3）功效：滋阴降火。

（4）小儿肾脏病临床应用

1）主治：阴虚火旺证。骨蒸潮热，腰膝酸痛，虚烦盗汗，头晕目眩，耳聋耳鸣，咽干口燥，舌红，脉细数。

2）临证加减：若阴虚血热者，加女贞子、墨旱莲以滋阴止血；若阴虚阳亢，头晕目眩者，加石决明、龟甲以滋阴潜阳。

3）现代应用：多用于治疗慢性肾炎、肾病综合征等证属阴虚火旺证者。

（5）方解：本方为六味地黄丸加知母、黄柏合方而成。六味地黄丸方中"三补"配伍

"三泻",然以补为主,重在滋补肾之阴精,六药相合,共成滋阴补肾之功。知母、黄柏泻相火、退骨蒸,知母兼能滋肾阴,与六味地黄丸同用,则本方滋阴降火之力益著。

（6）应用注意:阳虚内寒者不宜服用。

5. 肾气丸

（1）来源:《金匮要略》。

（2）组成:干地黄_{八两（24g）},薯蓣（即山药）、山茱萸_{各四两（各12g）},泽泻、茯苓、牡丹皮_{各三两（各9g）},桂枝、附子_{各一两（各3g）}。

（3）功效:补肾助阳。

（4）小儿肾脏病临床应用

1）主治:肾阳不足证。腰痛脚软,下半身常有冷感,少腹拘急,小便不利或反多,入夜尤甚,舌淡胖,脉虚弱,迟部沉细,及水肿、痰饮、脚气、消渴等。

2）临证加减:若夜尿多者,加益智仁、芡实、金樱子以温阳固摄;若痰饮咳喘者,加干姜、半夏、细辛等以温肺化饮。

3）现代应用:多用于治疗慢性肾炎、隐匿性肾炎等属肾阳不足者。

（5）方解:方中重用干地黄,滋阴补肾,益精填髓,为君药。山茱萸补益肝肾,既能益精,又能助阳,为平补阴阳之要药;山药气阴双补,脾肾双补,兼能固肾精;二药相合,助君药补肾益精之力。附子峻补元阳,益火消阴;桂枝助阳化气,温通经脉;二药相伍,补肾阳之虚,助气化之复,俱为臣药。茯苓利水渗湿、健脾益气;泽泻利湿泄浊;牡丹皮清泄相火,三药寓泻于补,使补而不滞,邪去而补药得力。诸药相合,助阳之弱以化水,滋阴之虚以生气,共奏补肾助阳之功。

（6）应用注意:肾阴不足,虚火上炎见咽干口燥、舌红少苔者,不宜使用本方。

七、固涩剂

1. 桑螵蛸散

（1）来源:《本草衍义》。

（2）组成:桑螵蛸_(9g)、远志_(6g)、菖蒲_(6g)、龙骨_(15g)、人参_(9g)、茯神_(12g)、当归_(9g)、龟甲_{酥炙(15g)}各一两。

（3）功效:调补心肾,涩精止遗。

（4）小儿肾脏病临床应用

1）主治:心肾两虚证。小便频数,或尿如米泔色,心神恍惚,健忘,或遗尿,舌淡苔白,脉细弱。

2）临证加减:若肾虚膀胱虚冷而见小便频数,遗尿甚者,加乌药、益智仁以温肾祛寒,缩尿止遗;若心肾失交见健忘、失眠、心悸者,加酸枣仁、五味子以养心安神。

3）现代应用:多用于治疗小儿遗尿、尿频、尿道综合征等证属心肾两虚,水火不交者。

（5）方解:方中桑螵蛸味甘咸、性收敛,能补肾气、固精关、缩小便,为君药。龟甲滋阴益肾、补心定志,龙骨镇心安神、收敛固涩,桑螵蛸得龟甲则补肾益精之力增强,得龙骨则固涩止遗之功更佳,并为臣药。人参补元气以摄津液、益心气以安心神,茯神宁心神,当归补心血,同为佐药;远志、石菖蒲安神定志而交通心肾,为佐使之用。诸药相合,水火既济,心肾相交,共奏调补心肾、涩精止遗之效。

（6）应用注意:下焦湿热所致之尿频尿赤涩痛、或脾肾阳虚所致之尿频失禁者,非本方所宜。小儿用量据病证酌情增减。

2. 缩泉丸

（1）来源:《妇人良方》。

（2）组成:乌药$_{(6g)}$、益智仁$_{(9g)}$等份。

（3）功效:温肾祛寒,缩尿止遗。

（4）小儿肾脏病临床应用

1）主治:膀胱虚寒证。小便频数,或遗尿不止,舌淡,脉沉弱。

2）临证加减:若肾精不足,加菟丝子、鹿角胶以益肾填精;若肾阳虚,加淫羊藿、山茱萸以温肾助阳;若气虚,加黄芪、白术以补中益气;若病情较重者,酌加温补固涩之品。

3）现代应用:多用于治疗尿频、遗尿等属下元虚寒者,还可用于治疗淋证、尿道综合征等属肾气亏虚,固摄无权者。

（5）方解:方中益智仁辛温,温补肾阳,暖脾摄津,固涩缩尿,为君药;乌药辛温,温肾散寒,可助膀胱气化,止小便频数,为臣药;更用山药糊丸以补脾益肾、固涩精气,为佐药。诸药合用,温中兼补,涩中寓行,共奏温肾祛寒、缩尿止遗之功。

（6）应用注意:对湿热下注、下焦瘀血所致小便频数者当禁用。忌辛辣、刺激性食物。

（褚克丹　王英豪）

第二十章　儿童肾脏病常用中药的临床应用研究

一、解表药

1. 麻黄

（1）来源：为麻黄科植物草麻黄、中麻黄或木贼麻黄的干燥草质茎。

（2）性能：辛、微苦，温。归肺、膀胱经。

（3）功效：发汗解表，宣肺平喘，利水消肿。

（4）小儿肾脏病临床应用

1）水肿：本品上宣肺气、发汗解表，可使肌肤之水湿从毛窍外散，并通调水道、下输膀胱以下助利尿之力，故宜于急性肾炎综合征或各种慢性肾脏病急性发作、水肿而兼有表证者，药后不仅汗出表解，且尿量增多而水肿消退，若配生姜、白术等发汗解表、利水退肿药，疗效更佳，如《金匮要略》越婢加术汤。

2）外感风寒表证：本品善于宣肺气、开腠理、透毛窍而发汗解表，发汗力强，用治各种慢性肾脏病兼有表证，如《伤寒论》麻黄汤。

（5）应用注意：本品发汗宣肺力强，凡表虚自汗、阴虚盗汗及肺肾虚喘者均当慎用。

2. 桂枝

（1）来源：为樟科植物肉桂的干燥嫩枝。

（2）性能：辛、甘，温。归心、肺、膀胱经。

（3）功效：发汗解肌，温通经脉，助阳化气，平冲降逆。

（4）小儿肾脏病临床应用

1）水肿：本品温肾阳、逐寒邪以助膀胱气化，而行水湿痰饮之邪，为治疗水肿的常用药。治疗肾炎水肿、尿少因膀胱气化不利者，常配伍茯苓、猪苓、泽泻等药，如《伤寒论》五苓散。

2）心悸、胸闷喘咳：本品能温助心阳，温通血脉，平冲降逆。治疗肾病因湿浊内停、水凌心肺而现心悸、胸闷、咳喘不能平卧者，常配伍白术、茯苓、甘草（苓桂术甘汤，《金匮要略》）合生脉散（《内外伤辨惑论》）、葶苈大枣泻肺汤（《金匮要略》），以温振心阳，化气利水。

3）外感风寒表证：本品通阳扶卫，开腠发汗之力较强，善于宣阳气于卫分，畅营血于肌表，故有助卫实表，发汗解肌，外散风寒之功。治疗肾炎伴有外感风寒者，常配伍麻黄，如《伤寒论》麻黄汤。

（5）应用注意：本品辛温助热，易伤阴动血，凡外感热病、阴虚火旺、血热妄行等证，均当忌用。

3. 荆芥

（1）来源：为唇形科植物荆芥的干燥地上部分。

（2）性能：辛，微温。归肺、肝经。

（3）功效：祛风解表，透疹消疮，止血。

（4）小儿肾脏病临床应用

1）外感表证：本品长于发表疏风，微温不烈，药性和缓，对于外感表证，无论风寒、风热或寒热不明显者，均可广泛使用。治疗各种肾病合并外感，属风寒者，常配伍防风、羌活、独活等药，如《摄生众妙方》荆防败毒散；属风热者，常与连翘、金银花、薄荷等同用，如《温病条辨》银翘散。

2）尿血：本品炒炭，其性味由辛温变为苦涩平和，长于理血止血，可治尿血、便血等多种出血证。治膀胱热盛，或心火下移，小便溺血，脉弦数濡涩者，常配伍生地黄、柴胡、阿胶等药，如《医略六书》加减黑逍遥散。

3）癃闭：本品质轻透散，上宣肺气，常配伍大黄，升清降浊，用于治疗膀胱气化功能失常的癃闭（尿潴留），如《黄帝素问宣明论方》倒换散。

（5）应用注意：不宜久煎。

4. 防风

（1）来源：为伞形科植物防风的干燥根。

（2）性能：辛、甘，微温。归膀胱、肝、脾经。

（3）功效：祛风解表，胜湿止痛，止痉。

（4）小儿肾脏病临床应用

1）外感表证：本品以辛散祛风解表为主，兼能胜湿止痛，且甘缓微温不峻烈，故肾病合并外感风寒、风湿或风热表证均可配伍使用。合并风寒表证者常配伍荆芥、羌活、独活等药，如《摄生众妙方》荆防败毒散；并外感风湿者，常配伍羌活、藁本、川芎等药，如《内外伤辨惑论》羌活胜湿汤；合并风热表证者，常与薄荷、蝉蜕等辛凉解表药同用。又因其发散作用温和，对部分慢性肾病患者因免疫功能低下常感风邪者，可配伍白术、黄芪等药，祛邪不伤正，固表不留邪，共奏祛邪扶正之功，如《丹溪心法》玉屏风散。

2）皮肤瘙痒、发斑：本品辛温发散，长于祛风止痒，且药性平和，可用治多种肾脏病伴有皮肤病，其中以风邪（风寒、风热）所致之皮肤瘙痒较为常用。治风寒者，常配伍白芷、麻黄、苍耳子等药，如《太平惠民和剂局方》的消风散；治风热者，常与蝉蜕、薄荷、僵蚕等药同用；治紫癜性肾炎因风邪夹热壅盛于血分而见发斑、色红、发热烦躁者，可配伍连翘、玄参、牛蒡子等药，如《张氏医通》化斑汤。

（5）应用注意：本品药性偏温，阴血亏虚、热病动风者不宜使用。

5. 蝉蜕

（1）来源：为蝉科昆虫黑蚱若虫羽化时脱落的皮壳。

（2）性能：甘，寒。归肺、肝经。

（3）功效：疏散风热，利咽开音，透疹，明目退翳，息风止痉。

（4）小儿肾脏病临床应用

1）外感风热表证：本品长于疏散肺经风热，宣肺利咽，且《医学衷中参西录》言其能"利小便"，故对肾病外感风热尤为适宜。如张锡纯之宣解汤，以本品配伍滑石、连翘、甘草等药，治感冒久在太阳，致热蓄膀胱，小便赤涩。

2）惊风抽搐：本品甘寒，既能疏散肝经风热，又可凉肝息风止痉，故可治疗肾病伴肝风内动证。治疗小儿慢惊风，常配伍天南星、全蝎等药，如《幼科释迷》蝉蝎散。治疗小儿急惊风，常配伍栀子、僵蚕、天竺黄等药，如《幼科释迷》天竺黄散。

6. 菊花

（1）来源：为菊科植物菊的干燥头状花序。

（2）性能：辛、甘、苦，微寒。归肺、肝经。

（3）功效：疏散风热，平抑肝阳，清肝明目，清热解毒。

（4）小儿肾脏病临床应用

1）外感风热表证：本品味辛疏散，体轻达表，气清上浮，微寒清热，能疏散肺经风热，常用治疗肾病合并风热感冒，常配伍桑叶、连翘、桔梗、薄荷等药，如《温病条辨》桑菊饮。

2）肝阳上亢，头晕头痛：本品能清肝热、平肝阳，治疗肾性高血压有肝阳上亢、头痛眩晕而胀者，常与石决明、珍珠母、白芍等平肝潜阳药同用。治疗肾病日久，肝肾阴虚，虚阳上亢而致头晕目眩、视物不清者，常与枸杞子、茯苓、山茱萸、山药等药同用，如《医级》杞菊地黄丸。

（5）应用注意：疏散风热宜用黄菊花，平肝、清肝明目宜用白菊花。

7. 浮萍

（1）来源：为浮萍科植物紫萍的干燥全草。

（2）性能：辛，寒。归肺、膀胱经。

（3）功效：宣散风热，透疹止痒，利尿消肿。

（4）小儿肾脏病临床应用

1）外感风热表证：本品辛寒，轻浮升散，有宣肺发汗、疏散风热之功，治疗肾病合并风热表证，常与薄荷、金银花、连翘等药同用。

2）水肿尿少：本品上可开宣肺气而发汗透邪，下可通调水道而利尿消肿，可治疗肾炎水肿而兼表证（风水），尤其是兼外感风热，亦可用于不兼表证之水肿、小便不利。

（5）应用注意：表虚自汗者不宜使用。

二、清热药

1. 知母

（1）来源：为百合科植物知母的干燥根茎。

（2）性能：苦、甘，寒。归肺、胃、肾经。

（3）功效：清热泻火，滋阴润燥。

（4）小儿肾脏病临床应用

1）盗汗：本品能滋肾阴、泻肾火，治疗慢性肾炎、急性肾炎恢复期、肾病综合征服用激素后所出现的盗汗、手足心热、舌红苔少脉细数者，常与黄柏合六味地黄丸同用，如《医宗金鉴》知柏地黄丸。

2）内热消渴：本品苦甘寒质润，有滋阴润燥、生津止渴之功，治疗肾间质-小管损伤、肾病、干燥综合征等出现的口渴、尿多、舌红而干者，常与葛根、天花粉等同用，如《医学衷中参西录》玉液汤。

3）肺热咳嗽、阴虚燥咳：本品既能清肺热，又能润肺燥，治疗肾病兼见肺热咳嗽，咳痰色黄，常与栀子、瓜蒌、黄芩等同用，如《统旨方》清金化痰汤；治疗肾病兼阴虚燥咳，干咳少痰，常与贝母同用,如《急救仙方》二母散。

（5）应用注意:本品性寒质润,有滑肠作用,脾虚便溏者慎用。

2. 栀子

（1）来源:为茜草科植物栀子的干燥成熟果实。

（2）性能:苦,寒。归心、肺、三焦经。

（3）功效:泻火除烦,清热利湿,凉血解毒;外用消肿止痛。

（4）小儿肾脏病临床应用

1）淋证涩痛:本品能清泄三焦火邪,渗利膀胱湿热,亦能凉血止血,治血淋、热淋涩痛,常与车前子、滑石、瞿麦等同用,如《太平惠民和剂局方》八正散。

2）血热出血:栀子能清热凉血以止血,治疗血热妄行的多种出血及肾炎血尿证属血热者,常配伍白茅根、侧柏叶、大黄等药,如《十药神书》十灰散。

3）热病心烦:本品苦寒清降,能清泻三焦之火,泻心火而除烦,治疗肾病心烦焦虑不安,常配伍淡豆豉,如《伤寒论》栀子豉汤。

（5）应用注意:本品苦寒伤胃,脾虚便溏者慎用。

3. 黄芩

（1）来源:为唇形科植物黄芩的干燥根。

（2）性能:苦,寒。归肺、胆、脾、大肠、小肠经。

（3）功效:清热燥湿,泻火解毒,止血,安胎。

（4）小儿肾脏病临床应用

1）热淋涩痛:本品苦寒,能清下焦湿热,常配伍柴胡,清解少阳湿热而治热结膀胱,小便淋沥涩痛。

2）血热出血:本品苦寒,清热泻火、凉血止血,治疗血热妄行的多种出血及紫癜性肾炎、慢性肾炎而有血尿者,常配伍防风,如《医级》子芩防风散。

3）湿热痞满:本品苦寒,能清肺胃、肝胆、大肠湿热,尤善清中上焦湿热。治疗肾病湿热中阻,痞满呕吐,舌苔黄腻,常配伍半夏、黄连、干姜等药,如《伤寒论》半夏泻心汤。

（5）应用注意:本品苦寒伤胃,脾胃虚寒者慎用。

4. 黄连

（1）来源:为毛茛科植物黄连、三角叶黄连或云连的干燥根茎。

（2）性能:苦,寒。归心、脾、胃、肝、胆、大肠经。

（3）功效:清热燥湿,泻火解毒。

（4）小儿肾脏病临床应用

1）恶心呕吐:本品大苦大寒,清热燥湿力强,尤长于清泄中焦脾胃、大肠湿热,常用治疗湿热泻痢、呕吐,也可治疗尿毒症期因湿浊内蕴、郁而化热、犯及于胃、和降失司而致恶心呕吐、脘痞纳呆,常配伍吴茱萸、法半夏、竹茹、枳实、陈皮、茯苓等药,如黄连温胆汤（《六因条辨》）合左金丸（《丹溪心法》）。

2）高热神昏,心烦失眠:本品苦寒入心,清热泻火力强,尤善清心火,对心经热盛所致多种病证均有较好疗效。治疗肾炎因肾阴亏虚、心肝火郁而致心烦不眠者,常配伍白芍、阿胶等滋阴养血之品,如《伤寒论》黄连阿胶汤;治疗尿毒症晚期因热扰神明而见神昏谵语、烦躁不安、身热夜甚者,常配伍水牛角、生地黄、玄参等药,如《温病条辨》清营汤。

3）痈肿疔疮:本品既能清热燥湿,又能泻火解毒,尤善疗疔毒。治皮肤疮毒引发的急性肾小球肾炎,常配伍麻黄连翘赤小豆汤;治疗肾病伴发皮肤疮毒患者,常配伍黄芩、黄柏、栀子,如《外台秘要》黄连解毒汤。

（5）应用注意:本品大苦大寒,脾胃虚寒证忌用。苦燥伤阴,阴虚津伤者慎用。

5. 黄柏

（1）来源:为芸香科植物黄皮树或黄檗的干燥树皮。

（2）性能:苦,寒。归肾、膀胱、大肠经。

（3）功效:清热燥湿,泻火解毒,退虚热。

（4）小儿肾脏病临床应用

1）热淋涩痛,脚气肿痛:本品长于清泻下焦湿热,治湿热下注膀胱,小便短赤热痛,常配伍萆薢、车前子、茯苓等药,如《医学心悟》萆薢分清饮;治疗肾病因湿热蕴于下焦而致脚气肿痛、痿证者,常配苍术、牛膝,如《医学心悟》三妙丸。

2）骨蒸劳热,盗汗:本品善泻下焦相火、退骨蒸,治疗慢性肾炎阴虚潮热、盗汗者,常配伍知母、生地黄、山茱萸等药,如《医宗金鉴》知柏地黄丸。

3）疮疡肿毒:本品既能清热燥湿,又能泻火解毒。内服治疗肾病因痈肿疮毒而诱发者,常与黄芩、黄连、栀子同用,如《外台秘要》黄连解毒汤;或外用与大黄共研细粉,醋调外搽,如《疡疽神验秘方》二黄散。

（5）应用注意:本品苦寒伤胃,脾胃虚寒者忌用。为马兜铃酸类药物,不宜长期、大剂量使用。

6. 金银花

（1）来源:为忍冬科植物忍冬的干燥花蕾或带初开的花。

（2）性能:甘,寒。归肺、心、胃经。

（3）功效:清热解毒,疏散风热。

（4）小儿肾脏病临床应用

1）疔疮肿毒、咽喉肿痛:本品清热解毒,散痈消肿力强,为治疗热毒疮痈之要药,适用于各种热毒壅盛之疔疮肿毒。治疗肾病合并皮肤疔疮肿毒,坚硬根深者,常配伍野菊花、蒲公英、紫花地丁等,如《医宗金鉴》五味消毒饮;治疗肾病温邪袭喉、咽喉肿痛者,常与马勃、连翘、射干等药同用,如《温病条辨》银翘马勃散。

2）外感风热表证:本品善于清肺经热邪,透热达表,可治疗肾病外感风热之证,常配伍薄荷、连翘、牛蒡子等药,如《温病条辨》银翘散。

（5）应用注意:脾胃虚寒及气虚疮疡脓清者忌用。

7. 连翘

（1）来源:为木犀科植物连翘的干燥果实。

（2）性能:苦,微寒。归肺、心、小肠经。

（3）功效:清热解毒,消肿散结,疏散风热。

（4）小儿肾脏病临床应用

1）疮疡肿毒:本品长于清心火、解疮毒,又能消散痈肿结聚,故有"疮家圣药"之美称。治疗肾炎伴有疮毒之症,可配伍金银花、蒲公英、紫花地丁等,如《医宗金鉴》五味消毒饮。

2）外感风热表证:本品外可疏散风热,内可清热解毒,常配伍金银花,如《温病条辨》银翘散,治疗肾病伴外感风热表证、温病初起者。

3）小便不利、水肿：本品兼有清心利尿之功，治疗湿热壅滞所致小便不利或淋沥涩痛者，配伍车前子、白茅根、竹叶等，如《杂病源流犀烛》如圣散。治疗急性肾炎或慢性肾炎急性发作期的水肿，属风湿热毒者，常配伍麻黄、赤小豆、桑白皮等，如《伤寒论》麻黄连翘赤小豆汤。

（5）应用注意：脾胃虚寒及气虚脓清者不宜用。

8. 板蓝根

（1）来源：为十字花科植物菘蓝的干燥根。

（2）性能：苦，寒。归心、胃经。

（3）功效：清热解毒，凉血利咽。

（4）小儿肾脏病临床应用：本品善于清解实热火毒，凉血利咽，尤以解毒利咽散结之功见长。可治疗多种瘟疫热毒之证。也可治疗乙型肝炎相关性肾炎，可配伍大青叶、紫草、茵陈等；治疗紫癜性肾炎、狼疮性肾炎等热毒盛者，可与紫草、赤芍、连翘等清热凉血药同用。治肾病发热头痛、咽喉红肿热痛有脓者，常配伍牛蒡子、黄连、连翘等药，如《东垣试效方》普济消毒饮。

（5）应用注意：体虚而无实火热毒者忌服，脾胃虚寒者慎用。

9. 蒲公英

（1）来源：为菊科植物蒲公英、碱地蒲公英或同属数种植物的干燥全草。

（2）性能：苦、甘，寒。归肝、胃经。

（3）功效：清热解毒，消肿散结，利湿通淋。

（4）小儿肾脏病临床应用

1）疔疮肿毒：本品苦寒，善清泄热毒、消痈散结，且能清利湿热、利尿消肿，治疗内外热毒疮痈诸证。也可治疗疮毒内归、湿热内结的肾病综合征、急性或慢性肾炎、狼疮性肾炎、紫癜性肾炎等急性发作期，常配伍金银花、紫花地丁、野菊花等，如《医宗金鉴》五味消毒饮。

2）热淋涩痛：本品亦为"通淋妙品"（《本草备要》），清利湿热，利尿通淋作用较佳，治疗湿热引起的热淋涩痛、小便黄赤，常与金钱草、白茅根、车前子等利尿通淋等药同用。

（5）应用注意：用量过大可致缓泻。

10. 鱼腥草

（1）来源：为三白草科植物蕺菜的新鲜全草或干燥地上部分。

（2）性能：辛，微寒。归肺经。

（3）功效：清热解毒，消痈排脓，利尿通淋。

（4）小儿肾脏病临床应用

1）痰热咳嗽：本品以清解肺热见长，又具消痈排脓之功，是治疗肺热咳嗽、肺痈吐脓之要药。也可治疗肾病合并肺热咳嗽痰黄者，常与黄芩、浙贝母、知母等同用。

2）热淋涩痛：本品善清膀胱湿热，有清热除湿、利水通淋之功。治疗小便淋沥涩痛，可配伍海金沙、白茅根、车前子等。

（5）应用注意：虚寒证及阴性疮疡忌服。

11. 半边莲

（1）来源：为桔梗科植物半边莲的干燥全草。

（2）性能：辛，平。归心、小肠、肺经。

（3）功效：清热解毒,利水消肿。

（4）小儿肾脏病临床应用：本品有利水消肿之功,治疗臌胀水肿、小便不利。水湿停蓄,大腹水肿,常配伍金钱草、大黄、枳实等;治湿热黄疸,小便不利,常配伍茵陈、栀子、泽泻等。

（5）应用注意：虚证水肿忌用。

12. 白花蛇舌草

（1）来源：为茜草科植物白花蛇舌草的全草。

（2）性能：微苦、甘,寒。归胃、大肠、小肠经。

（3）功效：清热解毒,利湿通淋。

（4）小儿肾脏病临床应用

1）热淋小便不利、水肿：本品有清热利湿通淋之功,治疗热淋小便不利、水肿者。治小便淋沥涩痛,常配车前子、白茅根、石韦等药。

2）痈肿疮毒,咽喉肿痛：本品苦寒,有较强的清热解毒作用,治疗热毒所致诸证。治疗各种肾炎伴发咽喉肿痛者,常与玄参、黄芩、板蓝根等同用;伴皮肤痤疮疖肿或乙肝相关性肾炎,可与紫花地丁、蒲公英、金银花等药同用。

（5）应用注意：阴疽及脾胃虚寒者忌用。

13. 生地黄

（1）来源：为玄参科植物地黄的新鲜或干燥块根。

（2）性能：甘、苦,寒。归心、肝、肾经。

（3）功效：清热凉血,养阴生津。

（4）小儿肾脏病临床应用

1）阴虚内热,消渴：本品既善养阴清热,又能生津止渴,是治阴虚津亏燥热证的常用药。治疗各种肾病阴虚有热者,与知母、麦冬、牡丹皮等合用,如《古今医统》黄膏;治疗糖尿病肾病口干渴明显者,与山药、黄芪、葛根等合用,如《医学衷中参西录》滋膵饮。

2）血热出血：本品善清营血分之热,有凉血止血之效。治疗肾炎因湿热蕴于下焦,热伤血络之尿血症和紫癜性肾炎者,常与地榆、小蓟、大蓟等合用,如《石室秘录》两地丹;治疗风热入营血分之尿血症者,常与金银花、连翘、丹参等药合用,如《温病条辨》清营汤。

3）小便遗沥涩痛：本品既善养阴,又能清心以泻小肠火,治疗心经热盛,移热小肠,小便遗沥涩痛,常与竹叶、生甘草、通草等药同用,如《小儿药证直诀》导赤散。

（5）应用注意：脾虚湿滞,腹满便溏者不宜使用。

14. 赤芍

（1）来源：为毛茛科植物赤芍或川赤芍的干燥根。

（2）性能：苦,微寒。归肝经。

（3）功效：清热凉血,化瘀止痛。

（4）小儿肾脏病临床应用

1）血热出血：本品善于清泄血分郁热而凉血止血散瘀,治疗各种肾病血分瘀热证见发热、尿血鲜红者,常配伍生地黄、白茅根、大小蓟等清热凉血药。治湿热淋证,小便淋漓涩痛,常配伍车前子、虎杖、滑石等清利湿热药。

2）瘀滞疼痛：本品具有活血化瘀止痛之效,治疗肾脏病兼见肝郁血滞之胁痛,常与牡丹皮、柴胡等同用,如《博济方》赤芍药散;治疗跌打损伤,瘀肿疼痛,常配伍虎杖,如《圣济总录》虎杖散。

（5）应用注意：反藜芦。

15. 牡丹皮

（1）来源：为毛茛科植物牡丹干燥根皮。

（2）性能：苦、辛，微寒。归心、肝、肾经。

（3）功效：清热凉血，活血祛瘀。

（4）小儿肾脏病临床应用

1）血热出血：本品既能清血分热邪，又能除血中瘀滞，有止血不留瘀、活血不妄行之特性，可治疗各种肾病血分瘀热证者，常配伍生地黄、赤芍、大小蓟等清热凉血药。

2）瘀滞疼痛：本品具有活血祛瘀之效，治疗肾脏病兼见瘀滞肿痛，常与桂枝、川芎、桃仁等同用，如《金匮要略》桂枝茯苓丸。

（5）应用注意：血虚有寒者不宜用。

16. 紫草

（1）来源：为紫草科植物新疆紫草或内蒙紫草的干燥根。

（2）性能：甘、咸，寒。归心、肝经。

（3）功效：清热凉血，活血解毒，透疹消斑。

（4）小儿肾脏病临床应用

1）皮肤斑疹：本品既能凉血活血，又善解毒透疹，可治疗紫癜性肾炎及热毒导致皮肤斑疹紫红、小便短赤、心烦等症者，常与赤芍、生地黄、蝉蜕等药配伍，如《张氏医通》紫草快斑汤。

2）尿血、小便不利：本品长于清热凉血，活血解毒，可治疗肾炎热灼血络之尿血、小便不利，常与生地黄、大小蓟、赤芍等清热凉血药同用；治血淋，尿血鲜红、小便淋漓涩痛，常与滑石、瞿麦、鸭跖草等清热利湿药同用。

（5）应用注意：本品性寒而滑利，脾虚便溏者忌服。

三、泻下药

大黄

（1）来源：为蓼科植物掌叶大黄、唐古特大黄或药用大黄的干燥根和根茎。

（2）性能：苦，寒。归脾、胃、大肠、肝、心包经。

（3）功效：泻下攻积，清热泻火，凉血解毒，逐瘀通经，利湿退黄。

（4）小儿肾脏病临床应用

1）积滞便秘：本品苦寒降泄，有较强的泻下作用，能荡涤肠胃，推陈致新，是治疗积滞便秘之要药，可治疗肾衰竭，尿毒症期大便不通，浊邪壅塞三焦，清浊相混、升降失常者，使浊邪从下而出。

2）热淋涩痛：本品能泻下通便，导湿热外出，可治疗湿热淋证、水肿、小便不利，常与木通、栀子、车前子等药同用，如《太平惠民和剂局方》八正散。

（5）应用注意：本品为峻烈攻下之品，易伤正气，如非实证，不宜妄用；本品苦寒，易伤胃气，脾胃虚弱者慎用。

四、化湿药

1. 广藿香

（1）来源：为唇形科植物广藿香的地上部分。

（2）性能：辛，微温。归脾、胃、肺经。

（3）功效：芳香化浊，和中止呕，发表解暑。

（4）小儿肾脏病临床应用

1）湿浊中阻，脘腹痞闷：本品为芳香化湿要药，可治疗各型肾炎、肾小管性酸中毒、肾病综合征等出现湿浊中阻，脘腹痞闷，恶心欲呕等症，常配伍苍术、厚朴等药，如《太平惠民和剂局方》不换金正气散。

2）呕吐：本品既能化湿醒脾，又能和中止呕，治疗湿阻中焦所致呕吐。慢性肾衰竭、尿毒症因湿浊郁毒壅滞中焦而致恶心呕吐，偏寒湿者可配伍半夏、茯苓、生姜等药，如《金匮要略》小半夏加茯苓汤，偏湿热者可配伍茵陈、黄芩、滑石等药，如《温热经纬》甘露消毒丹。

2. 苍术

（1）来源：为菊科多年生草本植物茅苍术或北苍术的干燥根茎。

（2）性能：辛、苦，温。归脾、胃、肝经。

（3）功效：燥湿健脾，祛风散寒，明目。

（4）小儿肾脏病临床应用

1）湿浊中阻，脘腹痞闷：本品为燥湿健脾要药，可治疗肾病患者湿阻中焦、脾失健运所致脘腹痞闷、呕恶食少、舌苔白腻等症，常配伍厚朴、陈皮等药，如《太平惠民和剂局方》平胃散。

2）水肿：本品既能外祛风湿，又能内化湿浊，可治疗肾病之水湿壅盛而面浮肢肿，偏寒湿者与茯苓、猪苓等利水渗湿药配伍，如《证治准绳》胃苓汤，偏湿热者同黄芩、黄柏等清热燥湿药配伍。

（5）应用注意：阴虚内热、多汗者忌用。

3. 砂仁

（1）来源：为姜科植物阳春砂、绿壳砂或海南砂的干燥成熟果实。

（2）性能：辛，温。归脾、胃、肾经。

（3）功效：化湿开胃，温脾止泻，理气安胎。

（4）小儿肾脏病临床应用：本品辛散温通，气味芬芳，善入脾胃，具有化湿行气、醒脾和胃之良效，可治疗慢性肾衰而致脾胃气滞，配伍木香、枳实等药，如《景岳全书》香砂枳术丸；治疗慢性肾衰而致脾胃虚弱之证，常与白术、党参、茯苓等健脾益气药物同用，如《太平惠民和剂局方》香砂六君子汤。

（5）应用注意：阴虚血燥者慎用。

4. 豆蔻

（1）来源：为姜科草本植物白豆蔻或爪哇白豆蔻的干燥成熟果实。

（2）性能：辛，温。归肺、脾、胃经。

（3）功效：化湿行气，温中止呕，开胃消食。

（4）小儿肾脏病临床应用：本品气味芳香，既能化中焦湿浊、行脾胃之气，又能温中止呕,治疗肾病因脾胃虚寒、湿浊中阻而致脘腹痞闷、呕恶纳呆等症,可配伍砂仁、藿香、陈皮等药,如《沈氏尊生书》白豆蔻汤。

（5）应用注意:阴虚血燥者慎用。

五、利水渗湿药

1. 茯苓

（1）来源:为多孔菌科真菌茯苓的干燥菌核。

（2）性能:甘、淡,平。归心、脾、肾经。

（3）功效:利水渗湿,健脾宁心。

（4）小儿肾脏病临床应用

1）水肿、小便不利:本品甘能健脾、淡能渗湿,既能祛邪,又能扶正,利水而不伤正,实为利水消肿之要药,凡水湿为患之证皆可用之。如治疗水湿内停所致水肿、小便不利,可配伍白术、猪苓、桂枝等药,如《伤寒论》五苓散;治疗水热互结,阴虚小便不利、水肿,可配伍猪苓、阿胶、滑石等药,如《伤寒论》猪苓汤;治疗脾肾阳虚水肿,配伍附子、白术、生姜等,如《伤寒论》真武汤。

2）脾虚食少、便溏泄泻:本品能健脾补中,促进脾胃运化功能,可治疗肾病患者伴倦怠乏力、食少便溏,常与人参、白术、甘草同用,如《太平惠民和剂局方》四君子汤;脾虚湿盛泄泻,常配山药、扁豆、白术等,如《太平惠民和剂局方》参苓白术散。

3）心悸,失眠:本品补益心脾而安神,可治疗肾病患者心脾两虚之心悸怔忡、失眠多梦,常与黄芪、白术、当归等药同用,如《济生方》归脾汤。

（5）应用注意:本品性泄利,故阴虚而无湿热、气虚下陷者慎服。

2. 薏苡仁

（1）来源:为禾本科植物薏苡的干燥成熟种仁。

（2）性能:甘、淡,凉。归脾、胃、肺经。

（3）功效:利水渗湿,健脾止泻,除痹,排脓,解毒散结。

（4）小儿肾脏病临床应用

1）水肿,小便不利:本品既利水消肿,又健脾补中,可治疗各类肾病兼脾虚湿困之水肿、小便不利,常配伍与白术、茯苓、黄芪等。

2）脾虚泄泻:本品渗除脾湿、健脾止泻,可治疗肾病伴脾虚湿盛之泄泻,常配伍人参、茯苓、白术等药,如《太平惠民和剂局方》参苓白术散。

（5）应用注意:本品性泄利,故阴虚而无湿热、气虚下陷者慎服。

3. 猪苓

（1）来源:为多孔菌科真菌猪苓的干燥菌核。

（2）性能:甘、淡,平。归肾、膀胱经。

（3）功效:利水渗湿。

（4）小儿肾脏病临床应用:本品甘淡渗泄,功专通水道、利小便、祛水湿,利水渗湿作用较强,可治疗肾炎、肾病等因水湿停滞所致各种水肿。治疗水湿内停所致之水肿、小便不利,可配白术、茯苓等药,如《明医指掌》四苓散;治疗肠胃寒湿、濡泻无度,可配黄柏、肉豆蔻等药,如《圣济总录》猪苓丸。治疗阴虚有热之小便不利、淋浊,可与茯苓、阿胶、滑石等药同用,如《伤寒论》猪苓汤。

（5）应用注意：本品性泄利，故阴虚而无湿热、气虚下陷者慎服。

4. 玉米须

（1）来源：为禾本科植物玉蜀黍的干燥花柱和柱头。

（2）性能：甘，平。归肝、肾经。

（3）功效：利尿消肿，利湿退黄。

（4）小儿肾脏病临床应用：本品甘淡渗利，有通利小便，消退水肿之功，治疗肾炎水肿、小便不利，可用大剂量本品煎服，如岳美中老中医治小儿肾炎单用本品持久服用；治疗脾虚水肿，可与茯苓、白术等药同用；治疗膀胱湿热之小便短赤涩痛，可单味大量煎服，或配车前草、珍珠草等利尿通淋药。

（5）应用注意：本品性泄利，故阴虚而无湿热、气虚下陷者慎服。

5. 车前子

（1）来源：为车前科植物车前或平车前的干燥成熟种子。

（2）性能：甘，寒。归肝、肾、肺、小肠经。

（3）功效：清热利尿通淋，渗湿止泻，明目，祛痰。

（4）小儿肾脏病临床应用：本品具有良好的清利湿热、利尿通淋之效，善于通窍而利水道，治疗肾病水湿停滞水肿、小便不利，常配猪苓、茯苓等药；治疗病久肾虚，腰重脚肿，常同熟地黄、山茱萸、牛膝等配伍，如《济生方》济生肾气丸；治疗湿热下注，蕴结膀胱所致小便淋漓涩痛者，可与滑石、瞿麦等药配伍，如《太平惠民和剂局方》八正散。

（5）应用注意：车前子布包不宜过紧，以免煎煮膨胀，影响药效成分溶出。

6. 滑石

（1）来源：为硅酸盐类矿物滑石族滑石，主要成分为含水硅酸镁 $[Mg_3 \cdot (Si_4O_{10}) \cdot (OH)_2]$。

（2）性能：甘、淡，寒。归膀胱、肺、胃经。

（3）功效：利尿通淋，清热解暑，外用祛湿敛疮。

（4）小儿肾脏病临床应用

1）热淋，石淋，尿热涩痛：本品甘淡而寒，性滑利窍，能清利膀胱湿热，有利尿通淋之功，治疗肾病患者因湿热蕴结膀胱引起小便不利、热淋或尿闭等症，可配车前子、瞿麦、栀子等药，如《太平惠民和剂局方》八正散；治疗石淋，常配海金沙、金钱草等利尿通淋药。

2）暑湿，湿温。本品能利水湿、解暑热，是治疗暑湿、湿温之常用药。治疗肾病患者伴暑热外感或暑湿内困，常配甘草，如《伤寒标本》六一散；治疗暑温夹湿及湿温初起之头痛恶寒、身重胸闷等，可与白蔻仁、薏苡仁、苦杏仁等药同用，如《温病条辨》三仁汤。

（5）应用注意：脾虚、热病伤津者慎用。

7. 瞿麦

（1）来源：为石竹科植物瞿麦或石竹的干燥地上部分。

（2）性能：苦，寒。归心、小肠经。

（3）功效：利尿通淋，活血通经。

（4）小儿肾脏病临床应用：本品能清心与小肠火，导热下行，有利尿通淋之效，为治疗淋证常用药。治尿路感染之热淋，小便不利，淋漓涩痛，常配篇蓄、车前子、栀子等，如《太平惠民和剂局方》八正散；治疗下焦热结，小便淋沥有血，可与栀子、甘草等药配伍，如《太平惠民和剂局方》立效散；治疗石淋，小便不通，常与车前子、滑石、石韦等药同用，如《证治汇补》

石韦散。

（5）应用注意：脾、肾气虚者慎用。

8. 萹蓄

（1）来源：为蓼科植物萹蓄的干燥地上部分。

（2）性能：苦，微寒。归膀胱经。

（3）功效：利尿通淋，杀虫、止痒。

（4）小儿肾脏病临床应用：本品能清利下焦湿热，具有利尿通淋之功。治疗尿路感染之湿热下注，热淋涩痛，小便短赤，常与车前子、瞿麦、栀子等配伍，如《太平惠民和剂局方》八正散；治疗血淋，常与大蓟、小蓟、白茅根等清热凉血药同用。

（5）应用注意：脾虚者慎用。

9. 地肤子

（1）来源：为藜科植物地肤的干燥成熟果实。

（2）性能：辛、苦，寒。归肾、膀胱经。

（3）功效：清热利湿，祛风止痒。

（4）小儿肾脏病临床应用

1）淋沥涩痛，小便不利：本品能清利下焦湿热，而达通淋之功。治疗尿路感染之膀胱湿热，小便不利，淋沥涩痛，常和瞿麦、冬葵子等药同用，如《济生方》地肤子汤。

2）皮肤瘙痒：本品味辛能散，能去皮肤之湿热与风邪而止痒，治疗肾病合并皮肤湿疹、风疹、荨麻疹、皮肤瘙痒症、紫癜性肾炎等，可与蝉蜕、防风、黄柏等药同用。

10. 石韦

（1）来源：为水龙骨科植物庐山石韦、石韦或有柄石韦的干燥叶。

（2）性能：甘、苦，微寒。归肺、膀胱经。

（3）功效：利尿通淋，清肺止咳，凉血止血。

（4）小儿肾脏病临床应用：本品能清利膀胱，具有良好的利尿通淋之功，并可止血，为治疗淋证的常用药。治疗血淋及急性或慢性肾炎等有水肿、血尿者，常与当归、芍药、蒲黄等配伍，如《备急千金要方》石韦散；治疗热淋及尿路感染，《太平圣惠方》用本品与滑石为末服；治疗石淋及泌尿系结石，常和滑石为末，用米饮或蜜冲服，如《古今录验》石韦散。

（5）应用注意：阴虚及无湿热者忌服。

六、温里药

附子

（1）来源：为毛茛科植物乌头子根的加工品。

（2）性能：辛、甘，大热。有毒。归心、肾、脾经。

（3）功效：回阳救逆，补火助阳，散寒止痛。

（4）小儿肾脏病临床应用

1）肾阳虚衰、夜尿频多，虚寒吐泻、脘腹冷痛，阴寒水肿：本品辛甘大热，有峻补元阳、益火消阴之功，能上助心阳以通脉、中温脾阳以健运、下补肾阳以益火，故肾、脾、心诸脏阳气衰弱者均可选用。治疗慢性肾炎、肾病综合征、慢性肾衰竭患者肾阳虚衰而见腰膝酸痛、形寒肢冷、夜尿频多等，常与熟地黄、山茱萸等药同用，如《景岳全书》右归丸；治疗脾肾阳虚、寒湿内盛所致脘腹冷痛、大便溏泻等,常与白术、党参、干姜等同用,如《太平惠民和剂局方》附子理中汤;治脾肾阳虚,水气内停所致肢体浮肿、小便不利者,常配茯苓、白术等药物,如《伤寒论》真武汤。

2)亡阳虚脱,肢冷脉微:本品既能助心阳以通脉、补肾阳以益火,又能温里散寒,以利阳气恢复,为"回阳救逆第一品药"。治疗肾衰竭患者因心阳衰微出现的大汗淋漓、手足厥冷、脉微欲绝者,常配人参,如《正体类要》参附汤。

(5)应用注意:阴虚阳亢者忌用。反半夏、瓜蒌、贝母、白蔹、白及。生品外用,内服须炮制。若内服过量,或炮制、煎煮方法不当,可引起中毒。

七、理气药

1. 陈皮

(1)来源:为芸香科植物橘及其栽培变种的干燥成熟果皮。

(2)性能:辛、苦,温。归脾、肺经。

(3)功效:理气健脾,燥湿化痰。

(4)小儿肾脏病临床应用

1)脾胃气滞,脘腹胀满,食少吐泻:本品长于行脾胃之气,调中快膈,凡肾病兼见脾胃气滞之证者均可选用。治疗肾病兼脾胃气滞而见脘胀食少、恶心呕吐等,常与人参、竹茹、甘草等配伍,如《金匮要略》橘皮竹茹汤;治疗寒湿阻滞脾胃,常配厚朴、苍术等,如《太平惠民和剂局方》平胃散;治疗脾虚气滞,纳差、食后腹胀,常配人参、茯苓、白术等药,如《小儿药证直诀》异功散。

2)湿浊中阻,脘闷纳呆:本品既能燥湿化浊,又能理气宽胸,可治疗肾病兼夹湿浊中阻或痰湿壅滞而见脘闷纳呆、便溏、苔厚腻等,常与茯苓、半夏等配伍,如《太平惠民和剂局方》二陈汤。

(5)应用注意:性偏温燥、走散,故气虚证,阴虚燥咳、吐血及舌赤少津、内有实热者慎服。

2. 枳实

(1)来源:为芸香科植物酸橙及其栽培变种或甜橙的干燥幼果。

(2)性能:苦、辛、酸,微寒。归脾、胃经。

(3)功效:破气消积,化痰散痞。

(4)小儿肾脏病临床应用:本品既能破气除痞、又能消积导滞,可治疗肾病患者脾胃虚弱,运化无力,食后脘腹痞满作胀,常与白术同用,如《内外伤辨惑论》枳术丸;治疗食积气滞,脘腹胀满或胀痛,可同山楂、麦芽、神曲等药配伍,如《医学正传》曲麦枳术丸;治疗心下痞满,食欲不振,常与半夏曲、白术、茯苓等配伍,如《兰室秘藏》枳实消痞丸。

(5)应用注意:炒用缓和峻烈之性。

3. 木香

(1)来源:为菊科植物木香的干燥根。

(2)性能:辛、苦,温。归脾、胃、大肠、胆、三焦经。

(3)功效:行气止痛,健脾消食。

(4)小儿肾脏病临床应用:本品善于通行脾胃气滞,有良好的行气止痛之功,又具健脾消食之效,尤宜治疗食积气滞。治疗肾病患者脾虚气滞,脘腹胀满、食少便溏,常同白术、党参、陈皮等配伍,如《时方歌括》香砂六君子汤;治疗肾病患者脾胃气滞,脘腹胀痛,可同藿香、砂仁等配伍,如《张氏医通》木香调气散;治疗脾虚食少,食积气滞,可与枳实、砂仁、白术等同用,如《摄生秘剖》香砂枳术丸。

(5)应用注意:脏腑燥热,阴虚津亏者忌服。

4. 沉香

(1)来源:为瑞香科植物白木香及沉香含有树脂的木材。

(2)性能:辛、苦,微温。归脾、胃、肾经。

(3)功效:行气止痛,温中止呕,纳气平喘。

(4)小儿肾脏病临床应用

1)寒凝气滞,胸腹胀痛:本品气味芳香,辛散温通,长于行气散寒止痛,可治疗肾病患者寒凝气滞之胸腹胀痛,与木香、乌药、槟榔等配伍,如沉香四磨汤(《卫生家宝》);治疗脾胃虚寒之脘腹冷痛,与附子、干姜等配伍,如沉香桂附丸(《卫生宝鉴》)。

2)胃寒呕吐呃逆:本品善于温中散寒,降逆止呕,可治疗肾病患者因脾胃虚寒而见呕吐呃逆、经久不愈者,可与白豆蔻、丁香、柿蒂等同用;治疗寒邪犯胃,呕吐清水,与陈皮、胡椒、荜澄茄等同用,如《圣济总录》沉香丸。

(5)应用注意:本品辛香温散,故气虚多汗、阴虚阳亢头痛、阴虚燥咳或肺热咳嗽者忌用。

5. 大腹皮

(1)来源:为棕榈科植物槟榔的干燥果皮。

(2)性能:辛,微温。归脾、胃、大肠、小肠经。

(3)功效:行气宽中,利水消肿。

(4)小儿肾脏病临床应用:本品既能宣肺以通利水道,又能行气以消除胀满,治疗水肿,小便不利,常与茯苓皮、五加皮、陈皮等配伍,如《麻科活人全书》五皮饮。

八、止血药

1. 小蓟

(1)来源:为菊科植物刺儿菜的干燥地上部分。全国大部分地区均产。

(2)性能:甘、苦,凉。归心、肝经。

(3)功效:凉血止血,散瘀解毒消痈。

(4)小儿肾脏病临床应用:本品善清血分之热而凉血止血,又能利尿通淋,善治尿血、血淋。治疗各种肾脏病之血尿,常与生地黄、淡竹叶、栀子等同用,如《济生方》小蓟饮子。

(5)应用注意:炒炭后寒凉之性减弱,而止血作用增强。

2. 白茅根

(1)来源:为禾本科植物白茅的根茎。

(2)性能:甘,寒。归肺、胃、膀胱经。

(3)功效:凉血止血,清热利尿,清肺胃热。

(4)小儿肾脏病临床应用

1)血热尿血、血淋:本品能清血分之热而达凉血止血之功,并入膀胱经,又能清热利尿,对下焦血热之尿血、血淋尤宜。治疗肾病见有小便出血,可单用本品煎服;或与黄芩、赤芍、血余炭等同用,如《太平圣惠方》白茅根汤。

2）水肿、小便不利：本品能清热利尿而达利水消肿之功，治疗急性肾炎湿热壅阻而见水肿、小便不利等，可单用本品煎服（《医学衷中参西录》）。

（5）应用注意：多生用，止血亦可炒炭用。

3. 茜草

（1）来源：为茜草科植物茜草的干燥根及根茎。

（2）性能：苦，寒。归肝经。

（3）功效：凉血祛瘀，止血，通经。

（4）小儿肾脏病临床应用：本品既能凉血止血，又能祛瘀通经，常用于血热妄行之各种出血证，尤宜兼瘀者。可单用，多入复方。常用于治疗肾系病证之血尿，尤为 IgA 肾病、紫癜性肾炎等，常与小蓟、白茅根等药同用。

（5）应用注意：止血炒炭用，活血通经生用或酒炒用。

4. 蒲黄

（1）来源：为香蒲科植物水烛香蒲东方香蒲或同属植物的干燥花粉。

（2）性能：甘，平。归肝、心包经。

（3）功效：止血，化瘀，通淋。

（4）小儿肾脏病临床应用

1）出血证：本品长于收敛止血，又能活血化瘀，有止血而不留瘀之弊，对出血证无论属寒属热、有无瘀滞，均可选用，以出血夹瘀者尤宜。临床治疗肾系病证中的血尿等出血证，常与茜草、小蓟等药同用。

2）血淋涩痛。本品既能利尿通淋，又能化瘀止血，可治疗血淋涩痛，常配伍生地黄、冬葵子，如《证治准绳》蒲黄散。

（5）应用注意：止血多炒用，化瘀、利尿多生用。

5. 仙鹤草

（1）来源：为蔷薇科植物龙芽草的干燥地上部分。

（2）性能：苦、涩，平。归心、肝经。

（3）功效：收敛止血，止痢，截疟，解毒，补虚。

（4）小儿肾脏病临床应用：本品味涩能收，有较好的收敛止血之功，出血证无论寒热虚实皆可广泛应用。常用治疗多种肾病引起的血尿及衄血等多种出血证。血热妄行者，可配生地黄、牡丹皮等清热凉血药；虚寒性出血可配伍艾叶、炮姜等温经止血药。

（5）应用注意：止血可炒炭用。

九、活血化瘀药

1. 川芎

（1）来源：为伞形科植物川芎的干燥根茎。

（2）性能：辛，温。归肝、胆、心包经。

（3）功效：活血行气，祛风止痛。

（4）小儿肾脏病临床应用：本品既能温通血脉、活血化瘀，又能行气通滞，为"血中气药"，并有"旁通络脉"，祛风通络止痛之功，常用治疗肾病综合征、慢性肾炎、慢性肾衰竭、蛋白尿持续难消，面色晦暗，舌暗或有瘀斑点等血瘀气滞者。

（5）应用注意：本品辛温升散，凡阴虚火旺、舌红口干、多汗及出血性疾病，不宜应用。

2. 丹参

（1）来源：为唇形科植物丹参的干燥根及根茎。

（2）性能：苦，微寒。归心、肝经。

（3）功效：活血调经，祛瘀止痛，凉血消痈，除烦安神。

（4）小儿肾脏病临床应用

1）瘀血阻滞，瘀斑色暗：本品功擅活血化瘀，祛瘀生新，祛瘀而不伤正，为治血瘀证的要药。可治疗肾病综合征、慢性肾炎、慢性肾衰竭早中期患者而蛋白尿顽固不消，面色晦暗，舌暗或有瘀斑点的瘀血阻滞证，与桃仁、赤芍等药同用。

2）心悸失眠：本品既有活血凉血、清心除烦之功，又有养血安神之效，可治疗慢性肾衰竭，浊毒入营血，内扰心神，烦躁不寐，与玄参、生地黄等同用，如《温病条辨》清营汤；治疗慢性肾炎，心血不足之心悸失眠，与五味子、酸枣仁、柏子仁等同用，如《校注妇人良方》天王补心丹。

（5）应用注意：活血化瘀宜酒炙用。反藜芦。

3. 红花

（1）来源：为菊科植物红花的筒状花冠。

（2）性能：辛，温。归心、肝经。

（3）功效：活血祛瘀，通经止痛。

（4）小儿肾脏病临床应用：本品长于活血化瘀，是治疗血瘀证之常用品，可治疗肾病综合征、慢性肾炎兼有瘀血者，与桃仁相须为用；也可治疗瘀热郁滞之斑疹色暗，与牛蒡子、当归、紫草等同用，如《麻科活人书》当归红花饮。

（5）应用注意：有出血倾向者慎用。

4. 桃仁

（1）来源：为蔷薇科植物桃或山桃的干燥成熟种子。

（2）性能：苦、甘，平；有小毒。归心、肝、大肠经。

（3）功效：活血祛瘀，润肠通便，止咳平喘。

（4）小儿肾脏病临床应用：本品善于散血行滞，活血化瘀，凡血瘀证无论寒热虚实皆可用之。治疗肾病综合征、急性肾衰竭、慢性肾盂肾炎兼见瘀血，蛋白尿顽固难消，舌暗或有瘀斑点者，伴入暮潮热、口干、舌苔少者，与生地黄、赤芍、当归等同用，如《医林改错》血府逐瘀汤；伴形寒肢冷、小便不利，与茯苓、桂枝、牡丹皮等同用，如桂枝茯苓丸（《金匮要略》）；伴瘀热互结，大便不通，与大黄、桂枝等同用，如《伤寒论》桃核承气汤。

（5）应用注意：便溏者慎用。本品有毒，不可过量。

5. 益母草

（1）来源：为唇形科植物益母草的新鲜或干燥地上部分。

（2）性能：辛、苦，微寒。归心包、肝、膀胱经。

（3）功效：活血调经，利水消肿，清热解毒。

（4）小儿肾脏病临床应用：本品长于活血化瘀调经，又能利尿消肿，尤宜用于水瘀互结之水肿。治疗肾炎水肿水瘀互结者，常配伍白茅根、泽兰等药物；治疗血热及瘀滞之血淋、尿血，可与车前子、石韦等同用。

（5）应用注意：无瘀滞及阴虚血少者忌用。

6. 牛膝

（1）来源：为苋科植物牛膝（怀牛膝）和川牛膝（甜牛膝）的干燥根。

（2）性能：苦、甘、酸，平。归肝、肾经。

（3）功效：逐瘀通经，补益肝肾，强筋健骨，利水通淋，引火（血）下行。

（4）小儿肾脏病临床应用

1）腰膝酸痛、筋骨无力：本品性善下行，补肝肾、强筋骨，善治肝肾不足之证。治疗肝肾亏虚之腰膝酸软，配杜仲、补骨脂、续断等药，如《扶寿精方》续断丸；治湿热成痿，足膝痿软，与苍术、黄柏同用，如《医学正传》三妙丸。

2）淋证、水肿、小便不利：本品有利尿通淋之功，是下焦水湿潴留病症之常用药。治疗水肿、小便不利，与地黄、车前子同用，如《济生方》加味肾气丸；治疗血淋、热淋、砂淋，与瞿麦、滑石、车前等配伍，如《世医得效方》牛膝汤。

3）齿痛口疮，头痛眩晕。本品有引血（热）下行之功，可治疗气火上逆、火热上攻之证。肾炎患者常见口舌生疮、牙龈肿痛，因肾阴亏虚、虚火上炎，可与知母、生地黄等同用，如《景岳全书》玉女煎；治疗慢性肾炎阴虚阳亢、头痛眩晕，与生牡蛎、白芍、生地黄等同用，如《医学衷中参西录》镇肝熄风汤。

（5）应用注意：本品为动血之品，性专下行，孕妇月经过多者忌服；中气下陷，脾虚泄泻，下元不固，多梦遗精者慎用。

十、补益药

1. 人参

（1）来源：为五加科植物人参的干燥根和根茎。

（2）性能：甘、微苦，微温。归脾、肺、心、肾经。

（3）功效：大补元气，补脾益肺，生津止渴，安神益智。

（4）小儿肾脏病临床应用

1）体虚欲脱，肢冷脉微：本品味甘能补，有大补元气、复脉固脱之功，适用于大病、久病或大汗、大吐、大泻、大失血所致元气虚极欲脱、气短神疲、脉微欲绝的重危证候，单用本品浓煎即可奏效（《景岳全书》独参汤）。治疗尿毒症末期出现气息微弱、汗出不止、脉微欲绝时，可用本品大剂量浓煎频服；伴四肢逆冷、汗出等亡阳征象者，常与附子同用，如《正体类要》参附汤。

2）脾肺气虚，食少倦怠，气短喘促：本品长于补脾肺之气，又有益肾气、助肾阳之功，凡肾系病证见有脾气亏虚、肺气亏虚、肺肾两虚、气血两虚等证者均可应用。治疗倦怠乏力，食少便溏等脾气虚弱诸症，与茯苓、白术、甘草同用，如《太平惠民和剂局方》四君子汤；治疗脾气虚衰，气虚不能生血而致气血两虚，与熟地黄、当归等药同用，如《正体类要》八珍汤；治疗短气喘促，声低懒言等肺气虚弱诸症，与黄芪、五味子等同用，如《备急千金要方》补肺汤；治疗肾不纳气的短气虚喘或肺肾两虚的喘促日久，与蛤蚧、胡桃仁等同用，如《卫生宝鉴》人参蛤蚧散《济生方》人参胡桃汤。

3）气虚外感：本品还常与解表药配伍，有扶正祛邪之功，可治疗肾病兼有气虚外感者，与柴胡、羌活、茯苓等同用，如《太平惠民和剂局方》人参败毒散。

（5）应用注意：挽救虚脱可用 15~30g，宜文火另煎分次兑服。不宜与藜芦、五灵脂同用。

2. 党参

（1）来源：为桔梗科植物党参、素花党参或川党参的干燥根。

（2）性能：甘，平。归脾、肺经。

（3）功效：健脾益肺，养血生津。

（4）小儿肾脏病临床应用：本品有补脾益肺之效，功似人参而力弱，可代替人参用于治疗肾系病证而有脾气亏虚、肺气亏虚及气血两虚等证。治疗中气不足之体虚倦怠、食少便溏等症，可配白术、茯苓等药物；治疗肺气亏虚之咳嗽气短，声低懒言等症，常与黄芪、蛤蚧等配伍；治疗气虚不能生血而见面色苍白或萎黄、头晕、乏力等症，常与当归、黄芪、熟地黄等同用。

（5）应用注意：不宜与藜芦同用。

3. 太子参

（1）来源：为石竹科植物孩儿参的干燥块根。

（2）性能：甘、微苦，平。归脾、肺经。

（3）功效：益气健脾，生津润肺。

（4）小儿肾脏病临床应用

1）脾虚体倦，肺燥干咳：本品有补脾肺之气，功似人参而力弱，治疗脾气虚弱，胃阴不足的食少倦怠，口干舌燥等，可配益脾气、养胃阴之石斛、山药等药；治疗肺阴不足的燥咳痰少，气短等，可与补肺气、养肺阴之麦冬、南沙参配伍。

2）病后虚弱，气阴不足，自汗口渴：本品性略偏寒凉，属补气药中之清补品，能养阴生津，适宜小儿热病之后，气阴两亏，倦怠自汗，口干口渴等。因其作用平和，临床常用病后调补之药，可与黄芪、麦冬、五味子等同用。

4. 黄芪

（1）来源：为豆科植物蒙古黄芪或膜荚黄芪的干燥根。

（2）性能：甘，微温。归脾、肺经。

（3）功效：补气升阳，固表止汗，利水消肿，生津养血，行滞通痹，托毒生肌。

（4）小儿肾脏病临床应用

1）脾肺气虚，食少倦怠，咳喘气短：本品为补益脾气之要药，可治疗肾病伴有倦怠乏力、食少便溏等脾气虚弱诸症，可配人参、白术等补气健脾药；治疗肾病综合征、慢性肾炎患者尿蛋白迁延不愈，证属脾虚升清无权者可重用本品，并与人参、升麻等药同用，如《脾胃论》补中益气汤；治疗气短喘促，声低懒言等肺气虚弱诸症，与人参、五味子等同用，如《永类钤方》补肺汤。

2）水肿，小便不利：本品既能启上源以通调水道，又能补脾气以运化水湿，标本兼治，实为气虚水肿之要药。治疗慢性肾炎、肾病综合征的脾虚水湿失运，浮肿、小便不利者，常配白术、防己等，如《金匮要略》防己黄芪汤。

3）表虚自汗：本品能补脾肺之气，益卫固表以止汗，治疗慢性肾脏疾病而见卫气不固，表虚自汗易于感冒者，与防风、白术等药同用，如《丹溪心法》玉屏风散；治疗脾肺气虚所致卫气不固、表虚自汗者，常配伍麻黄根、牡蛎等药，如《太平惠民和剂局方》牡蛎散。

4）血虚萎黄，气血两虚：本品具养血之效，补气又利生血，为补气生血常用之品。治疗慢性肾衰竭而见气血两虚证及肾性贫血者，与当归配伍，如《兰室秘藏》当归补血汤。

（5）应用注意：蜜炙可增强其益气补中作用。

5. 白术

（1）来源：为菊科植物白术的干燥根茎。

（2）性能：甘、苦，温。归脾、胃经。

（3）功效：健脾益气，燥湿利水，止汗，安胎。

（4）小儿肾脏病临床应用

1）脾虚食少，倦怠乏力：本品以益气健脾为主，兼能燥湿利水，前人誉之为"脾脏补气健脾第一要药"。治疗肾病而见脾虚食少，倦怠乏力等症者，与人参、茯苓等同用，如《太平惠民和剂局方》四君子汤。

2）脾虚湿停，痰饮水肿：本品苦温燥湿利水，甘温健脾助运，对肾病脾虚湿滞证有标本兼顾之效。肾病患者因脾虚或肾病及脾，制水无权出现痰饮水肿、小便不利，常用本品，如治疗脾虚中阳不振，痰饮内停者，可配伍茯苓、桂枝等药，如《金匮要略》苓桂术甘汤；治疗脾虚水肿，与茯苓、猪苓等药配伍，如《伤寒论》五苓散。

3）表虚自汗：本品既能益气健脾，又能固表止汗，可治疗肾脏病伴脾虚气弱，卫外不固，表虚自汗而易于感冒者，与黄芪、防风等药同用，如《丹溪心法》玉屏风散。

（5）应用注意：炒用可增强补气健脾止泻作用。

6. 山药

（1）来源：为薯蓣科植物薯蓣的干燥根茎。

（2）性能：甘，平。归脾、肺、肾经。

（3）功效：补脾养胃，生津益肺，补肾涩精。

（4）小儿肾脏病临床应用：本品既能补脾、肺、肾之气，又能滋脾、肺、肾之阴，略兼收涩之性，可治疗肾脏病而见脾肺肾气虚、气阴两虚证。治疗肾病伴有脾胃虚弱，食少便溏，倦怠乏力等症者，与人参、茯苓等同用，如《太平惠民和剂局方》参苓白术散；治疗肺虚久咳或虚喘，常配脾肺双补之太子参、南沙参等药；治疗肾气虚，腰膝酸软，遗尿或夜尿频多，与地黄、山茱萸、茯苓等药同用，如《金匮要略》肾气丸；治疗肾阴虚，形体消瘦，腰膝酸软等症，与熟地黄、茯苓、牡丹皮等同用，如《小儿药证直诀》六味地黄丸。

（5）应用注意：麸炒山药功擅补脾健胃。

7. 甘草

（1）来源：为豆科植物甘草、胀果甘草或光果甘草的干燥根和根茎。

（2）性能：甘，平。归心、肺、脾、胃经。

（3）功效：补脾益气，祛痰止咳，缓急止痛，清热解毒，调和诸药。

（4）小儿肾脏病临床应用

1）脾虚食少，倦怠乏力；心气不足，心悸气短；咳嗽痰多：本品味甘能补，入脾经，能补脾益气；入心经，能补益心气，益气复脉；入肺经，能润肺止咳，兼能祛痰平喘，凡肾脏病过程中出现心、肺、脾气虚之证，可随证配伍治之。治疗肾病患者脾胃虚弱，食少便溏，体倦乏力等症，常配人参、茯苓、白术，如《太平惠民和剂局方》四君子汤；治疗寒热虚实多种咳喘，有痰无痰，均可随证配之；治疗心气不足之脉结代、心动悸，与阿胶、地黄、人参等同用，如《伤寒论》炙甘草汤。

2）热毒疮疡，咽喉肿痛：本品生用性微寒，长于清热解毒，可用治肾脏病夹有热毒之证。治疗热毒疮疡，与金银花、当归、玄参同用，如《验方新编》四妙勇安汤；治疗热毒咽喉肿痛，常配伍桔梗，如《千金翼方》桔梗汤。

（5）应用注意：不宜与海藻、京大戟、红大戟、甘遂、芫花同用。本品有助湿壅气之弊,湿盛胀满、水肿者不宜用。大剂量久服可导致水钠潴留,引起浮肿。

8. 淫羊藿

（1）来源：为小檗科植物淫羊藿、箭叶淫羊藿、柔毛淫羊藿或朝鲜淫羊藿的干燥叶。

（2）性能：辛、甘,温。归肝、肾经。

（3）功效：补肾阳,强筋骨,祛风湿。

（4）小儿肾脏病临床应用：本品长于补肾阳,强筋骨,可治疗肾脏病因激素应用过量而致肾阳虚衰,筋骨痿软、神疲乏力、畏寒等,与熟地黄、杜仲、枸杞子等配伍,如《景岳全书》赞育丹。

（5）应用注意：阴虚火旺者不宜服。

9. 杜仲

（1）来源：为杜仲科植物杜仲的干燥树皮。

（2）性能：甘,温。归肝、肾经。

（3）功效：补肝肾,强筋骨,安胎。

（4）小儿肾脏病临床应用：本品长于补肝肾、强筋骨,对肾虚腰痛能达标本兼治之效。治疗肾脏病日久不愈,肝肾亏虚,腰膝酸痛,筋骨无力,与补骨脂、胡桃肉等同用,如《太平惠民和剂局方》青娥丸；治疗风湿腰痛冷重,与独活、桑寄生、细辛等同用,如独活寄生汤（《备急千金要方》）；治疗外伤腰痛,与川芎、桂心、丹参等同用,如杜仲散（《太平圣惠方》）；治疗妇女经期腰痛,与当归、川芎、芍药等配伍；治疗肾虚精微不固之蛋白尿,与菟丝子、山萸肉等同用,如《鲍氏验方》十补丸。

（5）应用注意：炒用破坏其胶质有利于有效成分煎出,故比生用效果好。本品为温补之品,阴虚火旺者慎用。

10. 菟丝子

（1）来源：为旋花科植物南方菟丝子或菟丝子的干燥成熟种子。

（2）性能：辛、甘,平。归肝、肾、脾经。

（3）功效：补肝益肾,固精缩尿,安胎,明目,止泻；外用消风祛斑。

（4）小儿肾脏病临床应用：本品味辛能润、甘能补,药性平和,补而不峻、温而不燥,为平补阴阳之品,可治疗各种肾病见有肾元亏虚,精微外泄等证。治疗慢性肾脏病之肝肾亏虚,腰膝酸软,目昏耳鸣,与枸杞子、熟地黄、车前子等同用,如《太平惠民和剂局方》驻景丸。治疗慢性肾病蛋白尿不消,偏肾虚者,可与枸杞子、车前子、覆盆子等同用,如《丹溪心法》五子衍宗丸；小便白浊、尿有余沥者,可配伍茯苓、石莲子,如《太平惠民和剂局方》茯苓丸。

（5）应用注意：本品为平补之药,但偏补阳,阴虚火旺,大便燥结、小便短赤者不宜服。

11. 冬虫夏草

（1）来源：为麦角菌科真菌冬虫夏草菌寄生在蝙蝠蛾科昆虫幼虫上的子座和幼虫尸体的干燥复合体。

（2）性能：甘,平。归肺、肾经。

（3）功效：补肾益肺,止血化痰。

（4）小儿肾脏病临床应用：本品为平补肾精之佳品,治疗各种肾脏病见有肾阳不足,精血亏虚之腰膝酸痛,可单用泡酒服,或与杜仲、淫羊藿等药同用。

（5）应用注意：有表邪者不宜用。

12. 当归

（1）来源：为伞形科植物当归的干燥根。

（2）性能：甘、辛，温。归肝、心、脾经。

（3）功效：补血活血，调经止痛，润肠通便。

（4）小儿肾脏病临床应用

1）血虚萎黄，眩晕心悸：本品为补血要药，治疗慢性肾衰竭、肾病综合征、慢性肾炎等多种肾病伴有贫血而见面色萎黄、眩晕心悸、唇爪无华等血虚证候，与熟地黄、白芍、川芎同用，如《太平惠民和剂局方》四物汤。气血两虚，可与人参、黄芪同用，如《温疫论》人参养荣汤。

2）肠燥便秘：本品甘温质润，能补血以润肠通便，可治疗上述病症兼见肠燥便秘者，常配伍肉苁蓉、牛膝、升麻等药，如《景岳全书》济川煎。

（5）应用注意：本品味甘滑肠，故湿盛中满、大便泄泻者忌服。

13. 白芍

（1）来源：为毛茛科植物芍药的干燥根。

（2）性能：苦、酸，微寒。归肝、脾经。

（3）功效：养血调经，敛阴止汗，柔肝止痛，平抑肝阳。

（4）小儿肾脏病临床应用

1）血虚萎黄，眩晕心悸：本品有补血养血之功，治疗肾脏病者见有面色萎黄、眩晕心悸、唇爪无华等症，与当归、熟地黄等配伍，如《太平惠民和剂局方》四物汤。

2）胸胁、脘腹、四肢挛急疼痛：本品味酸，入肝经，能柔肝敛阴而止痛，可治疗肾脏病阴虚肝旺之证。治血虚肝郁，胁肋疼痛，与柴胡、当归等药同用，如《太平惠民和剂局方》逍遥散；治疗脾虚肝旺，腹痛泄泻，常配防风、白术等药，如《景岳全书》痛泻要方；治疗阴血虚，筋脉失养，手足挛急作痛，与甘草配伍，如《伤寒论》芍药甘草汤。

（5）应用注意：阳衰虚寒之证不宜用。不宜与藜芦同用。

14. 阿胶

（1）来源：为马科动物驴的干燥皮或鲜皮经煎煮、浓缩制成的固体胶。

（2）性能：甘，平。归肺、肝、肾经。

（3）功效：补血滋阴，润燥，止血。

（4）小儿肾脏病临床应用

1）血虚萎黄，眩晕心悸：本品味甘质润，为血肉有情之品，为补血要药。治疗慢性肾衰竭、慢性肾炎和肾病综合征伴有贫血而见血虚萎黄、眩晕心悸、唇爪无华等血虚诸症，与当归、芍药等药同用，如《杂病源流犀烛》阿胶四物汤。

2）热病伤阴，心烦不眠：本品能滋养肺肝肾之阴，阴液亏虚诸证常用。治疗慢性肾炎患者因肾阴亏虚、水火失济而致心烦不眠，与黄连、白芍、鸡子黄等配伍，如《伤寒论》黄连阿胶汤。

3）尿血，血淋：本品味甘质黏，长于止血。治疗肾阴亏虚，湿热下注的热淋、血淋，与茯苓、滑石等同用，如《伤寒论》猪苓汤；治疗心移热于膀胱，迫血妄行而致患尿血、脉数、舌赤者，与生地黄、当归、麦冬等配伍，如《医学心悟》阿胶散。

（5）应用注意：本品黏腻，有碍消化，故脾胃虚弱者慎用。

15. 制首乌

（1）来源：为蓼科植物何首乌的干燥块根。

（2）性能：苦、甘、涩，微温。归肝、心、肾经。

（3）功效：补肝肾，益精血，化浊降脂。

（4）小儿肾脏病临床应用：本品长于补肝肾、益精血、强筋骨，为滋补良药。治疗肾病综合征、慢性肾炎而见血虚萎黄、眩晕心悸者，与当归、菟丝子、枸杞子等药配伍，如《积善堂方》七宝美髯丹；治疗慢性肾脏病患者，久病肝肾亏虚，腰膝酸软，眩晕耳鸣，头晕目花，与杜仲、黑芝麻等同用，如《世补斋医书》首延寿丹。

（5）应用注意：制首乌补益力强，湿痰较重者不宜用，生首乌滑肠，大便溏泄不宜用。

16. 枸杞子

（1）来源：为茄科植物宁夏枸杞的干燥成熟果实。

（2）性能：甘，平。归肝、肾经。

（3）功效：滋补肝肾，益精明目。

（4）小儿肾脏病临床应用：本品能平补肝肾精血，可治疗肾系病证，如慢性肾炎、慢性肾衰、肾病综合征等，见有肝肾阴虚，腰膝酸痛，眩晕耳鸣，目昏不明等症，可单用熬膏服，如《寿世保元》枸杞膏；伴有肝肾阴虚或精亏血虚之两目干涩者，常配伍菊花、熟地黄、山茱萸等药，如《医级》杞菊地黄丸。

17. 墨旱莲

（1）来源：为菊科植物鳢肠的干燥地上部分。

（2）性能：甘、酸，寒。归肾、肝经。

（3）功效：滋补肝肾，凉血止血。

（4）小儿肾脏病临床应用

1）肝肾阴虚，眩晕耳鸣，腰膝酸软：本品味能补益肝肾之阴，治疗肾脏病而见肝肾阴虚、眩晕耳鸣、腰膝酸软等症，可单用本品熬膏，如《医灯续焰》旱莲膏；或同女贞子配伍，如《医方集解》二至丸。

2）阴虚血热之尿血、衄血：本品既能补肝肾之阴，又可凉血止血，治疗慢性肾衰竭、慢性肾炎因阴虚血热而致尿血、衄血等出血症，与车前草同用，如《沈氏尊生》二草丹。

（5）应用注意：脾胃虚寒、大便泄泻者忌用。

18. 女贞子

（1）来源：为木犀科植物女贞的干燥成熟果实。

（2）性能：甘、苦，凉。归肝、肾经。

（3）功效：滋补肝肾，明目乌发。

（4）小儿肾脏病临床应用：本品味甘能补，善补益肝肾之阴，治疗肾脏病伴有肝肾阴虚，眩晕耳鸣，腰膝酸软，目暗不明等症，可配伍墨旱莲，如《医方集解》二至丸。

（5）应用注意：脾胃虚寒泄泻者忌服。

19. 鳖甲

（1）来源：为鳖科动物鳖的背甲。

（2）性能：咸，微寒。归肝、肾经。

（3）功效：滋阴潜阳，退热除蒸，软坚散结。

（4）小儿肾脏病临床应用：本品为血肉有情之品，除能滋养肝肾之阴外，又兼能退热除蒸、潜阳息风,治疗阴虚发热有标本兼顾之功。治疗狼疮性肾炎、慢性肾炎等因邪伏阴分,阴液耗伤,夜热早凉,热退无汗者,与青蒿、牡丹皮、生地黄等同用,如《温病条辨》青蒿鳖甲汤;治疗慢性肾衰见有阴虚风动,手足瘛疭者,与麦冬、阿胶、生地黄等同用,如《温病条辨》大定风珠。

（5）应用注意:脾胃虚寒,食少便溏者忌服。

十一、收涩药

1. 五味子

（1）来源:为木兰科植物五味子的干燥成熟果实。

（2）性能:酸、甘,温。归肺、心、肾经。

（3）功效:收敛固涩,益气生津,补肾宁心。

（4）小儿肾脏病临床应用

1）遗尿尿频:本品味酸收敛、甘补益,入肾经,能补肾止遗,为治疗肾虚遗尿、尿频之常用药。治疗肾病综合征、慢性肾炎等因肾虚固涩无权而见蛋白尿经久不愈、夜尿频数等症,可配伍覆盆子、菟丝子、枸杞子等药物,如《医学入门》五子衍宗丸。

2）久咳虚喘:本品既能上敛肺气,又可下滋肾阴,为治疗久咳虚喘之要药。治疗肾系病证见有肺肾不足之喘咳,可配伍山药、山茱萸等药,如《医宗己任编》都气丸。

3）心悸失眠:本品既能补益心肾,又能宁心安神。治疗慢性肾炎,心肾阴血亏虚,心神失养,或心肾不交之虚烦心悸、失眠多梦,可配伍麦冬、酸枣仁、生地黄等药,如《摄生秘剖》天王补心丹。

（5）应用注意:凡表邪未解,内有实热,咳嗽初起,麻疹初期,均不宜用。

2. 山茱萸

（1）来源:为山茱萸科植物山茱萸的干燥成熟果肉。

（2）性能:酸、涩,微温。归肝、肾经。

（3）功效:补益肝肾,收敛固涩。

（4）小儿肾脏病临床应用

1）肝肾阴虚,眩晕耳鸣,腰膝酸痛:本品微温不燥,补而不峻,入肝肾经,能补肾气、益肾精,为平补阴阳之要药。治疗肾系病证见有肝肾阴虚,头晕目眩、腰酸耳鸣者,与熟地黄、茯苓、山药同用,如《小儿药证直诀》六味地黄丸;肾阳不足,腰膝冷痛,小便不利等症,常配伍附子等药,如《金匮要略》肾气丸。

2）遗尿尿频:本品既可补益肝肾,又可收敛固涩,补益之中兼具封藏之效,治疗慢性肾炎、肾病综合征因肾虚膀胱失约之遗尿、尿频者,常同桑螵蛸、金樱子、覆盆子等配伍。

（5）应用注意:素有湿热而致小便淋涩者,不宜应用。

3. 金樱子

（1）来源:为蔷薇科植物金樱子的干燥成熟果实。

（2）性能:酸、甘、涩,平。归肾、膀胱、大肠经。

（3）功效:固精缩尿,固崩止带,涩肠止泻。

（4）小儿肾脏病临床应用:本品有固精缩尿之效,治疗肾病综合征、慢性肾炎因肾虚膀胱失约而致遗尿尿频、尿蛋白经久不愈等症,可配伍芡实,相须为用,如《仁存堂经验方》水陆二仙丹。

（5）应用注意：有实火、实邪者不宜应用。

4. 芡实

（1）来源：为睡莲科植物芡 *Euryale ferox* Salisb. 的干燥成熟种仁。

（2）性能：甘、涩，平。归脾、肾经。

（3）功效：益肾固精，补脾止泻，除湿止带。

（4）小儿肾脏病临床应用：本品味甘能补、涩能收，归肾经，长于益肾固精。治疗肾病综合征、慢性肾炎因肾虚膀胱失约而致遗尿尿频、尿蛋白经久不愈等症，可配伍金樱子，相须为用，如《仁存堂经验方》水陆二仙丹。

（褚克丹　王英豪）

第二十一章　循证医学在儿童肾脏病研究中的应用

第一节　循证医学的研究概况

循证医学（evidence-based medicine，EBM）的主要创始人、国际著名临床流行病学家David Sacket将循证医学定义为"慎重、准确和明智地应用目前可获取的最佳研究证据，同时结合临床医师个人的专业技能和长期临床经验，考虑患者的价值观和意愿，完美地将三者结合在一起，制订出具体的治疗方案"。

循证医学是遵循最佳科学依据的医学实践过程。循证医学强调医生对患者的诊断和治疗必须基于当前可得到的最佳临床研究证据，结合医生个人的经验和来自患者的第一手临床资料，并尊重患者的选择和意愿，三者缺一不可，从而保证患者得到当前最好的治疗效果。其核心思想是医务人员应该认真、明智、慎重地应用从临床研究中获得的最新、最佳研究信息来诊治患者。循证医学的核心是高质量的临床研究证据。高质量的证据指用来防止偏倚的措施，确保试验结果的真实性和科学性的临床研究；循证医学提倡临床医生尽量利用根据随机对照试验进行的系统评价结论来指导临床实践，特别是以患者为对象的临床研究及其系统评价或Meta分析，如诊断性试验（包括体格检查）的准确性和精确性，预后指标的预测能力，治疗、康复和预防措施的效果和安全性。高质量的系统评价结果或高质量的随机对照临床试验结论是循证医学最高级别的证据，并作为权威临床指南最重要的证据基础。

任何医疗决策都应基于客观的临床科学依据，按照可靠的证据做出正确的诊断和治疗决策，有目的地、正确地运用现有的最佳、最新证据来指导对患者的诊断治疗，通过正确利用和合理分析临床资料，规范医疗服务行为，为患者提供安全的、有效的、经济的医疗服务。根据循证医学的要求，疾病的诊断、治疗标准，疗效、转归判定标准等都要以临床试验研究为证据。通过这些证据，证明某种诊疗手段的有效性及在成本-效益比上的合理性。

【循证医学的主要内容】

循证医学，即遵循证据的医学。证据是循证医学的基石，遵循证据是循证医学的本质所在。临床研究者和应用者应尽可能提供和应用当前最可靠的临床研究证据是循证医学的关键。循证医学中的证据：主要指临床人体研究的证据，包括病因、诊断、预防、治疗、康复和预后等方面的研究。

治疗研究依据按质量和可靠程度大体可分为以下五级（可靠性依次降低）：

一级：按照特定病种的特定疗法收集所有质量可靠的随机对照试验后所做的系统评价

或 Meta 分析。

二级：单个的样本量足够的随机对照试验结果。

三级：设有对照组但未用随机方法分组的研究。

四级：无对照的系列病例观察，其可靠性较上述两种降低。

五级：专家意见。在没有这些金标准的情况下，可依次使用其他级别的证据作为参考依据，但应明确其可靠性依次降低，当以后出现更高级别的证据时就应尽快使用。

非治疗性的研究依据（病因、诊断和预后等）则不一定强调随机对照试验。

【循证医学的起源与发展概况】

1816 年法国医生首次报道了爱丁堡的一项大型对照试验，评价放血疗法的效果，这是迄今为止有关采用交替法产生对照组的最早记载之一。1907 年，Goldberger 鉴定伤寒菌尿症的文献，制定特定标准来选择、提取供分析的资料，而后进行统计学分析，成为荟萃分析（Meta 分析）的雏形。1948 年，英国医学研究委员会领导开展世界上第一个临床随机对照试验（RCT），由英国著名统计学家进行大规模的 RCT。1976 年，美国心理学家 Glass 首次提出 Meta 分析一词及其统计学分析方法。1982 年，英国 Chalmer 提出了累计性 Meta 分析的概念，即将每一项新的随机试验结果累加到已知的针对某疾病某干预措施的随机临床试验分析结果中，从而为完成针对某一干预措施所有高质量 RCT 的系统评价（systematic review，SR）提供方法学支持。Cochrane 及其同事率先进行探索性研究，于 1979 年提出"应根据特定病种/疗法将所有相关的 RCT 联合起来进行综合分析，并随着新的临床试验的出现不断更新，以便得出更为可靠的结论"。1987 年，Cochrane 等根据妊娠与分娩的 RCT 结果撰写的系统评价，肯定了糖皮质激素治疗有早产倾向的孕妇有效，仅此一举，减少了欧洲新生儿死亡率的 30%~50%，从而成为 RCT 和系统评价方面的一个真正里程碑，并指出其他专业也应遵循这种方法。

20 世纪 80 年代初期，循证医学创始人之一 David Sacket 将临床流行病学的方法和原理用于指导临床实践，探索基于临床问题的研究，其结果提高临床疗效，并为循证医学的产生奠定了重要的方法学和基础。1992 年底，在 Cochrane 早期合作者 Chrelmer 的努力下，英国国家卫生服务部资助成立了英国 Cochrane 中心，旨在促进和协调医疗保健方面随机对照试验系统评价的生产和保存，以便依据最好的科学进展和研究结果服务于临床医疗、卫生管理和决策。目前，发达国家已经将随机对照临床试验（RCT）研究及其系统评价作为制定医疗技术标准的主要依据。多种疾病治疗的标准、规范化研究，完全遵循了循证医学的观点及方法。美国卫生保健政策研究所根据其 12 个循证医学中心提出的方案。建立了一个权威性的包含了各种疾病诊断和治疗指南的国立指南库，为卫生决策和医疗实践提供了技术标准。

循证医学在我国的发展首先归于医学模式的转变。20 世纪 80 年代以前，我国传统医疗模式的运作过程是医生知识经验在临床的再现、验证和重复运用的过程，强调知识的吸收和经验的积累，实质上属于经验医学的范围。20 世纪 80 年代以来，临床试验研究特别是大样本随机对照试验的异常活跃，为临床实践提供了大量极具有价值的证据，改变了许多传统的医学观念和认识，临床医学模式发生了深刻的变化，从以经验和推论为基础的经验医学，转变为以 RCT、系统性评价（systematic review）和荟萃分析（meta-analysis）提供临床证据为基础的新的医学模式，即循证医学。中国循证医学中心（中国 Cochrane 中心），自 1996 年 7

月正式在四川大学华西医院（原华西医科大学附属第一医院）开始筹建，1997年7月获卫生部认可，1999年3月31日，经国际Cochrane协作网指导委员会正式批准注册成为国际Cochrane协作网的第十四个中心。

（邱彩霞　郑健）

第二节　儿童肾脏病循证医学的应用

进入21世纪以来，我国肾脏病学界对循证医学的认识及重视程度均有了很大提高，我国肾脏病专业的学科水平也已取得很大的成绩。这表现在应用循证医学的观点和方法进行肾脏病临床研究方面，其中较为突出的有：侯凡凡等在 N Eng J of Med 上所发表的有关血管紧张素抑制药物在非糖尿病肾脏病呈中等程度以上肾功能损伤时的肾脏保护作用及其应用的随机对照试验（RCT），以及应用来氟米特治疗狼疮性肾炎的多中心前瞻性队列研究，联合应用尿激酶与贝那普利治疗重症IgA肾病的RCT及大剂量冲击与传统剂量α_1-（OH）-D$_3$治疗血透患者继发性甲状旁腺功能亢进症的多中心RCT等；在肾脏疾病诊断方面有关国人评估肾小球滤过率（eGFR）公式的建立及尿蛋白与肌酐比值（ACR）测定的研究等。这些应用循证医学的方法所进行的较大样本量的临床研究引起了国际、国内同行的广泛重视，不仅为中国也为世界肾脏病学的发展做出了贡献，近年我国各层次医院、各年资肾脏科医生应用现有的循证医学成果指导临床实践的自觉性和能力也在不断地普及和提高，通过学术交流和有关临床研究稿件可以见到越来越多地涉及和应用循证医学的研究成果。

中医药学作为优秀文化的瑰宝，在我国已经应用了数千年。是中华民族繁衍昌盛的基础与保证。中医强调"阴阳平衡"，与现代系统生物学有异曲同工之妙；中医强调"天人合一"，与现代西方科学所讲的健康环境因素十分相似；中医强调"辨证施治"，类似于西方医学通过药物遗传学为每一位患者找到最适合的药。中医通常的"引经据典""方药加减""医案汇编与整理注释"等都是循证医学思路和理念的雏形。近40多年来，中西医结合多学科、多层次地开展从临床基础到临床应用、从宏观到微观、从理论到实践的系统综合研究，经历了从临床个案总结、经验总结、临床回顾总结、西医诊断、中医治疗疗效观察等过程。近年来，专科专病、疑难杂症的研究异军突起，其中中医肾病专科医院冲破中医、西医之间的壁垒，以继承和发展中医为主，借鉴近几十年来肾病研究的大量临床经验和科研成果，在肾脏病的诊断、治疗研究中加强南北区域间的合作、加强中医和西医的有机联系，尤其注重和应用中西医结合的科学思维方法和最新成果，使之日臻完善。以下对近年来儿童原发性和继发性肾病的循证医学研究进行简要论述：

一、儿童原发性肾病的循证医学研究

儿童原发性肾病综合征（PNS）的蛋白尿产生确切机制并不清楚，激素耐药性NS更是临床棘手的问题。PNS治疗需要通过EBM研究来确定治疗方针，EBM可能给这一问题的解决带来希望的曙光。王海燕等新近指出：在相当长的时期内，我国肾脏病学界对原发性肾小球疾病的研究将占重要地位。原发性NS（不考虑病理类型）的传统治疗往往是先试用糖皮质激素（如泼尼松等），4~6周无效或效果不佳者，再加用细胞毒药物（如环磷酰胺等），

如效果仍欠佳,则改用其他免疫抑制剂(如环孢素等)。在治疗过程中,糖皮质激素疗程多长是最佳疗程,目前尚未统一认识。然而,EBM 研究结果表明,激素敏感患儿至少服药 3 个月,治疗 7 个月效果更好。泼尼松治疗 2 个月者最初阶段 60% 有复发危险,泼尼松每日疗法治疗 4 周,然后隔日疗法治疗 6 个月者可降低复发,约 3% 因激素、细胞毒药物及免疫抑制剂等长期应用均或多或少伴药物不良反应,故针对不同病理类型,制订个体化治疗方案,并避免一些暂无确定疗效的干预措施,坚持追踪观察,定期评估与修正治疗方案,是提高 NS 缓解率、降低复发率的关键。

(一)依据不同病理类型的 PNS 治疗研究

1. 微小病变型肾病(MCDNS) MCDNS 是儿童最常见的原发性肾小球疾病之一,有关其治疗的文献也较多。有一组资料根据循证医学试验结果,建议对儿童首发或复发的 MCDNS A 级推荐以下治疗方案:泼尼松 $60mg/(m^2 \cdot d)$(最大剂量不超过 80mg/d),共 4~6 周,有效者后改为隔日 $40mg/(m^2 \cdot d)$。对于儿童反复复发病例,A 级推荐在应用泼尼松治疗基础上,加用环磷酰胺或氮芥(剂量选择应根据患者情况而定);D 级推荐反复大剂量泼尼松或长期泼尼松隔日疗法;有关左旋咪唑对 MCDNS 治疗的临床试验较少,仅 B 级推荐左旋咪唑在反复复发病例中应用。对于激素依赖性 MCDNS,A 级推荐环孢素 $5mg/(kg \cdot d)$(维持时间视病情而定);D 级推荐环磷酰胺 $2mg/(kg \cdot d)$ 口服,并维持 12 周。对于激素抵抗的 MCDNS,临床治疗往往较困难,这些病例发展至终末肾衰竭的机会较大。有关这些病例临床试验样本量均较小,且随访时间不长。D 级推荐如下治疗方案:诊断上应排除局灶节段性硬化型肾小球肾炎,环磷酰胺 $2mg/(kg \cdot d)$ 维持 12 周或环孢素 $6mg/(kg \cdot d)$(维持时间视病情而定)。

另一组资料根据 Meta 分析结果得出结论:儿童初发的 NS 用泼尼松治疗,$60mg/(m^2 \cdot d)$,维持 6 周,后改为 $40mg/(m^2 \cdot 48h)$,最少再维持用药 6 周。激素治疗复发性肾病出现激素不良反应时,环磷酰胺是可选药物,用法为 $2mg/(kg \cdot d)$,至少用 8 周。如果烷化剂治疗后仍有复发,则左旋咪唑是治疗频繁复发肾病的可选药物。激素依赖型肾病应选用环磷酰胺治疗,在泼尼松用法上,1 次 /d 服用与每日分次服用的疗效差异无统计学意义。有临床实践观察到 1 次 /d 口服泼尼松与分次口服与产生疗效时间无差别,且不良反应相对较小,库欣综合征样改变轻微,高血压发生率 <1%,其复发率为 0.31 次 /(年·人)。

2. 膜增生性肾小球肾炎(MPGN) MPGN 是肾小球疾病中预后较差的一种病理类型,10 年生存率仅为 60%~65%。循证医学研究结果提示,免疫抑制剂总体疗效不甚理想。因此,建议仅对大量尿蛋白(>3g/d),存在小管间质病变或肾功能损害病例积极进行药物治疗。对于儿童 MPGN 治疗病例可试用大剂量甲泼尼龙 $40mg/(m^2 \cdot d)$ 治疗,且长期(6~12 个月)维持。

3. 局灶节段性肾小球硬化(FSGS) 由 FSGS 引起的 NS 临床上亦常为难治性 NS。目前对 FSGS 治疗的建议是,主张试用泼尼松龙 $0.5~2.0mg/(kg \cdot d)$,诱导缓解,如治疗有效,3 个月后可将泼尼松龙减至 $0.5mg/(kg \cdot d)$,如果激素治疗 6 个月仍无效,患者则为激素抵抗;对于激素治疗无效病例,可考虑环孢素 $5mg/(kg \cdot d)$,以减少尿蛋白,但环孢素减量或停用后,复发率很高,对于这些病例可考虑长期应用环孢素治疗,以维持缓解;主张环磷酰胺或氮芥仅作为二线药物在 FSGS 病例中应用。

4. 激素抵抗型肾病(SRNS) 在 SRNS 患儿干预治疗中,有 9 个 RCT 试验包括 25 名患儿,有学者对其利弊做一系统综述评价。应用环孢素 A 与应用安慰剂或不治疗儿童相比较,应用环孢素可明显提高患儿治愈率。口服环磷酰胺联合泼尼松龙治疗与单用泼尼松龙治疗比较,静脉用环磷酰胺与口服环磷酰胺比较,硫唑嘌呤联合泼尼松龙治疗与单用泼尼松龙治疗比较,获得完全控制儿童数量无显著性差别。但仍需要进一步寻求充分有力的更好设计的 RCT 试验,这样才能确认环孢素效果评价,以评估大剂量的糖皮质激素与烷化剂联合或环孢素对 SRNS 治疗效果。

（二）不同免疫抑制剂治疗 PNS 比较

北京大学第一医院丁洁教授通过 Cochrane 图书馆进行文献检索,对免疫抑制剂治疗 PNS 进行了 Meta 分析,结果显示如下:

1. 环磷酰胺[2~3mg/（kg·d），8 周] 与单独应用激素治疗比较,应用环磷酰胺可明显减少 6~12 个月时的肾病复发,而且应用环磷酰胺 8 周也比仅应用 2 周有效,但没有证据表明进一步延长疗程至 12 周能再减少 12~24 个月时间的肾病复发。

2. 苯丁酸氮芥[0.2mg/（kg·d），8 周] 与单独应用激素和安慰剂组比较,苯丁酸氮芥也显示了明显减少 12 个月时间的肾病复发。在比较了不同的苯丁酸氮芥治疗方案后,发现增加剂量并不能明显减少肾病的复发,但低白细胞血症的发生增加 34%,低血小板血症的发生增加 18%。在减少 12~24 个月时间的肾病复发的作用方面,环磷酰胺与苯丁酸氮芥没有区别,而且对防止频繁复发肾病的复发作用优于激素依赖型肾病的治疗效果。

3. 左旋咪唑（2.5mg/kg，隔日服用） 用药期间作用明显优于单独应用激素,但停药后作用未能持续。

4. 硫唑嘌呤 已检索到的试验研究结果表明,比较环孢素（应用 24 周）和苯丁酸氮芥对于维持肾病缓解的作用,结果 6 个月时效果相同,12 个月时效果不如苯丁酸氮芥。比较环孢素（应用 12 个月）与环磷酰胺作用的试验研究,也显示 9 个月时两者防止肾病复发的作用相仿,但至 24 个月时环磷酰胺的作用显然优于环孢素。

Meta 分析的试验研究中报道药物副作用的试验有 15 个。环磷酰胺和苯丁酸氮芥主要副作用为白细胞减少、血小板减少和感染;苯丁酸氮芥少有脱发和膀胱炎发生。环孢素常见副作用为齿龈增生和多毛;另外约 9% 出现肌酐增高,4% 出现血压高。仅有 1 例报道应用左旋咪唑后出现胃肠不适。总之,以上这些免疫抑制剂与单独应用激素比较,确实显示了减少肾病复发的作用。其中环磷酰胺和苯丁酸氮芥在治疗中和治疗后均显示有作用,而左旋咪唑和环孢素的作用仅表现在用药时。遗憾的是目前尚没有很好的试验证明到底哪一种免疫抑制剂预防复发的效果最佳。

（三）中西医结合治疗 PNS

相关中医药治疗 PNS 的临床研究虽多,但比较规范的 RCT 却相对缺乏。目前中文数据库中对中医药治疗儿童肾病综合征相关循证医学研究鲜有报道。参考成人 NS,华西医科大学肾病科张程珑等人检索黄葵胶囊治疗成人原发性肾病综合征的随机和半随机对照试验,共纳入 9 个随机对照试验,共 558 名患者。Meta 分析结果发现黄葵胶囊在降低成人原发性肾病综合征 24 小时尿蛋白、胆固醇、甘油三酯,升高血清白蛋白上优于常规治疗组,对于降低尿素及肌酐上无证据显示较常规治疗更为有效。由于纳入的文献其研究方法学质量不高,需要进一步高质量的研究对其疗效及安全性进行评价。福建中医药大学郑健等人通过检索国内外中西医结合治疗儿童 NS,共纳入 13 个随机对照试验,共计 725 例患儿,Jadad 评分均为 3 分。Meta 结果发现:西药联合益肾活血中药治疗 NS,在一定程度上优于单纯西药治疗,且未见不良反应。但受纳入研究数量与质量限制,其疗效和安全性有待更多高质量随机双盲对照试验加以证实。

二、儿童继发性肾病的循证医学研究

（一）紫癜性肾炎

1. 中南大学湘雅二医院的儿科肾脏病专科党西强等人通过检索有关过敏性紫癜药物治疗的中外文献,以系统评价、Meta 分析、随机对照试验（RCT）为纳入标准,并对其方法学质量评估后进行分析。共检索有关过敏性紫癜药物治疗中外文献共 927 篇（包括含两种以上药物的重复文献）,通过阅读标题、摘要或全文,对临床应用治疗儿童紫癜性肾炎的八类药物进行了系统评价。

研究结果显示如下:

（1）应用抗过敏药干预者疗效明显优于未用者,应用抗过敏药干预者疗效明显优于西咪替丁干预者,应用抗过敏药干预者疗效明显优于糖皮质激素干预者或与糖皮质激素干预者差异无统计学意义。

（2）H_2 受体拮抗剂治疗过敏性紫癜与采用包括激素在内的综合治疗相比,可显著提高治疗的有效率。

（3）联合抗凝治疗措施有助于缓解重型紫癜性肾炎患儿的病情,改善患儿的预后。

（4）临床应用血管紧张素转换酶抑制剂（ACEI）类药物如卡托普利、贝那普利佐治过紫癜性肾炎安全、有效。

（5）本系统评价支持早期应用糖皮质激素预防小儿过敏性紫癜肾损害的发生。

（6）目前霉酚酸酯主要用于激素足量治疗和 / 或环磷酰胺（CTX）冲击治疗后尿蛋白仍未转阴者,或病理类型较重的紫癜性肾炎,如新月体形成和局灶硬化伴坏死。

（7）雷公藤多苷为主的中药治疗紫癜性肾炎可明显改善患儿的临床症状,减轻蛋白尿及血尿水平,提高治疗有效率,降低复发率。

（8）CTX 冲击治疗是临床表现为肾病综合征的紫癜性肾炎较好的治疗方案,CTX 与激素联合应用较单独使用激素治疗疗效可靠,可提高临床缓解率。

（9）加用静脉用丙种球蛋白治疗紫癜性肾炎较激素更有助于改善皮疹和消化道症状,对于减轻 HSP 的肾脏损害,保护肾功能有一定作用。

2. 基于已有的随机对照试验和系统回顾分析,目前尚无公认推荐的统一方案治疗紫癜性肾炎。党西强等人根据以上系统评价,对紫癜性肾炎的治疗有如下建议:

（1）紫癜性肾炎的治疗要根据患儿的临床表现和病理分型个体化治疗:抗过敏药物、H_2 受体拮抗剂、ACEI 类药物以及双嘧达莫可以作为紫癜性肾炎的基础用药,对于控制皮疹、关节痛、腹痛等症状有一定疗效,且无明显毒副反应;对于持续皮疹、严重腹痛和皮疹复发的患儿可以早期应用糖皮质激素预防和减轻肾脏损害,推荐剂量为泼尼松 1~2mg/（kg·d）,第 2 周开始减量,疗程 2 周左右;同时可加用静脉注射用免疫球蛋白（IVIG）,量可选用 200~400mg/（kg·d）,连用 5 日,但应密切注意有无可能的肾脏毒性;对临床表现为孤立性血尿或蛋白尿者应尽早争取肾脏病理检查,如病理分型为Ⅰ级,可暂不予其他特殊治疗,继续随诊;如肾脏病理分型为Ⅱ级以上或临床表现为急性肾炎型,可加用雷公藤多苷以改善患儿的临床症状,减轻蛋白尿及血尿水平,推荐剂量为 1mg/（kg·d）,疗程 3 个月;对长期持续蛋白尿,或临床表现为肾病综合征者应加用激素治疗,首选泼尼松 1~2mg/（kg·d）,4~8 周后减量;对于激素足量治疗 4~8 周无明显缓解的肾病综合征型患儿,或病理类型在Ⅱb级以上者,可以在激素基础上加用CTX冲击治疗,推荐剂量8~12mg/(kg·d),连续2日,每半月1次,共用6~8次,以提高临床缓解率;如CTX冲击治疗后尿蛋白仍未转阴或是CTX副反应较大,可以改用MMF口服治疗,推荐剂量为20~30mg/(kg·d),2~3次口服,疗程6个月;对于临床表现为急进性肾炎或是病理改变为Ⅱb级以上的重型紫癜性肾炎患儿,应予积极治疗,采用甲基泼尼松龙、CTX和抗凝药物三联疗法,抗凝药物可选用肝素或尿激酶,甲基泼尼松龙剂量15~30mg/(kg·d)(最大量1g/d),连用3日为1个疗程,必要时隔1~2周再用1~2个疗程,疗程之间以泼尼松2mg/kg,隔日顿服,以后逐渐减量。

（2）药物治疗的同时要注意休息、饮食和避免接触可能的过敏原。治疗过程中要监测患儿的症状及生化指标,警惕药物毒副反应的产生,必要时减量、停用或者更换药物。

3. 雷公藤多苷是较为公认治疗紫癜性肾炎的中药提取物,因此相关的循证医学研究质量相对高。其中比较有代表性的一篇系统评价报道是浙江中医药大学吴亚琴等人通过检索雷公藤治疗小儿紫癜性肾炎的RCT研究,共纳入16个RCT,总人数1 086,结果显示如下:

（1）完全缓解率:雷公藤联用糖皮质激素优于单用激素;CTX联用激素优于雷公藤联用激素。

（2）总缓解率:将血尿、蛋白尿与基线值相比下降50%作为缓解基准时,在常规治疗基础上用或不用雷公藤治疗差异无统计学意义,而当将血尿、蛋白尿与其基线值相比下降30%作为基准时,差异有统计学意义;雷公藤联用激素较单用激素组有优势;CTX联用激素优于雷公藤联用激素。

（3）复发率:雷公藤联用激素较单用激素组能降低疾病复发率。

（4）不良反应:①肝功能损害发生率:单用雷公藤未见肝损害;联用激素后出现了肝损害。②血白细胞下降发生率:单用雷公藤未见血白细胞下降;联用激素后却反见血白细胞下降;雷公藤或CTX联用激素均未见血白细胞下降。结论:雷公藤可在一定程度上缓解紫癜性肾炎的血尿、蛋白尿,联用糖皮质激素能协同紫癜性肾炎的疗效且可降低疾病复发。就肝功能损害及血白细胞下降等不良反应而言,雷公藤总体安全。

（二）IgA肾病

基于IgAN的发病机制尚未完全清楚,尚无有效清除肾小球沉积IgA的特异性治疗,以及本症临床-病理表现呈多样性、不平行性和慢性进展性(疾病的反复性不容忽视)等原因,目前全球尚无IgAN(包括成人和儿童)的特效和统一治疗方案。北京大学第一医院儿科姚勇主任通过借鉴成人IgA肾病的RCT文献,检索国内外儿童IgA肾病临床文献报道,对此进行了相关循证医学的总结。

1. 糖皮质激素　1980—1990年入选的8篇随机临床试验(RCT)(196例)的Meta分析显示:糖皮质激素适用于伴明显尿蛋白(>1.0g/24h)的IgAN。2004年一项来自意大利的大样本随访的RCT结果的Meta分析,均支持糖皮质激素治疗可降低IgAN的蛋白尿和发生ESRD的危险,且IgAN早期应用糖皮质激素除降低蛋白尿外,还可减轻原肾脏增殖性病变。糖皮质激素在儿童IgAN的疗效与成人相仿,联合用药疗效更佳。日本儿科肾脏病协会新近一项RCT显示,激素联合硫唑嘌呤(AZA)加华法林加双嘧达莫组在降低尿蛋白、稳定血压和肾功能、延缓肾小球硬化和间质纤维化方面均优于单纯激素组。目前认为糖皮质激素对IgAN表现的明显蛋白尿(>1.0g/d)有肯定疗效,但对于保护肾功能、降低ESRD发生的危险性尚有待更有力的循证医学证据。

2. 免疫抑制剂

（1）环磷酰胺：该部分均为成人证据。有 10 个 RCT 和综述的循证分析显示 CTX 对于有中 - 重度肾损害的 IgAN 可有效保护肾功能。在 CTX 基础上联合或序贯治疗可能是一种治疗策略。一项前瞻性 RCT 观察到高危预后的 IgAN 患者接受 CTX 序贯 AZA 加大剂量激素治疗可降低 ESRD 发生的风险。对于伴新月体形成的 IgAN，有研究采用每日口服 CTX（1.5mg/kg）联合小剂量泼尼龙（0.8mg/kg）能够有效降低蛋白尿，改善肾功能和肾病理细胞性新月体及炎性病变，治疗后随访 10~36 个月，蛋白尿、肌酐清除率（Ccr）未发生明显变化。虽有循证证据表明 CTX 对于高危 IgAN 有一定疗效，但现有的 RCT 多为低质量等级，目前 CTX 治疗 IgAN 的证据尚不充分。

（2）硫唑嘌呤（AZA）：主要见于 2 篇日本儿童相关的报道，在肝素、华法林、双嘧达莫（即 H/W/D）基础上联合 AZA 治疗儿童 IgAN，RCT 观察到 AZA 加 H/W/D 组治疗后尿蛋白由 1.30g/24h 降至 0.22g/24h，重复肾活检示肾小球 IgA 沉积减少现象，而 H/W/D 对照组无明显变化。另见报道 AZA 联合激素及 H/W/D 与单纯激素治疗 40 例弥漫系膜增生性 IgAN 儿童的 RCT，观察治疗 2 周后，联合治疗组 92% 的患儿蛋白尿改善，重复肾活检未见肾小球硬化增加。

（3）霉酚酸酯（MMF）：相关的成人 RCT 报道，对于 MMF 减轻蛋白尿及降低 ESRD 发生的远期疗效评价不一。新近一项高质量等级的多中心 RCT 报道显示：MMF 组（1.0g/24h，疗程 1 年）与安慰剂组比较，治疗 2 年后，不论是在蛋白尿降低 >50% 和 ESRD 发生还是在血肌酐（Scr）超过基线值 50% 方面差异均无统计学意义。

（4）咪唑立宾（MIZ）：鉴于 AZA 的不良反应，日本学者近年尝试应用 MIZ 替代 AZA 用于 IgAN 的治疗，初见成效。3 例弥漫性系膜增殖伴蛋白尿的患儿，激素治疗 2a 无效后换用 MIZ，5 个月后观察到蛋白尿减轻，血尿消失，2 例重复肾活检示原肾小球病变减轻，巨噬细胞浸润数目减少。更有说服力的证据见于日本儿科 IgAN 治疗研究组组织的一项 MIZ 治疗重症 IgAN 的临床研究结果：以 MIZ 替代 AZA 联合治疗 23 例重症患儿，疗程 2a，78.2% 的患儿达到尿蛋白 / 肌酐 <0.2，尿蛋白排出量由 1.19g/（$m^2 \cdot d$）降至 0.05g/（$m^2 \cdot d$）；肾小球硬化率未见改变；治疗期间患儿耐受性好。初步提示 MIZ 适用于儿童重症 IgAN 的治疗。

（5）来氟米特（LEF）和雷公藤多苷（TW）：将 LEF 和 TW 用于 IgAN 的治疗仅见于我国大陆成人的报道。国内报道 58 例患者（尿蛋白 1.0~3.0g/24h，Scr<354mol/L）随机分为 2 组，分别接受 LEF（维持剂量 20mg/d，疗程 6 个月）和福辛普利治疗，治疗中患者耐受性良好，不良反应轻微；治疗 28 周后 LEF 组 24h 尿蛋白排出量显著减少，完全缓解率为 61%，总有效率为 71%，但与福辛普利对照组比较疗效无显著性差异。另一项 LEF 和 MMF 分别联合小剂量激素治疗以肾病综合征为主要表现的 IgAN 的疗效及安全性 RCT，结果显示 2 组患者均耐受良好，虽治疗后尿蛋白显著降低，总有效率分别为 60% 和 65%，但疗效比较差异无显著性意义。以上研究提示 LEF 可作为 IgAN 治疗的选择之一。

3. 其他药物

（1）ACEI 和 ARB：支持证据来自于 2007 年欧洲生物医学与健康委员会支持下的一项包括成人与儿童多中心、随机、双盲、安慰剂对照的高质量 RCT 结果：66 例 9~35 岁 IgAN 伴中度蛋白尿患者，ACEI 组予贝那普利，平均疗程 38 个月，随访 5 年。观察终点时 ACEI 组与安慰剂组比较：肾功能减退 >30% 或尿蛋白达肾病水平者 3.1%vs26.5%，尿蛋白稳定或部分缓解者 40.6%vs8.8%；ACEI 组 12.5% 的患者缓解，而安慰剂组未见 1 例。2006 年由意大利肾脏病学会免疫性肾脏病研究组主持的多中心、开放式 ACEI 或 ARB 加联合序贯治疗成人和儿童轻症 IgAN 的 RCT 正在进行中，该试验纳入 3~60 岁患者 378 例，随访 3a，其目的旨在探索阻止肾功能和血压正常且尿蛋白轻症 IgAN 疾病进展的有效治疗方法。

（2）鱼油和多聚不饱和脂肪酸：北美 IgAN 研究组则根据其完成的 2 项包括成人与儿童 119 例 RCT 结果，进一步提出鱼油降低尿蛋白的疗效呈现剂量依赖性，与用量（mg/kg 或 mg/m^2）及血浆二十五碳烯酸酯和花生四烯酸的比值（EPA/AA）呈线性负相关。目前，有关鱼油保护肾功能和降低尿蛋白的作用各家 RCT 报道结果不一，缺少充分的循证医学证据的肯定，尚无推荐临床使用鱼油的依据。

4. 中西医结合治疗　解放军总医院陈香美教授近年提出了"发挥中西医结合优势提高 IgA 肾病的临床疗效"，并带领她的团队开展了大量中西医结合治疗 IgAN 的临床研究，积累了宝贵的经验。陈香美教授团队对肾华片治疗 IgAN 进行了前瞻性、多中心、双盲双模拟、随机对照研究，共纳入 131 例患者，治疗 12 周，发现肾华片与对照组福辛普利疗效相近，且观察期间未发现明显不良反应，证实了肾华片能有效降低尿蛋白，改善临床症状，稳定肾功能，且安全性好。他们同样以福辛普利为对照，观察了中药复方肾乐胶囊治疗 IgAN 脾肺气虚证的疗效及安全性。研究为前瞻性、多中心、随机对照研究，共纳入患者 70 例。治疗 12 周发现：两组总有效率比较差异无统计学意义，肾乐胶囊可以有效降低 IgAN 脾肺气虚证患者的蛋白尿，改善患者临床症状，且耐受性良好。

三、中西医结合治疗儿童肾脏病循证医学的前景与展望

中西医结合治疗儿童肾脏病的循证实践为中西医结合治疗儿童肾脏病的优势提供了循证医学的证据，为今后中西医结合治疗儿童肾脏病诊疗规范的制定奠定了良好的基础，但中西医结合研究还有相当多的工作亟待完善和提高。

1. 加强中西医结合的基础研究　目前多种儿童肾脏病的发病机制目前尚不明了。积极探讨其发病机制并针对发病机制制订治疗方案是研究的一个热点。

2. 加强证型研究　复习文献资料发现：目前众多医家对儿童肾脏病中医辨证为本虚标实这一病机的认识是基本一致的，但在具体辨证分型上有很大差异。这种差异对今后临床随机对照研究开展显然是不利的。探索主要的证候学特征是一项非常有意义的工作。

3. 加强肾病中医证候与肾脏病理的关系研究　肾脏病组织学存在明显活动病变时需要积极给予治疗。肾穿刺是评价病变程度的一个直观手段，但由于其创伤性和风险性以及反复穿刺的伦理性限制了其广泛用于儿科本病的评估，应积极开展肾病中医辨证与肾脏病理关系进行多中心协作研究。

4. 开展高质量的中西医结合治疗儿童肾脏病的临床研究　目前，从循证医学的观点来看，中西医结合治疗儿童肾脏病临床研究普遍存在质量不高的问题。究其原因，一是研究设计本身的问题，再一个原因是肾病临床表现多样性，且病程长，演变慢不利于在短期内较深入地了解本病的治疗效果，这是临床研究开展的一个难点。今后，应积极地在肾脏领域开展中西医结合治疗儿童肾脏病循证实践，开展随机性、前瞻性、双盲对照研究，采取多中心、大样本协作攻关。为将来提供更多、更好的中西医结合治疗儿童肾脏病临床证据而努力。

5. 制定儿童肾病中西医诊疗规范和指南 运用循证医学的模式及手段,在上述证候研究、方药筛选、中医证候与肾脏病理的关系研究、临床随机对照研究的基础上,汇总资料,成立中西医诊疗规范制定专家小组,制定中西医诊疗规范,在实践中完善,在完善中逐步建立该病中西医结合安全有效,符合卫生经济学的实践指南。同时对指南的临床应用进行后效评价并适时修订完善。

(邱彩霞 郑 健)

第二十二章　肾小球疾病的发病机制研究

肾小球疾病系指一组有相似的临床表现（如血尿、蛋白尿、高血压等），但病因、发病机制、病理改变、病程和预后不尽相同。病变主要累及双肾肾小球的疾病。肾小球疾病的发病机制是一个多因素、多环节的复杂过程。多数肾小球肾炎是免疫介导性炎症疾病。近30年来，随着近代免疫学技术、体外肾小球细胞株培养及现代分子生物学、基因组学、蛋白质组学、代谢组学、信号转导通路等技术广泛应用于肾脏病研究的各个领域，以及肾脏组织穿刺活检的普遍开展，对肾小球疾病的发生、发展有了更深入的认识，对肾小球疾病发病机制的研究取得新的进展。

第一节　肾小球肾炎的免疫发病机制

肾小球肾炎是一类以肾小球损害为主的变态反应性疾病，其发病机制不仅通过免疫反应，还有其他介质的作用及肾小球内的局部因素的参与，是一个复杂的发病过程。

一、免疫复合物介导的发病机制

肾小球肾炎多数由抗原抗体免疫复合物引起的肾脏组织损伤，主要通过下列两种方式形成肾小球内免疫复合物（IC）。

（一）循环免疫复合物（CIC）发病机制

某些外源性抗原（如致肾炎链球菌的某些成分）或内源性抗原（如天然 DNA）在体内可刺激机体产生相应抗体，在血液循环中形成 IC，CIC 在某些情况下在肾小球内沉积或被肾小球所捕捉，IC 在局部可造成损伤，并激活炎症介质介导系统，引起肾小球的损伤及炎症反应。急性感染后肾炎主要是外源性病原体侵入体内，启动体内炎症及免疫机制，导致肾脏组织的损伤。研究发现，Toll 样受体（Toll-like receptors，TLRs）家族中，TLR1、TLR2、TLR4、TLR5、TLR6、TLR7、TLR9 主要参与识别外源性细菌感染，其中 TLR1、TLR2、TLR4、TLR5、TLR6 主要诱导炎症因子表达，TLR7、TLR9 则主要促进干扰素合成。而 TLR2、TLR3、TLR6、TLR7、TLR8、TLR9 则负责识别相关病毒成分。在一项体外培养人系膜细胞的实验中，通过给予聚胞苷酸［poly（IC）］刺激，TLR3 可调节血管内皮细胞生长因子（VEGF）表达上调，提示 TLR3 通过影响系膜细胞作用于病毒感染后肾小球肾炎。

在正常生理情况下，因为体内存在完整的转输、清除循环免疫复合物的途径，因此可避免循环免疫复合物沉积而导致肾脏疾病。决定 CIC 是否在肾小球内沉积的因素如下：

（1）CIC 的本身特性和浓度，IC 大小及网络样结构，超过 2 个抗原、抗体分子（>Ag_2Ab_2）易沉积在肾小球内。

（2）红细胞膜表面的补体受体（CR）是决定红细胞可否有效与循环免疫复合物结合、转运的关键。当红细胞转运 CIC 的能力下降易造成 CIC 容易沉积在肾小球。

（3）补体活化后，C3b 可以与免疫复合物结合，并抑制免疫复合物沉积，可使之易被巨噬细胞和多型白细胞吞噬、清除。补体缺乏或低补体血症容易发生免疫复合物介导的肾小球疾病。

（4）肝脏内的巨噬细胞在肝病变时清除免疫复合物的能力下降，易导致免疫复合物沉积。

（二）原位免疫复合物发病机制

血液循环中游离抗体（或抗原）与肾小球固有抗原（如肾小球基底膜抗原或脏层上皮细胞糖蛋白）或已种植于肾小球的外源性抗原（或抗体）相结合，并在肾脏局部形成 IC，导致肾炎。一般认为肾小球基底膜上皮细胞侧 IC 主要与原位 IC 发病机制相关。

肾小球基底膜含有硫酸类肝素，因而带阴性电荷。当带阳性电荷的蛋白可通过电荷吸附种植于肾小球基底膜上，导致原位免疫复合物形成。以 HBV 相关肾炎为例，抗 HBe 抗体常带阳性电荷，通过电荷吸引易种植在肾小球基底膜上，血液中 HBe 抗原以抗原、抗体反应形成原位免疫复合物。某些与肾小球滤过膜有特殊亲和性的物质也可以作为种植抗原，导致在肾小球局部免疫复合物形成。如 DNA- 抗 DNA 免疫复合物等。

（三）补体攻膜复合物（MAC）发病机制

MAC 是补体活化后产生的效应单位，补体激活可通过抑制免疫复合物网络形成，产生过敏毒素，协助免疫复合物从肾小球毛细血管内皮下转移至上皮下，可直接或间接作用于肾小球细胞而致损伤，抗原与抗体形成免疫复合物可激活补体经典途径，内毒素、革兰氏阴性菌、IgA 可激活旁路途径，两条补体激活途径形成 C5 转化酶 -CAb2a3b、C3bBb3b，然后裂解 C5，并与 C6、C7、C8、C9 形成末端补体复合物（terminal complementcomplex, TCC）。TCC 有两种形式，存在于血浆中与 S 蛋白结合的称为 SC5b-9 复合物，结合在细胞膜上的则称为 MAC，后者通常称为 C5b-9 复合物。其作用机制如下：①对细胞的溶破作用；②促细胞因子产生；③MAC 对细胞的非致死效应；④对肾小球上皮细胞的损伤效应；⑤对系膜细胞的损伤效应。

二、细胞免疫介导的发病机制

近年来越来越多的证据表明细胞免疫在肾小球肾炎的免疫发病过程中起重要的作用。

（一）T 细胞在机体免疫应答反应中的研究

T 细胞主要包括 CD4 T 细胞、CD8 T 细胞和调节性 T 细胞（T regulatory cell, Treg）。CD8 T 细胞通过细胞毒效应可特异性杀伤靶细胞，是免疫应答的主要效应细胞；还可分泌多种细胞因子，介导炎症反应和调节免疫功能。T 细胞不仅能协助 B 细胞产生抗体，近年研究显示，T 细胞尤其是 CIMT 细胞介导的细胞免疫在肾小球肾炎（GN）的发生和进展中发挥着核心的作用，而 CD4T 细胞包括三个亚类，即 Th_1、Th_2 主要分泌干扰素（IFN）、IL-2、TNF 等，这些细胞因子促进巨噬细胞的激活和 DTH 发生；Th_{17} 主要分泌 IL-17、IL-23、IL-1、IL-6、TNF 等，这些细胞因子促进其他免疫细胞释放更多的致炎因子，如 IFN、IL-12 等，介导炎症反应发生。

树突状细胞（dendritic cell, DC）是功能最强大的抗原提呈细胞，广泛分布于各种组织。DC 一旦摄取抗原或受到炎性刺激（IFN 等）即进入成熟阶段，提呈抗原并分泌细胞因子、共刺激因子,促进 T 细胞激活、增殖和分化。近年研究显示,DCs 在肾脏疾病中发挥免疫炎症损伤作用。激活的 CD8 T 细胞进入肾组织并介导损伤,释放出更多的肾小球抗原,从而放大了 DCs 在肾小球中的抗原交叉提呈效应;同时,这些抗原可被肾间质中同亚类的 DCs 摄取,并提呈给特异性的 C1M Th 细胞,导致肾组织中的 DCs、Th 细胞产生趋化因子和促炎因子,进而诱使更多的 CD8 T 细胞、DCs、巨噬细胞向肾组织中募集,最终导致肾小管间质炎症细胞的浸润和 GN 的进展。

(二)B 细胞的体液免疫应答

主要由 B 细胞介导,B 细胞在分化为浆细胞后产生抗体,发挥免疫应答作用。研究显示,在一些非增生性 GN,如膜性肾病和微小病变性 GN 等,与 Th_2 细胞关系密切,提示体液免疫应答在 GN 中发挥一定的作用。

(三)自身免疫学说

35%~50% 的 IgAN 患者血清 IgA 含量升高,这与 B、T 细胞都密切相关。目前认为 IgAN 患者产生的 pIgA 是由多克隆活性 B 细胞生成,而 B 细胞分泌 IgA 则受到了 T 细胞的调控,T 细胞免疫调节功能的紊乱使失控的 B 细胞产生过量的 IgA。而对 T 细胞的研究显示:IgAN 患者 T 辅助细胞增加,尤其是介导 IgM 向 IgA 转化有关的 Tot4 细胞增加,而 T 抑制细胞减少。IgA 肾病作为一种自身免疫性疾病,其自身免疫发病机制的研究越来越引起重视。半乳糖缺失的 IgA1 暴露其铰链区抗原决定簇,使得针对异常 IgA1 的自身 IgG 和 IgX 抗体产生,免疫复合物形成并沉积于系膜区,激活系膜细胞及补体系统导致肾脏损伤。另外,自身免疫调节的失衡,如 Th1/Th2 失衡、Treg 细胞的减少、Th17 的增多导致自身免疫反应增强,肾脏炎性反应加重,更促进了 IgA 肾病的发展。但自身免疫发病相关的 Treg 细胞和 Th17 细胞与 IgA 肾病 IgA1 糖基化异常的关系仍不明了。

三、炎症反应

临床及实验研究显示,始发的免疫反应必须引起炎症反应才能导致肾小球损伤及其临床症状。炎症介导系统可分成炎症细胞和炎症介质两大类,炎症细胞可产生炎症介质,炎症介质又可趋化、激活炎症细胞,各种炎症介质间又相互促进或制约,形成一个十分复杂的网络关系。

(一)炎症细胞

主要包括单核 - 巨噬细胞、中性粒细胞、单核巨噬细胞及血小板等。炎症细胞可产生多种炎症介质和细胞外基质,造成肾小球炎症病变与慢性进展性损害相关。肾小球固有细胞(如系膜细胞、内皮细胞和上皮细胞)具有多种免疫球蛋白和炎症介质受体,能分泌多种炎症介质和细胞外基质,它们在肾小球免疫介导性炎症中并非单纯的无辜受害者,而有时是主动参与者。

1. 血液循环中细胞 当肾小球受损伤时,来自血液中的炎症细胞,如中性粒细胞、单核 / 巨噬细胞、嗜酸性粒细胞及血小板均可浸润到肾小球内并调节肾小球炎症过程。

(1)肥大细胞:肥大细胞不仅在抗宿主寄生虫和过敏性疾病中发挥重要作用,而且与多种炎症性、自身免疫性疾病及慢性肾脏病进展相关。研究显示,在慢性 GN 中,肥大细胞可广泛浸润至肾小管间质,并与肾脏纤维化的进展和肾衰竭相关。在致肾脏炎症和纤维化过程中,肥大细胞通过脱颗粒并释放组胺、肝素、细胞因子、蛋白酶,尤其是影响成纤维细胞功能的 IL-4、TNF-α、TGF-β、基质金属蛋白酶 -9(matrix metalloproteinase-9, MMP-9)

等,导致肾脏组织损伤和功能衰竭。此外,肥大细胞可合成肾素并激活肾素血管紧张素系统(RAS)。血管紧张素Ⅱ(AngⅡ)表达上调可刺激 TGF-β 产生,抑制基质降解,促进 GN 进展。

(2)中性粒细胞:中性粒细胞具有很强趋化运动的活性,在介导肾组织炎症反应中主要是通过释放活性氧中间产物、毒性蛋白酶、氮氧化物及大量的细胞因子发挥致炎作用。有研究表明,在抗髓过氧化物酶抗体(anti-myeloperoxidase antibody, anti-MPO)诱导的新月体 GN 模型中,中性粒细胞的减少可降低免疫球蛋白及补体在肾小球中的沉积,减轻肾小球损伤,间接证实中性粒细胞在 GN 中具有免疫损伤作用。也有报道,内源性 MPO 能够促进中性粒细胞介导的肾小球炎症损伤。

(3)单核/巨噬细胞:既是免疫调节细胞,又是炎症效应细胞,可释放大量炎症介质。巨噬细胞在肾小球和肾间质中的募集,被认为是各种 GN 进展的一个危险因子,巨噬细胞浸润与肾间质损伤、肾功能丧失密切相关。多种 GN 动物模型证实,巨噬细胞能够产生致炎因子、趋化因子,如一氧化氮合酶、TNF、IL-1β、单核细胞趋化蛋白(monocyte chemotactic protein, MCP)、移动抑制因子(migration inhibition factor, MIF)等,诱导血管内皮细胞、淋巴细胞、自然杀伤细胞(natural killer cell, NK)、中性粒细胞、补体等活化并向肾组织募集,引起肾组织炎症反应的发生。Jeremy 等应用小鼠新月体 GN 模型发现,在选择性地清除巨噬细胞后,肾小球新月体数目减少,蛋白尿下降,肾功能改善;肾小管损伤明显减轻,肾间质肌成纤维细胞减少,纤维化程度减轻。

(4)血小板:血小板的主要功能是使血液凝固,同时也能释放血栓素、活性胺、血小板激活因子(PAF)等炎症介质,也是炎症效应细胞。

2. 肾脏固有细胞　以前主要关注血液来源的炎症细胞,但近年来有许多的证据表明肾脏本身的固有细胞,如肾小球系膜细胞、内皮细胞及脏层上皮细胞等在一定条件下可以作为炎症细胞,直接参与肾小球炎症,从而影响炎症的发生、发展过程。

(1)肾小球系膜细胞:肾小球系膜细胞是存在于肾小球内毛细血管袢之间的一种特殊类型细胞,在肾小球炎症过程中起重要的作用。系膜细胞在各种病理损伤时可以释放多种炎症蛋白因子,如白介素、生长因子、趋化因子及活性氧等。同时,系膜细胞在各种炎症蛋白因子的刺激下,可以产生增殖、凋亡、迁移、收缩以及细胞外基质成分,引起肾小球的炎症和硬化。

(2)肾小球脏层上皮细胞(足突细胞):足突细胞是肾小球滤过屏障结构的组成之一,其合成分泌的细胞外基质参与肾小球基底膜成分的代谢。在某些病理情况下,如血液中的蛋白因子、高血糖、高脂蛋白、缺血及缺氧刺激后,足突细胞可产生多种炎症因子,如前列腺素、生长因子及趋化因子等。足突细胞的损伤、脱落可能是启动肾小球炎症硬化的重要因素。

(3)肾小球毛细血管内皮细胞:肾小球毛细血管内皮细胞直接与血流接触。因此,细胞很容易受到损伤,也可以被血源性其他因子活化,释放白介素 -1、黏附分子,参与肾小球炎症和硬化过程。

(二)炎症介质

炎症介质是炎症过程中形成或释放的活性蛋白分子。在肾小球肾炎的发生、发展过程中,炎症介质通过不同的途径参与炎症及硬化。炎症介质有许多种类,且随着分子生物学知识和技术的发展,认识到越来越多的蛋白分子可以是炎症介质。

1. 转化生长因子TGF-β 是促进肾脏纤维化的重要因子之一，与肾小球系膜细胞（GMC）表面的TGF-β受体结合后，可激活由Smads蛋白家族介导的信号转导通路，导致细胞外金属基质（ECM）合成增多、ECM降解减少、整合素基质黏附分子上调等，导致肾间质纤维化。Chockmann等发现低浓度TGF-β还具有促进GMC增生的作用，TGF-β还可以诱导肾小管上皮细胞自我吞噬及促进肾小管上皮细胞的凋亡，进而引起肾小管的损伤。Schnaper等通过实验证实了TGF参与尿蛋白的形成，导致肾小球硬化。TGF-β调节多种类型细胞的增殖和分化，同时具有强大的免疫抑制作用。

2. 白细胞介素（IL） 是由多种细胞产生并作用于多种细胞的一类细胞因子，目前发现有29种，其中IL-1主要由活化的单核-巨噬细胞产生，分为两类：IL-la和IL-1b。作为肾小球系膜细胞分泌的细胞因子，刺激系膜细胞增殖，并释放血小板活化因子、血栓素B2和超氧阴离子等炎症介质，在肾小球肾炎的免疫病理损害中发挥重要作用。

3. 巨噬细胞迁移抑制因子（MIF） 是一种由115个氨基酸组成的蛋白质，相对分子质量约为12 500Da，是一种体内分布广泛的细胞因子，主要生物效应是抑制巨噬细胞的游走，促进巨噬细胞在炎症局部的聚集、增殖、活化及分泌，抑制细胞凋亡，在局部参与多种炎性和免疫性疾病的发生发展过程，包括参与肾脏疾病的发生发展以及对糖皮质激素的抵抗作用，是免疫炎症性疾病中一种关键的细胞因子。巨噬细胞浸润水平与肾功能损害和组织学损害程度密切相关，应用抗MIF中和抗体干预可明显减轻肾组织内巨噬细胞浸润。

4. 结缔组织生长因子 结缔组织生长因子（CTGF）是一种由349个氨基酸组成、相对分子质量为34 000~38 000Da的富含半胱氨酸的分泌肽，是近年新发现的致纤维化生长因子。CTGF与包括血管、皮肤、心脏、肾脏、胰腺、肺及肝脏等在内的许多组织器官纤维化的发生和发展密切相关。Bilk等研究发现，CTGF可通过调节转化生长因子的表达参与肾脏病的发病。Zhang等报道，CTGF作为TGF-β的下游效应分子，介导TGF-β的促纤维化作用；CTGF也可能通过刺激肾小球系膜细胞的ECM合成而参与肾小球硬化的发生。

5. 血小板源性生长因子（PDGF） 是一种多效性细胞因子，由肾脏的各种细胞和浸润的细胞分泌，PDGF在肾脏的作用是介导肾小球系膜细胞的增殖。PDGF二聚体由多种细胞分泌，在肾脏中可由系膜细胞分泌，与系膜细胞的关系最为密切。PDGF二聚体可以促进系膜细胞收缩、趋化、分泌细胞外基质，并可促使系膜细胞分泌其他细胞因子。

6. 肿瘤坏死因子（TNF） 其不同单体分别由活化单核巨噬细胞、活化T淋巴细胞和自然杀伤细胞产生。实验证明，TNF-α促进GMC主要组织相关抗原Ⅰ和Ⅱ的表达，促进核苷酸、促凝物质、糖蛋白合成。TNF-α是细胞因子网络中重要的炎症因子，与肾炎发病关系密切，在发病机制中作为重要递质发挥作用。

7. 核因子κb（NF-κb） 是转录因子家庭的重要成员，参与多种炎症性细胞因子、趋化因子和促纤维化因子的合成、细胞增生、ECM交联、细胞凋亡以及成纤维细胞的分化过程。Sal等应用凝胶电泳迁移率（EMSA）研究肾毒血清性肾炎大鼠肾组织中NF的活性时发现，肾小球内NF-κb的活性在注射肾毒血清后第一天即显著增高，NF-κb活化先于蛋白尿的出现。

（邱彩霞　郑健）

第二节　基因组学的发病机制研究

基因组（Genome）是 1924 年提出用于描述生物的全部基因和染色体组成的概念。1986 年由美国科学家 Thomas Roderick 提出的基因组学（Genomics）是指对所有基因进行基因组作图（包括遗传图谱、物理图谱、转录本图谱）、核苷酸序列分析、基因定位和基因功能分析的一门科学。自从 1990 年人类基因组计划实施以来，基因组学发生了翻天覆地的变化，已发展成一门生命科学的前沿和热点领域。

基因组研究主要包括以全基因组测序为目标的结构基因组学（structural genomics）和以基因功能鉴定为目标的功能基因组学（functional genomics）。随着 1990 年人类基因组计划（Human Genome Project, HGP）的实施并取得巨大的成就，模式生物（model organism）基因组计划也在进行，并先后完成了几个物种的序列分析，研究重心从开始揭示生命的所有遗传信息转移到从分子整体水平对功能上的研究。

一、基因组学在肾小球疾病发病机制的基础研究

基因组学常用代表性差异分析、抑制性削减杂交和 DNA 芯片技术来研究肾脏基因在正常或疾病状态下的表达差异，不仅分析肾脏组织细胞已知基因表达改变，还克隆和鉴定许多新基因，为肾脏疾病的发病机制研究提供新的思路。例如，Holthtifer 等利用 DDRT-PCR 方法研究遗传性肾病综合征芬兰型（CNF）患者的肾小球基因表达，并与正常对照进行比较分析，发现 3 800~3 900 条 PCR 产物中有 12 条表达改变的基因，对其中 1 条片段进行克隆、鉴定后证实该基因与线粒体编码的细胞色素氧化酶 I 型具有同源性，在 CNF 肾小球的表达低于正常的 70%。进一步研究显示线粒体编码的其他呼吸链复合物也有类似下调，而相应的核编码的复合物却无此改变，提示线粒体功能异常与 CNF 的发病有关。

人们还应用高通量基因差异表达技术在肾脏病领域对基因表达谱进行研究。Yano 等利用具有 18 326 个目的基因 DNA 芯片技术观察 17% 胎牛血清培养的人肾小球系膜细胞基因表达谱，检测出约 7 460 个在系膜细胞表达的基因，分析了正常培养情况下的基因表达谱，为研究病理条件下肾小球系膜细胞基因表达谱的改变提供基本数据。

二、基因组学在肾小球疾病发病机制的临床研究

基因组学被广泛应用于肾小球疾病的发病机制研究。例如，诸多基因变异及基因多态性与肾病综合征的耐药、复发具有相关性，尤其是表现为难治性肾病的患者，包括激素耐性型、激素依赖型和频繁复发型肾病，如红细胞 CR1 密度相关基因、MDR1 基因、POH1 基因、NPHS2 基因、WT1 基因、HLA-A、HLA-B、HLA-DRB1 基因、亲环蛋白（cyclophilin, CyP）基因、呼吸道病毒基因、载脂蛋白 E/B 基因多态性、血管紧张素 I 转换酶（ACE）基因多态性、血小板活化因子分解酶（PAFAH）基因多态性、血管紧张素 II 1 型受体（AT1R）基因多态性、β-纤维蛋白原（Fg）-455G/A 基因多态性、甘露糖结合凝集素（MBL）基因多态性、细胞毒性 T 淋巴细胞相关抗原 -4（CTLA-4）基因启动子区 -318 位点基因多态性、糖皮质激素受体基因（NR3C1）的多态性等。

PNS 患儿多耐药基因 MDR1 与激素效应关系的研究表明，采用激素（GC）治疗 47 例

PNS患儿后外周血单核细胞（PBMC）的MDR1 mRNA表达明显高于正常对照组，而GC敏感（SSNS）组的MDR1 mRNA表达高于GC耐药SRNS组；且频发复（FR）组和GC依赖（SD）组的MDR1 mRNA表达高于非频发复（NFR）组；SSNS患儿的MDR1 mRNA表达与缓解时间、复发次数、病程呈正相关，尤其是FR和SD两组患儿的MDR1 mRNA表达与其缓解时间呈正相关（$r=0.796$，$P<0.01$）故认为GC治疗后NS患儿的MDR1高表达与GC耐药、GC依赖和复发有关。

虽然研究者们在基因组学中取得许多成果，并逐渐认识到把一种生物学功能与一种或几种基因相对应起来的研究方法，但是相关基因是通过相互作用实现生物学功能，孤立的研究并不能很好地阐明生物学功能内在的、真实的基因机制。所以大规模的基因表达信息，各种正常及病理条件下基因表达谱的积累不仅有利于理解那些在肾脏功能起重要作用的基因，而且也可以区分哪些基因与肾脏疾病起病或进展有关。人们正在努力建立全球共享的肾脏基因组数据库系统，以最终阐明肾脏病基因组的基因结构与功能，深入探索肾脏疾病发病机制的未知领域。

（邱彩霞 郑健）

第三节 蛋白质组学的发病机制研究

蛋白质组（proteome）源于protein和genome两词的杂合，最早于1995年由WILKINS等提出，其定义为"一种基因组所表达的全部蛋白质"。因蛋白质组具有时空性和可调节性，蛋白质组的概念实际是指在特定时刻、特定环境和实验条件下基因组所表达的全部蛋白质。蛋白质组学的核心在于大规模地对蛋白质进行综合分析，通过对某种物种、个体、器官、组织或细胞的全部蛋白质性质（包括表达水平、结构、分布、功能、丰度变化、翻译后修饰、细胞内定位、蛋白质与蛋白质的相互作用、蛋白质与疾病的关联性）的研究，对蛋白功能做出精细和准确的阐述，其研究内容包括结构蛋白质组学和功能蛋白质组学。蛋白质组学是以蛋白质组为研究对象，在整体水平上研究细胞内蛋白质的组成及其活动规律的新兴学科，是后基因组计划中一项重要的研究内容。其研究流程大体可分为样品处理、蛋白质的分离、蛋白质丰度分析、蛋白质鉴定等步骤。由双向凝胶电泳、质谱技术、酵母双杂交系统、蛋白质微阵列技术、计算机系统和软件、软电离技术及生物信息学技术构成了蛋白质组学研究的主要技术体系。

蛋白质组学被广泛应用于肾小球疾病的发病机制研究，人们利用蛋白质组学方法，以血液、尿液以及肾组织作为研究对象，以阐述肾脏疾病的发病机制、疾病的生物标志物甚至药物的治疗靶点。

一、尿液蛋白质组学的研究

早在20世纪90年代后期，国外学者利用双向电泳技术和高效液相技术分析了正常人的尿液组成。Marshall和Williams利用双向电泳技术，制作了正常人尿液的双向电泳图谱。随后有学者又分离了正常人的尿液，并利用飞行质谱技术和肽指纹谱技术，对蛋白质进行了鉴定。他们从67个蛋白点中鉴定出了47个蛋白质，这些蛋白质包括转运蛋白、补体、伴侣蛋白、黏附分子、受体、酶、细胞信号蛋白以及基质蛋白等。黄艳军等成功地得到儿童微小病变型肾病综合征激素耐药的尿蛋白双向电泳图谱。肾病综合征耐药型与激素敏感型的蛋白表达比较，发现有 30 个蛋白质斑点显著差异改变。对 14 个差异蛋白质斑点酶切，质谱分析结合蛋白数据库检索获得 12 个蛋白，分别为驱动蛋白家族成员 27、磷脂酰丝氨酸转移蛋白、大疱性类天疱疮抗原 1 异构体、α1 蛋白酶抑制剂、Zn-α2 糖蛋白、α1B 糖蛋白、血清白蛋白前体、结合珠蛋白前体、类驱动蛋白样动力蛋白、白介素 1 受体相关激酶 4、胞质动力蛋白、细胞角蛋白 9。与激素敏感蛋白图谱比较，在激素耐药蛋白图谱上蛋白酶抑制剂、α1B 糖蛋白、IRAK4 表达下调，其余 9 种蛋白表达上调。以上蛋白可作为激素耐药型肾病综合征的分子诊断标志物和药物治疗靶点。

IgA 肾病的无创性的诊断是目前研究的热点。国内外学者利用蛋白质组学技术，研究了 IgA 患者尿液成分的变化，希望在尿液中找到该疾病的生物标志物。Haubitz 等利用 CE-MS 技术，分析了健康人群、IgA 肾病、膜性肾病尿液中蛋白质的差异，发现了可以区别 IgA 肾病的多肽组分。根据这一特点诊断 IgA 肾病的敏感性和特异性均高达 90% 以上，并可诊断出尿蛋白在正常水平的 IgA 肾病患者。Park 等利用了双向电泳技术，发现 IgA 肾病患者尿液中存在 82 种特异性高表达和 134 种低表达的蛋白质，并结合生物信息分析技术，首次绘出了二维的人类 IgA 肾病尿液蛋白质谱。Yokota 等利用荧光差异双向电泳（2D-DIGE）研究 IgA 患者和正常人的尿液成分区别，发现尿 α_1- 微球蛋白与 IgA 肾病密切相关。

二、肾小球标本的蛋白质组学研究

肾小球疾病的发病机制一直是国内外研究的热点，蛋白质组学的发展为肾脏病的研究提供了新的研究手段。Sitek 等利用激光微切割技术从肾脏病理切片中分离出人的肾小球，用 DIGE 饱和标记技术标记切割肾小球中的蛋白质，使用双向电泳技术进行分析，共发现了 2 900 个蛋白质点。此方法采用人的肾组织标本进行肾小球疾病的研究可用于阐明疾病的发病机制。Yoshida 等使用双向电泳技术分离正常人的肾小球的蛋白质，并用基质辅助激光解吸电离飞行时间质谱（MALDI-TOF）技术和 CE-MS 技术鉴定蛋白质点。他们一共在胶上找到了 1 713 个蛋白质点，鉴定了其中的 347 个蛋白质点，发现了 212 个蛋白质，并建立了肾小球蛋白质点数据库。Nazeer 等利用系膜增殖性大鼠模型 Thy-1 模型，使用双向电泳技术，分析了系膜增殖性肾炎对肾小球蛋白质组的影响，发现正常大鼠和模型早期的大鼠之间有 28 个差异蛋白质点，使用质谱技术鉴定出 16 个蛋白质点。

三、肾小球的组成细胞

系膜细胞是肾小球的主要组成细胞之一，利用系膜细胞研究肾小球疾病可以发现肾小球疾病的发病机制。Jiang 等分析了大鼠系膜细胞的蛋白质及磷酸化蛋白质的组成，他们提取了大鼠系膜细胞蛋白质，使用双向电泳技术，银染技术等，得到了 157 个蛋白质点，鉴定出了 118 个蛋白质点，其中有 28 个是磷酸化蛋白质。足细胞是肾小球滤过屏障的重要组成部分，各种原因导致的足细胞损伤都会引起肾脏功能的改变，包括蛋白尿的产生。因此，利用蛋白质组学研究足细胞的蛋白质变化，有助于说明蛋白尿的发生机制。Viney 等研究了 Denys-Drash 综合征的足细胞蛋白质组学的变化。Denys-Drash 综合征是由于 WT1 基因发生突变而发生的肾脏病。通过双向电泳技术，他们发现，与正常的足细胞相比，Denys-Drash 综合征的足细胞中的 4.4% 蛋白质变化超过两倍。

蛋白质组学的研究已广泛深入到生命科学与医药学的各个领域，在人类疾病研究中蛋白质组学带来了新的思维方式,并在肾病研究领域开拓了一个新的前景,创造了一些有价值的研究成果。

（邱彩霞　郑　健）

第四节　代谢组学的发病机制研究

代谢组学起源于 20 世纪 90 年代,是关于定量描述生物内源性代谢物质的整体及其对内因和外因变化应答规律的一门新兴组学技术,是对一个生物系统进行全面认识的不可或缺的一部分,是全局系统生物学的重要基础,与基因组学、转录组学、蛋白质组学共同组成"系统生物学"。代谢组学目前已被广泛应用于临床疾病诊断、新药研究开发、药物作用机制研究等领域。

肾脏病是一种易累及全身各系统并造成机体内环境紊乱的疾病。代谢组学的出现不仅提供了一种新的技术平台,更提供了一种从"终点"出发开展系统生物学研究的可能。将代谢组学和肾脏病的研究相结合,可为肾病的诊断和治疗方案提供科学的新思路和依据,并进一步推动相关分子机制的深入研究和探讨。肾脏病的发生发展受到机体内外各种因素的复杂影响,并可表现为各类代谢产物的改变。

苏哲苓等采用 UPLC-MS 技术对慢性肾炎患者血液样品进行代谢产物检测,发现不同病理类型中都含有一些特征性代谢物,如系膜增生性肾炎组中的 2-(羟基亚氨基)-丙酸;膜性肾病组中的 3- 羟基十六酸、二羟基神经酰胺;局灶节段硬化性肾炎组中的喹啉酸、琥珀酸、2,3- 二甲基 - 羟基戊二酸、十四酰基甘氨酸;IgA 肾病组中的 2- 吡咯烷酮、邻氨基甲酰苯甲酸等,提示慢性肾炎的代谢途径中脂质代谢障碍最严重,其次是氨基酸代谢,再次是三羧酸循环和嘌呤代谢等。

Sui 等在初治的 IgA 肾病患者中采集血清样本,使用 NMR 监测分析方法,观察到 IgA 肾病与健康对照组相比具有更高水平的苯丙氨酸、肌醇、乳酸等和较低水平的 β- 葡萄糖、α- 葡萄糖、缬氨酸、酪氨酸、卵磷脂等,提示这些代谢物也许可以作为 IgA 肾病的潜在生物标志物,并为 IgA 肾病的诊断提供一种无创性、敏感的方法。

Akiyoshi 等利用毛细管电泳 - 飞行时间 - 质谱（CE-TOF-MS）检测方法,对微量白蛋白尿的糖尿病肾病患者和糖尿病无白蛋白尿的患者进行 PLS-DA 分析,从 289 个化合物中鉴别出 19 个差异表达的代谢产物,包括肌酐、天门冬氨酸、γ- 丁酰甜菜碱、瓜氨酸、对称二甲基精氨酸、犬尿氨酸、壬二酸、半乳糖二酸,上述化合物与尿白蛋白 / 肌酐具有明显的相关性（$P<0.009$）。选取其中 5 个化合物（包括 γ- 丁酰甜菜碱、对称二甲基精氨酸、壬二酸和两种未知化合物）进行多元回归分析,整体数据中对于诊断糖尿病肾病的 AUC 值为 0.927,在交叉验证分析中为 0.880。

王旭方等利用 GC-TOF-MS 和 LC-TOF-MS 方法,观察糖尿病肾病患者血清和尿液代谢组学,发现不同组别糖尿病肾病患者的血清和尿液代谢产物水平呈现完全不同的分布,找到糖尿病肾病早期诊断的候选生物标志物,包括血清棕榈酸、尿磷脂酰胆碱和十八烷二酸;糖尿病肾病进展的生物标志物有血清左旋肉碱、鞘磷脂、磷脂酰胆碱、二酰基甘油、尿嘧啶二磷酸和溶血磷脂酰胆碱,上述生物标志物还需要进一步通过独立样本验证。

目前代谢组学技术仍然存在一定的局限性,包括代谢产物在分子量、极性、丰度、易挥发性等属性上的悬殊差异,导致其无法完全覆盖所有代谢产物;而且对于代谢组学研究中海量原始数据的处理仍待提高改良,以便更有效率地剔除干扰信息并获得更多的物质信息。

(邱彩霞 郑 健)

第五节 信号通路的发病机制研究

细胞信号转导系统具有调节细胞增殖、分化、代谢、适应、防御和凋亡等方面的作用,它们的异常与肾小球疾病的发生发展密切相关。受体和细胞信号转导分子异常既可以作为肾小球疾病的直接原因,引起疾病的发生;亦可在肾小球疾病的过程中发挥作用,促进疾病的发展。研究者们发现,参与肾小球疾病的信号通路包括转化生长因子 -β1(TGF-β1)/Smad 通路、血小板衍生生长因子(PDGF)/PDGF 受体(PDGFR)信号通路、Wnt/β-catenin 通路、丝裂原活化蛋白激酶(MAPK)相关通路、JAK/STAT 信号转导途径、Notch 信号通路等。

TGF-β 超家族成员参与许多基本的生物学过程,比如细胞的增殖分化、器官的形成、组织修复和凋亡等。研究者表明,Smad 蛋白介导了 TGF-β 的胞内信号转导,是 TGF-β 受体中唯一的胞内激酶底物。TGF-β 及 Smad 的激活在多种器官和组织(尤其是肾脏)的纤维化过程中发挥重要作用。许多实验已证实 TGF-β 可促使细胞外基质(extracellular matrix,ECM)沉积,但在薄基底膜肾病和微小病变肾病中 ECM 沉积不明显,同时 TGF-β1、TGF-β2、TGF-β3 的表达与正常人亦无异;而在 IgA 肾病、局灶节段性肾小球硬化、新月体肾炎、狼疮性肾炎及糖尿病肾病中 ECM 沉积明显,三种异构体在肾小球小管间质的表达明显增加,并与 EDA⁺ 一种 FN 及 PAI 的表达呈正相关。

PDGF 调节细胞增殖、迁移、细胞外基质积聚、组织渗透性及血流动力学等多种病理生理活动,在肾脏中属于最典型的生长因子系统。研究证实,PDGF 家族是肾脏纤维化发展的关键因素。PDGF-C 被确定为大鼠肾小球系膜细胞的有丝分裂原。PDGF-C 在胎儿肾脏的输尿管上皮细胞、系膜区和未分化的间充质细胞中表达,在成年肾脏的肾小球壁层上皮细胞、肾小管上皮细胞、肾小囊及动脉内皮细胞中表达。在正常组织中,PDGF-C 信使 RNA(mRNA)只在肾小球壁层上皮细胞和平滑肌细胞中表达,但在病理组织中,PDGF-C 在肾小管和肾间质中的表达明显上调,这可能与肾纤维化的发生机制有关。膜增殖性肾小球肾炎大鼠中,PDGF-C 仅在肾小球中的表达明显上调,而在肾小管上皮细胞和血管内皮细胞中的表达维持正常。

Wnt/β-catenin 信号通路参与了肾组织的发育,该途径异常与各种慢性肾脏病、免疫性肾病、肾肿瘤、急性肾缺血等有关。虽然 Wnt/β-catenin 信号通路的信号传导与肾脏疾病的相关性研究较为热门,但因相关肾脏疾病发生的病理机制复杂,故其研究仍有很大的空间。另有实验证实,经典 Wnt/β-catenin 信号通路中的 Wnt1、Wnt4 和 Wnt9b 在肾小管发生的初始阶段不可或缺,诱导输尿管芽和肾小囊的形成,同时还调控细胞分裂,最终控制髓质集合管网的形成。研究表明,大黄酸能够抑制肾小球系膜细胞的增殖,与此同时 Wnt/β-catenin 的 mRNA 及其蛋白表达减少,提示抑制经典 Wnt 信号通路的活化能减轻系膜细胞的增殖,延缓肾小球硬化的进程。

活化后的 MAPK 信号通路参与细胞生长、增殖、凋亡以及炎性反应、肿瘤、组织纤维化等多种生理病理过程，通常是通过磷酸化核转录因子和其他蛋白激酶等多种底物来调节相关基因的转录。研究证实 p38MAPK 的活性变化与氧化应激程度及肾纤维化进展密切相关。研究结果提示，在单侧输尿管梗阻致大鼠肾小管 - 间质纤维化模型中，肾小管上皮细胞的 p38MAPK 快速激活，可能参与介导肾组织 TGF-β1 的表达，高表达的 TGF-β1 又进一步维持肾小管细胞 p38MAPK 后期的持续活化，从而促进肾间质纤维化的形成。肾小管上皮细胞 JNK 特异性抑制剂 SP600125 能够明显减少 TGF-β1 诱导的 α 平滑肌肌动蛋白和 I 型胶原的产生，提示 JNK 信号在 TGF-β1 诱导的肾小管上皮细胞转分化过程中可能起着重要作用。JAK/STAT 信号通路的激活在炎症浸润、ECM 沉积、间质纤维化方面起着重要的作用。通过抑制 JAK/STAT 信号通路，能够减少肾脏纤维化、保护肾功能。SOCS3 基因敲除的单侧输尿管梗阻（UUO）小鼠模型中，TNF-α、IL-6 等细胞因子表达增加，可激活 JAK/STAT 通路，导致肾小管间质纤维化。如果 JAK/STAT 信号通路被抑制，则 RIF 程度减轻；另一方面在正常小鼠使用 JAK 抑制剂（pyridone 6）能够明显降低磷酸化 STAT 的水平，减轻间质纤维化程度。已有研究表明，UUO 时在肾小管上皮和间质细胞出现 STAT3 的磷酸化，STAT3 的激活能够产生 TGF-β1、血小板源生长因子、IL-6 等细胞因子的释放，而这些细胞因子与 RIF 相关。STAT3 的激活和表达增加与多种肾脏纤维化相关疾病相连，如肾小球肾炎和 DN。因此，可以认为 STAT3 在慢性肾功能损害中起着基础的媒介作用。

近年来研究表明，Notch 信号通路在一系列肾脏疾病中被再次激活，参与到肾脏病的发生和发展。在急性肾损伤后肾小管上皮细胞再生过程中，Notch 信号通路仅被短暂激活，促进组织修复和肾功能恢复。而在慢性肾损伤过程中，Notch 信号通路被持续激活，导致肾小球硬化和肾功能减退。研究表明，在大鼠缺血再灌注损伤模型中，Notch2 以及下游靶基因 Hes1 表达上调。足细胞上活化的 Notch1、Notch2 和 Jagged1 表达量与蛋白尿多少有相关性，其中 Notch1 表达与肾小球硬化程度有关；肾小管间质活化的 Notch1 表达与肾脏间质纤维化程度相关。

参与肾脏疾病发生发展的信号通路是一个相互交错而庞大的网络信号，不断深入研究信号通路在肾脏疾病中的作用机制，将有助于了解各种肾脏疾病中受体和转导分子异常表达的作用，为先天性和获得性肾脏疾病的诊断和治疗提供理论依据。

（艾斯　郑健）

第六节　肾小球疾病发病机制与中医药研究进展

中医药治疗是针对证候而调整机体的功能状态，主要强调药效组分在多靶点或多器官上发挥整体综合调节作用，不强调以药物直接对抗致病因子。利用功能蛋白质组技术，分析中药治疗前后组织、细胞或体液表达的蛋白质组的差异，鉴定其发生相应变化的蛋白质，揭示中药的作用机制，阐明内在的配伍规律，这是中医药走向现代化、走向世界的必经之路。1999 年我国中医药学家观察到两种补肾复方能够降低大鼠的 T 细胞凋亡率，活血复方组以及未服药的对照组比较明显偏高。中药进入人体发挥作用的最终环节多数是药物分子与蛋白质的反应，利用化学蛋白质组学阐明中药单方或复方在分子水平的作用机制，通过化学小分子与生物体（组织、细胞或体液）蛋白质组的相互作用，或者针对靶酶（靶蛋白质）活性设计小分子来探测蛋白质组，最终获得生物体蛋白质组的差异性表达及翻译后修饰过程，这种研究模式为中药对机体的作用机制提供了研究平台。

中医药对肾脏固有细胞表型转化影响的研究发现，细胞在特定的生理病理情况下发生的形态结构与功能改变，称为表型转化，又称作转分化、去分化等。其中系膜细胞表型转化在肾小球病变从早期的炎症反应向晚期硬化的发展中起重要作用，而肾小管及肾间质细胞的表型转化又与肾间质纤维化进程密切相关。张峻峰等采用嘌呤霉素致肾病综合征大鼠模型，应用肾脏免疫组织化学的方法，观察黄芪当归合剂对肾小球系膜细胞和肾间质成纤维细胞表型转化的影响。结果表明，黄芪当归合剂可抑制肾小球系膜细胞表型转化和肾间质纤维化，具有减轻肾损害，保护肾功能的作用。尹德海等采用免疫组织化学的方法，对单侧肾切除链脲佐菌素（STZ）糖尿病大鼠肾小球系膜细胞表型转化进行了观察，并研究了中药菟箭合剂（菟丝子、鬼箭羽、汉防己）和血管紧张素Ⅱ受体拮抗剂缬沙坦的作用。研究结果表明，单侧肾切除 STZ 糖尿病大鼠肾小球内可见大量的转化生长因子（TGF）的表达，中药菟箭合剂和缬沙坦治疗后可显著减少糖尿病大鼠 24 小时尿蛋白排泄量，抑制肾小球系膜细胞表型转化和肾小球内 TGF 的表达。在实验中，研究人员发现，以疏利少阳为主的中药肾络宁（黄芪、女贞子、柴胡、黄芩等组成），可降低 IgA 肾病大鼠肾组织中 IL-1、TNF-α 的含量，下调 mRNA 表达；升高 IL-1a、IL-10 的含量，上调其 mRNA 表达；明显减少 IgA 肾病大鼠系膜细胞增殖和细胞外基质增多，减轻 IgA 的沉积。

原发性肾病综合征中医辨证分型与红细胞 CR1 密度相关基因的研究表明，56 例原发性肾病综合征（PNS）患者中肝肾阴虚型（9 例）、脾肾阳虚型（32 例）、阴阳两虚型（15 例）及健康对照组的红细胞 CR1 密度相关基因高、中、低表达差异均无统计学意义（$P>0.05$）。健康对照组及 PNS 肝肾阴虚型、脾肾阳虚型、阴阳两虚型的红细胞 CR1 数量表达与黏附活性依次降低，健康对照组明显高于肝肾阴虚型、脾肾阳虚型、阴阳两虚型（$P<0.01$，$P<0.05$）；阴阳两虚型低于肝肾阴虚型和脾肾阳虚型（$P<0.05$）；肝肾阴虚型与脾肾阳虚型比较差异无统计学意义（$P>0.05$）。因此，红细胞 CR1 数量表达与黏附活性与 PNS 中医辨证分型密切相关，可以作为判断虚证的一项量化指标。

代谢组学具有中医"整体观"的特点、"司外揣内"的思维模式以及随疾病"动态"的变化，并且能够揭示"异病同治"与"同病异治"的现代科学内涵，对于探讨中医"证"的本质及中医的现代化研究和临床实践意义深远。尤其是肾病作为一个人体主要的代谢和排泄器官，其组织病理变化会表现为代谢组学的改变。探求相同肾病患者不同中医证型、不同肾病患者相同中医证型在代谢表型上的异同点，对于探讨中医肾病"证"的本质及中医药治疗效果的现代化研究意义深远。董飞侠等运用代谢组学指纹谱方法发现，慢性肾病 3 期肾阳虚证患者尿液中代谢产物发生变化，包括丙氨酸、胺基丙二酸二乙酯、脯氨酸、柠檬酸、马尿酸和组胺等物质，能够很好地用于区分阳虚与非阳虚的差异性。Tao 研究发现"肾阳虚"证是一种以酪氨酸（升高）代谢紊乱为主；慢性心衰"肾阳虚"、慢性肾衰竭"肾阳虚"患者的尿液和腺嘌呤诱导模拟的"肾阳虚"大鼠的尿液的代谢组学结果中共同显著变化的代谢物为酪氨酸。李春雨等基于高分离度快速液相色谱 - 质谱（RRLC-MS）技术研究发现中药大黄可使体内 D- 谷氨酰胺、D- 谷氨酸代谢和蛋氨酸循环恢复正常，从而发挥治疗慢性肾衰竭的作用。

代谢组学有助于中医药的现代化和中西医结合的深度结合，以代谢组学为核心探索肾脏病的中医辨证施治和药物作用机制与西医中深入探析出的分子生物学机制有机结合，充分发挥两者所长，取长补短，相互促进，或许能为肾脏病的中西医结合研究开辟一条成功之路。

综上所述，近30年来，肾小球疾病发病机制的研究已在各方面取得丰硕成果和飞速发展，但也存在着诸多问题尚未解决。随着分子生物学技术、基因组学技术、蛋白质组学技术、代谢组学技术、组织病理技术的快速发展，对肾小球疾病的发病机制研究将不断深入，并取得突破性进展，为临床防治肾小球疾病提供丰富的理论基础。

（邱彩霞 郑 健）

第二十三章　中西医结合防治儿童难治性肾病的临床研究

国内学者临床上常对儿童原发性肾病综合征（PNS）患儿出现下述情况统称为"难治性肾病"（RNS）：①激素耐药型（SRNS）指经泼尼松足量治疗［每日 2.0mg/kg，或 60mg/（$m^2 \cdot d$）］4 周尿蛋白仍阳性者；②频繁复发型（FRNS）指肾病病程中半年内复发 2 次或 1 年内复发 3 次者；③激素依赖型（SDNS）指对激素敏感，但连续 2 次减量或停药 2 周内复发者。

儿童难治性肾病（RNS）占小儿 NS 的 30%~50%。例如：国际儿童肾脏病研究组报道，NS 患儿中微小病变型肾病（MCDNS）占 76.6%，90% 以上患儿激素初治敏感，易复发，其中 25%~43% 为频繁复发（FR）。Bern 报道，在其随访观察 10 年以上的 60 例中，仅 4 例（6.7%）无复发，7 例（11.7%）有 1~3 次复发，而大多数（81.7%）表现为 FR。国内报道，单纯型 NS 患儿激素治疗近期完全缓解率 83.9%，复发率为 52.3%，与 CTX 联合治疗完全缓解率达 96.7%，复发率为 26.5%；肾炎型 NS 患儿激素治疗完全缓解率为 59.9%，复发率为 75.7%，与 CTX 联合治疗完全缓解率为 62.5%，复发率为 24%。崔世雄、钱桐荪分析 40 年资料表明，90%NS 患儿对激素敏感，60% 病例在激素减量或停药后不久复发，且其中 25% 表现为 FR，一次发病不再复发是相当少见的，若将 MCD、MsPGN、FSGS 归在一起则复发率更高。牛余宗报道，NS 患儿中约 80% 与微小病变型肾病综合征（MCDNS）有关，43% 表现为 FR，大约 25% 发展为激素依赖（SD），少数发展为激素耐药（SR），甚至出现慢性肾衰竭。因此，如何提高小儿 RNS 的缓解率、降低复发率、减少药物不良反应成为小儿肾脏病医师长期探索的重要课题。

目前国内外治疗 RNS 仍以泼尼松为主，多采用加大激素用量和延长激素疗程，或应用免疫抑制剂的方法，虽能缓解部分的病例和降低复发率，但激素和免疫抑制剂的严重毒副作用的发生率亦随之上升和加重，长期或反复使用激素，会导致机体出现肥胖、生长抑制、高血压、糖尿病、骨质疏松、白内障等不良反应，免疫抑制剂也可引起严重的不良反应。如 Siegel 报道，用 CTX 12 周后 6 年，MCD 仅 22% 复发，MsPGN 和 FSGS 的复发率分别为 56% 和 73%。国内抑文鉴报道，采用延长激素疗程，联合 CTX 治疗 FRNS 患儿，第 1 年、第 2 年复发率分别为 25% 和 50%。陈述枚报道，用同样方法治疗 FRNS 患儿，第 1 年、第 2 年、第 4 年复发率分别为 30%、60% 和 56%。据日本报道有 30%NS 患儿身长在同龄正常儿童平均值减 2 个标准差以下，一些复发患儿经历多次复发后可转为后期对糖皮质激素耐药，且最终发展为慢性肾功能不全。国内崔世雄、钱桐荪从大量文献分析中发现，FRNS 和 SDNS 患儿有发生严重激素毒副作用的危险，约 5% 以上患儿死于激素并发症。马路等观察到长期使用激素治疗的 NS 患儿可发生内分泌代谢改变，主要表现为生长激素（GH）、催乳素（PRL）、促肾上腺皮质激素（ACTH）和皮质醇水平的明显降低。

第一节 难治性肾病的难治因素分析

难治性肾病因其频繁复发、激素抵抗或依赖而导致病程缠绵,激素和免疫抑制剂的不良反应增加,影响 PNS 的临床疗效和疾病预后,针对难治因素选择对应的治疗方法是提高 RNS 临床疗效的关键。RNS 的难治因素常见有以下几个方面:

一、病理类型的影响

NS 目前病理大致可分为 9 种:①微小病变型(MCD);②系膜增生性肾炎(MsPGN);③局灶节段性肾小球硬化(FSGS);④膜性肾病(MN);⑤膜增生性肾炎(MPGN);⑥毛细血管内增生性肾炎(EnPGN);⑦硬化性肾病(SGN);⑧其他慢性硬化性病损;⑨其他未分类型。临床上以前 7 种类型为多见。糖皮质激素(GC)是 NS 治疗的首选药物,不同病理类型对 GC 敏感性不同,疗效也大不相同,除 MCD 型 80% 对 GC 敏感,MsPGN 型 50% 对 GC 敏感,其余病理类型多属 GC 依赖型或抵抗型。FRNS 患儿的主要病理类型为微小病变型(MCD)、轻中度系膜增生性肾炎(MsPGN)和局灶节段性肾小球硬化(FSGS),少数见于膜增生性肾炎(MPGN)、膜性肾病(MN)、硬化性肾病(SGN)、IgMN、IgAN 等病理类型。其中伴有特应性素质的 MCD 具有较高的频复发率,且 MCD 可转变为 MsPSGN、FSGS,MsPGN 亦可向 FSGS 转变。组织形态类型的多样性提示任何组织病变不是静止的,而是相互演变、相互联系、相互重叠的。因此,对早期 FSGS 患儿宜早行肾穿刺检查,以便明确预后和诊断。

二、糖皮质激素水平与糖皮质激素受体水平的影响

GC 是治疗 NS 的首选药物,但不同患者 GC 治疗的临床疗效却大不相同。GC 和糖皮质激素受体(GCR)在介导机体产生免疫抑制的过程中起着相辅相成的作用,所产生的生物效应是机体维持体内免疫稳态的重要调控因素,GCR 是决定激素敏感性的主要因素之一,GCR 的原发性或继发性下降可导致细胞对 GC 的敏感性降低或丧失。GC 在体内产生药理作用的先决条件是与靶细胞中相应的 GCR 结合,GC 进入靶细胞后与胞质中相应的 GCR 结合,形成激素受体复合物,使 GCR 转化,由非 DNA 结合型转化为具有活性的 DNA 结合型并进入细胞核,促进或抑制靶基因的转录或转录后的水平而影响特异 RNA 的稳定性,从而调节各种生理和病理反应,GCR 的水平直接影响 GC 的药理效应。因此,必须有足够的受体数目,才能显示其特定的激素治疗作用,GCR 可以作为反映 GC 疗效的一个客观指标,用于指导临床选择用药和病情预后判断。生理浓度的 GC 在体内通过 GCR 介导抑制免疫细胞的活化,抑制细胞因子的生成和释放,GCR 减少可产生一系列肾脏免疫病理损害,GCR 减少越明显,肾脏病理改变越严重。因此,GC 生物效应途径存在缺陷可能是 RNS 的发病机制之一。另外,GCR 可分为高亲和力糖皮质激素受体(GR_H)和低亲和力糖皮质激素受体(GR_1)。有人对正常大鼠进行试验,结果小剂量组血 GC 浓度主要和 GR_H 结合,仅与少量 GR_1 结合。而大剂量组除和 GR_H 结合外,还能和相当数量 GR_1 相结合。由于 GR_H 无备用受体故对 GC 反应性降低,主要通过 GR_1 起到小剂量 GC 所没有的疗效。因此,认为 GC 治疗 NS 可能是通过 GR_1 起到强有力的抗炎效应。RNS 患儿可能存在 GC 缺陷或 GCR 缺陷两种

情况。

1. GC 缺陷　该类患儿垂体 - 肾上腺轴内分泌功能的低下,表现为 ACTH、F 水平较低,GCR 上升。即在疾病复发期皮质醇有所下降,由于反馈调节效应 GCR 会上升,但体内无过量储备,所以上升有限。当 GCR 上升后仍不能满足机体正常免疫调控的要求,则表现为复发。这类患儿只要外源性 GC 到位,NS 很快可以缓解。因此,GC 的足量治疗是成败的关键。

2. GCR 缺陷　GCR 缺陷患儿主要表现为受体缺失、减少或结构异常以及 GCR 抗体等,表现为 ACTH、F 水平或高或低,究竟哪一个环节在起作用目前机制不清,但 GCR 水平下降。如果 GCR 缺陷轻微,给予足量激素可以缓解,如果 GCR 缺陷严重,即使加大 GC 剂量也难以奏效,反而增加副作用。所以 GCR 水平与 GC 疗效密切相关,GCR 水平增高,对激素治疗敏感,GCR 水平降低,对激素治疗不敏感或易复发。

国内有学者指出 PNS 患儿周围血单核细胞(PBMC)内 GCRa 和 GCRI3 表达比例失调、GCR 表达亢进且血清中的炎症因子可能是诱导 GRIt 的高表达,导致继发性 GC 抵抗的一个重要因素。多药耐药基因(multidrug resistance gene1,MDR1)编码的 P- 糖蛋白(P-gp170)参与了激素的摄取、代谢和排泄过程,是影响激素药代动力学的重要因素。P-gp170 是一种药物转运蛋白,具有药物流出泵活性,可将进入细胞内尚未发挥作用的药物转运出细胞外,降低细胞内 GC 的浓度,进而导致 GC 抵抗。研究发现 GC 敏感型 NS 患者 MDR1 基因和 P-gp170 蛋白质表达均为低水平;而激素耐药型患者 MDR1 基因和 P-gp170 蛋白质表达增高。

三、感染因素的影响

目前大多数学者认为机体免疫功能紊乱,抗病能力低下是 NS 难治的主要原因之一。甘美莹报道,NS 患儿治疗前 CD4 和 CD4 /CD8 比值较正常对照组低下,而激素治疗后,有效组临床尿蛋白转阴,血浆低蛋白状态改善,这时 CD4 和 CD4 /CD8 比值逐渐回升接近正常对照组水平,无效组 T 淋巴细胞亚群数较对照组低,其中 CD4 细胞数下降尤为明显。Hiwoshitu 等认为神经内分泌和免疫系统之间存在着复杂的调节环路,神经内分泌系统具有细胞因子特异性受体,并能分泌某些细胞因子,而免疫细胞所产生神经肽类激素,还具有肽类激素的受体,NS 发病或复发时存在着肾上腺皮质功能低下和免疫紊乱,血浆皮质醇水平和 CD4/CD8 比值呈正相关,IL-2 活性与 CD4/CD8 比值呈正相关。因此免疫细胞的参与,HPA 轴功能异常,以及免疫系统与 HPA 轴相互间调节紊乱是疾病发生、发展的重要因素。

核因子(nuclear factor,NF)-Kappa B(κB)是一种重要的核转录因子,参与调控许多重要的免疫因子的表达,其中包括炎性细胞因子(如 IL-2、IL-6、IL-8、CSF 等)、趋化因子、干扰素、MHC 蛋白、生长因子、细胞黏附分子(如 VCAM、ICAM、E-Slectin 等)等,而这些因子对于免疫细胞的趋化、浸润、活化、增生、分泌等都有直接的调节作用。免疫细胞内 NF-κB 活性的改变可以直接影响到免疫细胞的活化、增生和凋亡,NF-κB 直接调控对 T 细胞增生活化最重要的细胞因子 IL-2 及其高亲和力受体基因的表达,显示 NF-κB 是一种生长调节因子,其活性与 T 细胞增生密切相关。而免疫功能低下是 NS 患儿感染的重要因素,也是 NS 难治因素之一。

有学者对 47 例 FRNS 患儿进行了 1.5~2.5 年的长期随访观察,结果表明感染是肾病频繁复发的常见诱因(本组占 60.62%),多见于呼吸道感染,其次为皮肤、胃肠道、口腔、尿道感染等,与多数文献报道一致。病原体可为细菌、病毒、真菌等。

肾病复发与感染的因果关系尚不明确。肾病的起病与复发存在细胞免疫功能的紊乱已为众多学者所证实。感染可能会激发患者体内原已存在的细胞免疫紊乱而致肾病复发。控制和预防感染有利于疾病缓解期的延长。卢氏报道感染与 NS 患儿血 IgG 水平的减低和水肿的严重程度有关,说明感染与水肿之间又存在着密切的关系。如果 NS 患儿存在明显的低 IgG 血症和水肿,给予丙种球蛋白积极治疗,对于感染的预防以及在发生感染之后对于感染的控制,进而对 NS 患儿的治疗,都可能具有重要的临床意义。

四、激素应用方法的影响

皮质类固醇激素是 NS 治疗的首选药物。泼尼松初始用量要足、减量要慢、维持疗程要长,这是提高频繁复发性 NS 疗效的关键。但是,目前临床上激素使用的方法还存在着某些不合规范,或剂量不足,或用药时间较短,或撤药太快,或用药不规则而引起的病情反复和复发,甚至引起激素依赖或抵抗。吴氏对 47 例 FRNS 患儿进行随访观察,发现 226 例次复发中 103 次复发与激素减量有关:泼尼松剂量在隔日 >0.7mg/kg 时,复发 26 例次(25.24%);在隔日 <0.7mg/kg 时,复发 77 例次(74.76%),并提出疗程中频复发者需要寻找个体最佳维持剂量,以隔日(0.5~1)mg/kg 为宜,一般服用 12~24 个月,个别病例可能更长。

激素疗程的长短与 NS 复发密切相关,目前国内外学者多采用延长激素疗程的方法来降低 NS 患儿的复发率。但是,长期使用激素治疗的 NS 患儿可发生内分泌代谢改变,主要表现为 GH、PRL、ACTH 和皮质醇水平的明显降低。而长期或反复大剂量糖皮质激素治疗所导致的肾上腺皮质功能低下则是 NS 难治的另一重要因素。Leisti 观察用药半年,肾上腺功能正常者复发率为 66%,中度减退者为 82%,重度减退者为 100%。Hiwoshitu 等认为神经内分泌和免疫系统之间存在着复杂的调节环路,神经内分泌系统具有细胞因子特异性受体,并能分泌某些细胞因子,而免疫细胞所产生神经肽类激素,还具有肽类激素的受体,NS 发病或复发时存在着肾上腺皮质功能低下和免疫功能紊乱,血浆皮质醇水平和 CD4/CD8 比值呈正相关,IL-2 活性与 CD4/CD8 比值呈正相关。因此免疫细胞的参与、HPA 轴功能异常,以及免疫系统与 HPA 轴相互间调节紊乱是疾病发生、发展的重要因素。

吴氏对 62 例 NS 激素敏感型患儿检测其血清皮质醇浓度共 74 例次,结果表明肾病初发与复发患儿血皮质醇浓度在治疗前均明显低于正常,说明肾病发作期肾上腺皮质功能的降低不足以外源性激素反馈抑制结果来解释,而与自身肾上腺皮质功能的偏低有关。缓解期时,FRNS 患儿血皮质醇浓度显著低于非 FRNS 患儿。38 例做 ACTH 兴奋试验均呈正常反应。当激素减量至 0.5~1mg/kg 和 <0.5mg/kg 隔日晨起顿服时,非 FRNS 患儿血皮质醇浓度恢复正常水平,FRNS 患儿仍较偏低。故认为肾病患儿肾上腺皮质功能在发作期低下、缓解期不能恢复正常水平可能是 FRNS 的主要原因之一,提示在使用类固醇激素过程中定期检测血浆皮质醇有助于预测有无复发的可能(表 23-1-1)。

表 23-1-1 不同疗程皮质激素治疗时复发情况

	总例数	不频复发比例(6个月内 <2次)	频复发比例(6个月 ≥2次)	合计
长程疗法(12周)	33	21%	15%	36%
中程疗法(8周)	66	44%	17%	61%
短程疗法(4周)	32	47%	34%	81%

五、高凝因素的影响

低蛋白血症代偿性地加速肝细胞蛋白质合成,使血中高密度脂蛋白(HDL)、低密度脂蛋白(LDL)来源增加,而LDL是由胆固醇和甘油三酯组成,故出现高胆固醇血症而加重肾脏损害。Moorhead提出了"脂质肾毒性"假说,脂质代谢紊乱可促进肾小球系膜细胞(MC)损伤、基质积聚和单核/巨噬细胞浸润,浸润的巨噬细胞产生和释放多种细胞因子、炎症介质、血管活性物质、蛋白酶、促凝物质和活性氧,启动炎症过程而造成肾脏损伤。LDL通过MC表面的LDL受体引起系膜增生,系膜基质增加,促进肾小球进行性硬化,氧化LDL介导的氧化损伤可造成不可逆的肾小球损害。血高胆固醇可阻止膜表面黏附分子、各种受体或配体的表达,影响T、B淋巴细胞的活化、增殖和分化,LDL中的脱辅基脂蛋白E(apoE)能抑制细胞免疫功能,减弱对B细胞的辅助作用,使机体易于感染而复发。此外高脂血症还可引起血液黏度增高,形成高凝状态。

形成高凝状态的原因有:①大量蛋白尿使肝脏代偿性合成增强,凝血因子Ⅴ、Ⅶ、Ⅷ、Ⅹ及纤维蛋白原增加,且Ⅸ和Ⅺ因子下降。而抗凝血酶Ⅲ(AT-Ⅲ)从尿中丢失增多而致血液出现高凝状态。②脂蛋白a(Lp-a)升高不仅能与纤溶酶原竞争血管上的结合位点,而且能抑制t-Pa介导的纤溶酶原激活和聚集,使纤溶酶原和纤维蛋白结合减少,加之纤溶酶原从尿中排泄,使纤溶活性降低,导致血液中纤维蛋白原浓度显著增加。③低蛋白血症有助于血小板利用花生四烯酸合成促血小板凝集的血栓素A2。④血小板升高、功能亢进,增强血小板凝集。⑤高脂血症引起血黏度升高;不适当利尿使血液浓缩和血黏度进一步升高。⑥血清蛋白电泳中α_2巨球蛋白和β球蛋白增高,此蛋白有抗凝血酶、抗纤溶酶活性。⑦长期大量糖皮质激素的应用。⑧CIC激活后,补体激活损伤引起内源性凝血。当血管内皮受损或血流郁积时患儿极易产生自发性血栓,使肾小球微循环障碍,血流缓慢,进而加重蛋白尿、脂质紊乱,并引发肾静脉或下腔静脉血栓,严重者造成肺、脑、心栓塞。因此,大量蛋白尿和高凝、血栓、栓塞互为因果,造成恶性循环,导致FRNS复发。

因此,血液中凝集和凝聚的各种前因子增强,而抗凝集和抗凝聚及纤溶作用机制受损,都可引起NS患儿出现高凝状态,尤其对激素无效应者及膜性或膜增生性高凝状态者更为突出。

六、低蛋白血症与蛋白补充因素的影响

严重的低蛋白血症可引起组织水肿及低血容量,导致局部循环不良,肾灌流不足及肾功能受损,患儿易感染而复发。此外,低蛋白血症可以导致B因子合成不足而不能杀死荚膜细菌,使患儿免疫功能受损引起感染而复发。由于大量蛋白从尿中丢失,引起机体内分泌及代谢功能紊乱,白蛋白有与重金属、利尿剂及抗生素结合的功能,严重低蛋白血症时使药物与白蛋白结合量减少,血液中游离的药物水平升高,改变了药物的代谢而影响药物的疗效。

以往曾认为肾病患者应进食高蛋白饮食以补充尿蛋白的丢失,维持或提高血清蛋白的浓度,但临床上输注的白蛋白一般于48小时从尿液中排泄殆尽,无治疗低白蛋白血症的作用。实践证明,高蛋白饮食不能改善肾病时的低蛋白血症,反而可使尿蛋白排泄增加,加重肾小球上皮细胞损伤,并使肾小球高灌注、高滤过,进而最终导致肾小球硬化。同时,肾小球将滤过的蛋白质、补体、脂肪及铁重吸收入肾间质,导致间质炎症及纤维化。还可干扰泼尼松的药代动力学,延长对类固醇治疗的反应,导致MCD型肾病复发率增加。以往临床医生

多主张反复输注白蛋白以纠正肾病低蛋白血症引起的水肿和少尿,但实践证明输注后患者的平均水肿消退时间、肾病诱导缓解时间均延迟,且复发率显著高于对照组患儿。Yoshimura等报道,输入白蛋白不仅会延长患儿达到缓解时间,而且会增加复发率。因此,临床反复输注白蛋白或补充高蛋白饮食将影响 NS 的终末预后或反复,是 NS 患儿难治因素之一。目前认为 NS 患儿蛋白质摄入量以 0.7~1g/（kg·d）为宜。

七、合并肾小管间质损害因素的影响

肾病肾小管间质损害的作用近年来已引起高度重视并进行深入的研究。许多研究表明,FRNS 患儿常有程度不同的肾小管间质受累,即肾小管常有变性、坏死,间质内常有单核细胞浸润和不同程度的纤维化;而且肾小球病变和小管间质不总是平行的,不同类型肾病其预后因素与肾小管间质病变的有无和严重程度有关,决定肾脏疾病转归的因素主要是小管间质病变,而不是肾小球病变。肾间质细胞如 T 淋巴细胞浸润,某些生长因子、细胞因子分泌增多,可使成纤维细胞增殖,促进小管间质纤维化,而间质纤维化又可导致球后小管周围毛细血管袢闭塞,两者形成恶性循环;T 细胞辅助因子可以使小管基底膜Ⅳ型胶原生成减少,造成小管萎缩,球管反馈自动调节功能丧失等。

上述各种原因均可导致肾单位进一步丧失和肾功能不全的进一步加重。至于小管间质病理损害的程度与病理类型之间的关系,目前尚无统一说法。有人认为两者间无显著性差异,有人认为两者相关,其中 FSGS 最重,MsPGN 次之。对 FRNS 患儿应及早进行肾脏病理检查,除结合肾小球改变外应重视肾小管间质的改变,这对决定进一步治疗及判断预后均有重要的临床意义。近年来采用的有关肾小管间质损害的实验室指标,如尿视黄醇结合蛋白（RBP）、α_1 微球蛋白（HC 蛋白）、尿蛋白 -1（Clara 细胞蛋白）、胱抑素等许多是肾小管损害早期和轻微损害的较为理想的敏感指标,尤其适用于无条件进行肾脏病理活检者。

八、AEC 基因多态性因素的影响

越来越多的研究表明 PNS 发病具有一定的遗传学基础,一些相关基因及编码蛋白的质和量的改变参与了 PNS 的发病,并可能是导致 RNS 的主要因素。基因多态性被认为是基因表达的重要决定因素。apoE 的三种主要异构体 E2、E3、E4 分别由位于一个基因位点的三个等位基因 ε2、ε3、ε4 编码。Kimsd 对 190 例 NS 患儿进行研究发现,频繁复发者等位基因 ε4 高频率出现,为正常对照组的 3.4 倍,不常复发组的 2.5 倍。因此 apoE 基因 ε4 可能参与 FRNS 的复发。

徐氏应用 PCR 测定 ACE 基因多态（缺失 DD、插入Ⅱ纯合型和 ID 杂合型）,对 101 例激素敏感性肾病（SSNS）患儿行 PAF 分解酶基因型别（GG、GT 和 TT）分析。研究结果发现,同时有 ACE 基因缺乏型（ID/DD）和 PAF 分解酶基因突变（GT）者起病后第 1 年的复发次数显著增高（$P = 0.01$）,认为 ACE 基因多态性,通过与 PAF 分解酶基因突变的协同作用,对 SSNS 的复发产生影响。

此外,Thomson 等研究发现 NS 患儿与人类白细胞抗原（Human leucocyte antigen,HLA）系统有关,在 SDNS 患儿,HLA-DR$_7$ 发生率为 48%,SSNS 患儿为 73%,SSNS 与 DR$_7$ 相关,SDNS 与 DR$_3$ 相关。Hans Rader 等发现 SSNS 与 HLA-DR$_3$ 联系较强,频复发和激素依赖患者 HLA-B$_8$ DR$_7$ 和 DR$_3$ 结合起来发生率高。流行病学研究发现中国汉族激素敏感性 NS 儿童的 HLA-DR$_7$、HLA-DR$_9$ 明显高于对照组,且 HLA-DR$_9$ 在 FRNS 患者中明显增高。RNS 患儿的

易感性和频复发性与人类白细胞抗原（HLA）有关,现代概念认为 HLA Ⅰ类和Ⅱ类抗原是作为 T 细胞的引导系统,T 细胞对抗原的反应是由 T 细胞受体、抗原肽以及细胞表面Ⅰ类、Ⅱ类抗原相互作用而产生的,这三者之一有异常即可导致对疾病的易感,这些易感基因可能就是有缺陷的免疫应答基因,搅乱了免疫调节过程,引起自身免疫功能紊乱,导致肾病患儿易感和频繁复发,这是小儿难治性肾病的难治重要因素。

九、特发性效应因素的影响

伴有特应性反应的病例是微小病变型肾病综合征（MCDNS）的一个常见临床亚型,此型患儿具有较高的频复发率。特应性体质和过敏原侵入是导致 FRNS 的重要因素之一。Cameron 等报道部分 MCDNS 的复发与季节性过敏症或特应性疾病有关。Mendeson 等在部分频复发微小病变病例中,测得血清 IgE 水平明显增高。这些均提示一部分 MCDNS 患儿与Ⅰ型变态反应有关,某些过敏原因素可能是其潜在的病因。

此外,劳动或运动量过大亦可导致肾病复发,NS 患儿在恢复期应避免激烈运动是很有必要的。激素和免疫抑制剂的正确应用也是影响肾病预后的重要因素。因此,对复杂或激素依赖或抵抗,或频繁复发的病例要认真分析有关难治因素,采取相应的对策措施是治疗成败的关键。

（郑　健　邱彩霞）

第二节　难治性肾病的临床治疗

目前国内外治疗儿童难治性肾病（RNS）的方案多参照 2012 年改善全球肾脏病预后组织（Kidney Disease Improving Global Outcomes, KDIGO）发布的诊疗指南和 2009 年、2016 年中华医学会儿科学分会肾脏病学组制定的儿童常见肾脏病关于激素耐药型肾病综合征诊治指南以及激素敏感、复发/依赖肾病综合征诊治循证指南（试行）,后者因结合了当前儿童群体治疗的特殊性,同时为减少长时间使用激素可能带来的一系列不良反应、缩短无效激素治疗的时间,国内多采用后者的治疗方案。

一、一般治疗

1. **休息**　水肿显著或大量蛋白尿,或严重高血压者均需卧床休息。病情缓解后逐渐增加活动量。在校儿童肾病活动期应休学治疗。

2. **饮食**　显著水肿和严重高血压时应短期限制水钠摄入,病情缓解后不必继续限盐。活动期病例供盐 1~2g/d。蛋白质摄入 1.5~2g/（kg·d）,以高生物价的动物蛋白（乳、鱼、蛋、禽、牛肉等）为宜。在应用激素过程中食欲增加者应控制食量,足量激素时每天应给予维生素 D 400U 及钙 800~1 200mg。

3. **防治感染**。

4. **利尿**　对激素耐药或使用激素之前,水肿较重伴尿少者可配合使用利尿剂,但需密切观察出入水量、体重变化及电解质紊乱。

5. **对家属的教育**　应使父母及患儿很好地了解肾病的有关知识,并且应该教给用试纸检验尿蛋白的方法。

6. 心理治疗　肾病患儿多具有内向、情绪不稳定性或神经质个性倾向,出现明显的焦急、抑郁、恐惧等心理障碍,应配合相应心理治疗。

二、FRNS/SDNS 的治疗

（一）激素的应用

1. 拖尾疗法　激素应用同非频繁复发 NS,重新诱导缓解后泼尼松每 4 周减量 0.25mg/kg,给予能维持缓解的最小有效激素量（0.5~0.25mg/kg）隔日口服,连用 9~18 个月。

2. 若隔日激素治疗出现反复　可用能维持缓解的最小有效激素量（0.5~0.25mg/kg）,每日口服。

3. 在感染时增加激素维持量　患儿在巩固维持阶段患上呼吸道或胃肠道感染时改隔日口服激素治疗为同剂量每日口服,连用 7 日,可降低复发率。若未及时改隔日口服为每日口服,出现尿蛋白阳性,仍可改隔日激素为同剂量每日顿服,直到尿蛋白转阴 2 周再减量。如尿蛋白不转阴,重新开始诱导缓解或加用其他药物治疗。

4. 纠正肾上腺皮质功能不全　肾上腺皮质功能减退患儿复发率明显增高,对这部分患儿可静脉滴注促肾上腺皮质激素（ACTH）来预防复发。对 SDNS 患儿可予 ACTH 0.4U/（kg·d）（总量不超过 25U）静脉滴注 3~5 日,然后激素减量,同时再用 1 次 ACTH 以防复发。每次激素减量均按上述处理,直至停激素。近年来国内报道的 ACTH 用法为:1U/（kg·d）（最大剂量控制在 50U 以下）,静脉滴注 3~5 日为 1 疗程,每月 1 疗程。用 2 个疗程后,激素每月减量 1.25~5mg。一般 ACTH 用 6 个疗程或激素减停后继续用 ACTH 治疗 2 个疗程。

5. 更换激素种类　对泼尼松疗效较差的病例,可换用其他糖皮质激素制剂,如去氟可特（de-flazacort）、甲泼尼龙（methylprednisolone）、地塞米松（dexamethasone）、阿赛松（triamcinolone,曲安西龙）、康宁克通 A（kenacort A）等。

（二）免疫抑制剂的应用

1. 环磷酰胺（cyclophosphamide,CTX）　①口服疗法:2~3mg/（kg·d）,分 2~3 次,疗程 8 周;②静脉冲击疗法:8~12mg/（kg·d）,每 2 周连用 2 日,总剂量≤168mg/kg 或 500mg/m²,每月 1 次,共 6 次。应用环磷酰胺时需注意以下几个方面:①口服治疗 8 周,与单独应用激素比较,可明显减少 6~12 个月复发率。但无证据表明进一步延长疗程至 12 周能减少 12~24 个月时的复发。②口服环磷酰胺 3mg/（kg·d）联合泼尼松治疗的效果较口服 2mg/（kg·d）联合泼尼松治疗的效果好。如患儿能耐受,建议口服剂量为 3mg/（kg·d）。③静脉每月 1 次冲击治疗,与口服治疗相比,两者的有效率无差异,而白细胞减少、脱发、感染等不良反应较口服法轻。④环磷酰胺治疗 FRNS 患儿的疗效优于 SDNS。⑤随年龄的增加,环磷酰胺治疗的缓解率增加。有文献显示,<3.8 岁的患儿 2 年缓解率为 17.2%,3.8~7.5 岁的缓解率为 30%,>7.5 岁缓解率可达 45%。不良反应有白细胞减少、秃发、肝功能损害、出血性膀胱炎等,少数可发生肺纤维化。最令人瞩目的是其远期性腺损害。病情需要者可小剂量、短疗程,间断用药,要避免青春期前和青春期用药。

2. 环孢素 A（cyclosporine A,CsA）　4~6mg/（kg·d）,每 12 小时口服 1 次,维持血药谷浓度 80~120ng/ml,疗程 12~24 个月。应用环孢素 A 时需注意以下几个方面:①建议餐前 1 小时或餐后 2 小时服药。②初次服药后 1 周查血药浓度,根据血药浓度调整剂量。用药期间需监测血药浓度。③维持期口服较小剂量［1.5~2.0mg/（kg·d）］时,单次服用可增加药物的峰浓度,对谷浓度无影响,既能达到同样的疗效,又可减少不良反应,增加患儿的依从性。④环孢素 A 肾毒性（CsAN）发生的独立危险因素为：环孢素 A 治疗时间 >36 个月、患儿接受环孢素 A 治疗时年龄 <5 岁、大量蛋白尿的持续时间长（>30 日）。临床上应对长期使用环孢素 A 的患儿进行监测，当患儿血肌酐水平较基础值增高 30%，应减少环孢素 A 的用量。对使用 2 年以上的患儿应肾活检观察有无肾毒性的组织学证据。

3. 他克莫司（tacrolimus，TAC） 0.05~0.15mg/（kg·d），每间隔 12 小时 1 次，维持血药谷浓度 5~10μg/L，疗程 12~24 个月。应用他克莫司时需注意以下几个方面：①建议餐前 1 小时或餐后 2 小时服药。②初次服药后 1 周查血药谷浓度，根据血药浓度调整剂量。用药期间需监测血药浓度。③他克莫司生物学效应是环孢素 A 的 10~100 倍，肾毒性较环孢素 A 小。④对严重的 SDNS 或 FRNS 治疗的效果与环孢素 A 相似。⑤对于有糖尿病家族史、糖耐量降低或肥胖的患儿应慎用。⑥患儿及家人不能接受环孢素 A 对容貌的影响（如多毛、牙龈增生等）时，建议使用他克莫司代替环孢素 A 治疗。

4. 霉酚酸酯（mycophenolate mofetil，MMF） 20~30mg/（kg·d），每 12 小时口服 1 次，每次最大剂量不超过 1g，疗程 12~24 个月。应用霉酚酸酯时需注意以下几个方面：①长疗程（>12 个月）霉酚酸酯治疗可减少激素用量、降低复发率，无明显的胃肠道反应和血液系统不良反应。②对环孢素 A 抵抗、依赖或环孢素 A 治疗后频复发患儿，霉酚酸酯能有效减少激素用量和环孢素 A 的用量，可替代环孢素 A 作为激素的替代剂。

5. 利妥昔单抗（rituximab）用法 375mg/（m²·次），每周 1 次，用 1~4 次。对上述治疗无反应、不良反应严重的 SDNS 患儿，可使用利妥昔布，其能有效地诱导缓解，减少复发次数，不良反应发生率低，与其他免疫抑制剂合用有更好的疗效。

6. 长春新碱（vincristine）用法 1mg/m²，每周 1 次，连用 4 周，然后 1.5mg/m²，每月 1 次，连用 4 个月。能诱导 80% 的 SDNS 缓解，对部分使用环磷酰胺后仍频复发的患儿可减少复发次数。

7. 其他免疫抑制剂

（1）咪唑立宾（mizoribine，MZR）用法：5mg/（kg·d），分两次口服，疗程 12~24 个月。近年研究表明，咪唑立宾能减少 SDNS 或 FRNS 患儿的尿蛋白，减少激素用量，提高缓解率。有研究表明 SRNS 患儿在使用 CTX 病情未获缓解时辅以 MZR（4.4~9.4mg/kg）具有协同作用。

（2）硫唑嘌呤（azathioprine）：与单纯激素治疗和安慰剂治疗相比，其治疗在 6 个月时的复发率无差别，现已不建议临床应用。

（3）西罗莫司（sirolimus）又称雷帕霉素（rapamycin，RAPA），为大环内酯化合物，在体内可抑制 T、B 淋巴细胞的活化、B 淋巴细胞免疫球蛋白的合成，同时可降低淋巴细胞激活的杀伤细胞、自然杀伤细胞和抗体依赖性细胞毒作用而发挥免疫抑制作用，还可与 CsA、TAC 或 MMF 联合用药，均具有明显协同作用。

8. 免疫调节剂 左旋咪唑（levamisole）2.5mg/kg，隔日口服，疗程 12~24 个月。应用左旋咪唑时需注意以下几个方面：①一般作为激素辅助治疗，适用于常伴感染的 FRNS 和 SDNS。②与单纯激素治疗相比，加用左旋咪唑可降低 SDNS 和 FRNS 复发风险。③左旋咪唑治疗 6 个月以上，其降复发效果与口服环磷酰胺治疗相似，可降低 6 个月、12 个月、24 个月复发风险。④左旋咪唑在治疗期间和治疗后均可降低复发率，减少激素的用量，在某些患儿可诱导长期的缓解。

（三）多靶点治疗

黎磊石等提出将有不同免疫抑制效应的多种药物联合应用,并命名为多靶点疗法,从而提高疗效。多靶点疗法在理论上具有三大优势:①每一种免疫抑制剂的剂量减少,在保证药效的同时,减少了药物的不良反应。②多靶点的作用(如抗淋巴细胞增殖 + 抗内皮细胞增殖 + 抗炎 + 抗上皮侧免疫复合物)较单一效应(或抗炎或抗增殖)能带来更佳的治疗效应。③药物协同作用可能提高药物的浓度,减少剂量。有学者指出在两联治疗无效情况下可考虑使用多靶点疗法。常用的包括:①糖皮质激素 +CsA+RAPA;②糖皮质激素 +TAC+ 硫唑嘌呤;③糖皮质激素 +CsA+MMF。但多靶点治疗目前尚缺乏临床多样本、多中心的报道,观察时间也不够长,尚有待于更多病例、更长时间观察的深入研究。

（四）辅助治疗

目前有诸多证据支持血管紧张素转化酶抑制剂(ACEI)和 ARB 药物可以降低蛋白尿和保护肾脏功能。肾病综合征患儿通常伴有血液高凝,不但会造成肾脏微循环障碍,还能促进肾小球硬化。低分子肝素由于分子量小,与蛋白和细胞的结合减少的特点使其具有出血风险性小,量效反应可预测性强等优点,可有效缓解血液高凝状态,同时也可辅助使用蝮蛇抗栓酶点滴及口服双嘧达莫片辅助治疗。有效的抗脂治疗能减轻系膜增殖和基质扩展,缓解肾小球硬化。有肾小管与间质病变的患儿可加用冬虫夏草制剂,可起到改善肾功能,并能减轻毒性物质对肾脏的损害。

三、SRNS 的治疗

1. 在缺乏肾脏病理检查的情况下,国内外学者将环磷酰胺(CTX)作为 SRNS 的首选治疗药物。中华医学会儿科学分会肾脏病学组制定的激素耐药肾病综合征诊治循证指南推荐采用激素序贯疗法:泼尼松 2mg/(kg·d)治疗 4 周后尿蛋白仍阳性时,可考虑用大剂量甲泼尼龙(MP)15~30mg/(kg·d),每日 1 次,连用 3 日为 1 个疗程,最大剂量不超过 1g。冲击治疗 1 个疗程后如果尿蛋白转阴,泼尼松按激素敏感方案减量;如尿蛋白仍阳性者,应加用免疫抑制剂,同时隔天晨起顿服泼尼松 2mg/kg,随后每 2~4 周减 5~10mg,随后以一较小剂量长期隔天晨起顿服维持,少数可停用。建议 MP 治疗时进行心电监护。下列情况慎用 MP 治疗:①伴活动性感染;②高血压有胃肠道溃疡或活动性出血者。

2. **根据不同病理类型的治疗方案**

（1）病理类型为微小病变型:①CTX 为首选药物,静脉 CTX 冲击的完全缓解率较口服 CTX 效果更佳;②环孢素(CsA);③雷公藤多苷(TG)1mg/(kg·d),分次口服,最大剂量≤60mg,总疗程 6 个月。TG 对性腺的抑制作用应引起警惕,尤其对于正处在青春期的儿童及青少年。其他的毒副应还有肝功能受损、骨髓抑制、胃肠道反应等。

（2）病理类型为 FSGS:①CsA 为首选药物,至少应用 3 个月,在蛋白尿完全缓解后,CsA 应逐渐减量,总疗程 1~2 年;②他克莫司(TAC);③激素联合 CTX 治疗,大剂量 MP 冲击 1~3 个疗程后,序贯泼尼松口服联合 CTX 静脉治疗,疗程 6~12 个月;其他:尚可以长春新碱(VCR)冲击、利妥昔单抗静脉滴注和吗替麦考酚酯(MMF)口服。

（3）病理类型为 MsPGN:可参考选用静脉 CTX 冲击、CsA、TAC、TG 等治疗。

（4）病理类型为 MPGN:可选用大剂量 MP 冲击序贯泼尼松和 CTX 冲击,也可以考虑选用其他免疫抑制剂如 CsA、TAC 或 MMF。

（5）病理类型为 MN:成人 MN 治疗建议首选 ACEI(或)ARB 类药,若大量蛋白尿、肾功能不断恶化或经上述治疗无明显好转,可选用 CsA 和低剂量泼尼松治疗,至少 6 个月,或咪唑立宾(MZR)或 TAC 治疗。

3. 重视辅助治疗　ACEI 和 / 或 ARB 是重要的辅助治疗药物,不仅可以控制高血压,而且可以降低蛋白尿和维持肾功能;有高凝状态或静脉血栓形成的患者应尽早使用抗凝药物如普通肝素或低分子肝素;有高脂血症存在可考虑使用降脂药物如他汀类药物;有肾小管与间质病变的患儿可加用冬虫夏草制剂,其作用能改善肾功能,减轻毒性物质对肾脏的损害,同时可以降低血液中的胆固醇和甘油三酯,减轻动脉粥样硬化;伴有肾功能不全可应用大黄制剂。

(郑 健　邱彩霞)

第三节　中医药治疗难治性肾病的临床思维

从临床表现及病理经过来看,RNS 属于中医学之"水肿""虚劳""腰痛"等范畴。中医治疗本病积累了丰富的临床经验,形成了独特的临床思维模式。

一、病因病机的临床思维

临床诸多因素导致肺、脾、肾三脏功能失调,脏腑气血阴阳不足,水液输布紊乱,水湿停聚,精微外泄而发本病。病延日久,正愈虚,邪愈盛,故 RNS 的病理性质为虚实夹杂之证,病初偏于邪盛,多与风、湿、热、毒、瘀有关,而病至后期,肺、脾、肾俱虚,精微外泄,肾络瘀阻,肾虚尤著,转以正虚为主。在整个病变过程中,以脾肾功能失调为中心,以阴阳气血不足为病变之本,以风邪、水湿、湿热、瘀血阻滞为病变之标,表现为本虚标实,虚实夹杂。故其辨证首先要明确标本虚实之主次,病变早期水肿较甚,以标实为主,需辨风热、湿热、湿毒、气滞、水停之偏颇;疾病后期水邪退却,尿蛋白持续不消,病变重在脾肾两虚,临床辨证要注意气虚、血瘀、阳虚、阴虚之不同。

(一)以虚为本的临床思维

主要有以下几种观点:

1. 肺、脾、肾三脏失调论　肺、脾、肾三脏亏虚是发生本病的主要因素,肺、脾、肾三脏虚弱,肺失通调、脾失传输、肾失开合,气化、运化功能失司,导致气化不利,封藏失职,精微外泄,水湿停聚,泛滥肌肤而为水肿。《景岳全书·杂证谟·肿胀》解释说:"凡水肿等证,乃肺脾肾三脏相干之病,盖水为至阴,故其本在肾;水化于气,故其标在肺;水惟畏土,故其制在脾。今肺虚则气不化精而化水,脾虚则土不制水而反克,肾虚则水无所主而妄行。"

2. 脾肾亏虚论　肾虚则封藏不固,精气外泄,下注膀胱而为蛋白尿;脾虚导致精微物质生化乏源,加之肾虚精微外泄,故而出现低蛋白血症。肾虚不能主水,脾虚不能制水,则水溢肌肤而成水肿。

(1)脾肾气虚:本证多为阳水迁延日久,导致肺脾气虚,不易恢复。盖肺为水之上源,水由气化,气行则水行;脾主运化水谷精微,主传化水气,为水之堤防,脾健土旺,而水湿自能运行。如肺虚则气不化精而化水,脾虚则土不制水而反克,因此水不归经而横溢皮肤,渗于脉络,从而产生周身浮肿。本证以脾虚为主,脾虚则肺气弱,肾气亦虚,盖因中气素弱,脾土无火,土不制水而反克,故水湿得以乘之,而水肿迁延日久。

499

（2）脾肾阳虚：本证多由水肿反复不愈，或禀赋不足，后天失调，水湿内侵，导致脾肾功能失调，脾阳不振，肾阳虚弱，阳气不足则水气不行蒸化，所以浮肿为本病的主要症状。因脾阳有赖于肾阳的温养，肾阳充足，则脾阳亦健，若肾阳虚弱，则不能温煦脾土；若脾阳不足进一步发展，亦可见肾阳不足，均可导致脾肾两虚，无以温化水湿从膀胱而去，所谓肾关门不利则聚水为肿。

3. 肾虚为主论 肾藏真阴真阳，为水火之脏，生命活动之根，主五液以维持体内水液的平衡。肾为先天之本，只宜固藏，不宜宣泄，一旦患病，以虚证为主。RNS存在有肾之阴阳两虚，只是侧重不同。肾虚往往累及他脏，反过来，其他脏腑功能不足，又可影响肾脏功能的正常发挥。或小儿素体阴虚，过用温燥或利尿太过，或长期大量使用激素，亦可助阳生热，热盛伤阴，而致肝肾阴虚证。

4. 气阴两虚论 本病病程较久，或反复发作，长期反复使用激素后，耗气伤阴而出现气阴两虚之证。

（二）以实为标

1. 风邪 肺为水之上源，又主一身之表，外合皮毛，通调水道，下输膀胱。风寒外袭肌表或风热壅结咽喉（感冒、乳蛾、丹毒等），风邪客于肺卫，肺失宣化，不能通调水道，下输膀胱，风遏水阻，风水相搏，流溢肌肤，发为水肿，前人称之为风水。

2. 湿邪 肾病的关键病理因素是水湿为患。水湿不仅是贯穿在病程始终的病理产物，成为损伤人体正气、阻碍气机运行的主要因素，同时又是进一步伤阳、化热，使瘀血形成，推动疾病发展的重要病理环节。湿热也是肾病发生、发展、迁延反复的重要病理因素，可因水湿内停、郁久化热而成；或肾病日久、蛋白通过尿流失过多，阳损及阴，使其真阴亏虚，虚热内生，热与湿互结而成湿热；更有因长期使用激素而助火生热，并易招致外邪热毒入侵，致使邪热与水湿互结，酿成湿热。湿热久结，难解难分致气机壅塞、水道不利进一步加重，而使病情反复、迁延难愈。

3. 血瘀 是导致肾病发病和病情缠绵难愈的又一重要病理因素。肾病以水肿为主要表现，而水与血、气本不相离，"血不利，则为水"，可见水病可致血病，而血瘀亦可导致水肿。水肿可致气滞，而气滞则血瘀；反之，血瘀又可致气滞，气化不利而加重水肿。可见血、气、水三者是相互影响的，而血瘀存在于肾病整个病程之中。

这三种病理产物又与肺、脾、肾三脏亏虚互为因果，即肺、脾、肾三脏正气虚弱易感外邪、生湿、化热、致瘀而使邪实；水湿、湿热和瘀血反过来又进一步耗伤脏腑之气，使正气更虚。因此，肾病乃本虚标实、虚实夹杂之证，以正气虚弱为本，邪实蕴郁为标。在肾病的发生与发展过程中，本虚和标实是相互影响、相互作用的，常表现出虚实寒热错杂、病情反复迁延不愈的特点。而在肾病不同阶段，标本虚实主次不一，或重在正虚，或重在标实，或虚实并重。

概括肾病的病情演变，初期及恢复期多以阳虚、气虚为主；而难治病例，病久不愈或反复发作或长期使用激素，可由阳（气）虚转化为阴虚、气阴两虚或阴阳两虚。由此可见，RNS的病因病机错综复杂，有因虚致实的，亦有因实致虚而虚实并见的，但总以虚损为本，提示临床治疗既要重视补虚，又要不忘祛邪。

（三）肾虚血瘀的临证思维

1. 肾与血的生理特点 肾有藏血、运血的生理功能。《诸病源候论·虚劳病诸候·虚劳精血出候》言："肾藏精，精者，血之所成也。"《医学入门》云："肾者……纳气、收血、化精,而为封藏之本。"肾藏精,为原气之所系。肾精是脏腑功能活动的物质基础,而原气是脏腑活动、气血运行的原动力。血液"生化于脾,总统于心,藏于肝脾,宣布于肺,施泄于肾"(《古今图书集成医部全录》),其生成和运行是五脏功能协调的表现,但"惟水火奠其位,而气血各顺布矣,故真阴真阳为要也"(《医贯》)。

2. 肾虚血瘀的病理特点　若肾气不足,血运迟缓,可致气虚血瘀,如王清任《医林改错》所云"元气既虚,必不能达于血管,血管无气,必停留而瘀";若肾精不足,血液、津液生成乏源,因"血为气之母",气随之亦虚,致"气血亏损,流通于周身者,必然迟缓,血即因之而瘀"(《医学衷中参西录》);若肾阳虚,"阳虚则阴盛,阳虚则寒",寒滞经脉,血受寒则凝;若肾阴虚,"阴虚则阳盛,阴虚则热","血受热则煎熬成块"(《医林改错》),或热迫血溢于脉外亦可致瘀,"阳虚血必凝,阴虚血必滞"(《读医随笔》)之谓也。瘀血形成之后,阻滞于脉络,则血运不畅,新血不生,脏腑经络失于荣养,导致各脏器功能衰退,进一步加重肾虚。正如周学海《读医随笔》所言"脉络之中,必有推荡不尽之瘀血,若不驱除,新生之血不能流通,元气终不能复,甚有传为劳损者"。可见临床上肾虚必兼血瘀,瘀血加重肾虚。

3. 肾虚血瘀证的临证思维　我们认为 RNS 与中医肾虚血瘀关系密切,在发病机制上存在着肾虚血瘀,肾虚血瘀是导致 RNS 发生与发展的重要病理因素和发病机制。肾虚为本,血瘀是标,两者相互影响,互为因果。对中医学"肾虚血瘀证"的认识,应从疾病的发生发展规律来认识其本质,采用病证结合的思维方式,充分利用现代高新科技手段,有机联系传统医学理论与现代医学研究成果,积极探索"肾虚血瘀证"的传统内涵和现代外延。中医学的"肾虚血瘀"证与西医学的神经 - 内分泌 - 免疫网络功能紊乱有其相似之处。神经内分泌系统通过神经纤维传递信息以及神经肽、激素等途径实现对免疫功能的调节;免疫系统不但能通过免疫应答反应中所产生的免疫活性物质如 IL-1、INF 等实现对神经内分泌的反馈调节,还能在某些因素(如病毒、丝裂原)刺激下合成分泌内分泌激素。此外,神经内分泌系统和免疫系统尚拥有相同结构的受体,可以和上述两个系统共同产生的神经肽、激素和细胞因子等结合,而使两个系统呈网状交联,形成 NEI 网络。不论是神经内分泌系统还是免疫系统,都是多因素、多环节共同作用的结果,而中医的"肾虚血瘀证",不仅要看到临床上有腰膝酸软、畏寒肢冷、小便清长、头晕耳鸣、牙齿松动脱落、短气喘逆、皮肤粗糙、色素沉着、肌肤甲错、肝脾肿大、面色晦暗、舌质紫暗、瘀斑瘀点等表现,还应包括现代医学研究的最新科研成果,特别是某些无 / 或轻微临床症状的肾病患者,必须辨证与辨病相结合,微观辨证与宏观辨证相结合,从疾病的发生发展规律和现代科学客观指标来认识疾病的本质,才能获得正确的诊断和满意的疗效。

我们在临床和实验观察中发现,RNS 患儿具有肾虚血瘀的病变特征。首先,有关"肾"实质的研究表明,"肾"与 NEI 网络关系密切,中医学阴阳平衡失调理论与现代免疫学的免疫调节紊乱有其相似共通之处,而 RNS 存在免疫功能紊乱、神经体液调节障碍。其次,肾病本身具有机体血液的"浓、黏、凝、聚"特征。因为肾脏血液灌流量大,肾小球由毛细血管网组成,并有肾素内分泌和肾小球血流量等调节系统,血管细小,由于这样的生理特点,一旦发生疾病,则易造成血流阻力增大,血流速度减慢,血液黏度增高;RNS 的高脂血症、感染与其高凝状态密切相关;高脂血症和高凝状态与其蛋白尿呈负相关。在治疗过程中,由于本病高度水肿,水盐的限制和利尿剂的应用,可诱发血容量降低、血液浓缩、血黏度增高。肾病时肾小球内出现的非特异性炎症(渗出、浸润、增生、纤维化、血小板聚集、凝血、纤维蛋白沉积),这些病变与中医"瘀血"实质极为相似。

我们实验结果也表明，一次性大鼠尾静脉注射阿霉素可以成功造成人类肾病病理模型，其临床表现和实验指标学改变类似于中医的"肾虚血瘀"病变。造模鼠的 NF-κB 活性较正常鼠明显异常升高，且随着病情发展逐步升高，提示 NF-κB 活性显著增高与神经内分泌免疫网络（NEI 网络）功能紊乱有关，参与了 PNS 的发病机制；造模鼠血浆和尿液 TXB$_2$ 浓度皆明显升高；而血浆 6-keto-PGF1α 无明显变化，尿液 6-keto-PGF1α 则显著降低，且血浆及尿液 TXB$_2$/6-keto-PGF1α 比值均明显升高，NF-κB 与尿液 6-keto-PGF1α 呈中度负相关。益肾活血中药肾康灵能显著改善 AN 鼠的肾虚血瘀证表现，非常显著降低异常升高的 NF-κB 活性，这可能与益肾活血中药肾康灵能调理 AN 鼠的机体 NEI 网络功能稳态，抑制免疫炎症/硬化介质环节，改善 AN 鼠的血液高凝高黏状态和肾脏微循环；减轻 AN 鼠的肾脏组织病理学变化，保护肾小管-间质功能。

二、辨证论治的临床思维

（一）治疗原则

《黄帝内经》最早提出"开鬼门，洁净府，去宛陈莝"的三大治疗原则，汉代张仲景在《金匮要略·水气病脉证并治》篇中对《黄帝内经》的三大法则从临床角度进行了归纳、总结和发展，提出了相应的方药，并对益气、实脾、温肾法进行了探讨。隋唐及北宋的医家，大多偏重攻逐，如唐代《外台秘要》、北宋《圣济总录》所收录的治水肿方剂，常用大戟、甘遂、芫花、商陆、巴豆、牵牛子、大黄等攻逐药。唐代《备急千金要方》根据张仲景血分水肿的论述，开始应用丹参、桃仁等活血法治疗水肿，而用于温补处方，则多从仲景方演化而来。金元时期，各医家对水肿宜攻、宜补进行了广泛深入的学术争鸣。明代李中梓在《医宗必读》中取各家之长而融会贯通，直率指出宜攻宜补重在辨证，最为中肯。一般而言，在临床中治疗肾病应紧扣"本虚标实"的病机，以扶正固本为主，即益气健脾补肾、调理阴阳，并同时配合宣肺、利水、清热、化湿、活血化瘀、降浊等祛邪之法以治其标。具体运用时，根据不同阶段的主要病理特点选择上述诸法的单用或合用。若感受风邪、水气、湿毒、湿热诸邪，证见表、热、实证者，先祛邪以急则治其标；在外邪或症情减缓或消失后，当扶正祛邪、标本兼治或继以补虚扶正。

（二）治疗方法

1. **发汗法** 是治疗水肿病变在肺而有外感的基本方法，即《黄帝内经》"开鬼门"法，发汗法常与宣肺法同用，主要用于外邪袭肺，肺失宣降，不能通调水道，下输膀胱而致水液潴留、溢于肌肤的水肿。

2. **利尿法** 是治疗水肿的基本方法，即《黄帝内经》"洁净腑"法，利尿法常与各法配合应用，凡水肿而小便短少者适用本法。

3. **攻逐法** 应用攻下逐水的药物疏涤肠胃，泻下水液以达到消肿的目的，即《黄帝内经》"去宛陈莝"法，主要用于利尿无效而形气实，水湿壅塞三焦的实证，也可暂用于本虚标实而宜急则治标者。

4. **实脾法** 是治疗脾阳不足、土不制水而致阴水的基本治疗方法，水肿以身半以下为重，而兼有脾阳亏损，水湿中困的症状。临床除水肿外，有脾病见症者适用本法，在阳气被抑的情况下，可适当加用通阳利水的药物。

5. **益肾法** 肾为水脏，故水肿表现有诸不足者，脾虚为多，而肾虚者为重。但肾虚证病程较长，收效较慢，必须坚持服药，以缓图功效。

6. 温肾法　主要用于肾阳虚损,水气不化而致的水肿,温肾法和实脾法都属于温阳法,与利水法配合应用具有良好的疗效。

7. 滋阴法　主要用于水肿伴有真阴不足、精血亏乏者。本法在实际应用中,常与利水法配伍。因滋阴药有黏滞的作用,易恋湿蓄水,不利于消肿,临床常以淡渗利水与滋阴健脾益肾的药物同用。

8. 活血法　主要用于瘀血阻于少阴所致的水肿,传统的认识主要用于"积血化水"的水肿,而现代被灵活地应用于肾病的各个阶段,特别是难治性病例。

9. 疏风法　是治疗风水的基本方法之一,常与各法配合,灵活应用,治疗难治性病例常获奇效。

10. 祛湿法　是治疗水肿的基本方法之一,尤其是有水肿的患儿,常配合他法应用,难治性患儿应用本法常获得较好的疗效。

(三)分证论治

中医治疗本病多采用传统的辨证论治,辨证是中医立法处方的依据,辨证正确与否直接影响临床疗效。辨证方法主要以脏腑辨证为主,其次是阴阳气血辨证及病因辨证。多数学者采用标本分类的方法,把本证分为 4 型,即肺肾气虚、脾肾阳虚、肝肾阴虚、气阴两虚;标证分为 5 型,即外感、水湿、湿热、血瘀、湿浊,其中本证以脾肾阳虚及肝肾阴虚居多,标证以血瘀、水湿及湿热为主。提示治疗本病须重视脾肾阳虚、肝肾阴虚及瘀、湿、热邪,从而抓住主要矛盾,提高疗效。

1. 本证

(1)肺脾气虚证

证候:全身浮肿,面目为著,小便减少,面白身重,气短乏力,纳呆便溏,自汗出,易感冒,或有上气喘息、咳嗽,舌淡胖,脉虚弱。

治法:益气健脾,宣肺利水。

主方:防己黄芪汤(《金匮要略》)合五苓散(《伤寒论》)加减。

常用药:防己、黄芪、白术、茯苓、猪苓、桂枝、泽泻、车前草等。浮肿明显,加五皮饮,如生姜皮、陈皮、大腹皮等以利水行气;常自汗出易感冒者重用黄芪,加防风、牡蛎,取玉屏风散之意,益气固表。

(2)脾肾阳虚证

证候:全身明显水肿,按之深陷难起,腰腹下肢尤甚,面白无华,畏寒肢冷,神疲蜷卧,小便短少不利,可伴有胸腔积液、腹水,纳少便溏,恶心呕吐,舌质淡胖或有齿印,苔白滑,脉沉细无力。

治法:温肾健脾,化气行水。

主方:偏肾阳虚者,真武汤(《伤寒论》)合黄芪桂枝五物汤(《金匮要略》)加减;偏脾阳虚者,实脾饮(《重订严氏济生方》)加减。

常用药:茯苓、白术、芍药、生姜、黄芪、桂枝、菟丝子、大腹皮等。肾阳虚偏重者加淫羊藿、仙茅、巴戟天、杜仲等增强温补肾阳之力;水湿重加五苓散,药选桂枝、猪苓、泽泻等通阳利水;兼有咳嗽、胸满气促不能平卧者,加用己椒苈黄丸,药用防己、椒目、葶苈子等泻肺逐水;兼有腹水者,加牵牛子、带皮槟榔行气利水。

(3)肝肾阴虚证

证候:浮肿或重或轻,头痛头晕,心烦躁扰,口干咽燥,手足心热或面色潮红,目睛干涩或视物不清,痤疮,失眠多汗,舌红苔少,脉弦细数。

治法:滋阴补肾,平肝潜阳。

主方:知柏地黄丸(《医宗金鉴》)加减或杞菊地黄丸(《医级》)加减。

常用药:知母、生地黄、山茱萸、山药、牡丹皮、茯苓、泽泻、枸杞子等。肝阴虚突出者,加用沙参、沙苑子、菊花、夏枯草以养肝平肝;肾阴虚突出者,加枸杞子、五味子、天冬以滋阴补肾;阴虚火旺者重用生地黄、知母、黄柏滋阴降火;有水肿者加车前子等以利水消肿。

(4)气阴两虚证

证候:面色无华,神疲乏力,汗出,易感冒或有浮肿,头晕耳鸣,口干咽燥或长期咽痛,咽部暗红,手足心热,舌质稍红,苔少,脉细弱。

治法:益气养阴,化湿清热。

主方:六味地黄丸(《小儿药证直诀》)加减。

常用药:黄芪、炒白术、生地黄、山茱萸、山药、牡丹皮、茯苓、泽泻等。气虚突出者重用黄芪,加党参、白术增强益气健脾之功;阴虚偏重者加玄参、怀牛膝、麦冬、枸杞子以养阴;阴阳两虚者加益气温肾之品,如淫羊藿、肉苁蓉、菟丝子、巴戟天等阴阳双补。

2. 标证

(1)外感

证候:临床表现风寒或风热的症状。

治法:外感风寒者,治以辛温宣肺祛风;外感风热者,治宜辛凉宣肺祛风。

主方:外感风寒者麻黄汤(《伤寒论》)加减;外感风热者银翘散(《温病条辨》)加减。

常用药:外感风寒者用麻黄、桂枝、杏仁、荆芥、蝉蜕、防风、甘草等;外感风热者选用金银花、连翘、牛蒡子、桔梗、杏仁、黄芩、薄荷等。无论风寒、风热,如伴有水肿者,均可加五苓散以宣肺利水;若乳蛾肿痛者,可加板蓝根、山豆根、冬凌草清热利咽;若风邪闭肺者,属风寒闭肺用小青龙汤或射干麻黄汤加减以散寒宣肺;属风热闭肺用麻杏石甘汤加减以清热宣肺。

(2)水湿

证候:全身浮肿,伴有腹胀水臌,水聚肠间,辘辘有声,或有胸闷气短,心下痞满,甚有喘咳,小便短少,脉沉。

治法:补气健脾,逐水消肿。

主方:防己黄芪汤(《金匮要略》)合己椒苈黄丸(《金匮要略》)加减。

常用药:防己、黄芪、白术、茯苓、椒目、葶苈子等。脘腹胀满者加大腹皮、厚朴、莱菔子、槟榔以行气消胀;胸闷气短,喘咳者加麻黄、杏仁、苏子、生姜皮、桑白皮宣肺降气利水;若水臌、悬饮,胸闷腹胀,大小便不利,体气尚实者,可短期应用甘遂、牵牛子攻逐水饮。

(3)湿热

证候:皮肤脓疱疮、疖肿、疮疡、丹毒等,或口黏口苦,口干不欲饮,脘闷纳差等,或小便频数不爽,量少,有灼热或刺痛感,色黄赤混浊,小腹坠胀不适,或有腰痛,恶寒发热,口苦便秘,舌质红苔黄腻,脉滑数。

治法:上焦湿热清热解毒;中焦湿热清热解毒,化浊利湿;下焦湿热清热利湿。

主方:上焦湿热用五味消毒饮(《医宗金鉴》)加减;中焦湿热用甘露消毒饮(《温热经纬》)加减;下焦湿热用八正散(《太平惠民和剂局方》)加减。

常用药:上焦湿热用蒲公英、金银花、菊花、紫花地丁、黄芩等;中焦湿热用白豆蔻、藿香、茵陈、滑石、黄芩、连翘等；下焦湿热用车前草、瞿麦、萹蓄、栀子、滑石等。

（4）血瘀

证候：面色紫暗或晦暗，眼睑下发青、发黯，皮肤不泽或肌肤甲错，或紫纹或血缕，常伴有腰痛或胁下癥瘕积聚，唇舌紫暗，舌有瘀点或瘀斑，苔少，脉弦涩等。

治法：活血化瘀。

主方：桃红四物汤（《医宗金鉴》）加减。

常用药：桃仁、红花、生地黄、当归、川芎、赤芍等。尿血者选加仙鹤草、蒲黄炭、墨旱莲、茜草、参三七凉血止血；瘀血重者加水蛭、三棱、莪术破血逐瘀；血胆固醇过高，多从痰瘀论治，常选用泽泻、瓜蒌、半夏、胆南星、生山楂化痰活血。

（5）湿浊

证候：纳呆，恶心或呕吐，身重困倦精神萎靡，水肿加重，舌苔厚腻。

治法：利湿降浊。

主方：温胆汤（《三因极一病证方论》）加减。

常用药：陈皮、半夏、茯苓、枳壳、竹茹、藿香、车前草等。若呕吐频繁者，加代赭石、旋覆花降逆止呕：若舌苔黄腻、口苦口臭之湿浊化热者，可选加黄连、黄芩、大黄解毒燥湿泄浊；若肢冷倦怠、舌质淡胖之湿浊偏寒者，可选加党参、淡附片、吴茱萸、姜汁黄连、砂仁等寒温并用，温中清热；若湿邪偏重、舌苔白腻者，选加苍术、厚朴、生薏苡仁燥湿平胃。

（四）中医证型的规范化研究

1. 中医证型与客观指标 宏观辨证与微观辨证相结合，积极寻求中医辨证的客观依据是小儿肾病中医证型标准化的主要研究方法，许多学者积极探索实验室检查指标与中医辨证的关系。几十年来许多学者对本病中医证型的标准化建立进行深入的研究，试图寻找中医证型与现代科学的客观指标的相关性，例如肾病中医辨证与梗阻性肾图的关系，与血总纤溶活力、超氧化物歧化酶及血清白蛋白的关系，与红细胞 $C3_b$ 受体、T淋巴细胞功能的关系，与血清脂蛋白亚组分胆固醇含量的关系，与内皮素、心钠素、醛固酮的相关性等，实验证明本病的中医辨证分型与上述指标均有一定的相关性。但是，遗憾的是，至今尚无任何指标被中医界公认可以作为本病辨证的客观依据。尽管许多学者对本病的中医辨证标准化的研究付出不懈的努力，但是本病的中医辨证标准仍未确立。究其原因，一为中医辨证本身的不确定性所致，二为研究方法缺乏客观性、科学性、针对性所致。中医辨证依靠望、闻、问、切四诊，即症状、体征、舌象、脉象，中医目前对以上临床资料的描述较为笼统，定性、定量不够准确、客观。近年来有不少学者用聚类分析的统计方法来研究中医证型，聚类分析是近年发展起来的一种数理统计方法，可将观察对象依据某些特征加以分类，通过临床病证脉象进行采集和统计分析，形成中医的证型分类。

2. 中医辨证标准化的思考 中医治疗本病多采用传统的辨证论治，辨证是中医立法处方的依据，辨证正确与否将直接影响临床疗效，而只有使中医证候规范化，使证候诊断客观化、定量化、标准化，才能提高辨证的准确性，提高临床疗效，提高中医临床成果的可重复性，便于中医临床成果得到同行认可。自20世纪50年代以来，中医对肾病的辨证研究不断深入，1977年在积累大量临床实践经验的基础上，中华中医药学会在北戴河召开会议，首次提出了中医肾病分型的初步方案，认为肾病属正虚邪实，正虚指气虚（气阴不足）、阳虚（脾肾阳虚）、阴虚（肝肾阴虚）；病邪有水湿、湿热、血瘀。并建议将一般常见肾病（除肾衰外）分为五型：气虚型、阳虚型、阴虚型、湿热型、血瘀型，以求简明和统一。随后，1983

年在昆明、1986 年在南京、1987 年在天津分别召开了全国中医肾病第二、第三、第四次会议，进一步规范了中医肾病的分型标准。其中南京会议建议将原发性肾小球疾病的证候分为本证与标证，本证指肺肾气虚、脾肾阳虚、肝肾阴虚、气阴两虚；标证指外感（风寒、风热）、水湿、湿热、血瘀、湿浊。1989 年第五次中医肾脏病会议又提议将本证修订为无症状性肾虚、肾虚、脾肾阳虚、肝肾阴虚，标证为风寒、风热、湿热、瘀阻、溺毒。

3. 分期论治的临床思维

（1）按水肿程度分期论治的临证思维

1）水肿期：多见于疾病的初期或后期，病变早期水肿较甚（激素治疗前），临床表现脾虚湿困型为主，多兼有标实表现，标实证需辨风邪、湿邪、血瘀、气滞、水停之偏颇；病变后期水肿甚者，临床表现以脾肾阳虚为主。脾虚湿困者治以温阳通络、健脾化湿利水为主，以五苓散合五皮饮加减；脾肾阳虚者治宜温阳利水，以实脾饮或真武汤合黄芪桂枝五物汤为主加减治疗。

2）水肿消退期：常见于疾病的后期，临床表现以肾虚为主，临证应区别气血阴阳之不同，临床主要以肝肾阴虚、脾肾气虚、脾肾阳虚为主。在激素治疗的诱导期常表现为肝肾阴虚，可选用知柏地黄丸，在激素治疗的撤减期多表现为脾肾气虚或脾肾阳虚，宜选用金匮肾气丸加减治疗。

（2）按激素用量分期论治的临证思维：激素是治疗肾病综合征的首选药，通过抑制免疫、炎症、醛固酮和抗利尿而发挥治疗作用，但存在诸多方面的副作用。其不良反应中医主要表现为阴虚内热兼有气虚，停药出现阳气不足。因此，根据激素治疗与疾病发展的不同阶段，审度正虚与邪实之偏胜，阴阳之消长，标本之缓急，采用以解决主要矛盾为目的的阶段性治疗措施，旨在使机体恢复"阴平阳秘，精神乃治"的正常状态，达到治愈疾病之目的。培补脾肾是防治激素依赖型肾病的基本大法，具体运用时一般分为以下三个阶段：

1）激素诱导期：此期为大剂量激素治疗期，临床常表现为肝肾阴虚，阴虚火旺，治宜滋补肾阴为主，佐以清热，用知柏地黄汤加减。

2）激素撤减期：此期为激素减至中等剂量以下时，患者表现为食欲下降或食后饱胀等脾肾气虚症状，治疗上应予健脾益肾，行气活血，可用金匮肾气丸加减。

3）激素停药期：此期多在激素减至维持量或停药时，患者阳虚症状明显，有的血压偏低，此时宜酌加温阳之品，或治以温补脾肾，可选用金匮肾气丸加温补脾肾之阳的药物，如菟丝子、淫羊藿等。

（3）按尿蛋白分期论治的临证思维

1）大量蛋白尿期：此期常见于邪盛正虚的水肿期或复发期，治宜祛邪扶正，祛邪重在疏风、清热、利湿、活血，扶正重在健脾益肾，根据病情临证灵活选用，变化无穷。

2）少量蛋白尿缠绵期：此期常见于激素抗药或激素依赖的患者，治疗重在益肾运脾，佐以活血化瘀，兼夹外邪时，要积极主动地祛邪以扶正。

3）尿蛋白转阴期：此期常见于缓解期和恢复期的患者，治疗重在益肾活血，临证配合他法灵活施治。

（4）按水肿与激素用量相结合分期论治的临证思维

1）有水肿的激素诱导初期：采用祛邪，改善症状的方法，适用于水肿严重阶段，此时需足量激素以诱导缓解，而患儿风热湿毒等实邪正盛，加之大量激素治疗，常常阻碍气机，导致水湿难消、水肿加重，故应大剂中药先祛邪以减轻症状，祛邪以安正，意在调整内环

境,为激素最大限度地发挥治疗作用创造条件,从而提高机体对激素的正效应。常用如下治法:

①利水消肿:即洁净府法。用淡渗利水之品,使水湿从水道而出,达到利尿消肿的目的。常选五苓散,药用连皮茯苓、猪苓、泽泻、车前草、防己等。

②祛风宣肺:即开鬼门法。通过祛除犯肺之风邪以宣肺解肌、发汗,通调水道而达到利水之目的。常选越婢汤,药用麻黄、杏仁、连翘、射干、桔梗、柴胡、苏叶、荆芥等。

③清热解毒:用于消除肌肤之疮毒,内蕴之湿毒,阻止其循经入里传肾。常选五味消毒饮,药用金银花、连翘、赤小豆、蒲公英、野菊花、白花蛇舌草等。

④活血化瘀:用以祛除有形或无形之瘀血,使脉道通畅,气机条达,水去更速。常用益母草、当归、赤芍、桃仁、红花、川芎、泽兰、水蛭等。

2)水肿消退的激素诱导期:采用调理阴阳,补偏救弊的方法,适用于激素足量后期及维持缓解期。此时多数患者尿多、肿消,尿蛋白减少或转阴,但实邪未尽,常见咽红,苔腻,纳差等症。治疗宜在祛邪基础上,佐以益气健脾之品,如白术、山药、黄芪等,以巩固疗效,防止复发。部分患儿病情有所缓解,但水肿未尽,尿蛋白阴转缓慢,血浆蛋白不升或上升不理想,临床可见夜尿多而水肿难消,以下半身肿甚,按之没指,乏力懒言,纳差,舌淡等阳虚之象,显示对激素低敏感或抗药,治宜温补肾阳,提高激素敏感性,常用肾气丸加减。但临床较少用"附子",而多选用淫羊藿、菟丝子,后者温补肾阳,却无前者燥热耗阴之弊。本期因激素足量应用,多表现面红口干,兴奋多语,头晕或痛,烦热盗汗,血压高,满月脸等阴虚火旺症状,呈现新的阴阳失衡。少数患儿症状严重而因此放弃激素疗法。治当滋阴平肝,泻火纠偏,用知柏地黄丸加减,以减轻激素副作用,使机体恢复阴阳平衡。

3)无水肿的激素撤减期:采用扶正为主,减少复发的方法,适应于激素维持量及停药以后。本阶段多数患儿病情稳定,少有症状,仅少数患儿因大量外源性激素对下丘脑-垂体-肾上腺皮质轴的长期反馈性抑制,致使肾上腺皮质处于抑制性萎缩状态,皮质醇分泌减少甚至停止,一旦激素减少或停用,极易引起肾病复发。此时患儿可见面色苍白,乏力怕冷,纳差舌淡,易感外邪等脾肾气虚或脾肾阳虚之证;或虽有虚热之面红,舌赤,但见食欲大减,少气懒言,易于感冒等阴阳两虚的临床表现。治当扶正为主,重在补益脾肾,佐以祛邪,以防邪侵病复。常用药如黄芪、党参、白术、薏苡仁、熟地黄、山茱萸、山药、泽泻、牡丹皮、茯苓、淫羊藿、益母草等。

(5)专病专方的临床思维:对RNS强调辨证论治无疑是十分正确和非常必要的,但结合应用散在于民间的传统有效中草药及验方、专药,必将更加丰富中医药治疗RNS的内容,提高临证治疗水平。

1)辨病组方的临床思维:许多学者临床上常以验方专药辅以辨病治疗小儿RNS。如自拟方健肾汤(党参、黄芪、丹参、女贞子、水蛭、淫羊藿等)、益肾汤(冬虫夏草、黄芪、益母草、蜈蚣等)、自拟代激素方(生黄芪、巴戟天、雷公藤、水蛭等)、安肾汤(黄芪、薏苡仁、白术、麻黄、防风等)、肾综汤(熟附块、人参、丹参、肉桂、赤小豆等)、肾康汤(生黄芪、薏苡仁、益母草、蜈蚣等)、健脾肾蛰汤(党参、炙黄芪、山药、山萸肉、扦扦活、蚕茧等)、脾肾双补汤(黄芪、党参、杜仲、益母草等),都是在验方专药的基础上辅以辨病选药。

2)辨证组方的临床思维:还有一些学者临床上常以验方专药辅以辨证的方法治疗小儿RNS。例如百氏自拟康肾汤(红参5g,当归、杜仲各10g,茯苓、白花蛇舌草、地锦草各15g,蒲公英10g),临证肺虚加黄芪15g,白术10g,防风5g;脾虚加白术6g,山药各10g,薏苡仁

15g，石斛 6g；肾虚加枸杞子、菊花各 6g，附片 3g，生地黄、熟地黄、淫羊藿、知母、黄柏、金樱子、桑螵蛸各 5g，芡实 10g；湿重加车前子 10g，泽泻、夏枯草各 5g；湿热重加鱼腥草、金银花、马鞭草各 10g，黄连 2g；血瘀明显加茜草、泽兰各 5g，丹参、白茅根、益母草各 10g；湿毒加制半夏、竹茹各 5g，大黄 2g，煅龙骨、牡蛎各 10g。

3）对症组方的临床思维：部分学者临床上根据症状来组方用药。如尿蛋白增高加蝉蜕、益母草；胆固醇增高加仙茅、山楂；高血压加山楂、牛膝、杜仲、龙骨、牡蛎、石决明；浮肿重加茯苓皮、大腹皮、木通；尿有颗粒管型加连翘、白芍、瞿麦、萹蓄；食欲不振加佛手、焦三仙等。

4）经验组方的临床思维：在经验方的基础上根据临床辨证，灵活加减。如李氏等自拟肾病合剂（太子参、黄芪、柴胡、黄芩、白花蛇舌草、猪苓、茯苓、泽泻、半枝莲、益母草、麦冬）为基本方，兼表证风水相搏者，合银翘四苓散或麻黄连翘赤小豆汤；水湿浸渍水肿明显者，合胃苓汤、五皮饮；湿热内蕴或热毒内扰者，合胃苓汤、五皮饮；湿热内蕴或热毒内扰者，合甘露消毒丹、黄连解毒汤。治疗 63 例，总有效率 96.8%。

5）单方的临床思维：灵活辨证地应用民间单方和验方，有时可以达到较好的临床疗效。

（郑　健　邱彩霞）

第二十四章 脂质肾毒性在肾脏疾病中的作用

血浆中的脂质除胆固醇和甘油三酯外,还包括磷脂、糖脂、固醇和类固醇,广泛存在于人体各组织中,它们是细胞的基础代谢必需物质。而脂质代谢紊乱与肾脏疾病密切相关,既是许多原发或继发性肾脏病的常见临床表现,本身又参与了肾脏病的发生与发展。

1860 年,Virchow 首次提出脂质变性与肾脏疾病之间的关系。1982 年,Moorhead 等首次提出"脂质肾毒性",指在慢性进行性肾小球及小管 - 间质疾病中的脂质肾毒性,即血脂异常的致病性主要表现在已患病的肾脏,并促进肾脏疾病的进展。有研究者认为脂质通过导致肾小球系膜增殖、小管上皮细胞损伤,从而促进肾脏疾病的进展,其不仅可以介导肾小球硬化和肾小管 - 间质损害,还可诱发或加重肾内、外血管病变。

一、脂质代谢紊乱

血脂是血浆中的中性脂肪(甘油三酯和胆固醇)和类脂(磷脂、糖脂、固醇、类固醇)的总称,其中甘油三酯(triglyceride, TG)和胆固醇(cholesterol, Ch)是血脂的主要成分。由于 TG 和 Ch 都是疏水性物质,必须与血液中的特殊蛋白质(载脂蛋白)和极性类脂(如磷脂)一起组成一个亲水性的球状巨分子,才能在血液中被转运,并进入组织细胞中,这种球状巨分子复合物称为脂蛋白。因此高脂血症实际上是血浆中某一类或几类脂蛋白水平升高的表现,严格地说应称为高脂蛋白血症。目前发现高密度脂蛋白 - 胆固醇(high density lipoprotein-cholesterol, HDL-C)降低也是一种血脂紊乱,因此有学者认为"脂质异常血症"一词更能准确而全面地反映血脂代谢紊乱。

根据超速离心分离的方法,目前发现的脂蛋白可分为五大类:乳糜微粒(chylomicron, CM)、极低密度脂蛋白(very low density lipoprotein, VLDL)、中间密度脂蛋白(intermediate density lipoprotein, IDL)、低密度脂蛋白(low density lipoprotein, LDL)和高密度脂蛋白(high density lipoprotein, HDL)。HDL 又可进一步分为两个亚组,即 HDL2 和 HDL3。此外,还有一种脂蛋白是后来发现的,称作脂蛋白(a)[LP(a)],在化学结构上与 LDL 很相似,仅多含有一个载脂蛋白(a)。迄今为止,发现人体中存在 20 余种载脂蛋白(apolipoprotein, Apo),其中在临床上比较重要且研究更为透彻的有 Apo AI、Apo AII、Apo AIV、Apo B100、Apo B48、Apo CI、Apo CII、Apo CIII、Apo E、Apo(a)。

二、肾脏疾病与血脂代谢紊乱

(一)肾病综合征(nephrotic syndrome, NS)

1913 年人们首次报道 NS 的脂代谢紊乱,此后普遍认为脂代谢紊乱是 NS 的一个重要特征。报道数据显示 NS 中高脂血症的发生率为 70% 左右。原发性 NS 患者中,95.4% 伴有高胆固醇血症，70.3% 伴有高甘油三酯血症。还可表现为血中 LDL、VLDL 升高，HDL 不变、下降或增高，以及 HDL 亚型中 HDL2 明显下降而 HDL3 中等程度升高，LP（a）升高的发生率也较高。研究表明，NS 存在载脂蛋白 E 基因多态性改变，并且与脂质代谢紊乱机制有关，尤其是难治性 NS 患儿，载脂蛋白 E 基因多态性明显影响其血浆脂类代谢。

（二）肾衰竭

慢性肾衰竭（chronic renal failure，CRF）患儿早期就已经出现脂质代谢紊乱，表现为 TG 升高，而 LDL、VLDL、IDL 和 HDL 均升高，其中以长期腹膜透析患儿 TG 升高最为明显；总 Ch 可在正常范围之内，而长期透析患儿的 Ch 常常升高；HDL2 和 HDL3 均明显下降，LDL-C 水平多正常，HDL-C 水平常降低，LP（a）升高。29%~87% 的腹膜透析患儿血 Ch 水平升高，LDL-C>2.29mmol/L。72%~84% 接受肾移植患儿血 LDL-C>2.29mmol/L。CRF 患者体内载脂蛋白的异常比血脂更能反映脂质代谢紊乱的特征，标志性的改变为 Apo AI/Apo CIII 比值降低。

急性肾衰竭（acute renal failure，ARF）患儿多在 4 天内出现血浆脂蛋白谱异常，且不受病程长短及残余肾功能的影响，其血脂代谢紊乱的特点与 CRF 相似。

终末期肾脏病（end-stage kidney disease，ESRD）患儿的血 TG 水平达 1.65mmol/L 左右，HDL-C 水平降低，Lp（a）明显升高。研究表明血 Lp（a）水平不仅受遗传调节的影响，也与肾功能损害程度密切相关。

（三）肾移植

肾移植术后免疫抑制剂的使用可致术后出现血脂异常，一般表现在 TC 轻度升高或正常；Ch 显著升高，且出现较早。

（四）其他肾病

糖尿病肾病亦可发生高脂血症，主要表现为 HDL 水平下降，而其他各型脂蛋白如 LDL、VLDL 水平升高。1 型糖尿病肾病患者血清 TG、LDL-C 水平升高，并随着糖尿病肾病程度加重而升高，血清 TG、LDL-C、载脂蛋白 B 水平与尿清蛋白分泌率、血糖呈正相关。2 型糖尿病患者无糖尿病肾病时，血清 Lp（a）水平与非糖尿病患者比较无显著性差异，在 2 型糖尿病合并肾病时，血清 Lp（a）水平显著增高，且与尿清蛋白排出率呈正相关，提示 Lp（a）水平升高可能继发于糖尿病肾病的肾脏损害，随肾脏损害进展而逐步升高。

研究表明，狼疮性肾炎患者的血脂水平多为正常。

三、脂毒性与肾损伤

肾小球硬化、肾功能丧失是肾脏疾病发展的终末阶段。肾脏疾病引起的持续性高脂血症会促进慢性进行性肾小球损伤，导致进行性肾小球硬化。低 HDL2、高 VLDL、LDL 尤其是氧化型 -LDL（Ox-LDL）及 Lp（a）[尤其是 Ox-Lp（a）]是肾小球硬化的高危因素，高载脂蛋白 -TG、载脂蛋白 B-Ch 对肾脏的损害更大。最近又发现一个新的独立危险因素——脂蛋白相关磷脂酶 A2，与 LDL-C 水平呈正相关。

研究表明高脂血症时对肾小球细胞成分、肾小球系膜基质成分、内皮细胞及肾小管间质均可产生损伤。血中 LDL 可中和肾小球基底膜（GBM）上所带的负电荷，造成 GBM 阴离子屏障功能受损，使其通透性增加，白蛋白和脂蛋白脂酶激活物丢失，致使经肾小球滤过的脂蛋白在系膜区蓄积；LDL 和 Lp（a）对肾脏系膜细胞具有"双相效应"：低水平刺激细胞增殖，高水平抑制细胞增殖，并具有细胞毒作用。增生的系膜细胞产生细胞黏附分子、巨噬细胞趋化蛋白 -1,细胞因子大量单核细胞在肾小球系膜浸润,浸润的单核细胞释放各种细胞因子刺激系膜细胞增生,系膜区细胞数增加形成泡沫细胞,系膜细胞通过 LDL 受体和清道夫受体介导脂质的吸收。炎性因子增强 LDL 受体介导脂质摄取,通过增强固醇调节元件结合蛋白的炎性因子过度表达,引起固醇调节元件结合蛋白裂解,激活蛋白在细胞器间的异常转位,导致系膜细胞胞内脂质聚集、泡沫细胞形成。

肾小球内皮细胞直接暴露于血液循环,成为血液中各种致病因子以及血流动力学改变损伤的自然靶细胞。研究表明氧化低密度脂蛋白(Ox-LDL)能刺激动脉壁细胞产生各种细胞因子,干扰一氧化氮(NO)形成而导致 NO 失活,从而损伤内皮依赖性血管舒张功能。并发现 Ox-Lp(a)具有损害肾动脉内皮细胞的作用,Ox-Lp(a)能显著刺激离体的血管内皮细胞合成 O_2^-,O_2^- 使 NO 失活,从而使内皮细胞依赖性血管舒张受到抑制,Ox-Lp(a)并能增加血管张力,影响肾小球血流动力学,加速肾脏疾病进展。

肾小球足细胞在促进脂质肾损害发生发展中也发挥重要作用。有研究者采用免疫组织化学技术检测肾小球足细胞损伤标志蛋白——结蛋白的表达水平,结果发现高脂血症大鼠的结蛋白表达上调,透射电镜下观察到肾小球足细胞损伤,结蛋白表达与血脂、血肌酐、尿蛋白、肾小球系膜基质增生之间呈正相关。

高脂血症刺激细胞外基质合成增多、降解减少,而致肾小球硬化。LDL 激活系膜细胞内蛋白激酶 C,促进细胞内合成增加,转化生长因子(transforming growth factor,TGF)-β,TGF-β 以自分泌方式促进系膜细胞合成细胞外基质,TGF-β 刺激细胞产生蛋白酶抑制剂,抑制基质的降解,进一步导致系膜基质增加;肾脏病时的高脂血症引起肾小球系膜基质的主要成分——Ⅳ型胶原、纤维连接蛋白和板层素的合成增加,使系膜基质增加,从而导致肾小球进行性硬化。

HDL 在肾小管和肾间质沉积,尤其在远曲小管,导致小管间质病变。近端小管上皮细胞存在 LDL、VLDL 受体可以摄取脂蛋白,而脂质沉积于肾小管,肾小管上皮细胞吞噬形成泡沫细胞,LDL、Ox-LDL 促进纤维连接蛋白 mRNA 表达,分泌增加,进一步刺激肾小管间质合成增加,促进间质纤维化;尿中脂质还可直接损伤肾小管和肾间质。

四、脂质肾毒性的中医学认识

高脂血症属于中医学"痰浊""瘀血"等范畴,《黄帝内经》中的膏脂学说是其理论渊源,并常以膏脂并称,或以膏代脂。中医认为膏脂来源于水谷,属于津液的一部分,并能化入血中,是人体正常的营养物质之一,但过剩则为害,膏脂聚集而成痰浊,痰浊流窜而为患。正如张介宾所说:"痰涎皆本血气,若化失其正,则脏腑病,津液败,而气血即成痰浊。"明代王伦《明医杂著》曰:"痰之本,水也,源于肾,痰之动,湿也,主于脾。"揭示脾肾虚弱是导致痰浊生成的重要原因。若因饮食不节,脾胃健运失司,或情志失调,肝胆失利,或年老体衰肾脏虚弱等原因而致中焦转输、吸收以及排泄异常,皆可使血中膏脂积滞而化为痰浊,浸淫血脉,导致气血运行不畅,气滞血瘀,痰瘀互结,停留于内,致使脏腑功能失常而发为本病。

(一)肾虚是高脂血症形成的始动因素

张介宾说:"精液和合为膏,以填补骨空之中,则为脑为髓,为精为血。"认为膏由精液化生,与肾脏相关甚密,膏也可化生血液,初步认识到血脂的存在与人体生理功能的关系。

肾为先天之本,五脏之根,是生命活动的原动力,化气行水,主水液,有调节人体水液代谢的功能。禀赋不足、妄劳过度或年老肾虚,则膏脂分布失调,酿成痰湿,浸淫血脉,痹阻脉络,导致痰瘀阻络而发此病。再者,肾虚则气化功能失调,气机不利,血行不畅而生痰浊瘀血;脾主运化,为生痰之源,脾之运化输布源于肾之温养,肾气不足则脾失温煦,脾虚失健,痰浊内生;加之过食膏粱厚味,损伤脾胃,运化失常,聚湿生痰而发为本病;肾为先天之本,为元阴所系,一切阴精的贮存分布均与肾脏密切相关。脂质属阴精之一,受肾的制约,小儿为稚阴稚阳之体,阴常不足,肾常虚;或人至中年之后,阴气自半,肾气亏虚,精气渐衰,肾阴不足,阴虚火旺,虚热灼津,炼液为痰,痰阻血脉,血运不畅而生瘀,终致痰瘀互结内留;肾主元阳,主一身之水液,若肾阳虚衰,失于温煦,蒸化无力,膏脂不化,浊凝为痰,而发此病。

现代研究倾向于将"肾"归属于下丘脑-垂体-靶腺轴,某些丘脑和垂体激素可调控血脂内环境动态平衡。肾虚的本质之一就是下丘脑-垂体-靶腺轴的功能减退,内分泌系统紊乱,导致脂质代谢紊乱。

(二)脾虚失运,膏脂积滞是高脂血症形成的关键

《景岳全书》云:"五脏之病,虽俱能生痰,然无不由乎脾肾。盖脾主湿,湿动则为痰,肾主水,水泛则为痰。故痰之化无不在脾,而痰之本无不在肾。"喻嘉言《寓意草》言:"中脘之气旺,则水谷之清气上升于肺,而灌输百脉,水谷之浊气下达于大小肠从便溺而消。"脾主水谷精微之代谢,膏脂属津液的一部分,若脾虚运化输布功能失调可致膏脂积滞,停留于内,形成高脂血症。中医学认为"脾为生痰之源",痰之即成,又可成为新的致病因素,阻滞气血运行,导致血瘀;瘀血日久,阻碍气机的升降出入,导致津液停滞成痰,痰瘀互为因果,相互转化,最终导致痰瘀同病。正如李中梓《医宗必读》所言"脾土虚弱,清者难升,浊者难降,留中滞膈,瘀而成痰",虚弱的脾胃对已成之脂质的代谢、运转亦不得力,血中之膏脂不能及时转化和排泄,留而不去,再次阻碍脾胃运化之气机,造成新的脂浊生成,如此愈积愈多,不得清化而变为血中痰浊。故《景岳全书》谓:"人之多痰,悉由中虚使然。"如此因果循环,致使痰浊不断凝聚,血脂增高。中医素有"肥人多痰""肥人多脂"之说,表明脂与痰有其内在联系,临床常见肥胖者多患高脂血症,而胖人多脾虚气弱,由此可见其中的联系。

(三)痰瘀互结是高脂血症的病理特点

上述内容表明,无论肾虚还是脾虚,首先表现为痰浊为患。痰浊即成则"随气升降,无处不到,或在脏腑,或在经络"。《读医随笔》中说:"叶天士谓久病必治络,其所谓病久气血推行不利,血络之中,必有瘀凝,故致病气缠延不去,疏其血络而病气可尽也。"津血同源,膏是津液之稠浊者,是血的成分之一。津液代谢失常,痰湿内聚,形成膏脂,注于血脉,则血行凝涩,久则成瘀,或由气血化生不足,气虚血运无力而致瘀,痰瘀互结,而瘀阻络脉又可使津液出入受阻,停而为痰。痰浊和瘀血作为阴精为病的两个不同方面的表现形式,同时又作为病理产物和致病因素,在某种特定条件下,有分有合,并可相互转化,形成恶性循环。痰瘀互结,互为因果,致使本病缠绵难愈。

在脂质异常导致肾损伤的过程中,痰浊、血瘀等病理因素起着重要作用,且因高脂血症的存在,此病理状况亦日益加重,影响五脏六腑功能,机体正气渐损,主要表现为肾虚和脾虚。故脾肾虚与痰瘀亦互为因果关系。本病脏腑虚损,气血津液阴阳失调,为本虚标实之证,本虚为脾肾虚为主,标实为痰浊、瘀血。而痰瘀是影响本病转归和预后的关键因素。

五、儿童肾脏疾病脂质紊乱的治疗

（一）一般治疗

肾脏疾病合并高脂血症时的饮食原则为低胆固醇、低饱和脂肪酸和高多不饱和脂肪酸饮食。应根据患者的实际情况估计并调整总的营养需要，摄入脂肪量占每日总热量的30%，饱和脂肪酸应低于10%。有学者强调鱼油的供给，认为鱼油含有丰富的长链多不饱和脂肪酸，可减少肝脏合成 VLDL，降低 TG 水平，同时可减少血液黏度，减少血小板聚集。对于饮食治疗的疗效，多数认为有益。同时认为多食用蔬菜、海藻及豆制品，增加食物纤维以减少食物中的胆固醇的吸收；进行适量的体育锻炼以增高 HDL 及降低 LDL。

（二）调脂药物的使用

肾病综合征（nephrotic syndrome，NS）合并高脂血症时是否应该进行药物降脂治疗一直存在着争议。糖皮质激素是治疗 NS 的首选和必选药物，虽然它增加了血中的 Ch 及 ApoB 浓度，但同时也增加了 HDL 浓度，降低 LP（a）浓度，而对防止动脉硬化有益，故 NS 轻度高脂血症患儿应更注意原发病的治疗，随着 NS 的缓解，高脂血症可被纠正，因此可以不必另用降脂药物；但对于重度脂代谢紊乱患儿，尤其是病程长、易复发及激素耐药的 NS 伴高脂血症患者，应该加用降脂药物以缓解脂质对肾脏的损害，降低合并动脉硬化的危险性。常用的药物有羟甲基戊二酰辅酶 A（HMG-CoA）还原酶抑制剂、纤维酸类、胆酸螯合剂、烟酸、丙丁酚、血管紧张素转化酶抑制剂（ACEI）以及脱脂疗法等。

1. HMG-CoA 还原酶抑制剂 为他汀类药物，被认为是治疗 NS 高脂血症最有效的调脂药物，一些他汀类药物已获得儿童标签，值得推荐。但他汀类药物适用儿童的年龄以及明确的适应证尚不清楚，需要进一步积累经验。包括洛伐他汀、辛伐他汀等。该类药抑制合成 Ch，增加 LDL 受体形成，促进肝脏清除 VLDL 及 IDL，降低血 LDL-Ch 及 VLDL-Ch 水平，同时还可降低 TG 及升高 HDL；还可直接作用于肾小球系膜细胞，阻止系膜细胞增生，从而改善肾功能。

2. 纤维酸类药 儿童 NS 通常伴有高 TG，故常选用苯氧酸类（贝特类）药物，如非诺贝特。贝特类为广泛应用于调脂的药物，可以显著降低 TG，中度降低 LDL-Ch，中度升高 HDL-Ch。对于伴有高 TG、高 VLDL 及低 HDL 的儿童 NS 患者效果尤佳。

3. 胆酸螯合剂 包括消胆胺和胆汁酸多价螯合剂考来替泊（Colestipol），该药为不吸收的树脂，可与胆酸结合，阻断胆酸进入肝肠循环，促进 Ch 转化为胆酸，减少肝脏 Ch 合成，降低血 Ch 水平；上调 LDL 受体水平，以利 LDL 清除；可明显降低 LDL，轻度增高 HDL，但有食欲不振、便秘及增加血 TG 的弊端。

4. 烟酸类药物 临床最常用的是 Niaspan，可抑制肝细胞对 HDL-ApoA-I 的清除，不影响结合于 HDL 上的 Ch 的清除，从而可提高 HDL-Ch、HDL2、HDL3、ApoA-I 血浓度，降低 Ch。

5. 丙丁酚 丙丁酚是抗氧化剂，其作用机制为抑制 Ch 的合成，促进 Ch 从胆汁排泄；抑制 LDL 的氧化，降低血中 LDL 脂质过氧化颗粒和 ox-LDL 浓度，并降低 VLDL、LDL 浓度。副作用是降低了 HDL 浓度及延长 Q-T 间期。

6. ACEI ACEI 降低血浆中 Ch 及 TG 浓度，提高 HDL-Ch 浓度，ApoA-I 和 ApoA-II 同时升高，抑制氧自由基的形成，从而减少 LDL 的氧化，改变肾血流动力学，减轻蛋白尿，阻止肾小球进行性损伤，减少 LDL 对动脉内膜的浸润，保护动脉管壁，增加内皮细胞的内肽积累，保护内皮细胞。此类药物是很有潜力的药物。

7. 脱脂疗法　应用 LDL 吸附技术对 NS 患者进行脱脂治疗：第一步，血浆分离；第二步，吸附 LDL、LP（a）至与纤维素共价结合的硫酸葡聚糖上（1 次 / 周）。可提高血浆白蛋白、HDL 浓度，提高肌酐清除率，降低 Ch、TG 及 LDL 浓度，减少尿蛋白排泄，增加身体组织的血液灌注。尤其是对于激素耐药的 NS、局灶性硬化性肾小球肾炎患儿可以尽快改善高脂血症。

（三）中医药治疗

降脂药在临床中如长期应用可能会出现一定的不良反应。因此应综合患儿病情，酌情应用，以达到最佳的治疗效果，避免不良反应的发生。临床中结合中医药辨证施治，可取得理想的疗效。

本病病机为本虚标实，虚实夹杂，以脾肾亏虚为本，痰瘀互结为标。治疗上应虚实兼顾，标本同治。在益气、养阴、温阳的基础上，加用化痰祛瘀、行气通络之品。病变初期，配合饮食锻炼进行综合调治，使五脏协调，满而不实，藏而不泻；六腑通顺，泻而不藏，实而不满，气机条达，身体健壮。如若不然，日积月累，痰浊、瘀血复为病因，阻碍气机运行，进一步加重脏腑功能失调，造成疾病缠绵难愈。

临床中，结合四诊，灵活辨证。脾虚湿盛者，症见形体肥胖，倦怠乏力，头重脘闷，舌苔白腻，脉滑，治宜健脾利湿为法，方用五苓散加减。气阴两虚者，症见眩晕耳鸣，肢体麻木，胸闷胸痛，腰膝酸软，舌红苔黄、脉细。治宜益气养阴为法，方用六味地黄汤合黄芪加减。肾阳虚者，症见精神不振，面色㿠白，易疲劳，畏寒怕冷，腰膝酸痛，形体虚胖，小便清长、余沥不尽、尿少或夜尿频多，舌淡胖苔白，脉沉弱而迟。治宜温补肾阳为法，方用金匮肾气丸加减。气滞血瘀者，症见胃脘胀满、形体较胖，眩晕头胀、或有胸部刺痛，舌质暗有瘀斑、脉沉涩。治宜理气化瘀为法，处方用血府逐瘀汤加减。

无论何种证型在治疗时均可加入焦麦芽、焦山楂、焦神曲、砂仁、莱菔子等消食导滞药物，用来调节脂质代谢。熊金萍等发现，山楂提取物能明显降低血 Ch、TG 和 LDL-Ch 浓度，升高 HDL 和 SOD 活性，是目前普遍认为具有降脂作用的中药。查兵兵等发现，大黄能降低肥胖大鼠的体重和 Lee's 指数，降脂作用随大黄灌服剂量的增加而增强，能明显降低 Ch、TG、LDL-Ch。蔡宝祥等报道，丹参主要含黄酮类、解脂酶等，能降低血清中 Ch、TG，升高 HDL-Ch，促进脂肪分解，故认为丹参能调节血脂、抗动脉粥样硬化。

（艾　斯　郑　健）

第二十五章　胆固醇结晶性肾损害的临床研究

胆固醇结晶性栓塞（cholesterol crystal embolism，CCE）通常是动脉粥样硬化患者在血管造影、血管外科手术以及抗凝时发生的一种严重并发症，少数也可自发产生。其发病主要由于来自动脉粥样斑块的胆固醇结晶脱落，阻塞下游的小动脉及微动脉所致。CCE 是累及多系统的疾病，肾脏是最常受累的器官之一，如胆固醇栓子停留在肾小动脉，早期即可诱发血栓形成，继而因动脉炎造成血管迟发的完全阻塞，大的结晶可迅速导致少尿、无尿。亚急性发生的病例也可在数周或数月内发展成肾功能不全。而缓慢发生的 CCE 容易被误诊为动脉粥样硬化性肾缺血或肾硬化。

1945 年由 Flory 首先报道肾小动脉胆固醇结晶栓塞，在一组 267 例严重主动脉粥样硬化患者中进行尸检，发现了 9 例患者血管内存在胆固醇栓子，其中 4 例发生在肾动脉的分支。通常胆固醇栓塞好发于 60 岁以上的老年人，男性患者多见。由于本病确诊需要组织病理学证实，临床症状不典型或未经活检者常不能得到明确的诊断，故临床上很容易出现漏诊。随着社会老龄化进程，血管造影、介入手术的普及，以及急性心肌梗死中溶栓抗凝治疗的积极性，CCE 相关性肾损害的发生率将会大大增加。提高临床医师对该病的认识，早识别、早诊断，通过组织病理学检查不断提高其诊断率。

【发病机制】

动脉粥样硬化处的胆固醇结晶可以自发从主动脉脱落造成栓塞，但多数报道胆固醇栓塞性肾脏病的发生与应用有创性或介入性心血管诊治技术关系密切，其中包括主动脉和心脏手术、主动脉造影、心内插管、经皮冠状动脉或肾动脉成形术，其他还有主动脉内气囊压迫、心肺复苏术或主动脉顿挫伤。多数为导管操作时加重或损伤了动脉内粥样硬化病变，导致粥样斑块脱落而栓塞肾脏、皮肤和其他脏器。另外，抗凝治疗引起的主动脉粥样斑块破溃处纤维素血栓形成，也易造成肾栓塞；而静脉应用链激酶治疗肺栓塞和急性心梗也可以继发胆固醇栓塞。

【临床表现】

CCE 患者多有严重的主动脉及其分支的动脉粥样硬化，CCE 肾损害通常无特异性特征，约 50% 出现临床症状，肾衰竭是最主要的临床表现。1994 年 Frock 报道，从诱发事件到诊断肾脏病的间隔平均为 5.3 周。CCE 引起的肾功能损伤，一部分表现为轻中度，严重者需依赖透析疗法。

1. **突发急性肾衰竭**　多在诱发事件后几天发病，可能为较大动脉或多处栓塞所致。

2. **亚急性肾损伤**　肾损伤逐步进展，血肌酐在数周内逐渐增加。部分患者可在慢性肾脏病基础上发生栓塞。

3. **慢性肾损害伴肾血管硬化和 / 或缺血性肾脏病**　通常无特异性症状，故易被漏诊，仅在肾脏活体解剖或尸体解剖时发现肾胆固醇结晶栓塞。

早期的临床报道显示,表现为急性肾衰竭和慢性病例中依赖透析者占28%~61%,多数在数周至数月进展到终末期肾衰竭。随着对该病早期认识的提高,肾功能损害自发恢复者可达1/3。国外报道221例确诊的胆固醇栓塞患者,34%的患者在就诊时即存在肾衰竭,尸检却发现75%的患者肾脏内有胆固醇栓塞。此外,蛋白尿、血尿,甚至肾病综合征也为肾损害的常见表现。病理可表现为局灶节段性肾小球硬化。因此,有动脉血管病变者如果发生进行性肾功能不全和肾病综合征,应考虑到肾小动脉胆固醇栓塞。

肾外表现则多种多样:①大多数(60%~100%)患者伴有高血压,甚至是恶性高血压,与肾素-血管紧张素系统的过度激活有关。②皮肤损害较多见,占35%~50%,表现为脚趾皮肤的蓝紫色斑点,又称"蓝趾综合征",此为特异性的临床表现。此外还有下肢、臀部或腹部皮肤的网状青斑,指甲床梗死,足趾坏疽、溃疡,皮肤小结节、紫癜和瘀点,常见于双侧下肢及远端。严重者可出现阴囊和阴茎坏死。③胃肠道表现占18%~48%,包括胃或十二指肠溃疡,肠道缺血、梗死或穿孔,肠道出血、狭窄或梗阻,少数病例可发生胰腺炎、胆囊炎或脾梗死。④CCE中枢神经系统受累常引起弥散的脑损伤,表现为意识混淆,记忆丧失,头痛,一过性黑矇。⑤还有一些非特异性症状体征如发热,体重减轻,肌肉痛等。

【实验室检查】

尿常规多无阳性发现,部分患者可有蛋白尿,严重者可出现肾病综合征水平的蛋白尿;尿沉渣镜检可见红细胞、白细胞,以及嗜酸性粒细胞,偶见透明和颗粒管型,严重病例可出现肉眼血尿。

外周血白细胞升高和血沉增快较为常见,C反应蛋白可出现升高,很快会出现不同程度的贫血,血嗜酸性粒细胞增多对于动脉粥样硬化相关的栓塞性肾脏病有一定诊断意义,有人认为发生率可达80%。据文献报道,还有部分患者出现补体水平的下降。

【病理检查】

CCE的病理特征是继发于小动脉阻塞的缺血性病变。胆固醇栓塞引起的肾小球病变往往多种多样,光镜下多可见缺血的征象,如肾小球毛细血管袢皱缩,肾小囊腔扩大;还可见肾小球基底膜(GBM)间断增厚。动脉腔多闭塞并含有细胞成分,其中主要包含组织巨噬细胞及少数淋巴细胞和多形核白细胞。

电镜证实GBM的厚度正常,光镜所见实为GBM显著的旋绕卷曲所致。但是这种GBM的旋绕卷曲并非胆固醇栓塞所特有,而是缺血性肾损害的典型表现。慢性肾小球病变为玻璃样变性和全球硬化,病变晚期可见间质纤维化和单核细胞浸润。

免疫荧光:可见硬化的肾小球上有IgM和C3粗颗粒状沉积。

【诊断与鉴别诊断】

1. 诊断 CCE的诊断标准参考Scolari等所提出的标准:

(1)动脉硬化性血管疾病患者,出现急性肾衰竭。

(2)同时出现下腹部或肢端皮肤缺血性表现,包括网状青斑、瘀斑、发绀、坏疽等,并结合临床排除由造影剂肾病、急性间质性肾炎等其他原因引起的急性肾衰竭。

临床上如自身有动脉血管病变的患者突然出现蛋白尿或血尿,以及无法解释的肾衰竭合并近期发生的高血压或原有高血压恶化,应考虑到肾小动脉胆固醇栓塞的可能。对于自发性CCE患者以及无典型症状的CCE患者,往往需要进行肾脏、皮肤活检以明确诊断。

2. 鉴别诊断

（1）急性过敏性间质性肾炎：急性间质性肾炎引起的肾功能不全患者也可见外周血嗜酸性粒细胞增多，但胆固醇栓塞引起的肾损害患者尿中无嗜酸性粒细胞可与之鉴别。部分患者血清补体也可一过性下降。

（2）造影剂肾病：由于两者均可发生于有创性心血管检查之后，应注意鉴别。造影剂肾病患者其血肌酐变化常为早期升高，7~10天达到高峰，数周后血肌酐可逐步恢复正常。胆固醇栓塞者引起的肾损害其血肌酐常进行性升高，直至不可逆的肾衰竭。

（3）原发性小血管炎及结节性多动脉炎：可有肌肉痛、网状青斑、皮下结节或坏疽、腹痛、黑便、厌食及血尿和肾功能不全等，实验室检查也很相似，肾活检及 ANCA 检测可协助鉴别诊断。

（4）其他：有心血管疾病，特别是近期血压明显升高的老年男性患者，如果发生肾功能进行性恶化，应考虑到双侧肾动脉狭窄或阻塞所造成的缺血性肾脏病、肾动脉胆固醇栓塞或两者并存。

【治疗】

对于年龄大、高危患者，应尽量避免进行血管介入影像学检查、血管外科手术以及过度溶栓以预防 CCE 的发生。对于已发生肾动脉胆固醇栓塞的患者，应立即停止溶栓抗凝，避免进行新的介入放射学检查以及血管外科手术，并采取下列综合措施进行治疗。

1. 糖皮质激素　糖皮质激素在 CCE 临床应用时仍有争议，认为疗效尚不确定。有报道应用大剂量或小剂量糖皮质激素治疗 CCE 患者，受损的肾功能可获得改善，可能与其抑制炎症反应有关。并且激素还利于改善腹泻和皮肤损害。然而，另一些学者的临床研究表明，激素并没有改善 CCE 患者的肾功能。故在临床应用中应谨慎用药，并应考虑到激素带来的副作用。

2. 透析治疗　肾衰竭可应用透析疗法。近来认为，由于血透需要肝素抗凝，肝素的应用可能诱发甚至加重 CCE，而腹透由于无需使用肝素，应成为首选的透析方式。但即便如此，有研究表明，对 CCE 肾衰竭患者两种透析方式治疗的预后都很差。国外学者还有应用硫酸葡聚糖纤维素吸附柱为材料的低密度脂蛋白吸附方法（LDLA）治疗 CCE，每周 1~2 次，持续 2 个月，不仅可以显著改善肢端网状青斑以及足趾疼痛，似有改善肾损害的功效。其机制可能是直接降低血脂，包括 LDL、VLDL 以及循环中的炎症因子、化学趋化因子，并可改善内皮功能；其次硫酸葡聚糖纤维素吸附柱吸附未知的炎症因子，通过降低凝血因子水平、产生舒血管物质降低血管床的高紧张性来改善血液的高凝状态。

3. 降压　胆固醇栓塞患者的加速性高血压常与血管紧张素Ⅱ相关，但应用血管紧张素转换酶抑制剂或血管紧张素Ⅱ受体拮抗剂应特别谨慎，因为两者在肾动脉相对狭窄、老年和 / 或肾脏缺血时可进一步加重肾功能损害，可考虑选用其他类降压药。

4. 改善肾血流量　前列腺素可获得良好的疗效。有报道应用伊洛前列素治疗 CCE 导致的肾功能不全患者，发现血肌酐水平显著下降。可能与其强烈的扩张出球以及入球小动脉，抑制血小板聚集，显著增加肾血流量及钠排泄分数而不影响 GFR 和血浆肾素活性有关。

5. 降脂　近年来，曾有研究者使用他汀类降脂药，对肾功能的恢复提供了一定的帮助。

6. 其他　应用扩血管药物和血液滤过治疗心衰并加强营养支持。对下肢缺血的部分患者阻断交感神经活性可一过性止痛并改善局部血液循环;对腹主动脉多次脱落胆固醇栓子者,必要时可考虑外科手术治疗,取出胆固醇栓子。如患者同时还有肾动脉狭窄,也可先维持透析几个月以稳定肾功能,然后择时行肾动脉搭桥术或支架植入术。

【预后】

既往认为该病预后极差,1年病死率达64%~87%,中枢神经系统、冠状动脉系统、主动脉瘤破裂和胰腺血管栓塞是造成死亡的主要原因。胆固醇结晶性肾损害由于发病率上升、治疗棘手、预后差,已得到研究者们越来越多的关注,故近年来其存活率在逐步上升。

CCE相关的发病机制、预防治疗措施仍需进一步的临床基础研究进行深入探讨并开展大规模的临床验证,才能达到降低该病病死率的目的,改善其预后。

（艾　斯　郑　健）

第二十六章　肾脏病的饮食治疗

肾脏的主要功能是生成尿液,维持机体水、电解质和酸碱平衡以及内分泌功能。肾脏疾病可引起水、电解质紊乱,如脱水与水中毒、低钠血症、高钾与低钾血症、高钙与低钙血症;糖、脂肪、蛋白质以及微量元素代谢异常等营养问题。营养治疗的目的是预防和治疗氮质产物的蓄积,纠正水、电解质的紊乱及脂质代谢紊乱,维持患儿营养素的需要,保持各器官和肌肉群的正常活动,促进患儿正常发育,保护残留肾脏功能,延缓肾病发展。

第一节　儿童肾脏病的营养代谢特点

一、糖

糖是人类提供能量的主要营养素,但储存在组织内的仅有 1%,慢性肾衰竭患者糖耐量减低,主要因为外周胰岛素抵抗和胰岛素分泌障碍。尿毒症患者可出现自发性低血糖、胰岛分泌胰岛素功能障碍、糖酵解异常、外周胰岛素抵抗、糖耐量减低,而肝脏产糖能力正常。糖类和肾小球滤过率降低无关,而且能摄取充足的能量,因此尿毒症患儿的能量来源主要为糖类,以减少体内蛋白质分解。但当摄入大量糖时,多数患儿血糖可偏高。

二、蛋白质

蛋白质是生命的物质基础,是人类膳食中的重要营养成分,除了提供能量外,更重要的作用是维持机体正常的代谢和生理功能。人体有 8 种必需氨基酸和 12 种非必需氨基酸,蛋白质的营养价值取决于必需氨基酸的含量和比例。婴幼儿生长发育较快,需要的蛋白质量要比成人多,以满足生长发育的需要,小儿由蛋白质提供的热量约占每天总热量的 8%~15%。在小儿肾功能不全的早期,血浆蛋白质、血浆氨基酸以及细胞内氨基酸水平可出现异常。肾功能正常的肾病综合征患儿可出现蛋白质转换以及氨基酸氧化的异常。

（一）急性肾衰竭时的蛋白质代谢

急性肾衰竭（acute renal failure, ARF）时处于一种高分解的状态,创伤、感染、中毒和能量摄入不足等是其主要因素。ARF 蛋白质代谢存在以下特点:

1. 肝脏糖异生以及尿素合成增加　目前有证据表明,ARF 肝脏内蛋白质降解增加,产生的氨基酸是糖异生、尿素合成的原料。

2. 骨骼肌蛋白质的转换　ARF 时骨骼肌分解增加,蛋白质降解增加,而合成减少。

3. 氨基酸的转运　ARF 时氨基酸转运功能的变化参与血浆和细胞内氨基酸水平异常的形成,但不损害肌肉蛋白质的合成能力。因此,简单供给蛋白质和热量不能完全纠正 AFR

的消耗状态,应寻找其他促进蛋白质合成代谢的治疗措施。

（二）肾病综合征的蛋白质代谢

肾病综合征（nephrotic syndrome）患儿以持续大量蛋白尿、继发性低蛋白血症为特征。

1. 白蛋白的转换　为增加白蛋白的合成,传统认为高蛋白饮食［3~4g/（kg·d）］可以弥补丢失的蛋白。但近年来研究认为,高蛋白饮食可导致肾小球硬化和肾功能进一步恶化,而低蛋白饮食虽然可以引起白蛋白合成减少,但尿蛋白排泄减少,白蛋白分解减少足以抵消合成量的减少,而使血清白蛋白水平维持在正常的范围。有人认为,这种白蛋白的转换是体内储存的蛋白质降解后用于合成新的内脏蛋白质所致,即白蛋白和其他蛋白质的相互转换。

2. 人体对蛋白尿的适应性变化　蛋白质的持续丢失会刺激储存蛋白质的降解,并用以合成新的内脏蛋白质,如白蛋白。蛋白尿可能还会激活代偿性机制以维持体内氮平衡。机体对蛋白尿的适应性反应可能与蛋白质摄入减少时所产生的各种代偿性反应有关,导致氨基酸分解减少和尿素排泄减少,并使机体更有效地利用饮食中的氨基酸,从而获得总氮平衡,并维持正常的蛋白质合成速率和分解速率。

可见,低蛋白饮食可以使肾病综合征患儿维持总氮的平衡,限制蛋白质摄入可以促进肾病综合征患儿的合成代谢,饮食摄入不足可能是导致肾病综合征患儿消耗增加的原因。

（三）慢性肾衰竭时的蛋白质代谢

慢性肾衰竭（chronic renal failure, CRF）患儿的蛋白质 - 能量营养不良的发生率较高。

1. 氨基酸代谢障碍　CRF 和营养不良患儿一样,血浆氨基酸水平常常发生异常,表现为必需氨基酸和非必需氨基酸的比例下降,如血浆支链氨基酸水平降低,尤其以缬氨酸为甚。此外,苏氨酸、赖氨酸、丝氨酸、酪氨酸和支链酮酸水平均下降,血浆苯丙氨酸水平正常。

2. 蛋白质的转换　CRF 大鼠存在生长障碍,其尿素合成增加,肝脏蛋白质合成减少,骨骼肌蛋白质分解增加,这些异常在禁食状态下更加明显。

3. 低蛋白饮食的安全性　有研究发现长期低蛋白饮食不但不会造成营养不良,而且还会预防营养不良的发生。

4. 透析患儿的蛋白质代谢　终末期肾衰竭患儿常见蛋白质营养不良,可能与患儿饮食摄入不足、透析不充分、透析过程中诱导分解增加等因素有关。透析过程中机体蛋白质合成和亮氨酸氧化均下降,蛋白质降解率不变,氨基酸负平衡更加凸显。

5. 代谢性酸中毒和蛋白质代谢　肾小管酸中毒患儿生长缓慢,纠正酸中毒后生长发育恢复正常,提示酸中毒会损害氮质的利用。有证据表明,代谢性酸中毒可增加氮质废物的生成,并可促进蛋白质的分解。低蛋白饮食患儿在酸中毒时,其分解作用更加明显。

三、脂质

血浆中有五种脂蛋白（lipoprotein）,包括乳糜微调粒、极低密度脂蛋白、中间密度脂蛋白、低密度脂蛋白和高密度脂蛋白。其脂类核心含胆固醇、甘油三酯和磷脂,其蛋白部分为载脂蛋白。脂蛋白有高度的致动脉粥样硬化性,在肾脏病中的作用越来越引起人们的关注。

（一）肾病综合征

肾病综合征常出现多种形式的脂质代谢紊乱,最常见的为混合性高脂血症,血浆胆固醇升高伴血浆甘油三酯升高。肾功能正常的患儿也可有高甘油三酯血症,在病程早期也可出现。肾病综合征其脂质代谢异常的原因和机制目前尚不明确,可能与载脂蛋白的基因表现型、药物的影响和机体的代谢状态有关。

(二)慢性肾衰竭

肾功能不全早期就已经存在脂质代谢紊乱,载脂蛋白的异常比血脂异常更能反映脂代谢紊乱的特征。其中主要的代谢异常表现为富含甘油三酯的脂蛋白分解代谢障碍,从而导致含 apo B 的脂蛋白如极低密度脂蛋白和中间密度脂蛋白水平升高,而高密度脂蛋白则降低。除肾脏病本身外,遗传因素、饮食和药物等均对血脂的水平产生影响。

(三)血液透析

血液透析患者最常见的脂质代谢异常类型为血浆甘油三酯、极低密度脂蛋白 - 胆固醇和中间密度脂蛋白 - 胆固醇水平升高,低密度脂蛋白和高密度脂蛋白则下降。用促红细胞生成素治疗肾性贫血对脂质代谢紊乱有一定的改善作用。

(四)肾移植

肾移植患者由于遗传因素和长期使用免疫抑制剂,常常出现脂质代谢紊乱。影响肾移植患者血脂的因素包括环孢素和类固醇激素的应用、胰岛素抵抗、肝脂解酶活性下降和移植肾功能不全等。

(五)脂质代谢紊乱与进行性肾小球损害的关系

有资料证明高脂血症可加速人类肾脏病的进行性发展。肾小球疾病患者在肾小球内常可见到脂质和脂蛋白成分的沉积,特别是局灶节段性肾小球硬化患者。与无脂质沉积者相比,有肾小球内脂质沉积患儿的蛋白尿表现更为突出,组织学改变更加显著。

四、水、电解质

(一)水

水是机体的重要组成部分,在物质运输、代谢产物的转移、细胞间正常渗透压维持及体温调节等过程中起关键作用。正常人含水量因年龄不同而异,新生儿及幼儿含水量较多,可占体重的 70% 以上。同时,小儿体表面积较大,体液代谢较旺盛,而且身体发育不够成熟,主要脏器的调节功能较差。当肾脏疾病时,由于肾脏维持机体水、钠平衡能力明显下降,极易发生水钠平衡紊乱,尤其当肾小球滤过率明显降低、尿量减少、细胞外液量增多时,出现水肿、高血压,提示体内水钠潴留明显。

(二)钠

钠是细胞外最多的阳离子,在维持细胞外液容量、调节酸碱平衡、维持正常渗透压和细胞生理功能中起重要作用。肾脏是调节钠平衡的最主要器官,对钠排泄的调节主要通过改变肾小管的重吸收来实现的。而影响肾小管重吸收钠的因素有肾素 - 血管紧张素 - 醛固酮系统、肾交感神经、心钠素、前列腺素及细胞外液。急性肾衰竭出现低钠血症是由于水过多所致的稀释性低钠血症,少数由于肾外失钠,如呕吐、腹泻等加重低钠血症,或不适当补液也可造成低钠血症的发生与发展。慢性肾衰竭的肾为"失盐性肾",尿钠含量高,钠排出增多,加上因食欲缺乏、恶心、呕吐等引起的钠摄入减少,可引起低钠血症。若饮食中的食盐量突然改变,患儿往往不能相应调节而发生钠的平衡紊乱。若突然禁盐,而肾脏仍丢钠,失钠可能引起细胞外液和血管内液量的减少,进一步降低肾小球滤过率,加重尿毒症。

（三）钾

钾主要分布于肌肉、肝脏、骨骼及红细胞等,与细胞的生长发育、酸碱平衡、神经肌肉兴奋性的保持、容量调节等密切相关。体内血钾水平维持恒定受肾内和肾外多种因素综合作用的影响,如胰岛素使细胞外钾向细胞内转移;儿茶酚胺可先引起细胞外钾短暂升高后持续下降;酸中毒使血钾升高;甲状旁腺素干扰细胞钾的摄入;醛固酮作用于肾脏增加排钾,作用于结肠和汗腺促进钾的排泄;肾小管腔内尿液的流速可导致集合管重吸收钾减少;血渗透压增高也可致高血钾。慢性肾衰竭尿中钾量固定,和摄入量无关,说明肾脏排钾功能障碍。当肾小球滤过率下降时,肾外钾调控机制显得尤为重要,此时较易发生钾代谢失调,特别是容易发生高钾血症。主要原因为:①尿毒症少尿时,肾脏排钾减少;②感染、发热、创伤等使体内产钾增加;③摄入过多的含钾食物、输库存血等;④酸中毒细胞外钾外溢;⑤药物影响,如 ACEI 制剂、β 受体拮抗药和保钾利尿剂等均可导致严重的高钾血症;长期肝素化治疗抑制醛固酮分泌也可导致高血钾。肾衰竭过程中出现的低血钾,常由钾的增加所引起。

（四）钙和磷

肾脏是 $1,25\text{-}(OH)_2D_3$ 的主要形成部位,又是甲状旁腺素（PTH）的重要靶器官。正常情况下,肾脏在 PTH 作用下排泄过多的磷,以维持体内钙、磷的平衡。

1. 肾功能降低时,对矿物质代谢的变化主要病理改变为发生继发性 PTH 亢进、血磷增加和 $1,25\text{-}(OH)_2D_3$ 水平降低。

2. 肾性骨营养不良是肾衰竭时矿物质代谢紊乱的严重并发症之一,大体可分为两类:一是高转运性肾病,由继发或原发性 PTH 亢进引起,其特征是在吸收骨表面存在大量活跃的破骨细胞,伴随成骨细胞活性增加;二是低运性骨病,包括软骨病、骨软化和骨发育不全,其骨代谢处于相对静止状态。

3. 维生素 D 和含钙的磷结合剂的应用常可导致患者体内钙磷乘积增高。血钙磷乘积增高容易导致软组织钙化。组织活检证实尿毒症儿童发生的异位钙化与应用维生素 D 呈显著正相关。肾病综合征随着血浆蛋白的降低,血总钙水平亦可相应下降。活动期肾病综合征患者肠道对钙的吸收减少,加之尿钙排泄增加,机体往往处于负钙平衡状态。同时,有报道肾病综合征患者血维生素 D 和维生素 D 结合蛋白水平降低。

（五）镁

镁在体内的阳离子仅次于钠、钾、钙而位居第四位,在葡萄糖酵解、脂肪、蛋白质和核酸合成以及肌肉收缩及能量代谢等过程中起重要作用。人体镁代谢的平衡主要是通过肠道吸收和肾脏排泄来调节。肾衰竭患者通常能维持血镁正常或轻度升高。当肾小球滤过率明显下降时,肾脏排泄镁的能力下降,可致血镁升高,在摄镁过多或伴随服用含镁的抗酸剂时尤为显著。低血镁通常因应用大剂量利尿剂所致,常伴有低血钾,导致低血钾难以纠正。与肾性低血镁有关的因素有袢利尿剂和噻嗪类利尿剂、巴特综合征、高醛固酮血症、两性霉素 B、环孢素等。

五、维生素

维生素是人类生存不可或缺的一类有机物质,参与机体的能量代谢、生长发育以及其他生命全过程。肾脏疾病可导致机体维生素代谢发生改变,其主要因素有:厌食或食物中维生素含量不足;降解或清除增加;血中维生素结合蛋白水平升高;尿中丢失增加;药物干扰维生素的吸收、排泄和代谢。在慢性肾功能不全或衰竭时，多数维生素是缺乏的。

1. **维生素A** 肾脏在维生素A的代谢中主要起三种作用，即影响视黄醇结合蛋白（RBP）的分解代谢、调控肝脏释放视黄醇和合成视黄酸。肾衰竭可造成血浆RBP和RBP/血浆前白蛋白、RBP/视黄醇比率升高。慢性肾衰竭患者血维生素A水平升高，但是否对肾衰竭患者造成毒性以及是否会在其组织中沉积尚存争议。慢性肾衰竭发生维生素A中毒甚为罕见，多由摄入过量维生素A所致。

2. **维生素E** 维生素E是主要的生物膜抗氧化剂，可减轻氧化应激对细胞膜磷脂损伤。研究显示，食物中低剂量的维生素E可延缓嘌呤霉素肾病动物肾功能进行性恶化的进程，对IgA肾病也有一定的治疗作用。

3. **维生素B_6** 维生素B_6参与约100种酶促反应，其主要作用是作为转氨基的辅酶参与氨基酸和蛋白质的代谢。慢性肾衰竭和维生素B_6缺乏有一些相同的表现，如外周神经病变、正色素性贫血、免疫功能低下和中枢神经系统功能紊乱等，两者的临床表现经用低蛋白饮食治疗后，都可得到不同程度的改善。因此，维生素B_6缺乏可能会引起或加重晚期肾衰竭的一些临床表现。许多研究发现，慢性肾衰竭患者，无论是保守治疗或在行腹膜透析或血透治疗，无论是儿童或成人患者，其维生素B_6缺乏率相当高；且随血透年限延长，维生素B_6缺乏发生率呈上升趋势。

4. **维生素C** 维生素C受小肠吸收、肾小管重吸收以及自身分解速率的调控。过量的维生素C可经肾小球滤过。大多数研究发现血透患者维生素C缺乏的发生率较高，另外，维生素C缺乏还与低钾饮食和摄食过少有关。肾衰竭患儿长期大剂量维生素C摄入可引起继发性草酸盐症。

5. **叶酸** 由于慢性肾衰竭患者体内潴留的毒素作用、饮食摄入不足、透析液丢失，在非透析、透析患者叶酸盐缺乏很常见，而且可能在血液循环中存在叶酸盐抑制物。另外，慢性肾衰竭患者使用促红细胞生成素后，血红蛋白迅速增长，机体对叶酸的需求也会一过性增加。

6. **维生素D** 肾脏疾病常出现$1,25-(OH)_2D_3$的降低，如慢性肾衰竭时，血$1,25-(OH)_2D_3$很低，这是由于肾衰竭时高磷酸盐能抑制肾脏尚存的少量1a羟化酶活性，从而抑制$1,25-(OH)_2D_3$产生。肾病综合征时，大量的$1,25-(OH)_2D_3$自尿中排出也可导致$1,25-(OH)_2D_3$降低。维生素D依赖性佝偻病则由于肾脏羟化酶先天性缺乏，使$1,25-(OH)_2D_3$缺如。因此，肾脏病患儿保证有足够的维生素D摄入以及维持足够的血$1,25-(OH)_2D_3$具有十分重要的意义。总之，肾脏疾病时维生素的状况和代谢仍是一个有待于进一步研究的领域，尚不能准确、灵敏地评价肾衰竭患者维生素代谢水平，且缺乏长期的追踪研究。

六、微量元素（micrelement）

目前已知有14种必需微量元素，如铁、锌、铜、锰、铬钼、钴、硒、镍、钒、氟、碘、锶。各种微量元素间按一定比例存在，以维持各自的生理功能。人体对必需微量元素有一套体内平衡机制以防止过量摄入，并能将已过量摄入的元素排出体外；而当摄取不足时又能增加吸收，使之摄入和排泄接近平衡。尿毒症时，微量元素不能完全清除，积累在体内浓度过高时也可进一步损害肾功能，形成一个恶性循环。许多因素都影响肾病及尿毒症时体液和组织中微量元素异常的程度，如摄入不足、生物利用度降低、吸收不良、分布改变、丢失过多等都可导致微量元素缺乏，而肾衰竭时排出减少、摄入过多等可导致微量元素累积过多。其中最重要的因素是肾功能，肾衰竭不同分期和不同的肾脏替代治疗对微量元素有不同的影响。

尿毒症时一些元素如砷、钴、铯、铬、汞、钼等升高,另一些元素如溴、铷、硒、锌等下降。此外,有些微量元素如铅的毒性作用可进一步影响尿毒症时体内微量元素的平衡。

1. 铁 铁是血红蛋白的重要组成部分,是血液中输送氧与交换氧的重要元素,又是许多酶的组成成分和氧化还原酶的激动剂。肾病综合征时血清铁蛋白从尿中丢失;慢性肾衰竭时,由于间歇性胃肠出血或透析时血浆残留以及频繁抽血检查,造成铁消耗增加;另外,肾脏疾病患儿厌食或限制蛋白质食物,使铁的摄入减少;患儿血浆蛋白低,转铁蛋白减少,影响铁的转运,故肾脏疾病患者通常出现缺铁和小细胞低色素性贫血。

2. 锌 人体内大约有 160 种酶含有锌元素,锌参与糖类、脂类、蛋白质与核酸的合成和降解,并与维生素 A、维生素 C 的代谢密切相关;还参与免疫功能的一种重要元素;此外,锌能促进铁的吸收,抑制铅在肠道的吸收。尿毒症营养不良常见锌缺乏,可能与透析清除和低能量摄入有关。

3. 铜 铜主要分布在肝、血、脑中,参与 30 多种酶的组成和活化,影响能量代谢,增强机体防御功能,并参与造血过程,影响铁的吸收、运送和利用。铜缺乏可引起小细胞低色素性贫血,胶原蛋白及弹力蛋白形成不良,骨骼发育受限,临床表现骨质疏松,易发生骨折。慢性肾盂肾炎患者,当早期肾硬化未出现肾功能不全时就有高铜血症,而血锌降低。因此,铜和锌的检测可以作为肾小球硬化的早期诊断指标,并为临床控制病情发展和判断预后提供依据。铜聚集在肾脏组织,导致大量肾小管转运缺陷,也可导致 Fanconi 综合征的发生。

4. 铝 铝为人体非必需微量元素,其排泄的唯一途径是肾脏。肾衰竭时铝排泄障碍,可导致血铝浓度升高,过量的铝沉积于骨,导致骨的矿化障碍,发生骨软化症,对钙三醇治疗无反应,并且容易发生高钙血症,称之为铝骨病,又叫维生素 D 抵抗性肾软化。慢性铝中毒还可导致透析相关性脑病。铝还干扰铁的生物利用度,阻断促红细胞生成素的效应。

5. 铅 铅是一种强烈亲神经性毒物,血铅浓度增高可降低血清促红细胞生成素水平,聚集在肾脏组织,导致大量肾小管转运缺陷,可导致 Fanconi 综合征的发生。普遍的人群调查发现,血铅浓度增高可损害肾功能,而受损的肾功能又使铅聚集。

(郑 健 邱彩霞)

第二节 肾脏病的营养治疗

一、肾脏病的营养治疗原则

1. 肾脏病患儿必须供给充足的能量。如能量供给不足,食物及体内组织的氨基酸将通过糖原异生途径产生能量,从而增加尿素从肾脏的排出,可引起或加重氮质血症。

2. 蛋白的摄入量应根据病种与病情而定。如肾病综合征大量蛋白尿的患儿常引起低蛋白血症而导致蛋白质营养不良。蛋白质营养不良可引起肾脏结构和功能的改变;而高蛋白饮食则可引起肾小球的高滤过和高灌注,导致肾小硬化。因此,临床上既要避免负氮平衡,又要避免高蛋白质饮食对肾脏的损伤。

3. 肾脏病患儿要限制脂肪的摄入,必要时予以降脂治疗。因为肾脏病常合并有高脂血症和脂质代谢紊乱,高脂血症可引起肾脏的损伤。

4. 根据水肿程度以及肾脏功能决定液体入量。一般轻度水肿可以不限制水的摄入；重度水肿，或合并高血压、心力衰竭、肺水肿等，必须控制液体的入量。

5. 重视纠正电解质的紊乱。①肾脏病患儿合并水肿、高血压及心衰时要限制钠盐的摄入。②应根据血钾的水平调节钾的摄入量。如急性肾衰竭的多尿期，要注意钾的补充，防止低钾血症。当患者少尿或无尿，机体细胞呈高分解状态时可发生高钾血症，高血钾往往是肾衰竭和透析患者致死的原因，因此必须限制钾的摄入。③肾脏疾病时，常引起继发性甲状旁腺功能亢进，导致血钙、血磷异常，要重视防治低血钙、高血磷等。

6. 肾脏病患儿要根据病情补充维生素 A、维生素 D、维生素 E、维生素 K、维生素 B 族等。肾脏疾病由于摄入不足、降解或清除增加、药物干扰等影响，导致机体维生素缺乏或蓄积，造成一定的毒副作用。

对肾脏病儿童的营养状况最好由临床肾脏医师和儿童营养学家共同管理，而且应早期开始，以便维持儿童的正常生长发育，并能做到阶段性修正调整，不同疾病、疾病的不同时期以及不同年龄儿童有不同的营养需求，以求做到个体化的营养管理。

二、肾脏病的饮食疗法

对于肾脏病儿童应根据个体化的营养需求制定相应的饮食处方。对于存在肾功能不全的慢性肾脏疾病的儿童，饮食干预具有重要作用。

（一）个体化的营养需求

肾脏病儿童个体化的营养需求包括以下几个方面：

1. 营养状况。

2. 肾衰竭的严重性　慢性肾脏疾病的分期越严重饮食摄入的限制越大。

3. 不同的肾脏替代治疗模式

（1）腹膜透析（PD）：连续性治疗允许更自由的但不是无限制的液体和盐摄入；根据腹膜透析液里丢失的蛋白，允许补充更多的蛋白质和水溶性维生素或微量元素；从透析液里吸收的葡萄糖有助于热量摄入；由于腹腔胀满和高糖血症，可引起食欲降低。

（2）血液透析（HD）：间歇性治疗（每周 2~3 次）更应限制两次透析之间的食物、盐和液体的摄入，避免间歇期间尿毒症毒素等蓄积。血液透析是一种分解代谢过程，而且蛋白质也会从透析液中丢失，需要补充更多的蛋白质和水溶性维生素或微量元素。液体的摄入量等于不显性失水＋残余尿量＋前一次透析超滤量 1/2~1/3。

（3）移植后：自由摄入饮食，但要重点限制脂肪和胆固醇的摄入，以避免或降低高脂血症的发生。

4. 药物的副作用　儿童的生长发育分为以下三个时期：

（1）第一次生长加速期（2~3 岁）：主要受营养因素的影响。

（2）儿童生长期（3~11 岁）：主要受内分泌因素特别是生长激素的影响。

（3）青春期：主要受生长激素及性激素的影响。糖皮质激素对生长发育的三个时期都有强烈的抑制作用，并且导致骨质的流失和生长发育的迟缓。骨质流失和短期内生长发育迟缓取决于应用激素的类型和剂量，并且这些现象多在接受治疗的前 6 个月出现。另外，ACEI、环孢素 A 等可以导致高钾血症，而利尿剂的使用可导致体内盐的丢失。

5. 实验室检查结果　①高尿素可能表示过多的蛋白质摄入；②高磷意味着摄入过多或不恰当地使用结合剂；③低钙提示需要补充更多的钙；④高钙意味着可能要求减少钙和维

生素 D 的补充；⑤高钾水平需要加强限制或考虑药物副作用；⑥钠水平反映了盐摄入或液体状态；⑦白蛋白能反映营养状态。

6. 社会需要 家人或朋友在外就餐；在学校限定饮食等。

（二）几种常见肾脏病的饮食治疗

1. 急性肾小球肾炎

（1）热量：维持体重的基础热量，主要以糖类及脂肪供给，一般不加限制。

（2）蛋白质：成人每天 30~50g，儿童为 1g/（kg·d），长期的低蛋白饮食可致负氮平衡，特别是生长发育期的肾炎患儿易受影响，应根据病情的好转来逐渐增加蛋白质的摄入量。

（3）饮水量及钠、钾：水肿和高血压者，应限盐或低盐（1~2g/d），直至利尿开始。水肿重且尿少者，应控制入水量，不超过尿量 + 不显性失水量。少尿及无尿、高血钾时应严格限制钾的摄入。

（4）维生素：应给予多种维生素，如维生素 A、维生素 E、维生素 D、维生素 B_1、维生素 B_2、维生素 B_6 和叶酸等，对肾脏有良好的保护作用，特别是维生素 E 具有抗氧化作用，能抑制系膜细胞的增生。

2. 肾病综合征

（1）热量：肾病综合征时呈蛋白 - 能量营养不良，除低蛋白血症外，还有贫血、乏力、食欲缺乏及对食物不耐受，如乳糖的吸收差等。总热量依年龄不同而异，一般糖类占 40%~60%，脂肪占 2~4g/（kg·d），植物油占 50%。

（2）蛋白质：近年注意高蛋白膳食虽然使体内合成的蛋白质增加，但其分解及尿中排出增加，并可能使肾小球硬化，故主张儿童蛋白供给 1.2~1.8g/（kg·d）为宜，三餐中蛋白质的分配应重点放在晚餐为好。

（3）水和盐：水一般不必限制，但水肿时应限制钠的摄入，一般为 1~2g/d，严重水肿时则应 <1g/d，待水肿明显好转后应逐渐增加食盐的摄入量。

（4）维生素及微量元素：肾病综合征时应补充维生素 D，如添加 25-（OH）D_3 1~2g/（kg·d）或 1,25（OH）$_2D_3$ 0.025~0.05g/（kg.d），钙 10~30mg/（kg·d），铁 2~6mg/（kg·d），锌 5~20mg/（kg·d）。

3. 慢性肾小球肾炎

（1）蛋白质和热量：适当限制蛋白质摄入可减轻氮质血症，但长期严格的限制将影响小儿的生长发育。一般供给具有各种必需氨基酸、高生物效价的蛋白质 1g/（kg·d）为宜，对无氮质血症而尿蛋白较严重者，可按 2g/（kg·d）补给，以满足患儿生长发育。有肾功能不全氮质血症者，应限制蛋白质摄入量。热量供给应充足，接近正常小儿的需求量，糖为主要供热量者，脂肪部分可用鱼油，对减轻肾脂质毒性、延缓肾功能进展具有一定作用。

（2）水与电解质：入水量一般不加限制，有水肿少尿者则适当限制。当出现腹泻、呕吐及大量利尿时，盐和水都应适当补充。特别注意低磷饮食，必要时可配合能和磷结合的药剂如藻酸钙或多聚糖醛酸以控制血磷。

（3）维生素：供给富含维生素的蔬菜及水果，有贫血者应补充绿色蔬菜及动物肝脏。

4. 急性肾衰竭 急性肾衰竭最重要的并发症之一是严重的分解代谢所造成的负氮平衡。然而，由于肾衰竭患儿的液体入量受到极大限制，绝大多数患儿得不到足够的热量及蛋白质，甚至很难向患儿提供基础代谢所需要的能量。因此，急性肾衰竭时营养处理是十分重要的，按不同病期采用不同的方法处理。

（1）少尿期：营养治疗的目标是控制水、电解质摄入量，以防容量负荷过重及电解质紊乱；提供足够热量以便在限制蛋白质前提下防止蛋白质消耗及其所产生的氮质血症、酸中毒及高血钾。

1）蛋白质及热量：对无严重分解代谢的患儿，可给予蛋白质 0.5g/（kg·d）；有严重分解代谢患儿，蛋白质可提高到 1.5~2g/（kg·d）。各种治疗方案中应遵循低氮比热量原则，氮（g）：热量（kJ）=1:（1 046~1 674），蛋白质最好用必需氨基酸补充，以免加重患儿氮负荷。热量计算一般按 126kJ/（kg·d），若热量经胃肠摄入不足，配合肠外营养可以提高疗效。

2）液体及电解质：液体量以"量出为入、宁少勿多"为原则，依尿量多少计算液体量的摄入。每天人体入量 = 不显性失水 - 内生水 + 尿量，不显性失水约 400ml/（m²·d），内生水约 100ml/（m²·d）。液体量控制应以患者体重不增加，或在有水潴留患者体重每天降低 1%~2% 来衡量。每天钾的供给量不超过 1g，尽量选用低钾食物。钠的摄入宜低，有失钠性缺钠者，参考血钠、尿钠酌情补给，宁少勿多。

（2）利尿期：尿量进行性增多是肾功能逐渐恢复的征兆。当尿量 >250ml/（m²·d）时，提示患儿开始进入利尿期。此期大量水及电解质丢失甚至可引起脱水和低钠、低钾血症，但氮质血症在利尿初期常持续加重，后期方可渐趋好转。因此，初期膳食同少尿期营养治疗，但水、钠、钾摄入量放宽，进入多尿期 5~7 天，氮质血症好转可提高蛋白质的供给量，后期与正常人相同。利尿期要注意水电解质平衡，按 1/3~2/3 补充液体量，每排 1 000ml 尿补充氯化钠 3~5g。热量及维生素应保证足够，多吃富含钾的食物如蔬菜、水果，必要时口服氯化钾。

（3）恢复期：应给予充足的蛋白质、热量和维生素，促进肾功能的恢复。

5. 慢性肾衰竭

（1）蛋白质：成人一般根据肾功能损害的程度决定蛋白质的摄入量。当肾功能降至正常的 20% 时，应严格限制蛋白质的摄入量，以利于血中含氮物质的下降，但不能低至发生负氮平衡的水平。为满足小儿生长发育的需要，年龄越小需要的蛋白质量越高，蛋白质摄取量的建议：<1 岁 1.8g/（kg·d）；1~2 岁 1.0~1.5g/（kg·d）；2~16 岁 1g/（kg·d），尽量选用含必需氨基酸丰富的优质蛋白质的食品，如鸡蛋、牛奶、瘦肉、鱼肉等，婴儿摄食人乳较好。

（2）糖及脂肪：热量除蛋白质提供外，主要由糖和脂肪供给，供给的热量至少达到 126~167kJ/（kg·d），以免组织蛋白的分解产热。婴儿原则上喂母乳，2 岁以上主食除米、面粉外，还可配合麦淀粉或其他淀粉制品，目的是减少植物蛋白的摄入。植物油量不限，可根据患儿食欲调节。

（3）水：慢性肾功能不全早期不宜过严限水，可依口渴感进水，以免因入量不足而致血容量下降，从而进一步降低肾小球滤过率，导致加重病情。肾功能不全进入晚期，尿量减少，或在慢性肾功能不全基础上有急性肾功能恶化而表现尿量减少时则应限水，入水量以不显性失水加前 1 天尿量为准，并每天监测体重，以指导入量。

（4）电解质：慢性肾功能不全患儿有低钠血症时，钠入量可不过分限制，有明显水肿、高血压、心衰者应控制在 1g/d。尿量 <1 000ml/d 而血钾增高时，应适当控制含钾食品，当尿量 >1 500ml/d 而血钾降低时，还需酌情补钾。控制磷的摄入量需做到两点：一是低蛋白饮食；二是避免食用含磷高的动物内脏和脑。对已接受血液透析或腹膜透析者，可自由食用高蛋白食物，但是需要特别注意高磷食物的限制。

（郑　健　邱彩霞）

第三节 中医对肾脏病营养治疗的认识

肾脏病的营养治疗与中医的饮食疗法具有异曲同工之处。

一、中医对肾脏病营养治疗的认识

中医饮食疗法源远流长,早在《黄帝内经》就提出:"谷肉果菜,食养尽之,无使过之,保其正色。"汉代张仲景《金匮要略》载:"所食之味,有与病相宜,有与身为害,若得宜则益体,害则成疾。"说明中医学中早就把饮食疗法与针灸、药物等疗法同等重视,而肾脏病的饮食疗法更有其特殊性与重要性。《备急千金要方·水肿》曰:"大凡水病难治,瘥后特须慎于口味,病水人多嗜食,所以此病难愈也。"清代叶天士对虚劳的药膳治疗,更提出"少而精"和补以"血肉有情之品"的原则。说明中医对水肿、虚劳疾病饮食治疗的重要性。以水肿为例,古代医家在应用饮食治疗上积累了丰富经验。初期应进无盐或低盐饮食,其后逐步恢复正常食品。由于营养障碍所致浮肿,则要注意饮食的清淡和富有营养。若脾肾阳衰、脾胃虚弱的水肿患者,常与长期的饮食失调、营养障碍密切相关,治疗须采用温补脾肾、益气调养脾胃的方法。

二、儿童常见肾脏病的饮食疗法

(一)肾小球疾病

急性或慢性肾小球肾炎、肾病综合征是肾小球疾病的常见病。患者多呈现不同程度水肿、蛋白尿、血尿、高血压、高血脂,严重者则有贫血、血尿素氮、血肌酐升高。除了积极中西药治疗外,注意休息及饮食调养至关重要。临床上常采用低盐优质蛋白饮食,食物营养要多样化,忌辛辣厚味,饮食规律,五味不要过偏,过偏会加重病情。《素问·至真要大论》说:"久而增气,物化之常也,气增而久,夭之由也。"

1. 食疗原则

(1)水肿:水肿是急性或慢性肾小球肾炎、肾病综合征的主要症状,易导致代谢紊乱、水钠潴留。因此饮食上要限制水钠摄入量。在少尿并有水肿者,应"量出为入"。食盐的摄入在水肿和血压高时应严格限制,利尿消肿后可适当放宽。日常宜常吃对水肿消退有益的食物,如冬瓜、西瓜、丝瓜、葫芦、竹笋、黑豆、赤豆、萝卜、青菜等。

(2)高血压:各型肾小球肾炎均可引起血压升高,血压增高可促进肾功能不全的恶化,除限制水钠摄入外,饮食要加以节制,限制体重,限制食盐及脂肪的摄入,蛋白质的摄入最好为优质蛋白,如动物蛋白等,因动物蛋白含必需氨基酸较多。日常宜吃对降低血压有益的食物,如山楂、藕、玉米、荸荠、芹菜等。忌食辛辣刺激性食物。

(3)低蛋白血症:急性或慢性肾小球肾炎、肾病综合征患者尿中可丢失大量蛋白,蛋白的丢失可导致低蛋白血症,体内胶体渗透压下降,浮肿顽固难消,机体抵抗力也遭削弱,因此提高血浆蛋白含量十分重要,但又不宜过量补充,一般给予优质蛋白为主,如动物蛋白等。日常生活中宜食莲子、生山药、鲫鱼、枸杞子、鲜牛奶、鸡蛋、瘦肉等。

2. 辨证用膳

(1)水湿浸渍证

证候:肢体浮肿,延及全身,按之没指,身重困倦,胸闷纳呆,恶心欲呕,舌质淡,舌体胖大,舌苔白腻,脉沉缓。

治法:健脾利水。

处方:

①赤小豆 60g,玉米须 60g 水煎代茶饮,有明显利尿作用。

②鲤鱼一条洗净去内脏,将 50 瓣大蒜填入腹中,用线缚住后蒸熟食之,可治水肿。

③蒜蒸西瓜:选 1~2kg 西瓜 1 个,用刀在一端切 1 个三角形洞,再将去皮大蒜 60~90g 装入瓜内,将挖出的瓜皮塞住洞口,隔水蒸熟,趁热吃蒜和瓜瓢,可消除水肿。

上述处方可任选 1 种。

（2）肺肾气虚证

证候:面浮肢肿,面色萎黄,少气乏力,腰脊酸痛,舌淡,苔白腻,有齿痕,脉细弱。

治法:培补肺肾。

处方:

①黄芪母鸡汤:黄芪 30g,黄母鸡 1 只,盐、味精、姜、葱各适量。去鸡内脏,把黄芪洗净后,放入鸡的腹腔内,入砂锅,加清水适量先并放葱、姜、盐,用武火烧沸后,转用文火炖,至鸡肉、黄芪熟透为止,再加味精搅匀而成。

②枸杞子 20g,车前子（布包）30g,猪肾 1 个,先将猪肾洗净去筋,一起放在砂锅内,煮汤调味食之。

（3）脾肾阳虚证

证候:面色晦暗,倦怠乏力,畏寒肢冷,纳呆腹胀,大便溏薄,舌苔白腻,脉沉细无力。

治法:温补脾肾,化湿利水。

处方:

①新鲜羊奶 500~1 000ml,每日饮 1 次,有健脾利尿作用。

②炮姜粥:炮姜 10g,生山药 20g,枸杞子 30g,香米 100g,红糖 10g。先煎炮姜、枸杞子,去渣取汁,将香米、生山药入药汁中煮,煮熟后加红糖服食。

③醋蛋:12g 优质食醋,鸡蛋（新鲜）一个。用食醋浸泡鸡蛋,5 天后蛋壳溶于醋中,均匀刺破蛋外薄膜,再浸 24 小时即可食用。

（二）急性肾衰竭

辨证用膳

（1）少尿期

证候:除有原发性疾病的症状外,以少尿或无尿为主症,并伴发全身水肿、头痛乏力、食欲不振、恶心呕吐等一系列湿浊内阻症状。

治法:化湿利水。

处方:

①车前子粥:车前子 30g,粳米 100g,先将车前子布包煎汁,再入粳米同煎成粥。适于急性肾衰少尿者。

②黑鱼粥:黑鱼（鲤鱼）1 条,粳米、小米、薏苡仁各 30g,陈皮 6g,冬瓜皮、西瓜皮、萝卜各 50g。先将黑鱼焙干研末。后 4 味加水适量,煎煮取汁;再放入前 4 味,共煮成粥进食,适用于急性肾衰竭尿闭者。

（2）多尿期、恢复期

证候:进入多尿期后,除尿量增加外,大多呈现面色苍白、精神疲倦、心悸气短、纳少腹胀、小便清长、下肢瘫软无力等症;继而转入恢复期,可见全身虚弱、消瘦、四肢无力、气短懒言、脉象细弱等一派虚损证候。

治法:健脾益肾,益气养阴。

处方:

①黄芪粥:黄芪60g,粳米100g。先将黄芪放入锅内,加清水适量,用中火煮沸后,去渣取药汁,把药汁和粳米同放入锅内,加清水适量,用武火烧沸后,转用文火煮至米烂成粥。每日2次,早、晚各1次。适用于气虚为主者,阴虚明显者忌用。

②山莲葡萄粥:生山药50g,莲子50g,葡萄干50g,白糖少许。将生山药切成薄片,莲子去心,葡萄干洗净,同放入锅内,加水适量,武火煮沸,文火熬熟,加入白糖拌匀即成。适宜于阴伤为主者。

③枸杞羊肾粥:枸杞子30g,羊肾4只,葱白5g,羊肉250g,粳米250g。先将羊肾洗净,切成细丁,粳米淘净,再把枸杞子洗净,装入纱布袋内,扎紧袋口,连同上药一起放入锅内,炖至肉熟,米烂成粥即成。每日2次,作早、晚餐食用。适宜于恢复期肾阳虚损为主者。

④兔肉杞子汤:兔肉250g,枸杞子25g。将新鲜兔肉洗净,切成肉丁,与枸杞子加水适量文火焖熟,再入姜、酒、油、盐、味精少许调味。每日1次,随意食用,连食数日。适宜于恢复期肾阴虚损为主者。

(三)慢性肾衰竭

辨证用膳

(1)脾肾阳虚证

证候:湿浊内蕴,面色晦滞,畏寒肢冷,倦怠乏力,食少纳呆,头痛,或恶心呕吐,大便溏薄或腹泻,舌苔白腻,脉沉细或濡细。

治法:温补脾肾,化湿降浊。

处方:

①半夏棋子粥:制半夏10g,炮姜10g,鸡子白1枚,白面100g。先煎前两味,去渣取汁;将白面用水调匀,做成棋子状,入药汁中煮,后下鸡子白1枚,几沸,空腹食用。主治湿浊上逆。

②麦淀饼:麦淀粉300g,红枣10g,陈皮(捣碎研末)6g。加水适量调和,制成小块,烧热锅后,放少许植物油滑锅,将小饼放入锅熟即可。可以理气和胃助运,适于脾虚湿滞者。

③黄母鸡汤:黄母鸡1只,草果6g,赤豆30g,盐、味精、葱、姜各适量。去鸡内脏,把草果、赤豆洗净后,放入鸡的腹腔内,入砂锅,加清水适量,并放葱、姜、味精、盐,用武火烧沸后,转用文火炖,至鸡肉、赤豆熟透为止,再加味精搅匀而成。适于脾虚湿滞者。

④参薤猪肾粥:猪肾1对,人参末3g,粳米100g,薤白末10g,防风10g,葱白3茎。先将粳米煮粥,待粥将熟,将上药末放入猪肾中,下粥内,莫搅动,慢火久煮,下葱白,空腹喝粥吃肾。适宜于肾阳气虚明显者。

(2)脾肾两虚,湿热互结证

证候:面色萎黄,腰酸乏力,不思饮食,胸闷懊恼,口中尿臭,或发热、烦躁,便秘或大便稀薄热臭。舌苔黄腻,脉细数或弦数。

治法:补益脾肾,清热降浊。

处方:

①车前子15g,杜仲15~30g,猪肾1个。先将猪肾洗净去筋,一起放在砂锅内煮汤调味

服食。适于肾虚兼有湿热者。

②车前子（布包）12g，核桃仁 3 个，薏苡仁 30g。煮熟后去车前子食用。适于脾肾两虚、湿热内阻证。

③芦根绿豆粥：绿豆 100g，芦根 100g，生姜 10g，紫苏叶 15g。先煎芦根、生姜、苏叶，去渣取汁，入绿豆，煮作粥，任意服用。适用于湿热蕴蒸之呕吐、烦热者。

④土茯苓猪骨汤：土茯苓 30~50g，猪脊骨 500g，将脊骨加水 4 碗煎成 3 碗，去猪骨及上层浮油，加入土茯苓，煮至 2 碗。每日 1 剂，分 2 次饮。适宜于湿热蕴结证。

（四）尿路感染

中医认为本病多因肾虚、膀胱湿热，气化失常，水道不利所致。急性期伴有寒战、高热、头痛、恶心呕吐等全身症状。应积极采用中西药治疗，除用药物治疗外还需注意休息及饮食调养。

1. 食疗原则 饮食宜吃清淡食物，补充多种维生素、碳水化合物。如青菜、藕、包菜、荠菜、菠菜、西瓜、水果等。多饮水，勤排尿，忌食辛辣油腻之物。

2. 辨证用膳

（1）膀胱湿热证

证候：尿色黄赤或混浊，小便淋沥涩痛频急，痛引少腹，腰痛拒按，或现寒热口苦，恶心呕吐，大便秘结，舌质红，苔薄黄或黄腻，脉滑数。

治法：清热利湿。

处方：

①粳米 100g，赤小豆（先用水泡 2 小时）30g。用水适量煮粳米、赤小豆，服食。

②竹叶 10g，双花 10g，菊花 10g。泡茶饮。

③通草 30g，竹叶 30g，薏苡仁 100g。将通草、竹叶煎水去渣，入薏苡仁煮熟，服食。

（2）肾阴不足证

证候：湿热留恋，头晕耳鸣，五心烦热，尿急、尿热，腰膝酸软，舌红少苔，脉细数。

治法：滋补肾阴，清利湿热。

处方：

①枸杞子 30g，生山药 30g，粳米 100g，共煮熟服食。

②车前草（布包）30g，白茅根（布包）30g，核桃仁 5 个，薏苡仁 50g，共煮熟后去车前草、白茅根食用。

（五）常见肾脏病的民间食疗验方

1. 急性肾小球肾炎

（1）玉米须饮：玉米须 60g，加水 500ml 文火熬煮 20 分钟，以代茶饮，可消水肿。

（2）玉米须、冬瓜赤豆饮：玉米须 30g，冬瓜皮 20g，赤小豆 20g，煮汤代茶，以消水肿。

（3）冬瓜大蒜赤豆饮：大冬瓜半个，从一头切开，纳入大蒜生 20g、赤小豆 60g，饭锅上蒸熟，取饮其汁，可治水肿。

（4）荠菜粥：新鲜荠菜 250g（或干荠菜 90g），洗净切碎，用粳米 100~150g 煮粥，可治血尿。

（5）粟米粥：粟米 150g，簸去糠皮杂物，用清水淘洗干净，放入锅内，加清水 1 000ml，以大火烧开后转用小火煎煮，待米粒开花时加入红枣 8 个（去核切成米粒），橘饼 20g（切成米粒大小）及糖 50g 熬煮成粥服食，可治水肿。

（6）鲤鱼粥：鲤鱼1条，去鳞及内脏，先加葱姜末少许及少量料酒、盐，煮烂，取其汁，加入浸透的糯米50g，赤小豆50g煮烂成粥即可服食，可治水肿。

2. 慢性肾小球肾炎

（1）豆汁饮：黑大豆、绿豆、赤小豆、生薏苡仁各30g洗净，蒜头10枚，麦麸60g（用布袋包），共入水熬煮熟烂，喝浓汁。开胃口，治水肿。

（2）乌鲤鱼汤：乌鲤鱼1条，去鳞及内脏，内入白术、桑白皮、陈皮、赤小豆各15g，葱白6根，煮成浓汤。喝汤吃鱼，治水肿。

（3）鲤鱼煨大蒜：鲤鱼1条去内脏，大蒜头1~2个去皮，填入鱼腹，用纸包好，线缚住，外以黄泥封裹，于草柴灰中煨熟，去泥纸，食鱼，可治水肿。

（4）虫草鸭：老鸭一只剖腹去内脏，内入冬虫夏草6g、大蒜头3~4只，煮烂。吃鸭喝汤，补虚退水肿。

（5）砂仁蒸甲鱼：甲鱼1只，洗净，入砂仁6g，隔水蒸熟，吃甲鱼，补虚退水肿。

（郑　健　邱彩霞）

第二十七章　慢性肾衰竭的营养治疗

慢性肾衰竭（chronic renal failure, CRF）患者营养不良发生率高,透析前患者高达 40.80%,血液透析患者 23.76%,腹膜透析患者发生率为 8.50%。严重营养不良是 CRF 独立的危险因素,同时肾性营养不良是导致 CKD 患者肾功能持续下降、心脑血管并发症及感染的重要因素,不但增加患者的住院率,同时也是影响患者生活质量、决定患者预后的关键因素之一。

肾脏在调节物质代谢、水、电解质及酸碱平衡中起着十分重要的作用,因此,慢性肾衰竭患者往往出现物质代谢和营养状态改变,这些改变可加速肾功能不全进展,也是影响并发症发生率和病死率的重要因素。接受保守治疗、血液透析和腹膜透析等慢性肾衰竭患者蛋白质营养不良的发生率极高,且多与尿毒症毒素、酸碱平衡紊乱、内分泌和炎症反应等多种因素相关。对慢性肾衰竭患者进行合理的营养干预,不仅可以减少代谢产物蓄积,延缓肾功能不全进展,还能维持机体的营养物质需要,纠正营养不良,改善患者的生活质量,降低病死率。慢性肾衰竭患者的营养干预过程,需要综合考虑患者对蛋白质、能量、水、电解质、微量元素和酸碱平衡等的纠正。

一、病因及发病机制

1. 食欲减退、饮食缺乏　一方面,肾小球滤过率下降导致含氮代谢产物的堆积,小分子毒素如甲基胍、多胺等可引起厌食、恶心、呕吐等消化道症状,是慢性肾衰竭患者食欲减退的重要原因。慢性肾衰竭患者血清瘦素水平升高,高水平的瘦素也可导致食欲下降和摄入减少,同时增加能量消耗。Cheung 等发现慢性肾病状态下瘦素经血 - 脑屏障激活下丘脑室旁核黑色素皮质激素受体 4（melanocortin-4 receptor, MC4-R）,受刺激后抑制 AMP 活化蛋白激酶（AMPK）活性,从而引起食欲减退。另一方面,透析前因患者限制蛋白饮食而改变了个人的膳食结构,很难保证营养物质的摄入,而过度的饮食限制,可使已经存在摄入不足的患者营养不良进一步加重。

2. 蛋白质合成代谢减少,分解代谢增加（表 27-0-1）。

（1）代谢性酸中毒,蛋白质分解增加:代谢性酸中毒可使蛋白质合成和降解速率均明显增加,但降解速率大于合成速率。经研究证实,酸中毒促进蛋白质分解和肌肉萎缩是通过激活骨骼肌肉泛素 - 蛋白酶受体途径共同作用来完成的,造成肾衰竭患者蛋白质分解和氨基酸氧化,降低肌肉蛋白的合成,最终导致肌肉重量的丢失。

（2）内分泌功能紊乱:慢性肾衰竭可导致激素在肾脏的产生与清除异常,其血浆内转运、肾外代谢、反馈调节亦可发生改变,因而可出现多种内分泌功能异常,包括胰岛素抵抗、血中胰岛素和胰高血糖素水平增高、继发性甲状旁腺功能亢进、生长激素以及胰岛素样生长因子（IGF-1）缺乏与生物活性下降等,均可促使蛋白质分解增加,同时减少蛋白质的合成。此外有研究提示:瘦素与甲状腺激素之间存在着相互调节的作用,低甲状腺激素和高瘦素血症可共同介导血液透析患者的营养不良。

表 27-0-1 慢性肾衰患者蛋白质营养不良的因素

原因	具体因素
营养物质摄入减少	尿毒症毒素(中分子,如瘦素) 胃轻瘫(DM 和非 DM 透析患者) 腹胀(CAPD 患者腹腔内腹透液) 食欲减退(味觉减退,药物对胃黏膜的刺激,血流动力学不稳定) 抑郁 社会、经济原因 饮食限制
代谢性酸中毒	
炎症状态和细胞因子	
透析	营养素丢失(如氨基酸、肽、蛋白质) 血液透析增加分解代谢(炎症因子、肝素等) 慢性失血
内分泌功能紊乱	胰岛素抵抗(IGF-1 缺乏和抵抗、GH 抵抗) 高胰岛素血症、高 PTH
引发蛋白质分解代谢的诊断和治疗措施	糖皮质激素、手术、放射检查等并发症

注:DM 为糖尿病;IGF-1 为胰岛素样生长因子;GH 为生长激素;PTH 为甲状旁腺激素;CAPD 为持续不卧床腹膜透析。

(3)微炎症状态:由于肾小球滤过率(GFR)降低、毒素潴留及氧化应激、液体超负荷、透析生物膜不相容等因素,透析和非透析的慢性肾衰竭患者常并发微炎症状态。增高的炎症因子可以抑制肝脏白蛋白的合成,并通过 NF-κB 抑制肌肉蛋白质的合成,激活泛素蛋白酶途径(ubiquitin proteasome pathway, UPP)系统,增加骨骼肌的分解代谢。此外,炎症因子还可以通过抑制食欲和改变进食行为,促进营养不良的发生。

(4)原发病或伴发疾病:导致慢性肾衰竭的原发性疾病在发生、发展及其治疗中,均容易合并营养不良。尤其是原发病为糖尿病、慢性乙型肝炎、系统性红斑狼疮等慢性分解代谢性疾病者更容易发生营养不良。年龄较大的患者伴发慢性阻塞性肺气肿、感染、充血性心衰、脑血管意外、肿瘤、关节炎或消化道疾病相当常见,这些并发症均是导致营养不良的高危因素。

(5)透析相关因素:透析不充分可造成尿毒症毒素在患者体内过度蓄积,尿毒症毒素可导致肌肉蛋白代谢紊乱,激活支链酮酸脱氢酶,引起肌肉分解增加,肝脏合成白蛋白等营养成分减少。此外透析不充分可加重尿毒症疾病本身,进一步形成恶性循环(酸中毒、炎症状态、内分泌紊乱等),均可导致蛋白质和其他营养物质摄取减少以及分解代谢增加。

(6)透析致营养素丢失:研究证实,单次维持性血液透析可使机体丢失 6~12g 氨基酸、2~3g 肽类以及糖类,同时伴有各种水溶性维生素和微量元素的丢失;腹膜透析患者每天丢失 8~9g 蛋白(其中 5~6g 白蛋白),2~4g 氨基酸。发生腹膜炎时,每天蛋白丢失可达 15g。维持性血液透析因慢性失血也会造成蛋白质丢失,每 100ml 失血相当于丢失蛋白质 16g。其中以高效、高通量透析最为严重。此外,透析器复用也会增加营养素的丢失。

(7)其他因素:还包括年龄、社会经济因素、心理因素以及运动减少等都可直接或间接影响患儿营养情况。

二、营养不良的诊断

除了慢性肾脏病的病史和临床表现,慢性肾衰竭患者营养不良的诊断主要包括四个方面:血清学标准、体重指数、肌肉指数和饮食标准。

1. 血清学标准 ①血清白蛋白含量 <3.8g/100ml;②血清前白蛋白含量 <30mg/100ml;③血清胆固醇含量 <100mg/100ml。

2. 体重指数 ①体重指数(BMI)<23,无意识的体重减轻;②3 个月内下降 5% 或者 6 个月内下降 10%;③总脂肪百分比 <10%。

3. 肌肉指数包括肌肉损耗 ①3 个月内肌肉量减少 5% 或者 6 个月内减少 10%;②上臂肌围减少量 >10%。

4. 饮食标准 ①透析患者持续至少 2 个月无意识的低蛋白摄入(DPI)<0.80g/(kg·d);②CKD 2~5 期患者持续至少 2 个月无意识的能量摄入量(DEI)<25kcal/(kg·d)。

除了临床表现,以上 4 项诊断标准中至少有 3 项符合(每项中至少有 1 条符合)的慢性肾脏病患者才能诊断为肾病相关性营养不良。

三、营养不良的评估

所谓营养评估是指通过临床医疗记录和实验室检查指标,以评估患者的营养状态,包括蛋白质热量摄入情况记录,以及反映蛋白质能量营养状态的功能状态等。评价营养不良的方法很多,如人体测量表、各种生化指标、主观综合性营养评估法等。

1. 人体组成成分监测 目前常用的身体成分测量方法有生物电阻抗法、皮褶厚度法、计算机断层摄像法、磁共振成像、超声波法以及双能 X 线吸收法等。其中常用的指标包括体重、身高、皮褶厚度、上臂肌围和体重指数等(表 27-0-2)。

表 27-0-2 常用成人人体测量指标及评价标准

指标	计算方法	评价标准
标准体重百分比(SBW%)	SBW(%)=实际体重(kg)/[身高(cm)-105]×100%	<80%,严重消瘦;80%~90%,消瘦;
	SBW=身高(cm)-105(Broca 改良公式)	100%±10%,正常;110%~120%,超重;>120%,肥胖
体重指数[*](BMI)	体重(kg)/身高²(m²)	<18.5,体重过低;18.5~23.9,正常;24~27.9,超重;≥28,肥胖

续表

指标	计算方法	评价标准
肱三头肌皮褶厚度 #（TSF）		正常值：男 12.5mm，女 16.5mm >120%，肥胖； 90%~120%，正常； 80%~90%，轻度体脂消耗； 60%~80%，中度体脂消耗； <60%，重度体脂消耗
上臂中部肌围 #（MAMC）	MAC（cm）–3.14×TSF（cm） （MAC：上臂中部周径；TSF：肱三头肌皮褶厚度）	正常值：男 25.3cm，女 23.2cm 90%，正常； 80%~90%，轻度肌蛋白消耗； 60%~80%，中肌蛋白消耗； <60%，重度肌蛋白消耗

注：* 美国标准；# 中国标准。

2. 生化指标 血清白蛋白应用最为广泛、最易测量的一种营养指标。其他生化指标如前白蛋白、血肌酐、胆固醇、转铁蛋白、C3、免疫球蛋白等，均可用于检测患者营养状况的生化指标。

3. 主观综合性营养评估方法 1987 年，Detsky 等提出了主观评估营养状态的方法，称为主观综合性营养评估（subjective global of nutritional status，SGA）。2000 年，NKF-K/DOQI 指南推荐 SGA 用于维持性透析患者的营养评估。SGA 包括最近体重和营养摄入的变化、胃肠道症状、水肿情况、皮下脂肪和肌肉消耗程度、功能活动情况等，对蛋白质能量营养状态进行综合性评估，具体评价标准详见表 27-0-3。SGA 是唯一包括功能活动情况的营养评估方法，具有经济、检测迅速、可重复性、易被患者接受等优点，而且不受代谢异常影响。目前，在临床上被广泛用于评估透析患者的营养状况。目前尚缺乏评价慢性肾衰患者营养状况的"金标准"，应采用多种方法进行评估，并进行综合分析。目前推荐 NKF-K/DOQI 指南的营养监测方案见表 27-0-4。

表 27-0-3 主观综合性营养评估（SGA）评价标准

指标		A	B	C
体重变化	6 个月内	<5%	持续减少 5%~10%	持续减少，>10%
	2 周内	或 5%~10%，但正在改善	或由 >10% 降至 5%~10%	减少 / 降低
		无变化，正常体重或恢复到 5% 以内	稳定，但低于理想或正常体重 部分恢复，但不完全	
进食	进食变化	好，无变化 轻度，短期变化	正常下限，但在减少 差，但在增加	差，并在减少 差，无变化
	变化的时间	<2 周，变化少或无变化	≥2 周，轻中度，低于理想摄入量	>2 周，不能进食、饥饿

续表

指标		评价标准		
		A	B	C
进食	胃肠道症状	少有,间歇	部分症状,>2 周 严重,持续的症状,但在改善	部分或全部有症状 频繁或每天,>2 周
	功能异常	无受损,体力及精力无改变,或轻中度下降,但在改变	体力及精力中度下降,但在改善 日常活动部分减少	体力及精力严重下降,卧床
体检	皮下脂肪	大部分	大部分或所有部位轻、中度减少或部分部位中、重度减少	大部分或所有部位中、重度减少
	肌肉消耗	大部分肌肉轻度改变	大部分肌肉轻中度改变 一些肌肉中重度改变	大部分肌肉重度改变
	水肿	正常或轻微	轻度至中度	重度
	腹水	正常或轻微	轻度至中度	重度

表 27-0-4　NKF-K/DOQI 指南推荐用于维持性血液透析患者的营养监测指标

分类	测量	测量的最小频率
常规检测指标	透析前或稳定的血白蛋白	每月 1 次
	日常的透析后体重(HD)	每月 1 次
	或通常的排空腹透液后体重(PD)	每 4 个月 1 次
	标准体重	每 6 个月 1 次
	SGA	每 6 个月 1 次
	饮食记录	每 3~4 个月 1 次
	Npna	每 3~4 个月 1 次
进一步检测指标	透析前或稳定的血前白蛋白	必要时
	皮褶厚度	必要时
	臂中部肌群直径、周径和面积	必要时
	双能 X 线吸收仪测量法	必要时
临床有用的指标 (若低则提示需要剂型更详尽的蛋白质能量营养状态的评估)	透析前或稳定的	
	肌酐	必要时
	尿素氮	必要时
	胆固醇	必要时

四、营养不良的治疗

1. 营养治疗的原则 慢性肾衰竭营养不良治疗原则主要包括三点：①早期诊治；②方案的制订需尽量个体化：根据 CRF 患者肾功能水平、病因、营养状况、摄食及消化能力以及饮食习惯等因素；③密切监测随访营养状况。

2002 年 K/DOQI 指出：CKD 患者 GFR<60ml/min 后即易发生营养不良，而应开始对患者营养状态进行监测。2003 年罗马会议专家共识建议：治疗前 3 个月应每月检测一次；而后每 2~3 个月检测一次。

2. 营养治疗的作用 在我国 2005 年的《慢性肾脏病蛋白营养治疗共识》中也指出了营养治疗的优点。

（1）减轻氮质血症，改善代谢性酸中毒。

（2）补充机体所缺必需氨基酸，改善蛋白质代谢。

（3）减轻胰岛素抵抗，改善糖代谢。

（4）提高脂酶活性，改善脂代谢。

（5）降低高血磷，改善低血钙，减轻继发性甲状旁腺功能亢进。

（6）减少蛋白尿排泄，延缓 CKD 进展。

3. 营养治疗的综合治疗 蛋白质代谢异常，可引起含氮代谢产物蓄积和蛋白质、支链氨基酸缺乏，两者相互影响而成恶性循环。营养干预对维持患者内环境稳定、改善营养状态及预后具有重要意义，营养治疗的关键在于供给适量的蛋白质和能量，根据每位患者的营养及代谢状况，提供个体化的营养饮食的实施方案，并严格监测营养状态。

（1）低蛋白饮食（low protein diet，LPD）：因 CKD 患者有效肾单位减少，为了代偿废弃肾单位的功能，残余肾单位的肾血流量增加（高灌注），肾小球滤过率也明显升高（高滤过）和大量的大分子物质从肾小球毛细血管壁透过肾小球滤过屏障，进一步造成残余肾单位损害，导致肾功能进行性下降。饮食蛋白质水平可以明显影响病变肾脏的血流动力学，高蛋白饮食能增加肾血浆流量和肾小球滤过率，促进局部肾素 - 血管紧张素分泌，引起出球小动脉收缩和肾小球内高压，进一步加重慢性肾衰竭患者肾小球的"高滤过、高压力、高代谢"状态，AngⅡ还能促进肾脏细胞肥大，细胞外基质分泌，导致肾小球硬化。与此同时从肾小球滤过的蛋白质、补体等大分子物质，经肾小管重吸收，加重肾小管和间质炎症及纤维化。降低蛋白质摄入量，不仅能够减少含氮代谢产物蓄积，改善尿毒症症状，更重要的是明显降低肾小球血流量和肾小球滤过负荷，延缓肾小球硬化，减少尿蛋白产生及蛋白尿对肾小管间质的损伤，从而保护残余的肾功能。

低蛋白饮食要求优质蛋白需占 50% 以上，这是因为优质蛋白必需氨基酸含量高，有利于纠正慢性肾衰竭患者体内必需氨基酸的不足。普通面粉和大米均含有较多的非优质植物蛋白，优质蛋白比例低，故常推荐患者使用麦淀粉作为主食。优质低蛋白饮食对肾功能和蛋白尿的疗效优于普通低蛋白饮食。

除限制蛋白质摄入外，补充支链氨基酸等必需氨基酸及组氨酸、酪氨酸等也有其重要的价值，可进一步减少蛋白尿排泄，改善肝脏氨基酸的吸收和释放，抑制组织蛋白质分解，同时也可改善胰岛素抵抗糖、脂肪及钙磷代谢紊乱，纠正代谢性酸中毒，减轻继发性甲状旁腺亢进。复方 α- 酮酸由酮苯丙氨酸、苏氨酸、色氨酸、组氨酸等组成，有研究显示，复方 α- 酮酸配合低蛋白饮食（SLPD）或极低蛋白饮食（SVLPD），既可维持患者良好的营养状态，又可减少含氮代谢产物蓄积,调节代谢紊乱,延缓慢性肾脏病进展(表 27-0-5、表 27-0-6)。

1)非透析患者:非透析肾病患者蛋白质营养推荐方案可见表 27-0-5 和表 27-0-6。

表 27-0-5 透析前非糖尿病肾病患者蛋白质营养推荐方案

CKD 分期	GFR/ [ml/(min · 1.73m²)]	蛋白摄入量		
		蛋白 */ [g/(kg · d)]	酮酸 / [g/(kg · d)]	饮食方案
1	≤ 90	0.8	/	限制蛋白饮食
2	60~90	0.8	/	限制蛋白饮食
3	30~59	0.6	0.12	限制蛋白饮食
4	25~29	0.6	0.12	低蛋白饮食 + 复方 α- 酮酸
	15~24	0.6/0.4	0.12/0.2	低蛋白饮食 + 复方 α- 酮酸
5	<15(未透析)	0.6/0.4	0.12/0.2	低蛋白饮食 + 复方 α- 酮酸

注:* 高生物价蛋白 >50%。

表 27-0-6 透析前糖尿病肾病患者蛋白质营养推荐方案

CKD 分期	GFR/ [ml/(min · 1.73m²)]	蛋白摄入量		
		蛋白 */ [g/(kg · d)]	酮酸 / [g/(kg · d)]	饮食方案
1	≥90 (24h 尿蛋白 >300mg)	0.8	/	限制蛋白饮食
2	60~90	0.6	/	限制蛋白饮食
3	30~59	0.6	0.12	限制蛋白饮食
4	25~29	0.6	0.12	低蛋白饮食 + 复方 α- 酮酸
	15~24	0.6/0.4	0.12/0.2	低蛋白饮食 + 复方 α- 酮酸
5	<15(未透析)	0.6/0.4	0.12/0.2	低蛋白饮食 + 复方 α- 酮酸

注:* 高生物价蛋白 >50%。

2)透析患者:由于蛋白质摄入常低于推荐水平,而蛋白分解代谢增加,营养不良发生率高,因此,透析患者营养治疗的主要目的在于改善营养不良,关键在于保证热量和蛋白质的供应。由于现有临床研究资料较少,并且观察时间过短,透析患者最佳蛋白质热量摄入方案上存在争议,中国《慢性肾脏病蛋白质营养治疗专家共识》、慢性肾脏病贫血治疗的临床实践指南(NKF-K/DOQI)、欧洲肠外肠内营养学会(ESPEN)等指南中透析患者营养治疗实施方案中热量和蛋白质推荐量见表 27-0-7。此外,2007 年欧洲最佳实践指南(EBPG)营养指南推荐维持性血液透析患者应保持至少 1.1g/(kg · d)的蛋白质摄入量,标准化蛋白氮呈现率(nPNA)不低于 1.0g/(kg · d),热量摄入 125.6~167.5kJ(30~40kcal)/(kg · d)。

A. 血液透析:2005 年,中国"慢性肾脏病蛋白质营养治疗专家共识"推荐的维持性血液透析患者蛋白质摄入量为 1.2g/(kg · d),并发高分解代谢状态的急性疾病是为 1.3g/(kg · d),至少 50% 的蛋白质应为高生物价蛋白,可同时补充复方 α- 酮酸 0.075~

表 27-0-7 常规透析患者热量和蛋白质摄入推荐量

	透析方式	中国	NKF-K/DOQI	ESPEN	EBPG
蛋白质摄入 / $g \cdot kg^{-1} \cdot d^{-1}$	HD	1.2	1.2（HBV>50%）	1.2~1.4（HBV>50%）	>1.1$g \cdot kg^{-1} \cdot d^-$
	CAPD	1.2~1.3	1.2~1.3（HBV>50%）	1.2~1.5（HBV>50%）	>1.2$g \cdot kg^{-1} \cdot d^-$
热量摄入 / $kcal \cdot kg^{-1} \cdot d^{-1}$	HD 和 CAPD	<60 岁	<60 岁	>35	30~35（HD）
		>60 岁	>60 岁	>35	35（PD）

注：HBV 为高生物价蛋白；HD 为血液透析；CAPD 为腹膜透析。

0.12g/（kg·d）。推荐热量供给 146.5kJ（kg·d），大于 60 岁，活动量小，且营养状态良好者，可减少至 125.6~147.5kJ/（kg·d），计算热量需求时，血液透析患者应采用透析后体重。除中国《慢性肾脏病蛋白质营养治疗专家共识》、NKF-K/DOQI、ESPEN 等指南外，2007 年欧洲最佳血液透析实践指南（EBPG）营养指南提出维持性血液透析患者应保持至少 1.1g/（kg·d）的蛋白质摄入量，nPNA 不低于 1.0g/（kg·d），热量摄入 125.6~167.5kJ/（kg·d）。该指南认为最佳蛋白质摄入量尚待探究。有研究显示，蛋白质摄入量 >1.2g/（kg·d）可进一步提高生存率，但超过 1.46g/（kg·d）生存率不再改善，这些结论需要更多随访时间更长的研究来验证。

B. 腹膜透析：2005 年，中国"慢性肾脏病蛋白质营养治疗专家共识"推荐的腹膜透析患者蛋白质摄入量为 1.2~1.3g/（kg·d），至少 50% 的蛋白质应为高生物价蛋白，可同时补充复方 α- 酮酸 0.075~0.12g/（kg·d）。推荐热量供给 146.54kJ/（kg·d），>60 岁，活动量小，营养状态良好者，可减少至 125.6~146.54kJ/（kg·d），计算热量需求时，腹膜透析患者应采用腹透液排空后的体重。

近年来的研究发现，残余肾功能是影响腹膜透析患者生存率和生活质量的重要因素，保护残余肾功能在治疗中的位置也逐渐被重视。一些研究发现，补充复方 α- 酮酸，适度限蛋白饮食 0.8~1.0g/（kg·d），在维持良好营养状态的基础上，可延缓 CAPD 患者残余肾功能的丧失。

（2）维持维生素及矿物质的综合平衡：对于实施透析的患者，其中水溶性维生素丢失较为严重，同时伴有维生素摄入不足，因此缺乏维生素 B_1、维生素 B_6、维生素 C 和叶酸。血液透析患者各种水溶性维生素和叶酸应充分补充，可通过口服进行补充，并根据需要补充矿物质和微量元素，如铁和锌等。

（3）进行充分透析：充分透析能清除毒素，纠正酸中毒和电解质紊乱，有助于改善患者食欲，有助于内环境的稳定，改善患者的营养不良状态。而高通量血液透析可增加中、大分子毒素的清除，而且由于采用生物相容性良好的透析膜，更有助于缓解炎症状态对蛋白质分解代谢的影响。但透析过程中营养物质丢失也随之增加，因此，对患者预后的影响不确切。多项研究证明，每天透析较传统每周 3 次透析更利于改善食欲，提高血清白蛋白水平，增加干体重，减少饮食限制。但单纯增加透析剂量、增加小分子物质的转运，并不能改善营养状况和临床预后，保护残余肾功能。随着残余肾功能的下降要不断调整透析方案，以及避免透析不充分性及容量负荷，将更利于维持良好的营养状态。因此，营养状态与透析充分性、透析方式、透析时间和频次等密切相关。

（4）纠正酸中毒：代谢性酸中毒是慢性肾衰患者蛋白质-能量营养不良的重要原因之一，因此，纠正酸中毒理论上能改善营养状态。但临床研究发现，通过调整透析液碳酸氢根浓度来纠正酸中毒，能否改善营养状态尚存在争议。

（5）应用促红细胞生成素（erythropoietin，EPO）：贫血是 CRF 患者营养不良的表现之一，也是导致营养不良及心血管事件的主要因素。EPO 作为治疗肾性贫血的药物，可以刺激骨髓造血，促进红细胞生成，不仅可以积极治疗贫血症状，还能够改善红细胞的免疫功能，从而提高患者机体抵抗力及对治疗的耐受性。所以临床上广泛用于治疗慢性肾衰竭贫血患者。可皮下注射 EPO 10 000U 每周 1 次或者 2 000U 每周 2~3 次纠正贫血，随后可根据血红蛋白调整 EPO 治疗剂量。

（6）肠内营养：不能通过增加进食满足蛋白质能量需要的透析患者应接受营养支持治疗，包括肠内营养和肠外营养，肠内营养常指经鼻胃管肠内营养，肠外营养通常采用血液透析中肠外营养或腹膜透析患者经腹腔给予饮食来满足蛋白质和能量的需要。若仍不能满足蛋白质需要者可行完全肠外营养。

（7）补充肉碱：肉碱主要来自肉类食物，也可在肝脏由赖氨酸合成，肌肉中存在大量肉碱。由于肾脏内源性合成减少、肉类和乳制品摄入不足和由于其分子量小容易被透析清除等原因，血液透析患者普遍缺乏肉碱，从而加重其贫血和营养不良等并发症。慢性肾衰竭的患者肉碱缺乏，可引起脂肪酸在体内积聚，对细胞功能产生毒副作用，并导致细胞能量缺乏，引起一系列临床表现，包括骨骼疾病、心肌病、心律失常、血脂异常以及透析过程中肌阵挛、低血压等，临床上常用左旋肉碱治疗慢性肾衰竭患者的代谢障碍。大量临床及实验研究也证实，左旋肉碱可改善脂质代谢、胰岛素抵抗，改善钙磷、骨骼肌及骨骼代谢，纠正肾性贫血、氧化应激和炎症状态等，减少心血管等并发症。但目前尚无大规模临床试验支持血液透析患者常规使用肉碱，其临床应用价值尚须进一步探讨，目前仅推荐用于肉碱明显缺乏以及常规治疗反应不佳的患者。

（8）其他：应注意各种非透析治疗的综合应用，包括控制病因，增加尿毒症毒素清除，纠正水、电解质及酸碱平衡失调及各种并发症，消除微炎症状态；补充活性维生素 D_3，有利于改善营养治疗的效果。短期内适当补充外源性生长激素（rHuGH）或胰岛素样生长因子-1（IGF-1），也有一定的帮助。

五、中西医结合研究思路

中西医结合在慢性肾脏病的营养治疗中具有很大优势。首先，中西医结合治疗可以明显改善临床症状，随着肾功能的逐步进展，多数患者可出现恶心欲呕、食欲下降等表现，同时伴有神疲乏力、腹胀等脾肾不足之象，这时中医可选用健脾益肾、利湿降浊之法，不但可以增进食欲，改善能量代谢，还可升高血清白蛋白水平，改善营养状态；其次，根据患者神疲乏力、头晕等血虚之象，中医治疗可选用益肾生髓、益气养血之品，不但可以改善头晕乏力的临床症状，还可升高血红蛋白；而且，根据患者四肢酸痛、腰膝酸软等肝肾阴虚表现，可以加以补益肝肾之品，以改善症状及钙磷和骨矿物质的代谢。总之，中医在营养治疗中，应以改善症状为先导，辨证施治，方可相得益彰，提高营养状态，改善患者预后。

（杨丽艳　丘余良）

第二十八章 药物性肾损害的研究进展

凡是由药物引起的肾脏结构和 / 或功能损害,均称为药物性肾损害(drug-induced kidney injury, DIKI)。其中具有相应临床过程和表现者,称为药物性肾病(drug-induced kidney diseases, DIKD),主要表现为急性肾小管坏死(acute tubular necrosis, ATN)、急性间质性肾炎(acute interstitial nephritis, AIN)、慢性间质性肾炎(chronic interstitial nephritis, CIN)、肾小球肾炎(glomerulonephritis, GN)、急性梗阻性肾病、血管性损害以及泌尿系肿瘤等。药物导致ATN 或 AIN 的发生率高达 18.3%,部分抗生素、利尿药、血管紧张素转换酶抑制剂(ACEI)、血管紧张素Ⅱ受体拮抗剂(ARB)、非甾体抗炎药(NSAIDs)、免疫抑制剂、造影剂、抗肿瘤药、抗惊厥药、生物制品以及少部分中草药等均可引起肾脏损伤,其通过影响血流动力学、直接损伤细胞和组织、介导组织炎症反应和影响肾脏排泄功能,导致肾功能和结构的损害。

第一节 药物性肾损害

一、肾脏对药物毒性的易感性

1. **肾脏血流丰富** 每 100g 肾组织接纳血液约 350ml/min,其血流量占心输出量的20%~25%,因此进入肾脏药物量相对较大,受药物毒性作用影响也大。

2. **肾脏代谢活性高** 肾组织代谢率高,需氧量大,多种酶作用活跃,一些酶可将药物(如对乙酰氨基酚、非那西丁等)降解为有毒代谢产物。

3. **肾髓质中逆流浓缩系统的作用** 肾脏的逆流倍增机制,使许多药物在肾小管腔内被浓缩,肾髓质和肾乳头部的药物浓度明显更高,肾小管的主动分泌和重吸收功能可使药物在肾组织蓄积,故易遭损伤。

4. **肾小管上皮及管周微毛细血管易损伤** 肾小管上皮细胞和肾小球毛细血管内皮细胞的表面积较大,容易产生免疫复合物大量沉积,且肾小管上皮代谢旺盛,易受药物影响,管周微毛细血管细长,易受周围肾小管肿胀的影响。

5. **pH 值影响药物溶解度** 肾小管在酸化过程中 pH 值的改变会影响某些药物的溶解度,易使药物在远端肾小管和集合管降解或沉积,造成小管腔阻塞。

6. **低蛋白血症时对药物浓度的影响** 各类疾病引起的低蛋白血症时,可使血液循环中游离型药物浓度增加。

7. **肾血流量不足的影响** 血流动力学不稳定,如过度利尿导致脱水甚至休克,使血压下降,肾小球滤过率下降,常诱发药物中毒性肾病变。

8. **肾衰竭时药物半衰期延长** 肾脏为多种药物或其代谢产物进行排泄过滤,故其在滤过、排泄过程中易损伤肾,特别在肾功能不全时更明显。

9. 小儿肾储备力不足 小儿肾脏结构和功能到一定年龄才能发育成熟,特别在新生儿期及儿童期,本身肾储备力不足,更易受多种因素的影响。

二、药物性肾损害的机制

药物可通过下述 1 种或多种机制导致肾损害:

(一)直接肾毒性致肾实质性损害

药物本身或其代谢产物经肾脏排出时产生的直接毒性作用是药物导致肾实质性损伤的最主要机制。药物可以直接损伤肾血管内皮细胞、肾小管上皮细胞和肾小球细胞和 / 或诱发肾间质炎症反应,导致 ARF。

1. 血管损伤 许多药物可以损伤血管内皮,促进血小板聚集,引起血小板消耗,导致血栓性微血管病(TMA)。引起 TMA 的常见药物包括:①免疫抑制剂:他克莫司、抗 CD3 单克隆抗体、环孢素 A(CsA)等;②抗血小板药物:噻氯匹定、氯吡格雷和奎宁等;③抗病毒药物:干扰素、缬昔洛韦等;④化疗药物:丝裂霉素 C 和 2,2- 二氟脱氧胞嘧啶核苷等。

2. 肾小管损害 药物或其代谢产物可以直接损伤肾小管导致急性 ATN。由于近端小管在重吸收中发挥重要作用,所以药物导致的 ATN 最易发生在近端小管。导致近端小管 ATN 的药物主要包括抗生素、化疗药物、二碳磷酸盐化合物、免疫抑制剂和造影剂等。这些药物造成中毒、缺血、炎症或肾小管梗阻,扰乱线粒体的正常功能,分裂溶酶体膜和细胞膜,破坏离子梯度,促进自由基的形成和释放,最终导致 ATN。

(1)中毒性肾小管损害:氨基糖苷类主要损伤近端小管和集合管的 S1/S2 节段。其可以自由通过肾小球滤过膜,内吞进入细胞并且通过溶酶体抑制溶酶体酶活性。氨基糖苷类药物进入细胞后,半衰期明显延长至 100 小时(血浆内半衰期 3 小时),并不断在细胞内堆积,持续损伤小管细胞直至细胞坏死。肾损伤的程度可能与氨基阳离子的数量有关,其中,毒性最大的是新霉素,其次是庆大霉素、妥布霉素、丁胺卡那霉素和链霉素。氨基糖苷类可以损伤集合管造成尿镁的消耗和抗利尿激素(ADH)抵抗,导致低镁血症和少尿性 ATN。以下一些情况会加重氨基糖苷类药物的毒性作用:肾毒性药物的联合应用、高龄、肥胖、女性、低灌注、潜在肾衰竭或肝脏疾病、低镁血症、低钾血症、代谢性酸中毒等。

(2)渗透性肾小管损害:渗透性利尿剂(包括甘露醇、右旋糖酐和 706 代血浆)可以自由通过肾小球滤过膜,被近端肾小管重吸收,但不能被分解,从而不断堆积,形成渗透梯度,引起细胞内水分积聚,导致肾小管上皮细胞肿胀。细胞摄取不可代谢化合物如蔗糖也会导致肿胀和肾小管细胞损害。当存在肾脏基础病变时,血容量减少,高龄更容易导致肾小管损害,静脉使用渗透性利尿剂时必须严密监测肾功能。

(3)缺血性肾小管损害:免疫抑制剂、放射性造影剂和两性霉素 B 可以收缩血管导致缺血性小管损伤。神经钙调蛋白抑制剂、环孢素和他克莫司可能减少前列腺素,增加血管紧张素活性和内皮素,引起肾小球入球和出球动脉剂量依赖性收缩,导致 GFR 下降。早期可以通过调节剂量或停用药物逆转损害,但若出现萎缩、空泡形成和微钙化和局灶单核细胞浸润,则会加重近端小管损害。其他药物包括高剂量阿昔洛韦、更昔洛韦、甲氨蝶呤、茚地那韦同样能导致肾小管内阻塞,小管损害和 ARF。许多药物诱发的严重小管损害能够导致细胞凋亡和脱落、急性尿检异常、肾小管内阻塞和尿量减少。

3. 肾间质损害 可能与T细胞介导免疫反应有关,包括以下三个方面:①药物或其一部分作为抗原;②分子拟态;③机体的免疫应答基因。药物可能与肾小管抗原结合或沉积在间质导致免疫反应。这种免疫反应可以导致肉芽肿形成。还有一些药物(如新青霉素)可以作为抗原,与肾小管基膜结合,导致抗小管基膜抗体形成,诱发免疫反应。可导致AIN发生的药物包括青霉素类、头孢菌素类、苯妥英、噻嗪类、呋塞米、西咪替丁、雷尼替丁、利福平、别嘌醇、干扰素、非甾体抗炎药(NSAIDs)、克拉霉素、泰利霉素、COX-2抑制剂罗非考昔、质子泵抑制剂奥美拉唑、泮托拉唑等。

4. 肾小球性损害 有些药物能够改变肾小球组织结构和通透性,导致肾病性蛋白尿,其机制可能与中毒性淋巴因子有关。体液因素也可能参与肾损害,有些药物导致肾小球损害的同时还出现嗜酸性粒细胞和间质淋巴细胞浸润。不同药物导致的肾小球损害不同:NSAIDs、甲灭酸和非诺洛芬可以导致微小病变,而青霉胺、ACEI和磷甲酸可以导致膜性肾病,α干扰素与许多肾小球损伤有关,包括微小病变、局灶节段肾小球硬化伴脏层上皮细胞增生、新月体性肾小球肾炎及膜性肾病。

(二)血流动力学改变致肾前性氮质血症

药物可以通过引起全身血容量降低或作用于肾血管而导致肾脏血流量减少、肾小球滤过率降低,出现氮质血症,造成肾脏损害。

1. 血容量减少 以下情况下利尿剂会引起血容量减少,导致氮质血症:①存在基础有效循环血容量不足,如腹泻、呕吐、大量出汗或出血及心输出量减低、肝硬化和肾病等。应用一种利尿剂也会导致严重的容量不足。②联合应用利尿剂,在治疗心衰、肾病综合征和慢性肾衰竭的容量超负荷及神经外科应用渗透性利尿剂减少脑水肿时,联合应用利尿剂容易导致容量不足。③渗透性药物,一些渗透性造影剂或渗透性利尿剂通过改变渗透压,引起血容量下降,肾灌注不足,导致肾前性氮质血症。容量下降反射性引起肾血管收缩、肾小管重吸收钠增加以及尿量减少。持续的血管收缩将会导致肾小管坏死。

2. 血流动力学异常 ACEI、ARB、环氧化酶(COX)非选择性抑制剂、NSAIDs以及神经钙调蛋白抑制剂(CNI)等可以影响肾脏血流动力学导致肾小球灌注不足和肾前性氮质血症。CNI类如环孢素和他克莫司主要用于预防和抑制T细胞免疫反应,也可以刺激ATII、血栓素A_2、白三烯和内皮素的产生,抑制内皮源性NO的产生和释放,促进血管收缩,导致肾脏灌注压下降,引起肾前性氮质血症。

(三)梗阻致肾后性损害

药物或其代谢产物和病理作用产物可能导致肾内梗阻性病变,造成肾损害。例如,大剂量的阿昔洛韦和更昔洛韦引起肾小管内阻塞可以导致急性肾脏损害和伴随肾脏萎缩的慢性肾衰竭;磺胺类药物、甲氨蝶呤(MTX)会在肾小管内析出结晶,结晶尿和肾结石也可导致梗阻;血浆代用品(右旋糖酐、羟乙基淀粉等)以原形自肾脏排泄,在少尿状况下使用可能淤积并阻塞肾小管。此外,使用二甲麦角新碱、盐酸肼屈嗪、吲哚洛尔、阿替洛尔、麦角胺和双氢麦角胺可能引起腹膜后纤维化,导致输尿管阻塞,造成肾外梗阻。

(四)电解质和酸碱平衡紊乱

应用利尿剂及损伤远端肾小管的药物(如庆大霉素、顺铂、卡铂)会导致低钾血症。保钾利尿剂在容量不足或者联合应用其他影响血管紧张素转换酶的药物(如ACEI、ARB、肝素、环孢素、NSAIDs、COX-2抑制剂)时会导致高钾血症。噻嗪类利尿剂可以导致严重的低钠血症,同时由于容量减少,刺激ADH和醛固酮的释放,在髓质梯度存在的情况下增加水的重吸收。而环磷酰胺和长春新碱可以影响抗利尿剂对远端肾小管水排泄的影响,导致低钠血症。锂和脱甲氯四环素可以诱发肾性尿崩症从而导致高钠血症。有些药物可以影响近端肾小管碳酸酐酶的活性,导致近端小管性酸中毒。这些药物包括乙酰唑胺、多佐胺、磺胺、磺胺米隆、醋酸盐、6- 巯基嘌呤。氨基糖苷类和顺铂也能导致近端小管性酸中毒。抗肿瘤药物引起的肿瘤细胞溶解综合征致尿酸和血钙水平增加、糖皮质激素引起的糖和蛋白质代谢紊乱等均可能导致肾损害。

(五)药物致慢性肾损害

长期服用镇痛剂、钙通道阻滞药或锂可能会导致慢性肾损伤。有研究发现长期大剂量服用 NSAIDs 和镇痛药者进展为终末期肾衰的危险性更高。长期大剂量服用非那西汀、对乙酰氨基酚、阿司匹林和 NSAIDs 会导致髓质间质纤维化、单核细胞浸润和亨利袢萎缩,NSAIDs 和水杨酸盐还可以抑制前列腺素从而可能导致髓质缺血。COX-2 抑制剂塞来昔布也可以导致乳头坏死,这种损害通常不可逆,且逐渐进展至肾衰竭。长期服用 CNI 导致的肾衰,确切发病机制尚不明确,内皮素 -1 的释放和 NO 的减少及转化生长因子 β 的增加可能与之有关。

(六)假性肾毒性

一些药物可与肌酐竞争在肾小管的分泌(包括甲氧苄氨嘧啶和西咪替丁),导致与肾衰竭相似的血肌酐升高,但是无其他异常临床表现或尿检异常。类固醇和四环素促进分解代谢,血尿素氮升高,但无肌酐升高。还有一些药物能够影响实验室对血肌酐的测定,如维生素 C、头孢噻吩、先锋霉素、氟胞嘧啶、左旋多巴、甲基多巴。在血肌酐升高而无临床表现时必须考虑这些因素。药物导致的血肌酐升高通常是有限的,并且比较稳定,停药后很快恢复。

三、药物性肾损害的主要表现类型

1. 急性肾衰竭(acute renal failure,ARF) 最常见的原因为急性肾小管坏死(acute tubular necrosis,ATN)。药物可通过直接肾毒性引起 ATN,病理上以近曲小管损害(坏死及凋亡)和间质水肿为主,药物导致的 ATN 可以表现少尿性或非少尿性 ARF。药物引起的造成梗阻性 ARF,临床表现为少尿型或无尿型,实验室检查显示血肌酐和尿素氮水平迅速升高、肌酐清除率下降、尿比密和尿渗透压降低,可伴有代谢性酸中毒及电解质紊乱。

2. 急性间质性肾炎(acute interstitial nephritis,AIN) 药物可通过免疫反应引起 AIN,病理表现为肾间质广泛淋巴 - 单核细胞浸润,亦可有嗜酸和嗜碱性粒细胞浸润,临床可表现为:①全身过敏反应,主要是药物热、药疹、血嗜酸性粒细胞增多、淋巴结肿大等;②肾脏表现,出现程度不一的蛋白尿、血尿、白细胞尿、嗜酸细胞尿,若近曲小管受损还可出现尿糖、肾小管性蛋白尿、肾功能减退直至肾衰竭。病理表现为间质淋巴细胞、单核细胞、嗜酸性粒细胞和浆细胞浸润,水肿和小血管炎。

3. 肾炎综合征 / 肾病综合征 主要累及肾小球,病理表现为微小病变肾病、局灶性节段性肾小球硬化、膜性肾病或急进型肾小球肾炎,临床表现为蛋白尿、血尿、血压升高和水肿,长病程中可发展至慢性肾衰竭(chronic renal failure,CRF)。

4. 肾小管功能损害 近端小管损伤主要表现为范科尼综合征,尿钾、尿钠排泄增多,尿氨减少,糖尿,蛋白尿,碳酸氢盐尿,磷酸盐尿,肾小管性酸中毒等。远端小管损伤出现低比重尿,尿钾增多和镁消耗等,表现为低钾血症、低钠血症、低镁血症等。由于药物损伤的部位和机制不同,尿液检查可以是阴性,也可以有红细胞、白细胞管型和 / 或颗粒管型,甚至出现蛋白尿和结晶尿。病理改变表现为肾间质水肿和肾小管退行性改变如肾小管肿胀,刷状缘脱落,空泡形成,细胞核增大和多形核,细胞坏死和凋亡。

5. CRF 病理表现为间质纤维化、肾小管萎缩和局灶性淋巴 - 单核细胞浸润,严重者可伴有局灶性或完全性肾小球硬化。CRF 的临床表现常缺乏特异性,往往在实验室检查时才被发现,其中 30% 左右为肾乳头坏死。

6. 肾血管损害 许多药物可以损伤血管内皮导致 TMA,临床表现为血栓性血小板减少性紫癜(TTP)、溶血尿毒综合征(HUS),其特征为微血管病性溶血性贫血,血小板减少和器官缺血性表现;病理表现为血管内皮细胞肿胀,血管内血小板性血栓形成和微血管闭塞。

7. 其他 如狼疮样改变等。

四、常见的可致肾损害的药物

抗生素、造影剂和 NSAIDs 是既往导致医院获得性 ARF 的最主要 3 类药物,但近年来的临床数据显示抗生素所致 ARF 已明显减少,而 ACEI、抗肿瘤药物和抗病毒药物所致 ARF 却在增加,应引起临床医师的重视。

(一)抗感染药物

几乎所有类别的抗感染药物都有可能造成肾损害,但近年来仍以氨基糖苷类和 β- 内酰胺类药物最常见,抗结核类、多肽类和喹诺酮类药物则有上升趋势。氨基糖苷类药物是抗感染药物中最易造成肾脏损害的一类。研究表明,氨基糖苷类药物采用长间隔、高剂量(如1g/d)方案给药的疗效与反复多次小剂量给药的疗效相同,关键是肾毒性降低。头孢菌素类药物的肾损害机制主要是直接肾毒性作用,多见于第一和第二代头孢菌素类药物,但临床上个别第三代头孢菌素类药物头孢哌酮和头孢噻肟钠也可引起肾损害。碳青霉烯类药物亚胺培南引起 ATN 亦已有报道。多黏菌素 B 的毒性与剂量有关,3mg/(kg·d) 的剂量常导致肾小球滤过率降低,如未及时发现可引起 ATN。健康人使用正常剂量的万古霉素也可出现肾损害。磺胺类药物主要通过在肾小管内析出结晶造成肾内梗阻,导致肾后性肾衰竭。喹诺酮类药物中可致肾损害的主要有诺氟沙星、氧氟沙星和环丙沙星,部分患者在服用此类药物后会出现轻度的肾毒性反应。

抗结核药物中利福平也具有肾毒性,大部分在大剂量间歇疗法或停药后重新服用时发生,表现为流感样症状(如发热、寒战、肌肉酸痛)、消化系统症状(恶心、呕吐)以及出现血尿、蛋白尿,可发展至 ARF,个别患者还可出现肾病综合征。患者常合并免疫性溶血性贫血、血管内溶血、血小板减少性紫癜等血液系统异常,此为利福平引起肾损害的重要特征,发病机制则可能为免疫介导。利福平引起的肾损害的病理表现主要是 AIN 和急性肾小管坏死,诊断方法主要是临床诊断。利福平所致肾损害的病死率很低,引起的肾损害多可完全缓解,影响预后的主要因素是少尿阶段的持续时间,此阶段需要透析治疗。

常用抗病毒药物阿昔洛韦是以原形从肾脏排泄,易在肾小管中形成结晶而引起肾损害,临床可表现为用药后出现腰痛、恶心、呕吐、少尿,曾有报道在静脉内注射阿昔洛韦后出现 ARF。更昔洛韦、口服抗艾滋病毒药物茚地那韦也可造成梗阻性肾损害。抗逆转录酶药物替诺福韦可造成急性肾小管坏死,研究显示主要是造成线粒体损伤。此外,抗乙型肝炎病毒药物阿德福韦酯、抗巨细胞病毒药物西多福韦都有导致 ATN 和 Fanconi 综合征的报道。两性霉素 B 是一种肾毒性很大的抗真菌药物,对肾小管有直接毒性作用,这种毒性作用与剂量相关,两性霉素 B 还可引起肾出、入球小动脉收缩,使肾血流量和肾小球过滤率降低,从而导致急性或慢性肾功能损害。

(二)非甾体抗炎药

几乎所有的非甾体抗炎药(NSAIDs)均可引起肾损害,包括选择性环氧化酶 -2 抑制剂如塞来昔布、罗非昔布、尼美舒利等。NSAIDs 共同的肾毒性机制是干扰花生四烯酸的代谢,抑制环氧化酶的活性,减少具有舒张血管作用的前列腺素的合成,从而使肾血管收缩,肾灌注不足。NSAIDs 引起 ARF 往往与某些危险因素的存在如有效血容量减少、年龄大、CRF、同时使用 CsA 等有关。NSAIDs 还可引起肾病综合征、间质性肾炎、ATN,长期使用可引起肾乳头坏死,是引起肾损害最严重的一种类型,常见于用药长达 5~10 年的患者,又称止痛药肾病,以非那西汀和对乙酰氨基酚用药者最为多见。由于国内含对乙酰氨基酚的复方制剂多达 30 余种,且不少为非处方药,使用广泛,故应予以重视。

(三)抗肿瘤药物

目前常用的具有肾毒性的抗肿瘤药物有顺铂、异环磷酰胺、MTX、西妥昔单抗、帕尼珠单抗、丝裂霉素、吉西他滨和血管生成抑制剂等。顺铂是最易发生肾毒性的化疗药物之一,其肾毒性呈剂量依赖性,发生机制主要是顺铂在肾小管上皮中蓄积,损伤细胞核和线粒体 DNA,同时诱发炎症反应,加重肾损害。顺铂引起肾损害的临床表现为肾小管性蛋白尿、尿酶增加、多尿、尿酸化功能障碍、肾性失盐以及尿中钾、钙、磷、镁排出增加和 Fanconi 综合征等。MTX 在常规剂量使用时一般不会引起肾毒性,但当尿液中的 MTX 浓度 >1mmol/L 且呈酸性(pH 值在 5 左右)时,MTX 及其代谢产物就易在肾小管和集合管出现结晶、沉积,从而引起梗阻性肾损害。丝裂霉素肾毒性的个体敏感性差异较大,并与剂量相关和有累积效应,肾毒性在多疗程累积剂量 >60mg/m^2(1.5~4.0mg/kg)或与其他药物如氟尿嘧啶合用时明显增加。表皮生长因子受体拮抗剂如西妥昔单抗,其主要肾损害表现是尿镁排出增加,10%~15% 的用药患者会出现低镁血症。帕尼珠单抗的肾毒性与西妥昔单抗类似。帕米膦酸二钠可导致肾小球脏层细胞凋亡,引起肾病综合征和 AKI,最常见的病理表现是 FSGS。干扰素也可引起肾小球损害。吉西他滨可引起溶血性尿毒综合征。血管生成抑制剂如贝伐珠单抗、索拉非尼、舒尼替尼治疗常导致轻度蛋白尿及高血压,但也有引起高度蛋白尿及 AKI 的报道,最常见的病理表现为血栓形成性微血管病。异环磷酰胺的肾毒性包括近曲小管损伤和出血性膀胱炎,临床上可出现 Fanconi 综合征、肾性尿崩症、血尿,少数情况下可引起 AKI。异环磷酰胺引起肾损害的高危因素包括既往使用过顺铂、患有慢性肾脏病、累积剂量 >90g/m^2。

(四)免疫抑制剂

常用的免疫抑制剂有 CsA、他克莫司、硫唑嘌呤、环磷酰胺、咪唑立宾,不仅用于器官移植后抗排斥反应的患者,也用于肾病综合征以及自身免疫疾病的治疗。在这些免疫抑制剂中,近几年使用最广泛的是 CNI 类如 CsA 和他克莫司,CNIs 的共同副作用是肾毒性,可分为急性和慢性。据调查,他克莫司的肾毒性发生率达 18.9%。CNIs 的急性肾毒性与药物引起的肾脏入球小动脉收缩有关,是可逆的,并可随 CNIs 剂量降低或停用、肾脏血流动力学的改善而使肾功能恢复正常。CNIs 长期使用引起的慢性肾毒性是影响其长期使用的主要障碍,患者会逐渐出现肾小管及肾小球功能障碍,目前其发生机制尚未明确。有研究发现,CNIs 通过肝脏代谢,常规剂量使用时的最主要危险因素是致肝功能异常,其他危险因素包括导致血清白蛋白水平低下和红细胞比容降低。另有研究发现,携带 *CYP 3A5*1/*1* 和 *CYP 3A5*1/*3* 基因突变纯合子是 CNIs 引起慢性肾毒性的显著的危险因素。对于 CNIs 引起的慢性肾损害,现在尚无好的治疗方法,但一般认为 CNIs 的肾毒性与剂量相关。

（五）转换酶抑制剂和血管紧张素Ⅱ受体拮抗剂引起的肾损害

血管紧张素Ⅰ转换酶抑制剂是近十几年来临床广泛应用、疗效显著的一类降压药,而且具有不依赖于降压作用的肾功能保护作用。近几年来有关报道表明,各种血管紧张素Ⅰ转换酶抑制剂均可引起急性肾衰竭,可以表现为过敏性急性间质性肾炎或急性肾灌注不足;也可以表现为肾小球病变(有时可表现为肾病综合征)或肾小管功能障碍(高钾血症型肾小管酸中毒)。血管紧张素Ⅱ受体拮抗剂(血管紧张素Ⅱ受体阻滞剂)是近几年来应用于临床的另一类疗效显著的降压药,但是临床引起肾脏损害也偶见报道,其表现与血管紧张素Ⅰ转换酶抑制剂有某些相似之处(如急性肾衰竭),其确切发病情况有待于进一步研究。

（六）马兜铃酸类药物（见本章第二节马兜铃酸肾病）

（七）调节代谢药物引起的中毒性肾病

调节代谢药物引起的肾脏损害较为常见,如别嘌醇、他汀类降脂药、硫氧嘧啶类药物等。别嘌醇引起的肾损害主要表现为急性过敏性间质性肾炎和急性肾小管坏死;他汀类降脂药引起的肾脏损害主要表现为急性肌肉裂解症和由此而引起的急性肾小管坏死,有时可伴有高钾血症。对服用他汀类降脂药后出现的肌肉酸痛、乏力、纳差者,临床医师一定要注意及时检查患者的肾功能、电解质、血气分析、血肌红蛋白水平,及时明确有无他汀类降脂药引起的急性肾衰和高钾血症,并及时给予积极治疗或抢救。硫氧嘧啶类药物和他巴唑等抗甲亢药物引起的肾损害主要表现为急性间质性肾炎、系统性血管炎和血栓性微血管病(溶血 - 尿毒综合征)、肾小管酸中毒等。发生系统性血管炎时,可伴有坏死性肾小球损伤和肾小球肾炎,也可伴有急性肾衰或快速进展性肾衰竭。

（八）消化系统用药引起的中毒性肾病

消化系统用药如西咪替丁、奥美拉唑等可引起肾脏损害。西咪替丁引起肾脏损害的主要表现为急性间质性肾炎、急性肾小管坏死和肾小管酸中毒,有时可出现一过性血尿素氮水平升高,停药后可恢复正常。奥美拉唑引起肾脏损害的主要表现为急性间质性肾炎和肾小管酸中毒(远端型),但发生率较低。

（九）其他药物

造影剂引起的肾损害发生率较高,临床上应尽量选用不含碘、非离子型、低渗性的造影剂,并在造影前后适当补液。其他易致肾损害的药物还有很多,如利尿剂氨苯蝶呤、呋塞米、噻嗪类药物,甘露醇、低分子右旋糖酐,抗惊厥药物卡马西平、苯妥英钠以及重金属汞、铅、镉、锂、金、锗等。

五、药物性肾损害的诊断

药物引起的肾损害,临床症状较为潜隐,部分患者直到肾小球滤过率明显下降时方始明显,因而易被临床医生忽略而误诊,而早期诊断和处理对肾功能恢复至关重要。临床一般根据以下几点做出判断:

1. 服药史　用药史是最重要的诊断依据。如患者用药前肾功能正常,用药后出现肾功能异常,提示药源性肾脏损害的可能。可根据服药的种类、剂量和疗程初步分析肾损害与药物之间可能的因果关系。

2. 全身表现 不同类型药物性肾损害的临床表现各异,如过敏性急性间质性肾炎常伴有发热、皮疹、关节痛和血、尿嗜酸性粒细胞增多等表现。大部分药物性肾损害,尤以慢性肾损害者临床过程隐匿,临床表现不典型,容易忽视。

3. 泌尿系表现 及时发现泌尿系统损害是早期诊断药物性肾损害的重要线索。凡用药后有以下表现应高度怀疑:①少尿或无尿;②蛋白尿、管型尿;③血尿;④结晶尿;⑤夜尿增多;⑥不明原因水肿;⑦不明原因高血压等。

4. 实验室检查 尿酶增高和肾小管性蛋白尿是诊断药物性肾损害的早期敏感指标,通常检测 $β_2$- 微球蛋白、溶菌酶和 N- 乙酰 -β 氨基葡萄糖苷酶等可见异常。有些可见肾功能异常,如无法确诊可考虑行肾活检以明确诊断。病理学检查:肾小球病变轻,肾小管、间质病变重,易致慢性间质纤维化,注意血管病变。

六、药物性肾损害的治疗

一旦发现有肾损害即应立即停药并积极治疗并发症,同时给予对症支持治疗,包括充分补充液体、纠正电解质和酸碱失衡紊乱、保持血流动力学平衡等。

药物治疗方面,糖皮质激素适用于治疗 AIN,可迅速缓解全身过敏症状并加快肾功能恢复,防止间质纤维化,有明显肾功能减退或肾活体组织检查显示间质浸润较严重或有肉芽肿形成等情况时均应及早使用。还原型谷胱甘肽具有解毒、抗氧化、保护肾小管上皮细胞作用,适用于治疗急性肾小管坏死,成人用药剂量为经静脉内滴注 1 200mg/(1.73m² · d)。碱化尿液可增加尿蛋白及尿酸盐的溶解,有利于肾脏阻塞的缓解,适用于治疗有磺胺结晶沉积及阻塞肾脏者。严重的 ARF 和 CRF 应进行透析治疗。有研究表明应用以下中药能改善肾脏损伤:①冬虫夏草及其制剂;②大黄制剂;③川芎及其制剂;④丹参及其制剂;⑤黄芪;⑥积雪草等。

七、药物性肾损害的预防

1. 避免和纠正各种危险因素。危险因素包括老年人、肾功能不全、心力衰竭、糖尿病、过敏以及各种可能引起肾灌注不足(如脱水、休克)的因素等。

2. 尽量选用肾毒性小或无肾毒性的药物,避免几种有肾毒性的药物合用或在短时间内相继使用。

3. 药物使用过程中注意剂量、疗程,应根据患者的肾功能及存在的危险因素确定合适的剂量、给药时间和给药途径。

4. 密切观察肾损害指标和尿量。

5. 水化和碱化尿液(将尿液 pH 值提高至 7.5),其中充分的水化可以预防造影剂、顺铂、MTX、苯溴马隆、磺胺类药物引起的肾损害,碱化尿液对减轻苯溴马隆、磺胺类药物的肾毒性有益。

6. 适当使用预防药物,如用钙拮抗剂可能可以减少 CNIs、两性霉素、造影剂等缩血管药物的肾脏不良反应。有报道小剂量活性维生素 D_3 也可以减少 CNIs 的肾毒性。N- 乙酰半胱氨酸有利于预防造影剂肾病;硫代硫酸钠和还原型谷胱甘肽可防治顺铂和造影剂引起的肾损害;阿米福汀可选择性地保护正常器官免受化疗、放疗的影响。美司钠能够有效预防异环磷酰胺和环磷酰胺的泌尿系统毒性,降低出血性膀胱炎的发生率。

随着新药不断的研发和上市,并广泛进入到临床应用中,药物性肾损害的种类及频率也会相应增加。对此,临床医生应高度重视,充分掌握相关知识,合理用药,对药物引起的肾损害早期发现、早期诊断、早期治疗。

（艾斯　郑健）

第二节　马兜铃酸肾病

马兜铃酸肾病是由于长期或过量使用含马兜铃酸(aristolochic acid, AA)成分的中草药而导致的肾小管间质病变,将含 AA 成分的中草药所引起的急性或慢性肾功能损害称之为"马兜铃酸肾病"。其病理表现主要为肾小管变性、萎缩及坏死和/或寡细胞性肾间质纤维化。临床有三种基本类型:慢性马兜铃酸肾病、急性马兜铃酸肾病和肾小管功能障碍型马兜铃酸肾病。其中以慢性马兜铃酸肾病最为多见,表现为"亚急性"或"快速进展性"肾功能损害,即使停药后均呈不可逆性进展,往往在数月或数年内最终发展为终末期肾病。近几年来对应用中草药时出现异常现象甚至致死的报道逐渐增多,某些中草药引起的肾脏损害已引起国内外学者的高度重视。1 项对 1980—1996 年的回顾性研究显示:17 年间国内共有 68 篇 252 例有关因中药导致肾损害的临床报道。

一、马兜铃酸肾病的提出

草药肾病(herb nephropathy, HN)是指临床使用草药治疗疾病过程中出现的意料不到的肾功能和结构的损害。含马兜铃酸的草药可引起肾脏损害,有学者将这类特殊的肾病命名为"中草药肾病"(Chinese herb nephropathy, CHN)。马兜铃酸(aristolochic acid, AA)是导致 CHN 的主要物质,故国内学者建议将 CHN 称为马兜铃酸肾病(aristolochic acid nephropathy, AAN)。AA 引起急性肾衰竭的病例是国内吴松寒 1964 年最先报道,由服用大剂量木通煎剂引起;慢性进行性肾衰竭病例却是比利时学者 1993 年最先报道,发现 9 名妇女接受含中草药成分的减肥药治疗后出现快速进展的间质纤维化肾炎,其中 8 例经肾活检证实为广泛性间质纤维化而无肾小球损害,9 例中有 2 例初诊即被发现为终末肾衰立即进行透析。此后比利时的其他学者又相继追踪研究,在 2 年内共报道类似病例 45 例次。欧洲和亚洲又报道不少类似病例。国内学者从 20 世纪 40 年代起报道服用中草药雷公藤中毒死亡后,人体及实验动物出现胃肠道、心肝肾充血、出血与心肌、肾小管的变性与坏死,动物神经细胞的变性等。

迄今为止,从马兜铃科马兜铃属植物中得到并鉴定的化学成分有 140 多种,主要包括 AA 及其衍生物、生物碱、萜类等。AA 是马兜铃属植物的主要成分,AA 又名木通甲素,aristolochine,分子式 $C_{17}H_{11}NO_7$,相对分子质量 341.29,其植物来源为马兜铃、大叶马兜铃、东北马兜铃、木香马兜铃、朱砂莲等。该类物质包括分子结构相似的有 9 种成分,分别是 I(A)、Ia、II、III、IV、B、C(IIIa)、D(IVa)和 E。日本报道以 AA-I、II、D 为主,而比利时报道主要以 AA-I、B、C 为主,因为防己中主要含 AA-I、B、C 几种成分。马兜铃属植物广泛分布在热带和亚热带地区,据文献报道全世界有 350 余种,在中国、印度等国较广泛地供药使用,在我国有 40 余种,其中有些是常用中药,如马兜铃(北马兜铃的果实)、青木香(马兜铃的根部)、天仙藤(马兜铃的茎)、广防己(木防己)、汉中防己(异叶马兜铃)、关木通(木通马兜铃)、寻骨风(绵毛马兜铃)等。部分中成药如龙胆泻肝丸、八正丸、耳聋丸、关木通饮片、分清止淋丸、妇科分清丸、复方珍珠暗疮片、排石颗粒(冲剂)、纯阳正气丸、大黄清胃丸、当归四逆丸、导赤丸、跌打丸、冠心苏合胶囊、辛夷丸、十香返生丸、济生结核丸、清血内消丸等均含有 AA。除了中国含 AA 的草药可引起 CHN 外,还有欧洲巴尔干半岛的面粉(含铁线莲状马兜铃)引起的巴尔干肾病(Balkan endemic nephropathy, BEN),其临床表现和病理改变都与 CHN 极为相似,只是发病速度不同,CHN 是 6~24 个月;BEN 是几年甚至 20 年以上,这可能与摄入量的多少有关。印度人慢性间质性肾炎发病率高可能与印度的马兜铃属草药(aristolochiasp)的广泛使用有关。日本曾报道患者因服用中药出现 Fanconi 综合征;美国、加拿大、澳大利亚、法国等国家也先后报道了不少类似病例。

除了马兜铃酸类植物之外,国外的其他草药也可引起肾脏损害,如传统非洲草药引起急性肾衰竭(ARF)占一些非洲国家所有 ARF 的 35%。美洲地区也有草药引起急性肾小管坏死的报道。国外一些学者研究发现,不少国家均有传统草药引起不良反应之报道,包括草药引起的肾病,故认为将此种草药肾病笼统地称为"中草药肾病"甚为不妥,建议改称为"草药肾病"。

二、草药肾毒性产生的原因

1. 中药治疗没有遵循辨证施治和中病即止的原则 辨证施治是中医治病的灵魂,在众多中草药肾损害的临床报道中,其主要原因多为缺乏辨证施治的准确性。此外,常因用药时间太长,违背了中医治病的"中病即止"原则,有的中药使用达数年之久,就利水渗湿药而言,古代医家对其使用强调的是"衰其大半而止之",否则易致"利水伤阴"等后果。

2. 药物的误用 木防己和汉防己、相思子和赤小豆等混淆使用。防己是常用的利水消肿、祛风止痛药,药用防己来源较多,名称亦较混乱,其中主要有粉防己(汉防己 *Stephania tetrandra* S. Moore)为防己科植物粉防己的干燥根,广防己(木防己 *Aristolochia fangchi* Y. C)为马兜铃科植物广防己的干燥根,还有马兜铃科植物异叶马兜铃的根亦入药称"汉中防己"。广防己(木防己)、汉中防己为马兜铃科植物含有马兜铃酸成分,有可能造成肾间质损害。Chen 等在最近的研究报告中指出,在比利时等先后报道的"中草药肾病"的患者中可能有的患者是由于误将木防己为汉防己使用所致。在英国报道的 2 例患者可能发生于木通缺少正确的药物鉴定,因而疏忽将关木通(马兜铃科缠绕藤本植物木通马兜铃 *Aristolochia manshuriensis* Kom)误用为川木通(毛莨科小木通 *Clemati sarmandis* Franch)。

3. 剂量不合理 中药在短时间用量过大是造成中毒引起肾脏损害的主要原因,据统计约占 93.25%。如木通药典剂量为 6~9g,在此剂量罕见肾毒性的报道,国内报道引起急性肾衰竭的剂量范围较大,在 10~120g,多数为 30g 以上,甚至为 60~120g。因此,要规范用药,避免随意加大剂量。动物实验观察到用药典法定剂量的关木通[0.1g/(kg·d)],相当于人用剂量 0.1g/(kg·d)给大鼠灌胃 2 个月,大鼠肾脏结构、肾功能等均无明显改变,而大剂量[60g/(kg·d)]给大鼠灌胃 3 天即可出现急性肾衰竭。

4. 对于药物肾损害的危险因素缺乏了解 在存在肾损害的危险因素的时候使用对肾脏有损害的药物,肯定会增加药物肾损害的可能,如腹泻、减肥、原发性肾脏疾病时要慎用对肾脏有损害的药物。

5. 药物制作工艺的粗糙 如雷公藤多苷广泛用于肾脏病及风湿病的治疗,但是不同厂家的产品毒副作用不同,事实上国内生产此药的厂家尚有一部分没有达到药品生产质量管理规范(GMP)标准。因此进一步改进生产工艺、提高产品质量对于减少药物的毒副作用有十分重要的现实意义。

6. 积蓄中毒 一些中草药单次剂量毒性并不大,但连续服用就可能积蓄中毒。因此,在中药治疗中要注意控制疗程,对有积蓄中毒可能的药物应采用小量、间断服药的方法,减少积蓄中毒的可能,对慢性肾病患者需长期服用某类药物时,应了解所含有效成分的排泄半衰期及体内代谢过程,并了解和监测患者的肾功能。

7. 炮制不当 中药的炮制和用法是保证临床用药安全有效的重要内容,具有很强的经验性和科学性。含有毒性药和烈性药,炮制不当服用后可致中毒。如草乌、川乌、附子、半夏、巴豆等毒性较大的生药,若炮制不当或未经炮制,服用常量也会出现严重中毒。实验也证明,炮制确可降低或消除中药的毒性,如乌头经煮制后,其中剧毒的双酯类生物碱能够转变为毒性只有原来的 1/4 000~1/2 000 而药效相当的胺醇型生物碱。因此,合理炮制是确保安全用药的重要措施。

8. 储存变质 中草药材许多含有大量的糖、淀粉、蛋白质、挥发油等成分,若储存方法不当,药物会产生霉变或变质,服用这样的中药也容易产生中毒而致肾脏损害。

9. 煎服不当 不同的中草药有不同的煎煮要求,如附子应先煎 30~60 分钟,山豆根不宜久煎,煎煮时间越长,其毒性越强等。此外,煎药器具不当,如用金属锅煎药,可能会导致某些药物性质变化而导致肾脏中毒损害等。

10. 配药相反 一些本来单用无害的药物,却因相互作用而产生毒性或强烈的副作用。如甘草配伍甘遂、细辛配藜芦,则毒性增大。有报道因中药配伍相反而导致肾脏损害者,因此,要掌握中药配伍禁忌。

11. 过敏体质 不同的个体对药物的反应也有所不同,在药量方面,某些药物在法定剂量时一般不出现毒性,但是对敏感的个体却会引起中毒;体质虚弱者虽服用常量,由于机体对药物的耐受力较低、适应性较差,也可引起中毒。因此,在用药前要详细询问个人生活史,特别要注意患者的年龄、性别、生理状态等,对孕妇、老人、儿童及过敏体质者,慎用有毒性中药,以免引起肾脏损害。

12. 中西药混用 目前中西药联合用药越来越普遍,尤其是治疗慢性病,中西药组成的复方制剂更为常见,使用时间更长。中西药合理的使用,可以增强疗效或减轻副作用,而不合理的使用,或把中西药组成的复方制剂误认为纯中药制剂而长期服用,可能造成更多的不良反应。如 1997 年,比利时学者发现在数千名服用含有 AA 类成分的减肥药人群中,有部分人表现出肾功能损害的现象,经研究发现在服用减肥药的同时服用抑制食欲的芬氟拉明或安非拉酮及利尿药、缓泻药、镇静剂等会增加泌尿系统的敏感性,提高了药物中的有毒成分对肾脏损害作用。

三、马兜铃酸肾病的发病机制

马兜铃酸肾病的发病机制目前尚不清楚,存在多种观点,主要有细胞毒假说、肾缺血假说、免疫反应假说、AA-DNA 加成物致病假说等。不同成分的 AA 产生不同的临床肾脏损害类型,日本报道较多的是疾病时期阶段和范科尼综合征表现,比利时报道主要以终末期肾衰为主,因此 Tanacare 认为,服用 AA 的成分差异、剂量不同而产生不同的临床肾损害类型,此外可能还有种族易感性因素。近年来初步研究认为,可能涉及肾小管上皮细胞凋亡或坏死、肾小管上皮细胞转分化为肌成纤维细胞(myofibroblast, MyoF)、间质 MyoF 增殖和细胞外基质增多、AA 加成物、血清素增多、肾组织缺血、其他植物毒素的参与等若干方面。

（一）肾小管上皮细胞坏死或凋亡

AA 可以直接损害肾小管上皮细胞,尤其是近端小管上皮细胞。体外和体内研究均表明 AA 可以引起小管上皮细胞凋亡,其作用与 AA 浓度呈正相关,机制目前尚不清楚,原因之一可能与 AA 引起细胞内钙浓度升高有关,而钙拮抗剂可抑制凋亡发生。关木通（其主要成分为 AA）可导致人类肾小管变性坏死和致大鼠发生急性肾小管损伤及肾小管上皮细胞凋亡。有人报道在体外猪肾小管上皮细胞（LLC-PK1）的培养液中加入 AA-I 后,肾小管上皮细胞发生明显凋亡,其作用与 AA-I 正相关。动物实验证明:给大鼠腹膜注射 AA 5mg/（kg·d）,24 周后出现部分肾脏近端小管上皮细胞凋亡或坏死,小管萎缩,小管扩张和局灶间质纤维化。AA 单一成分可诱发动物发生慢性间质纤维化,其过程是在小管上皮细胞凋亡或坏死的基础上,逐渐出现肾间质瘢痕形成和肾间质纤维化。

（二）肾小管上皮细胞转分化

近年来研究表明,肾小管上皮细胞转分化很可能是肾间质纤维化的重要机制之一。所谓"小管上皮-间质细胞转分化"（epithelial-mesenchymal transdifferentiation）是指在某些细胞因子-生长因子的刺激下,体外培养的小鼠或大鼠肾小管上皮细胞可转变成肌成纤维细胞（myofibroblast, Myof）,又称"小管上皮-肌成纤维细胞转分化"。文晓彦等报道在体外实验中,将 AA-I 加入肾小管上皮细胞培养液中,发现 AA-I 可诱导肾小管上皮细胞发生转分化,转变为肌成纤维细胞,其主要标志为小管上皮细胞表达平滑肌肌动蛋白、波形蛋白、角蛋白表达明显抑制;单核细胞趋化蛋白 1 和 AA-I 对人肾小管上皮细胞转分化有协同作用。而这种协同作用可以被血管紧张素 I,I 型受体拮抗剂（缬沙坦）抑制。陈文认为慢性马兜酸肾病患者的肾小管上皮细胞可转化为肌成纤维细胞,参与肾间质纤维化,而这种细胞转分化很可能与其自身高表达转化生长因子-β1（TGF-β1）相关。TGF-β1 是目前公认的最重要的肾脏致纤维化因子,α-平滑肌肌动蛋白（α-SMA）是肌成纤维细胞的重要标志,而波形蛋白（Vim）是间质来源细胞的标志,肾小管间质中 α-SMA 及 Vim 阳性表达面积与肾间质纤维化面积呈正相关,提示肌成纤维细胞可能在肾间质纤维化中发挥作用。最近动物实验证明:腹膜内注射 AA-I 可引起大鼠肾间质纤维化和慢性肾衰竭,在此种动物模型中同样存在肾小管上皮细胞转分化。

（三）AA 的 DNA 加成物（DNA adducts）

Schmeiscr 报道在 5 例 CHN 患者的肾标本中测到 AA 的 DNA 加成物,它是 AA 的代谢产物,有促进肾间质纤维化的发生和致癌作用,而非 CHN 的肾病患者中未发现 DNA 加成物。Stuborova 通过 ^{35}P 标记对接受肾移植的 CHN 患者的摘除肾进行研究,发现 AA-I 的主要代谢产物可以通过过氧化物酶和细胞色素 P450 的激活形成 DNA 加成物。还有学者在 AA 喂饲的小鼠和大鼠肾组织中也发现了 AA 的 DNA 加合物。Nortier 对于一组 39 例接受肾移植患者的摘除肾进行研究,发现在所有的肾组织中,均存在着 AA 相关的 DNA 加成物,其中 17 例有输尿管癌、肾盂癌或两者均有,1 例膀胱癌,另外 19 例患者均存在轻到中度的尿路结构不良。

（四）肾间质成纤维细胞增生或活性增加

AA 可直接刺激成纤维细胞增生或活性增加,导致肾间质纤维化。Depierreux 报道 AA 可以直接刺激间质成纤维细胞,引起间质纤维化和随后发生的小管损伤和血管狭窄,成纤维细胞无明显增加,但其活性明显增高,导致间质细胞外基质增多、间质纤维化和随后发生的小血管狭窄,但细胞数无明显增加。唐功耀等用 AA-NA 刺激体外培养的 HK-2 细胞和人肾间质纤维细胞,发现能上调这两种细胞的转化生长因子β1、纤溶酶原激活物抑制物1及金属蛋白酶组织抑制物1 mRNA的表达。并能上调人肾间质纤维细胞的Col I mRNA表达。由此认为,一方面AA能直接刺激及激活间质成纤维细胞,分泌细胞外基质,导致肾间质纤维化。另一方面,活化后的小管上皮细胞释放转化生长因子β1等促纤维化因子进入肾间质,以"旁分泌"形式作用于肾间质纤维细胞,促进肾间质纤维细胞活化并合成细胞外基质,参与肾间质纤维化。

(五)肾组织缺血

AA类药物可以损伤肾小血管壁,表现管壁增生、增厚、管腔狭窄,引起缺血,特别是间质的慢性缺血,小管间质对缺血敏感,最终导致小管萎缩和间质纤维化。Sun等在AAN小鼠模型中观察到,肾间质纤维化区血管内皮细胞生长因子表达减少,肾小管周围毛细血管进行性丢失,缺氧诱导因子1α表达上调。因而推测肾小管周围毛细血管的缺失,局部的缺血缺氧可能是AAN肾小管间质纤维化的重要原因。

(六)血清素

许多患者口服减肥药(含AA药物)同时服用食用食欲抑制药(芬氟拉明和二乙胺苯丙酮),芬氟拉明是血清素增强剂,二乙胺苯丙酮是拟交感神经药,都有血管收缩作用。研究证实,血管收缩会加重有潜在肾毒性药物的肾毒性。AA在持续的肾血管收缩的情况下可造成肾间质纤维化。大鼠腹膜内注射血清素可引起肾缺血性损害和快速进展性肾间质纤维化,并血中测到"血清素"物质,推测血清素引起肾小球前血管持续性收缩造成缺血性肾损害及巨噬细胞明显增殖,在较短时间内进展到肾间质纤维化,可能是AA引起肾间质纤维化的原因之一。

(七)细胞毒假说

AA具有细胞毒性,可通过多种途径导致AAN:①短期内大剂量AA作用于肾小管上皮细胞,可致细胞坏死及凋亡,出现急性AAN。②小剂量AA作用于肾小管上皮细胞,可使细胞变性、萎缩,出现肾小管功能障碍型AAN。③小剂量AA反复作用于肾小管上皮细胞,使之活化并释放TGF-β等因子,旁分泌作用于肾间质成纤维细胞,活化乃至转分化该细胞成肌成纤维细胞,分泌ECM;还能通过肾小管上皮细胞胞饮及胞吐作用,或通过肾小管上皮细胞间隙进入肾间质,直接刺激肾间质成纤维细胞,使之活化及转分化,分泌ECM;还能刺激肾小管上皮细胞转分化成肌成纤维细胞,分泌ECM;活化的肾小管上皮细胞及成纤维细胞还能释放促ECM生成及抗ECM降解因子(TGF-β、CTGF、PAI-1及TIMP等),增重肾间质ECM蓄积,最终导致肾间质纤维化。④AA还能通过肾小管进入肾间质,直接刺激及激活间质成纤维细胞分泌细胞外基质,致肾间质纤维化,后两种机制均参与了慢性AAN的形成。

(八)免疫机制介导引起肾间质纤维化

Vanherweghem给广防己导致的肾病患者泼尼松治疗1年,其间质纤维化的发展速度减慢,推测这可能与激素干扰了T淋巴细胞功能及介质的合成有关,故考虑是免疫介导的肾间质纤维化。但患者的肾间质细胞浸润不明显,又很难支持这一学说,所以免疫机制是否参与尚无确凿证据。AAN肾间质为寡细胞性纤维化,病变部位无明显炎性细胞浸润,免疫病理检查也多为阴性,故国内外多数学者认为,细胞和体液免疫机制均不是AAN的主要发病机制。

(九)与磷脂酶A₂(PLA₂)相关的损伤机制

在对中性粒细胞的研究中发现,AA可迅速抑制PLA_2的活性,在5分钟内抑制率即能达到 85% 以上,这一作用呈剂量依赖性。而 AA 对于 PLA_2 的强抑制作用势必会造成对花生四烯酸三条代谢途径的影响,从而影响到肾内的血流动力学、细胞增殖、炎症过程和组织修复等各个方面。由于部分炎症介质对炎症细胞的趋化作用,以及中性粒细胞、单核巨噬细胞等炎性细胞在启动和参与组织修复中具有关键作用,因此,AA 对 PLA_2 的抑制可能是 AAN 时与严重组织损伤不相协调的少炎症细胞现象的发生机制之一,并可能与组织修复不良有关。

(十)中药具有"胞质毒"特性

有学者认为 AA 所致的肾毒性可能是由于药物成分具有"胞质毒"特征。黎磊石等在观察关木通中毒患者的肾组织发现,肾小管上皮细胞内可见嗜碱性均匀物质突向管腔,电镜下显示层状结构。推测是关木通中毒的细胞代谢产物,认为关木通药物成分具有"胞质毒"的特征,能长期滞留于细胞内带来慢性肾损害。

(十一)其他

一般植物用药都是多种草药混合配伍,Tanaka 认为不能排除其他未知的植物毒素与 AA 的协同作用。Vanherweghem 认为非 AA 的植物毒素也是导致 CHN 肾间质纤维化的因素之一。Cosyns 的研究表明 AA 致 P53 基因突变和 P53 基因过度表达,这种异常与中药对泌尿系统的致癌作用密切相关。现已知 P53 为一种抑癌基因,监视着细胞基因组的完整性。在 DNA 受到破坏时,野生型 P53 诱导细胞进入 G1 期静止期,保证损伤的 DNA 得到恢复。如果修复没有成功,P53 通过诱导程序化死亡的基因转录,通过使细胞程序化死亡,阻止具有癌变倾向的细胞产生。有学者发现 AA 可以引起癌变但不伴随小管 - 间质病变。可以肯定的是 P53 蛋白作为细胞周期调控蛋白参与了部分肾脏小管 - 间质的急性或慢性病变,但是 AA 相关的 DNA 加成物的作用和致 P53 基因突变,以及与 AA 致小管 - 间质纤维化的关系都还有待于进一步研究。

四、马兜铃酸肾病的病理特点

(一)急性或慢性 AAN

肾脏体积缩小,两侧不对称,肾脏外形不规则。

光镜检查:弥漫性肾间质纤维化和肾小管萎缩或缺失,近端小管受累较重,病变以皮质浅层最明显,越往皮质深层病变越轻,无明显细胞浸润。与肾小管相比,肾小球病变较轻,多数肾小球有缺血征象,无系膜增生和毛细血管内血栓形成。肾小囊增厚较常见。小叶间动脉和入球小动脉管壁增厚,管腔狭窄,可有血管壁玻璃样变与硬化。输尿管轻中度不典型增生。

免疫荧光检查:大多数病例 IgA、IgG、IgM、C1q 和纤维蛋白原均阴性,少数病例有轻微的 IgM 和 C3 在系膜区呈颗粒样沉积,偶见 C3 在肾小管基底膜或肾间质的毛细血管壁上沉积。

电镜检查:间质可见大量胶原纤维束,肾小管基底膜明显增厚、分层,有坏死区域,肾小管上皮细胞萎缩。肾小管上皮细胞初级溶酶体和次级溶酶体增加。肾小球呈缺血改变,无电子致密物沉积。

(二)急性 AAN

符合急性肾小管坏死,两肾大小正常或偏大。

光镜检查:肾小管上皮细胞变性,节段性崩解,部分基底膜裸露,管腔中存在蛋白管型,肾间质轻度水肿。肾小球和小动脉无明显病变。

免疫荧光检查：大多数病例 IgA、IgG、IgM、C1q、C3 和纤维蛋白原均阴性。

电镜检查：肾小管上皮细胞刷状缘减少或脱落，线粒体肿胀及线粒体嵴消失，部分细胞器崩解，基底膜裸露，肾间质水肿。肾小球脏层上皮细胞足突部分融合，无电子致密物沉积。

（三）肾小管功能障碍型 AAN

两肾大小正常。

光镜检查：肾小管上皮细胞扁平、变性，部分崩解脱落，部分小管萎缩或扩张，病变以近曲小管为主。灶性间质纤维化，无细胞浸润。肾小球和小动脉无明显病变，偶见小动脉内膜黏液样增厚或玻璃样变。

免疫荧光检查：大多数病例 IgA、IgG、IgM、C1q、C3 和纤维蛋白原均阴性。

电镜检查：肾小管上皮细胞刷状缘部分脱落，线粒体肿胀，部分细胞器崩解及脱落。

（四）马兜铃酸肾病的临床特点

国外文献报道最多的病例是慢性进展性小管 - 间质损害，临床表现为所有患者都有不同程度贫血及肾衰竭，与一般间质性肾炎不同，约 2/3 患者有高血压，无明显蛋白尿及浮肿，尿沉渣检查也无明显异常。

1. 急性 AAN

（1）服药史：短期内大剂量服用含马兜铃酸的药物，或短期内频繁小剂量服用，停药后疾病继续进展。

（2）临床表现：病情进展迅速，近端及远端肾小管功能障碍，肾小管酸中毒，呈少尿性或非少尿性急性肾衰竭，可伴有近端及远端肾小管功能障碍，如肾性糖尿及低渗透压尿、尿酶明显增高、尿常规显示蛋白尿，伴有少量红、白细胞管型，可有轻度水肿、贫血，但少见高血压，患者常有肾外表现，如消化道症状（恶心、呕吐等）和神经系统损害（视听力障碍、震颤）等。实验室检查：血红蛋白下降、血小板减少，低渗尿、肾性糖尿、NAG 酶升高、大量蛋白尿（非无尿患者），血肌酐上升、血清白蛋白下降、肝功异常等；B 超检查：双肾偏大。

（3）病理特点：光镜下可见以皮髓交界为主的急性肾小管坏死，近端小管变性、坏死，上皮细胞重度滴状变性，节段性崩解，部分基底膜裸露，刷状缘脱落，管腔中可见蛋白管型，崩解的胞质组织，肾间质水肿，散在少量炎症细胞；肾小球系膜细胞轻度节段性增生；部分肾小球毛细血管袢开放欠佳；小动脉无明显病变。电镜：肾小管上皮细胞刷状缘脱落，线粒体肿胀及线粒体嵴消失，部分细胞器崩解，基底膜裸露，肾小球脏层上皮细胞足突部分融合，无电子致密物。免疫荧光：IgG、IgA、IgM、C3、纤维蛋白相关抗原（FRA）等均为阴性，或仅见少量 C3 沉积于系膜区及肾小管基底膜。

2. 慢性 AAN

（1）服药史：可由急性 AAN 进展而来，或有多年间断小剂量服用含马兜铃酸药物史，肾功能于停药后继续恶化。

（2）临床表现：病变表现为隐匿性进展，逐渐出现肾小管及肾小球功能损害，呈氮质血症或终末期肾衰竭，往往在数月或 1~2 年内发展到终末期肾衰竭，部分患者隐袭进展，10 余年才达到尿毒症。贫血出现较其他原因的肾衰竭早，血压轻中度升高。B 超示肾脏缩小，且双肾大小可不对称。实验室检查：血红蛋白下降，肾性糖尿，低渗尿，尿蛋白增加，血肌酐上升等。尿检呈肾性糖尿及轻度蛋白尿，低比重及低渗透压尿。有的学者将服用 AA 后半年至 1 年内进入终末肾衰的称为急进性 AAN,但其病理仍符合 AA 所致慢性肾小管间质肾病。

（3）病理特点:光镜下可见分布不均一的寡细胞性肾间质纤维化,肾小管大片萎缩及消失,肾间质大片纤维化,散在少量淋巴及单核细胞浸润;部分肾小球缺血性基底膜皱缩,毛细血管祥塌陷,直至缺血性球性硬化;小动脉壁增厚,管腔狭窄。电镜下可见肾间质束状胶原纤维,肾小管基底膜增厚、分层,肾小球基底膜皱缩及节段性增厚,毛细血管壁塌陷。免疫荧光多数标本均为阴性,或仅见少量 C3 沉积于系膜区及肾小管基底膜和间质毛细血管壁。

3. 肾小管功能障碍性 AAN

（1）服药史:常发生在小量间断服用 AA 药物,无明显服药特征,尚待进一步观察总结。

（2）临床表现:主要为肾小管酸中毒,肾浓缩功能轻度受损,多尿,肾功能基本正常,伴有恶心、呕吐等消化道症状,贫血及血压大致正常,有的伴有范可尼氏综合征,主要表现肾性糖尿、氨基酸尿、低磷血症、低尿酸血症和近端肾小管性酸中毒。实验室检查见血红蛋白正常,肾性糖尿明显、因尿糖增加使渗透压下降不明显,少量尿蛋白,肾功能正常,CO_2CP 明显降低,电解质紊乱;B 超检查示双肾大小基本正常。

（3）病理特点:光镜可见肾小管变性及萎缩,小管上皮细胞扁平,弥漫空泡变性,部分崩解脱落,部分萎缩,管腔扩张,肾间质无明显病变或呈轻度水肿,或有小灶状纤维化;肾小球无明显病变或轻度系膜基质增生;小动脉管壁轻度增厚。电镜可见肾小管刷状缘部分脱落,上皮细胞线粒体肿胀,部分崩解及脱落。免疫荧光检查阴性。

（五）诊断和鉴别诊断

目前对 AAN 的病因、发病机制、病理实质还不能明确定论,也没有明确的诊断标准。多数情况下是在存在药物肾损害的基础上来判定是否为 AAN。在确定 AAN 的过程中,需要排除其他因素;肾外因素,如减肥过程中限制饮食所致的容量不足;进行性肾脏疾病本身出现的肾脏功能和结构损害;有无其他药物肾损害,如风湿性疾病病程中患者可能服用了非甾体抗炎药等。

泌尿道上皮细胞癌发生率高,与 AA 累积量有关,当 AA 总剂量超过 200g,46%~50% 患者发生癌变,以浸润型移行细胞癌和非浸润型乳头状移行细胞癌多见,肾盂、输尿管和膀胱均可受累。癌变与 AA 的 DNA 加成物和 P53 过度表达有关。

（六）治疗

本病尚无成熟而统一的治疗方案。有报道肾上腺皮质激素可以延缓 AAN 早期肾功能的进展,但仍需更多临床试验验证。早期使用血管紧张素转换酶抑制剂（ACEI）或血管紧张素型受体拮抗剂（ARB）,可延缓或减轻间质纤维化。

（七）中医药防治 AAN 的临床思路

世界各地应用草药治疗疾病已有上千年的历史,在许多疾病的防治中发挥了很好的疗效。中国传统医药学是举世公认的伟大宝库,今后必将在挖掘、提高中进一步体现其科学价值和应用前景。但如果只重视草药的临床疗效,而忽视了草药的不良反应（包括肾脏毒性作用）,就可能影响我们对草药的全面认识和合理应用。因此,我们必须正确地认识到中草药造成的肾损害,纠正天然药物无毒或毒性小的偏见,同时也要避免以偏概全,对中草药肾毒性的认识扩大化,进一步加强草药不良反应的基础研究、临床研究和不良反应监测。

1. 充分认识 HN 的危害性，合理使用草药 消除中药安全无毒的错误观点，坚持辨证施治的原则，避免草药的不合理使用，包括重复使用、剂量过大、疗程过长等。中药使用过程中要注意肾功能的变化，尤其是小管功能的检测，这对于早期发现肾损害十分必要。对于药物引起的急性肾衰竭，症状明显者易引起重视，但对于慢性小管 - 间质损害，由于症状轻、非少尿型肾衰，往往误认为是原发性肾脏疾病的肾损害。

2. 加强草药肾毒性的临床研究 随着现代医学近年来在肾脏病的基础研究的深入，认识到在进行性肾疾患过程中，小管 - 间质病变决定了预后，由于中草药肾损害主要表现在小管 - 间质损害，这必然给中药在肾病领域的应用提出更高要求。因此，必须对长期使用中药对小管 - 间质功能和结构的影响予以重视。现阶段在中药治疗进行性肾脏疾病的临床研究中，国内主要是从中药对于肾脏的滤过功能减退方面的影响，缺少中药对于小管功能的影响的大宗临床资料，尤其缺少小管 - 间质形态学方面的资料。目前尚无中草药肾病的治疗方法，除停药一般按急性或慢性肾功能不全处理外，可以考虑使用冬虫夏草、糖皮质激素或钙内流拮抗剂，而这些治疗目前尚无完整的临床资料，积极开展中草药肾损害的干预研究十分必要。

3. 加强中草药肾毒性的基础研究

（1）加强中药对小管 - 间质的影响研究：对于引起急性肾小管坏死的、具有明显肾毒性的药物，应该从药物对小管上皮细胞的毒性、细胞 - 细胞间和细胞 - 基底膜间黏附、细胞骨架、细胞内钙依赖蛋白酶等多层次、多靶点进行研究；对于引起慢性间质纤维化的药物，应侧重于药物对成纤维细胞的细胞转型、细胞外基质合成及降解、纤维化的调控因子等方面的影响。

（2）加强有毒药物的药学研究。

（3）强化中药新药开发过程中的急性和慢性毒理试验：如开展尿酶的检测、小管 - 间质的形态学观察等，从而更好地证明新药的肾脏安全性。

（4）利水渗湿药和祛风胜湿药是研究的重点：肾脏疾病和风湿性疾病大多病程较长，需要长期用药，而且利水渗湿药在肾内科使用频率较高，引起肾脏损害的临床报道最多。美国 FDA 所关注的肾毒性单味主要集中在含 AA 成分的利水渗湿药和可能含有或混杂有 AA 成分的祛风胜湿药，如木防己、木通、细辛、威灵仙、追风藤等。

开展中草药毒性研究应在中医药理论指导下进行，中医药有着一整套独立的理论体系和研究方法。例如，单味中药含有数十种甚至上百种成分，具有多靶点、双向调理等药理作用，是多成分共存体系，中药的效用及毒性源于其多种化学成分共同作用于人体后综合反应，中药单体药效不能等同于单味药，中医方剂则充分利用了药物配伍后协同增效、纠偏制毒的特性，具有很强的经验性和科学性，且由于中药给药途径、疾病种类、用药过程、药物的相互作用、个体差异等因素的影响等，因此 AAN 的研究必须本着中医中药为主体，现代医学研究方法为用的原则开展工作。

4. 中医治疗 中医学者认为 AAN 辨证分型以脾肾阳虚、肝肾阴虚、水湿壅塞为主，由于"久病必虚""久病必瘀"，故认为"虚""瘀"为 AAN 的基本病理变化，采取益肾活血法为治疗 AAN 的基本治疗大法。临床上采用补肾、滋阴、活血、温阳、益气、行气等治法予以扶正、培本、祛邪，通过对机体局部的调整作用，扩张肾血管，提高肾血流量，促进纤维组织吸收。陈扬为等认为本病总属邪实所伤，正气受损，分热毒伤络、肾络痹阻、肾阳亏虚及气机壅滞、湿浊内闭四型，并分别依据中医辨证论治确立原则、治法及方药。张勉之等分为脾肾阳虚、肝肾阴虚及湿热壅阻三个类型,应用补肾活血法结合患者临床特点进行辨证加减,疗效肯定。俞东容等运用以下中药改善肾损伤:①冬虫夏草及其制剂;②大黄制剂;③川芎及其制剂;④丹参及其制剂;⑤黄芪;⑥积雪草。

附:部分草药导致肾脏病变的临床特点

文献报道可能导致肾损害的中草药大致包括:雷公藤(含昆明山海棠)、关木通、汉防己、天仙藤、青木香、山慈菇、马桑果、寻骨风、罂粟壳、棉酚、益母草、苍耳子、苦楝皮、天花粉、牵牛子、金樱子、土贝母、马兜铃、土荆芥、巴豆、芦荟、使君子、铁脚威灵仙、大枫子、草乌、含羞草、红椰子根、胖大海、白花丹、天麻、生黄芪、龙葵、相思子、野芋头、喜树、蓖麻子、黎辣根、蔓乌头等。

可能导致肾损害的中成药包括:含朱砂成分的安宫牛黄丸、朱砂安神丸、补心丸、肾炎四味片、斑蝥酸钠片、复方斑蝥散、三黄片、感冒通、速效伤风胶囊、中华跌打丸、芫花醇(引产)等。

1. 木通　《神农本草经》记载,木通无毒。新近出版的《中华本草》考证,正品木通为木通科木通,含木通皂元,利尿作用肯定,无肾毒性;关木通含 AA,过量或滥用可致肾脏损害;川木通含绣球藤皂和糖苷等,也无肾毒性。而历代本草所载的木通为木通科木通,现只在少数地区自产自销,商品流通药材则多为马兜铃科关木通和毛茛科川木通。有报道14 例木通中毒中所服用量 25~200g,其中因超剂量中毒致死 9 例,多数于服药后 2 天出现急性肾衰竭。小鼠动物实验,每天喂食木通煎剂约 0.083g,1 周后处死做肾脏病理检查,可见肾小管弥漫性变性坏死,大部分远端肾小管上皮细胞坏死脱落,管腔明显扩张,管腔内可见多数管型,以蛋白、细胞管型为主,间质充血,小管周围水肿,淋巴细胞浸润,对照组未见异常。

2. 汉防己和厚朴　Vanher Weghem 报道汉防己和厚朴引起快速进展性纤维化肾炎,9 例中 8 例经活检证实为广泛性间质性纤维化,而无肾小球损害,但经单味中草药研究都未发现其含有对肾脏有损害的物质,后来经 Pui-Hay But 及 Van Haelen 证实,在比利时进口的中药中混有含 AA 的木防己,而 AA 是一种很强的肾毒性物质,而且具有很强的致突变性,因而认为 AA 是导致肾损害的主要物质。

3. 雷公藤　早年多有内服雷公藤根茎煎剂或其嫩尖后发生急性肾衰竭的报道。在雷公藤中毒的 243 例中,肾损害占 57%(147/243),死于急性肾衰竭的 49 例,占 33%,尸体解剖病理诊断为中毒性肾病、间质性肾炎、多发性乳头坏死、肝细胞变性、心肌浊肿、中枢神经系统变性等。近年经研究,应用雷公藤多苷后,毒性显著下降,用于治疗肾病患者已数以 10 万计,应用双倍剂量雷公藤多苷治疗原发性肾病综合征及系膜增殖性肾小球肾炎,取得令人满意的疗效。但仍要重视其对肾脏和性腺的毒性作用。

4. 含羞草　1989 年国内曾报道收治 1 例因腹泻 1 次内服新鲜含羞草全草 250g 煎剂,服药后 3 天因肾衰竭抢救无效死亡。查阅文献含羞草常规剂量为 10~20mg,急性中毒者鲜见。本例一次内服 250g,为常规剂量的 8~25 倍,出现消化道大出血后急性肾衰竭。但是服用过量含羞草导致的急性肾衰竭的文献少有报道。

5. 红椰子树根　1989 年国内曾报道收治 1 例服用红椰子树根引起慢性肾衰竭的患者,治疗慢性肾炎时自行一次煮服红椰子树根 300g 后出现消化道大出血及急性肾衰竭,可能与大量服用后刺激胃肠道引起消化道出血,加重了原有肾功能损害有关。

6. 苦丁茶 苦丁茶有清火解热功效,民间常以当茶饮用,中草药资料记载能治疗高血压、头目眩晕。汪敏等对体重 1.5~2.0kg 家兔以含苦丁茶 10~12g 饲料喂食每日 1 次,60 天后杀检,实验组共 20 只家兔中,有 12 只家兔出现尿蛋白(+)~(+++),6 只家兔有肉眼血尿,部分家兔血肌酐、尿毒氮显示异常,其中 18 只家兔肾脏均出现不同程度病变,以肾小管间质病变为重:肾小管普遍浊肿,有些上皮细胞坏死脱落,可见透明管型及细胞管型,间质单核细胞及嗜酸性粒细胞浸润,肾小球病变轻微,主要是肾小球体积增大,系膜细胞轻度增生,可见单核细胞、淋巴细胞及嗜酸性粒细胞浸润,正常对照组未见异常。

7. 蛇毒制剂与蜈蚣 近年来,蛇毒制剂已被广泛用于临床治疗许多疾病,而有关蛇毒制剂引起的不良反应也在增多,主要是变态反应。蝮蛇抗栓酶可引起肾损害,出现蛋白尿、肾功能不全等。也有报道服用蛇胆后致紫癜性肾炎。因此,在使用蛇胆制剂时应定期复查尿常规和肾功能,如发现异常,应寻找原因并及时治疗。蜈蚣含两种类似蜂毒的有效成分,即组胺样物质和溶血性蛋白质,临床常用于治疗小儿惊风、抽搐痉挛、卒中、半身不遂、破伤风、毒蛇咬伤等。有报道煎服蜈蚣 2 条后出现发热、腰痛、蛋白尿、红细胞管型、肾功能下降、急性肾衰。B 超提示双肾弥散性肿大。究其原因,可能与药物变态反应或超量使用有关。

（艾 斯 郑 健）

附　　录

附录1　肾脏疾病检验参考区间

一、尿常规检查

1. 尿液干化学检查

项目名称	检验方法	参考区间
亚硝酸盐（NIT）	尿试带法	阴性
葡萄糖（GLU）	尿试带法	阴性
酮体（KET）	尿试带法	阴性
尿胆原（URO）	尿试带法	阴性或弱阳性
比密（SG）	尿试带法	随机尿标本 1.003~1.030； 晨尿 >1.020； 新生儿 1.002~1.004
酸碱度（pH 值）	尿试带法	4.5~8.0
尿蛋白（UP）	尿试带法	阴性
尿白细胞（LEU）	尿试带法	阴性
维生素 C（ASC）	尿试带法	阴性
隐血（BLD）	尿试带法	阴性

2. 尿液有形成分检查

项目名称	检验方法	参考区间
红细胞（RBC）	流式细胞术和电阻抗法、影像分析法	0.5~13.9（个 /μl）
白细胞（WBC）	流式细胞术和电阻抗法、影像分析法	0.6~15.7（个 /μl）
上皮细胞	流式细胞术和电阻抗法、影像分析法	0.1~8.9（个 /μl）
管型	流式细胞术和电阻抗法、影像分析法	0~1.86（个 /μl）
细菌（BCA）	流式细胞术和电阻抗法、影像分析法	6.3~173.4（个 /μl）

3. 尿液沉渣检查

项目名称	检验方法	参考区间
红细胞（RBC）	显微镜检法	0~2/HP
白细胞（WBC）	显微镜检法	男：0~3/HP　女：0~5/HP
上皮细胞	显微镜检法	少，以鳞状上皮为主
透明管型（HYA）	显微镜检法	0~1/HP
细菌和真菌	显微镜检法	无

二、肾功能检查

1. 肾小球功能的实验诊断

项目名称	检验方法	参考区间
血清肌酐（SCr）	肌氨酸氧化酶法、苦味酸速率法	男性（20~59 岁）57~97μmol/L 男性（60~79 岁）57~111μmol/L 女性（20~59 岁）41~73μmol/L 女性（60~79 岁）41~81μmol/L
内生肌酐清除率（Ccr）	计算法	≥80ml/（min·1.73m²）
血清尿素（SU）	酶偶联速率法	男性（20~59 岁）3.1~8.0mmol/L 男性（60~79 岁）3.6~9.5mmol/L 女性（20~59 岁）2.6~7.5mmol/L 女性（60~79 岁）3.1~8.8mmol/L
血清胱抑素 C（Cys-C）	乳胶增强免疫透射比浊法（PETIA）	成人血清 Cys-C 浓度：0.59~1.03mg/L
血清尿酸（UA）	尿酸酶 - 过氧化物酶偶联法	男性 208~428μmol/L 女性 155~357μmol/L
尿转铁蛋白（TRF）	免疫散射比浊法	成人尿 TRF<2.12mg/L
尿白蛋白（U-ALB）	透射比浊法、散射比浊法、染料结合法	24 小时尿：<30mg/24h 定时尿：<20μg/min 随意尿：<30μg/mg（肌酐）
尿总蛋白（U-TP）	双缩脲比色法、丽春红 S 法	成人：28.4~64.4mg/L
尿 γ 干扰素诱导蛋白 10（IP-10）/CXC 趋化因子配体 10（CXCL10）	酶联免疫吸附试验（ELISA）	未建立统一的参考区间

2. 肾小管功能的实验诊断

项目名称	检验方法	参考区间
α_1-微球蛋白（α_1-MG）	免疫散射比浊法	成人尿 α1-MG<12mg/L（晨尿） 成人血清 α1-MG 浓度：10~30mg/L
β_2-微球蛋白测定（β_2-MG）	免疫散射比浊法	成人血清 β2-MG 为 1.3~2.7mg/L， 尿 β2-MG<0.2mg/L
视黄醇结合蛋白（RBP）	透射比浊法	成人血清 RBP 为：25~70mg/L 成人尿 RBP：<0.7mg/L
β-N-乙酰氨基葡萄糖苷酶（NAG）	比色法、速率法	成人尿液 NAG 为 <12U/L

三、免疫学检查

1. 免疫球蛋白检测

项目名称	检验方法	参考区间
IgG	免疫比浊法	成人：7.0~16.0g/L
IgA	免疫比浊法	成人：0.70~5.00g/L
IgM	免疫比浊法	成人：0.40~2.80g/L
IgE	酶联免疫吸附试验	男：（31~5 500）µg/L 女：（31~2 000）µg/L

2. 血清补体检测

项目名称	检验方法	参考区间
总补体溶血活性（CH50）	溶血法	50~100U/ml
血清补体 C3（C3）	免疫散射比浊法	0.9~1.8g/L
血清补体 C4（C4）	免疫散射比浊法	0.1~0.4g/L
血清补体 C1q 测定（C1q）	免疫散射比浊法	男性：0.118~0.238g/L 女性：0.118~0.244g/L

3. 自身抗体检测

项目名称	检验方法	参考区间	备注
抗双链 DNA 抗（ds-DNA）	间接免疫荧光法、酶联免疫吸附试验	滴度 <1:10	间接免疫荧光法：阴性时荧光显微镜下观察反应底物片，绿蝇短膜虫的动基体未见荧光。阳性：荧光显微镜下绿蝇短膜虫的动基体部位可见明亮、清晰的亮绿色荧光。 ELISA 法：患者样本吸光度值和标准品吸光度值的比值小于 1.0 为阴性，大于或等于 1.0 为阳性

续表

项目名称	检验方法	参考区间	备注
抗核抗体检测（ANA）	间接免疫荧光法、酶联免疫吸附试验	阴性	间接免疫荧光法：荧光显微镜下可见明亮、清晰的细胞荧光着色，并可于 Hep-2 细胞底物片中辨别荧光模型为阳性
ANA 谱检测（抗 sm 抗体、抗 SSA 抗体、抗 SSB 抗体、抗 scl-70 抗体）	免疫条带法、酶联免疫吸附试验	阴性	免疫条带法：抗原条带无色为阴性，隐约可见为可疑，明显着色为阳性，可根据显色深浅估计阳性程度
抗组蛋白抗体检测（AHA）	间接免疫荧光法、酶联免疫吸附试验	阴性	显色程度低于阳性判定值为阴性，若高于阳性判定值为阳性
抗核小体抗体检测（AnuA）	酶联免疫吸附试验	阴性	显色程度低于阳性判定值为阴性，若高于阳性判定值为阳性
抗 C1q 抗体检测（Anti-C1q）	酶联免疫吸附试验	阴性	显色程度低于阳性判定值为阴性，若高于阳性判定值为阳性
抗肾小球基底膜抗体检测（GBM）	间接免疫荧光法、酶联免疫吸附试验	阴性（血清 1∶10 稀释）	间接免疫荧光法：于荧光显微镜下可观 GBM 呈现清晰的、连续的线状荧光为抗 GBM 抗体阳性，且所观察到的荧光模型与阳性对照的荧光模型相同。 ELISA 法：患者样本吸光度值和标准品吸光度值的比值小于 1.0 为阴性，大于或等于 1.0 为阳性

四、电解质及血气分析检查

1. 电解质

项目名称	检验方法	参考区间
钾（K^+）	离子选择电极法、酶法	血清钾：3.5~5.3mmol/L 尿钾：25~100mmol/24h
钠（Na^+）	离子选择电极法、酶法	血清钠：137~147mmol/L 尿钠排泄量：130~260mmol/24h
氯（Cl^-）	离子选择电极法	血清氯：96~108mmol/L 脑脊液氯：120~132mmol/L 尿液氯：170~250mmol/24h
钙（Ca^{2+}）	甲基麝香草酚蓝比色法	成人血清：2.2~2.7mmol/L 成人尿液：25~38mmol/24h 儿童血清：2.5~3.0mmol/L

项目名称	检验方法	参考区间
镁（Mg^{2+}）	甲基麝香草酚蓝比色法	0.75~1.02mmol/L
磷（P^{5+}）	紫外分光光度法	0.85~1.51mmol/L
铁（Fe^{3+}）	比色法	男性：10.6~36.7mmol/L 女性：7.8~32.2mmol/L
碳酸氢根（HCO_3^-）	离子选择电极法	23~29mmol/L
阴离子间隙（AG）	计算法	成人 AG：8~16mmol/L

2. 血气分析

项目名称	检验方法	参考区间
血液酸碱度（pH 值）	电极法	7.35~7.45
二氧化碳分压（PCO_2）	电极法	4.65~5.98kPa（35~45mmHg）
实际碳酸氢盐（AB）	计算法	21~28mmol/L
标准碳酸氢盐（SB）	计算法	21~25mmol/L
缓冲碱（BB）	计算法	45~55mmol/L
碱剩余（BE）	计算法	−3~+3mmol/L
二氧化碳总量（TCO_2）	酶法	3.2~4.27kPa（24~32mmHg）
氧分压（PO_2）	电极法	动脉血（PO_2）10.64~13.3kPa（80~100mmHg）
乳酸（LAC）	电极法	0.6~1.7mmol/L
氧饱和度（SO_2）	电化学分析法	动脉血（SaO_2）91.9%~99.0%
肺泡动脉氧分压差（$AADPO_2$）	计算法	8~24mmHg

注：不同方法检测结果可能有一定差异，各实验室应根据本室使用的检测系统，检测一定数量的健康人群，通过必要的验证或评估，建立本实验室的适宜参考区间。

（林　青　施栋梁）

附录 2　肾衰竭时药物剂量调整表

药品	主要释放途径		血浆蛋白结合率 /%	半衰期 ($t_{1/2}$)		肾衰竭时用法				药物透析性		不良反应	注意事项
	肾	非肾		正常	终末期肾病 (ESRD)	调整方法	肾功能 /（ml·min⁻¹）			血液透析	腹膜透析		
							>50	10~50	<10				
1. 自主神经系统药物													
吡斯的明 (pyridostigmine)	√		—	0.5~2小时	—	D	不变	不变	不变	—	—	基础药物使肾排泄率降低	
新斯的明 (neostigmine)		非肾	15~25	—	—	I	6	6	12~18	—	—	膀胱迟缓	尿毒症时胆碱酯酶活力降低,药效延长
阿托品 (atropine)		非肾	—	—	—	I	不变	不变	不变	—	—		
2. 神经肌肉阻滞剂													
琥珀胆碱 (suxamethonium)		非肾	—	短	—	D	不变	不变	不变	—	—		
筒箭毒 (tubocurarine)	√		30	0.5小时	—	D	不变	不变	不变	—	—		
3. 巴比妥类:本组药物可引起过度镇静,血液透析患者可加重佝偻病。慢性治疗时可随肝微粒体中酶产生而使半衰期下降。过量时血液透析比腹膜透析有效													
苯巴比妥 (phenobarbital)	√	肝	20~40	37~96小时	117小时	I	8	8	8~16	+	+		
司可巴比妥 (secobarbital)		肝	44	30小时	—	D	不变			—	—		

续表

药品	主要释放途径		血浆蛋白结合率/%	半衰期($t_{1/2}$)		肾衰竭时用法				药物透析性		不良反应	注意事项
	肾	非肾		正常	终末期肾病(ESRD)	调整方法	肾功能/(ml·min⁻¹)			血液透析	腹膜透析		
							>50	10~50	<10				
4. 苯二氮䓬类													
氯氮䓬（chlordiazepoxide）			86~93	6~30小时	—	D	不变	不变	不变	—	—		
地西泮（diazepam）	√	肝	97~98	20~90小时	—	D	不变	不变	不变	—	—		有肠肝循环
氟西泮（flurazepam）	√	胃肠	—	47~100小时	—	D	不变	不变	不变	—	—		
5. 其他安眠药													
格鲁米特（glutethimide）		肝	45	10~45小时	10~45小时	D	不变	不变	免用	—	—	过度镇静	有肠肝循环
氟哌啶醇（haloperidol）	√	肝	—	13~35小时	—	D	不变	不变	不变	—	—	过度镇静、低血压	
甲丙氨酯（meprobamate）	10%	肝	30	9~11小时	—	I	6	9~12	12~18	+	+	过度镇静作用	
6. 抗癫痫药													
苯妥英钠（phenytoin Sodium）	√	肝	90	24小时	8小时	D	不变	不变	不变	—	—	叶酸缺乏	尿毒症时半衰期缩短，与蛋白结合率下降
扑米酮（primidone）	√	肝	0	3~12小时	—	I	8	8~12	12~24	+	+	过度镇静、叶酸缺乏症	

续表

药品	主要释放途径		血浆蛋白结合率/%	半衰期（$t_{1/2}$）		肾衰竭时用法				药物透析性		不良反应	注意事项
	肾	非肾		正常	终末期肾病（ESRD）	调整方法	肾功能/（ml·min⁻¹）			血液透析	腹膜透析		
							>50	10~50	<10				
卡马西平（carbamazepine）	√	肝	75	35 小时	—	D	不变	不变	75	—	—	能引起抗利尿激素分泌失常；代谢产物经肾排出；其他抗惊厥药长期治疗可促进代谢并缩短半衰期	
乙琥胺（ethosuximide）	√	肝	0	60 小时	—	D	不变	不变	75	—	—	可引起叶酸缺乏；半衰期随剂量而变化；曾有报道引起急性间质性肾炎；在 ESRD 时蛋白结合率减少,分布容量增加,半衰期缩短,代谢产物聚集	
丙戊酸钠（sodium valproate）		肝	90	1~12 小时	—	D	不变	不变	不变	—		可引起肝脏中毒；和大仑丁、苯巴比妥及扑米酮联合应用可缩短半衰期	
7. 抗帕金森病药													
复方卡比多巴（compound carbidopa）	√	肝	—	15 小时	—	D	不变	不变	不变	—		当联合用药时半衰期同左旋多巴	
苯海索（trihexyphenidyl）		非肾	—	—	—	D	不变	不变	不变			尿潴留（抗胆碱能作用结果）	

续表

药品	主要释放途径 肾	主要释放途径 非肾	血浆蛋白结合率/%	半衰期($t_{1/2}$) 正常	半衰期 终末期肾病(ESRD)	调整方法	肾衰竭时用法 肾功能/(ml·min⁻¹) >50	10~50	<10	药物透析性 血液透析	腹膜透析	不良反应	注意事项
左旋多巴(levodopa)	—	非肾	—	1小时	—	D	不变	不变	不变			黑色尿	代谢产物半衰期较长
8. 吩噻嗪类													
氯丙嗪(chlorpromazine)		肝	90	2~31小时	—	D	不变	不变	不变	—	—	尿潴留,过度镇静	
9. 三环类抗抑郁药：本组药物有抗胆碱能作用,可引起尿潴留													
阿米替林(amitriptyline)	5%	肝	96	11.7~73.5小时	—	D	不变	不变	不变	—	—		
丙米嗪(imipramine)	5%	肝	96	35~16小时	—	D	不变	不变	不变	—	—		
10. 抗狂躁药													
碳酸锂(lithium carbonate)	√		0	5~40小时	—	D	不变	免用	免用	+	+	肾性尿崩症,肾小管酸中毒(缺钠时更明显)	以血内浓度指导用药较合适
11. 麻醉镇痛药：本组药物均有引起过度镇静作用													
可待因(codeine)	<16%	肝	—	—	—	D	不变	不变	不变	—	—		
哌替啶(pethidine)	<10%	肝	40~60	3.2小时	—	D	不变	不变	不变	—	—		酸性尿时排出增至20%~30%

续表

药品	主要释放途径		血浆蛋白结合率/%	半衰期（$t_{1/2}$）		肾衰竭时用法				药物透析性		不良反应	注意事项
	肾	非肾		正常	终末期肾病（ESRD）	调整方法	肾功能/（ml·min⁻¹）			血液透析	腹膜透析		
							>50	10~50	<10				
吗啡（morphine）	<12%	肝<肠	35	2~3小时	—	D	不变			—	—		ESRD时蛋白结合率下降
美沙酮（methadone）	<21%	肝	71~87	13~55小时（慢性治疗时半衰期为22~25小时）	—	I	6	8	8~12	—	—		
纳洛酮（naloxone）	√	肝	—	1~1.5小时	—	D	不变			—	—		
喷他佐辛（pentazocine）	<12%	肝	50~70	2~3小时	—	I	8~16	免用	免用	√	—	肾毒性、溶血性贫血（G6PD缺乏患者禁用）	
12. 止痛药													
阿司匹林（aspirin）	√	肝	87	2~4.5小时	2~4.5小时	I	4	4~6	免用	+	+	肾毒性、抗血小板凝聚、加重尿毒症患者胃肠症状	碱性尿排出增多，大量时（>500mg）半衰期延长，ESRD时与蛋白结合率下降
对乙酰氨基酚（paracetamol）		肝	25~90	2小时	2小时					+	—	肾毒性	透析时半衰期缩短
13. 非甾体抗炎药与抗痛风药：本组药物均可加重尿毒症患者胃肠症状													
吲哚美辛（indometacin）	√	肝	99	1.5~3.5小时	1.5~3.5小时	D	不变			—	—		

续表

药品	主要释放途径 肾	非肾	血浆蛋白结合率/%	半衰期(t₁/₂) 正常	终末期肾病(ESRD)	肾衰竭时用法 调整方法	>50	10~50	<10	药物透析性 血液透析	腹膜透析	不良反应	注意事项
布洛芬 (ibuprofen)	√		99	2.5 小时	—	D	6	8	12	—	—	钠潴留	
保泰松 (phenybutazone)		肝	90	48~72 小时	—	D	不变	不变	免用	—	—	偶有肾皮质坏死、钠潴留	
别嘌醇 (allopurinol)	√		0	2 小时	延长	I	8	8~12	12~24	—	—	红斑,偶有肾毒性及黄嘌呤结石	
秋水仙碱 (colchicine)	√	肝	10~20	0.3 小时	0.7 小时	I	12	12	12~18	—	—		
丙磺舒 (probenecid)	√		80	6~12 小时	—	D	不变	无效 免用	无效 免用	—	—		
萘普生 (naproxen)	√		99	14 小时	—	I	12	12	18	—	—	本组药物特点: 钠潴留	
双水杨酯 (salsalate)	√	肝	90	2.5~20 小时	2.5~20 小时	D	不变	不变	不变	—	—	用丙磺舒可延长半衰期	
舒林酸 (sulindac)	√	肝	93	8 小时	—	D	不变	不变	不变	—	—		
托美丁 (tolmetin)	√	肝	99	0.8 小时	—	D	不变	不变	不变	—	—	能引起钠潴留,其代谢产物由肾排出	某些患者可使 GFR 降低
14. 抗心律失常药:本组药首宜以血内浓度指导用药,心衰或肝血流量减少时半衰期延长													
利多卡因 (lidocaine)	20%	肝	60~66	1.2~2.2 小时	1.3~3.0 小时	D	不变	不变	不变	—	—		酸性尿排出增加

续表

药品	主要释放途径		血浆蛋白结合率/%	半衰期($t_{1/2}$)		肾衰竭时用法				药物透析性		不良反应	注意事项
	肾	非肾		正常	终末期肾病(ESRD)	调整方法	肾功能/(ml·min⁻¹)			血液透析	腹膜透析		
							>50	10~50	<10				
普鲁卡因胺(procainamide)	√ 7%~24%	肝 24%	14~23	2.5~4.9小时	5.3-5.9小时	I	4	6~12	8~24	+	低		
烯丙心安(alprenolol)	√	肝	>80	2~9小时	—	D	不变	不变	不变	—	—	同本组药物的副作用及注意事项	
丙吡胺(disopyramide)	√	√	5~80	5~8小时	10~18小时	I	不变	12~24	24~40	—		代谢产物的浓度取决于蛋白结合率	
						D	不变	50	25				
妥卡尼(tocainide)	√	肝	11~19	22小时	10-20小时	D	不变	不变	50	+			
胺碘酮(amiodarone)		肝	96	单次服用4.6小时，长期服用13~30天		D	不变	不变	不变	—			
苯妥英钠(phenytoin sodium)	√	肝	24	8小时	90小时	D	不变	不变	不变	—			
普萘洛尔(propranolol)		肝	90~96	2~4小时	2~3小时	D	70	70	70	—	低		
氧烯洛尔(oxprenolol)	√	肝	80	2~3小时	2~3小时	D	不变	不变	不变	—			

续表

药品	主要释放途径（肾）	主要释放途径（非肾）	血浆蛋白结合率/%	半衰期($t_{1/2}$）正常	半衰期（终末期肾病 ESRD）	调整方法	肾衰竭时用法　肾功能 >50	10~50	<10	药物透析性　血液透析	腹膜透析	不良反应	注意事项
吲哚洛尔（pindolol）	√		40	3~4小时	3~4小时	D	不变	不变	不变	—			
噻吗洛尔（timolol）		肝	60	4~6小时	4小时	D	70	70	70	—			
拉贝洛尔（labetalol）		肝	50	3~5小时	3~5小时	D	不变	不变	不变				
美托洛尔（metoprolol）		肝	12	2.5~4.5小时	2.5~4.5小时	D	不变	√		√			
比索洛尔（bisoprolol）	√	肝	30	9~16小时	17~29小时	D	不变	50	25	√			
索他洛尔（sotalol）	√		<1	13~17小时	42小时	D	不变	50	25	√			
阿替洛尔（atenolol）	√		<5	6~9小时	127小时	D	不变	50	25	+			
奎尼丁（quinidine）		非肾 12%~36%	82	5.0~7.2小时	4~14小时	I	不变	不变	不变	+	+	可引起微泡性肾炎	酸性尿可使排出增加
15. 降压药：本组药宜以血压为用药指标，停药后有反跳现象。三环类抗抑郁药效能减低													
可乐定（clonidine）	√		20~40	6.3~23.4小时	39~42小时	D	不变	不变	50~75	—	—	透析后常有反跳	
二氮嗪（diazoxide）		非肾	>90	17~31小时	>30小时	D	不变	不变	不变	+	+		
胍乙啶（guanethidine）	√		0	120~140小时	—	I	24	24	24~36	—	—		尿毒症时与蛋白结合减少

续表

药品	主要释放途径		血浆蛋白结合率/%	半衰期（$t_{1/2}$）		肾衰竭时用法				药物透析性		不良反应	注意事项
	肾	非肾		正常	终末期肾病（ESRD）	调整方法	肾功能/（ml·min⁻¹）			血液透析	腹膜透析		
							>50	10~50	<10				
肼屈嗪（hydralazine）	7%~58%	肝	87	1.5~8.3小时	—	I	不变	不变	8~16 12~24	—	—	可引起狼疮性肾炎	
甲基多巴（methyldopa）	√	肝	0	2~3小时	3~6 7~16	I	6	9~18	12~24	+	+	腹膜后纤维化,长期低血压,肝炎	
米诺地尔（minoxidil）		非肾	0	4.2小时	—	D	不变	不变	不变	—	—	长期低血压	
硝普钠（sodium nitroprusside）		非肾	—	<10分钟	—	D	不变	不变		+	+	代谢产物硫氰酸盐可致钾低（应使其血内浓度<10mg/dl）其半衰期为7天。可通过透析排出	
哌唑嗪（prazosin）		非肾 √	97	2~3小时	—	D	不变	不变	不变	—	—		ESRD时小量即有效
卡托普利（captopril）	√	肝,非肾	25~30	1.9小时	21~32小时	D	不变	不变	50%	+	—	高血钾	
依那普利（enalapril）		肝	50~60	50~60小时		D	100	75~100	50	+	—		

574

续表

药品	主要释放途径		血浆蛋白结合率/%	半衰期（$t_{1/2}$）		肾衰竭时用法					药物透析性		不良反应	注意事项
	肾	非肾		正常	终末期肾病（ESRD）	调整方法	肾功能/（ml·min⁻¹）				血液透析	腹膜透析		
							>50	10~50	<10					
赖诺普利（lisinopril）	√		0	0~10小时		D	100	75	25~50		+			
美托洛尔（metoprolol）	√	肝	12	2.5~4.5小时	25~45小时	D	不变	不变	不变		+		同本组药物特点；低血压有效应可持续24小时	
地尔硫草（diltiazem）		肝	70~80	2~8小时	80~86小时	D	不变	不变	不变		−			
尼卡地平（nicardipine）		肝	>95	1小时	95~98小时	D	不变	不变	不变		−			
硝苯地平（nifedipine）		肝	4~5.5	—	92~98小时	D	不变	不变	不变		−			
尼莫地平（nimodipine）		肝	>90	22小时	98小时	D	不变	不变	不变		−			
尼群地平（nitrendipine）		肝	>90	12小时	98小时	D	不变	不变	不变		−			
维拉帕米（verapamil）		肝	3~7	2.4~4小时	83~93小时	D	不变	不变	50~75		−			

16. 强心苷类：本组药物可加重尿毒症患者胃肠道症状，透析时可因降低血钾和血镁而引起中毒，宜以血清内药物水平指导用药

药品	肾	非肾	血浆蛋白结合率/%	正常	ESRD	调整方法	>50	10~50	<10	血液透析	腹膜透析	注意事项
洋地黄毒苷（digitoxin）	√	肝	94	144~200小时	210小时	D	不变	不变	50~75	−	−	8%转变为地高辛，ESRD时增多

续表

药品	主要释放途径		血浆蛋白结合率/%	半衰期（$t_{1/2}$）		肾衰竭时用法				药物透析性		不良反应	注意事项
	肾	非肾		正常	终末期肾病（ESRD）	调整方法	肾功能/(ml·min⁻¹) >50	10~50	<10	血液透析	腹膜透析		
地高辛（digoxin）	√	非肾 15%~40%	20~30	36~44小时	80~120小时	D		25~75	10~25	—	—		1. 服后12小时内血内水平是最好的用药指标 2. 尿毒症时心内水平可暂时下降 3. 肾前氮质血症升高与GFR关系不密切
						I	36	48	48				
17. 利尿药													
乙酰唑胺（acetazolamide）	√		70~90	8小时	—	I	6	12	无效 免用	—	—	酸中毒、肾毒性、低血钾	
布美他尼（bumetanide）		非肾	85~95	0.8~1小时	—	D	不变	不变	不变	—	—	脱水，大剂量时常有不安腿	ESRD时需用大量
氯噻酮（chlortalidone）		非肾	90（与红细胞结合时肠肝循环的数值）	54小时	—	I	24	24	48	—	—		
依他尼酸（etacrynic acid）		肝	90	2~4小时	—	I	6	6	免用	—	—	脱水、耳毒性	

续表

药品	主要释放途径		血浆蛋白结合率/%	半衰期（$t_{1/2}$）		肾衰竭时用法					药物透析性		不良反应	注意事项
	肾	非肾		正常	终末期肾病（ESRD）	调整方法	肾功能/（ml·min⁻¹）				血液透析	腹膜透析		
							>50	10~50	<10					
呋塞米（furosemide）	√		95	0.5小时	2~4小时	D	不变	不变	不变		—		脱水，偶有过敏性间质性肾炎与耳毒性，加重肾毒性，抗生素毒性	ESRD时大量有效。肾功能减退时与蛋白结合减少
汞剂（mercurials）	√		—	3~6小时	36~48小时	I	24	免用	免用		—	—	肾毒性	
噻嗪类（thiazides）	√		60	1~2小时	4~6小时	D	不变	不变	免用			—	脱水，高尿酸血症	GFR<25ml/min 时无效
螺内酯（spironolactone）		肝	98	0.2小时和14~24小时（双向性）	—	I	6	6	免用		—	—		
氨苯蝶啶（triamterene）	√		40~70	2小时	—	I	12	12	免用		—	—	GFR<25ml/min 可致高钾	叶酸拮抗物
18. 抗凝药														
肝素（heparin）		非肾	高	0.3~0.5小时	0.5~0.7小时	D	不变	不变	不变		—	—	加重尿毒症出血倾向	$t_{1/2}$随剂量增加
华法林（warfarin）		非肾	97	42小时	—	D	不变	不变	不变		—	—	加重尿毒症出血倾向	抗凝性质代谢物经肾排出
19. 抗组胺药														
马来酸氯苯那敏（chlorphenamine）	7%	肝	72	12~15小时	—	D	不变	不变	不变		—	—	过度镇静	

续表

药品	主要释放途径		血浆蛋白结合率/%	半衰期（$t_{1/2}$）		肾衰竭时用法				药物透析性		不良反应	注意事项
	肾	非肾		正常	终末期肾病（ESRD）	调整方法	肾功能/（ml·min⁻¹）			血液透析	腹膜透析		
							>50	10~50	<10				
苯海拉明（diphenhydramine）	<4%	肝	98	4~7小时	—	I	6	6~9	9~12	—	—	过度镇静，尿潴留	
20. 肾上腺皮质激素类：本组药物能促进蛋白分解，导致氮质血症及钠的潴留													
可的松（cortisone）		肝	90	0.5~2小时	3.5小时	D		不变		—	—		
地塞米松（dexamethasone）		肝	—	4小时	—	D		不变		—	—		
氢化可的松（hydrocortisone）		肝	—	1.3~1.9小时	—	D		不变		—	—		
甲泼尼龙（methyl prednisolone）		肝	—	3.5小时	—	D		不变		—	—		
泼尼松龙（prednisolone）		肝	70	4小时	4小时	D		不变		—	低		
泼尼松（prednisone）		肝	70	1小时	—	D		不变		—	—		
21. 降糖药													
氯磺丙脲（chlorpropamide）	√	肝	60~90	25~42小时	44~85小时	I	24~76	免用	免用	—			
胰岛素（insulin）	√	肝	5	14天（氮质血症时低血糖时间延长）	延长	D	100	100~75	75~50	—	—		

续表

药品	主要释放途径 肾	主要释放途径 非肾	血浆蛋白结合率/%	半衰期($t_{1/2}$) 正常	半衰期($t_{1/2}$) 终末期肾病(ESRD)	肾衰竭时用法 调整方法	肾功能(ml·min^{-1}) >50	肾功能(ml·min^{-1}) 10~50	肾功能(ml·min^{-1}) <10	药物透析性 血液透析	药物透析性 腹膜透析	不良反应	注意事项
苯乙双胍 (phenformin)		非肾 √	—	3小时	—	D	不变	不变	免用	—	—	乳酸酸中毒,酮症	
甲苯磺丁脲 (tolbutamide)		肝	80~95	4~8小时	3~9小时	D	不变	不变	不变	—			

22. 氨基糖苷类抗生素：本组药物有肾毒性及耳毒性，偶引起呼吸麻痹，肾衰竭时宜以血浓度指导治疗

药品	主要释放途径 肾	主要释放途径 非肾	血浆蛋白结合率/%	半衰期($t_{1/2}$) 正常	半衰期($t_{1/2}$) 终末期肾病(ESRD)	肾衰竭时用法 调整方法	肾功能(ml·min^{-1}) >50	肾功能(ml·min^{-1}) 10~50	肾功能(ml·min^{-1}) <10	药物透析性 血液透析	药物透析性 腹膜透析	不良反应	注意事项
阿米卡星 (amikacin)	√		0	2~2.5小时	30小时	I	12~18	24~36	36~48	√	√		
						D	75~100	50~75	25~50				
庆大霉素 (gentamicin)	√		0~20	2小时	24~48小时	I	8~12	12~24	24~48	√	√		腹膜透析液中每升加5mg可得到满意的血浓度
卡那霉素 (kanamycin)	√		0	3~4小时	27~36小时	I	24	24~72	72~76	√	√		
						D	75	50	25				
新霉素 (neomycin)	√		—	2小时	12~24小时	I	6	12~18	18~24	√	—		肝硬化时毒性加剧,可通过创口吸收
链霉素 (streptomycin)	√		35	2.5小时	100~110小时	I	24	24~72	72~96	√			
妥布霉素 (tobramycin)	√		0~20	2.5小时	56小时	D	75~100	50~75	25~50	√	√		腹膜透析液中每升加4~5mg可获适当血清水平
						I	8~12	12~24	24~48				

续表

23. 青霉素类抗生素：本组药物易引起过敏性间质性肾炎、抽搐，高浓度时引起凝血功能障碍

药品	主要释放途径		血浆蛋白结合率/%	半衰期（$t_{1/2}$）		肾衰竭时用法				药物透析性		不良反应	注意事项
	肾	非肾		正常	终末期肾病（ESRD）	调整方法	肾功能/（ml·min⁻¹）			血液透析	腹膜透析		
							>50	10~50	<10				
青霉素（benzylpenicillin）	√	肝	45~65	0.5 小时	6~20 小时	D	100	100	50	√	—		每百万单位有钾离子467.8mg。许多半衰期延长。可加入腹膜透析液中
						I	8	8	8~12				
苯唑西林（oxacillin）	√	肝	92	0.5 小时	1.0 小时	I		不变		—	—		
氯唑西林（cloxacillin）	√	肝	94	0.5 小时	0.8 小时	I		不变		—			可加入腹膜透析液中
双氯西林（dicloxacillin）	√	肝	96	0.5 小时	1.0 小时	I		不变		—			可加入腹膜透析液中
萘夫西林（nafcillin）	√	肝	90	0.5 小时	1.2 小时	I		不变		—			
羧苄西林（carbenicillin）	√	肝	50	1.5 小时	10~20 小时	I	4	6~12	12~16	√	—	低钾碱中毒，大剂量时酸中毒	每克含钠108.1mg，GFR<20ml/min 时治尿路感染无效，可加入腹膜透析液中
氨苄西林（ampicillin）	√	肝	20~25	1.5 小时	8~20 小时	D	100	75	25~50	√	—		治疗尿路感染时用常用量，肾衰竭时要慎用
						I	6	9	12~15				

续表

药品	主要释放途径		血浆蛋白结合率/%	半衰期（$t_{1/2}$）		肾衰竭时用法				药物透析性		不良反应	注意事项
	肾	非肾		正常	终末期肾病（ESRD）	调整方法	肾功能/（ml·min⁻¹）			血液透析	腹膜透析		
							>50	10~50	<10				
阿莫西林（amoxicillin）	√		15~20	1 小时	7 小时	I	8	12	16*	√			治疗尿路感染用常量
替卡西林（ticarcillin）	√		45	1~1.5 小时	15 小时	D	100	50~75	50	√	√	同羧苄西林	同羧苄西林
						I	4	8	12				

24. 头孢菌素类抗生素：本类药物在脱水或与氨基苷类抗生素利尿应用时肾毒性加强

药品	主要释放途径		血浆蛋白结合率/%	半衰期（$t_{1/2}$）		肾衰竭时用法				药物透析性		不良反应	注意事项
	肾	非肾		正常	终末期肾病（ESRD）	调整方法	>50	10~50	<10	血液透析	腹膜透析		
头孢噻吩（cefalotin）	√		65	0.5~0.9 小时	3~18 小时	I	6	6	8~12	√	√	单用时肾毒性罕见	GFR<20ml/min 时治疗尿路感染无效，可加入腹膜透析液中
头孢氨苄（cefalexin）	√		15	0.9 小时	5~30 小时	I	6	6	6~12	√	√		治疗尿路感染用常量，GFR<10ml/min 时治疗尿路感染无效，可加入腹膜透析液中
头孢唑林（cefazolin）	√		75~85	1.4~2.2 小时	18~36 小时	I	8	12	24~48	√	—		
头孢拉定（cefradine）	√		10	1.3 小时	8~15 小时	D	100	50	25	√	√		
头孢孟多（cefamandole）	√		75	1.5 小时	9 小时	D	100	75~50	50	—	—		
头孢克洛（cefaclor）	√	肝	22~25	0.75 小时	2.8 小时	D	100	50~100	33	—	—		
头孢羟氨苄（cefadroxil）	√		20	1.4 小时	20~25 小时	I	1.8	12~24	24~48	√	√		

续表

药品	主要释放途径 肾	主要释放途径 非肾	血浆蛋白结合率/%	半衰期($t_{1/2}$) 正常	半衰期($t_{1/2}$) 终末期肾病(ESRD)	肾衰竭时用法 调整方法	肾功能/(ml·min^{-1}) >50	10~50	<10	药物透析性 血液透析	腹膜透析	不良反应	注意事项
头孢西丁钠（cefoxitin）	√		73	0.7小时	13~22小时	I	8	8~12	24~48	√			
25. 四环素类抗生素：本组药物有增加蛋白分解代谢，血尿素氮升高，酸中毒，GFR 每分钟 <20ml 时治尿路感染无效。磷结合剂影响其吸收													
四环素（tetracycline）	60%	肝	55~65	6~12小时	36~80小时	I	8~12	12~24	24（尽量不用）	—	—		
米诺环素（minocycline）		肝	76~83	8小时		I	12	18~24	24~36				
土霉素（oxytetracycline）	70%	肝	20~35	15~25小时	15~36小时	D	不变	不变	不变	—	—		GFR<20ml/min 时，可用于肾外感染，对尿路感染无效
多西环素（doxycycline）	23%	肝	80~93	12小时	30小时	I	12	18~24	24~36（尽量不用）	—	—		
金霉素（chlortetracycline）	18%		47						免用				
26. 大环内酯类抗生素													
红霉素（erythromycin）		肝	70~75	1.2~1.6小时	4~6小时	D	不变	不变	不变	—	—		
林可霉素（lincomycin）	√	肝	70	4~5小时	10小时	I	6	12	24	—	—	伪膜性肠炎	

续表

药品	主要排泄途径 肾	非肾	血浆蛋白结合率/%	半衰期($t_{1/2}$) 正常	终末期肾病(ESRD)	肾衰竭时用法 调整方法	肾功能/(ml·min⁻¹) >50	10~50	<10	药物透析性 血液透析	腹膜透析	不良反应	注意事项
克林霉素（clindamycin）		肝	60	2~2.5 小时	1.5~3.5 小时	D		不变		−	−	伪膜性肠炎	
27. 林可霉素类抗生素													
氯霉素（chloramphenicol）		肝	60	2.5 小时	3~7 小时	D		不变		√	−		GFR<40ml/min 时治尿路感染无效
28. 糖肽类抗生素													
万古霉素（vancomycin）	√		<10	6~8 小时	240 小时	I	24~72	72~240	240	−	−		
29. 磺胺类抗菌药													
复方磺胺甲噁唑（compound sulfamethoxazole）	√		40~70 / 60	10~15 小时 / 9~10 小时	24 小时 / 20~30 小时	I	12	18	24	+		Scr<176.8μmol/L 可使 Cr↑（竞争性排出并非肾功能恶化），抗叶酸作用	
磺胺异噁唑（sulfafurazole）	√		85	3~7 小时	6~12 小时	I	6	8~12	12~24	+	+		
30. 其他抗菌药													
呋喃妥因（nitrofurantoin）	√		60	0.3 小时	1 小时	D	不变	免用（GFR<30ml/min 时无效）	免用（GFR<30ml/min 时无效）			周围神经炎	

续表

药品	主要释放途径		血浆蛋白结合率/%	半衰期($t_{1/2}$)		肾衰竭时用法				药物透析性		不良反应	注意事项
	肾	非肾		正常	终末期肾病(ESRD)	调整方法	肾功能/(ml·min⁻¹) >50	10~50	<10	血液透析	腹膜透析		
31. 抗真菌药													
两性霉素B (amphotericin B)		非肾	90	24小时	40小时	I	24	24	36(肾实质感染时无效)	—	—	肾毒性;肾小管中毒:低钾,肾衰	
5-氟胞嘧啶 (5-fluorocytocine)	✓		<10	3~6小时	70小时	I	6	12~24	24~48	✓	✓	肝功能减退,在肾衰患者多见骨髓抑制	
克霉唑 (clotrimazole)													
咪康唑 (miconazole)		肝	>90	20~24小时	20~24小时	D	不变	不变	不变	—	—	低血钠	
32. 抗结核药													
对氨基水杨酸钠 (sodium aminosalicylate)	✓	肝	60~70	0.75小时	23小时	I	8	12	免用	✓		加重尿毒症患者胃肠道症状,酸中毒	
乙胺丁醇 (ethambutol)	✓	肝	10~30	4小时	8小时	I	24	24~36	48	✓	✓	视力减退,末梢神经炎	
异烟肼 (isoniazid)	✓	肝(慢乙酰化者)	<10	2~4小时(慢乙酰化者延长为12小时)	4小时	I	不变	不变	不变	✓	✓		

续表

药品	主要释放途径-肾	主要释放途径-非肾	血浆蛋白结合率/%	半衰期(t₁/₂)-正常	半衰期(t₁/₂)-终末期肾病(ESRD)	调整方法	肾功能>50	10~50	<10	药物透析性-血液透析	药物透析性-腹膜透析	不良反应	注意事项
利福平(rifampicin)		肝	60~90	2~5小时	2~5小时	D	不变			—	—	肾衰、中毒、过敏	
33. 抗寄生虫药													
氯喹(chloroquine)		非肾	55	48小时	—	D		不变	50	—			碱性尿排出增多
奎宁(quinine)	√		20	6~14小时	—	I	8	12	24	√	—	神经毒性，类似尿毒症的胃肠症状	
甲硝唑(metronidazole)		非肾		60小时	—	D	不变			·			
乙胺嘧啶(pyrlmethamine)		非肾			—	D							
34. 抗癌药与免疫抑制药：本组药物均有骨髓抑制作用，有加重尿毒症患者出血及感染倾向													
多柔比星(doxorubicin)		肝	74~76	24~48小时	—	D	不变			—	—	可加重尿毒症性心肌病	
硫唑嘌呤(azathioprine)		非肾	30	3小时	—	I	24	24	24~36	+			急性肾衰竭时别嘌呤醇可增加活性
博来霉素(bleomycin)	√		—	—	—	D	100	100	75~50	—	—	肺纤维化	

续表

药品	主要释放途径 肾	非肾	血浆蛋白结合率/%	半衰期($t_{1/2}$) 正常	终末期肾病(ESRD)	肾衰竭时用法 调整方法	肾功能/(ml·min^{-1}) >50	10~50	<10	药物透析性 血液透析	腹膜透析	不良反应	注意事项
环磷酰胺(cyclophosphamide)	√	肝	50	5~6小时	延长	I	12	12	18~24	+		出血性膀胱炎,膀胱纤维化,抗利尿激素分泌失调综合征(SIADHS)	
阿糖胞苷(cytarabine)		非肾	13	2~3小时	—	D	不变	不变	不变	—	—		
氟尿嘧啶(flurouracil)	√	肝	—		—	D	不变	不变	不变	+			
甲氨蝶呤(methotrexate)	√		50~70	2.3小时	延长	D	不变	75	50	—	—	肾毒性,沉积在肾小管,叶酸缺乏症	
长春新碱(vincristine)		肝	75	很快消失	—	D		不变		—	—		
顺铂(cisplatin)	√	√	90	1小时和2~3天(双向性)	1小时和10天(双向性)	D	不变	不变	不变	√	—	加重尿毒症性神经病,抗利尿激素分泌失调综合征	本组药物特点:强有力的水合作用可使肾脏中毒用药的量减小

续表

药品	主要释放途径		血浆蛋白结合率/%	半衰期(t₁/₂)		肾衰竭时用法				药物透析性		不良反应	注意事项
	肾	非肾		正常	终末期肾病(ESRD)	调整方法	肾功能/(ml·min⁻¹)			血液透析	腹膜透析		
							>50	10~50	<10				
美法仑(melphalan)	13%	√	80	0.1小时和1.8小时(双向性)	—	D	不变	不变	不变	—			
司莫司汀(semustine)	√		—	—	—	D	不变	不变	不变	—		引起肾中毒的剂量(>1 200mg/m²)	
长春碱(vinblastine)		肝	—	0.1小时	—	D	不变	不变	不变			组合亲和力强	
35. 其他													
金刚烷胺(amantadine)	√		—	13小时	延长	D	100	50	10			在患者肾功能不佳时,可引起中枢神经系统中毒	
						I	12	24	120				
溴隐亭(bromocriptine)		肝	—	—	—	D	不变	不变	不变	—		量大时,可引起直立性低血压和指(趾)的血管痉挛	
考来烯胺(cholestyramine)			—	—	—	D	不变	不变	不变			能发生高氯性酸中毒	
西咪替丁(cimetidine)	√		20	1.5~2小时	3.5小时	D	100	75	50	√	低	增加血清肌酐,降低肌酐清除率(可能影响肾小管对肌酐的分泌);肝肾功能不全的患者易发生中枢神经系统反应	
						I	6	8	12				

续表

药品	主要释放途径		血浆蛋白结合率/%	半衰期($t_{1/2}$)		肾衰竭时用法				药物透析性		不良反应	注意事项
	肾	非肾		正常	终末期肾病(ESRD)	调整方法	肾功能/(ml·min⁻¹)			血液透析	腹膜透析		
							>50	10~50	<10				
烟酸 (nicotinic acid)	√	肝	—	0.5~1小时	—	D	不变	50	25			在ESRD时经常发生毒性反应	
特布他林 (terbutaline)	√	肝(静脉或皮下给药被肾脏清除掉,推荐为静脉给药剂量)	—	1~1.5小时	—	D(口服剂量不变)	100	50	不用				
氯贝丁酯 (clofibrate)	√	肝	96	17小时	46~100小时	I	6~12	12~18	24~48			肌炎,影响肾的排水功能	用量每克血清蛋白应<0.5g,肾病时半衰期缩短
吉非罗齐 (gemfibrozil)	√	肝	98	1.5小时	—	D	不变	50	25	—			

续表

药品	主要释放途径		血浆蛋白结合率/%	半衰期($t_{1/2}$)		肾衰竭时用法				药物透析性		不良反应	注意事项
	肾	非肾		正常	终末期肾病(ESRD)	调整方法	肾功能/(ml·min⁻¹ >50)	肾功能/(ml·min⁻¹ 10~50)	肾功能/(ml·min⁻¹ <10)	血液透析	腹膜透析		
洛伐他汀(lovastatin)		肝	95	—	—	D	不变	不变	不变	—			
丙硫氧嘧啶(propylthiouracil)	√		—	2小时	85小时	D	100	75	50				
茶碱(theophylline)		肝	20	3~9小时	—	D	不变	不变	不变	—	—	可加重尿毒症患者胃肠症状,高浓度时引起抽搐	
青霉胺(penicillamine)	√		↓			I	6	6	9~12			肾病综合征	

注:D指用药调整方法是减少药量,其后数字为正常药量的%值,如50即示正常量的50%;I指用药调整方法是延长服药间期,其单位为小时。

（王英豪　王颖峰　褚克丹）

主要参考文献

［1］姚慧娟,徐嘉兴,马尚清,等.雌、雄大鼠去势对 HPA 轴分泌功能影响的比较［J］.中国实验动物学报,2015,23（1）:97-100.

［2］王海燕.肾脏病学［M］.3 版.北京:人民卫生出版社,2008.

［3］邹万忠.肾活检病理学［M］.2 版.北京:北京大学医学出版社,2017.

［4］杨霁云,白克敏.小儿肾脏病基础与临床［M］.2 版.北京:人民卫生出版社,2005.

［5］易著文.小儿临床肾脏病学［M］.2 版.北京:人民卫生出版社,2016.

［6］徐虹,丁洁,易著文.儿童肾脏病学［M］.北京:人民卫生出版社,2018.

［7］赵晓斐,赵瑞芳,阮双岁,等.应用 99mTc-DTPA 肾动态显像测定正常儿童 GFR 及校正研究［J］.临床小儿外科杂志,2015,14（1）:33-36.

［8］SPARKS M A, CROWLEY S D, GURLEY S B, et al. Classical renin-angiotensin system in kidney physiology［J］. Comprehensive Physiology, 2014, 4（3）: 1201-1228.

［9］王天友,申昆玲,沈颖.诸福棠实用儿科学［M］.9 版.北京:人民卫生出版社,2022.

［10］中华中医药学会.中医儿科常见病诊疗指南［M］.北京:中国中医药出版社,2012.

［11］王雪峰,郑健.中西医结合儿科学［M］.3 版.北京:中国中医药出版社,2016.

［12］郑健,林东红.中西医结合儿科学［M］.北京:科学出版社,2011.

［13］沈庆法.中医肾脏病学［M］.上海:上海中医药大学出版社,2007.

［14］中华医学会儿科学分会肾脏病学组.紫癜性肾炎诊治循证指南（2016）［J］.中华儿科杂志,2017,55（9）:647-651.

［15］中华医学会儿科学分会肾脏病学组.狼疮性肾炎诊治循证指南（2016）［J］.中华儿科杂志,2018,56（2）:88-94.

［16］黎磊石,刘志红.中国肾脏病学［M］.北京:人民军医出版社,2008.

［17］VAISBICH M H. Hemolytic-uremic syndrome in childhood［J］. J Bras Nefrol, 2014, 36（2）: 208-220.

［18］中华医学会儿科学分会肾脏病学组.儿童常见肾脏疾病诊治循证指南（一）:激素敏感,复发/依赖肾病综合征诊治循证指南（试行）［J］.中华儿科杂志,2009,47（3）:167-170.

［19］EBARASI L, ASHRAF S, BIERZYNSKA A, et al. Defects of CRB2 cause steroid-resistant nephrotic syndrome［J］. Am J Hum Genet, 2015, 96（1）: 153-161.

［20］BARUA M, STELLACCI E, STELLA L, et al. Mutations in PAX2 associate with adult-onset FSGS［J］. J Am Soc Nephrol, 2014, 25（9）: 1942-1953.

［21］GBADEGESIN R A, HALL G, ADEYEMO A, et al. Mutations in the gene that encodes the F-actin binding protein anillin cause FSGS［J］. J Am Soc Nephrol, 2014, 25（9）: 1991-

2002.

［22］GEE H Y, ASHRAF S, WAN X, et al. Mutations in EMP2 cause childhood-onset nephrotic syndrome［J］. Am J Hum Genet, 2014, 94（6）: 884-890.

［23］BARUA M, SHIEH E, SCHLONDORFF J, et al. Exome sequencing and in vitro studies identified podocalyxin as a candidate gene for focal and segmental glomerulosclerosis［J］. Kidney Int, 2014, 85（1）: 124-133.

［24］HUYNH C E, BIZET A A, BOYER O, et al. A homozygous missense mutation in the ciliary gene TTC21B causes familial FSGS［J］. J Am Soc Nephrol, 2014, 25（11）: 2435-2443.

［25］KARI J A, MONTINI G, BOCKENHAUER D, et al. Clinico-pathological correlations of congenital and infantile nephrotic syndrome over twenty years［J］. Pediatr Nephrol, 2014, 29（11）: 2173-2180.

［26］郑健, 吴竞. 中西医结合肾脏病学［M］. 北京: 科学出版社, 2011.

［27］MATSUNOSHITA N, NOZU K, IIJIMA K. Bartter syndrome and Gitelman syndrome［J］. Nihon Jinzo Gakkai Shi, 2015, 57（4）: 743-750.

［28］中华医学会儿科学分会肾脏病学组. 儿童常见肾脏疾病诊治循证指南（试行）（七）: 泌尿系感染诊断治疗指南［J］. 中华儿科杂志, 2010, 48（11）: 814-816.

［29］WARADY B A, NEU A M, SCHAEFER F, et al. Optimal care of the infant, child, and adolescent on dialysis: 2014 update［J］. Am J Kidney Dis, 2014, 64（1）: 128-142.

［30］KAUR A, DAVENPORT A. Hemodialysis for infants, children, and adolescents［J］. Hemodial Int, 2014, 18（3）: 573-582.

［31］王质刚. 血液净化学［M］. 3版. 北京: 北京科学技术出版社, 2010.

［32］BARMAN H, SIRIE R, DUWARAH S G. Effective ultrafiltration with acute peritoneal dialysis in a child with diuretic-resistant nephrotic edema［J］. Saudi J Kidney Dis Transpl, 2015, 26（4）: 743-746.

［33］DHARNIDHARKA V R, FIORINA P, HARMON W E. Kidney transplantation in children［J］. N Engl J Med, 2014, 371（6）: 549-558.

［34］NING L, KURIHARA H, DE VEGA S, et al. Laminin α1 regulates age-related mesangial cell proliferation and mesangial matrix accumulation through the TGF-β pathway［J］. Am J Pathol, 2014, 184（6）: 1683-1694.

［35］ZHAO Y Y, CHENG X L, VAZIRI N D, et al. UPLC-based metabonomic applications for discovering biomarkers of diseases in clinical chemistry［J］. Clin Biochem, 2014, 47（15）: 16-26.

［36］GARCÍA-SEVILLANO MA, GARCÍA-BARRERA T, NAVARRO F, et al. Use of metallomics and metabolomics to assess metal pollution in Doñana National Park（SW Spain）［J］. Environ Sci Technol, 2014, 48（14）: 7747-7755.

［37］WU Q, YU X, WANG Y, et al. Pressurized CEC coupled with QTOF-MS for urinary metabolomics［J］. Electrophoresis, 2014, 35（17）: 2470-2478.

［38］WANG L L, ZHENG L Y, ZHANG L, et al. ^{1}H NMR metabonomics study of pancreatic extracts from insulin-resistant rats induced by fructose feeding［J］. J South Med Univ, 2014, 34（9）: 1301-1304.

［39］李灿东,杨朝阳,廖凌虹,等.微观参数的中医辨证意义[J].中华中医药杂志,2011,26（12）:2916-2920.

［40］国家药典委员会.中华人民共和国药典:第一部[M].北京:中国医药科技出版社,2010.

［41］李冀.方剂学[M].3版.北京:中国中医药出版社,2012.

［42］谢鸣,周然.方剂学[M].2版.北京:人民卫生出版社,2012.

［43］国家中医药管理局《中华本草》编委会.中华本草:第一册[M].上海:上海科学技术出版社,1999.

［44］高学敏,钟赣生.中医药学高级丛书:中药学[M].2版.北京:人民卫生出版社,2013.

［45］钟赣生.中药学[M].3版.北京:中国中医药出版社,2012.

［46］中华医学会儿科学分会肾脏病学组.儿童常见肾脏疾病诊治循证指南（试行）（四）:原发性IgA肾病诊断治疗指南[J].中华儿科杂志,2010,48（9）:687-690.

［47］中国中西医结合学会肾脏疾病专业委员会.IgA肾病西医诊断和中医辨证分型的实践指南[J].中国中西医结合杂志,2013,33（5）:583-585.

［48］DING W, CHEUNG W W, MAK R H. Impact of obesity on kidney function and blood pressure in children[J]. World Journal of Nephrology, 2015, 4（2）: 223-229.

［49］邢昌赢,赵传燕,陈铭聿.肿瘤相关肾损害的诊断与中西医结合治疗[J].中华肾病研究电子杂志,2015,4（2）:74-77.

［50］刘析,杜晓刚.肾小管间质性肾炎-葡萄膜炎综合征的研究进展[J].中华临床医师杂志,2015,9（4）:628-631.

［51］中华医学会儿科学分会肾脏病学组.儿童激素敏感、复发/依赖肾病综合征诊治循证指南（2016）[J].中华儿科杂志,2017,55（10）:729-734.